Schattauer

Thomas Köhler

Medizin für Psychologen und Psychotherapeuten

Orientiert an der Approbationsordnung für Psychologische Psychotherapeutinnen und Psychotherapeuten

5., aktualisierte und erweiterte Auflage

Schattauer

Prof. Dr. med. Dr. phil. Dipl.-Psych. Dipl.-Math.
Thomas Köhler
Alpenstraße 42
86159 Augsburg
ThomasHorstKoehler@gmail.com

Besonderer Hinweis
Die in diesem Buch beschriebenen Methoden sollen psychotherapeutischen Rat und medizinische Behandlung nicht ersetzen. Die vorgestellten Informationen und Anleitungen sind sorgfältig recherchiert und nach bestem Wissen und Gewissen weitergegeben. Dennoch übernehmen Autor und Verlag keinerlei Haftung für Schäden irgendeiner Art, die direkt oder indirekt aus der Anwendung oder Verwertung der Angaben in diesem Buch entstehen. Die Informationen sind für Interessierte zur Weiterbildung gedacht.

MIX
Papier | Fördert gute Waldnutzung
FSC® C083411

Schattauer
www.schattauer.de
J. G. Cotta'sche Buchhandlung Nachfolger GmbH
Rotebühlstraße 77, 70178 Stuttgart
Fragen zur Produktsicherheit: produktsicherheit@klett-cotta.de

Gestaltungskonzept: Farnschläder & Mahlstedt, Hamburg
Cover: Jutta Herden, Stuttgart
unter Verwendung einer Abbildung von istock/Paul Campbell
Gesetzt von Eberl & Koesel Studio, Kempten
Gedruckt und gebunden von CPI – Clausen & Bosse, Leck
Lektorat: Karla Seedorf
Projektmanagement: Dr. Nadja Urbani
ISBN 978-3-608-40214-8
E-Book ISBN 978-3-608-12589-4
PDF-E-Book ISBN 978-3-608-20757-6

Bibliografische Information der Deutschen Nationalbibliothek
Die Deutsche Nationalbibliothek verzeichnet diese Publikation in der Deutschen Nationalbibliografie; detaillierte bibliografische Daten sind im Internet über http://dnb.d-nb.de abrufbar.

Vorwort

Nachdem die fünfte Auflage nicht allzu lange nach der vierten folgt, halten sich die Änderungen in Grenzen. Es waren diverse Ergänzungen notwendig, speziell die Demenzen, die biologische Therapie affektiver Störungen sowie bestimmte Rauschdrogen betreffend, insbesondere aber wurde die Literatur aktualisiert; auch einige Medikamente mussten ergänzt werden, andere wurden dafür gestrichen, weil sie vom Markt genommen wurden. Interessante neue Erkenntnisse oder Überlegungen, die aber noch nicht den hinreichenden Sicherheitsgrad haben, etwa zum Endocannabinoidsystem und seine Rolle bei der Hirnreifung (damit auch für die Ausbildung einer Schizophrenie) oder zu den »Kandidatengenen« bei psychischen Störungen, werden im Anmerkungsteil behandelt. Diese Anmerkungen können sicher beim ersten Lesen – erst recht unter Prüfungsdruck – übergangen werden, sind aber beim vertiefenden Studium alles andere als unwichtig, da sie auf neuere Tendenzen hinweisen und (zwar oft spekulative, jedoch hoffentlich intellektuell reizvolle) Ausblicke geben. Neu ist das erweiterte Glossar, welches einige wichtige Begriffe im Text ausführlicher erläutert. Hingegen wurde auf die Beschreibung bestimmter medizinischer Details verzichtet, auch unter Inkaufnahme gewisser Ungenauigkeiten, sodass das Buch handlicher wird.

Frau Nadja Urbani vom Lektorat Schattauer danke ich für die seit Jahren sehr gute, auch im Rahmen dieses Buches wieder ganz ausgezeichnete Zusammenarbeit. Frau Karla Seedorf hat das Manuskript sehr sorgfältig lektoriert. Ich bin ihr deshalb sehr verbunden. Mein Freund und Kollege Reinhold Schwab hat mir seit urdenklichen Zeiten bei EDV-Problemen geholfen, so auch diesmal. Und natürlich geht der obligatorische Dank an meine liebe Frau Carmen, die meine Bücherschreiberei immer noch mit erstaunlicher Fassung erträgt.

Hamburg, im Herbst 2025
Thomas Köhler

Inhalt

1 Aufbau des Nervensystems – neurologische Erkrankungen 13
1.1 Feinaufbau des Nervensystems: Neurone – Glia – interstitieller Raum 13
1.1.1 Neurone 13
1.1.2 Gliazellen 14
1.1.3 Interstitieller Raum und Blut-Hirn-Schranke 16
1.2 Makroskopische Anatomie des Nervensystems 17
1.2.1 Überblick und Grobgliederung des Nervensystems 17
1.2.2 Rückenmark 18
1.2.3 Einteilung des Gehirns 20
1.2.4 Hirnstamm 22
1.2.5 Cerebellum (Kleinhirn) 25
1.2.6 Telencephalon (Endhirn) 25
1.2.7 Rückenmarknerven und Hirnnerven 32
1.2.8 Hirn- und Rückenmarkhäute – Liquorräume und Liquor cerebrospinalis – Lumbalpunktion 34
1.2.9 Gefäßversorgung des Gehirns – zerebrale Blutungen und Durchblutungsstörungen 36
1.3 Neurologische Erkrankungen 40
1.3.1 Vorbemerkungen und Übersicht 40
1.3.2 Erkrankungen peripherer Nerven 41
1.3.3 Erkrankungen im Bereich der Spinalwurzeln 42
1.3.4 Erkrankungen der Gehirn- und Rückenmarkhüllen 43
1.3.5 Erkrankungen des Rückenmarks 43
1.3.6 Erkrankungen des Hirnstamms 44
1.3.7 Erkrankungen des Kleinhirns 44
1.3.8 Erkrankungen des Zwischenhirns 45
1.3.9 Erkrankungen von Basalganglien und Substantia nigra 45
1.3.10 Erkrankungen des Großhirns und des limbischen Systems 48

2 Sinnessysteme – Schmerz und Schmerzbehandlung 54
2.1 Allgemeines und Überblick 54
2.2 Visuelles System 55
2.2.1 Aufbau des Auges; die Sehbahn 55
2.2.2 Optischer Apparat – Kurz-, Weit- und Alterssichtigkeit – grauer Star 59
2.2.3 Biophysikalische Grundlagen des Sehvorgangs 60
2.3 Gehör 62
2.3.1 Aufbau des Ohrs; die Hörbahn 62
2.3.2 Physikalische und physiologische Grundlagen des Hörens 64
2.4 Gleichgewichtssinn 67
2.5 Geruchssinn 68

2.6 Geschmackssinn 69
2.7 Somatosensorisches System 70
2.7.1 Allgemeines 70
2.7.2 Hautsinne (Oberflächensensibilität); Temperaturempfindung 73
2.7.3 Aufbau des Muskels – Tiefensensibilität –Muskeleigenreflexe 75
2.8 Schmerzsinn (Nozizeption) 78
2.8.1 Terminologische Vorbemerkungen 78
2.8.2 Nozizeptoren 78
2.8.3 Nozizeptive Bahnen (»Schmerzbahnen«) 80
2.8.4 Viszeraler Schmerz 81
2.8.5 Chronischer Schmerz und seine Behandlung 82
2.8.6 Kopfschmerzen 84
2.8.7 Schmerzen im muskuloskelettalen System 86

3 Erregungsbildung und -übertragung in Neuronen – Grundlagen der Psychopharmakotherapie 92
3.1 Ruhe- und Aktionspotenzial 92
3.2 Synapsen – Rezeptoren – Effekte von Rezeptorbesetzung 93
3.3 Transmitter 95
3.3.1 Allgemeines 95
3.3.2 Aminosäuretransmitter 98
3.3.3 Monoamintransmitter 99
3.3.4 Acetylcholin 102
3.3.5 Endogene Opioide 102
3.3.6 Lösliche Gase 103
3.4 Pharmakologische Beeinflussung der synaptischen Übertragung 105
3.4.1 Allgemeines 105
3.4.2 Agonistische Effekte 106
3.4.3 Antagonistische Effekte 108
3.5 Grundzüge der Psychopharmakotherapie 108
3.5.1 Überblick 108
3.5.2 Antipsychotika (Neuroleptika) 112
3.5.3 Antidepressiva 115
3.5.4 Substanzen zur Prophylaxe affektiver und zur Behandlung manischer Episoden 121
3.5.5 Anxiolytika – Sedativa – Hypnotika (Antiinsomnika) 123
3.5.6 Medikamente zur Behandlung demenzieller Syndrome (Antidementiva, Nootropika) 126
3.5.7 Medikamente zur Behandlung substanzbedingter Störungen 128
3.5.8 Weitere Psychopharmaka und Schmerzmittel 130

4 Biologische Grundlagen und biologische Behandlung psychischer Störungen 136
4.1 Überblick 136
4.2 Schizophrenie 136
4.2.1 Symptomatik – Verlauf – familiäre Häufung und Vererbung 136
4.2.2 Biologische Grundlagen 138
4.2.3 Biologische Behandlung 141

4.3 Affektive Störungen 143
4.3.1 Symptomatik – Verlauf – familiäre Häufung und Vererbung 143
4.3.2 Biologische Grundlagen 145
4.3.3 Biologische Behandlung 147
4.4 Zwangsstörungen 152
4.4.1 Symptomatik – Verlauf – familiäre Häufung und Vererbung 152
4.4.2 Biologische Grundlagen 153
4.4.3 Biologische Behandlung 153
4.5 Angststörungen 154
4.5.1 Überblick 154
4.5.2 Phobien 155
4.5.3 Panikstörung 156
4.5.4 Generalisierte Angststörung 157
4.5.5 Posttraumatische Belastungsstörung 157
4.6 Persönlichkeitsstörungen 159
4.6.1 Überblick 159
4.6.2 Schizotype Persönlichkeitsstörung (Schizotypie) 160
4.6.3 Borderline-Persönlichkeitsstörung 161
4.6.4 Dissoziale (Antisoziale) Persönlichkeitsstörung 162
4.7 Demenzen 163
4.7.1 Überblick 163
4.7.2 Demenz bei Alzheimer-Krankheit 164
4.7.3 Vaskuläre Demenz 165

5 Vegetatives Nervensystem – endokrines System und endokrine Erkrankungen 167
5.1 Überblick 167
5.2 Vegetatives (autonomes) Nervensystem 167
5.2.1 Definitionen 167
5.2.2 Sympathischer Teil des VNS 169
5.2.3 Parasympathischer Teil des VNS 171
5.2.4 Viszerale Sensibilität 173
5.2.5 Zentrale Steuerung vegetativer Reaktionen 173
5.2.6 Pharmakologische Beeinflussung vegetativer Reaktionen 174
5.3 Hormonsystem 178
5.3.1 Allgemeines 178
5.3.2 Einteilung der Hormone 178
5.3.3 Freisetzung von Hormonen – Wirkung am Erfolgsorgan 180
5.3.4 Bauchspeicheldrüse – Regulation des Blutzuckerspiegels – Diabetes mellitus 181
5.3.5 Schilddrüse und Nebenschilddrüsen 182
5.3.6 Nebennierenmark 183
5.3.7 Nebennierenrinde 184
5.3.8 Hypophyse 186
5.3.9 Hypothalamus 189
5.3.10 Keimdrüsen und Sexualhormone 190

5.3.11 Weitere hormonproduzierende Gewebe ... 192
5.3.12 Gewebshormone ... 192

6 Herz-Kreislauf-System – Niere und Harnwege – Atmungsapparat ... 195
6.1 Herz-Kreislauf-System ... 195
6.1.1 Allgemeines und anatomisch-physiologische Grundlagen ... 195
6.1.2 Aktionsphasen des Herzens – Elektrokardiogramm ... 197
6.1.3 Herzrhythmusstörungen ... 198
6.1.4 Koronare Herzkrankheit ... 200
6.1.5 Herzinsuffizienz und weitere Herzerkrankungen ... 202
6.1.6 Regelung des Blutdrucks ... 203
6.1.7 Hypertonie ... 205
6.1.8 Gefäßkrankheiten ... 207
6.2 Niere und Harnwege – Regulation der Flüssigkeitsaufnahme ... 211
6.2.1 Allgemeines und anatomisch-physiologische Grundlagen ... 211
6.2.2 Funktionsweise der Nieren – Nierenkrankheiten ... 212
6.2.3 Regulation des Wasser- und Kochsalzhaushalts ... 214
6.3 Atmungsapparat ... 217
6.3.1 Allgemeines und anatomische Grundlagen ... 217
6.3.2 Regulation der Atmung ... 219
6.3.3 Störungen der Atmung – Erkrankungen der Lunge und des Bronchialsystems ... 220

7 Verdauungssystem – Nahrungsaufnahme und ihre Regulation ... 223
7.1 Allgemeines und anatomisch-physiologische Grundlagen ... 223
7.1.1 Überblick ... 223
7.1.2 Mund, Schlund und Ösophagus ... 225
7.1.3 Magen und Duodenum ... 226
7.1.4 Pankreas und Gallenblase ... 229
7.1.5 Leber und Pfortadersystem ... 230
7.1.6 Jejunum und Ileum – Mechanismen der Nahrungsresorption ... 235
7.1.7 Dickdarm – Darmentleerung ... 236
7.2 Regulation des Essverhaltens und des Körpergewichts ... 240
7.2.1 Energiegewinnung – Speicherung energiereicher Verbindungen – Energieumsatz 240
7.2.2 Regulation des Essverhaltens ... 240
7.2.3 Regulation des Körpergewichts ... 242
7.2.4 Anorexia nervosa und Bulimia nervosa ... 243

8 Blut – blutbildende Organe – Immunsystem ... 246
8.1 Allgemeines und Überblick ... 246
8.2 Blut ... 246
8.2.1 Zusammensetzung ... 246
8.2.2 Erythrozyten – Anämien ... 248
8.2.3 Leukozyten – Leukämien – Agranulozytosen ... 250
8.2.4 Thrombozyten und plasmatische Gerinnungsfaktoren – Blutstillung und -gerinnung ... 252

8.3 Immunsystem 254
8.3.1 Immunreaktionen 254
8.3.2 Allergien 258
8.3.3 Autoimmunerkrankungen 259
8.4 Lymphatisches System – Lymphome 261

9 Sexualität und Fortpflanzung 263
9.1 Überblick 263
9.2 Geschlechtsorgane und Sexualvorgänge beim Mann 263
9.2.1 Anatomie der männlichen Geschlechtsorgane 263
9.2.2 Sexueller Funktionszyklus beim Mann 266
9.3 Geschlechtsorgane und sexueller Funktionszyklus bei der Frau 269
9.3.1 Anatomie der weiblichen Geschlechtsorgane 269
9.3.2 Sexueller Funktionszyklus bei der Frau 273
9.4 Steuerung des Sexualverhaltens – sexuelle Orientierung 275
9.5 Bildung der Keimzellen – Menstruationszyklus 277
9.5.1 Spermienbildung 277
9.5.2 Bildung der Eizellen – Menstruationszyklus 278
9.6 Befruchtung – Schwangerschaft – Embryonalentwicklung 280
9.7 Embryonale Geschlechtsdifferenzierung – biologische Veränderungen in Pubertät und Menopause 283

10 Rauschdrogen und andere psychotrope Substanzen 287
10.1 Definitionen und Überblick 287
10.2 Unmittelbare Drogenwirkungen und ihre biologischen Grundlagen 287
10.3 Toleranz – Entzugssymptomatik – schädlicher Gebrauch und Abhängigkeit 291
10.3.1 Toleranz 291
10.3.2 Entzugssymptomatik 292
10.3.3 Schädlicher Gebrauch und Abhängigkeit 293
10.4 Alkohol 295
10.5 Sedativa und Hypnotika 300
10.6 Opioide (Opiate) 303
10.7 Cocain und Psychostimulanzien 306
10.8 Nicotin 308
10.9 Cannabinoide 312
10.10 Halluzinogene 316
10.11 Flüchtige Lösungsmittel (»Schnüffelstoffe«) 320

11 Genetik 321
11.1 Überblick 321
11.2 Chromosomen – DNA – Mitose 321
11.2.1 Chromosomen 321
11.2.2 Aufbau der DNA – Gene 323
11.2.3 Mitose 325

11.3 Meiose und Meiosestörungen – Chromosomenaberrationen ... 326
11.3.1 Funktion und Ablauf der Meiose ... 326
11.3.2 Allgemeines zu Meiosestörungen und ihren Folgen ... 328
11.3.3 Autosomale Chromosomenaberrationen ... 329
11.3.4 Gonosomale Chromosomenaberrationen ... 330
11.4 Vererbungslehre und Mendel-Gesetze ... 332
11.5 (Monogene) Erbkrankheiten ... 334
11.5.1 Vorbemerkungen ... 334
11.5.2 Autosomal-rezessiv vererbte Krankheiten ... 335
11.5.3 Autosomal-dominant vererbte Krankheiten ... 336
11.5.4 Krankheiten mit X-chromosomal-rezessivem und X-chromosomal-dominantem Erbgang ... 336

12 Früh auftretende körperliche und geistige Behinderungen – Autismus-Spektrum-Störung – Aufmerksamkeitsdefizit-/Hyperaktivitätsstörung (ADHS) ... 339
12.1 Vorbemerkungen und Überblick ... 339
12.2 Früh auftretende körperliche und geistige Behinderungen ... 339
12.2.1 Allgemeines zu den Ursachen ... 339
12.2.2 Körperliche Behinderungen ... 345
12.2.3 Intelligenzminderung ... 348
12.3 Autismus-Spektrum-Störung ... 351
12.3.1 Definition – Symptomatik und Verlauf – familiäre Häufung und Vererbung ... 351
12.3.2 Biologische Erklärungsansätze und Therapie ... 352
12.4 Aufmerksamkeitsdefizit-/Hyperaktivitätsstörung ... 353
12.4.1 Definition – Symptomatik und Verlauf – familiäre Häufung und Vererbung ... 353
12.4.2 Biologische Befunde und Erklärungsansätze ... 354
12.4.3 Biologische Therapie ... 355

13 Ausgewählte biopsychologische Methoden: Bildgebende Verfahren und Elektroenzephalografie (EEG) ... 357
13.1 Vorbemerkungen und Überblick ... 357
13.2 Bildgebende Verfahren ... 358
13.2.1 Röntgenaufnahmen mit und ohne Kontrastmittel ... 358
13.2.2 Computertomografie und Magnetresonanztomografie ... 358
13.2.3 Bildgebende Verfahren zum Nachweis funktioneller Veränderungen ... 359
13.3 Elektroenzephalografie: Spontan-EEG und evozierte Potenziale ... 361
13.3.1 Elektroenzephalografie (EEG) ... 361
13.3.2 Spontan-EEG ... 361
13.3.3 Evozierte Potenziale ... 362

Glossar ... 364
Literatur ... 367
Anmerkungen ... 371
Sachverzeichnis ... 381

1 Aufbau des Nervensystems – neurologische Erkrankungen

1.1 Feinaufbau des Nervensystems: Neurone – Glia – interstitieller Raum

1.1.1 Neurone

Neurone haben zum einen Funktionen zu erfüllen, die auch für andere Zelltypen im Körper anfallen, und sind deshalb prinzipiell ähnlich wie diese gebaut: Im Zellkörper findet sich der Zellkern mit den Chromosomen; in der den Kern umgebenden Zellflüssigkeit, dem Zytoplasma, liegen Organellen, die verschiedene Aufgaben leisten. Insbesondere muss durch chemische Zerlegung von Verbindungen (z. B. Glucose) Energie gewonnen werden; dies geschieht im Wesentlichen in den Mitochondrien (den »Kraftwerken« der Zelle); weiter muss das Neuron, u. a. um seine Stoffwechselvorgänge durchzuführen, laufend Proteine (Eiweiße) aufbauen, was in den Ribosomen des Zytoplasmas anhand von Vorlagen in den Chromosomen des Zellkerns durchgeführt wird.[1]

Zum anderen ist das Neuron eine hochspezialisierte Zelle, welche der Verarbeitung und Weiterleitung von Reizen dient. Dies zeigt sich bereits in der Gestalt, die sich deutlich von der anderer Zellen unterscheidet: Der eigentliche Zellkörper (Soma oder Perikaryon), das Gebiet um den Kern mit den Organellen, ist vergleichsweise klein, während zahlreiche Fortsätze abgehen, welche die Neurone zu den größten Zellen im menschlichen Organismus überhaupt machen. Beim häufigsten Typus, dem multipolaren Neuron, gehen vom Zellkörper viele kleinere Fortsätze aus (Dendriten; von griech. dendron = Baum) und ein langer, das Axon (zuweilen auch Neurit genannt). Dieses Axon kann bei einigen sensorischen Nervenzellen fast 2 m lang werden, während Dendriten und v. a. das Perikaryon um Zehnerpotenzen kleiner sind; insofern geben Abbildungen die tatsächlichen Größenverhältnisse nur höchst unvollkommen wieder.

Am Anfang des Axons, nahe dem Zellkörper, findet sich eine Verdickung, der Axonhügel, an dem die von Abermillionen Synapsen (Verbindungen mit anderen Neuronen) ausgehende Information zusammengeführt und verrechnet wird; an dieser Stelle entstehen die Aktionspotenziale, die sich längs des Axons fortpflanzen (→ Kap. 3.1). Dieses gibt im Verlauf Äste (Kollateralen) ab und verzweigt sich an seinem Ende in weitere, die mit ihren »Endknöpfchen« meist an Dendriten anderer Neurone enden (mit ihnen »axodendritische« Synapsen bilden); dort vollzieht sich der Übergang der Erregung auf ein anderes Neuron. Daneben gibt es u. a. axoaxonale Synapsen, wo die Endknöpfchen einer Nervenzelle nahe dem Ende des Axons einer anderen zu liegen kommen (Substrat präsynaptischer Hemmung oder Bahnung).

Neben den multipolaren existieren weitere Typen von Nervenzellen: Beim bipolaren Neuron gehen vom Körper nur zwei Fortsätze aus (etwa bei den vom Hörorgan kommenden Nervenzellen); der Zellkörper liegt dann auf dem halben Weg, den sich die Erregung von einem Ende zum anderen bahnen muss. Unipolare Neurone haben sogar nur einen Fortsatz, welcher sich aber bald verzweigt; deshalb spricht man meist von pseudounipolaren Neuronen. Zu dieser Gruppe gehören die von den Sinnesrezeptoren der Haut, etwa den »Schmerzrezeptoren«, ins Rückenmark ziehenden Nervenzellen. Die kleinen Interneurone, wie etwa in der grauen Substanz des Rückenmarks zu finden, besitzen extrem kurze Fortsätze.

Neurone haben, in Zusammenhang mit Aufnahme und Weiterleitung von Information, eine Reihe spezifischer Aufgaben zu erfüllen: So muss laufend Energie aufgebracht werden, um mittels der Natrium-Kalium-Pumpe die Spannungsdifferenz zwischen Intra- und Extrazellularraum (das Ruhepotenzial) aufrechtzuerhalten bzw. um die Potenzialänderungen rückgängig zu machen. Weiter bilden Nervenzellen die Botenstoffe (Neurotransmitter), welche der Überleitung der Erregung an den (chemischen) Synapsen dienen.

Viele Axone sind myelinisiert, d.h. von einer aus vielen Lagen bestehenden Phospholipidschicht umgeben. Diese Myelinschicht besteht aus Gliazellen, die sich um den Neuriten wickeln (→Kap. 1.1.2), und dient hauptsächlich der Erhöhung der Leitungsgeschwindigkeit.

1.1.2 Gliazellen

Das Nervensystem besteht neben den Neuronen aus verschiedenen Arten einer zweiten Zellgruppe, die im Zentralnervensystem (ZNS) als Glia oder Neuroglia (von griech. glia = Leim), im peripheren Nervensystem üblicherweise als Satellitenzellen bezeichnet wird. Gliazellen halten u.a. die Neurone zusammen und unterstützen sie in ihren Aufgaben. Dabei unterscheidet man zahlreiche Untertypen (z.B. Oligodendroglia, Astroglia) mit vielfältigen Funktionen.

Zum einen halten sie die Neurone zusammen und vereinigen sie zu charakteristischen Strukturen (Stützfunktion); zum anderen unterstützen sie die Nervenzellen bei verschiedenen Aufgaben: Bestimmte Gliazellen bilden die Myelinschichten um die Axone, andere entfernen von den Neuronen gebildete Stoffe und defekte Neurone selbst, weitere dürften wiederum Nervenzellen ernähren, indem sie ihnen Stoffe zuführen, die Letztere nicht selbst bilden können. Zudem wachsen Gliazellen in den Raum ein, welchen untergegangene Neurone hinterlassen. Gliazellen sind kleiner, aber zahlreicher als Neurone; beide nehmen in ihrer Gesamtheit etwa ähnlich viel Volumen im ZNS ein.

Wohl die wichtigste Aufgabe, die sich auch im Namen Glia ausdrückt, ist die Stütz- und Haltefunktion. Vereinfacht ausgedrückt sind sämtliche Axone, auch die unmyelinisierten, in einen bestimmten Typ von Gliazellen eingebettet (Oligodendroglia im ZNS, im peripheren Nervensystem Schwann-Zelle genannt), welche »krakenartig« die Neurone beisammen halten. Im Falle einer Myelinisierung haben sie sich so eng um die Axone gewickelt, dass fast das gesamte Zytoplasma herausgepresst wurde und lediglich Zellmembranen mit ihren Phospholipidschichten aufeinander zu liegen kommen (→Abb. 1-1). In Abständen ist diese Myelinschicht unterbro-

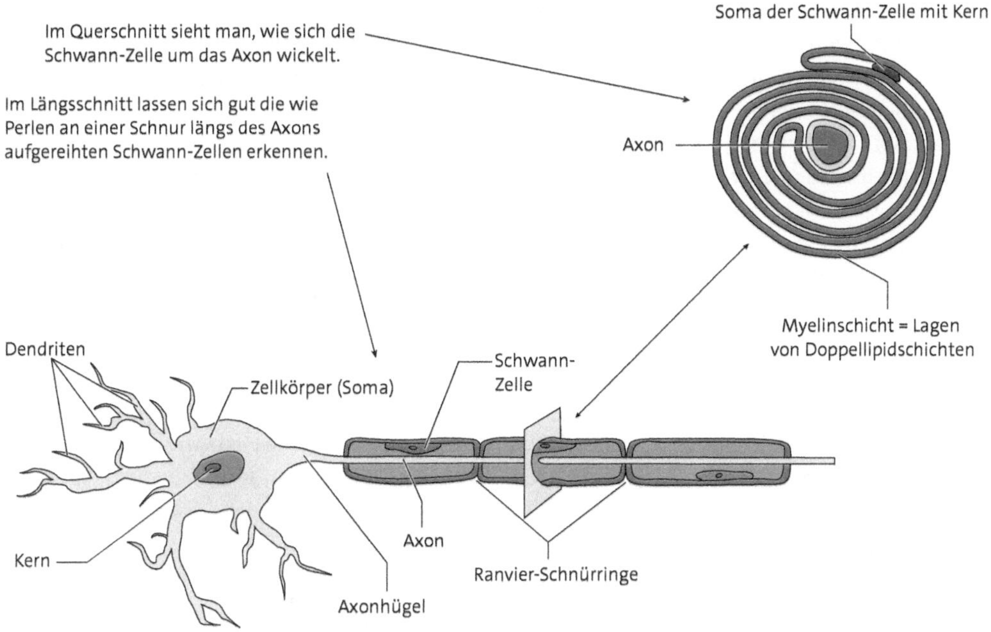

Abb. 1-1: Myelinisiertes Neuron im peripheren Nervensystem

chen, um einen direkten Austausch des Neurons mit der umgebenden Flüssigkeit zu ermöglichen. Diese Ranvier-Schnürringe liegen in der Peripherie etwa 1 mm auseinander; dazwischen befindet sich jeweils eine Schwann-Zelle.

Diese Myelinschicht gestattet ein etwa 100-mal schnelleres Wandern des Aktionspotenzials. Dies ist von besonderer Bedeutung für Neurone, die Information ohne größeren Zeitverlust leiten oder auf Reize schnelle Reaktionen veranlassen müssen. So sind die meisten sensiblen Neurone myelinisiert, ebenso jene, die zu den Skelettmuskeln führen; unmyelinisiert sind hingegen u. a. viele Axone des vegetativen Nervensystems.

MULTIPLE SKLEROSE (MS)

Bei den Demyelinisierungskrankheiten findet sich eine Zerstörung der Myelinschichten; die bekannteste ist die Multiple Sklerose, bei der sich aufgrund von Autoimmunreaktionen Myelinscheiden entzünden und auflösen. Typisch ist der (meist) schubförmige Verlauf mit gleichzeitigem Befall mehrerer Teile des Zentralnervensystems (daher multipel); die zerstörten Myelinscheiden werden durch Fasergewebe ersetzt (deshalb der eher irreführende Name Sklerose). Zumindest anfangs bilden sich nach Ende der Schübe die Symptome oft zurück, sodass häufig keine wesentlichen Behinderungen resultieren. Zuweilen ist die Rückbildung nur unvollständig und es kann zu zunehmender Invalidität kommen; es gibt aber auch von vornherein chronische, kaum schubförmige Verläufe sowie Formen, die rasch progredient zum Tode führen.
Häufig ist eine Retrobulbärneuritis – eine meist einseitige Entzündung des Sehnerven mit Einschränkung des Sehvermögens – erstes Symptom; diese bildet sich meist rasch zurück, kann aber von weiteren Symptomen gefolgt sein, oft ebenfalls im Bereich der Augen (z. B. Doppelbilder).

Andere häufige Symptome sind Sensibilitätsstörungen, zumeist in Form von Parästhesien (Missempfindungen), Trigeminusneuralgien, Kopfschmerzen, Schwindelzuständen, Kleinhirnsymptomen (z. B. ataktischer Gang, Intentionstremor, abgehackte Sprache), Blasenentleerungsstörungen, Epilepsien; oft tritt durch Befall der Pyramidenbahn schon in einem frühen, fast immer aber in einem späteren Stadium eine Spastik auf.

Zur Therapie setzt man entzündungshemmende und Immunreaktionen unterdrückende Stoffe ein, beispielsweise Cortisol; die Spastik wird mit dem $GABA_B$-Agonisten Baclofen (z. B. Lioresal®) behandelt. Auch THC, der Hauptwirkstoff der Hanfpflanze Cannabis sativa, wirkt antispastisch (und schmerzlindernd); deshalb sind nicht nur Cannabisextrakte, sondern Cannabis selbst als »Medizinalhanf« zugelassen.

Eine weitere Funktion der Neuroglia sind »Aufräumarbeiten« im ZNS. So können sie Transmitter aufnehmen, die vom synaptischen Spalt in den umgebenden Extrazellularraum diffundieren. Auch zerstörte Neurone werden durch Gliazellen beseitigt. Außerdem haben Letztere – im Gegensatz zu Nervenzellen – die Eigenschaft, sich zu vermehren; sie wachsen zuweilen ungebremst und bilden dann die Hirntumoren. Die Astrozyten umgeben zudem die Blutgefäße im Hirngewebe und bilden damit einen Teil der Blut-Hirn-Schranke.

1.1.3 Interstitieller Raum und Blut-Hirn-Schranke

Neurone und Gliazellen liegen im Allgemeinen im Gehirn nicht unmittelbar nebeneinander, sondern sind durch Flüssigkeit getrennt. Als Interstitium oder interstitiellen Raum bezeichnet man den Raum zwischen den Zellen. Die interstitielle Flüssigkeit enthält v. a. Natrium und Chloridionen. Weiter finden sich dort Substanzen, die ausgeschieden wurden oder auf dem Blutweg dorthin gelangt sind, um von Nerven oder Gliazellen aufgenommen zu werden.

Hirn und Rückenmark mit ihren Neuronen, Gliazellen und dem Interstitium sind von einer dünnen Haut umgeben (Pia mater) und liegen im liquorgefüllten Subarachnoidalraum (→ Kap. 1.2.8). Da die Pia mater durchlässig ist, entspricht die Zusammensetzung des Interstitiums weitgehend der des Liquor cerebrospinalis. Stoffe, die in den (äußeren) Liquorraum eingespritzt werden, gelangen so – unter Umgehung der Blut-Hirn-Schranke – direkt in die Umgebung der Neurone.

Im Interstitium liegen zudem die Kapillaren, die kleinsten Gefäße, aus denen Substanzen austreten und die umliegenden Zellen erreichen. Diese durch einen Ring Endothelzellen begrenzten Gefäße sind auch im restlichen Körper keineswegs durchlässig für alle Stoffe; so können größere Proteinmoleküle die Kapillaren nicht verlassen und bleiben normalerweise dauernd im Gefäßsystem. Im Gehirn haben die Kapillaren zum einen ein sehr viel fester zusammenhängendes Endothel, sodass austretende Stoffe erst diese Zellen passieren müssen; zum anderen sind den Endothelzellen von außen Astrozyten mit ihren Fortsätzen aufgelagert. Diese gegen den Übertritt von Stoffen ins Hirngewebe gerichtete Barriere wird als Blut-Hirn-Schranke bezeichnet. Wie ausgeführt, ist sie praktisch identisch mit der Blut-Liquor-Schranke (liquorgängig wird deshalb oft synonym für »die Blut-Hirn-Schranke passierend« gebraucht).

Welche Stoffe mittels welcher Mechanismen die Blut-Hirn-Schranke überwinden können, ist keineswegs vollständig geklärt. Gut passieren O_2 und CO_2 diese Barriere, daneben andere, toxische Gase, etwa CO (Kohlenmonoxid). Glucose kann die Blut-Hirn-Schranke mittels eines aktiven Transports überwinden, Aminosäuren sind ebenfalls liquorgängig; auch fettlösliche Stoffe dringen leicht ins Hirngewebe. Für Peptide und Proteine ist in aller Regel die Blut-Hirn-Schranke nicht zu überwinden. Nicht liquorgängig sind zudem die Monoamintransmitter Dopamin, Noradrenalin und Serotonin, obwohl diese Moleküle kleiner sind als ihre Ausgangsprodukte, die problemlos passierenden Aminosäuren. Zur Substitution (etwa zur Erhöhung der bei der Parkinson-Krankheit im Mittelhirn erniedrigten Dopaminkonzentration) werden deshalb Aminosäuren oder andere liquorgängige Zwischenprodukte verabreicht (z. B. die modifizierte Aminosäure L-Dopa als unmittelbare Vorstufe von Dopamin).

ZUSAMMENFASSUNG KAPITEL 1.1

Neuronen (Nervenzellen) sind Gebilde von sehr unterschiedlicher Größe, welche der Bildung und Weiterleitung elektrischer Ladungsdifferenzen dienen. Sie bestehen (beim häufigen Typus des multipolaren Neurons) aus einem Zellkörper (Soma oder auch Perikaryon), welcher die üblichen Zellstrukturen enthält (Kern mit Chromosomen, diverse Zellorganellen); vom Perikaryon gehen zahlreiche Fortsätze ab (Dendriten) sowie ein oft sehr langer und sich erst später in Kollateralen verzweigender Fortsatz (Axon). An den Dendriten kommen üblicherweise die Informationen aus den anderen Nervenzellen an; sie werden am Axonhügel verrechnet, wonach sich ein Aktionspotenzial ausbilden kann. Dieses wandert als elektrische Erregung längs des Axons und seiner Kollateralen und bewirkt an deren Ende (den Endknöpfchen) die Freisetzung von Botenstoffen, welche die Erregung auf andere Neurone (oder Muskelzellen) übertragen.

Gliazellen bilden den zweiten Zelltyp im Nervensystem (mit zahlreichen Subtypen). Sie erfüllen vielfältige Aufgaben: Stützen und Zusammenhalten von Neuronen, Entfernung defekter Zellen und Einwachsen in Lücken (Glianarben) sowie Sicherung der Blut-Hirn-Schranke. Ein wichtiger Subtypus (in der Peripherie Schwann-Zelle genannt) bildet die Myelinscheiden der Axone und erhöht damit die Leitungsgeschwindigkeit.

1.2 Makroskopische Anatomie des Nervensystems

1.2.1 Überblick und Grobgliederung des Nervensystems

Unter topografischen Gesichtspunkten (also hinsichtlich der Lage) unterteilt man das Nervensystem in einen im Schädel und Wirbelkanal gelegenen zentralen Anteil (Zentralnervensystem = ZNS) und einen peripheren Anteil (peripheres Nervensystem = PNS). Das ZNS gliedert sich wiederum in Gehirn und Rückenmark; es ist von einer Hülle von Hirn- und Rückenmarkhäuten umgeben; das PNS liegt außerhalb davon und besteht aus den peripheren Nerven inklusive ihrer Ganglien (Ansammlungen von Zellkörpern peripherer Neurone). Unter funktionellen Gesichtspunkten unterscheidet man das vegetative oder autonome Nervensystem (VNS oder ANS) einerseits, das somatische andererseits. Ersteres steuert die Vorgänge in den Organen, regelt also das innere Milieu. Jene Teile des Nervensystems, welche die Auseinandersetzung mit der Außenwelt regulieren (z.B. die motorischen Zentren mit ihren Verbindungen oder die Neurone, welche die von außen kommende Information verarbeiten), werden unter dem wenig treffenden Namen somatisches (animales) Nervensystem zusammengefasst.

1.2.2 Rückenmark

Das Rückenmark (Medulla spinalis) ist ein langer, etwa kleinfingerdicker Strang, welcher das Gehirn nach kaudal (Richtung Steißbein, wörtlich: »Richtung Schwanz«) fortsetzt. Es liegt, von drei Häuten umgeben, im Wirbelkanal, der an der dorsalen (rückwärtigen Seite) der Wirbelsäule verläuft und von den knöchern begrenzten Wirbellöchern und Bindegewebe gebildet wird. Von der Medulla spinalis gehen (meist) 31 Paare von Rückenmarknerven (Spinalnerven) ab. Die Abschnitte, aus denen diese Nerven entspringen, werden als Rückenmarksegmente bezeichnet und nach den Wirbeln benannt, unter denen die Nerven austreten. Da die Spinalnerven, speziell die unteren, bis zum Austritt aus dem Zwischenwirbelloch absteigen, liegen die Rückenmarksegmente höher als die entsprechenden Wirbel.

Im Horizontalschnitt ist das Rückenmark etwa oval (→ Abb. 1-4). Außen befindet sich die weiße Substanz; sie enthält v. a. myelinisierte Neurone, welche in den Rückenmarkbahnen auf- oder absteigen. In der Mitte bilden Perikaryen, Dendriten und kurze unmyelinisierte Neuronenabschnitte die schmetterlingsförmige graue Substanz; ihre dorsalen Ausbuchtungen werden Hinterhörner, ihre ventralen Vorderhörner genannt. In den Vorderhörnern liegen die Körper der Motoneuronen, motorischer Nervenfasern, die vom Rückenmark zur Muskulatur ziehen. Im Hinterhorn befinden sich Zellkörper aufsteigender, im Rückenmark entspringender Neurone des somatosensorischen Systems sowie kurze Interneurone; die Körper der von der Peripherie zum Rückenmark führenden sensiblen Neurone liegen nicht in den Hinterhörnern der grauen Substanz, sondern in den Spinalganglien der Hinterwurzeln (→ unten). Im Bereich des Thorakalmarks sind zwischen Vorder- und Hinterhörnern weitere Ausbuchtungen der grauen Substanz zu erkennen, die Seitenhörner, aus denen die Neurone des Sympathikus entspringen (→ Kap. 5.2.2). In vertikaler Richtung wird die graue Substanz vom Zentralkanal durchzogen, einem Teil der inneren Liquorräume – dieser ist bei vielen Menschen obliteriert (verödet), ohne dass dies pathologische Bedeutung hätte.

Da die Hinterhörner nahe an den Rand der Medulla spinalis reichen, lässt sich innerhalb der weißen Substanz deutlich ein dorsaler Anteil abgrenzen, der rechte und der linke Hinterstrang. In diesen Hintersträngen befinden sich im Wesentlichen afferente, in Richtung Gehirn laufende Bahnen, und zwar jene für Tiefensensibilität und feinere taktile Empfindung. Die Neurone dieser Bahnen kommen von den Sinnesrezeptoren aus Muskeln, Gelenken, Sehnen und Haut und laufen ohne Unterbrechung und ohne Seitenwechsel von der Peripherie bis zu den Hinterstrangkernen des unteren Hirnstamms.

FUNIKULÄRE MYELOSE

Die funikuläre Myelose betrifft initial hauptsächlich die Hinterstränge (Funiculus: veralteter Ausdruck für Rückenmarkstrang; Myelose: Erkrankung des Myelon, des Rückenmarks); diese, durch Vitamin-B_{12}-

Mangel hervorgerufene, typischerweise mit einer deutlichen Anämie einhergehende Rückenmarkerkrankung zeigt daher anfangs – neben Störungen des Vibrationssinns – Einschränkungen der Tiefensensibilität, welche die Motorik deutlich beeinträchtigen; in späteren Stadien können auch andere Rückenmarkbahnen, z. B. die Pyramidenbahn, betroffen sein. Therapeutisch greift man mit hohen Dosen parenteral verabreichten Vitamins B_{12} ein; bei rechtzeitiger Diagnose und Behandlung ist die Prognose dieser Erkrankung sehr gut.

Im restlichen Teil der weißen Substanz, den Vorderseitensträngen, liegen weitere afferente Bahnen, nämlich für gröbere taktile Empfindung, Temperatursinn und Schmerzsinn (Nozizeption). Anders als bei den Fasern für Tiefensensibilität erreichen die Axone nur die Hinterhörner des Rückenmarks; dort bilden sie Synapsen mit weiteren Neuronen, die sofort zur Gegenseite kreuzen und kontralateral (zu den Sinnesrezeptoren) im Rückenmark zum Thalamus ziehen. Da die Fasern für Tiefensensibilität und feinere taktile Empfindung ipsilateral, die für Temperatur- und Schmerzsinn kontralateral zum sensibel versorgten Gebiet laufen, kommt es bei einseitiger Rückenmarkläsion zur dissoziierten Empfindungsstörung: Tiefensensibilität und feinere taktile Empfindung sind unterhalb des geschädigten Rückenmarkabschnittes auf der Seite der Läsion (ipsilateral) beeinträchtigt, Schmerz- und Temperatursinn sowie gröbere taktile Empfindung kontralateral; motorische Ausfälle finden sich ipsilateral (Brown-Séquard-Syndrom). Dies erklärt sich daraus, dass die wichtigste motorische Bahn, die Pyramidenbahn, von der Hirnrinde kommend, mit dem Großteil ihrer Fasern in der Medulla oblongata kreuzt und danach als Tractus corticospinalis im lateralen Vorderseitenstrang des Rückenmarks nach kaudal zieht; nur wenige Fasern verlaufen ungekreuzt im ventralen (anterioren) Vorderseitenstrang. Auch die meisten anderen motorischen Fasern (die sogenannten extrapyramidalen, nicht in der Pyramidenbahn verlaufenden) wechseln noch im Hirnstamm auf die andere Seite.

TRAUMATISCHE RÜCKENMARKLÄSIONEN

Bei der totalen Querschnittslähmung, die meist eine Folge von Unfällen oder Gewalttaten mit Schädigung der Wirbelsäule ist, sind die Symptome umso ausgeprägter, je höher die Rückenmarkläsion liegt. In den Körperregionen, welche vom betroffenen und den kaudal dazu gelegenen Segmenten versorgt werden, findet sich neben symmetrischen Sensibilitätsstörungen eine beidseitige Lähmung (Paraplegie, bei sehr hohem Sitz eine Tetraplegie mit Lähmungen auch der Arme); diese Lähmungen sind initial schlaff mit Abschwächung der Muskeleigenreflexe (sogenannter spinaler Schock), später entwickelt sich eine zunehmende Spastik mit Erhöhung des Muskeltonus und gesteigerten Eigenreflexen. Hinzu kommen trophische Störungen (Ernährungsstörungen) der Haut, u. a. durch veränderte Schweißsekretion und Gefäßtonus, Blutdruckveränderungen und typischerweise eine fehlende Kontrolle der Blase, die sich bei intaktem Sakralmark von Zeit zu Zeit reflektorisch aufgrund von Wanddehnung über Rückenmarkreflexe entleert. Bei nur einseitiger Schädigung des Rückenmarks entwickelt sich das beschriebene Brown-Séquard-Syndrom mit ipsilateralen (auf Seite der Läsion sitzenden) Ausfällen der Motorik und dissoziierter Empfindungsstörung.

Nicht mit Vorder- und Hinterhörnern (Teilen der grauen Substanz) zu verwechseln sind die Vorderwurzel (Radix anterior und Hinterwurzel (Radix posterior); sie bilden beidseits die Verbindungen mit den Spinalnerven. Diese treten nicht als einheitliches Gebilde an das Rückenmark heran, sondern verzweigen sich etwas seitlich in einen vorderen (anterioren oder ventralen) und einen hinteren (posterioren oder dorsalen) Ast – die Neurone der einzelnen Äste steigen dann entweder auf oder ab, um ihre Ursprungs- oder Zielorte im Segment zu erreichen; jedes Rückenmarksegment liefert genau ein Paar Spinalnerven. In der Vorderwurzel verlassen die motorischen sowie die efferenten Fasern des Sympathikus das Rückenmark. In der Hinterwurzel treten sensible Fasern ein; die Zellkörper der pseudounipolaren sensiblen Neurone bilden die Spinalganglien, beidseitige Verdickungen der Hinterwurzel.

ERKRANKUNGEN DER SPINALWURZELN

Als Radikulitis bezeichnet man eine Entzündung im Bereich der Wurzeln, die zumeist beide Teile betrifft und daher sowohl mit motorischen als auch mit sensiblen Ausfällen einhergeht. Zudem beschränken sich die Entzündungen selten auf die Wurzeln nur eines Segments; meist betreffen sie mehrere Segmente (Polyradikulitis). Die bekannteste Polyradikulitis ist das Guillain-Barré-Syndrom, welches durch meist beidseitige Veränderungen der Spinalwurzel, insbesondere in der Nähe der Vereinigung von Radix anterior und posterior, charakterisiert ist. Es tritt nicht selten einige Tage nach einer Grippe oder einer anderen Infektionskrankheit auf und beginnt meist mit Parästhesien (Missempfindungen), zunächst in den Füßen, später auch in den Händen. Bald darauf entwickelt sich üblicherweise eine motorische Schwäche der Beine, und danach treten regelrechte Lähmungen (Paresen) auf, die auf Arme und Zwerchfell übergreifen können, sodass die Gefahr einer Atemlähmung besteht. Der Befall kaudaler Hirnnerven mit Schluckstörungen ist nicht selten; zusätzliche Einschränkungen der Sensibilität sind die Regel. Die Prognose ist günstig; beim Großteil der Betroffenen bilden sich die Symptome binnen Wochen oder weniger Monate zurück; Resterscheinungen können mehr oder weniger lange bleiben, stellen aber nur selten ernsthafte Behinderungen dar.

1.2.3 Einteilung des Gehirns

Als Gehirn (von griech. encephalon; lat. cerebrum) bezeichnet man den innerhalb der Schädelhöhle gelegenen Teil des Nervensystems; es geht nach kaudal (unten) in das Rückenmark über und steht mittels der Hirnnerven direkt mit Regionen des Kopfes, Halses und Bauchraums in Verbindung. Das kompliziert gebaute, aus einer Vielzahl von Kernen bestehende und von zahlreichen Bahnen durchzogene Organ ist schwer zu beschreiben, was sich u. a. in einer auffallend unterschiedlichen Terminologie in den diversen Lehrbüchern zeigt. Generell ist darauf hinzuweisen, dass sich der angloamerikanische Sprachgebrauch nicht selten vom deutschen unterscheidet und dass ältere Darstellungen oft heute ungebräuchliche Ausdrücke benutzen (z. B. Riechhirn für das »limbische System«).

Eine in jeder Hinsicht befriedigende Gliederung existiert nicht. Jene v. a. auf Lage und anderen äußeren Gegebenheiten basierende Einteilung in Medulla oblongata, Pons (Brücke), Cerebellum (Kleinhirn), Mesencephalon (Mittelhirn), Diencephalon (Zwischenhirn)

Abschnitt	Charakterisierung
Medulla oblongata (verlängertes Mark)	schließt sich direkt nach rostral (apikal) an die Medulla spinalis an
Pons (Brücke)	Fortsetzung der Medulla oblongata; auf der ventralen Seite durch Faserzüge verdickt
Cerebellum (Kleinhirn)	große Hirnstruktur dorsal der Brücke
Mesencephalon (Mittelhirn)	kurzer Abschnitt im Hirnstamm apikal der Brücke
Diencephalon (Zwischenhirn)	diverse Kerne sowie Gebiet des 3. Ventrikels oberhalb des Mittelhirns; vom Endhirn fast vollständig bedeckt
Telencephalon (Endhirn)	den Hirnstamm weitgehend bedeckende Struktur; umfasst hauptsächlich die Großhirnhemisphären

Tab. 1-1: Einteilung des Gehirns

und Telencephalon (Endhirn) scheint am zweckmäßigsten (→Tab. 1-1).

Die Medulla oblongata (verlängertes Mark) schließt nach kranial an die Medulla spinalis an, liegt aber im Gegensatz zu Letzterer (fast vollständig) in der Schädelhöhle. Sie setzt sich nach oben (nach rostral oder apikal) in die Brücke (Pons) fort, die eine ventrale Verdickung aufweist. Weiter in Richtung Schädelspitze folgt die kleine Struktur des Mittelhirns (Mesencephalon), an die sich das kompliziert angeordnete Diencephalon (Zwischenhirn) mit Thalamus, Hypothalamus, Epiphyse (Zirbeldrüse) und 3. Ventrikel anschließt; es liegt tief im Inneren des Gehirns und wird fast vollständig vom Endhirn bedeckt. Die genannten Strukturen setzen im Wesentlichen die Achse des Rückenmarks fort und wirken wie ein gerundeter Stab, weshalb sie – nicht immer einheitlich – als Hirnstamm zusammengefasst werden. In Höhe der Brücke ist dem Hirnstamm dorsal das Kleinhirn (Cerebellum) aufgelagert. Zwischen Pons und Kleinhirn liegt ein flüssigkeitsgefüllter Hohlraum (4. Ventrikel); er steht über den Aquaeductus cerebri mit dem 3. Ventrikel in Verbindung und geht nach kaudal in den Zentralkanal des Rückenmarks über. Zudem gehen vom 4. Ventrikel Öffnungen ab, die ihn mit dem Subarachnoidalraum (dem Hirn- und Rückenmark umgebenden äußeren Liquorraum) verbinden.

An das Diencephalon schließt sich das große Endhirn (Telencephalon) an, dessen Hauptachse im Wesentlichen von frontal nach okzipital (von vorn nach hinten) verläuft, also fast senkrecht zu jener der unteren Hirnabschnitte (Folge des aufrechten Ganges). Es besteht hauptsächlich aus den mächtigen Hemisphären (Großhirnhemisphären) mit den auffallenden Windungen des Kortex (der Hirnrinde); zum Endhirn gehören aber ebenso die zahlreichen Fasern, durch welche der Kortex mit anderen Abschnitten des ZNS in Verbindung steht; weiter werden zum Endhirn einige tiefer gelegene kleinere Kerngebiete gerechnet, nämlich die nahe des Thalamus lokalisierten Basalganglien (Striatum und Pallidum), schließlich weitere subkortikale Strukturen (z. B. Amygdala, Corpora mamillaria, Septumregion), die zusammen mit einigen Abschnitten des Kortex (so Hippocampus und Gyrus cinguli) das wenig eindeutig definierte »limbische System« bilden (→Abb. 1-2).

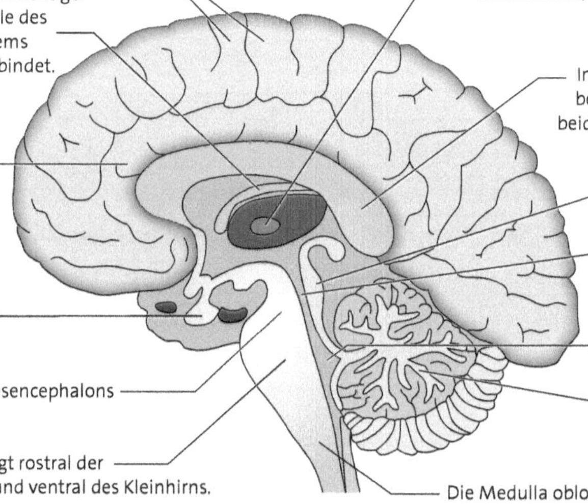

Abb. 1-2: Medianschnitt durch das Gehirn

1.2.4 Hirnstamm

Medulla oblongata (verlängertes Mark): Die Medulla oblongata schließt rostral (apikal, also in Richtung Schädelspitze) an die Medulla spinalis an und zeigt in ihren kaudalen Abschnitten noch einen ähnlichen Aufbau, so die innen gelegene schmetterlingsförmige graue Substanz mit dem Zentralkanal und die sie umgebende weiße Substanz mit diversen Bahnensystemen. Einige dieser Systeme enden bereits in der Medulla oblongata und werden in Kerngebieten (Nuclei = Ansammlungen von Neuronenkörpern und Dendriten) auf neue Bahnen umgeschaltet, die – teilweise zur Gegenseite wechselnd – in weitere Regionen des ZNS ziehen. Die von motorischen Kortexarealen absteigende Pyramidenbahn kreuzt größtenteils in der Medulla oblongata (in der Decussatio pyramidum) auf die Gegenseite, um dann im lateralen Vorderseitenstrang des Rückenmarks nach kaudal zu laufen.

Weitere zahlreiche Nuclei finden sich in der Medulla oblongata: zum einen Hirnnervenkerne, zum anderen die Kerne der Formatio reticularis, eines Geflechts netzförmig verbundener Ansammlungen von Zellkörpern, das von der Medulla oblongata ins Mittelhirn reicht. Die Funktionen dieser Formatio reticularis sind nur bedingt klar; man geht heute von vielen unterschiedlichen Aufgaben aus (die auch von unterschiedlichen Kernen wahrgenommen werden). Ein Teil dieser Kerne wird als anatomisches Substrat des aufsteigenden retikulären aktivierenden Systems (ARAS) angesehen, welches Informationen von den Sinnesorganen erhält und die Aktivierung höherer Hirnregionen mitbestimmt, z. B. Wachen und Schlaf reguliert. Daneben existiert ein deszendierendes retikuläres System, welches u.a. den Muskeltonus regelt. Zudem liegen in der Formatio reticularis der Medulla oblongata wichtige vegetative Zentren, so Kreislauf- und Atemzentrum. Erwähnung verdienen schließlich die verschiedenen Raphe-Kerne (mehrere auf jeder Seite mit unterschiedlichen Funktionen). Einige spielen eine Rolle bei der Schlafregulation und aktivieren bzw. deaktivieren höher gelegene Hirnregionen; andere senden ihre Axone kaudal ins Rückenmark, wo sie – indirekt über Interneurone – an den Umschaltstellen der aufsteigenden »Schmerzbahnen« enden und dort eine hemmende Funktion ausüben. Eine Aktivierung der Raphe-Kerne, welche vermutlich wiederum durch im Mittelhirn beginnende Neurone geschieht, setzt somit die Schmerzempfindung herab. Die von den Raphe-Kernen ausgehenden Axone benutzen als Transmitter ausschließlich Serotonin; generell gilt die Medulla oblongata als Ausgangspunkt des »serotonergen Systems«.

Pons (Brücke): Die (der) Pons schließt sich nach rostral (apikal) an die Medulla oblongata an; sie zeigt in ihrem ventralen (vorderen) Teil eine deutliche Verdickung, bestehend im Wesentlichen aus Faserzügen zum Kleinhirn. Der dorsal davon gelegene, die Medulla oblongata fortsetzende Brückenabschnitt ist ähnlich wie jene gebaut: auf- und absteigende Bahnen, Ursprungs- und Endkerne von Hirnnerven sowie das Netz der Formatio reticularis. Die von der Brücke ausgehenden Axone benutzen vorwiegend Noradrenalin als Transmitter (Pons als Ausgangspunkt des noradrenergen Systems). Besonders erwähnenswert ist dabei ein bläuliches Kerngebiet, der Locus coeruleus, welcher Fasern v.a. ins limbische System entsendet; seine Überaktivität bildet möglicherweise die biologische Grundlage von Panikattacken und wird mit einigen Symptomen des Alkoholentzugssyndroms in Verbindung gebracht.

Mesencephalon (Mittelhirn): Das Mesencephalon schließt kranial (apikal) an die Brücke an und ist in kraniokaudaler Richtung nur wenig ausgedehnt. Grob wird – wie auch in Medulla oblongata und Pons – ein ventral gelegener größerer Teil, das Tegmentum, von einer dorsalen Partie, dem Tectum, unterschieden. Am Tectum sind kleine Erhebungen zu erkennen, die paarigen Colliculi superiores und die gleichfalls paarigen Colliculi inferiores. Bei den Ersteren handelt es sich um Kerne des von der Netzhaut ausgehenden 2. Hirnnerven (N. opticus), bei Letzteren um Kerne der vom Hörorgan Sehnerv kommenden Fasern des 8. Hirnnerven (N. vestibulocochlearis).

Etwa in seiner Mitte wird das Mesencephalon vom Aquaeductus cerebri durchbohrt, einem Gang, der den 3. mit dem 4. Ventrikel verbindet. Um diesen Aquädukt liegen zahlreiche Neuronenkörper (periaquäduktales Grau oder zentrales Höhlengrau), welche Axone in die Raphe-Kerne der Medulla oblongata senden. Die Aktivierung des zentralen Höhlengraus führt indirekt zur Hemmung der Übertragung an den Umschaltstellen der Schmerzbahn im Rückenmark (→auch Kap. 2.8.3). Das periaquäduktale Grau ist reich an Opiatrezeptoren; die analgetische (schmerzhemmende) Wirkung der endogenen sowie der exogenen Opioide (etwa Morphin) geschieht – sicher aber nicht ausschließlich – durch Besetzung dieser Rezeptoren und Anregung des absteigenden schmerzhemmenden Systems.

Neben Kernen einiger Hirnnerven (z.B. zur Augenmuskulatur) und dem Nucleus ruber (einer Umschaltstation extrapyramidaler Bahnen) ist von den Kerngebieten des Tegmentums die Substantia nigra zu nennen, eine durch Pigmenteinlagerungen dunkel verfärbte Zone, die eine wichtige Rolle für die motorische Regulation spielt. Die Parkinson-Krankheit mit ihren auffälligen Bewegungsstörungen ist auf den Untergang von Neuronen der Substantia nigra zurückzuführen. Von dort ziehen dopaminerge Fasern nach rostral in das zu den Basalganglien gerechnete Striatum (nigrostriatale Bahnen).

Besondere Aufmerksamkeit haben dopaminerge Bahnen erhalten, die vom ventralen Tegmentum zu Kernen des Telencephalons verlaufen und deren Aktivierung als Grundlage angenehmer Empfindungen (von Verstärkungen, der Euphorisierung) betrachtet wird; so aktivieren u. a. viele Drogen durch Besetzung von Rezeptoren im Tegmentum dieses »mesotelencephale Belohnungssystem« und entfalten auf diese Weise ihre euphorisierende Wirkung (→Kap. 10.2; zur Rolle dopaminerger mesotelencephaler Bahnen bei der Ausbildung produktiver Schizophreniesymptome →Kap. 4.2.2). Die vom Mittelhirn ausgehenden Neurone sind weitgehend dopaminerg.

Diencephalon (Zwischenhirn): Das Ende des Hirnstamms bildet das kompliziert angeordnete und weitgehend vom Telencephalon bedeckte Zwischenhirn. Als auffälligste Strukturen zu nennen sind der große, in einen linken und rechten Lappen unterteilte Thalamus, der basal von ihm gelegene Hypothalamus (von griech. hypo = unter) sowie die vom Hypothalamus in ventrobasale Richtung abgehende Hypophyse (Hirnanhangsdrüse); am anderen Ende befindet sich die Epiphyse (Zirbeldrüse); ebenfalls im Diencephalon liegt der von den Thalamuslappen seitlich begrenzte 3. Ventrikel.

Der Thalamus mit seinen durch die Adhaesio interthalamica (Massa intermedia) verbundenen Lappen ist eine Ansammlung von Kernen verschiedener Funktion. Viele sind Umschaltstationen sensorischer Bahnen: z. B. das Corpus geniculatum laterale von Fasern der Sehbahn, das Corpus geniculatum mediale von Fasern der Hörbahn. Auch die sensiblen Bahnen, etwa die »Schmerzbahnen«, erfahren eine letzte Umschaltung im Thalamus, bevor die Fasern zur Großhirnrinde ziehen; in diesen Kernen findet eine Filterung von Information statt. Andere Gebiete des Thalamus sind funktionell eher dem limbischen System zuzurechnen, so der Nucleus anterior thalami. Schließlich erfüllen Teile motorische Aufgaben, sind in Schleifen eingebunden, die neben motorischen kortikalen Arealen Basalganglien oder Kleinhirn umfassen (→Kap. 1.2.6). Keineswegs lässt sich der Thalamus somit als homogenes Organ ansehen.

Ebenfalls eine Ansammlung von Kernen unterschiedlicher Funktion stellt der Hypothalamus dar. In den supraoptischen, rostral des Chiasma opticum (der Sehnervenkreuzung) gelegenen Kernen werden Hormone gebildet, andere Regionen regulieren Ess-, Trink- oder Sexualverhalten, weitere schließlich, speziell das am kaudalen Hypothalamusende gelegene paarige Corpus mamillare, werden dem limbischen System zugerechnet und spielen eine wichtige Rolle für Emotion und Motivation.

Die Hypophyse (Hirnanhangdrüse) ist dem Hypothalamus unmittelbar benachbart und steht mit ihm in funktioneller Verbindung. Im Hypophysenhinterlappen (Neurohypophyse) werden die Hormone Oxytocin und Vasopressin (Adiuretin = ADH) ausgeschüttet; sie werden in Kernen des Hypothalamus gebildet und gelangen von dort in Axonen zur Neurohypophyse; bei beiden erkennt man zunehmend, dass sie auch eine biopsychologische Bedeutung haben, nämlich Vasopression bei Aggression, Oxytocin für das Bindungsverhalten. Der Hypophysenvorderlappen (Adenohypophyse) produziert selbst Hormone: z. B. ACTH (adrenocorticotropes Hormon), TSH (Thyreoidea-stimulierendes Hormon) und Prolactin. Einige dieser Hormone stimulieren wiederum andere Hormondrüsen wie Nebennierenrinde, Schilddrüse und Keimdrüsen. Gesteuert wird die Hormonbildung der Adenohypophyse u.a. von Hypothalamushormonen, wie etwa CRH (Corticotropin-Releasing-Hormon, oder CRF, Corticotropin-Releasing-Faktor) oder TRH (Thyreotropin-Releasing-Hormon). Die Epiphyse (Zirbeldrüse) ist ein 1 cm langes, unpaares Organ im rostralen Zwischenhirn; u.a. wird dort das Hormon Melatonin produziert, das bei der Regulation biologischer Rhythmen eine wichtige Rolle spielt.

1.2.5 Cerebellum (Kleinhirn)

Das auffällige Organ liegt dorsal der Brücke und ist in eine linke und eine rechte Hemisphäre gegliedert, die sich um einen median (um die Mittelebene) gelegenen, entwicklungsgeschichtlich älteren Teil gruppieren. Wie die Großhirnhemisphären sind die des Kleinhirns durch tiefe Furchen in verschiedene Lappen eingeteilt; deutlich lassen sich eine äußere graue Rindenschicht (Kortex) und innen gelegene, markhaltige weiße Faserzüge unterscheiden. Im Kleinhirn enden (über Zwischenstationen) Fasern von den Rezeptoren der Tiefensensibilität und aus dem Gleichgewichtsorgan; daneben erhält es – speziell die entwicklungsgeschichtlich jüngeren lateralen Anteile – zahlreiche Afferenzen aus dem Telencephalon. Vom Kleinhirn ausgehende Axone ziehen u.a. zum motorischen Thalamuskern, der seinerseits wieder in den motorischen Kortex projiziert; somit liegt ein geschlossener Funktionskreis vor, welcher für die Regulation der Motorik (speziell für Koordination von Bewegungen und Ausführung von Bewegungsprogrammen) von wesentlicher Bedeutung ist. Eine weitere Funktion des Cerebellums (und zwar des entwicklungsgeschichtlich älteren, medianen Teils) besteht in der Aufrechterhaltung des Gleichgewichts.

KLEINHIRNSYMPTOMATIK

Bei Erkrankungen des Kleinhirns sind v. a. Gleichgewichtsstörungen und motorische Symptome, besonders Koordinationsstörungen, zu beobachten. So findet man einerseits Schwindel, Übelkeit und Erbrechen, Absinken einer Körperhälfte beim Stehen oder Sitzen, zudem oft einen deutlichen Nystagmus (ruckartige Augenbewegungen). Andererseits kommt es zu einer mangelnden Koordination von Bewegungen (z. B. beim Abwechseln antagonistischer Muskelgruppen), zu überschießenden Bewegungen (Ataxie), Tremor und häufig zu einer verwaschenen Sprache; je nach Lokalisation der Läsion (mediale oder laterale Partien) stehen Symptome der einen oder anderen Art im Vordergrund.

1.2.6 Telencephalon (Endhirn)

Aufbau und Gliederung: Das Telencephalon (Endhirn) sitzt als große, das restliche Gehirn weitgehend überdeckende Struktur dem Hirnstamm auf. Bei der Aufsicht fällt die klare Teilung in die beiden Hemisphären (Halbkugeln) und die durch Windungen und Vertiefungen gefurchte Oberfläche ins Auge. Im Frontalschnitt zeigt sich außen eine dünne Schicht grauer Substanz (Hirnrinde, Kortex), innen deutlich helleres Gewebe (weiße Substanz). Der Kortex enthält Neuronenkörper mit unmyelinisierten Fortsätzen;

diese Rindenschicht schwankt je nach Region im Durchmesser etwa zwischen 1 und 5 mm. Man unterscheidet hinsichtlich des histologischen Aufbaus einen prinzipiell sechsschichtigen Neokortex (von griech. neos = neu), der etwa 90 % der gesamten Oberfläche einnimmt, und einen einfacher aufgebauten, dreischichtigen Paläokortex (von griech. palaios = alt); Letzterer findet sich beim Menschen nur in der Hippocampusregion. Dieser Aufbau ist prinzipiell über den ganzen Neokortex gleich, wobei allerdings in den verschiedenen Regionen einzelne Schichten unterschiedlich dick sein können und einzelne Lagen zuweilen sogar ganz fehlen. So ist im Gyrus postcentralis, wo afferente Bahnen enden, die Schicht V mit großen efferenten Pyramidenzellen nicht vorhanden; umgekehrt zeigt sich im Gyrus praecentralis, dessen Neurone efferent sind, diese besonders ausgeprägt.

Nach der Anordnung der Zellschichten (der »Zytoarchitektonik«) kann man am Kortex etwa 50 verschiedene Felder (Brodmann-Areale) unterscheiden, mit deren Hilfe sich die Hirnrinde in verbindlicher und für alle Individuen gültiger Form einteilen lässt. Das Broca-Sprachzentrum entspricht ungefähr dem Brodmann-Areal 44 (nach anderer Auffassung Brodmann-Areal 45) der sprachdominanten Hemisphäre, der primärmotorische Kortex umfasst etwa das Brodmann-Areal 4.

Die innen gelegene, den Hauptteil des Telencephalons einnehmende weiße Substanz besteht im Wesentlichen aus zu Bahnen gebündelten myelinisierten Axonen. Die meisten sind Projektionsfasern, die den Kortex mit tiefer gelegenen ZNS-Abschnitten verbinden; dazu gehören die nach einer letzten Umschaltung vom Thalamus aufsteigenden sensorischen Neurone und die Fasern der Pyramidenbahn. Kleinere Faserzüge ziehen zu Kortexarealen derselben Hemisphäre (Assoziationsfasern). Kommissurenfasern schließlich verbinden entsprechende Areale beider Hemisphären und ziehen hauptsächlich in horizontaler Richtung. Nach Erreichen der Medianebene laufen sie großteils innerhalb des Balkens (Corpus callosum), der sich tief in der Fissura interhemisphaerica von weit frontal nach okzipital erstreckt und beträchtliche Dicke erreicht. Eine zweite, kleinere Verbindungsbrücke ist die basal des Balkens lokalisierte Commissura anterior. Weitere telencephale Strukturen finden sich in der Tiefe nahe dem Zwischenhirn, nämlich die Basalganglien und subkortikale Anteile des limbischen Systems.

Die Einteilung des Telencephalons wird sehr unterschiedlich gehandhabt und ist nirgendwo völlig befriedigend gelöst. Folgende Untergliederung scheint unter didaktischen Gesichtspunkten am zweckmäßigsten:

1. Neokortex mit seinen Faserverbindungen (in etwa dem »Großhirn« entsprechend)
2. Basalganglien
3. limbisches System mit seinen kortikalen (Hippocampus, Gyrus cinguli, orbitofrontaler Kortex) und subkortikalen Anteilen (z. B. Amygdala, Corpora mamillaria)

Neokortex und seine Verbindungen: Die Gliederung der Großhirnoberfläche ist am deutlichsten von oben seitlich zu erkennen (→ Abb. 1-3). Dabei lassen sich seichte Vertiefungen (Sulci; von lat. sulcus = Furche) und tiefere Einschnitte (Fissuren; von lat. fissura = Spalt) unterscheiden; die von diesen Vertiefungen begrenzten Wölbungen werden als Windungen oder Gyri (von griech. gyros = Windung) bezeichnet.

Besonders fällt die von frontal nach okzipital verlaufende Fissura interhemisphaerica (Fissura longitudinalis) ins Auge. Sie trennt rechte und linke Großhirnhemisphäre; ihren Boden bildet das mächtige Corpus callosum

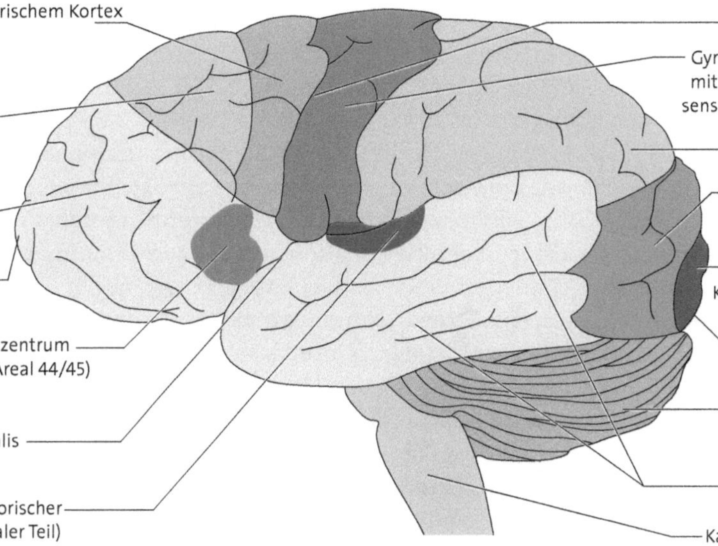

Abb. 1-3: Lateralansicht der linken Großhirnhemisphäre

(Balken). Gut zu erkennen ist auch die schräg verlaufende Fissura lateralis (Fissura Sylvii), welche den Stirnlappen (Lobus frontalis) vom Schläfenlappen (Lobus temporalis) trennt. Zur Orientierung dient weiter der Sulcus centralis, der etwa in der Hemisphärenmitte steil nach basal zieht. Der Kortex wird üblicherweise in vier Lappen (Lobi) gegliedert:

- Stirnlappen (Lobus frontalis)
- Scheitellappen (Lobus parietalis)
- Schläfenlappen (Lobus temporalis) und
- Hinterhauptslappen (Lobus occipitalis)

Der Frontallappen ist nach okzipital durch den Sulcus centralis vom Parietallappen abgetrennt, vom Temporallappen durch die Fissura lateralis. Die Funktion vieler Teile dieses großen und im Laufe der Evolution besonders gewachsenen Lappens ist noch unbekannt. Der direkt frontal des Sulcus centralis gelegene Gyrus praecentralis enthält den primär-motorischen Kortex, der zusammen mit weiteren, frontal gelegenen Kortexarealen die Bewegungen der Skelettmuskulatur steuert. Die dort entspringenden Axone gelangen teils direkt über die Pyramidenbahn ohne (wesentliche) Unterbrechung zu den motorischen Vorderhornzellen; bei anderen, von motorischen Kortexarealen ausgehenden Axonen erfolgt an Kernen des Hirnstamms eine Umschaltung (sogenannte extrapyramidale Bahnen). Der Hauptanteil dieser Axone kreuzt im Hirnstamm zur Gegenseite, sodass der rechte Gyrus praecentralis die Bewegungen der linken Körperhälfte kontrolliert (und umgekehrt). Der primär-motorische Kortex ist somatotopisch gegliedert, d.h. einzelne Körperteile sind auf bestimmten kortikalen Abschnitten repräsentiert (motorischer Homunculus); dieser ist insofern deutlich verzerrt, als die Größe der kortikalen Repräsentationsfelder nicht der Ausdehnung der Körperregionen entspricht; gut motorisch versorgte Gebiete wie Daumen oder Zunge sind unverhältnismäßig groß, während Rücken und Bauchwand nur eine geringe Fläche beanspruchen. Unmittelbar frontal des primär-motorischen Kortex befindet sich der ausgedehntere sekundär-motorische (oder prämotorische) Kortex, von dem aus – wenigstens der Theorie nach – nicht einzelne Bewegungen, sondern ganze Handlungsabläufe gesteuert werden. Noch weiter stirnwärts, den Rest des lateralen Frontallappens einnehmend, liegt der ausgedehnte präfrontale Kortex (oder motorischer Assoziationskortex), in dem man den Sitz wichtiger kognitiver Funktionen annimmt. Minderaktivität dieses Areals wird als biologisches Äquivalent der schizophrenen Minussymptomatik, etwa des sozialen Rückzugs und der eingeschränkten Interessen vermutet (Hypofrontalitätshypothese; →Kap. 4.2.2). Der basale (orbitale) und der mediale, der Fissura interhemisphaerica zugewandte Teil des Frontallappens werden im Allgemeinen zum limbischen Kortex gerechnet.

BROCA-ZENTRUM UND BROCA-APHASIE

Frontal und basal des Gyrus praecentralis liegt ein Areal, das auf der sprachdominanten, also im Allgemeinen der linken Hemisphäre, als motorisches oder Broca-Sprachzentrum bezeichnet wird; bei den (zumeist durchblutungsbedingten) Schädigungen dieser Region tritt häufig eine motorische oder Broca-Aphasie auf – eine Störung der Sprachproduktion bei weitgehend erhaltenem Sprachverständnis. Läsionen dieser Region in der nicht sprachdominanten Hemisphäre machen sich klinisch hingegen kaum bemerkbar.

Der Parietal- oder Scheitellappen (Lobus parietalis) schließt nach okzipital an den Frontallappen an und ist von ihm durch den Sulcus centralis getrennt; die Abgrenzungen vom basal gelegenen Temporal- und okzipital gelegenen Hinterhauptslappen sind weniger deutlich. Die Funktion vieler Areale im Scheitellappen ist nur unzureichend verstanden. Sicher ist, dass sich auf der Rinde des okzipital vom Sulcus centralis gelegenen Gyrus postcentralis der primär-somatosensorische Kortex, die »Körperfühlsphäre«, befindet. Dort laufen (über mehrere Umschaltstationen) Impulse aus den Sinnesrezeptoren v. a. der Haut ein, die u. a. Informationen über Temperatur, gewebsschädigende Reize (Schmerzreize) oder Berührung vermitteln. Informationen über den Dehnungszustand der Muskulatur gelangen nur in geringem Maße in die Großhirnrinde und damit ins Bewusstsein; meist führen sie unmittelbar zu Gegenreaktionen auf der Ebene von Rückenmark und Kleinhirn. Der primär-somatosensorische Kortex ist – wie der primär-motorische – somatotopisch gegliedert: Bestimmte Regionen des Körpers sind in definierten Kortexarealen repräsentiert, wobei empfindlichere Körperstellen (die mit mehr Sinnesrezeptoren pro Flächeneinheit ausgestattet sind) ausgedehntere Areale einnehmen: So ist etwa das Repräsentationsfeld der kleinen, aber dicht sensibel innervierten Lippenregion ähnlich groß wie das des gesamten Rumpfes. Die zum somatosensorischen Kortex ziehenden Fasern kreuzen in ihrem Verlauf; entsprechend ist die linke Körperhälfte im rechten Gyrus postcentralis repräsentiert, die rechte Körperhälfte im linken. Kaudal des primär-somatosensorischen Kortex liegt der sekundär-somatosensorische Kortex, okzipital der somatosensorische Assoziationskortex. Hier werden – der Theorie nach – die Einzelinformationen aus der primär-somatosensorischen Hirnrinde zu zusammenhängenden sensiblen Eindrücken verarbeitet; ob dies tatsächlich so ist, wird allerdings zunehmend bezweifelt.

Der Okzipitallappen weist ein zugespitztes Ende auf (Okzipitalpol). Um dieses herum, hauptsächlich an seiner medialen, der Fissura interhemisphaerica zugewandten Seite sitzt das primäre Sehzentrum, in dem – vom Corpus geniculatum laterale des Thalamus kommend – Fasern der Sehbahn enden. Eine einseitige Läsion in diesem Areal führt im Allgemeinen zum kontralateralen Gesichtsfeldausfall; bei Schädigung im Umkreis des rechten Okzipitalpols kann der Erkrankte (bei nach vorne gerichteten Augen) alles links der Schädelmitte nicht mehr sehen. An das primäre Sehzentrum grenzt der sekundäre optische Kortex, in dem wiederum die Einzelreize zu Gesamteindrücken zusammengesetzt werden; eine isolierte Läsion dieser Region sollte der Theorie nach dazu führen, dass Gegenstände zwar gesehen, aber nicht mehr erkannt werden (Agnosie; genauer: visuelle Agnosie).

Große Teile des Temporallappens sind erst dann zu erkennen, wenn man den Lappen an der Fissura lateralis nach hinten-lateral biegt. Bei seitlicher Betrachtung fallen drei etwa parallel zur Fissur verlaufende Windungen auf. In der ganz oben gelegenen findet sich, weit in die Tiefe reichend, der primär-auditorische Kortex, an dem Fasern der Hörbahn enden; okzipital davon liegt auf der sprachdominanten Hemisphäre (also im Allgemeinen der linken) das Wernicke-Sprachzentrum.

WERNICKE-APHASIE

Bei Läsion dieses Kortexareals bzw. darunter gelegener Faserverbindungen kommt es häufig zur sensorischen oder Wernicke-Aphasie; dabei fehlt das Sprachverständnis weitgehend, während die Sprachproduktion flüssig bleibt – sie zeigt allerdings zahlreiche Entstellungen und ist im Extremfall völlig unverständlich.

Auf der der Fissura lateralis zugewandten Seite des Temporallappens liegt eine kompliziert gestaltete Windung, die histologisch einen deutlich primitiveren Aufbau als die restliche Großhirnrinde zeigt und dem limbischen System zugerechnet wird, der Hippocampus; andererseits ist unzweifelhaft, dass er für Gedächtnisleistungen eine entscheidende Rolle spielt.

In der Tiefe der Fissura interhemisphaerica (Fissura longitudinalis) befindet sich das Corpus callosum (Balken), durch welches die beiden Großhirnhemisphären verbindende Faserzüge verlaufen; darüber liegt, von weit frontal nach okzipital reichend, beidseits der Gyrus cinguli (von lat. cingulum = Gürtel), eine Kortexregion, die funktionell vornehmlich dem limbischen System zuzurechnen ist. Etwas vereinfacht ausgedrückt ist sie für die emotionale Bewertung von Reizen mitverantwortlich. Bei schweren, sonst nicht wirksam zu behandelnden Schmerzen bringt zuweilen eine Cingulotomie (Ausschaltung von Teilen des Gyrus cinguli) insofern Erleichterung, als der Schmerz zwar noch wahrgenommen wird, aber seinen quälenden Charakter weitgehend verliert. Auch bei Zwangsvorstellungen dürfte Überaktivität dieser Region eine nicht unbeträchtliche Rolle spielen (→Kap. 4.4.2). Bei Therapieresistenz versucht man deswegen in Einzelfällen, psychochirurgisch mittels Cingulotomie Linderung zu verschaffen.

Basalganglien: Unter Basalganglien versteht man im Allgemeinen einige Kerne an der Basis des Telencephalons lateral des Thalamus. Ihre Zuordnung und Einteilung geschieht nicht einheitlich; u.a. wird vielfach die im Mittelhirn gelegene Substantia nigra dazu gerechnet, was hier nicht geschehen soll. Der Nucleus caudatus (auch Caudatum), der »Schweifkern«, liegt als bogenförmig gekrümmte Struktur paarig lateral der Thalamushemisphären. Direkt benachbart und in ihn nahtlos übergehend befindet sich das Putamen; beide werden oft als eine Struktur aufgefasst, die wegen ihres Aussehens als Striatum (Streifenkörper) bezeichnet wird. Diesem wird als weiterer Teil der Basalganglien der blass-rötliche Globus pallidus (oder Pallidum, von lat. pallidus = bleich) gegenübergestellt; dabei wirken Striatum und Pallidum weitgehend antagonistisch.

Striatum, Pallidum sowie Nucleus ruber und Substantia nigra des Mittelhirns werden zusammen mit einigen Faserbahnen häufig deskriptiv als extrapyramidales motorisches System bezeichnet und dem Pyramidenbahnsystem gegenübergestellt. Die Annahme, damit auch funktionelle Unterschiede aufzeigen zu können – etwa das Pyramidenbahnsystem für Willkürbewegungen und das extrapyramidale als zuständig für Mitbewegungen und Bewegungsautomatismen anzusehen –, scheint immer weniger zutreffend; auch verschwindet der Begriff extrapyramidales System zunehmend aus der Literatur – nicht jedoch »extrapyramidale Störungen«.

Die Basalganglien haben wichtige Funktionen bei der Regulation der Motorik. Sie sind nämlich in einen Funktionskreis eingebettet, der neben Putamen (allgemeiner: Striatum) und Pallidum den motorischen Kortex und motorische Thalamusanteile umfasst; dabei hemmt das Putamen das Pallidum, Letzteres wiederum den motorischen Thalamus (der seinerseits aktivierend auf motorische Kortexareale wirkt). In dieser Schleife werden motorische Impulse, welche von kortikalen Arealen ausgehen, auf ihre »Machbarkeit« überprüft und dabei möglicherweise modifiziert; erst nach Durchlaufen der genannten Instanzen gelangen die Impulse zu den Motoneuronen in Hirnstamm und Rückenmark. Das Putamen wird dabei einerseits vom motorischen Kortex stimuliert, andererseits mittels der nigrostriatalen Bahnen von der Substantia nigra angeregt; bleibt letztere Stimulation aus, überwiegt die hemmende Wirkung des Pallidums. Zunehmend kommt man zur Einsicht, den Basalganglien auch kognitive Funktionen zuzuschreiben.

Erkrankungen der Basalganglien oder Beeinträchtigungen ihrer Verbindungen führen zu extrapyramidal-motorischen Störungen, bei denen oft auffällig die Mitbewegungen betroffen sind. Bei Störung der Erregungsübertragung von der Substantia nigra ins Striatum kommt es zum Parkinson-Syndrom mit Rigor (Muskelstarre), Tremor (Zittern) und Akinesie (Bewegungsarmut, insbesondere starrer Mimik und Fehlen von Mitbewegungen). Bei der eigentlichen Parkinson-Krankheit findet sich eine Degeneration der Substantia nigra und damit ein schwächeres Feuern der nigrostriatalen Bahnen; beim »neuroleptisch induzierten« Parkinson-Syndrom sind als Nebenwirkung der Antipsychotika (Neuroleptika) die Dopaminrezeptoren im Striatum blockiert, sodass die von den nigrostriatalen Neuronen ausgeschütteten Transmitter dort keine Wirkung entfalten (→ Kap. 3.5.2). Übrigens ist – wie erwähnt – die Aufgabe der Basalganglien keineswegs auf die Motorik einzuschränken; Veränderungen der Basalganglien, insbesondere des Striatums, werden auch mit dem Auftreten von Zwangssymptomen in Verbindung gebracht (→ dazu Kap. 4.4.2).

Limbisches System: Mit diesem vage definierten Begriff wurde früher eine Ansammlung von Hirnstrukturen bezeichnet, die sich saumförmig um den Thalamus gruppieren (von lat. limbus = Saum) und durch verbindende Axone zu einem Funktionskreis geschlossen werden (Papez-Zirkel). Heute versteht man darunter allgemeiner kortikale und subkortikale Hirnteile, die wesentlich bei der Regulation von Emotion und Motivation mitwirken. In der Regel werden folgende (paarig vorhandene) Strukturen dazugerechnet:

- das an der Basis des Hypothalamus gelegene Corpus mamillare
- die Amygdala (Mandelkern)
- die Hippocampusformation, darunter der Hippocampus selbst (das »Seepferdchen«, eine Windung am medialen Temporallappen)
- Gyrus cinguli

- das unpaare, zwischen Corpus callosum und frontalem Thalamus lokalisierte Septum pellicidum (bzw. die es umgebende Septumregion)

Diese Strukturen sind durch Faserzüge verbunden, deren wichtigster, der Fornix, bogenförmig von der Hippocampusregion zu Septum und Mamillarkörpern verläuft. Nicht einheitlich zum limbischen System gezählt werden in der Literatur die vorderen Thalamuskerne, etwa die beiden Nuclei anteriores thalami, obwohl auch sie mit der Steuerung von Motivation und Emotion zu tun haben dürften und erst durch ihre Einbeziehung ein geschlossener Kreis vorliegt. Auch die orbitalen (basalen) Teile des Frontallappens (der Orbitofrontalkortex) werden häufig unter dem Namen »limbischer Assoziationskortex« zu diesem System gezählt.

Die Funktion dieser einzelnen Strukturen ist noch weitgehend unbekannt. Die aus mehreren Kernen bestehende Amygdala wird in sehr unbestimmter Weise mit der Entstehung von Angst in Verbindung gebracht. Zudem erfolgt dort eine gewisse Steuerung des Sexualverhaltens bei männlichen Tieren; die Amygdala erhält dementsprechend Afferenzen vom vomeronasalen Organ, einem Sinnesorgan für Pheromone (Sexuallockstoffe; → Kap. 9.4). Eine wichtige Funktion des Gyrus cinguli wurde schon genannt: die affektive Bewertung von Stimuli; im Falle von schweren Schmerzen und beeinträchtigenden Zwangsvorstellungen kann ein Eingriff in den Gyrus cinguli (anteriore Cingulotomie) den Reizen oft ihren quälenden Charakter nehmen. Der ebenfalls zum limbischen System gerechnete Hippocampus spielt erwähntermaßen eine wesentliche Rolle bei der Einspeicherung von Gedächtnisinhalten; bei seiner Zerstörung ist die Fähigkeit, Neues zu erlernen, deutlich herabgesetzt. Die Aufgaben des Corpus mamillare (Mamillarkörper), der anterioren Thalamuskerne und des orbitalen limbischen Assoziationskortex sind weniger klar.

Interessant ist immerhin, dass die Zerstörung von Faserverbindungen im oder zum orbitalen Kortex (die heute obsolete frontale Leukotomie bzw. transorbitale Lobotomie) in einer gewissen affektiven Gleichgültigkeit gegenüber früher als quälend empfundenen Reizen resultiert. Auch jener erwähnte Neuronenkreis, dessen Überaktivität als biologische Grundlage von unangenehmen Zwangsvorstellungen angesehen wird, umfasst neben Nucleus caudatus, Thalamus und Gyrus cinguli die orbitofrontale Region.

Erwähnt sei hier der schon in der älteren Literatur kaum beachtete, mit gewisser Berechtigung ebenfalls zum limbischen System zählende Nucleus accumbens; dieser paarig angelegte kleine Kern liegt in der Nähe der Basalganglien und wird u. a. von dopaminergen Neuronen aus dem Mesencephalon erreicht. Eine Anregung dieser Bahnen (etwa durch elektrische Stimulation) mit resultierender Dopaminausschüttung wird als biologische Grundlage des Lustgefühls (der Euphorisierung) betrachtet; auch der euphorisierende Effekt von Drogen und Alkohol wird durch Anregung dieses mesotelencephalen Belohnungssystems erklärt (→ Kap. 10.2).

1.2.7 Rückenmarknerven und Hirnnerven

Rückenmark- oder Spinalnerven treten – im Gegensatz zu Hirnnerven – aus dem Rückenmark aus bzw. dort ein. Sie enthalten stets efferente (motorische) und afferente (sensible oder somatosensorische) Fasern, sind also immer gemischt. Die efferenten Fasern entspringen im Vorderhorn, verlassen die Medulla spinalis als Vorderwurzel (Radix ventralis) und steigen geringfügig teils auf, teils ab, um sich schließlich untereinander und mit den sensiblen Fasern zu einem der 31 paarigen Rückenmarknerven zu vereinigen. Die afferenten Fasern des gemischten Rückenmarknerven kommen von den Sinnesrezeptoren der Peripherie (etwa der Haut, des Bewegungsapparats), trennen sich von den efferenten Axonen und treten in der Hinterwurzel (Radix posterior) ins Rückenmark ein, wo manche umgeschaltet werden, andere direkt nach kranial ziehen. Im Bereich der Hinterwurzel befindet sich das Spinalganglion, eine die Zellkörper der sensiblen (pseudounipolaren) Neurone enthaltende Verdickung. Auf Höhe des Thorakal- und Lumbalmarks kommen zu den motorischen, zur Skelettmuskulatur ziehenden Fasern und den afferenten sensiblen Fasern noch efferent-vegetative des sympathischen Nervensystems dazu.

Sie beginnen an den kleinen Seitenhörnern der grauen Rückenmarksubstanz, verlassen das Rückenmark mit der Vorderwurzel und ziehen kurz mit dem gemischten Nerven (→ auch Kap. 5.2.2).

Nach der Vereinigung von Vorder- und Hinterwurzel noch innerhalb des Durasackes durchbricht der gemischte Spinalnerv diese Hülle und zieht durch das entsprechende Zwischenwirbelloch in die Peripherie. Danach teilt er sich in mehrere Äste, von denen jeder sowohl sensible wie motorische Fasern enthält. Die ventralen treten zu Geflechten (Plexus) zusammen (z. B. zum Plexus brachialis aus unteren Zervikal- und oberen Thorakalnerven), von denen dann die eigentlichen Äste in die Peripherie abgehen; somit ist die Zuordnung von innerviertem Körperteil und Rückenmarksegment schwierig.

Da das Rückenmark langsamer als die Wirbelsäule wächst, wird es im Laufe der Entwicklung im Wirbelkanal nach oben gezogen; beim Erwachsenen endet es etwa auf Höhe des 1.–2. Lendenwirbels. Die Spinalnerven, die ihren Austrittspunkt im Zwischenwirbelloch natürlich beibehalten, ziehen daher nach kaudal, die unteren in stärkerem Maße als die im oberen Bereich der Medulla spinalis. Die kaudalen Rückenmarknerven verlaufen fast senkrecht im Wirbelkanal nach unten und bilden ein anschaulich mit Cauda equina (Pferdeschwanz) bezeichnetes Bündel noch innerhalb des Durasackes; hier ist der Ort, wo relativ problemlos eine Lumbalpunktion durchgeführt werden kann – ohne Gefahr, das Rückenmark zu verletzen.

Die zwölf Paare von Hirnnerven (Nn. craniales, bezeichnet mit römischen Ziffern) innervieren mit Ausnahme von N. X im Wesentlichen Gesichts- und Halsbereich; sie treten im Gegensatz zu den Spinalnerven direkt aus dem Hirn aus. Die motorischen Fasern der Hirnnerven haben ihren Ursprung in einzelnen Kernen des Hirnstamms, an die – wie an die motorischen Vorderhornzellen des Rückenmarks – wiederum Axone aus motorischen Hirnregionen herantreten, so Fasern der Pyramidenbahn. Auch afferente Fasern von Hirnnerven enden in Kernen; dem Spinalganglion entsprechen periphere Ganglien sensorischer Hirnnerven (etwa das Ganglion Gasseri des sensiblen 2. Astes von N. V). Einige Hirnnerven führen zudem vegetative, dem parasympathischen Nervensystem zuzuordnende Fasern (nämlich die Nn. III, VII, IX und insbesondere der N. X

[N. vagus]), die wiederum in eigenen Kernen entspringen. Der Großteil der Hirnnerven ist gemischt und hat damit mehrere Kerne. Die von diesen ausgehenden oder auf sie zuführenden Fasern verbinden sich mit Axonen aus anderen Kernen zu den jeweiligen Hirnnerven; diese darf man sich also – wie die Spinalnerven – keineswegs als homogene Strukturen vorstellen. Sie lassen sich etwa wie folgt charakterisieren:

- Die Fasern des N. I (N. olfactorius = Riechnerv) gehen von den Riechzellen der Nasenschleimhaut aus (zudem wohl vom dort lokalisierten vomeronasalen Organ zur Registrierung von Pheromonen, d. h. Sexuallockstoffen), durchbrechen die Schädelbasis und werden im Bulbus olfactorius, einer Auftreibung an der Basis des Frontallappens, auf neue Neurone umgeschaltet; diese verlaufen im Tractus olfactorius in Richtung Endhirn, um – weitgehend ohne Kreuzung – an den primären Riechzentren zu enden.
- N. II (N. opticus = Sehnerv) nimmt seinen Ausgangspunkt von Sinneszellen der Netzhaut. Die nasalen (medial gelegenen) Fasern kreuzen im Chiasma opticum des Zwischenhirns zur Gegenseite, während die temporalen (lateralen) ungekreuzt weiterlaufen; nach Umschaltung im Corpus geniculatum laterale des Thalamus enden die Axone am primären Sehzentrum des Okzipitallappens. Als Folge dieser partiellen Kreuzung ist die linke Gesichtsfeldhälfte in der rechten Hemisphäre, die rechte in der linken repräsentiert.
- N. III (N. oculomotorius), N. IV (N. trochlearis) und N. VI (N. abducens) innervieren die Augenmuskulatur; N. III führt zusätzlich parasympathische Fasern zur Muskulatur der Pupille und zum (die Linsenkrümmung kontrollierenden) Ziliarmuskel.
- N. V (N. trigeminus = Drillingsnerv, so genannt wegen seiner drei großen Äste) versorgt v. a. sensibel Gesicht, Teile des Schädels sowie Mundhöhle mit Zähnen, zudem motorisch u. a. die Kaumuskulatur.
- N. VII (N. facialis; von lat. facies = Gesicht) führt vorwiegend motorische Fasern zur Gesichtsmuskulatur; bei den u. a. nicht seltenen peripheren Facialisparesen kommt es zu schlaffen Lähmungen im Gesicht (z. B. hängendes Oberlid, schlaffe Backen). Weiter verlaufen im N. VII sensorische Axone aus den Geschmacksrezeptoren im vorderen Bereich der Zunge. Außerdem führt er parasympathische Fasern zur Tränendrüse und den Speicheldrüsen des Mundbodens.
- Der N. VIII (N. vestibulocochlearis oder N. statoacusticus) leitet zum einen Informationen aus dem Gleichgewichtsorgan (Vestibularorgan) und bildet zum anderen mit seiner Pars cochlearis (Cochlea = Gehörschnecke) den ersten Teil der Hörbahn. Die Pars vestibularis beginnt an den Bogengängen des Labyrinths und endet an verschiedenen Kernen des Hirnstamms; von dort ziehen Fasern u. a. (indirekt) zum Kortex und zum Kleinhirn. Die Pars cochlearis, die an den Hörzellen im Innenohr beginnt, vereinigt sich bald mit der Pars vestibularis zum N. vestibulocochlearis und läuft zu Endkernen im Brückenbereich. Von dort ziehen weitere Fasern teils gekreuzt, teils ungekreuzt über die Colliculi inferiores des Tectums und Corpus geniculatum mediale des Thalamus zur Hörrinde im Temporallappen.
- Der Hirnnerv IX (N. glossopharyngeus) führt motorische Fasern zu Zunge und Schlund; er enthält zudem Axone, die von den Geschmackspapillen des hinteren Zungenbereichs ausgehen, sowie parasympathische Fasern zur Parotis (Ohrspeicheldrüse).

- Der Vagusnerv (N. X) führt parasympathische Fasern zu inneren Organen in Brust- und oberem Bauchraum (→dazu Kap. 5.2.3); außerdem verlaufen in ihm zahlreiche sensible Axone aus diesen Regionen[2] sowie schließlich motorische Fasern, welche die quergestreifte (willkürlich gesteuerte) Muskulatur u. a. des Kehlkopfs versorgen. Eine Läsion dieses N. laryngeus recurrens (Rekurrensparese), wie sie zuweilen nach Operationen im Halsbereich auftritt, führt zu Heiserkeit und Stimmstörungen.
- N. XI (N. accessorius) hat nur motorische Fasern und innerviert Muskeln des Halses.
- N. XII (N. hypoglossus) ist ebenfalls ein rein motorischer Hirnnerv und führt Fasern zur Zungenmuskulatur.

TRIGEMINUSNEURALGIE

Die idiopathische (d. h. nicht auf ein anderes Grundleiden zurückzuführende) Trigeminusneuralgie ist durch blitzartig einschießende Schmerzen charakterisiert, meist im Versorgungsgebiet des 2. Astes (N. maxillaris), also im Bereich des Oberkiefers; das reaktive Zucken der Muskulatur über den Schmerzpunkten hat der Krankheit auch den Namen Tic douloureux eingebracht. Ausgelöst werden die Schmerzen häufig durch Berührung oder Bewegung, weshalb viele Patienten zu manchen Zeiten kaum noch sprechen und essen. Nach Phasen mit extrem häufigen Schmerzattacken können längere beschwerdefreie Intervalle auftreten. Die medikamentösen Behandlungsmöglichkeiten haben sich deutlich gebessert; man versucht es meist zunächst mit dem Antikonvulsivum Carbamazepin (z. B. Tegretal®, Timonil®), alternativ mit Medikamenten ähnlichen Typs. Früher mussten häufiger neurochirurgische Eingriffe vorgenommen werden, beispielsweise Koagulation des Ganglion Gasseri (Ganglion semilunare), einer Ansammlung von Neuronenkörpern der Trigeminusäste nahe dem Hirnstamm.

1.2.8 Hirn- und Rückenmarkhäute – Liquorräume und Liquor cerebrospinalis – Lumbalpunktion

Gehirn und Rückenmark sind von drei Häuten (Meningen; Singular: Meninx) umgeben (→Abb. 1-4). Die innerste, sehr durchlässige Haut liegt Rückenmark und Gehirn dicht an, zieht sich in ihre Vertiefungen und umhüllt die austretenden Nerven ein Stück weit. Sie wird Pia mater genannt (weiche Hirnhaut) – wörtlich »fromme Mutter«, was Folge eines mittelalterlichen Übersetzungsfehlers aus dem Arabischen darstellt. Die zweite Hirnhaut trägt wegen ihres spinnwebartigen Aussehens die Bezeichnung Arachnoidea (Spinnwebhaut, von griech. arachne = Spinne). Der Spalt zwischen Arachnoidea und Pia ist im Bereich des Rückenmarks recht groß und wird Subarachnoidalraum genannt; in ihm befindet sich der Liquor cerebrospinalis. Die äußerste Haut wird harte Hirnhaut (Dura mater) genannt; von einigen Einbuchtungen abgesehen liegt sie der Schädelinnenwand und dem Wirbelkanal dicht an und umhüllt das ganze Zentralnervensystem inklusive seiner inneren Häute (Durasack). Die Arachnoidea ist von der Dura mater durch einen kleinen Spalt (Subduralraum) getrennt und bildet eine zweite geschlossene Hülle; dieser doppelwandige von Arachnoidea und Dura mater gebildete Sack wird nur von den Hirn- und Rückenmarknerven an einzelnen Stellen durchbrochen.

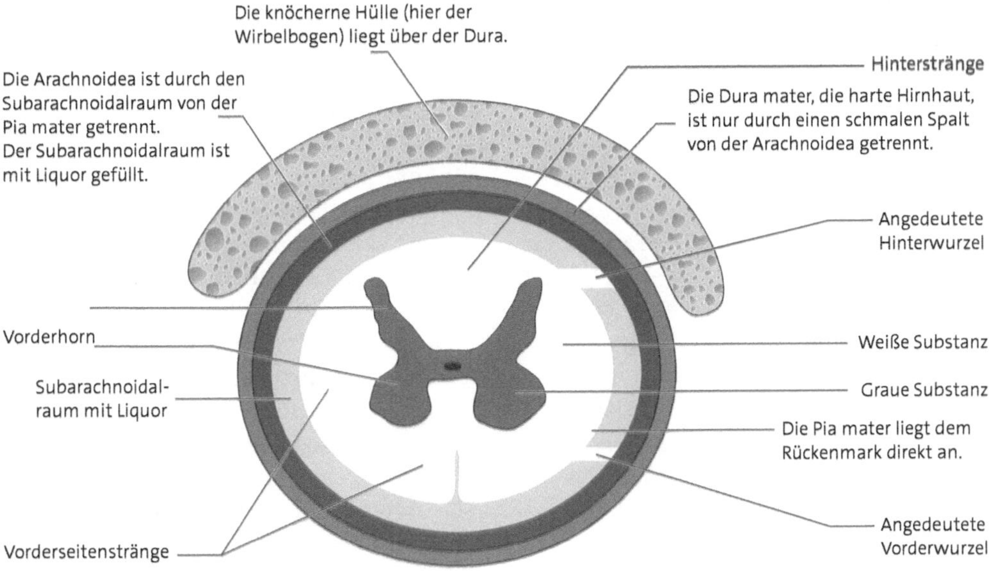

Abb. 1-4: Rückenmarkhäute (schematisch)

Der im Subarachnoidalraum befindliche Liquor cerebrospinalis umgibt also das Zentralnervensystem inklusive seiner innersten Hülle und trennt es vom Durasack und den knöchernen Wänden, womit ein Reiben der dicht sensibel innervierten Pia vermieden wird. Der Subarachnoidalraum wird auch äußerer Liquorraum genannt.

Den inneren Liquorraum bilden die vier Ventrikel (Hirnkammern) und der Zentralkanal im Rückenmark; innerer und äußerer Liquorraum sind dorsal des Hirnstamms durch die Apertura mediana (Foramen Magendii) und häufig durch zwei weitere, seitlich davon gelegene Öffnungen (Foramina Luschkae) verbunden. Die Seitenventrikel, 1. und 2. Ventrikel, sind flüssigkeitsgefüllte Hohlräume im Bereich der weißen Substanz des Telencephalons; sie erstrecken sich, zipflig ausgebuchtet, vornehmlich in frontookzipitaler Richtung und sind am besten in einem Horizontalschnitt zu sehen. Sie stehen durch die Foramina interventricularia mit dem 3. Ventrikel in Verbindung. Diese im Zwischenhirn lokalisierte Hirnkammer ist kompliziert zwischen, unter- und oberhalb der beiden Thalamuslappen angeordnet und wird in ihrem oberen Abschnitt vom Corpus callosum überdeckt. Vom 3. Ventrikel zieht der das Mesencephalon durchbohrende Aquaeductus cerebri in den 4. Ventrikel. Dieser liegt zwischen Pons und Cerebellum und setzt sich nach kaudal in den Zentralkanal des Rückenmarks fort.

Die gesamte Liquormenge beträgt ungefähr 150 ml und wird etwa viermal am Tag vollständig erneuert. Gebildet wird diese Flüssigkeit in den zottig ausgestülpten Plexus choroidei (Adergeflechten) der Ventrikel aus Blut. Der Liquor aus den Seitenventrikeln fließt zunächst über die Foramina interventricularia in den 3. und über den Aquädukt weiter in den 4. Ventrikel, wo neuer Liquor hinzukommt. Von dort gelangt er schließlich über die genannten Öffnungen in den Subarachnoidalraum und umspült mittels eines raffinierten Zirkulationssystems Rückenmark und Gehirn. Die Resorption geschieht in den Subarachnoidalzotten im apikalen Schädelbereich.

HIRNDRUCK UND HYDROCEPHALUS
Bei Abflussbehinderungen des Liquors im Erwachsenenalter, etwa durch Entzündungen oder Tumoren, die den Aquädukt oder die Foramina beengen, kommt es zur Hirndrucksymptomatik.
Geschieht diese Behinderung jedoch in einer Zeit, in welcher der Schädel noch dehnbar ist, entwickelt sich ein Hydrocephalus (Wasserkopf, von griech. hydor = Wasser und kephale = Kopf); dieser zeigt sich bald nach der Geburt und beruht auf einer ätiologisch oft unklaren Stenose (Verengung). Heute ist es möglich, mittels eines Shunts die Zerebrospinalflüssigkeit direkt in die Venen bzw. Bauchhöhle zu leiten und damit eine bessere intellektuelle Entwicklung zu ermöglichen.

Wie in Kapitel 1.1.3 ausgeführt, bestehen Gehirn und Rückenmark aus Neuronen und Gliazellen, die von interstitieller Flüssigkeit umgeben sind. Über diese von den Kapillaren (Haargefäßen) durchzogene Flüssigkeit erfolgt der Austausch mit dem Blut, wobei die Kapillarwände im ZNS dichter als im Rest des Körpers sind (Blut-Hirn-Schranke). Die Gehirn und Rückenmark umgebende Pia mater ist fein und sehr durchlässig, sodass die Zusammensetzung der interstitiellen Flüssigkeit und des Liquors weitgehend übereinstimmt (deshalb Blut-Liquor-Schranke als Synonym für Blut-Hirn-Schranke). Dies kann man sich therapeutisch insofern zunutze machen, als in den Liquorraum eingebrachte Stoffe, etwa Antibiotika, direkt an die Zellen im Gehirn gelangen.

Diagnostisch von erheblicher Bedeutung ist die Liquorpunktion, welche meist im Lumbalbereich unterhalb des 2. Lendenwirbels, seltener subokzipital durch Anstechen der Cisterna cerebellomedullaris, geschieht. Aus Liquorveränderungen lassen sich häufig wertvolle Schlüsse ziehen: So findet sich bei Ventrikel- und Subarachnoidalblutungen eine deutlich rote Verfärbung. Im Falle von Infektionen des ZNS, speziell der Meningen, lassen sich im Liquor zahlreiche weiße Blutkörperchen, vermehrt Protein und teilweise auch die Erreger nachweisen; bei der Multiplen Sklerose finden sich diagnostisch sehr aufschlussreiche Immunglobuline. Weiter wird die Liquorkonzentration von Transmittermetaboliten als – jedoch nicht unumstrittenes – Maß für entsprechende Konzentration an den Synapsen im Gehirn angesehen.

1.2.9 Gefäßversorgung des Gehirns – zerebrale Blutungen und Durchblutungsstörungen

Die v.a. das Gesicht sowie die frontalen und mittleren Hirnabschnitte versorgende große Halsschlagader (A. carotis communis) entspringt beidseits weitgehend direkt der Aorta; die beiden Arterien ziehen seitlich des Kehlkopfes nach oben – wo sich ihr Puls gut fühlen lässt – und spalten sich dann in die A. carotis externa für das Gesicht sowie die A. carotis interna auf. Letztere zieht ins Schädelinnere und gibt dort zwei Hauptäste ab (A. cerebri anterior und A. cerebri media), welche im Wesentlichen die vordere und mittlere Region der Hemisphären versorgen.

Ebenfalls (ziemlich) direkt aus der Aorta und *nicht* aus den beiden Arteriae carotis communes entspringen die rechte und linke Vertebralisarterie (A. vertebralis dextra und A. vertebralis sinistra), die längs des Rückenmarks nach kranial ziehen und sich auf Höhe der Brücke zur unpaaren A. basilaris vereinigen; diese versorgt mit verschiedenen Ästen (insbesondere der A. cerebri posterior) hauptsächlich das Gebiet des okzipitalen Kortex, des Hirnstamms und des Kleinhirns. Von großer klinischer Bedeutung ist nun, dass zwischen den Ästen der A. basilaris und denen der A. carotis interna sowie zwischen Arterien beider Seiten Verbindungsäste (Anastomosen) existieren: Die zwei Arteriae cerebri anteriores sind durch die kurze A. communicans anterior verbunden, während die A. carotis interna beidseits mit der A. cerebri posterior durch die linke und rechte A. communicans posterior in Verbindung steht. Dieses an der Hirnbasis gelegene Arteriennetz wird Circulus arteriosus cerebri oder Circulus arteriosus Willisii genannt. Im Normalfall mischen sich die Blutströme nur wenig; ist allerdings eine der Arterien blockiert, kann Blut aus anderen über die Verbindungsäste fließen und so die Engstelle umgangen werden. Dies ist insofern wichtig, als das Hirn mehr als andere Organe auf ununterbrochenen Blutfluss angewiesen ist und schon nach kurzer Zeit der Unterversorgung irreversible Schäden auftreten.

Dieser Circulus arteriosus liegt im Subarachnoidalraum – erst die kleineren Äste und die davon abgehenden, in den interstitiellen Raum ziehenden Kapillaren treten in die eigentliche Hirnmasse ein. Kommt es daher zu Blutungen der großen Hirnarterien, so gelangen diese v. a. in den Subarachnoidalraum.

SUBARACHNOIDALBLUTUNGEN

Diese sind keineswegs selten und enden oft tödlich – häufig in Form von Nachblutungen einer überstandenen Ruptur. Andererseits gibt es auch zahlreiche Fälle, wo keine wesentlichen Folgen zu bemerken sind; manchmal werden weniger ausgeprägte neurologische Spätschäden als vielmehr Persönlichkeitsveränderungen beschrieben. Subarachnoidalblutungen setzen in der Regel mit akuter Symptomatik ein, ereignen sich oft, aber keineswegs immer, bei Erhöhung des Blutdrucks (z. B. beim Heben schwerer Lasten, durch Pressen beim Stuhlgang); weitgehend charakteristisch ist der plötzliche Kopfschmerz, welcher von neurologischer Symptomatik und Bewusstseinsstörungen begleitet sein kann. Bei der Lumbalpunktion findet sich rot verfärbter Liquor. Obligatorisch ist dann intensivmedizinische Behandlung, die besonders auf die Verhinderung weiterer Blutungen abzielen muss. Die meisten Subarachnoidalblutungen gehen auf rupturierte (geplatzte) Aneurysmen der großen Hirnarterien zurück – die eigentlichen Hirnblutungen, Blutaustritt in die Hirnmasse, sind eher Folge des Platzens kleinerer, meist als Folge von Bluthochdruck veränderter Hirngefäße. Aneurysmen sind nicht selten, schon in früher Jugend angelegt, haben aber in der Regel erst dann eine Bedeutung, wenn sie sich im Laufe der Jahre vergrößert haben; auch von diesen jedoch machen viele keine Beschwerden und rupturieren nie. Es ist deshalb durchaus umstritten, ob man durch Fahndungsprogramme – z. B. bei Verwandten von Personen mit Subarachnoidalblutungen – nach intrakraniellen Aneurysmen suchen und sie operativ angehen soll. Unrupturiert führen diese Aneurysmen häufig zu keinen Beschwerden; vorkommen können Migränen, Neuralgien sowie – in den Wochen vor der Ruptur – ungewöhnlich heftige Kopfschmerzen, Übelkeit und Schwindel.

Zahlenmäßig von größerer Bedeutung sind Hirnschäden aufgrund von Minderdurchblutung, welche meist auf akute Verschlüsse bereits verengter Arterien zurückgeführt werden können. Solche Verengungen der Hirnarterien (Arteriosklerose) und der Carotisgefäße sind v.a. in höherem Alter keineswegs selten und häufig Folge von Bluthochdruck, Rauchen und gestörtem Fettstoffwechsel. Neben vorübergehenden (transitorischen) zerebralen Ischämien (TIA, Blutunterversorgungen) gibt es anhaltende akute Durchblutungsstörungen, die meist durch ein Blutgerinnsel in den verengten Gefäßen bedingt sind (Hirninfarkt); bildet sich der verschließende Pfropfen an Ort und Stelle, spricht man von Thrombose, wird er von anderer Stelle eingeschwemmt (z.B. aus dem linken Herzen), von Embolie. Es entwickeln sich dann die Symptome des »Schlaganfalls«, etwa einseitige Lähmungen, Sprachstörungen, Bewusstlosigkeit. Nicht selten gehen Symptome wie Kopfschmerzen und leichtere neurologische Ausfälle voraus (z.B. anhaltendes Taubheitsgefühl oder Kribbeln in den Extremitäten oder im Gesicht), die man unbedingt beachten sollte; im Falle einer akuten zerebralen Ischämie ist sofortige Behandlung angezeigt.

Eine ähnliche Symptomatik wie diese Gefäßverschlüsse können Blutungen im Gehirn haben – zuweilen auch die erwähnten Subarachnoidalblutungen.

ZUSAMMENFASSUNG KAPITEL 1.2

Das Rückenmark (RM) liegt im Wirbelkanal (den es im unteren Teil nicht ganz ausfüllt). Es besteht aus einer zentral gelegenen, im Querschnitt schmetterlingsförmigen grauen Substanz (Anhäufung von Perikaryen, Dendriten und unmyelinisierten Axonen) und einer peripheren weißen Substanz, in der Bahnen myelinisierter Nervenfasern verlaufen (z. B. aufsteigende sensible Bahnen und die absteigende, motorische Fasern führende Pyramidenbahn). Mit dem RM stehen in Form einer gespaltenen Wurzel die Spinalnerven in Verbindung: In der Vorderwurzel treten motorische (teils auch vegetative) Fasern aus; ihre Zellkörper liegen in den Vorderhörnern bzw. den beiden ventralen Ausbuchtungen der grauen Rückenmarksubstanz. Durch die Hinterwurzel treten sensible Neurone ein, die ihre Zellkörper außerhalb des RM in den Spinalganglien haben. Sie laufen teils ohne Kontakt mit der grauen Substanz nach kranial zum Hirnstamm; teils werden sie in den Hinterhörnern (den dorsalen Ausbuchtungen der grauen Substanz) auf neue Neurone umgeschaltet. Der Hirnstamm mit den Substrukturen Medulla oblongata, Pons und Mesencephalon ragt – das Rückenmark in vertikaler Richtung fortsetzend – in Form eines sich verdickenden Stabs ins Endhirn hinein. Er weist, speziell in seinem unteren (kaudalen) Abschnitt, mit zentral gelegener grauer Substanz und am Rande lokalisierten myelinisierten Bahnen (weißer Substanz) noch einen ähnlichen Aufbau wie das RM auf. Allerdings kreuzen hier – und das bedingt deutlich kompliziertere anatomische Verhältnisse – einige Bahnen zur Gegenseite und es finden sich zahlreiche Kerne (Nuclei = Ansammlungen von Perikaryen und Dendriten); dazu gehören insbesondere die den ganzen ventralen Hirnstamm durchziehenden, miteinander vernetzten Kerne der Formatio reticularis, welche unterschiedlichste Funktionen zu erfüllen hat. Ein Teil hat als aufsteigendes retikuläres aktivierendes System (ARAS) mit der Regulation der Aufmerksamkeit zu tun. Weiter von biopsychologischer Bedeutung sind die Raphe-Kerne in der Medulla oblongata, von denen einige den Schlaf regulieren; andere stellen wichtige Umschaltstationen des schmerzhemmenden absteigenden Systems dar. Weitere Kerne bilden in ihrem Verbund regulierende Zentren (Kreislaufzentrum, Atemzentrum). In der Brücke (Pons) liegt das bläulich gefärbte Kerngebiet des Locus coeruleus (caeruleus), der noradrenerge Neurone in diverse Hirnteile entsendet

und dessen Aktivierung möglicherweise die Grundlage von Panikattacken (sowie der Alkoholentzugssymptomatik) bildet.
Im Tegmentum des Mittelhirns (Mesencephalons) liegt nicht nur die für die Regulation der Motorik bedeutsame Substantia nigra, sondern auch der Ausgangspunkt von dopaminergen Neuronenbündeln, die speziell zum Nucleus accumbens des Endhirns ziehen und deren Aktivierung mit Euphorisierung (»Lustgefühlen«) in Verbindung gebracht wird. Im Hirnstamm liegen zudem die Kerne der paarigen Hirnnerven, die nicht – wie die Spinalnerven – durch die Zwischenwirbellöcher in Kontakt mit der Peripherie stehen, sondern ihre Ein- bzw. Austrittspunkte in Öffnungen des Schädels haben.
Dem Hirnstamm dorsal aufgelagert ist das Kleinhirn (Cerebellum) mit einem mittleren (älteren) Teil und den beiden Hemisphären. Es dient der Koordination von Bewegungen und dem Gleichgewicht (der Stellung des Körpers im Raum). Kreuzende Faserzüge des Kleinhirns bedingen die ventral der Pons im Hirnstamm liegende Verdickung.
Das kompliziert aufgebaute Zwischenhirn (Diencephalon), dessen anatomische Zuordnung nicht einheitlich gehandhabt wird, bildet den Übergang von Hirnstamm und Endhirn. Größte Struktur ist der aus zwei Hemisphären (»Lappen«) bestehende Thalamus, der eine Reihe von (paarig angeordneten) einzelnen Kerngebieten (Nuclei) verschiedenster Funktionen enthält: Viele sind Umschaltstationen sensorischer Bahnen (z. B. der Sehbahn, der Hörbahn, der »Schmerzbahnen«), von wo die ausgehenden Neurone zugehörige kortikale Areale erreichen. Daneben gibt es einen motorischen Thalamuskern und einen zum limbischen System gerechneten Kern (den Nucleus anterior thalami). Unter dem Thalamus liegt der aus vielen Einzelkernen bestehende Hypothalamus, von denen einige der Regulation vegetativer Funktionen dienen, andere mit der Steuerung des Sexualverhaltens zu tun haben (eventuell auch mit der sexuellen Orientierung); wiederum andere bilden Hormone, die entweder über ein Pfortadersystem in die Adenohypophyse transportiert werden und dort die Bildung weiterer Hormone kontrollieren oder auf Nervenbahnen in die Neurohypophyse (und von dort in den Blutkreislauf) gelangen.
Das in seiner Hauptachse horizontal verlaufende Endhirn (Telencephalon) besteht aus außen gelegenen Kortexregionen und davon ausgehenden Bahnen (weiße Substanz); diese weitgehend bei Außenansicht das Gehirn bildende Masse wird auch Großhirn genannt. Die Oberfläche ist stark gefurcht, sodass sich charakteristische Vertiefungen (etwa die die beiden Hemisphären trennende Fissura longitudinalis = Fissura interhemisphaerica) und Windungen zeigen. Dem Kortex, der aufgrund des regional unterschiedlichen Aufbaus der Zellschichten in einzelne Areale (Brodmann-Areale) eingeteilt werden kann, lassen sich (nach gegenwärtigem Kenntnisstand nur bedingt) verschiedene Funktionsbereiche zuordnen: So liegen im Okzipitallappen das Sehzentrum, im Schläfenlappen (Lobus temporalis) das Hörzentrum und (auf der sprachdominanten Seite) das Wernicke-Sprachzentrum, im Parietallappen der somatosensorische Kortex, im Frontallappen der motorische Kortex und (auf der dominanten Hemisphäre) das Broca-Sprachzentrum. Der vordere gewölbte Teil des Stirnlappens wird als präfrontaler Kortex bezeichnet; er ist vermutlich »Sitz« höherer, speziell die menschliche Spezies auszeichnender kognitiver Fähigkeiten (z. B. des längeren Vorausplanens). Die frontobasale, der Augenhöhle aufliegende Kortexregion scheint hingegen eher mit der Verarbeitung emotionaler Reize zu tun zu

haben, ebenso der in der Tiefe der Fissura interhemisphaerica bogenförmig von frontal nach okzipital ziehende Gyrus cinguli. Weiter liegen im Telencephalon diverse Kerngebiete, so Putamen und Nucleus caudatus (zusammengefasst als Striatum) sowie Globus pallidus; diese Strukturen werden auch als Basalganglien bezeichnet und spielen eine wichtige Rolle bei der Regulation der Motorik (aber nicht nur dafür).

Unter dem schlecht definierten Begriff »limbisches System« versteht man eine Anzahl kortikaler und subkortikaler Strukturen, die ringförmig den Thalamus umgeben, durch Bahnen miteinander verbunden sind und im weitesten Sinne der Steuerung von Motivation und Emotion dienen. Besonders sind hier zu nennen: Hippocampus (eine kortikale Region in der Tiefe des Temporallappens), Gyrus cinguli, der orbitofrontale Assoziationskortex (Orbitofrontalhirn) sowie (als nicht kortikale, tiefer gelegene Strukturen) Amygdala, Septumregion, Nucleus anterior thalami, Corpus mamillare.

Der vordere und mittlere Teil des Gehirns wird von Ästen der (beidseits lokalisierten) A. carotis interna versorgt, die hinteren und unteren Partien von der A. basilaris, einer Vereinigung der beiden in der Wirbelsäule verlaufenden Aa. vertebrales. Durch verbindende Gefäße dieser versorgenden Arterien (Aa. communicantes) entsteht ein ausgedehntes Arteriennetz an der Schädelbasis (Circulus arteriosus Willisii), welches auch bei Gefäßverschlüssen eine bis zu einem gewissen Grade ausreichende Blutversorgung gewährleistet.

Gehirn und Rückenmark sind von drei Häuten umgeben (sowie den Knochen des Schädels und des Wirbelkanals). Zwischen der innersten Hirnhaut (der Pia mater), welche Gehirn und Rückenmark eng anliegt, und der nach außen folgenden, der Arachnoidea, liegt der mit Liquor cerebrospinalis gefüllte Subarachnoidalraum; dieser ist im unteren Lendenbereich so groß, dass aus ihm ohne Verletzung von Nervenstrukturen zu diagnostischen Zwecken Liquor entnommen werden kann (Lumbalpunktion). Da die Pia mater ausgesprochen durchlässig ist, entspricht die Zusammensetzung des Liquors weitgehend jener der interstitiellen Flüssigkeit.

1.3 Neurologische Erkrankungen

1.3.1 Vorbemerkungen und Übersicht

Viele neurologische Erkrankungen wurden schon in vorangegangenen Abschnitten skizziert, um anatomische und funktionelle Sachverhalte zu illustrieren; auf sie wird in der folgenden systematischen Übersicht nur verwiesen; zudem werden – überblickshaft und oft stark verkürzt – einige Krankheiten ergänzt. Eine Gliederung der neurologischen Erkrankungen ist schwierig und in vielen Lehrbüchern nicht befriedigend gelöst. Teils erfolgt sie nach topografischen Gesichtspunkten (z.B. Krankheiten der peripheren Nerven, des Rückenmarks), teils nach funktionellen (etwa Erkrankungen des motorischen Systems); schließlich ist unter ätiologischen Aspekten (z.B. infektiöse Erkrankungen des ZNS und seiner Hüllen, traumatische Schädigungen) eine Gliederung möglich. Die folgende Einteilung geschieht vornehmlich anhand der Lokalisation.

1.3.2 Erkrankungen peripherer Nerven

Traumatische Läsionen: Sie können einzelne Nerven betreffen, z. B. den – Teile des Armes und der Hand versorgenden – N. medianus (sehr häufig in Form des Karpaltunnelsyndroms) oder größere Nervengeflechte, etwa den Plexus brachialis in der Achselregion (beispielsweise nach Motorradunfällen oder im Rahmen von Geburtsschäden). Die Symptome (motorisch, sensibel) sowie die Heilungschancen hängen u. a. von Form und Lage der Verletzung ab. So haben Nervenlähmungen, die durch Druck hervorgerufen wurden und bei denen Axone und Myelinscheiden intakt bleiben, zumeist eine gute Prognose, während regelrechte Zerstörungen dieser Strukturen ungünstiger sind. Prinzipiell können von einem unversehrten Perikaryon ausgehende abgeschnittene Axone wieder wachsen, besonders leicht dann, wenn die Hüllstrukturen intakt geblieben sind. Bei der Nervennaht gibt man den lädierten Axonen die Wachstumsrichtung vor und erleichtert damit ihre Regeneration.

NEUROME UND PHANTOMSCHMERZEN

Ist der Nerv durchtrennt, so bildet sich oft ein Neurom aus (nicht zu verwechseln mit einem Neurinom; → unten), eine knotenförmige Auftreibung durch aussprossende Axone. Bei Amputationen sind Druckreize, welche Neurome auf sensible Axone ausüben, (zumindest teilweise) für die Phantomschmerzen verantwortlich, die bekanntlich in Enden nicht mehr vorhandener Glieder projiziert werden (z. B. heftigste Schmerzen im großen Zeh, obwohl das Bein oberhalb des Knies amputiert wurde).

Bei Schädigung peripherer Nerven finden sich neben eventuellen Sensibilitätsstörungen, Parästhesien (Missempfindungen, etwa Kribbeln) und Schmerzen schlaffe Lähmungen in den versorgten Muskelpartien; das Elektromyogramm zeigt abgeschwächte und hinsichtlich ihrer Form veränderte Potenziale, die zugehörigen Muskeleigenreflexe fallen aus. Nach einiger Zeit atrophieren die ihrer Innervation beraubten Muskeln.

Neuralgien: Unter Neuralgien versteht man Schmerzen im Bereich des Versorgungsgebiets einzelner Nerven. Bekanntestes Beispiel ist die Trigeminusneuralgie (→ Kap. 1.2.7); sie ist meist idiopathisch, d. h. nicht auf eine andere Krankheit zurückzuführen. Als Ursachen werden u. a. altersbedingte Veränderungen der Myelinscheiden angenommen, sodass Impulse motorischer Neurone auf sensible überspringen können; auch Gefäße, die pulsierend auf die Eintrittsstelle im Hirnstamm drücken, werden in manchen Fällen ursächlich angeschuldigt. Während die idiopathische Trigeminusneuralgie fast nur Personen jenseits des 50. Lebensjahres trifft, können symptomatische Formen auch bei jüngeren Personen vorkommen, z. B. im Rahmen der Multiplen Sklerose.

Polyneuropathien: Als Polyneuropathien werden nichttraumatische Veränderungen mehrerer Nerven bezeichnet, entweder nur der Myelinschichten oder auch der Axone selbst. Sie sind typischerweise symmetrisch und äußern sich, zumindest zu Beginn, hauptsächlich in distal betonten Parästhesien, Schmerzen und sensiblen Ausfällen, erst später – und zuweilen gar nicht – in motorischen Einschränkungen. Die Nervenleitungsgeschwindigkeit ist im Allgemeinen verzögert, die Muskeleigenreflexe (z. B. der Achillessehnenreflex) sind abgeschwächt; nach längerem Verlauf können Atrophien der versorgten Muskeln auftreten.

Die Ursachen und die pathologischen Veränderungen sind vielfältig. Neben hereditären Formen, die im Allgemeinen auf angeborene Stoffwechselstörungen zurückzuführen sind, gibt es toxische Formen (alkoholische Polyneuropathie, Polyneuropathien bei Vergiftungen mit Metallen und mit bestimmten Medikamenten), solche im Rahmen von Stoffwechselstörungen (am wichtigsten hier die diabetische Polyneuropathie), bei Infektionen, bei Resorptionsstörungen, im Rahmen von Autoimmunkrankheiten oder bei chronischer Niereninsuffizienz (urämische Polyneuropathie).

Tumoren peripherer Nerven: Tumoren des Nervengewebes oder seiner Hüllen sind im peripheren Nervensystem eher selten. Zu nennen sind hier die im Rahmen der Erbkrankheit Neurofibromatose (= Recklinghausen-Krankheit) auftretenden Neurofibrome; sie haben die Gestalt von Knötchen, welche von den Nervenhüllen ausgehen und unter der Haut zu tasten sind. Wucherungen der Myelinscheiden (Schwannome) liegen meist intrakraniell, ebenso Neurinome, Tumoren der Nervensubstanz. Am wichtigsten ist das Akustikusneurinom, welches im Allgemeinen am Eintritt des 8. Hirnnerven (N. vestibulocochlearis) in den Hirnstamm nahe dem Kleinhirn auftritt. Symptome sind Ohrgeräusche (Tinnitus), Gehörverlust, Gleichgewichtsstörungen, eventuell Ausfälle weiterer Hirnnerven sowie Kleinhirn- und Hirnstammsymptome.

1.3.3 Erkrankungen im Bereich der Spinalwurzeln

Erkrankungen im Bereich der Spinalwurzeln betreffen die Wurzeln, also die dorsalen und ventralen Verbindungen des Rückenmarks mit dem Spinalnerven (Radix anterior und posterior); oft beschränkt sich die Erkrankung nicht auf eine Wurzel allein, sondern zieht sich über die mehrerer Segmente hin. Diese radikulären Syndrome können entzündlich bedingt sein, wie im Falle des Guillain-Barré-Syndroms (→ Kap. 1.2.2), lassen sich zuweilen auf raumfordernde Prozesse (Wurzelneurinome) zurückführen oder sind traumatisch-mechanisch zu erklären, z. B. bei Bandscheibenvorfällen (→ auch Kap. 2.8.7). Sind, wie zumeist, Vorder- und Hinterwurzel betroffen, so finden sich sowohl Schmerzen, Sensibilitätsstörungen als auch motorische Ausfälle. Ähnlich wie bei Erkrankungen der peripheren Nerven sind die Muskeleigenreflexe abgeschwächt; nach längerer Zeit können Atrophien der aus dem entsprechenden Segment versorgten Muskeln auftreten.

Beim Herpes zoster, der Gürtelrose, einer viralen Erkrankung mit Manifestation im Nervensystem, sind ebenfalls die Wurzeln betroffen. Erreger sind Varizellenviren (Windpockenviren), die sich lange nach der Ersterkrankung in Spinalganglien gehalten haben und unter gewissen Umständen erneut virulent werden. Befallen sind daher typischerweise die Spinalganglien selbst, und zwar in der Regel nur die eines Segments. Entsprechend finden sich – neben den charakteristischen bläschenförmigen, auf ein Dermatom im Rücken- bis Bauchbereich beschränkten, per se schmerzhaften Hautveränderungen – starke neuralgische Beschwerden in der betroffenen Region, die lange über die Rückbildung der Hautveränderungen hinaus anhalten können (Zosterneuralgie).

1.3.4 Erkrankungen der Gehirn- und Rückenmarkhüllen

Meningitis: Entzündungen der Meningen können chronisch verlaufen (z. B. im Rahmen der Tuberkulose oder der Neurolues, einer Spätform der Syphilis), meist stellen sie jedoch ein akutes Krankheitsbild dar und sind dann Folgen v. a. viraler und bakterieller Infektionen. Dabei unterscheidet man eine in aller Regel durch Bakterien bedingte eitrige Form mit einer großen Zahl von Granulozyten im Liquor cerebrospinalis von einer nichteitrigen (aseptischen, lymphozytären, serösen) Meningitis, die meist auf Viren zurückzuführen ist. Die eitrige Meningitis entwickelt sich schnell zu einem dramatischen Krankheitsbild mit heftigsten Kopfschmerzen, hohem Fieber, Erbrechen, Bewusstseinsstörungen und deutlichem Meningismus (Nackensteife mit Symptomen bei Reizung dieser Region, z. B. bei Streckung des Beines). Die Prognose ist im Allgemeinen eher schlecht, immerhin jedoch durch wirksame Antibiotikabehandlung mittlerweile oft deutlich besser; bei Säuglingen und Kleinkindern sind Spätschäden häufig. Bei der aseptischen Meningitis sind die Symptome meist weniger stark ausgeprägt, dafür liegt häufig zusätzlich eine Entzündung des Gehirns (Encephalitis) vor; ansonsten ist die Prognose der medikamentös an sich weniger zu beeinflussenden Virusmeningitis im Allgemeinen nicht ungünstig.

Meningeome: Bei Meningeomen handelt es sich um gutartige, in aller Regel langsam wachsende und nicht metastasierende Tumoren[3], welche von der Dura ausgehen. Sie finden sich zumeist im Bereich des Schädels und führen dann zu diversen neurologischen Symptomen, z. B. epileptischen Anfällen, Kopfschmerzen, Geruchs- oder Sehstörungen; oft verlaufen sie aber weitgehend asymptomatisch und werden zufällig bei Routineuntersuchungen entdeckt.

1.3.5 Erkrankungen des Rückenmarks

Bei Erkrankungen des Rückenmarks wurden schon die zumeist durch mechanische Traumata hervorgerufenen totalen und halbseitigen Querschnittssyndrome genannt, weiter die initial v. a. die Hinterstränge betreffende funikuläre Myelose bei Vitamin-B_{12}-Mangel, schließlich die auf eine viral bedingte Entzündung der motorischen Vorderhörner zurückzuführende Poliomyelitis anterior acuta (spinale Kinderlähmung).

Erwähnt werden muss zudem die Amyotrophe Lateralsklerose (ALS, besser: Myatrophe Lateralsklerose). Ihr liegt ein Untergang v. a. motorischer Vorderhornzellen zugrunde, zudem oft eine Degeneration der Vorderseitenstränge. Entsprechend finden sich vornehmlich motorische Symptome, nämlich zunehmende Lähmungen und Muskelatrophien. Die Symptome beginnen meist an den Beinen, oft auch im Bereich der Hand; manchmal gleich zu Beginn, häufiger werden erst im Laufe der Erkrankung auch die motorischen Zellen im Hirnstamm befallen, sodass es zu Sprach- und Schluckstörungen kommt (Bulbärparalyse). Die Krankheit führt zumeist binnen drei bis fünf Jahren zum Tode, nicht zuletzt durch zunehmende Lähmung der Atemmuskulatur. Die Ursache und die Pathogenese sind weitgehend unbekannt, die therapeutischen Möglichkeiten nach wie vor beschränkt; immerhin lässt sich mittlerweile die Progredienz bei einigen Fällen aufhalten, und man kann sogar zeitweilige Remissionen beobachten.

1.3.6 Erkrankungen des Hirnstamms

Hier sind zunächst Erkrankungen anzuführen, die schon bei jenen des Rückenmarks genannt wurden und auf höher gelegene Regionen übergreifen können (bzw. nur diese befallen), besonders auf die Hirnnervenkerne der Medulla oblongata (synonym: des Bulbus); dazu gehören die bulbäre Form der Kinderlähmung mit Schluck- und Sprachstörungen, weiter bulbäre Manifestationen der Amyotrophen Lateralsklerose. Auch Tumoren können dort auftreten, allerdings seltener als im Groß- und Kleinhirn. Eine spezifische Erkrankung des Hirnstamms ist die durch Degeneration der Substantia nigra charakterisierte Parkinson-Krankheit; sie wird im Zusammenhang mit den extrapyramidalen Störungen und den Erkrankungen der Basalganglien besprochen.

Durchblutungsstörungen sind im Bereich des Hirnstamms durchaus nicht selten. Diese Region wird ebenso wie das Kleinhirn von der A. cerebri posterior bzw. der A. basilaris versorgt, die wiederum aus der Vereinigung der beiden Aa. vertebrales hervorgehen. Letztere verlaufen beidseits in einem Kanal an den Seitenfortsätzen der Halswirbel, sodass es bei traumatischen Schädigungen in diesem Bereich (z.B. bei starkem Rückbeugen des Kopfes) zur akuten Unterversorgung kommen kann – wohingegen Durchblutungsstörungen im Großhirn im Allgemeinen durch Gefäßverschlüsse hervorgerufen werden. Im Gegensatz zu Letzteren finden sich bei Ischämien im Bereich des Hirnstamms selten Bewusstseinsstörungen, hingegen Schwindelzustände und Erbrechen, die nicht zuletzt auf die häufige Beteiligung des Kleinhirns zurückzuführen sein dürften; charakteristisch sind weiter Sehstörungen, Schlucklähmung und Heiserkeit durch Schädigung von Hirnnervenkernen.

1.3.7 Erkrankungen des Kleinhirns

Die wesentlichen Symptome bei Erkrankungen des Cerebellums wurden schon in Kapitel 1.2.5 genannt, nämlich Gleichgewichtsstörungen und Schwindel (mit Nystagmus) einerseits, Störungen der Bewegungskoordination andererseits, z.B. Ataxie mit unkoordinierten, überschießenden Bewegungen und explosiver Sprache.

Nicht selten, speziell im Kindes- und Jugendalter, sind Tumoren dieser Region, so Kleinhirnastrozytome und das hauptsächlich das Kleinhirn befallende rasch wachsende Medulloblastom. Bei rechtzeitiger Diagnose und radikaler Tumorentfernung ist bei beiden die Prognose im Allgemeinen nicht schlecht.

Spezifisch das Kleinhirn betreffende Erkrankungen sind die cerebellären Heredoataxien, die vielfach auf Stoffwechselstörungen zurückzuführen sind und – wie der Name ausdrückt (von lat. hereditarius = erblich) – familiär gehäuft auftreten; typisch sind Gangstörungen mit überschießenden Bewegungen und eine zunehmend unartikulierte, »stoßartig« wirkende Sprache. Entsprechend ihrer Vielzahl gibt es verschiedene Formen mit unterschiedlichem Erstmanifestationsalter und Verlauf. Wie erwähnt, finden sich auch bei Multipler Sklerose häufig Kleinhirnsymptome, so ataktischer Gang, Koordinationsstörungen und abgehackte Sprache.

1.3.8 Erkrankungen des Zwischenhirns

Hier seien als wichtigste nur die Tumoren der Hypophyse genannt, die zwar als Adenome in der Regel gutartig sind, sich aber in teilweise gravierenden hormonellen Störungen manifestieren. So führt eine Wucherung der Prolactin produzierenden Zellen (ein Prolactinom) zu Brustwachstum und Milchfluss (auch bei Männern), zudem zu Verminderung von Libido und Potenz. Weiter können Hypophysenadenome zu einer Erhöhung der Konzentration von Wachstumshormon führen und damit zur Akromegalie, welche sich im Kindes- und Jugendalter durch generellen Riesenwuchs, bei Erwachsenen durch spezifische Vergrößerung einzelner Gesichtsteile wie Kinn und Nase (den »Akren«) äußert. Schließlich ist die eigentliche Cushing-Krankheit (Morbus Cushing) – gekennzeichnet durch eine Vermehrung des Hormons ACTH mit Osteoporose, Veränderung der Fettverteilung sowie Erhöhung des Blutzuckerspiegels – auf einen Hypophysentumor zurückzuführen.

1.3.9 Erkrankungen von Basalganglien und Substantia nigra

Allgemeines: Diese Strukturen wurden (zusammen mit Nucleus ruber und einigen Faserverbindungen) in älteren anatomischen Darstellungen als extrapyramidales System bezeichnet, ein Ausdruck, der zunehmend aus der Literatur verschwindet; erhalten hat sich jedoch der Begriff extrapyramidale Symptomatik (EPS oder EPMS). Darunter versteht man im Allgemeinen Störungen der unwillkürlichen und der Mitbewegungen, in geringerem Maße auch der Willkürmotorik, sowie des Muskeltonus; sie lassen sich in zwei große Gruppen einteilen:

- die hypokinetisch-hypertonen Störungen mit Verminderung der Bewegung und Erhöhung des Muskeltonus (z. B. das Parkinson-Syndrom)
- die hyperkinetisch-hypotonen Störungen mit Bewegungsüberschuss bei erniedrigtem Muskeltonus (wie bei der Chorea Huntington oder veraltet: Veitstanz oder den Spätdyskinesien)

Die Pathophysiologie der oben aufgeführten Syndrome ist in ihren Einzelheiten nicht völlig geklärt.

Wie in Kapitel 1.2.6 ausgeführt, sind die Basalganglien in einen Regelkreis eingebunden: Erregende Impulse aus den motorischen kortikalen Arealen, speziell dem primär-motorischen und prämotorischen Kortex, gelangen dabei zunächst in das Striatum (genauer: in seine Substruktur Putamen), das seinerseits über GABAerge Neurone hemmende Impulse an das Pallidum sendet. Das Pallidum hemmt nun über GABAerge Fasern den motorischen Thalamus, welcher die motorischen kortikalen Areale innerviert. Sinn ist es offenbar, motorische Impulse auf ihre Realisierbarkeit zu überprüfen und dabei zu modifizieren; erst nach Durchlaufen dieses Kreises werden die Befehle weiter an die Motoneurone in Hirnstamm und Rückenmark und damit an die Muskulatur gegeben. Das Pallidum wirkt nach dem Gesagten hemmend, das Putamen, welches seinerseits das Pallidum hemmt, fördernd auf die Motorik. Das Putamen wird als Teil des Striatums durch dopaminerge nigrostriatale Bahnen aktiviert, sodass ein Ausfall der Substantia nigra (wie bei der Parkinson-Krankheit) zu verminderter motorischer Aktivität (Akinesie oder Hypokinesie) führt (dabei gleichzeitig zu Erhöhung des Muskeltonus).

Parkinson-Syndrom: Das Parkinson-Syndrom ist gekennzeichnet durch die Symptomtrias Rigor (Starre, also Erhöhung des Muskeltonus), Tremor (Zittern, hier vornehmlich in Ruhe, deutlich weniger bei Bewegungen) und Akinesie (»Bewegungslosigkeit«, erkennbar v.a. an fehlenden Mitbewegungen und maskenhaftem Gesicht als Folge reduzierter Mimik). Es kann verschiedene Ursachen haben – ist also keine eigene Krankheit, sondern ein Syndrom, ein Komplex zusammen auftretender Symptome. Gestört ist dabei entweder die Übertragung von der Substantia nigra ins Striatum oder das Striatum selbst ist defekt; somit kann dieses das Pallidum weniger hemmen und Letzteres hemmt umso stärker den motorischen Thalamus und motorische Kortexareale. Weitere Symptome im Rahmen des Parkinson-Syndroms sind der kleinschrittige, »trippelnde« Gang, die abnorm kleine Schrift (Mikrografie) und vegetative Symptome (z.B. »Salbengesicht« aufgrund übermäßiger Talgproduktion).

Ursache des Parkinson-Syndroms ist häufig ein (in manchen Fällen genetisch bedingter) Zelluntergang in der Substantia nigra. Hier spricht man von der eigentlichen Parkinson-Krankheit, manchmal auch, nicht einheitlich, von der idiopathischen Form des Parkinson-Syndroms[4]; in diesem Rahmen sind diverse affektive Symptome sowie die Entwicklung einer Demenz nicht selten. Therapeutisch wird versucht, die Dopaminproduktion und -ausschüttung der verbleibenden Neurone durch L-Dopa anzuregen; im späteren Stadium wirken diese Medikamente immer weniger, da sie den Neuronenuntergang nicht verhindern. Wirksamkeit, zumindest initial, zeigen auch andere Dopaminagonisten (etwa Bromocriptin) sowie Anticholinergika, die durch Hemmung im antagonistischen cholinergen System indirekt die Dopamineffekte erhöhen; hier sind besonders vegetative Nebenwirkungen zu beachten. Eher selten kommen (noch) stereotaktische Operationen zum Einsatz; so kann durch Zerstörung des bei der Parkinson-Krankheit vom Striatum nicht mehr gehemmten und damit überaktiven Pallidums der Rigor im Allgemeinen deutlich gebessert werden. Mittlerweile werden auch elektrische Schrittmacher ins extrapyramidale System eingesetzt und die Implantation von Zellen in die Basalganglien setzt sich immer stärker durch.

Weiter findet sich das Parkinson-Syndrom nach Encephalitiden (Entzündungen der Hirnsubstanz, v.a. durch Viren) und – von besonderer Bedeutung – im Rahmen der Therapie mit Neuroleptika (neuroleptisch induziertes Parkinsonoid). Dies tritt bei etwa der Hälfte der mit klassischen Antipsychotika behandelten Patienten auf – meist in den ersten Wochen der Behandlung – und ist v.a. durch Akinesie und Rigor, weniger durch Tremor charakterisiert. Es ist durch Blockade von D_2-Rezeptoren im Striatum bedingt, womit diese Struktur nicht mehr adäquat durch nigrostriatale Bahnen aktiviert werden kann und ihrerseits das motorisch hemmende Pallidum nicht hemmt. Nicht ganz so häufig, keineswegs aber selten, wird die Parkinson-Symptomatik bei Therapie mit atypischen Antipsychotika beobachtet (→ Kap. 3.5.2).

Hyperkinetisch-hypotone Störungen: Am häufigsten ist das choreatische Syndrom (die Chorea oder veraltet: Veitstanz), gekennzeichnet durch unregelmäßig auftretende, kurz einschießende, unwillkürliche Bewegungen der Extremitäten, die den Eindruck des Tänzelnden machen (von griech. choreia = Tanz); im Gesicht zeigen sich oft grimassierende oder schmatzende Bewegungen. Die Pathogenese ist noch wenig verstanden; man nimmt Veränderungen v.a. der Basalganglien an, die aber – anders als beim Parkinsonismus – hier zu Bewegungsüberschuss und Abfall des Muskeltonus führen. Häufig kann das choreatische Syndrom im Anschluss an Infektionskrankheiten (v.a. mit Streptokokken) auftreten und wird dann als Chorea minor (Chorea Sydenham) bezeichnet. Betroffen sind vornehmlich Kinder im Schulalter, meist Mädchen; die Symptome bilden sich in der Regel nach einigen Wochen zurück, wobei zuweilen Restsymptome (Tics, »Zappeligkeit«) bleiben. Die Therapie besteht in der Gabe von Antibiotika (etwa Penicillin) und entzündungshemmenden Medikamenten. Der Chorea minor ähnlich und ihr wohl pathogenetisch verwandt ist die Chorea gravidarum, die während Schwangerschaften auftreten kann und ebenfalls eine gute Prognose hat.

Die Chorea Huntington (früher: Chorea major) ist eine autosomal-dominant vererbte Erkrankung (→ Kap. 11.5.3), die sich etwa zwischen dem 30. und 50. Lebensjahr zunächst in Form choreatischer Bewegungen manifestiert und chronisch progredient verläuft; zumeist treten Gangstörungen hinzu und üblicherweise stellt sich im Laufe der Jahre ein schweres demenzielles Syndrom ein. Kausale Therapiemöglichkeiten gibt es nicht, die Lebenserwartung nach Diagnosestellung beträgt in aller Regel weniger als 20 Jahre.

In etwa das Aussehen choreatischer Syndrome haben auch die nicht selten nach jahrelanger Therapie speziell mit klassischen, ebenso aber atypischen Neuroleptika (Antipsychotika) auftretenden Spätdyskinesien. Diese unwillkürlichen Bewegungen der Extremitäten und v.a. im Gesichts-, Zungen- und Mundbereich behindern die Patienten oft sehr stark und sind zu einem hohen Prozentsatz irreversibel. Als Pathogenese nimmt man – nicht unumstritten – eine Vermehrung der durch die klassischen Neuroleptika blockierten D_2-Rezeptoren im Striatum an; entsprechend treten diese Spätdyskinesien nicht selten auf, wenn die Medikamente abgesetzt werden (Absetzdyskinesien).

Als weitere hyperkinetisch-hypotone Syndrome anzuführen sind die durch unwillkürliche, langsame, schraubende Bewegungen gekennzeichneten Athetosen oder die durch schleudernde Bewegungen charakterisierten Ballismen; von den vielfältigen Ursachen sind insbesondere Geburtsschäden und Infektionen sowie – bei Auftreten in späterem Lebensalter – zerebrale Durchblutungsstörungen zu nennen.

Torticollis spasticus: Diese vom »angeborenen« (besser wohl: früh erworbenen) fixierten Schiefhals zu unterscheidende hyperkinetische Störung ist durch unregelmäßig auftretende langsame Drehbewegungen des Halses und Neigung des Kopfes gekennzeichnet; in späteren Stadien kann auch hier eine Fixierung eintreten. Als Pathogenese nimmt man wenig genau definierte Schäden im Striatum an; die Ursachen sind vielfältig: Neben erblichen und nach Encephalitiden auftretenden Formen sind jene nach Schädel-Hirn-Traumata von Bedeutung. Als Therapie gibt man häufig Antipsychotika (Neuroleptika), wobei die Blockade striataler Dopaminrezeptoren als das entscheidende Wirkprinzip betrachtet wird. Neurochirurgische Eingriffe mit Zerstörung von Spinalnervenwurzeln werden mittlerweile seltener vorgenommen; recht gängig ist inzwischen die Injektion von Botulinumtoxin A in die betroffenen Muskeln. Ob eine Biofeedback-Therapie wesentliche Verbesserungen bringen kann, steht zur Diskussion.

1.3.10 Erkrankungen des Großhirns und des limbischen Systems

Durchblutungsbedingte Störungen: Durchblutungsbedingte Störungen sind zahlenmäßig am bedeutendsten. Besonders im höheren Lebensalter können, meist auf dem Boden einer Arteriosklerose, passagere Minderdurchblutungen oder dauerhafte Gefäßverschlüsse (Hirninfarkte) das Hirngewebe schädigen und zu neurologischen Symptomen führen, die im typischen Fall die Gestalt eines »Schlaganfalls« mit plötzlich einsetzender Halbseitensymptomatik, Sprachstörungen und Bewusstseinstrübungen haben.

Da diese Minderblutungen häufig im Bereich der A. cerebri media liegen, finden sich vielfach Schädigungen ausgedehnter kortikaler Areale um den Sulcus centralis sowie der darunter liegenden Faserverbindungen. Häufig sind dabei motorische Fasern (u. a. der Pyramidenbahn) im Bereich der Capsula interna zwischen Thalamus und Basalganglien betroffen, sodass es zur spastischen Halbseitenlähmung (Hemiplegie) auf der kontralateralen Seite kommt. Tritt eine Rückbildung der Lähmungen auf, findet sich meist eine typische Haltung beim Gehen: Das betroffene Bein ist überstreckt und beschreibt einen Kreis, der Arm ist angepresst und im Ellenbogengelenk gebeugt. Da in der Gegend der Capsula interna auch Fasern der Sehbahn laufen, treten häufig halbseitige Ausfälle des Gesichtsfeldes auf.

Ist die dominante Hemisphäre betroffen (bei Rechtshändern so gut wie immer die linke, bei Linkshändern ähnlich häufig die linke wie die rechte), führt eine Schädigung kortikaler Areale häufig zu Sprachstörungen (Aphasien). Bei Läsion des im basalen Frontallappen gelegenen Broca-Areals kommt es zur Broca-Aphasie (motorischen Aphasie) mit Verlust der grammatikalischen Fähigkeiten; die Sprache beschränkt sich typischerweise auf die Aneinanderreihung von Substantiven, Adjektiven und Verben in Infinitivform, wobei aber die Botschaft vermittelt werden kann und das Sprachverständnis nicht wesentlich beeinträchtigt ist. Bei Schädigung des Wernicke-Areals im posterioren Temporallappen ist das Sprachverständnis extrem gestört; die Sprache ist zwar flüssig, aber voll von Entstellungen und wirkt im Extremfall wie ein mit tiefem Ernst und Bemühen hervorgebrachter Unsinn (Wernicke- oder sensorische Aphasie). Greift die Schädigung auf beide genannten Sprachareale über, kann es zur globalen Aphasie mit gestörtem Sprachverständnis und extremer Einschränkung der Sprachproduktion kommen; vielfach wiederholt der Patient nur Floskeln *(recurring utterances)*. Anzumerken ist, dass die hier beschriebene Zuordnung zwischen geschädigtem Hirnareal und Sprachstörung keineswegs immer in eindeutiger Weise besteht; generell lässt sich jedoch konstatieren, dass frontal gelegene Schädigungen der sprachdominanten Hemisphäre eher zu expressiven Sprachstörungen führen, temporal und eventuell auch parietal lokalisierte Gewebszerstörungen dagegen vornehmlich zu rezeptiven. Bei Schädigungen dieser Regionen auf der nicht sprachdominanten Hemisphäre sind Verständnis und gesprochene Sprache – bis auf eine mögliche Beeinträchtigung der Sprachmelodie – weitgehend intakt. Die meisten zerebralen Ischämien entwickeln sich auf dem Boden arteriosklerotischer Gefäßveränderungen, welche wiederum in vielen Fällen auf Bluthochdruck, erhöhten Spiegel der Blutfette und auf Rauchen zurückgeführt werden können (→Kap. 6.1.8); entsprechend finden sich bei den Betroffenen oft weitere arterielle Krankheiten, so Durchblutungsstörungen im Beinbereich und koronare Herzkrankheit (Verengungen der Herzkranzgefäße). Unmittelbare Ursachen der Durchblutungsstörung gibt es verschiedene:

- Am häufigsten sind Blutpfröpfchen, die sich am Ort des Verschlusses selbst durch Zerreißen von Gefäßeinlagerungen (Plaques) und Verklebung durch Thrombozyten gebildet haben (Thrombosen).
- In selteneren Fällen werden die das Gefäß verstopfenden Gerinnsel an anderer Stelle (häufig im linken Herzvorhof) gebildet und gelangen erst danach in die Hirnarterien (zerebrale Embolien, etwa bei Vorhofflimmern).
- Eine akute Minderblutung aufgrund hämodynamischer Faktoren (z. B. akuter Blutdruckabfall beim Aufstehen, Herzrhythmusstörungen) kann ebenfalls für zerebrale Minderblutungen verantwortlich sein.
- Auch die intermittierenden zerebralen Ischämien (transitorische ischämische Attacken, TIA) mit reversiblen Störungen (z. B. Verwirrtheitszuständen, leichten Lähmungen, Wortfindungsschwierigkeiten, Störungen der Sprechmotorik) dürften großteils hämodynamisch bedingt sein, daneben durch kleinere, sich wieder auflösende bzw. gut zu umgehende Gerinnsel.

Die Prognose der zerebralen Ischämien ist unterschiedlich: Etwa 20 % der Patienten versterben unmittelbar, ein weiteres Fünftel erliegt im Laufe der nächsten Jahre einem Rezidiv. Immerhin überleben über die Hälfte für längere Zeit ihren Schlaganfall, wenn auch oft mit erheblichen Ausfällen; vielfach können zudem im Laufe der Jahre andere Komplikationen aufgrund der arteriellen Veränderungen auftreten, z. B. Herzinfarkte.

Neben den ischämischen Schädigungen des Gehirns gibt es (seltenere) Schädigungen durch Einblutungen, die ebenfalls die Symptome eines Schlaganfalls hervorrufen. Das Durchschnittsalter der Betroffenen ist etwas niedriger, auch hier findet sich meist Bluthochdruck. Weiter liegen nicht selten angeborene Gefäßmissbildungen vor; oft tritt die Blutung während körperlicher Anstrengung auf.

Tumoren: Die meisten Hirngeschwülste bei Erwachsenen entstehen im Bereich der Großhirnhemisphären und sind fast immer Gliome, d. h. sie entwickeln sich aus Gliazellen oder deren Vorstufen. Am häufigsten ist das rasch wachsende Glioblastoma multiforme (Astrozytom Grad IV), bei dem sich meist binnen weniger Wochen deutliche Symptome wie Kopfschmerzen, Lähmungen, Sprachstörungen und epileptische Anfälle ausbilden; die Prognose ist schlecht. Langsamer wachsen Großhirnastrozytome; bei rechtzeitiger und gründlicher Entfernung des Tumors sind Heilungen durchaus zu beobachten.

Keineswegs alle Geschwülste im Gehirn sind bösartig, wachsen also rasch und infiltrierend und bilden Metastasen. Beispielsweise sind die von den Zellen der Ventrikelwände (dem Ependym) ausgehenden Ependymome zumeist benigne (gutartig), entwickeln sich somit langsam und sind gut abgegrenzt; Gleiches gilt für die von der Dura mater ausgehenden Meningeome sowie die v. a. mit Hormonstörungen einhergehenden Hypophysenadenome (→ Kap. 1.3.8 und 5.3.8).

Häufig sind Hirnmetastasen anderer Tumoren (in der Presse dann zuweilen missverständlich als Hirntumoren bezeichnet). So metastasieren Bronchialkarzinome, Mammakarzinome und maligne Melanome oft ins Gehirn, wobei die von diesen Hirnmetastasen ausgehenden Beschwerden (wie heftige Kopfschmerzen) die ersten auffälligen Tumorsymptome überhaupt sein können.

Epilepsien: Epilepsien sind gekennzeichnet durch anfallsartige, häufig mit Bewusstseinsverlust einhergehende motorische oder sensorische Störungen bei gleichzeitigen EEG-Veränderungen, welche auf abnorme Erregungsprozesse in Hirnzellen hindeuten; sie entstehen meistens in den Großhirnhemisphären. Dabei unterscheidet man generalisierte Anfälle, bei denen in allen EEG-Ableitungen Veränderungen nachzuweisen sind, von partiellen (fokalen) Anfällen, bei denen sich die elektrischen Abnormitäten auf ein Hirngebiet beschränken.

Die bekannteste Form der ersten Kategorie ist die Grand-mal-Epilepsie, der große, generalisierte Krampfanfall. Oft gehen abnorme Empfindungen voraus (»Aura«); der eigentliche Anfall setzt dann plötzlich ein mit Muskelstarre (Tonus), Atemstillstand und Bewusstlosigkeit, wobei die Betroffenen – sofern sie sich nicht aufgrund der Aura bereits gesetzt oder hingelegt haben – regelrecht umfallen (mit erheblicher Verletzungsgefahr). Etwa nach zehn Sekunden setzt die Atmung wieder ein und es treten die charakteristischen Zuckungen (Kloni) auf; dabei tritt Schaum vor den Mund. Zungenbisse sowie Abgang von Urin oder Stuhl sind nicht selten. In der Regel gehen bei zunächst weiter bestehender Bewusstlosigkeit die Krämpfe zu Ende, und allmählich wacht der Betroffene auf; er ist jedoch noch verwirrt und erlangt erst nach gewisser Zeit seinen normalen Bewusstseinszustand; für den Anfall selbst besteht Amnesie. Im »Status epilepticus« folgen mehrere Anfälle aufeinander, wobei dazwischen das Bewusstsein nicht mehr völlig zurückkommt; auch heute noch handelt es sich häufig um einen lebensbedrohlichen Zustand. Im Anfall finden sich typischerweise in sämtlichen EEG-Ableitungen langsame große Wellen und scharfe Spitzen *(spikes and waves)*; in den anfallsfreien Intervallen sind bei vielen Patienten diese abnormen Wellen eingestreut und lassen sich oft durch Hyperventilation provozieren.

Die Ursachen der Grand-mal-Epilepsie (wie auch die anderer Epilepsieformen) sind vielfältig. In den genuinen oder idiopathischen Fällen, bei denen sich keine Grundkrankheit nachweisen lässt, dürften erbliche Faktoren eine Rolle spielen. Meist handelt es sich aber um symptomatische Epilepsien bei Tumoren, Durchblutungsstörungen oder nach Schädel-Hirn-Traumata; häufig sind auch Krampfanfälle im Rahmen des Alkoholentzugssyndroms oder beim abrupten Absetzen von Benzodiazepinen und Barbituraten.

Die zweite große Kategorie generalisierter Anfälle sind die v.a. bei Kindern zu findenden Absencen (auch als Petit-mal-Epilepsie bezeichnet). Dabei kommt es, oft wiederholte Male am Tag, zu kurzzeitigen Bewusstseinsstörungen, in aller Regel ohne Ohnmacht und Krämpfe; im einfachsten Fall halten die Kinder nur für wenige Sekunden inne, um danach ihre Tätigkeit wieder aufzunehmen. Durch Hyperventilation sind diese Anfälle meist zu provozieren; dabei vorgenommene elektroenzephalografische Untersuchungen zeigen dann generalisierte Spikes und Waves für die Dauer des Anfalls. Weiter gibt es Formen mit zusätzlichen motorischen Besonderheiten während der Absencen, z.B. die Blitz-Nick-Salaam-Krämpfe (BNS-Krämpfe) mit ruckartigen Bewegungen v.a. des Oberkörpers – bei vielen Patienten mehrmals pro Stunde (bis zu 100-mal). Bei den einfachen Absencen lässt sich nicht immer die Ursache finden, und die Prognose ist insofern gut, als sich diese Symptome bei einem nicht geringen Prozentsatz bis zum Erwachsenenalter weitgehend verlieren; andererseits treten bei vielen später Grand-mal-Anfälle hinzu. BNS-Krämpfe lassen sich häufig auf organische Schäden zurückführen (z.B. auf Missbildungen im ZNS, Geburtstraumata); die Prognose ist hier schlechter: Ein nicht geringer Prozentsatz der Kinder stirbt bald, beim Rest findet sich ein intellektueller Entwicklungsrückstand, häufig schwerer Natur.

Partielle oder fokale Anfälle sind durch motorische oder sensorische Symptome charakterisiert, die sich elektrischen Aktivitäten einzelner Hirnregionen zuordnen lassen. So liegen etwa isolierte Zuckungen einer Hand, in anderen Fällen im Gesichtsbereich, von wenigen Sekunden bis zu einigen Minuten Dauer vor, dies alles häufig ohne Bewusstseinsverlust. Fokale Epilepsien können auch die Gestalt kurzzeitiger Geschmacksempfindungen oder optischer Halluzinationen haben (Letztere v. a. bei Sitz des Herdes im Okzipitallappen). Im EEG finden sich Spikes und Waves nur in einigen Ableitungen, oft auch als vereinzelte Einstreuungen zwischen den Anfällen. Eine besondere Form stellen die Jackson-Anfälle dar, bei der sich die Erscheinungen auf die gesamte Körperhälfte ausbreiten können.

Neben diesen fokalen Epilepsien mit der geschilderten einfachen Symptomatik gibt es Formen, in denen regelrechte Handlungssequenzen auftreten. Bei diesen oft auch als Temporallappen- oder psychomotorische Epilepsien bezeichneten Anfällen kommt es zu zahlreichen vegetativen, sensorischen und motorischen Symptomen (z. B. Zuckungen, stereotypen Bewegungen, komplexen Handlungen) sowie zu diversen psychischen Erscheinungen (Angstzuständen, Wutanfällen, Déjà-vu-Erlebnissen). Zuweilen treten Dämmerzustände auf, bei denen die Patienten geordnete Tätigkeiten ausführen, in besonders eindrucksvollen Fällen sogar Reisen unternehmen, in deren Verlauf sie aus dem Anfall erwachen und sich ihre Anwesenheit in der fremden Stadt nicht erklären können; alles Geschehene unterliegt danach einer Amnesie. Im EEG zeigen sich, oft auch zwischen den Attacken, Veränderungen, die auf einen Herd im Temporallappen hinweisen. Anders als bei der Grand-mal-Epilepsie, für welche – wenigstens augenblicklich – oft keine organische Ursache gefunden werden kann, sind fokale Epilepsien stets symptomatisch, etwa Folge von Hirnschäden (z. B. des Temporallappens) durch Geburtskomplikationen.

Erkrankungen limbischer Strukturen: Hier seien lediglich das orbitale Stirnhirnsyndrom und Läsionen des Hippocampus erwähnt. Ersteres findet sich bei Schädigung der basalen, also der Orbita (Augenhöhle) aufsitzenden Teile des Frontalhirns, die man funktionell zum limbischen System rechnet. Ursachen können etwa Tumoren, Durchblutungsstörungen oder degenerative Veränderungen (z. B. im Rahmen der Pick-Krankheit) sein. Symptome sind affektive Veränderungen und dabei häufig der Verlust sozialer Hemmungen mit Distanzlosigkeit, Witzelsucht und triebhaftem Verhalten.

Schädigungen des Hippocampus, wie sie auch bei Alzheimer-Krankheit auftreten, sind teils durch Tumoren oder Durchblutungsstörungen bedingt, teils Ergebnis von operativen Eingriffen im Temporallappen (z. B. bei schweren Epilepsien). Oft findet man deutliche Gedächtnisstörungen, speziell Einschränkungen der Speicherfähigkeit (mit der Folge schwerer anterograder Amnesien; → Kap. 4.7.2 zur Alzheimer-Demenz).

ZUSAMMENFASSUNG KAPITEL 1.3

Mononeuropathien (Schädigungen einzelner Nerven) sind zumeist traumatisch bedingt, während Polyneuropathien häufig auf toxische Einflüsse (z. B. Alkoholabusus) zurückzuführen sind oder Folge von Stoffwechselstörungen darstellen (urämische, diabetische Polyneuropathie). Die Beschwerden sind typischerweise symmetrisch und beginnen meist mit distal betonten Sensibilitätsstörungen, zu denen später motorische Einschränkungen kommen können. Die Nervenleitung ist dabei verzögert, die Lähmungen sind schlaff, die Muskeleigenreflexe abgeschwächt.
Erkrankungen der Spinalwurzeln sind oft entzündlicher Natur. Eine besondere Form ist die Gürtelrose (Herpes zoster), bei der sich Viren im Anschluss an eine Windpockenerkrankung in Spinalganglien einge-

lagert haben und unter bestimmten Umständen nach Jahrzehnten wieder virulent werden; Symptome sind charakteristische Hautveränderungen im vom betroffenen Spinalganglion versorgten Segment sowie oft starke neuralgische Schmerzen. Auch die Beschwerden bei vielen Bandscheibenvorfällen sind vorwiegend durch Reizung oder Schädigung von Spinalwurzeln zu erklären.
Erkrankungen des Rückenmarks können die weiße Substanz (die auf- und absteigenden Bahnen) betreffen (z. B. im Rahmen von Querschnittslähmungen oder bei der durch Vitamin-B_{12}-Mangel bedingten funikulären Myelose). Erkrankungen der motorischen Vorderhörner der grauen Substanz sind zum einen die spinale Kinderlähmung (Poliomyelitis anterior acuta), zum andere die Amyotrophe Lateralsklerose (ALS). Dieser liegt eine Degeneration der motorischen Vorderhornzellen zugrunde, die zur Atrophie und Lähmung der versorgten Muskulatur führt. Initial sind in vielen Fällen entweder nur Arme oder Beine betroffen; die Degenerationen breiten sich schließlich zunehmend aus und befallen dann auch Motoneurone des Hirnstamms (Bulbärparalyse mit Sprach-, Schluck- und Atemstörungen). Auch die Poliomyelitis kann den Hirnstamm betreffen (bulbäre Form der Kinderlähmung). Ähnliche Symptomatik (Schluck- und Sprachstörungen, zudem Symptome von Schädigungen weiterer Hirnnervenkerne) finden sich bei den – häufig mechanisch hervorgerufenen – Durchblutungsstörungen des Hirnstamms.
Erkrankungen im Bereich des Kleinhirns (durchblutungsbedingt, als Folge von Tumoren oder als Manifestation der Multiplen Sklerose) zeigen sich insbesondere in Schwindelzuständen sowie Koordinationsstörungen (Ataxie = überschießende Bewegungen, abgehackte Sprache).
Tumoren im Großhirn (bzw. Hirnmetastasen anderswo lokalisierter bösartiger Neubildungen) zeigen ein sehr unterschiedliches klinisches Bild, abhängig von Lokalisation und Art des Tumors. Einheitlicher ist die Symptomatik der durchblutungsbedingten Störungen, die meist durch einen Verschluss schon vorher verengter Arterien bedingt sind (Hirninfarkt) und zu Minderblutung mehr oder weniger großer Areale mit Gewebszerstörung führen (Ischämien). Da die Verschlüsse häufig im Bereich der A. cerebri media liegen, finden sich die Schädigungen oft im Frontalhirn und betreffen motorische Kortexareale mit davon ausgehenden Faserverbindungen. Es kommt dann zur Halbseitenlähmung auf der kontralateralen Seite (Folge der Kreuzung der Pyramidenbahn), bei Schädigung der sprachdominanten Hemisphäre – bei Rechtshändern ist dies so gut wie immer die linke – zu Störungen der Sprache. Ist vornehmlich die Gegend um das Broca-Areal betroffen, entwickelt sich eine motorische Aphasie mit grammatikalisch eingeschränkter Sprache, aber weitgehend intaktem Sprachverständnis. Ist hingegen das im Temporallappen liegende Wernicke-Areal geschädigt, resultiert eine sensorische Aphasie mit fehlendem Wortverständnis (dabei flüssiger, jedoch stark entstellter Sprache ohne verständlichen Inhalt); ausgedehntere Läsionen können zur globalen Aphasie mit fehlendem Sprachverständnis und so gut wie nicht vorhandener Sprachproduktion führen.
Epilepsien, anfallsartige abnorme Erregungen von Hirnzellen, entstehen ebenfalls meist in den Großhirnhemisphären. Man unterscheidet generalisierte Anfälle mit EEG-Veränderungen in sämtlichen Ableitungen (auch über der dem Herd gegenüberliegenden Hirnhälfte) von fokalen Attacken, wo die Entladungen (und damit

auch die »Spikes und Waves« im EEG) nur in einer bestimmten Region auftreten. Von den generalisierten Anfällen ist die Grand-mal-Epilepsie mit initialer Muskelstarre, Atemstillstand und Bewusstlosigkeit, anschließenden Zuckungen (Kloni) und schließlich allmählichem Erwachen am eindrucksvollsten. Sie kann als symptomatische Epilepsie bei Tumoren oder nach Schädel-Hirn-Traumata auftreten, nicht selten auch im Alkohol- oder Benzodiazepinentzugssyndrom; bei den idiopathischen Formen findet man keine Ursache, wobei erbliche Faktoren eine Rolle spielen dürften. Die typischerweise im Kindesalter auftretenden Petit-mal-Epilepsien sind v. a. durch kurzzeitige Absencen gekennzeichnet, ohne Krämpfe und Ohnmachtszustände; sie haben insofern eine recht gute Prognose, als sie sich nicht selten später verlieren. Eine besondere Form stellen die BNS-Krämpfe mit ruckartigen Bewegungen des Oberkörpers dar; sie sind häufig auf organische Schäden zurückzuführen (etwa im Rahmen des Geburtsvorgangs) und prognostisch ungünstiger. Bei fokalen oder partiellen Anfällen finden sich EEG-Veränderungen nur über umschriebenen Hirnregionen. Bei den psychomotorischen oder Temporallappenepilepsien sind oft ganze Handlungssequenzen zu beobachten, welche einer Amnesie unterliegen. Fokale Epilepsien sind stets sekundärer Natur, beispielsweise Folgen von Abnormitäten im Temporallappen.

Von den Erkrankungen des limbischen Systems sind neben Veränderungen im Hippocampus (mit begleitenden Gedächtnisstörungen) v. a. das orbitale Stirnhirnsyndrom mit veränderten Affekten, sozialer Distanz- und Taktlosigkeit sowie Triebenthemmungen zu nennen.

Erkrankungen der Basalganglien äußern sich speziell in Abnormitäten der (unwillkürlichen) Motorik (oft als EPS = extrapyramidale Symptomatik bezeichnet), wobei man die großen Gruppen hypokinetisch-hypertone und hyperkinetisch-hypotone Formen unterscheiden kann. Zur ersten Gruppe gehört insbesondere das Parkinson-Syndrom, welches bei Degeneration der Substantia nigra auftritt (idiopathisches Parkinson-Syndrom oder Parkinson-Krankheit). Es kann auch Folge einer Encephalitis sein und ist zudem häufig Nebenwirkung der Therapie mit Antipsychotika, speziell mit klassischen. Ein hyperkinetisches Syndrom tritt u. a. im Rahmen der erblichen Chorea Huntington auf; auch die Spätdyskinesien bei Neuroleptikatherapie sind hyperkinetisch.

2 Sinnessysteme – Schmerz und Schmerzbehandlung

2.1 Allgemeines und Überblick

Sinnessysteme nehmen aus der Umwelt oder dem eigenen Körper Informationen auf, welche typischerweise in Form von Energie (Lichtwellen, Schallwellen) auf sie einwirken. Auf komplizierten, nur teilweise verstandenen Wegen werden diese Reize zu Empfindungen verarbeitet; eine spezifische Empfindung (zusammen mit spezifischem Reiz) wird als Sinnesmodalität bezeichnet. Zur Aufnahme des Reizes dienen Sinnesrezeptoren oder Sensoren, die im Allgemeinen nur auf einen ganz spezifischen (den adäquaten) Reiz ansprechen – Ausnahme machen die Mechanorezeptoren der Haut, die auf mehrere Reizarten reagieren und so verschiedene Sinnesempfindungen hervorrufen können.

Reizung des Sensors erzeugt entweder in demselben Neuron – wie bei den Sinnesrezeptoren der Haut, die damit primäre Sinneszellen sind – oder in einem synaptisch mit dem Sensor verbundenen Neuron (wie bei den sekundären Sinneszellen, z.B. den Sehzellen) Aktionspotenziale (APs). Diese durchlaufen das Neuron und übertragen die Erregung auf ein anderes (→Kap. 3); die Frequenz der ausgelösten APs ist der Intensität des Reizes proportional; durch die Adaptation des Sensors kann jedoch nach gewisser Zeit trotz gleichbleibender Reizintensität die Frequenz der APs sinken. Sinnesrezeptoren einer Modalität sind dabei entweder zu Sinnesorganen zusammengefasst (etwa in der Netzhaut des Auges sämtliche auf Lichtwellen ansprechende Sensoren) oder diffus verteilt (wie die über die Haut verstreuten Temperatursensoren). Das vom Sensor ausgehende oder von ihm durch synaptische Übertragung erregte sogenannte 1. Neuron (primär-afferentes Neuron) des Sinnessystems endet stets im ZNS. Dort wird es – in der Regel unter Konvergenz, also Verminderung der Neuronenzahl – auf ein 2. (sekundär-afferentes) Neuron umgeschaltet, welches im Allgemeinen zu einem modalitätsspezifischen Thalamuskern läuft. Die davon ausgehenden, zahlenmäßig geringeren 3. (tertiär-afferenten) Neurone erreichen schließlich die Hirnrinde, wo der Reiz eine (eventuell zu Bewusstsein kommende) Empfindung hervorruft – zu zahlreichen Ausnahmen von diesem einprägsamen Drei-Neuronen-Schema →die einzelnen Subkapitel.

Hier wurde vieles vereinfacht und versucht, schwierige Definitionen und Sachverhalte zu umgehen; so ist beispielsweise keineswegs der Begriff der Empfindung klar, insbesondere nicht, ob diese eine Bewusstwerdung voraussetzt. Diese Probleme sind noch wenig gelöst und zudem irrelevant für das Verständnis dieses Buches, sodass ein genaueres Eingehen darauf wenig sinnvoll erscheint.

Das visuelle und auditive System, welche letztlich für klinische Psychologen und Psychotherapeuten geringere Bedeutung haben, werden im Folgenden eher knapp behandelt, während andere, diesbezüglich relevantere Sinnessysteme ausführlicher dargestellt werden, v.a. das der Schmerzempfindung dienende nozizeptive System.

2.2 Visuelles System

2.2.1 Aufbau des Auges; die Sehbahn

Das Auge (→Abb. 2-1) hat weitgehend kugelförmige Gestalt und befindet sich in der knöchernen Augenhöhle des Schädels. Lediglich der vordere Teil ragt ein Stück heraus und ist (nur unzureichend) durch die dünnen Lider geschützt, die zudem im wachen Zustand einen Spalt geöffnet sind; hier ist die Gefahr der Verletzung, z.B. durch kleine Partikel oder Chemikalien, besonders groß. Der gesamte Augapfel (Bulbus oculi) ist von einer Haut umgeben, die am vorderen, nicht in der Schädelhöhle liegenden Teil dünner und lichtdurchlässig ist (Cornea oder Hornhaut); am restlichen Auge ist sie dicker und lichtundurchlässig (Sklera oder Lederhaut). Die oben außen gelegene Tränendrüse (Glandula lacrimalis) sondert die Tränenflüssigkeit ab, welche die Cornea (bzw. die darüber liegende und auf die Rückseite der Lider übergehende Bindehaut = Conjunctiva) laufend benetzt; die Flüssigkeit wird schließlich von den am inneren Augenwinkel gelegenen Tränensäcken aufgenommen und gelangt von dort in den Nasenraum.

Etwa am Übergang von der Cornea in die Sklera setzen im Augeninneren Fasern an, in

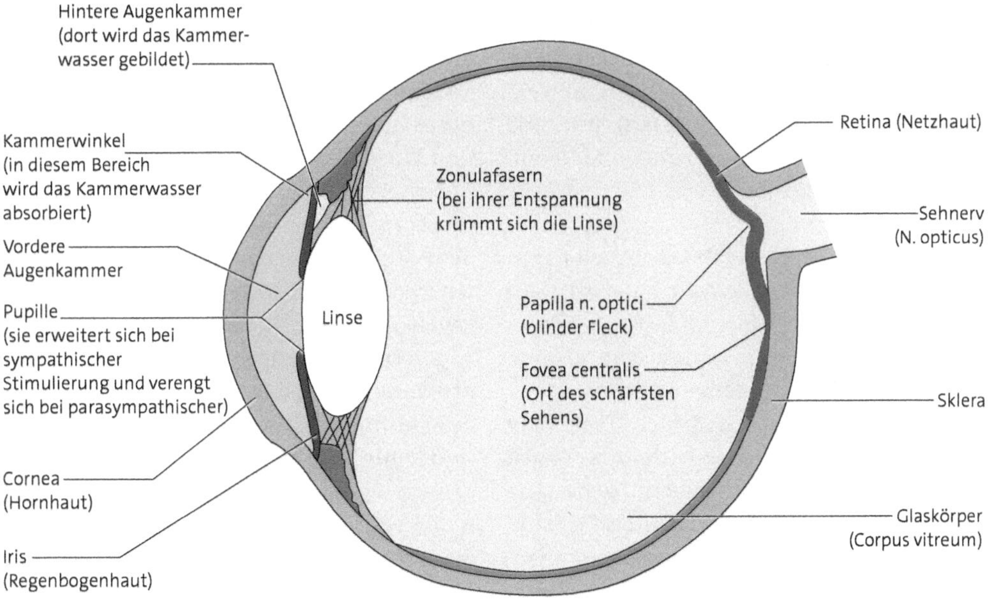

Abb. 2-1: Schematische Darstellung des Auges

welche die Linse eingehängt ist. Sind diese Zonulafasern angespannt, wird die Linse flach und verliert an Brechkraft (notwendig beim Sehen in die Ferne); lässt die Spannung der Fasern nach, geht die Linse aufgrund ihrer Elastizität in eine stärker gewölbte Form über (Erhöhung der Brechkraft und damit Möglichkeit des Nahsehens). Zur Entspannung der Zonulafasern ist die Kontraktion des im Augeninneren gelegenen (vornehmlich parasympathisch versorgten) Ziliarmuskels erforderlich; daher ist längere Nahakkommodation (z.B. beim Lesen oder bei handwerklichen Tätigkeiten) oft anstrengend.

Vor die Linse legt sich die Iris (Regenbogenhaut), die den Augen ihre charakteristische Farbe verleiht; durch eine mehr oder weniger weite Öffnung in der Iris, die Pupille, dringt Licht zur Linse. Die Pupillenweite wird durch die glatte Muskulatur in der Iris geregelt: Eine Kontraktion des M. sphincter pupillae (mit Acetylcholinrezeptoren und parasympathischen Afferenzen aus dem N. oculomotorius) verengt sie; Kontraktion des M. dilatator pupillae, der von sympathischen Neuronen erreicht wird und daher Noradrenalinrezeptoren besitzt, erweitert sie. Sympathische Aktivierung (oder Blockade von Acetylcholinrezeptoren) führt somit zur Weitstellung der Pupillen (Mydriasis), während parasympathische Aktivierung eine Verengung bedingt (Miosis).

Die Weite der Pupillen lässt nicht selten auf Rauschmittelkonsum und auch teilweise auf die Art der eingenommenen Substanz schließen. Bei den v.a. das sympathische Nervensystem anregenden Amphetaminen und Kokain findet sich auch in heller Umgebung eine Weitstellung, ebenso in der Regel nach Einnahme klassischer Halluzinogene (wie LSD, Mescalin), oft auch nach Ecstasykonsum. Hingegen zeigen sich bei Opiatkonsumenten enge (»stecknadelkopfgroße«) Pupillen.

Bei neurologischen Untersuchungen werden routinemäßig die Pupillenreaktionen geprüft. Bei Lichteinfall in ein Auge verengt sich normalerweise dessen Pupille (direkte Lichtreaktion) und zugleich die des nicht beleuchteten Auges (indirekte oder konsensuelle Lichtreaktion); zudem verkleinert sich die Pupille bei Fixierung auf einen nahe gelegenen Gegenstand (Naheinstellungsreaktion). Die afferenten Fasern dieses Reflexbogens gelangen im Sehnerv (N. II) zum Mittelhirn, die efferenten sind im Wesentlichen parasympathisch und verlaufen im N. oculomotorius zum M. sphincter pupillae. Bei einem erblindeten Auge fehlt die direkte Lichtreaktion (sowie die konsensuelle des gesunden), während das blinde Auge konsensuell auf den Lichteinfall im anderen reagiert. Bei der Lues IV (einem Spätstadium der Syphilis) bleiben die direkte und konsensuelle Lichtreaktion aus, während die Naheinstellungsreaktion übermäßig stark ist. Bei absoluter Pupillenstarre, wie v.a. bei Erkrankungen im Mittelhirn zu beobachten, finden sich gar keine Lichtreaktionen.

Die Region zwischen der nach vorne gewölbten Hornhaut einerseits und Iris bzw. Linse andererseits wird als vordere Augenkammer bezeichnet, die zwischen Iris, Zonulafasern und Linse als hintere. Das restliche Augeninnere ist vom gallertartigen, durchsichtigen Glaskörper (Corpus vitreum) ausgefüllt, der dem Augapfel die charakteristische Konsistenz verleiht und die Netzhaut und Aderhaut gegen die Sklera drückt.

Der Druck im Augeninneren (Augeninnendruck) wird u.a. durch Bildung und Abfluss des Kammerwassers bestimmt. Dieses wird in der hinteren Augenkammer produziert, gelangt zwischen Iris und Linsenvorderseite in die vordere Augenkammer und geht von da (genauer: im Kammerwinkel zwischen Cornearückseite und Vorderseite der Iris) mittels kleiner Kanäle ins venöse System über. Die Verengung des Kammerwinkels führt daher zu Abflussstörungen; Ursache kann u.a. eine verstärkte Kontraktion des die Pupille öffnenden M. dilatator pupillae sein, der in diesem Zustand die Kanäle stärker verlegt.

GLAUKOMFORMEN

Ein erhöhter Augeninnendruck wird als grüner Star oder Glaukom (von griech. glaux = Eule) bezeichnet; chronische Folgen sind eine Schädigung von Netzhaut und Sehnerven; akut kann das Glaukom schwerste einseitige Gesichtsschmerzen verursachen (Glaukomanfall). Schuld an dem erhöhten Augeninnendruck ist seltener eine verstärkte Produktion in der hinteren Augenkammer, sondern ein meist erschwerter Abfluss im Kammerwinkel der vorderen Augenkammer.

Man unterscheidet sekundäre Glaukome im Rahmen anderer Augenkrankheiten (etwa als Folge von Verletzungen oder nach Entzündungen der Iris) und primäre Glaukome. Bei Letzteren lassen sich wiederum zwei Typen voneinander abgrenzen: Beim Glaucoma simplex (chronisches Offenwinkelglaukom) mit normal weitem Kammerwinkel ist der Abfluss ins Kanalsystem behindert; die Symptomatik entwickelt sich eher schleichend, sodass bis zum Aufsuchen des Arztes oft irreversible Schäden eingetreten sind. Beim Winkelblock- oder Engwinkelglaukom ist der Kammerwinkel verengt; hier kann es intermittierend zu schweren Anfällen kommen, wenn der enge Kammerwinkel völlig verlegt ist. Die Beschwerden mit einseitigen Kopfschmerzen, Übelkeit und Erbrechen ähneln Migräneanfällen, sind aber aufgrund des »steinharten« Auges in aller Regel leicht zu diagnostizieren.

Die Behandlung des chronischen Glaukoms besteht im Wesentlichen in der lokalen Gabe von Miotika, die durch Stimulation des M. sphincter pupillae zur Kontraktion führen und damit (indirekt) den Kammerwinkel öffnen; solche Miotika sind etwa Pilocarpin und andere Cholinagonisten (→ dazu auch Kap. 5.2.6). Zudem kann man durch systemische Gaben (z. B. des Carboanhydrasehemmers Acetazolamid [Diamox®]) die Produktion des Kammerwassers drosseln. Beim chronischen Engwinkelglaukom ist eine medikamentöse Behandlung häufig wenig aussichtsreich, sodass hier im Allgemeinen eine Operation indiziert ist. Im akuten Glaukomanfall behandelt man lokal mit Miotika und Carboanhydrasehemmern, versucht außerdem, durch Infusionen hochmolekularer Stoffe ins Blut dem Auge Wasser zu entziehen; hinzu kommen Sedierung und Schmerzstillung. Operativ kann man auf verschiedene Arten für einen besseren Abfluss im Kammerwinkel sorgen, z. B. durch Herausnahme von Teilen der Regenbogenhaut (Iridektomie). Unbehandelt führt das Glaukom zu zunehmenden Gesichtsfeldausfällen, sodass viele Patienten schließlich erblinden.

Nach innen an die Sklera anschließend liegt die Aderhaut, die sich jenseits der Zonulafasern als Iris fortsetzt; noch weiter in Richtung Glaskörper, der Aderhaut aufliegend, findet sich die Netzhaut (welche etwa im Bereich der Zonulafasern endet). Die Netzhaut (Retina) besteht aus mehreren Schichten:

- Die äußere, der Sklera am nächsten und dem ankommenden Licht am entferntesten gelegene Schicht ist die der Sehzellen (Stäbchen und Zapfen).
- Nach innen, in Richtung Glaskörper, schließt sich die Schicht der bipolaren Zellen an – diese entsprechen (zusammen mit den Sehzellen) dem »1. Neuron«.
- Noch weiter zum Glaskörper hin gelegen ist die Schicht der Ganglienzellen, deren Axone den N. opticus (den Sehnerv) bil-

den; diese Ganglienzellen bilden also die sekundär-afferenten Neurone.

Letztere enden im Corpus geniculatum laterale, einem Thalamuskern, von wo aus die tertiär-afferenten Neurone zum primär-visuellen Kortex des Okzipitallappens ziehen. Die im N. opticus verlaufenden Fasern wechseln auf Höhe der Hypophyse im Chiasma opticum teilweise die Seite, wobei die von der nasalen Retinahälfte kommenden Fasern kreuzen, die temporalen hingegen auf derselben Seite weiter zum Thalamus laufen; nach der Kreuzung spricht man von Tractus opticus.

Diese Kreuzung hat zur Folge, dass die linken Hälften der Gesichtsfelder der beiden Augen (die über die rechten Retinahälften aufgenommen werden) im rechten primär-visuellen Kortex repräsentiert sind, die rechten Gesichtsfeldhälften im linken Sehzentrum. Eine Läsion des N. opticus führt zu Blindheit des entsprechenden Auges, Schädigung des linken Tractus opticus zum Ausfall in den beiden rechten Gesichtsfeldhälften. Wird das Chiasma opticum zerstört, z. B. durch einen Tumor im Hypophysenbereich, fallen die Informationen von den nasalen Retinahälften weg: Damit fehlt die rechte (äußere) Gesichtsfeldhälfte des rechten Auges und die linke des linken Auges (»Scheuklappenblindheit«).

Der Tractus opticus sendet seine Fasern zu verschiedenen Zielen:

- zum Corpus geniculatum laterale
- zu Zentren im Hirnstamm (u. a. den Colliculi superiores des Mittelhirns), von wo die Augenbewegungen gesteuert werden
- zum Kleinhirn (zur Hilfe bei der Stellungskontrolle)
- zum Hypothalamus (für die Steuerung des Schlaf-wach-Rhythmus)
- zur Area praetectalis des Mittelhirns, wo reflektorisch aufgrund des Lichteinfalls die Pupillenweite reguliert wird

Fasst man die Sinneszellen der Retina als eigene Nervenzellen auf, so findet man vier Neurone in der Sehbahn (wie es auch in einigen Büchern dargestellt wird). Zur Beibehaltung des übersichtlichen Schemas von den drei Neuronen der sensorischen Bahnen wurden hier als 1. Neurone die bipolaren Zellen betrachtet, deren Anhängsel die Sehzellen sind. Die oben gegebene Darstellung, dass die primär-afferenten Neurone im ZNS auf die sekundär-afferenten umgeschaltet werden, ist insofern zutreffend, als die Retina eigentlich entwicklungsgeschichtlich eine Ausstülpung des Gehirns ist.

An der Netzhaut sind zwei Regionen speziell zu erwähnen: Die der Pupille in der Augenachse genau gegenüberliegende Stelle ist etwas eingezogen und enthält ausschließlich die besonders gut zum Sehen bei Tage geeigneten Zapfen; diese Fovea centralis ist (bei gutem Licht) der Ort des »schärfsten Sehens«. Als Macula lutea (gelber Fleck; nach ihrer beim Spiegeln des Augenhintergrunds auffälligen Farbe) bezeichnet man die Fovea centralis inklusive ihrer unmittelbaren Umgebung, wo ebenfalls durch hohe Zapfendichte die Sehschärfe überdurchschnittlich hoch ist. Der Untergang von Makulagewebe (Makuladegeneration) macht sich durch Verzerrungen bemerkbar (gerade Linien scheinen wellenförmig) und tritt nicht selten in höherem Alter auf; durch gefäßaktive Medikamente und diverse Nährstoffe (z. B. beta-Carotin als Vorstufe von Vitamin A) lässt sich der Vorgang zu einem gewissen Grad aufhalten.

Etwas nasal der Makula liegt die Mündung des Sehnervs, wo alle Fasern der Ganglienzellen der Netzhaut zusammenlaufen; an dieser Stelle liegen keine Sinnesrezeptoren

(»blinder Fleck«). Bei gesteigertem Hirndruck, z.B. bei Hirntumoren oder Verletzungen, wölbt sich diese sonst kleine Erhebung stärker (»Stauungspapille«), was deutlich beim Spiegeln des Augenhintergrundes zu sehen ist.

2.2.2 Optischer Apparat – Kurz-, Weit- und Alterssichtigkeit – grauer Star

Die von einem Objekt ausgehenden Lichtstrahlen gelangen durch die Pupille in die Linse, werden dort gebrochen und erreichen die Netzhaut. Die wesentliche Brechung geschieht allerdings schon vorher, nämlich beim Durchtritt durch die Cornea. Damit ein Punkt scharf gesehen wird, müssen sämtliche von ihm ausgehenden Lichtstrahlen auf einer einzigen Retinastelle auftreffen, was durch Veränderung der Linsenkrümmung (Akkommodation) normalerweise gut zu erreichen ist. Objekte aus einer Ebene der Umgebung (genauer: einer Kugelschale) werden daher scharf gesehen, solche in davor oder dahinter liegenden Ebenen mehr oder weniger unscharf (man beachte, dass das Bild auf der Netzhaut verkehrt auftrifft; im Gehirn wird es wieder auf den Kopf gestellt). Liegt das Objekt nahe, muss die Linse stark gewölbt werden, um ein Auftreffen der von seinen Punkten ausgehenden Strahlen auf denselben Netzhautstellen zu erreichen; ganz nahe vor dem Auge liegende Gegenstände werden daher stets unscharf gesehen.

Die meist um das 45.–50. Lebensjahr einsetzende Alterssichtigkeit (Presbyopie) ist durch geringere Elastizität der Linse bedingt, die sich nicht mehr maximal wölben und damit optimal brechen kann. In der Nähe Liegendes, etwa Buchstaben, werden daher unscharf gesehen, oder ein scharfes Bild kann nur mehr unter gewisser Anstrengung erzielt werden; oft hält man dann das Buch etwas weiter weg, um den Text zwar kleiner, aber dann wieder scharf zu sehen. Mithilfe von Lesebrillen mit einer Sammellinse werden die Lichtstrahlen schon vor der Cornea und Pupille etwas gebündelt, sodass mit geringer Anstrengung nun ihre Konvergenz auf der Retina zu erreichen ist.

Nicht auf Veränderungen der Linse, sondern auf Anomalien des Bulbus sind normalerweise Kurz- und Weitsichtigkeit zurückzuführen. Bei der Kurzsichtigkeit (Myopie) ist der Bulbus zu lang; d.h. aus der Ferne kommende und damit parallele Lichtstrahlen, die sich im Brennpunkt schneiden, tun dies vor der Netzhaut. Ein entfernt liegender Punkt wird also trotz maximaler Entspannung der Linse auf verschiedenen Retinastellen abgebildet. Abhilfe schafft hier eine Zerstreuungslinse: Die von der Ferne kommenden parallelen Lichtstrahlen divergieren nun etwas und schneiden sich nach Brechung etwas weiter hinten (und damit genau auf der Netzhaut des verlängerten Auges). Eine zunehmend verbreitete Therapie ist die Entfernung von Corneagewebe mittels Laserstrahlen, was allerdings in der Literatur keineswegs einheitlich positiv gesehen wird (Peñarrocha-Oltra et al., 2022). Damit wird die Brechung geringer, und die Lichtstrahlen schneiden sich auch ohne Zerstreuungslinse nun auf der Retina.

Bei der Weit- oder Übersichtigkeit (Hyperopie) ist hingegen der Bulbus zu kurz: Zum scharfen Sehen entfernter Punkte muss die Linse bereits etwas gekrümmt werden. Bei nahe gelegenen Gegenständen ist die maximale Linsenwölbung nicht ausreichend, um die von einem Punkt ausgehenden Lichtstrahlen noch auf Höhe der Retina zum Schnitt zu bringen. Wie bei der Alterssichtigkeit ist die Sehanomalie mittels einer Sammellinse zu korrigieren.

GRAUER STAR

Als grauen Star oder Katarakt bezeichnet man eine Trübung der Linse. Die häufigste Form ist der Altersstar (Cataracta senilis), welcher – ohne dass man den Grund sicher angeben kann – manche Personen schon früh und sehr stark, andere aber auch im hohen Alter kaum trifft; weiter kann der graue Star u. a. Folge von Diabetes und intrauterinen Infektionen sein (z. B. mit Röteln) und dann schon früh auftreten. Symptom ist in erster Linie eine Verschlechterung des Sehvermögens. Diese macht sich bei der häufigen Form der zentralen Linsentrübung interessanterweise besonders bei gutem Licht bemerkbar; bei nachlassender Helligkeit bessert sie sich. In diesem Fall lässt nämlich die weite Pupille die Lichtstrahlen durch den ungetrübten Linsenrand zur Netzhaut gelangen. Mit Hilfe von Medikamenten die Linsentrübung aufzuhalten oder sogar rückgängig zu machen, ist (augenblicklich) nicht möglich; deshalb muss schließlich die Linse operativ entfernt werden. Entweder belässt man die hintere Kapselwand im Auge oder operiert die Linse inklusive der sie umgebenden Kapsel heraus; dabei handelt es sich um einen kleinen, üblicherweise ambulant durchzuführenden Eingriff. Anschließend muss durch eine Starbrille oder Haftschalen der durch die Herausnahme entstandene Verlust der Brechkraft kompensiert werden.

2.2.3 Biophysikalische Grundlagen des Sehvorgangs

Wie in Kapitel 2.2.1 ausgeführt, enthält die Retina als Sinneszellen Zapfen und Stäbchen. Letztere sind häufiger und vornehmlich in der weiteren Umgebung der Makula verteilt (in der Fovea centralis sind sie gar nicht zu finden). Sie sprechen auf alle Längen von Lichtwellen an, eignen sich daher nicht zur Farbunterscheidung und werden v. a. für das Schwarz-Weiß-Sehen bei schwachem Licht benutzt. Die Zapfen finden sich hauptsächlich im Gebiet der Macula lutea und besonders in der Fovea centralis, dem Ort des schärfsten Sehens. Bei den Zapfen kann man drei Arten unterscheiden, die auf unterschiedliche Wellenlängen ansprechen; sie dienen hauptsächlich dem farbigen Sehen von Einzelheiten bei guter Beleuchtung. Tiere, die ausschließlich Stäbchen in ihrer Retina enthalten (z. B. Fledermäuse), können daher keine Farben unterscheiden.

Die Stäbchen enthalten Rhodopsin – Sehfarbstoff oder Sehpurpur genannt, weil er farbig (rot) ist, nicht weil er mit dem Farbsehen zu tun hat (das ist hier ja nicht der Fall). Rhodopsin besteht aus dem Protein Opsin und 11-cis-Retinal, welches aus Vitamin A (Retinol) aufgebaut wird. Ein Mangel an Vitamin A (dessen Vorstufe das in Karotten reichlich vorhandene Beta-Carotin ist) führt daher zur Nachtblindheit. Lichtwellen bewirken eine Umwandlung von 11-cis-Retinal, was auf komplizierten Wegen zur Erhöhung des elektrischen Potenzials (Hyperpolarisation) der Stäbchen führt; dieses wird über die bipolaren Zellen auf die Ganglienzellen übertragen und führt dort zur Ausbildung von Aktionspotenzialen. Der rote Sehfarbstoff Rhodopsin wird dabei gebleicht und muss unter Energieaufwand wieder hergestellt werden.

In den drei Zapfentypen gibt es unterschiedliche Sehfarbstoffe, nämlich 11-cis-Retinal mit verschiedenen Opsinanteilen. Die des ersten Typs absorbieren ausschließlich blau-violettes Licht, die des zweiten grünes, die des dritten gelb-rotes Licht; nur Lichtwellen in diesen Bereichen können also an den Zapfentypen die (für die Stäbchen beschriebenen) Prozesse der Farbstoffumwandlung auslösen.

Bekanntlich lassen sich durch Mischen der drei Farben Rot, Grün und Blau-Violett alle Farben (inklusive Weiß) herstellen; ein Gegenstand bestimmter Farbe sendet eine entsprechende Mischung von Lichtwellen aus, welche in diesem Verhältnis auch die drei Zapfentypen stimuliert. Aus den im Gehirn ankommenden Aktionspotenzialen von den drei Zapfentypen wird dann wieder die Gegenstandsfarbe »zusammengesetzt«.

FARBENBLINDHEIT

Störungen des Farbensehens sind nicht selten und betreffen, da im Wesentlichen X-chromosomal-rezessiv vererbt, deutlich häufiger männliche Personen (→Kap. 11.5.4). Schätzungsweise 8 % der Männer weisen diese Störung auf, wenn auch meist nicht in voller Ausprägung, sondern nur im Sinne einer Schwäche (Farbsinnanomalie). Ein völliger Rotblinder (Protanoper) sieht statt Rot nur Gelb, ein Grünblinder statt Grün nur Gelb oder Blau (und entsprechend auch andere [gemischte] Farben verändert).

ZUSAMMENFASSUNG KAPITEL 2.2

Das Auge ist außen von der Lederhaut (Sklera) umgeben, die vorne dünner und lichtdurchlässig ist und dort Cornea genannt wird. Eine weitere, das Innere des Augapfels auskleidende Schicht ist die Aderhaut, welche in ihrem vorderen Abschnitt von der charakteristisch gefärbten und strukturierten Iris (Regenbogenhaut) gebildet wird. In der Iris befindet sich eine Öffnung, die Pupille. Sie verändert sich als Reaktion auf den Lichteinfall durch Muskulatur in ihrer Weite. Die Pupille wird vom M. sphincter pupillae verengt, der durch parasympathische Fasern aus dem N. III (N. oculomotorius) versorgt wird; durch den sympathisch innervierten M. dilatator pupillae wird sie erweitert. Ihr Durchmesser gibt nicht selten einen Hinweis auf die Einnahme von Substanzen (z. B. »Rauschmitteln«); veränderte Lichtreaktionen der Pupille zeigen häufig neurologische Erkrankungen an.
Etwa am Übergang von Sklera und Cornea setzen die Zonulafasern an, an denen die elastische Linse aufgehängt wird. Bei entspannten Zonulafasern (Folge einer Kontraktion des vornehmlich parasympathisch versorgten Ziliarmuskels) nimmt die Linsenkrümmung zu, es erhöht sich die Brechkraft, und nahe vor dem Auge gelegene Objekte werden scharf auf der Netzhaut abgebildet (Nahakkommodation); Fernakkommodation entspricht hingegen angespannten Zonulafasern und entspanntem M. ciliaris.
Die innerste Schicht bildet die nach vorn bis etwa zu den Zonulafasern reichende Netzhaut (Retina); sie enthält die Lichtsensoren in Form der (auf alle Wellenlängen reagierenden und daher nicht zur Farbunterscheidung tauglichen) Stäbchen und der drei Arten von Zapfen. Letztere sind vornehmlich in der der Pupille gegenüberliegenden Netzhautregion (der Fovea centralis) und ihrer näheren Umgebung (dem gelben Fleck, der Macula lutea) lokalisiert. Die verschiedenen Zapfentypen reagieren auf unterschiedliche Wellenlängen; aus ihren in zentralnervösen Strukturen registrierten Feuerungsraten wird im Gehirn die Farbe des betrachteten Gegenstands »zusammengesetzt«.
Die Informationen gelangen von den Sehzellen über den N. opticus zunächst in das

Corpus geniculatum laterale (einen Thalamuskern), von da weiter in die Sehrinde um den Okzipitalpol. Da die inneren (nasalen) Fasern des N. opticus in ihrem Verlauf zur Gegenseite kreuzen, die äußeren (temporalen) nicht, wird das rechte Gesichtsfeld in der linken Hemisphäre abgebildet, das linke in der rechten Hirnhälfte. In seinem Verlauf gibt der N. opticus zudem Fasern an andere Strukturen ab (so ins Mittelhirn, zum Hypothalamus und zum Kleinhirn), sodass aufgrund der an der Netzhaut einlaufenden Informationen die Augenbewegungen, die Pupillenweite, die Stellung des Körpers im Raum sowie der Schlaf-wach-Rhythmus kontrolliert werden.
Zwischen der nach vorne gewölbten Cornea – die in ganz erheblichem Maße zur Brechkraft des Auges beiträgt – einerseits und der Iris andererseits liegt die vordere Augenkammer; zwischen der Hinterseite der Iris, Zonulafasern und Linse befindet sich die hintere Augenkammer. Dort wird das Kammerwasser gebildet, welches zwischen Iris und Linse in die vordere Augenkammer gelangt und im Kammerwinkel resorbiert wird. Der Raum hinter der Linse wird vom Glaskörper ausgefüllt, welcher einen gewissen Druck gegen die Netzhaut ausübt. Ist zu viel Kammerwasser vorhanden – meist Folge eines gestörten Abflusses (z. B. bei chronisch erweiterter Pupille und Verlegung des Kammerwinkels), kommt es zum erhöhten Augeninnendruck (Glaukom, grüner Star), was längerfristig über eine Schädigung des Sehnerven zur Erblindung führen kann. Als grauer Star (Katarakt) wird hingegen eine (im Alter ausgesprochen häufige) Trübung der Linse bezeichnet.
Bei Kurzsichtigkeit (Myopie) ist der Augapfel (Bulbus) zu lang, sodass sich parallel das Auge treffende Strahlen vor der Netzhaut schneiden (Korrektur durch Zerstreuungslinsen bzw. »Lasern« der Hornhaut). Bei Weitsichtigkeit ist der Bulbus zu kurz, bei der Alterssichtigkeit (Presbyopie) ist die Linse nicht mehr ausreichend krümmungsfähig; in beiden Fällen helfen Sammellinsen.

2.3 Gehör

2.3.1 Aufbau des Ohrs; die Hörbahn

Das Hörorgan, das Ohr, besteht aus dem Außenohr (mit Ohrmuschel und äußerem Gehörgang), dem Mittel- und dem Innenohr oder Labyrinth (mit dem eigentlichen Hörorgan, dem Corti-Organ). Mittel- und Innenohr liegen im kompliziert gebauten Felsenbein des knöchernen Schädels. Das Mittelohr wird von der Paukenhöhle (Cavum tympani, Tympanon) gebildet, die gegen das Außenohr durch das Trommelfell abgeschlossen ist. Letzteres überträgt den Schalldruck auf die drei durch kleine Gelenke verbundenen Gehörknöchelchen (Hammer, Amboss, Steigbügel); sie leiten die Schwingungen über das ovale Fenster auf das Innenohr weiter (→ Abb. 2-2). Zwei kleine Muskeln in der Paukenhöhle (M. tensor tympani, M. stapedius) können die Übertragung des Schalls beeinflussen; so kann u. a. starker Schall etwas abgeschwächt werden. Deshalb werden bei Lähmung des den M. stapedius innervierenden N. facialis Geräusche unangenehm laut vernommen (Hyperakusis). Kaudal des ovalen Fensters befindet sich das runde Fenster,

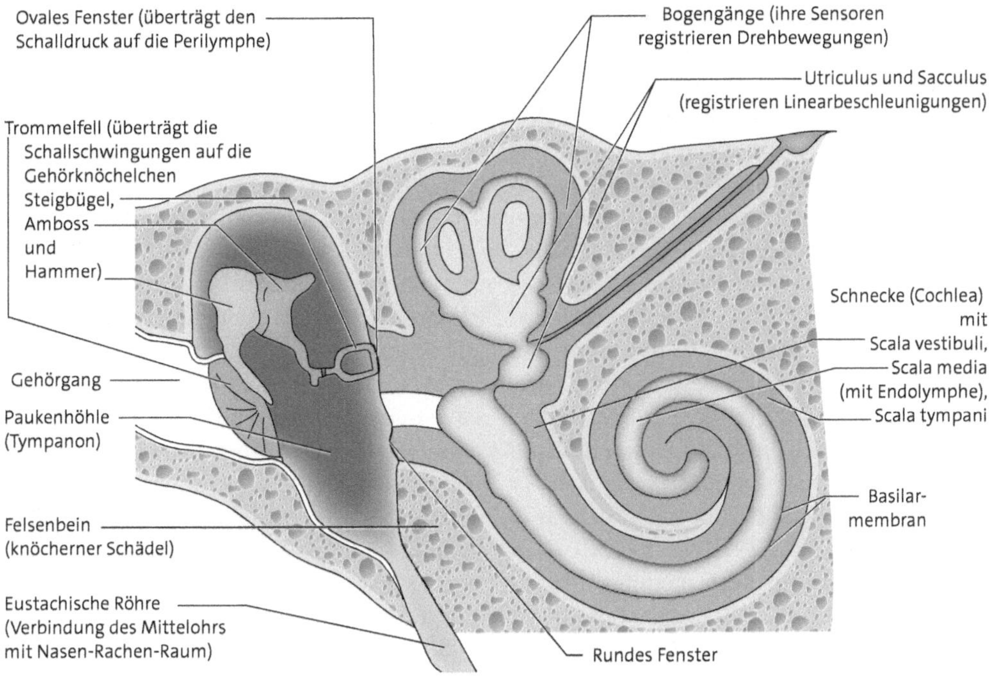

Abb. 2-2: Schematische Darstellung von Hör- und Gleichgewichtsorgan

über das die Druckwellen, nachdem sie die Gänge des Innenohrs durchlaufen haben, ins Mittelohr zurückgelangen. Nach unten ist die Paukenhöhle durch die Eustachi-Röhre (Ohrtrompete) mit dem Nasen-Rachen-Raum verbunden; sie sorgt für die Belüftung der Paukenhöhle. Damit besteht einerseits die Möglichkeit des Druckausgleichs, andererseits können sich auf diesem Wege Infektionen des Nasen-Rachen-Raums in Richtung Mittelohr ausbreiten.

Eine Entzündung des Mittelohrs (Otitis media) ist im Rahmen von Infekten sehr häufig und zuweilen ausgesprochen schmerzhaft; nicht selten ist das Hörvermögen auf der erkrankten Seite eingeschränkt (Schallleitungsschwerhörigkeit). Die Inspektion zeigt ein gerötetes, nach außen gewölbtes Trommelfell. Bei schweren Mittelohrentzündungen sollte man mit der Gabe von Antibiotika nicht zurückhaltend sein, da sonst eventuell schwere Dauerschäden in Paukenhöhle und Innenohr entstehen, die auf das Gehirn und seine Häute übergreifen können. Weiter verabreicht man schmerzstillende Ohrentropfen und sorgt durch abschwellende Nasentropfen für ausreichende Durchgängigkeit der Eustachi-Röhre (Möglichkeit der Belüftung und des Abflusses eitriger Flüssigkeit).

Nicht wenige Personen haben bei Landungen im Flugzeug Schmerzen im Ohr. Während des langen Fluges hat sich nämlich der Druck im Mittelohr dem erniedrigten Kabinendruck angepasst; steigt Letzterer nun schnell beim Heruntergehen des Flugzeugs, presst er das Trommelfell in die langsamer auf die Druckverhältnisse reagierende Paukenhöhle. Durch Kauen und Schlucken versucht man dann, über die Eustachi-Röhre schnell die Druckdifferenzen auszugleichen.

Im Innenohr befindet sich nicht nur das Corti-Organ, d.h. die Hörschnecke (Cochlea), sondern auch das Gleichgewichtsorgan (→Kap. 2.4). Die Schnecke besteht aus drei übereinander liegenden Gängen (Scala vestibuli, Scala media, Scala tympani). Die am weitesten kranial gelegene Scala tympani beginnt auf der Innenohrseite des ovalen Fensters und geht am Ende der Schnecke (Helicotrema, Schneckenspitze) in die kaudal lokalisierte Scala tympani über; Letztere endet am runden Fenster. Scala vestibuli und Scala tympani sind mit einer Flüssigkeit gefüllt (Perilymphe). Die über Trommelfell und Gehörknöchelchen auf das ovale Fenster übertragenen Schallwellen führen zu einer Wanderwelle in der Perilymphe. Zwischen Scala vestibuli und Scala tympani eingeklemmt ist die Scala media, ein ebenfalls mit Flüssigkeit (Endolymphe) gefüllter Schlauch; obwohl dieser Schlauch keine direkte Verbindung mit dem Mittelohr besitzt, kann die Endolymphe dort – infolge der Elastizität der an Scala vestibuli und Scala tympani angrenzenden Membranen (der Reissner-Membran und der Basilarmembran) – beim Auftreffen von Schallwellen mitschwingen. Der Ort größter Auslenkung der Endolymphe hängt dabei streng von der Frequenz der Schallwelle ab (also der Tonhöhe; →Kap. 2.3.2). Diese Auslenkung wird mittels feiner Härchen der an der Basilarmembran sitzenden sekundären Sinneszellen registriert und führt dort zu Potenzialveränderungen.

Die an die Sinneszellen angeschlossenen primär-afferenten Neurone verlaufen im N. vestibulocochlearis zum Hirnstamm und enden an einem der Cochleariskerne – abhängig davon, bei welcher Tonhöhe ihre Fasern erregt werden. Die sekundär-afferenten Neurone ziehen (vorwiegend kreuzend und unter weiteren Umschaltungen) zu den unteren Vierhügeln (Colliculi inferiores) im Mittelhirn, geben aber auch zahlreiche Kollateralen zu weiteren Kernen im Hirnstamm ab. Von den Colliculi inferiores ziehen Fasern zum Corpus geniculatum mediale des Thalamus, von wo schließlich neue Neurone den primär-auditorischen Kortex (die Hörrinde) des Temporallappens erreichen – das einprägsame Schema der drei afferenten Neurone ist also auf die Hörbahn nicht anwendbar. Der primär-auditorische Kortex ist »tonotopisch« gegliedert, d.h. bestimmten Arealen der Hörrinde können einzelne Frequenzen zugeordnet werden.

2.3.2 Physikalische und physiologische Grundlagen des Hörens

Die akustische Information aus der Umwelt kommt uns in Form eines Gemisches von Tönen entgegen, physikalisch gesehen in Form von Schallwellen (Schalldruckschwankungen) unterschiedlicher Frequenz und Amplitude. Die Frequenz der Schalldruckwelle (angegeben in Hz = Schwingungen pro Sekunde) bestimmt die Tonhöhe (je höher die Frequenz, desto höher der Ton), ihre Amplitude die Lautstärke.

Als Maß dieser Lautstärke hat es sich durchgesetzt, nicht die absolute Amplitudenhöhe einer Welle anzugeben, sondern sich auf den (sehr kleinen) Wert p_0 zu beziehen, der (bei einer Frequenz von 1000 Hz) gerade noch eine Hörempfindung auslöst. Der sogenannte Schalldruckpegel eines Tons wird als der mit 20 multiplizierte Logarithmus des Quotienten aus seiner Amplitude p_x und der des oben definierten Bezugstons angegeben; die Einheit des Schalldruckpegels ist Dezibel (dB); der Schalldruckpegel in dB berechnet sich somit zu $20 \times \log(p_x/p_0)$ – eine Verzehnfachung des Schalldrucks führt also zu einem Anstieg des Schalldruckpegels um 20 dB. Ein gerade noch gehörter Ton bewegt sich im Bereich von 0 dB. Die Dezibelzahl eines Lärms ist objektiv mittels Schallmessern anzugeben und unabhängig von den dabei vorliegenden Frequenzen. Subjektiv hängt die Lautstärke eines Tons jedoch erheblich von seiner Frequenz ab: Bei gleichem Dezibelwert wird ein Ton zwischen 1000 und 4000 Hz besser wahrgenommen als ein tiefer von 100 Hz oder ein sehr hoher von 20 000 Hz. Das Maß der subjektiv empfundenen Lautheit (des Lautstärkepegels) ist Phon, definitionsgemäß bei einer Tonfrequenz von 1000 Hz gleich dem Dezibelwert. Bei Tönen um 20 Hz, also an der unteren Hörgrenze, muss der Schalldruckpegel etwa 70 dB betragen, um subjektiv einen Wert von 0–4 Phon (Hörschwelle) zu haben, also gerade noch gehört zu werden.

Als Hörgrenzen bezeichnet man die niedrigste (etwa 16 Hz) und die höchste Frequenz (etwa 20 000 Hz) eines gerade noch gehörten Tons. Die obere Hörgrenze geht im Alter deutlich zurück (Presbyakusis = Altersschwerhörigkeit), nämlich auf etwa 5000 Hz; insbesondere hohe Töne können dann entweder gar nicht mehr oder nur bei großer Lautstärke gehört werden. Die Umgangssprache bewegt sich im Wesentlichen in einem Frequenzbereich zwischen 250–5000 Hz und hat eine Lautstärke von circa 50–75 Phon (was in diesem Frequenzbereich auch ungefähr dem dB-Wert entspricht). Töne über 120 Phon liegen im Bereich der Schmerzgrenze.

Ein ankommender Ton führt über Volumenverschiebung der Peri- und Endolymphe zu einer Dehnung der Basilarmembran; diese Auslenkung wird mittels Haarzellen registriert und führt in den angeschlossenen Sinnesrezeptoren zu einer Depolarisation, welche im primär-afferenten Neuron Aktionspotenziale auslöst. Der Ort der maximalen Auslenkung der Basilarmembran ist streng abhängig von der Tonhöhe (hohe Töne werden von Sinnesrezeptoren nahe dem ovalen Fenster registriert, niedrigere von entsprechend entfernteren Sensoren). Während also die Lage des aktivierten Neurons Information über die Tonhöhe gibt, wird seine Lautstärke durch die Zahl der pro Zeiteinheit ausgelösten Aktionspotenziale kodiert. Im Gehirn werden diese Informationen wieder zusammengefügt. Zudem kann mittels des binauralen (beidseitigen) Hörens die Schallquelle mehr oder weniger genau lokalisiert werden. Da hohe Frequenzen bei der Schallübertragung in der Luft stärker gedämpft werden, lässt sich bei bekanntem Tongemisch (z. B. Lärm eines Autos) die Entfernung des Gegenstands abschätzen.

HÖRSTÖRUNGEN

Schwerhörigkeit, die im Extremfall bis zur Taubheit (völligem Gehörverlust) gehen kann, hat vielfältige Ursachen. Im harmlosesten Fall verstopft ein Ohrschmalzpfropfen (Cerumen) den äußeren Gehörgang. Außerdem kommt eine solche Schallleitungsschwerhörigkeit vor bei Mittelohrentzündung oder bei Otosklerose, einer autosomal-dominant erblichen Erkrankung, bei der es v. a. zur Verhärtung des ovalen Fensters und Fixierung des Steigbügels kommt. Schallempfindungsschwerhörigkeit ist häufig durch Störungen im Innenohr bedingt, z. B. bei der Menière-Krankheit, wo es vermutlich durch Riss von Membranen und Flüssigkeitsansammlung im Labyrinth anfallsartig neben Schwindel und Ohrgeräuschen zu einseitiger Schwerhörigkeit kommt. Der akute Hörsturz ist ebenfalls in der Regel einseitig sowie mit Ohrgeräuschen verbunden und häufig auf Durchblutungsstörungen im Innenohr zurückzuführen. Auch durch bakterielle Toxine oder als Nebenwirkung von Medikamenten (z. B. von

bestimmten Antibiotika) kann es zu folgenreichen Innenohrschädigungen kommen; schließlich tritt durch sehr große Lautstärken eine Schädigung dieser Region auf (Schalltrauma). Auch Veränderungen im Hörnerv (z. B. ein Akustikusneurinom) können Ursache von Schwerhörigkeit sein, ebenso zentralnervöse Prozesse (etwa Tumoren, Durchblutungsstörungen).
Angeborene Formen von Taubheit sind häufig auf Erbkrankheiten zurückzuführen und beruhen zumeist auf Entwicklungsstörungen im Innenohr; auch die Rötelnembryopathie kann einen Hörverlust nach sich ziehen. Parotitis epidemica (Mumps) und Meningitis sind nicht selten für früh auftretende Hörstörungen verantwortlich.
Die Altersschwerhörigkeit (Presbyakusis) tritt meist beidseitig auf und ist durch einen Hörverlust v. a. für hohe Töne gekennzeichnet. Sie ist meist auf Veränderungen im Innenohr (der Cochlea) zurückzuführen, wobei die Pathomechanismen nur bedingt klar sind (→ dazu Guerrieri et al., 2023).
Tinnitus (Ohrgeräusche) kann unterschiedliche Ursachen haben; pulsierende Ohrgeräusche sind meist gefäßbedingt (Stenosen, Aneurysmen, Hypertonie), nicht pulsierende sind teils auf Erkrankungen im Mittelohr, teils auf diverse Prozesse im Innenohr oder Veränderungen im Hörnerv (Akustikusneurinom) zurückzuführen; vielfach kann die Ursache nicht geklärt werden.

ZUSAMMENFASSUNG KAPITEL 2.3

Das Ohr besteht aus drei Teilen: Das Außenohr bilden Ohrmuschel und Gehörgang. Das Mittelohr besteht im Wesentlichen aus der Paukenhöhle; begrenzt wird diese gegen das Außenohr durch das Trommelfell, gegen das Innenohr durch Knochen sowie die Membranen des ovalen und des runden Fensters. Die Paukenhöhle ist durch die Eustachi-Röhre mit dem Nasen-Rachen-Raum verbunden; weiter finden sich dort die Gehörknöchelchen Hammer, Amboss und Steigbügel, mit deren Hilfe der Schalldruck vom Trommelfell auf das ovale Fenster übertragen wird. Das tief im Felsenbein gelegene Innenohr enthält das eigentliche Hörorgan (Corti-Organ) mit den drei gebogenen Gängen der Hörschnecke (Cochlea) sowie das Gleichgewichtsorgan.
Das physikalische Äquivalent von Tönen sind Schalldruckwellen, wobei deren Amplitude die Lautheit des Tons bestimmt, deren Frequenz die Tonhöhe; die uns umgebenden Geräusche sind mehr oder weniger komplexe Mischungen einzelner Töne. Die aufs Trommelfell auftreffenden, mittels der Gehörknöchelchen auf das ovale Fenster weitergeleiteten Schalldruckschwankungen verschieben Flüssigkeiten in der Hörschnecke und lösen damit Aktionspotenziale aus. Deren Häufigkeit ist abhängig von der Tonstärke, der Ort ihrer Entstehung in der Cochlea von der Tonfrequenz: Hohe Töne werden nahe dem ovalen Fenster registriert, tiefe von weit hinten liegenden Sensoren.
Die Informationen gelangen über Fasern des N. VIII (N. vestibulocochlearis) in die Cochleariskerne des Hirnstamms, von dort (nach Umschaltung in den Colliculi inferiores) über neue Fasern zum Thalamus und schließlich über weitere Neurone in den primär-auditorischen Kortex im Temporallappen. Diese Region ist tonotopisch gegliedert; die Aktivierung einzelner Subregionen entspricht der Höhe der am Ohr ankommenden Töne.
Die (besonders hohe Töne betreffende) Altersschwerhörigkeit wird meistens durch Schäden im Innenohr hervorgerufen; daneben gibt es zahlreiche weitere Ursachen für Schwerhörigkeit (z. B. Otosklerose bei Verhärtung des ovalen Fensters und Fixierung des Steigbügels). Einseitige akute

Schwerhörigkeit kommt bei der Menière-Krankheit vor (Riss von Membranen im Innenohr) oder im Rahmen des Hörsturzes, einer meist durchblutungsbedingten Innenohrschädigung, häufig mit Schwindel und Ohrgeräuschen. Angeborene Formen von Taubheit sind oft erblich bedingt, teilweise auch Folge von Infektionen im Mutterleib (Rötelnembryopathie); früh erworbene Taubheit ist ebenfalls häufig Folge von Infektionen (etwa bei Mumps oder Hirnhautentzündung).

2.4 Gleichgewichtssinn

Das Gleichgewichtsorgan oder Vestibularorgan – so genannt nach dem Vestibulum (Vorhof) zwischen ovalem Fenster, Cochlea und Bogengängen – liegt im Innenohr und steht in enger räumlicher und funktioneller Beziehung zur Cochlea: Seine knöchernen Bogengänge stellen Fortsetzungen von Scala tympani und Scala vestibuli dar; die in den knöchernen Gängen liegenden schlauchförmigen häutigen Bogengänge sowie ihre Aussackungen (Sacculus und Utriculus) sind mit dem Endolymphschlauch der Scala media verbunden (→ Abb. 2-2).

Die drei Bogengänge stehen senkrecht zueinander und reagieren auf Drehbewegungen (genauer: Drehbeschleunigungen): Während sich die äußeren, knöchernen Teile zwangsläufig mit dem Kopf drehen, bleibt aufgrund ihrer Trägheit die Endolymphe in den häutigen Bogengängen zurück; diese gegenseitige Verschiebung wird durch Sinneszellen mit feinen Härchen registriert und erzeugt im angeschlossenen primär-afferenten Neuron Aktionspotenziale. Aufgrund der unterschiedlichen Ausrichtungen der Bogengänge können horizontale, seitliche und nach vorne-hinten gerichtete Drehbewegungen getrennt registriert werden; entsprechend werden unterschiedliche Neuronengruppen erregt, die auf verschiedene Hirnstammkerne projizieren. In zwei großen Aussackungen des Vestibulums, nämlich Sacculus und Utriculus, finden sich Sinnesrezeptoren (Macula sacculi und Macula utriculi), welche auf Linearbeschleunigungen in horizontaler und vertikaler Richtung ansprechen. Auch hier kommt es aufgrund der Trägheit einer flüssigen Masse bei Bewegungen (genauer: Bewegungsbeschleunigungen) zu einer Verschiebung von Zilien (Härchen) in Sinnesrezeptoren, die daraufhin Potenziale ausbilden.

Die bipolaren primär-afferenten Neurone verlaufen in der Pars vestibularis des N. VIII (N. vestibulocochlearis) zum Hirnstamm und enden dort (abhängig vom Ursprung) an verschiedenen Kernen. Aus dieser Region gehen sekundär-afferente Neurone zum Thalamus ab, von dort schließlich Neurone zum Kortex, und zwar vermutlich zu einem Areal des Gyrus postcentralis im Parietallappen (nahe dem Repräsentationsfeld für das Gesicht); das Schema der drei afferenten Neurone ist hier also erfüllt. Von den Hirnstammkernen verlaufen Fasern zu weiteren Regionen des ZNS: zum einen zu den Motoneuronen der Skelettmuskulatur (für reflektorische Gegenbewegungen zur Erhaltung des Gleichgewichts), zum anderen ins Kleinhirn – welches u. a. die zentrale Regulation der Körperstellung im Raum übernimmt – und schließlich zu den Augenmuskelkernen (zur Veranlassung einer Augenbewegung in Gegenrichtung).

SCHWINDEL

Dieser Begriff wird meist ziemlich uneinheitlich verwendet. Dem regelrechten Drehschwindel liegen in aller Regel Störungen des Gleichgewichtssinns zugrunde, die wiederum auf Prozesse u. a. im Labyrinth, auf Vestibularisschädigungen oder auf eine Beeinträchtigung zentralnervöser Strukturen (insbesondere des Kleinhirns) zurückgeführt werden können.
Der sehr häufige paroxysmale Lagerungsschwindel (z. B. beim Umdrehen im Bett) ist zumeist harmlos und Folge der Ablagerung von Kalkpartikeln in den Bogengängen; allerdings tritt eine ähnliche Symptomatik zuweilen bei Schädigungen im Bereich der Kerne des N. vestibularis auf. Ebenso können entzündliche Prozesse im Labyrinth sowie die erwähnte Menière-Krankheit Ursachen von Schwindelzuständen sein. Andererseits ist bei anhaltendem Schwindel auch an Tumoren zu denken, z. B. an Akustikusneurinome – speziell wenn gleichzeitig Hörstörungen vorliegen – oder die v. a. im Kindesalter nicht seltenen bösartigen Neubildungen im Kleinhirn.

ZUSAMMENFASSUNG KAPITEL 2.4

Die Sensoren zur Feststellung der Lage im Raum und ihrer Veränderung liegen im Vestibularapparat des Schädelinneren. Dieses Gleichgewichtsorgan hat eine ausgesprochen enge anatomische Nachbarschaft zum Corti-Organ (Hörorgan) und besteht aus den drei aufeinander senkrecht stehenden Bogengängen zur Registrierung von Drehbeschleunigungen sowie aus Sacculus und Utriculus zur Erfassung horizontaler und vertikaler Linearbeschleunigungen. Die genannten Organe sind mit Flüssigkeit (Endolymphe) gefüllt, welche bei Lageveränderungen aufgrund ihrer Trägheit zurückbleibt und dadurch feine Härchen verbiegt; dies führt zur Bildung von Aktionspotenzialen. Die Informationen gelangen über die Pars cochlearis des N. VIII zu den Vestibulariskernen im Hirnstamm, von wo weitere Neurone ausgehen, und zwar (über den Thalamus) zum Gyrus postcentralis, zum Kleinhirn, zu Motoneuronen und Augenmuskelkernen. Damit wird nicht nur eine kortikale Repräsentation der Lageveränderung geleistet; gleichzeitig werden auf subkortikaler Ebene gegensteuernde Reaktionen veranlasst. Drehschwindel kann zahlreiche, auch ernst zu nehmende Ursachen haben (z. B. Kleinhirntumoren); häufig handelt es sich aber lediglich um den harmlosen Lagerungsschwindel, der durch Kalkablagerungen in den Bogengängen bedingt ist.

2.5 Geruchssinn

Das Geruchsorgan liegt in der Nase, und zwar im Bereich der oberen Nasenmuschel. Die Sensoren sind primäre, d. h. direkt mit einem Axon verknüpfte Sinneszellen. Die kürzeren Fortsätze dieser bipolaren Neuronen enden mit feinen Härchen in der Nasenschleimhaut, die längeren zentralen (die Nn. olfactorii) durchbrechen oberhalb der Nase (in der Lamina cribrosa) die Schädelbasis und schalten unter Konvergenz in den Riechglomeruli des Bulbus olfactorius auf die Mitralzellen um – die individuell sehr wechselhafte Stärke der Konvergenz bestimmt wesentlich die Riechfähigkeiten; bei hoher Konvergenz (geringer Anzahl von Mitralzellen) ist das Differenzierungsvermögen weniger fein. Die sekundär-afferenten Neurone ziehen von dort als Tractus olfactorius an der basalen Seite des Frontallappens zu primären Riechzentren an der Hirnbasis, wo die eigentliche Riechrinde zur Wahrnehmung von Geruchseindrücken liegen dürfte. Von dort gelangen weitere Fasern zu sekundären und tertiären Riechzentren, insbesondere zu Strukturen des limbischen Systems (etwa Amygdala).

Das einprägsame Schema der drei Neurone, wobei das 2. Neuron unter Kreuzung den Thalamus erreicht und von dort das tertiär-afferente Neuron zu einem primär-sensorischen Kortexareal zieht, ist hier nur wenig zutreffend: Der Thalamus scheint als Umschaltstation keine Rolle zu spielen, und die übliche Kreuzung im Faserverlauf bleibt (weitgehend) aus.

Diskutiert wird, dass es neben dem eigentlichen Riechorgan ein zweites Registriersystem für bestimmte Geruchsstoffe gibt, nämlich für die von geschlechtsreifen Tieren freigesetzten Pheromone (Sexuallockstoffe; →Kap. 9.4); dieses vomeronasale Organ ist bei einigen Tierarten gut nachgewiesen; auch bei einem nicht unbeträchtlichen Teil der Menschen ist es zu finden und hat möglicherweise Afferenzen zur Amygdala (einem wichtigen »Sexualzentrum«).

Die primären Sinneszellen enthalten Bindungsstellen für Geruchsstoffe, wobei viele nicht nur auf einen, sondern auf ein bestimmtes Spektrum von Duftstoffen ansprechen – an den sich überlagernden Spektren von Geruchsempfindungen wird zentralnervös der entscheidende Duft und seine Quelle identifiziert. Eine Anlagerung der Substanzen führt über komplizierte Prozesse zur Öffnung von Ionenkanälen und damit zu Aktionspotenzialen in den primären Riechzellen.

2.6 Geschmackssinn

Die Sensoren für den Geschmackssinn sind Geschmacksknospen auf der Zunge, die über eine Synapse auf ein angeschlossenes Neuron umschalten – sie sind also sekundäre Sinneszellen; nach ihrem unterschiedlichen Reizspektrum kann man sie in vier Gruppen unterteilen:

- Einige um die Zungenspitze lokalisierte Geschmacksknospen sprechen nur auf süß an.
- Die auf salzig ansprechenden Sensoren liegen ebenfalls an der Zungenspitze und weiter hinten am Zungenrand.
- Rezeptoren für saure Geschmacksstoffe befinden sich nur an den Zungenrändern.
- Rezeptoren für bittere Stoffe liegen ganz hinten.

Die Fasern dieser Neurone gelangen über Hirnnerven (insbesondere N. VII, daneben auch N. IX und N. X) in den Hirnstamm, wo sie an einem gemeinsamen Kern, dem Nucleus solitarius (Nucleus tractus solitarii), enden. Von dort ziehen sekundär-afferente Neurone – wahrscheinlich unter Kreuzung auf die Gegenseite – zu einem Thalamuskern. Die tertiär-afferenten Neurone enden an Kortexarealen u. a. im Parietallappen sowie der kleinen, versteckt liegenden Insula. Kollateralen von Geschmacksfasern enden zudem u. a. an parasympathischen Kernen des Hirnstamms (anatomische Grundlage der reflektorischen Speichel- und Magensaftsekretion bei Geschmacksreizen).

Allerdings ist anhand der vier Qualitäten – süß, salzig, sauer und bitter – eine ausreichende Geschmacksdifferenzierung nicht möglich. Dazu trägt wesentlich der Geruchssinn bei; bei dessen Einschränkung oder totalem Verlust (Anosmie) können in der Regel Feinheiten im Geschmack nicht mehr wahrgenommen werden.

ZUSAMMENFASSUNG KAPITEL 2.6

Die Sensoren für Gerüche sind bipolare Nervenzellen in der oberen Nasenmuschel, deren Fortsätze nach Durchbrechen der Schädelbasis im Bulbus olfactorius umgeschaltet werden; von dort laufen neue Neurone im Tractus olfactorius an der Unterseite der Stirnlappen (ungekreuzt und ohne Umschaltung in Thalamuskernen) zu den primären Riechzentren (und von da weiter zu den sekundären Riechzentren, welche vermutlich Teil des limbischen Systems sind).

Weiter wird diskutiert, dass in der Nase auch beim Menschen Sensoren für Pheromone (mit Sexuallockstoffen zu übersetzen) liegen, und zwar im vomeronasalen Organ, das Fasern zu sexualregulatorischen Arealen (etwa Kernen der Amygdala) sendet. Die Geschmackssensoren sind Knospen auf der Zungenoberfläche, von denen der eine Typus nur auf süß, die anderen auf salzig, sauer oder bitter ansprechen; diese Typen sind auch unterschiedlich lokalisiert. Die Fasern der davon ausgehenden Neurone gelangen mit Hirnnerven in den Hirnstamm, weiter (nach Umschaltung in einem Thalamuskern) schließlich zu einem (in seiner Existenz nicht eindeutig gesicherten) primär gustatorischen Kortexareal im Parietallappen und in der Insula. Außerdem existieren Kollateralen in den Hirnstamm, von wo aus reflektorische Speichel- und Magensäuresekretionen initiiert werden. Zu ausreichender Geschmacksdifferenzierung ist daneben ein intakter Geruchssinn erforderlich.

2.7 Somatosensorisches System

2.7.1 Allgemeines

Anders als bei den bisher behandelten Sinnessystemen sind die Sensoren des somatosensorischen Systems nicht in lokal begrenzten Sinnesorganen zusammengefasst, sondern diffus über den Körper verteilt; es handelt sich bei ihnen um diverse Strukturen für die Reizaufnahme, welche in der Haut, den Gelenken, der Muskulatur und den Eingeweiden gelegen sind.

Unter dem Begriff Somatosensorik (weitgehend synonym dazu sind die Begriffe Sensibilität oder somatoviszerale Sensibilität) fasst man üblicherweise folgende Sinne zusammen:

- Hautsinne (Oberflächensensibilität)
- Muskel- und Gelenksinne (Tiefensensibilität)
- viszerale Sinne (viszerale Sensibilität)

Das somatosensorische System dient, wörtlich übersetzt, der Verarbeitung von Reizen, die vom Körper selbst ausgehen – besser wäre wohl zu sagen: die von diffus verteilten Sensoren des Körpers. Im somatosensorischen System lassen sich nach dem Gesagten verschiedene Modalitäten unterscheiden:

- Tiefensensibilität, welche Sinneseindrücke vom Dehnungszustand der Muskulatur, von der Spannung der Sehnen sowie der Stellung der Gelenke vermittelt

- Temperatursinn
- »Schmerzsinn«
- Tastsinn (mit den Submodalitäten Druck-, Berührungs- und Vibrationssinn)

Wie in anderen sensorischen Systemen werden Sinnesrezeptoren (Sensoren) benötigt, um die physikalischen Reize in Neuronenaktivität zu überführen. Den verschiedenen Modalitäten des somatosensorischen Systems entsprechend sind diese im Allgemeinen von unterschiedlichem Typus und sprechen auf unterschiedliche adäquate Reize an. Die Sensoren für Tiefensensibilität sitzen in Muskeln, Sehnen und Gelenken, die Thermorezeptoren (Thermosensoren) sind freie Nervenendigungen in der Haut und Schleimhaut. Die für den Tastsinn mit seinen Submodalitäten zuständigen Mechanorezeptoren sind ebenfalls in der Haut lokalisiert. Manche von ihnen registrieren die Intensität von Druckreizen, andere sprechen auf Veränderungen, nicht aber auf konstanten Druck an (also nur auf Berührung); für eine weitere Gruppe ist der adäquate Reiz eine Vibration, d. h. dauernde Druckschwankungen.

Die Nozizeptoren (von lat. noxa = Schaden, nocere = schädigen) registrieren Gewebsschädigungen. Diese freien Nervenendigungen werden teils durch thermische, teils durch mechanische, teils durch bei Gewebszerstörung frei werdende Stoffe, zuweilen durch alle diese Reize stimuliert. Man bezeichnet sie, streng genommen nicht korrekt, aber anschaulich, häufig als »Schmerzrezeptoren«. Nozizeptoren sitzen nicht nur in der Haut, sondern auch an vielen anderen Stellen des Körpers, etwa inneren Organen.

Im Bereich der inneren Organe befinden sich weitere Typen von Sensoren: z. B. in Gefäßwänden die Barorezeptoren für Blutdruck sowie Chemorezeptoren zur Registrierung der Konzentrationen von O_2 und CO_2. Eine Reizung dieser Sensoren wird nicht bewusst wahrgenommen, sondern führt, gesteuert von subkortikalen Strukturen wie der Medulla oblongata, reflektorisch zu Veränderungen im Versorgungsbereich des vegetativen Nervensystems; man verwendet daher nicht die Bezeichnung »Sinne«; sie sind auch nicht Gegenstand dieses Kapitels (→ dazu Kap. 5 u. 6).

Die Sinnesrezeptoren des somatosensorischen Systems sind primärer Art, d. h. sie setzen sich ohne synaptische Zwischenschaltung in eine Nervenfaser fort (1. Neuron, primär-afferentes Neuron); im Falle der Nozizeptoren sind sie nichts anderes als seine freiliegenden Enden. Wird der Sinnesrezeptor durch einen adäquaten Reiz (etwa Dehnung bei den Sensoren für Tiefensensibilität) stimuliert, kommt es dort zur Ausbildung eines Sensorpotenzials und im angeschlossenen Neuron zur Entstehung von Aktionspotenzialen; wie bei den anderen Sinnessystemen ist die Frequenz dieser Aktionspotenziale umso höher, je stärker der Sensor gereizt wird.

Die primär-afferenten Neurone ziehen zum Rückenmark, in das sie durch die Hinterwurzel eintreten; in diesem Bereich, also innerhalb des Durasacks, bilden die Zellkörper der in diesem Rückenmarksegment eintreffenden pseudounipolaren Neurone das jeweilige Spinalganglion. Sensible Fasern aus dem Kopfbereich laufen im Wesentlichen im Trigeminusnerv zu Hirnstammkernen; ihre Zellkörper sind wiederum in einem Ganglion nahe dem Hirnstamm organisiert, dem Ganglion Gasseri. Die sensiblen Nervenfasern der Eingeweide verlaufen zusammen mit efferenten vegetativen Axonen in Eingeweidenerven (z. B. den sympathische Fasern führenden Nn. splanchnici oder im N. vagus).

Die primär-afferenten Neurone (1. Neurone) enden vielfach unmittelbar nach Eintritt in Rückenmark bzw. Hirnstamm (etwa im Falle der von den Nozizeptoren, Thermosensoren und bestimmten Mechanorezeptoren ausgehenden Axone). Dort geschieht die Umschaltung auf die sekundär-afferenten Neurone, die zur Gegenseite wechseln, in den Vorderseitensträngen der weißen Substanz nach kranial ziehen und im Thalamus, v. a. in den ventrobasalen Kernen, enden. Von dort laufen die tertiär-afferenten Neurone zur Körperfühlsphäre (dem primär-somatosensorischen Kortex) im Gyrus postcentralis. Nach ihrem Verlauf bezeichnet man die Gesamtheit dieser Fasern als Vorderseitenstrang-System oder anterolaterales-spinothalamisches System.

Die Fasern der übrigen somatosensorischen Modalitäten (der Tiefensensibilität, feinerer taktiler Empfindungen) nehmen einen anderen Verlauf: Das 1. Neuron zieht ohne Unterbrechung und ohne die Seite zu wechseln nach Eintritt ins Rückenmark in den Hintersträngen nach kranial und endet erst in den Hinterstrangkernen der Medulla oblongata. Die von dort ausgehenden sekundär-afferenten Neurone kreuzen in der medialen Schleifenbahn (Lemniscus medialis) auf die Gegenseite und gelangen ebenfalls zu Thalamuskernen; tertiär-afferente Neurone ziehen von dort in den somatosensorischen Kortex im Gyrus postcentralis des Parietallappens. Man spricht vom Hinterstrangsystem oder Hinterstrang-Lemniscus-System.

Die den Gyrus postcentralis weitgehend einnehmende Kortexregion wird primär-somatosensorischer Kortex (oder SI) genannt; er erhält seine Afferenzen von den somatosensorischen Thalamuskernen. Kaudal davon existiert ein kleineres, zum Teil in der Tiefe der Fissura lateralis lokalisiertes Gebiet (sekundär-somatosensorischer Kortex oder SII); in dieses gelangen wiederum Axone aus SI, möglicherweise zudem von der Region SI der gegenüberliegenden Hemisphäre; seine Funktion ist noch weitgehend unklar. Okzipital von SI und SII liegt, große Teile des Parietallappens einnehmend, der somatosensorische Assoziationskortex. Die früher populäre Theorie, dass im primär-somatosensorischen Kortex einzelne Eindrücke entstehen, im somatosensorischen Assoziationskortex diese zu komplexeren Eindrücken (etwa Gestalten) zusammengefügt werden, lässt sich heute in dieser einfachen Form nicht mehr aufrechterhalten. Tatsächlich führt eine Läsion des primär-somatosensorischen Kortex nicht unbedingt zu ausgeprägten Sensibilitätsstörungen, und eine Schädigung des Assoziationskortex hat keineswegs immer die Unfähigkeit zur Folge, aus einzelnen Empfindungen Zusammenhänge abzuleiten.

Durch die wiederholte Umschaltung bis zum Erreichen der Kortexareale kommt es zu deutlicher Reduktion von Information; viele Reize werden gleich auf Rückenmarkebene beantwortet und gelangen nicht in supraspinale Zentren. Beim Umschalten der primär-afferenten Neurone auf die weniger zahlreichen sekundär-afferenten kommt es zur Konvergenz, d. h. mehrere 1. Neurone enden an ein- und demselben 2. Neuron – u. a. wohl Ursache für den von inneren Organen auf die Körperoberfläche »übertragenen« Schmerz (→ Kap. 2.8.4). Schließlich werden in den Thalamuskernen die eintreffenden Informationen stark gefiltert; nur was diese passieren kann, gelangt in kortikale Areale und kann damit bewusstwerden (Thalamus als »Tor zum Bewusstsein«).

Wie in Kapitel 1.2.6 ausgeführt, ist der primär-somatosensorische Kortex somatotopisch organisiert, d. h. jeder Körperregion ist ein bestimmter Teil von ihm zugeordnet. Dabei entspricht die Größe des kortikalen Areals nicht direkt der Größe der repräsentierten Körperpartie, sondern der Zahl der dort lokalisierten Sinnesrezeptoren: So hat der kleine Daumen extrem viele Sensoren, während an Bauchwand und Rücken nur wenige sitzen; entsprechend ist der Daumen auf einem größeren kortikalen Areal repräsentiert als der flächenmäßig ungleich ausgedehntere Rumpf; der »somatosensorische Homunculus« ist deutlich verzerrt mit überdimensionierten Händen, Füßen und Lippen. Im SI enden Fasern unterschiedlicher Modalitäten (Schmerz, Temperatursinn, Berührung), jedoch in verschiedenen, weitgehend gleichmäßig verteilten Säulen von Nervenzellen (Modulen). Die Läsion eines begrenzten kortikalen Areals führt also zur Herabsetzung sämtlicher somatosensorischer Empfindungen aus der im Kortexareal repräsentierten Körperregion.

Da die sensiblen Bahnen ausnahmslos in ihrem Verlauf kreuzen, ist die linke Körperhälfte im rechten Gyrus postcentralis repräsentiert (die rechte Hälfte im linken). Schädigungen dort führen somit zu Sensibilitätsausfällen der gegenüberliegenden Körperhälfte (kontralateral). Bei Läsionen im Bereich des Rückenmarks sind die Verhältnisse komplizierter: Wie erwähnt, kreuzen manche sensiblen Bahnen schon auf Eintrittshöhe zur Gegenseite, während andere ipsilateral von den Sensoren direkt zur Medulla oblongata ziehen und erst dann die Seite wechseln. Daher sind in Körperregionen, die von Fasern unterhalb des geschädigten Rückenmarkareals versorgt werden, die sensiblen Ausfälle teils auf der Seite der Läsion (ipsilateral), teils auf der gegenüberliegenden (kontralateral) zu beobachten (dissoziierte Empfindungsstörung).

Die von den Sinnesrezeptoren ausgehenden Impulse werden nicht nur zu Thalamus und Großhirn geleitet, sondern gelangen auch über Synapsen zu motorischen Nervenfasern; somit können reflektorisch bereits auf Rückenmarkebene motorische Reaktionen veranlasst werden. Die im Vorderseitenstrang verlaufenden Fasern für Schmerz und Temperatur geben zudem Kollateralen in die Formatio reticularis des Hirnstamms ab, über die autonome und weitere motorische Reaktionen eingeleitet werden; außerdem erhalten Strukturen des limbischen Systems Informationen.

2.7.2 Hautsinne (Oberflächensensibilität); Temperaturempfindung

Bau der Haut: Die Haut (griech. derma; lat. cutis) wird in drei Schichten unterteilt:

- Die oberste ist die Epidermis (Oberhaut).
- Darunter liegt das bindegewebige Corium (Lederhaut).
- Die unterste Schicht, die Subcutis mit hohem Anteil an Fettzellen (subkutanes Fettgewebe), leistet die Verbindung mit darunter liegenden Strukturen, etwa den bindegewebigen Hüllen der Muskeln (Faszien).

Die Epidermis besteht aus mehreren Schichten von Plattenepithelien. Die tiefste, dem Corium aufsitzende Keimzellschicht (Stratum germinativum) enthält noch unverhornte, kernhaltige Zellen, welche bei ihrer Wanderung Richtung Hautoberfläche die Kerne verlieren und den Hornstoff Keratin einlagern; das ganz oben gelegene Stratum corneum enthält nur abgestorbene, verhornte Zellen, die laufend abgerieben werden und sich von basal erneuern.

Die Lederhaut ist an ihrer Oberfläche nicht glatt, sondern trägt leistenartig angeordnete Ausstülpungen (Papillen), die sich auf den Fingerkuppen als charakteristisches Linienmuster bemerkbar machen. In der Lederhaut sitzen auch die Wurzeln der Haare und die basalen Enden der Talgdrüsen.

Die Haut erfüllt neben ihrer Schutzfunktion zahlreiche weitere Aufgaben. Die Schweißdrüsen dienen u.a. der Wärmeregulation. Ihr zu einem Knäuel aufgerollter basaler Teil liegt in der Subcutis; die geraden Drüsengänge ziehen durch die Lederhaut und münden auf der Oberfläche der Epidermis. Die Drüsen speziell im Rumpfbereich haben offenbar vornehmlich thermoregulatorische Aufgaben (thermisches Schwitzen). Die im Handbereich lokalisierten Schweißdrüsen reagieren hingegen insbesondere bei Angst und Aufregung (»emotionales Schwitzen«). Weiter sondert die Haut in den Duftdrüsen Stoffe ab, die hauptsächlich andere Lebewesen anlocken sollen; auch einige der spezifischen Sexuallockstoffe (Pheromone; → Kap. 9.4) werden offenbar dort abgegeben.

Schließlich ist die Haut ein Sinnesorgan, in dem die dort lokalisierten Typen von-Sensoren Informationen aus der Umwelt registrieren, speziell mechanische und thermische Reize; zudem enthält sie Sensoren für Gewebsschädigungen (Nozisensoren; → Kap. 2.8.2).

Tastsinn: Beim Tastsinn lassen sich die Modalitäten Druck, Berührung und Vibration unterscheiden. Die zugehörigen Sensoren, nämlich die zahlreichen Typen von Mechanorezeptoren oder Mechanosensoren in Haut und subkutanem Gewebe – deren Funktion nur bedingt klar ist und in der Literatur nicht einheitlich angeben wird –, reagieren dementsprechend auf unterschiedliche Reize.

Reine Druckrezeptoren (etwa die oberflächlich in der Epidermis gelegenen Tastscheiben und im Wesentlichen die Merkel-Zellen des Coriums) feuern umso mehr, je größer die auf die Haut pro Flächeneinheit wirkende Kraft ist, und adaptieren nur langsam; sie registrieren also ausschließlich die Intensität eines Druckreizes, nicht seinen zeitlichen Verlauf (im Gegensatz zu den Berührungs- und Vibrationssensoren). Anders als Druckrezeptoren adaptieren Berührungsrezeptoren rasch: Sie feuern daher nicht bei Dauerdruck, sondern nur während Druckänderungen. Zu dieser Gruppe gehören hauptsächlich die Meissner-Körperchen sowie die an den Wurzeln der Haare sitzenden, auf deren Verbiegung reagierenden Haarfollikelsensoren. Vibrationssensoren reagieren auf schnelle Druckschwankungen. Dies leisten insbesondere die Pacini-Körperchen in der Subcutis; Vibrationen niedrigerer Frequenz können zudem mit den vornehmlich auf Berührung ansprechenden Meissner-Zellen registriert werden.

Die meisten der von den Mechanorezeptoren – insbesondere jene für Feinempfindungen – ausgehenden Neurone verlaufen im sogenannten Hinterstrang-Lemniscus-System (→ Kap. 2.7.1), ziehen also nach Erreichen des Rückenmarks ohne Umschaltung zu Kerngebieten in der Medulla oblongata. Die von dort ausgehenden sekundär-afferenten Neurone wechseln in der medialen Schleifenbahn zur Gegenseite und enden an den (lateralen) Ventrobasalkernen des Thalamus; dort beginnen die tertiär-afferenten Neurone, welche schließlich den primär-somatosensorischen Kortex im Gyrus postcentralis erreichen. Die restlichen von den Mechanosensoren ausgehenden Neurone verlaufen im Vorderseitenstrang-System: Die primär-afferenten werden nach Erreichen des Rückenmarks umgeschaltet. Die sekundär-afferenten kreuzen unmittelbar danach auf die Gegenseite und ziehen im Vorderseitenstrang direkt in die ventrobasale Thalamusregion; die von dort entspringenden tertiär-afferenten Neurone enden im Gyrus postcentralis.

Die in den Mechanorezeptoren des Gesichts ihren Ursprung nehmenden Fasern laufen im N. trigeminus zu den sensiblen Trigeminuskernen der Medulla oblongata. Das dort beginnende 2. Neuron kreuzt in der medialen Schleifenbahn zur Gegenseite und erreicht die (medialen) ventrobasalen Thalamuskerne, von wo aus schließlich das 3. Neuron zum primär-somatosensorischen Kortex zieht.

Temperatursinn: Die Rezeptoren für den Temperatursinn, die Thermosensoren, sind freie Nervenendigungen, die in der Haut, v.a. in der Mundschleimhaut, lokalisiert sind. Dabei lassen sich sowohl Kalt- wie Warmsensoren nachweisen. Die von Ersteren erzeugten Aktionspotenziale treten bei Temperaturen unter 36 °C auf und nehmen stark an Frequenz zu, je niedriger die Temperatur ist; umgekehrt ist es mit den Warmsensoren, die ab etwa 36 °C zu feuern beginnen und diese Rate erheblich mit zunehmender Temperatur steigern. Etwa zwischen 20 und 40 °C reagieren beide Sensortypen nur gering und hauptsächlich dann, wenn sich die Temperatur verändert; konstant temperiertes Wasser im genannten Temperaturbereich (der Indifferenzzone) wird kaum mehr als Wärme- oder Kältereiz wahrgenommen. Bei niedrigeren oder höheren Temperaturen feuern die Sensoren jedoch unter gleichbleibenden Bedingungen und adaptieren nur mäßig. Große Hitze und Kälte mit der Gefahr der Gewebsschädigung werden auch nach längerer Zeit als solche wahrgenommen. Für höhere Temperaturen (ab etwa 45 °C) gibt es eigene Hitzesensoren, deren Reizung nicht nur Hitze-, sondern auch Schmerzempfindung hervorruft (→ Kap. 2.8.2 zu den Nozisensoren).

Die von den Thermosensoren ausgehenden Neurone laufen im Vorderseitenstrang-System zum Gyrus postcentralis. Aufgrund der frühen Kreuzung der Bahnen führt eine einseitige Läsion des Rückenmarks zum Ausfall des Temperatursinns auf der gegenüberliegenden (kontralateralen) Körperhälfte.

2.7.3 Aufbau des Muskels – Tiefensensibilität – Muskeleigenreflexe

Allgemeines: Als Tiefensensibilität oder Propriozeption (von lat. proprius = eigen) werden Empfindungen zusammengefasst, die von Sensoren in Muskeln, Sehnen und Gelenken ausgehen. Reizung dieser Propriozeptoren führt vielfach nur zu Reflexen auf Rückenmarkebene oder zu Regulationen mittels des Kleinhirns; lediglich ein kleiner Teil der dort registrierten Veränderungen gelangt zu Bewusstsein.

Aufbau des Muskels: Muskeln bestehen aus Muskelfasern, einzelnen, oft viele Zentimeter langen, aber nur Bruchteile von Millimetern dünnen Muskelzellen. Die Muskelfaser im anatomischen Sinne entspricht also nicht der »Fleischfaser« der Umgangssprache, worunter man größere Bündel einzelner Muskelzellen versteht. Jede der Skelettmuskelfasern enthält neben dem Kern Zellorganellen, etwa die zur Energiegewinnung wichtigen Mitochondrien oder die für die Proteinsynthese erforderlichen Ribosomen; zudem sind – die Hauptmasse der Muskelfaser bildend – ihr in Längsrichtung Abertausende von Proteinstrukturen eingelagert, die Myofibrillen. Diese Längsstrukturen werden wieder durch zahllose senkrechte Z-Scheiben im Abstand von wenigen µm (tausendstel mm) in kleine Zylinder eingeteilt, die Sarkomere (von griech. sarx = Fleisch, meris = Teil). Eine Myofibrille besteht demnach aus unzähligen hintereinander angeordneten winzigen Sarkomeren; viele nebeneinander liegende Myofibrillen füllen weitgehend eine Muskelfaser aus und viele parallele Muskelzellen bilden einen Muskel.

Das Sarkomer ist die kleinste kontraktile Einheit der Muskelfaser. Von den Z-Scheiben gehen senkrecht in beide Richtungen Proteinfäden ab, die Aktinfilamente (von lat. filamentum = Fadenwerk); sie erreichen nicht ganz die Mitte des Sarkomers. In dessen Mittelbereich liegen parallel zu den Aktinfäden – sich zwischen diese hineinschiebend – die dickeren Myosinfilamente. Mikroskopisch zeigt sich deswegen an den Rändern der Sarkomere eine dünnere, in deren Mitte eine dickere Struktur. So aufgebaute Muskulatur wird »quergestreift« genannt; es handelt sich dabei im Wesentlichen um willkürlich beeinflussbare, am knöchernen Skelett ansetzende Muskeln. Die glatte Muskulatur der Eingeweide enthält zwar ebenfalls Aktin und auch eine Art Myosin, zeigt aber nicht diese charakteristische Querstreifung.

Feuert ein im Rückenmark oder Hirnstamm entspringendes α-Motoneuron (eine motorische Nervenzelle), so wird an den Synapsen der von ihm versorgten Muskeln Acetylcholin ausgeschüttet; dies bewirkt eine Depolarisation (Verminderung der Ladung), welche sich über die Muskelfaser ausbreitet und zur Freisetzung von Calciumionen führt. Dadurch wiederum werden unter Energieverbrauch die Aktin- und Myosinfilamente ineinandergeschoben (Filamentgleiten), und die Sarkomere der Muskelfaser verkürzen sich (damit auch die Faser selbst). Feuert das Neuron öfters unmittelbar hintereinander (salvenartig), so resultiert eine maximale Verkürzung der Muskelfaser; da die verschiedenen α-Motoneurone zu einem Muskel synchron aktiv werden, kontrahiert sich dieser ganz.

Propriosensoren: In den Muskeln liegen parallel zu den Muskelfasern die etwa 0,5 cm langen Muskelspindeln; sie sind im Prinzip wie diese aufgebaut (und werden deshalb als intrafusale, in der Spindel gelegene Muskulatur bezeichnet). Die sie spiralförmig umwickelnden Nervenendigungen sind Sensoren, welche sowohl das Ausmaß der Muskeldehnung als auch ihre Veränderung registrieren. Die in den Sehnen lokalisierten Golgi-Sehnenorgane registrieren die dort herrschende Spannung; die Gelenkrezeptoren schließlich reagieren bei einer Ablenkung der Gelenkteile aus ihrer Normalstellung.

Die vornehmlich auf Veränderung der Muskellänge ansprechenden Muskelspindeln haben nicht nur afferente Fasern zum Rückenmark, sondern werden zusätzlich von efferenten versorgt (den γ-Motoneuronen); auf diese Weise kann die Empfindlichkeit nachreguliert und wechselnden Dehnungsgraden der Muskulatur angepasst werden.

Faserverlauf: Die von den Propriozeptoren ausgehenden Nervenfasern verlaufen im Hinterstrang-Lemniscus-System; die 1. Neurone treten also über die Hinterwurzel ins Rückenmark ein und ziehen ipsilateral in den Hintersträngen ohne Umschaltung in die Hinterstrangkerne der Medulla oblongata. Von dort laufen weitere Neurone zum Kleinhirn, welches die Stellung des Körpers im Raum kontrolliert und deswegen Informationen u. a. über den Dehnungszustand der Muskulatur benötigt. Wenige Neurone ziehen von der Medulla oblongata über die mediale Schleifenbahn zum Thalamus und schalten dort auf ein 3. Neuron zum somatosensorischen Kortex um; nur ein sehr geringer Anteil der Impulse von den Muskelspindeln und Sehnenorganen gelangt in die Körperfühlsphäre des Gyrus postcentralis. Bewusstseinsfähige Informationen über die Stellung des Körpers im Raum kommen weniger von den genannten Propriosensoren als vielmehr vom Gleichgewichtsorgan des Innenohrs.

Muskeleigenreflexe: Nach Eintritt ins Rückenmark zweigen vom 1. Neuron der propriozeptiven Bahnen Kollateralen ab und schalten ohne Zwischenverbindungen und im selben Segment auf Motoneurone (motorische Nervenzellen) um. Dieser monosynaptische, sehr einfach gebaute Reflexbogen mit Fasern von den Propriozeptoren als afferentem Schenkel und mit Motoneuronen zum selben Muskel als efferentem Schenkel ist die anatomische Basis der Muskeleigenreflexe; sie sind zur Aufrechterhaltung der Körperstellung notwendig. Muskeleigenreflexe werden routinemäßig bei neurologischen Untersuchungen geprüft (Patellarsehnenreflex, Achillessehnenreflex); sie sind im Allgemeinen abgeschwächt bei Schädigung der peripheren Nerven (z.B. nach Verletzungen, bei Polyneuropathie) und gesteigert bei Läsionen im Rückenmark (weil dann hemmende Impulse wegfallen).

ZUSAMMENFASSUNG KAPITEL 2.7

Das somatosensorische System liefert Informationen von der Oberfläche und dem Inneren des Körpers. Es lässt sich grob einteilen in den Schmerzsinn, die Tastsinne der Haut (Oberflächensensibilität), den Temperatursinn und schließlich die Tiefensensibilität, welche die Stellungs- und Spannungsverhältnisse im Bewegungsapparat erfasst.

Die (unterschiedlich gebauten) Sensoren für die diversen Modalitäten der Oberflächensensibilität (Mechanorezeptoren) sitzen in der Haut und reagieren spezifisch auf unterschiedliche Zustände von Druck: auf Dauerdruck, Druckänderung (= Berührung) und Druckschwankungen (= Vibration). Von diesen Sensoren kommende Neurone ziehen in den Spinalnerven zum Rückenmark (aus dem Kopfgebiet in den sensiblen Trigeminusfasern in den Hirnstamm), werden teils auf Eintrittshöhe umgeschaltet und verlaufen kontralateral im Vorderseitenstrang zu Thalamuskernen (Vorderseitenstrang-System oder anterolaterales-spinothalamisches System); andere Fasern ziehen ohne Umschaltung und ohne Kreuzung im Hinterstrang nach kranial zu Kerngebieten der Medulla oblongata. Dort beginnt ein neues Neuron, welches nach Kreuzung im sogenannten Lemniscus medialis den Thalamus erreicht (Hinterstrang-Lemniscus-System). Die 3., vom Thalamus ausgehenden Neurone enden im primär-somatosensorischen Kortex im Parietallappen, wo dichter sensibel innervierte Regionen (etwa Hände, Füße, Lippen) deutlich überdimensional repräsentiert sind (Verzerrung des »somatosensorischen Homunculus«). Vom primär-somatosensorischen Areal führen weitere Fasern zum somatosensorischen Assoziationskortex, wo – wenigstens der Theorie nach – die Einzelempfindungen zu komplexeren Eindrücken verarbeitet werden.

Die Sensoren für die Temperatur sitzen ebenfalls in der Haut und lassen sich in Kalt-Warm- und spezielle Hitzesensoren (reagierend ab etwa 45 °C) einteilen; Reizung der Letzteren führt neben Hitze- auch zu Schmerzempfindungen. Die von den Thermosensoren ausgehenden Fasern verlaufen im antero-spinothalamischen System zum Thalamus, von dort weiter in den primär-somatosensorischen Kortex.

Wie bei den Fasern von den Mechanorezeptoren (und den Nozizeptoren) werden Kollateralen zu motorischen Neuronen abgegeben, sodass Reaktionen unmittelbar auf Rückenmarksebene (ohne Einschaltung des Großhirns) einsetzen können.

Die Sensoren der Tiefensensibilität (Propriozeptoren) sitzen in Muskeln, Sehnen und Gelenken und registrieren deren Zustand. Die Afferenzen verlaufen im Hinterstrang-Lemniscus-System. Insgesamt gelangt nur ein kleiner Teil der Informationen zum Kortex (der größere hingegen zum Kleinhirn). Reizung der Propriozeptoren führt insbesondere über Verschaltung mit Motoneuronen zum selben Muskel zu

Reaktionen auf Rückenmarksebene (Basis der Muskeleigenreflexe).

Die Kreuzungsverhältnisse sind kompliziert:

- unmittelbare Kreuzung bei den Fasern für Thermosensibilität, für Schmerzempfindung und für gewisse Aspekte der Oberflächensensibilität
- späte Kreuzung und damit ipsilateraler Verlauf von propriozeptiven Fasern und weiterer Fasern der Oberflächensensibilität

Daher kommt es bei halbseitigen Läsionen des Rückenmarks zur dissoziierten Empfindungsstörung:

- kontralateraler Ausfall der Schmerz- und Temperaturempfindung
- ipsilateraler Ausfall der Tiefensensibilität
- gemischte Verhältnisse bei Druck-, Berührungs- und Vibrationsempfinden

2.8 Schmerzsinn (Nozizeption)

2.8.1 Terminologische Vorbemerkungen

Während man früher von Schmerzrezeptoren und Schmerzbahnen sprach, hat sich heute eine einwandfreiere, jedoch umständlichere und zunächst ungewohnte Terminologie durchgesetzt. Schmerz ist eine Empfindung und kein Reiz; worauf die »Schmerzrezeptoren« in der Haut und den Eingeweiden reagieren, sind bereits eingetretene oder unmittelbar drohende Gewebsschäden (Noxen, von lat. noxa = Schaden, nocere = schädigen). Man spricht daher besser von Nozizeptoren (Nozisensoren); die Vorgänge der Reizaufnahme durch diese Sensoren sowie die Weiterleitung und Verarbeitung der Signale werden als Nozizeption bezeichnet, die beteiligten Strukturen als nozizeptives System.

2.8.2 Nozizeptoren

Nozizeptoren (Nozisensoren, »Schmerzrezeptoren«) sind nach gegenwärtigem Erkenntnisstand frei liegende, aufgesplitterte und aufgetriebene Enden pseudounipolarer Neurone; ihre Körper liegen im Spinalganglion der Hinterwurzel oder im Ganglion des Trigeminusnerv. Das den Nozizeptoren entgegengesetzte Ende befindet sich in der grauen Rückenmarksubstanz bzw. in sensiblen Trigeminuskernen.

Im Gegensatz zu den meisten anderen Sinnesrezeptoren ist die Mehrzahl der Nozisensoren multimodal (polymodal), reagieren also auf unterschiedliche Reize, z. B. thermischer, mechanischer und v. a. chemischer Natur; seltener sind streng reizspezifische (unimodale) Nozizeptoren, etwa die Hitzesensoren. Welche chemischen Verbindungen die Nozisensoren stimulieren, ist nur teilweise geklärt; wahrscheinlich sind es Stoffe, die bei Gewebszerstörung freigesetzt werden, insbesondere Kaliumionen, Histamin, Serotonin und die bei Zersetzung von Proteinen entstehenden Kinine (z. B. Bradykinin). Nicht alle Kinine stimulieren direkt Nozizeptoren, manche machen sie nur empfindlicher für auftreffende Reize (sensibilisieren sie); ähnliche Wirkung haben einige Prostaglandine, also Gewebshormone, die bei Schädigung freigesetzt werden (→ Kap. 5.3.12). Daher ist die Schmerzempfindlichkeit u. a. in einem entzündeten Hautareal (etwa nach Sonnenbrand) erhöht (Hyperalgesie). Entsprechend vermindern Substanzen, welche die Bildung von Prostaglandinen erschweren (Prostaglandinsynthesehemmer, z. B. Acetylsalicylsäure [Aspirin®]), die Schmerzempfindlichkeit, wirken somit analgetisch (schmerzstillend).

Umgekehrt setzen die durch Gewebsprodukte sensibilisierten Nozizeptoren Stoffe frei, welche die umliegenden Gefäße erweitern und Entzündungen hervorrufen (neurogene Entzündung; Ursache der Rötung und Schmerzempfindlichkeit in der Umgebung der Läsion). Biologischer Sinn ist die Förderung der Heilung im geschädigten Gebiet.

Eine enge, in Einzelheiten noch nicht geklärte Beziehung besteht zwischen Schmerz und Juckempfindung; möglicherweise handelt es sich um dieselben Rezeptoren. Jucken lässt sich auf verschiedene Weise auslösen, wobei die Ausschüttung von Histamin und seine Diffusion zu Sensoren im oberen Haut- und Schleimhautbereich ein wichtiger vermittelnder Mechanismus sein dürfte; jedoch rufen auch andere Stoffe Juckempfindungen hervor, etwa die bei der Zersetzung von Proteinen entstehenden Kinine.

Hervorzuheben ist, dass die Nozisensoren – anders als die meisten Sinnesrezeptoren – selbst bei Dauerreizung nicht oder nur geringfügig adaptieren; so können Zahnschmerzen tagelang anhalten. Eine Dämpfung der Schmerzempfindung ist jedoch dadurch zu erreichen, dass die Weiterleitung der elektrischen Erregung beim Übergang zwischen Neuronen der aufsteigenden »Schmerzbahn« gehemmt wird; dies leistet unter bestimmten Umständen das absteigende nozizeptive System (→ Kap. 2.8.3).

Die mit den unimodalen Nozisensoren verbundenen Neurone dürften ausnahmslos myelinisiert sein (Aδ-Fasern) und leiten daher rasch, während von multimodalen, v. a. durch chemische Reize erregbaren Sensoren marklose, langsam leitende C-Fasern ausgehen. Nach Verletzung (etwa durch Anstoßen) verspürt man sofort einen ersten »hellen«, gut lokalisierbaren und nach Aufhören des Reizes rasch abklingenden Schmerz (den »schnellen Schmerz«), dessen Impulse von spezifisch auf mechanische Reize reagierenden, mit Aδ-Fasern verbundenen Nozisensoren kommen. Der zweite, später einsetzende, länger anhaltende und dumpfe Schmerz (der »langsame«) ist hingegen auf Stimulation multimodaler Nozisensoren mit C-Fasern zurückzuführen und wird vornehmlich durch Stoffe aus dem verletzten Gewebe hervorgerufen.

Werden nozizeptive Fasern in ihrem Verlauf geschädigt, so ruft dies oft starken Schmerz hervor; dieser wird dann so empfunden, als ginge die Reizung von den Nozizeptoren der Peripherie aus (etwa Beinschmerzen nach Bandscheibenvorfall mit Kompression sensibler Fasern). Auf diesen Mechanismus ist wenigstens teilweise der Phantomschmerz nach Gliedamputationen zurückzuführen. Narbengewebe kann auf die durchtrennten nozizeptiven Fasern drücken und Aktionspotenziale auslösen; so wäre zu erklären, dass ein längst nicht mehr vorhandener Unterschenkel heftig schmerzt. Lokalanästhesie im Bereich der Stumpfnarbe bringt oft Linderung. Daneben spielen zentrale Vorgänge eine Rolle, denn Durchtrennung von Schmerzbahnen im Rückenmark kann zwar sonstige Schmerzen deutlich vermindern, häufig aber nicht den Phantomschmerz.

2.8.3 Nozizeptive Bahnen (»Schmerzbahnen«)

Nozizeptive Bahnen verlaufen im Vorderseitenstrang-System: Die von den Nozisensoren ausgehenden Fasern gelangen über die Hinterwurzel ins Rückenmark und enden unmittelbar nach Eintritt ins Hinterhorn; Fasern vom Gesicht ziehen in den Ästen des N. trigeminus in den Hirnstamm. Die durch Verzweigungen der Endpartie der primär-afferenten Neurone gebildeten zahlreichen Kollateralen werden auf diverse Neurone (oder Interneurone) umgeschaltet, u. a. indirekt auf motorische Nervenzellen, sodass bereits auf Rückenmarkebene Fluchtreaktionen ausgelöst werden (polysynaptischer Fluchtreflex). Insbesondere aber werden Synapsen mit dem 2. Neuron der aufsteigenden Schmerzbahn gebildet[5]; dieses kreuzt sofort zur Gegenseite und gelangt im Tractus spinothalamicus des Vorderseitenstranges zum Thalamus. An diesem sekundär-afferenten Neuron enden nicht nur Fasern aus der Peripherie, sondern auch von Nozisensoren in den Eingeweiden (Grundlage des »übertragenen Schmerzes«; → Kap. 2.8.4).

Interessanterweise treten benachbarte Fasern anderer somatosensorischer Modalitäten, etwa des Drucksinns, mit den Neuronen der Schmerzbahn in Verbindung und hemmen durch ihre Aktivierung die Ausbildung oder Weiterleitung von Aktionspotenzialen (Sonderfall der lateralen Hemmung). Stimuliert man Mechanorezeptoren (indem man etwa Druck in Nähe des schmerzenden Areals ausübt), kann sich somit die Schmerzempfindung abschwächen (rationale Basis der Akupressur).

Die sekundär-afferenten Neurone der aufsteigenden Schmerzbahn enden in ventrobasalen Thalamuskernen. Von dort gehen Fasern zum somatosensorischen Kortex; andere ziehen zum limbischen System, speziell zum Gyrus cinguli. Dort erhält gewissermaßen der Schmerz seine affektive Komponente, während im somatosensorischen Kortex vornehmlich die Lokalisation des schmerzerzeugenden Reizes geschieht; Zerstörung von Teilen des Gyrus cinguli kann bei sonst nicht behandelbaren Schmerzzuständen Linderung bringen.

Mittlerweile ist die Existenz absteigender (deszendierender) schmerzhemmender Bahnen nachgewiesen, welche die Schmerzleitung der aufsteigenden Bahnen unterdrücken, wobei Einzelheiten noch strittig sind. Wichtiges Ursprungsgebiet dieser deszendierenden Neurone sind die Raphe-Kerne der Medulla oblongata, die wiederum von höher gelegenen Zentren aktiviert werden. Zu diesen gehört die an Opiatrezeptoren reiche graue Substanz um den Aquaeductus cerebri des Mittelhirns (periaquäduktales Grau oder zentrales Höhlengrau; → Kap. 1.2.4). Das zentrale Höhlengrau dürfte seinerseits wiederum u. a. von Hypothalamus, Thalamus und Kortex kontrolliert werden. Die von den Raphe-Kernen ausgehenden serotonergen Neurone gelangen zu den Umschaltstellen primär- und sekundär-afferenter Neurone in der grauen Rückenmarksubstanz; auf diese wirken sie über Interneurone, welche endogene Opioide als Transmitter benutzen. Dabei hemmen die Opioidtransmitter (speziell Enkephalin) die Übertragung zwischen den aszendierenden Neuronen.

Stimuliert man das zentrale Höhlengrau elektrisch oder injiziert Morphin in diese Region, so resultiert Schmerzunempfindlichkeit (Analgesie). Allerdings hebt eine Zerstörung deszendierender Bahnen die morphinbedingte Analgesie nicht völlig auf, sodass auch eine direkte Anlagerung des Stoffes an Opiatrezeptoren im Hinterhorn anzunehmen ist; injiziert man Morphin in den Periduralraum, gelangt die Substanz durch Diffusion ins Rückenmark und wirkt dort schmerzhemmend. Die analgetische Wirkung der exogenen Opiate (etwa von Morphin oder anderen Opioiden wie Oxycodon oder Fentanyl) setzt somit wenigstens teilweise an der Umschaltstelle zwischen 1. und 2. Neuron an, wo die Rezeptoren für die schwachen endogenen Opioide von diesen sehr viel stärkeren Substanzen besetzt werden. Weitere Angriffspunkte für exogene Opioide bilden jedoch wahrscheinlich die zahlreichen Opiatrezeptoren des periaquäduktalen Graus mit Wirkung auf Neurone zu den Raphe-Kernen (und in weiterer Folge über deszendierende Nervenfasern und Interneurone auf die Synapsen zwischen 1. und 2. Neuron). Diskutiert wird außerdem, dass Opioide an zentralen Stellen des nozizeptiven Systems angreifen (etwa im Thalamus).

Unklar bleibt, unter welchen Umständen und mittels welcher Mechanismen die absteigenden Schmerzbahnen aktiviert werden. Unwahrscheinlich ist, dass dies rein reflektorisch über erhöhte Impulse der aufsteigenden Neurone geschieht; sonst könnten Schmerzen nicht tagelang unverändert anhalten. Vornehmlich hemmen die deszendierenden Bahnen dann die Überleitung in den aufsteigenden nozizeptiven Bahnen, wenn Schmerzen nicht durch Flucht vermieden werden können (etwa beim Gebärvorgang oder während einer unausweichlichen Kampfhandlung).

2.8.4 Viszeraler Schmerz

Die Eingeweide (von lat. viscera) enthalten ebenfalls Nozizeptoren, wenn auch in deutlich geringerer Zahl; deshalb lässt sich Schmerz dort häufig nicht exakt lokalisieren. Nozisensoren innerer Organe werden durch unterschiedliche Reize stimuliert. So reagieren Hohlorgane wie Magen und Darm auf Dehnung oft schmerzhaft; insbesondere aber verursachen Entzündungen häufig Schmerzen im Bauchbereich – welche durch dabei freigesetzte Prostaglandine noch verstärkt werden. Hingegen scheinen dort kaum Sensoren zu existieren, welche auf Druck oder hohe Temperatur reagieren; so sollen sich nach Eröffnung der anästhesierten Bauchwand ohne weitere Narkose Eingriffe wie Zerschneiden oder Verkochen der Eingeweide vornehmen lassen.

Nach gegenwärtigem Kenntnisstand verlaufen nozizeptive Fasern aus dem Bauchraum weitgehend mit den sympathischen Nerven und enden daher in den Hinterhörnern des Thorakal- und Lumbalmarks. Hingegen erreichen die Axone nozizeptiver Neurone von Speiseröhre, Schlund und Kehlkopf mit N. X (N. vagus) und N. IX (N. glossopharyngeus) den Hirnstamm; Schmerzimpulse aus den Beckenorganen werden in den Nn. pelvini zum Sakralmark geleitet. Die räumliche Nähe zu efferenten vegetativen Neuronen hat zur Folge, dass schmerzhafte Reizung der Eingeweide häufig von Reaktionen wie Schwitzen und Kreislaufveränderungen begleitet ist. In diesem Kontext ist auch die »Abwehrspannung« zu sehen, die reflektorische Kontraktion der Bauchmuskulatur bei Entzündungen im Bauchraum. Durch diese Verhärtung werden die schmerzenden Organe vor mechanischen Reizen geschützt.

Wie andere nozizeptive Fasern werden die aus den Eingeweiden im Rückenmark auf sekundär-afferente Neurone umgeschaltet. Da die von den Nozisensoren kommenden primär-afferenten Neurone deutlich zahlreicher sind, treffen viele Fasern auf ein und dasselbe 2. Neuron, darunter einerseits solche von den Eingeweiden, andererseits die der Hautregion (Konvergenz). Dies wird als wesentliche Ursache für den »übertragenen Schmerz« angesehen, bei dem die Reizung von Nozizeptoren innerer Organe als Schmerz eines Hautareals wahrgenommen wird (der dem inneren Organ zugeordneten Head-Zone). Offenbar hat der Körper die Erfahrung gemacht, dass in Schmerzbahnen ankommende Impulse in aller Regel ihren Ursprung in der Peripherie haben, und nimmt daher regelhaft eine solche Zuordnung vor. Bekannteste Head-Zone ist die Haut der Innenseite des linken Arms, in der vom Herz ausgehende nozizeptive Reize schmerzhafte Empfindungen hervorrufen können (etwa bei einem Infarkt).

2.8.5 Chronischer Schmerz und seine Behandlung

Im Rahmen psychotherapeutischer Tätigkeit wesentlich bedeutsamer als der akute Schmerz ist der chronische, der oft über Jahre anhält oder in Abständen wiederkehrt. Bekanntlich ist die Beziehung zwischen Schmerzreiz, der objektiven Noxe, und dem subjektiven Schmerzerleben wenig eindeutig. Bei vielen Patienten mit stark beeinträchtigenden Schmerzen (etwa im Bereich der Gelenke oder der Muskulatur) finden sich kaum sichtbare Veränderungen oder bestenfalls solche, die bei anderen beschwerdefreien Personen in ähnlichem Ausmaß gefunden werden.

Man schreibt zunehmend Lernprozessen bei der Entstehung und Aufrechterhaltung chronischer Schmerzen eine Bedeutung zu. In diesem Zusammenhang spielt das sogenannte Schmerzgedächtnis eine wichtige Rolle. Es gibt gute Hinweise, dass durch schmerzhafte Dauerreizung Synapsen mit NMDA-Rezeptoren für Glutamat zunehmend aktiviert werden (etwa im Hinterhorn des Rückenmarks) und dann auch unter geänderten Bedingungen aktiv bleiben (»Schmerzgedächtnis«); so können anfangs nicht adäquat behandelte Schmerzzustände zur Sensibilisierung gegenüber schwachen Reizen führen, womit trotz Beseitigung der Noxe die Schmerzempfindung persistieren würde. Demnach ist der prinzipielle Verzicht auf Schmerzmittel ausgesprochen kritisch zu hinterfragen.

Die medikamentöse Therapie ist prinzipiell für den akuten Schmerz nicht anders als für chronischen (zu Schmerzmitteln → auch Kap. 3.5.8). Sie geschieht vielfach mit den einfachen (nicht opioidhaltigen) Schmerzmitteln wie Acetylsalicylsäure oder Paracetamol; diese verhindern u. a. die Bildung der die Nozizeptoren sensibilisierenden, im Rahmen von Entzündungsprozessen freigesetzten Prostaglandine (fungieren als Prostaglandinsynthesehemmer). Diese Schmerzmittel wirken zudem antipyretisch (fiebersenkend), weshalb man sie auch als antipyretische Analgetika bezeichnet (im Gegensatz etwa zu den Opioiden). Die nichtsteroidalen Antirheumatika (z. B. Diclofenac, Ibuprofen, Indometacin), die speziell bei Gelenkbeschwerden gegeben werden, greifen ebenfalls hemmend in die Prostaglandinsynthese ein und haben neben dem analgetischen einen starken antiphlogistischen (entzündungshemmenden) Effekt.

Vornehmlich zentral, v. a. in Rückenmark und Hirnstamm, wirken die Opiate (genauer: Opioide): Sie binden an Rezeptoren für endogene Opioide und hemmen damit direkt oder indirekt die Impulsübertragung zwischen

Neuronen der (aufsteigenden) »Schmerzbahn«. Diese Substanzen sind – mit Ausnahme einiger schwach wirksamer (etwa Codein, Tramadol) – dem Betäubungsmittelgesetz unterstellt und werden daher meist nur bei schweren chronischen Schmerzzuständen verschrieben (oder akut zur Behandlung schwerster Schmerzen eingesetzt, etwa bei Verbrennungen). Ein ähnlicher Mechanismus wird für die analgetisch wirksamen Cannabisprodukte angenommen (→Kap. 3.5.8 u. 10.9).

Analgetisch wirken auch einige Antidepressiva, v.a. aus der Gruppe der trizyklischen; diese die Wiederaufnahme von Serotonin und Noradrenalin erschwerenden Substanzen (→Kap. 3.5.3) verstärken auch in niedrigen Dosen die Neurotransmission an den absteigenden schmerzhemmenden Bahnen.

Die Effekte physikalischer Schmerzbehandlung teils mit Wärme, in anderen Fällen genau durch das Gegenteil, nämlich Kälte, sind in ihren Mechanismen noch nicht befriedigend geklärt. Möglicherweise spielt manchmal eine durch Wärme zu beseitigende Gefäßverengung eine Rolle bei der Schmerzentstehung, andererseits scheint auch die (durch Kältereize zu reduzierende) Weitstellung von Gefäßen die Nozizeptoren zu reizen.

Von den weiteren Eingriffen, die bei sonst unbehandelbaren (z.B. tumorbedingten) Schmerzen zum Einsatz kommen, seien zunächst Blockadeverfahren genannt: Dabei werden Lokalanästhetika – zuweilen auch andere Stoffe wie Opiatanalgetika – in die Umgebung von Neuronen gespritzt, etwa in die Haut nahe der Nozizeptoren. Bei der Nervenblockade, die im Falle schwerer Neuralgien durchgeführt wird, erfolgt die Injektion in der Umgebung des Nerven selbst oder im Bereich der meist knapp außerhalb der Zwischenwirbellöcher gelegenen großen Nervengeflechte (Plexus); bei der Sympathikusblockade wird das Medikament an sympathische Ganglien gebracht, etwa im Grenzstrang (Grenzstrangblockade), bei der Periduralblockade in den Bereich der harten Hirnhaut (Dura), bei der Spinalblockade intrathekal, d.h. in den Liquorraum im unteren Lumbalbereich (Lumbalanästhesie).

Die transkutane elektrische Nervenstimulation (TENS) basiert u.a. darauf, dass erhöhte Feuerung sensibler Nerven, etwa von Mechanorezeptoren ausgehender Axone, im Rückenmark die Weiterleitung in den nozizeptiven Bahnen erschwert; diese hemmende Reizung wird durch auf die Hautoberfläche gesetzte Elektroden bewirkt und bei zahlreichen Schmerzen, etwa im Rücken- und Wirbelbereich, eingesetzt. Auf einer solchen »afferenten Hemmung« könnte auch der Effekt der Akupunktur beruhen; man diskutiert jedoch weitere Wirkmodelle (z.B. Stimulation der endogenen Opioidausschüttung).

Chirurgische Schmerztherapie wird im Allgemeinen nur bei schwersten, sonst nicht behandelbaren Schmerzen, etwa Tumoren im Endstadium, eingesetzt. Bei der Chordotomie werden die aufsteigende Schmerzbahnen enthaltenden Vorderseitenstränge durchtrennt, bei der Sympathektomie schmerzführende, mit den Sympathikusfasern verlaufende, afferente Neurone entfernt. Die (heute obsolete) frontale Lobotomie, die Durchtrennung von Fasern im Stirnhirn, schafft eine affektive Distanzierung von den danach nur noch als neutrale Stimuli wahrgenommenen Schmerzreizen. Ähnlichen Effekt bei geringeren Persönlichkeitsveränderungen hat die Durchtrennung von Fasern im Gyrus cinguli (anteriore Cingulotomie; → Sharim & Pouratian, 2016).

Psychophysiologische Schmerztherapien wie EMG-Biofeedback versuchen, den Teufelskreis zu durchbrechen, der sich durch schmerzbedingte Muskelspannung und damit Erzeugung weiterer Schmerzreize bildet.

2.8.6 Kopfschmerzen

Allgemeine Einteilung: Bei Kopfschmerzen lassen sich primäre und sekundäre Formen unterscheiden; bei den Letzteren sind die Beschwerden Folge einer bekannten Grundkrankheit, nach deren erfolgreicher Behandlung sie ebenfalls verschwinden. Bei den sekundären Formen wären zu nennen:

- augenbedingte Kopfschmerzen (oft Folge schlecht korrigierter Alterssichtigkeit)
- Schmerzen im Schädelbereich bei Infektionen (u. a. der Stirnhöhlen)
- tumorbedingte Kopfschmerzen
- arteriosklerotische Kopfschmerzen (bei Gefäßverengungen im Gehirn)
- Hypertonikerkopfschmerz
- Veränderungen im Bereich der Halswirbel sind ebenfalls häufig die Ursache – recht typisch für diese zervikalbedingten Kopfschmerzen sind ein Beginn der Schmerzen im Hinterkopf sowie begleitende Einschränkungen der Beweglichkeit der oberen Wirbelsäule
- früher – als Phenacetinpräparate noch auf dem Markt waren – waren medikamentös bedingte Kopfschmerzen ausgesprochen verbreitet; die genannte Substanz hatte die Eigenschaft, bei vielen kurzfristig diese Beschwerden zu lindern, sie langfristig aber zu verstärken; möglicherweise haben (in schwächerem Ausmaße) auch einige heute noch verfügbare Schmerzmittel diesen Effekt.

Zu den (deutlich häufigeren) primären Kopfschmerzen gehören die Migräne, der seltene Cluster-Kopfschmerz (Bing-Horton-Syndrom) sowie Spannungskopfschmerzen.

Migräne: Die typische Migräneattacke entwickelt sich oft relativ schnell zum Vollbild und dauert im Allgemeinen (unbehandelt) zwischen vier und 72 Stunden; die Schmerzen sind meist deutlich beeinträchtigend und erzwingen nicht selten den Abbruch von Tätigkeiten sowie Bettruhe. Typisch sind der pochende Schmerzcharakter (oft mit Verstärkung beim Bücken) sowie Einseitigkeit der Schmerzen. Häufig finden sich begleitende Übelkeit bis hin zum Erbrechen, Licht- und/oder Geräuschempfindlichkeit; unter körperlicher Anstrengung verstärken sich die Beschwerden im Regelfall. Dieser hier geschilderten Migräne ohne Aura ist jene mit Aura gegenüberzustellen, bei der – meist vor dem Anfall – neurologische Symptome auftreten, hauptsächlich ein charakteristisches Augenflimmern (»Flimmerskotom«). Dabei kann die Symptomatik bei einer Person durchaus variieren; so bleibt zuweilen die Aura aus oder die Schmerzen sind zwischendurch beidseitig lokalisiert – abgesehen davon, dass bei Unilateralität in vielen Fällen bald die eine, bald die andere Seite betroffen ist.

Nur bedingt verstanden sind die zu diesen Schmerzen führenden körperlichen Prozesse (ihre Pathogenese). Die lange favorisierte vaskuläre Hypothese in einfachster Form ist nicht mehr haltbar. Dieses vor Jahrzehnten entwickelte Modell lokalisiert die der Migränesymptomatik zugrunde liegenden Prozesse im Wesentlichen in den Gefäßen: In einer ersten Phase kommt es im Sinne dieser Theorie zur Konstriktion von Hirnarterien (wobei die resultierende zerebrale Ischämie die Aurasymptome erklären würde). In einem zweiten Schritt soll kompensatorisch eine Erweiterung intra- und extrakranieller Gefäße stattfinden (eigentliche Grundlage des pochenden Migräneschmerzes). Mittlerweile bevorzugt man andere pathogenetische Hypothesen: So soll es auf der Basis einer generellen neuronalen Übererregbarkeit im Hirnstamm zu spontanen Entladungen kommen, die u. a. auf den Kortex, das vegetative Nervensystem und den Thalamus übergreifen können mit der Folge von Prodromalsymptomen (wie Seh- oder Sprachstörungen, zu Übelkeit und Schweißausbrüchen sowie sensorischer Überempfindlichkeit). Nach wie vor geht man davon aus, dass den Schmerzen eine pulsierende Dehnung arterieller Gefäße mit Reizung der Hirnhäute zugrunde liegt. Während noch vor kurzer Zeit die Auffassung herrschte, diese erhöhte Dehnbarkeit würde durch parasympathische Fasern vermittelt, nimmt man mittlerweile an, dass im Bereich des in seinem oberen Teil rein afferenten Trigeminusnerven ein bestimmter Stoff gebildet wird, das Calcitonin Gene Related Peptide (CGRP), der auf unklaren Wegen Rezeptoren an den Gefäßwänden erreicht und dort zur Gefäßerweiterung führt, zudem wohl die von dort ausgehenden Trigeminusfasern sensibler macht (Puledda et al., 2017).

Die medikamentöse Behandlung der Migränesymptome besteht nach wie vor meist in der Gabe von Schmerzmitteln wie Acetylsalicylsäure, Paracetamol, Ibuprofen oder Metamizol, die letztlich den spezifischen Migränemitteln fast ebenbürtig sind. Generell gilt, dass diese, rechtzeitig und in ausreichender Menge genommen, die Entwicklung der Attacke noch verhindern können; um gute Resorption zu erreichen, wird oft empfohlen, zuvor Mittel zur Normalisierung der im Anfall gestörten Magenmotorik einzunehmen (Antiemetika, z. B. Metoclopramid). Auch die häufig gute Wirkung von Coffein auf die Migränesymptomatik beruht sicher teils auf besserer Resorption gleichzeitig eingenommener Analgetika; zudem haben Kaffee oder Tee oft bereits allein einen positiven Effekt auf Kopfschmerzen, wenigstens wenn diese noch im Anfangsstadium stehen.

Neben den Analgetika vom Typ der Prostaglandinsynthesehemmer gibt es spezifische Migränemittel, v. a. (mittlerweile seltener eingesetzte) Ergotaminpräparate oder die zunehmend verbreiteten Triptane. Als Wirkmechanismen werden Veränderungen der Gefäßweite sowie direkt hemmende Wirkung auf Trigeminuskerne im Hirnstamm diskutiert.

Da Ergotamine und Triptane auch andere Gefäße verengen, gelten sie als vergleichsweise nebenwirkungsreich, sollten also insbesondere bei Personen mit koronarer Herzkrankheit nicht eingesetzt werden. Ebenfalls gefäßverengend, aber spezifisch im oberen Kopfbereich, sind die CGRP-Antagonisten, die teilweise an dem Stoff selbst, teilweise an seinen Rezeptoren ansetzen (→ Edvinsson et al., 2018). So ist mit ihnen nicht nur eine Akutbehandlung möglich, sondern sogar eine Art Impfung, indem monatlich monoklonale Antikörper gegen die Bindungsstellen gespritzt werden, z. B. Erunamab (Aimovig®), das erhebliche Besserung bringen kann (Pozo-Rosich et al., 2024). Weiter zur Prophylaxe eingesetzt werden Betablocker, trizyklische Antidepressiva, zudem einige eher nebenwirkungsreiche Antikonvulsiva.

Der der Migräne in mancher Hinsicht ähnliche Cluster-Kopfschmerz (Bing-Horton-Syndrom) ist gekennzeichnet durch streng einseitige, kurze und im Allgemeinen wiederholt während eines Tages auftretende heftigste Schmerzattacken mit Reizung und Tränenfluss des entsprechenden Auges; häufig findet sich ein begleitendes partielles Horner-Syndrom mit Ptosis (Herabhängen des Oberlids) und Miosis (Pupillenverengung). In der Regel treten die Attacken gehäuft auf, typischerweise im Rahmen von Schüben unterschiedlicher Dauer mit meist mehrmonatigen schmerzfreien Intervallen. Dieser Verlauf hat der Krankheit ihre Bezeichnung Cluster-Kopfschmerz eingebracht (d. h. ein in Bündeln auftretender).

Spannungskopfschmerz: Diese häufigste Form primären Kopfschmerzes ist typischerweise gekennzeichnet durch pressenden, eher wenig intensiven Schmerz, der beidseitig auftritt und sich durch körperliche Betätigung nicht verschlechtert. Scheu vor Licht oder Lärm, Übelkeit und Erbrechen fehlen meist.

Als Ursache der Schmerzen wurde lange (wie in der Bezeichnung ausgedrückt) eine Verkrampfung der an der Schädelkalotte ansetzenden Muskulatur angenommen, speziell der Stirn- und Nackenmuskeln. Mittlerweile ist man weitgehend von dieser These abgekommen, denn u.a. findet sich während der Schmerzzustände oft keine erhöhte EMG-Aktivität – oder wenn, dann könnte sie ebenso gut als Reaktion auf die schmerzhafte Reizung angesehen werden. Im angloamerikanischen Sprachraum verwendet man heute statt der alten Bezeichnung »tension headache« im Allgemeinen »tension-type headache« (im Deutschen Spannungstypkopfschmerz, was sich aber kaum durchgesetzt hat).

Medikamentös behandelt man zumeist mit einfachen Analgetika wie Acetylsalicylsäure oder Paracetamol; nicht selten werden auch muskelrelaxierende Substanzen verordnet, wobei der Einsatz der zusätzlich anxiolytisch-sedierend wirkenden Benzodiazepine keineswegs unproblematisch ist. Auch ist die Gabe von Antidepressiva wie Amitriptylin nicht ungewöhnlich, wobei die Wirksamkeit hier sicher nicht auf dem antidepressiven, sondern auf dem spezifisch analgetischen Effekt beruht (→dazu Kap. 2.8.5 u. Kap. 3.5.3). An psychologischer Therapie kommen v.a. Entspannungsverfahren zum Einsatz, bei Verfügbarkeit entsprechender Instrumente auch EMG-Biofeedback; ob dieses aufwendige Verfahren der einfacher zu praktizierenden progressiven Muskelentspannung überlegen ist, wird diskutiert.

2.8.7 Schmerzen im muskuloskelettalen System

Vorbemerkungen: Gerade bei diesen Beschwerdebildern besteht zwischen objektiver Noxe (etwa in Form von Gelenkveränderungen) und Ausmaß der Beschwerden nur eine sehr unsichere Beziehung. Insofern sind orthopädische Diagnosen allein wenig hilfreich bei der Beurteilung der Schmerzzustände und ihrer Therapiebedürftigkeit.

Degenerative Erkrankungen der Wirbelsäule und Bandscheibenvorfall: Degenerative Erkrankungen der Wirbelsäule (Osteochondrosen, von griech. osteon = Knochen, chondros = Knorpel) sind wohl die häufigsten Ursachen für muskuloskelettale Schmerzen. Beim Großteil der Fälle handelt es sich um Veränderungen der (bekanntlich zwischen den Wirbelkörpern liegenden) Bandscheiben, speziell im Lumbalbereich; diese verlieren im Laufe der Jahre ihre Elastizität und Konsistenz und sinken zusammen. Folge ist oft ein seitliches Herausquellen der Bandscheibe, welche auf die Spinalwurzeln drückt und zu schmerzhaften Reizungen führt. Neben dieser eher chronischen Form des Bandscheibenvorfalls gibt es die Nucleus-pulposus-Hernie, wo der gallertartige innere Bandscheibenkern mehr oder weniger akut unter Zerstörung von Fasergewebe nach außen tritt; die daraus resultierenden Wurzelquetschungen führen oft zu raschen und sich spontan seltener rückbildenden Sensibilitätsstörungen und motorischen Lähmungen. Die Schmerzen sind meist im Bein, im Versorgungsgebiet des Ischiasnerven, lokalisiert und werden daher volkstümlich als »Ischias«[6] bezeichnet. Häufig finden sich schon zuvor Schmerzen im Bereich der unteren Lendenwirbelsäule (Lumbalgien); durch plötzliche Verlagerung im Bandscheibenbereich kann es zur schmerzhaften einseitigen Verkrampfung (Kontraktur) von unteren Rückenmuskeln kommen (»Hexenschuss«; Lumbago). Beschwerden im Lendenbereich werden allgemein als Lumbalsyndrom bezeichnet.

Entsprechende degenerative Veränderungen der Bandscheiben können sich auch im Bereich der Halswirbelsäule finden. Wegen des unterschiedlichen Baus der Wirbelkörper dort sind jedoch regelrechte Bandscheibenvorfälle seltener; dafür kommt es gehäuft zu knöchernen Neubildungen im Bereich der Wirbelfortsätze, welche die Spinalwurzeln reizen können und eventuell auch auf die A. vertebralis drücken, die in dieser Region nach kranial zieht und okzipitale sowie kaudale Hirnteile versorgt. Dem Ischias beim Bein entspricht hier das Nacken-Schulter-Arm-Syndrom (Zervikalsyndrom) mit meist einseitigen, seitlichen Nackenschmerzen, die über die Schulter in den Oberarm und zur Hand ziehen können; zusätzlich finden sich oft Missempfindungen (Parästhesien). Bei bestimmten Formen (Skalenussyndrom) treten auch Durchblutungsstörungen im Handbereich auf, die sich durch Reizung der in der Halsregion verlaufenden sympathischen Nerven und Ganglien erklären lassen. Häufig sind Schmerzen im Bereich des Hinterkopfes (Okzipitalneuralgie), die sich oft weiter nach vorne in Richtung Ohr und Stirn ausbreiten. Die dabei zuweilen auftretenden Gleichgewichtsstörungen mit Erbrechen, Schwindelgefühl und Ohrensausen werden auf Kompressionen der A. vertebralis zurückgeführt.

Konservative Behandlung ist bei Lumbal- wie Zervikalsyndrom oft ausreichend, da die Beschwerden häufig nicht auf morphologische Schäden, sondern auf funktionelle Veränderungen (z. B. Ödeme in der Umgebung der gequetschten Spinalwurzeln, reaktive Verhärtungen der Muskulatur) zurückgehen. Hier wirken Wärmebehandlung oder abschwellende Medikamente oft schnell und gründlich; weiter kann man versuchen, etwa durch manuelle Streckung, die verschobenen Strukturen der Wirbelsäule wieder in die richtige Lage zu bringen. Gehen bei stärkeren Läsionen der Spinalwurzeln die neurologischen Erscheinungen nicht nach gewisser Zeit zurück, muss operativ behandelt werden; dabei wird die geschädigte Bandscheibe ganz oder teilweise entfernt und in der betreffenden Region oft eine Versteifung der Wirbelsäule vorgenommen.

Degenerative Wirbelsäulenveränderungen mit Rückenschmerzen können auch von verformten Wirbelkörpern ausgehen (Spondylosis deformans). Oft sind diese durch Osteoporose hervorgerufen, eine generalisierte Entkalkung des Knochens mit Verlust seiner Struktur. Dies ist im Alter sehr häufig, besonders bei Frauen nach der Menopause (Absinken des Östrogenspiegels); auch langjährige Einnahme von Glucocorticoiden (z. B. bei Asthma) kann Osteoporose hervorrufen oder verstärken. Im Rahmen osteoporotischer Wirbelveränderungen kommt es nicht selten zu Wirbelbrüchen.

Nicht zu den degenerativen Erkrankungen der Wirbelsäule zu rechnen – da in wesentlich früherem Alter auftretend – ist die Scheuermann-Krankheit; sie bedingt aber ähnliche Symptome und legt in gewissem Maße die Grundlage für spätere Veränderungen im Bandscheiben- oder Wirbelbereich. Es handelt sich um eine im Jugendalter einsetzende Verstärkung der physiologischen Brustkyphose (der nach dorsal konvexen Krümmung der Wirbelsäule im Thorakalbereich); diesem Rundrücken liegt ein Umbau von Wirbelkörpern unklarer Genese zugrunde. Mit Gymnastik und Schwimmen kann man versuchen, solche Haltungsschäden zu reduzieren. Oft sind weitere Korrekturen, z. B. durch Korsette, erforderlich.

Degenerative Veränderungen in anderen Skelettbereichen: Diese spielen – da meist operativ gut zu behandeln – in Schmerzambulanzen eine eher untergeordnete Rolle. Am wichtigsten sind Veränderungen im Bereich des Hüftgelenks (Hüftarthrose oder Koxarthrose), die zuweilen auf frühen Schäden aufbauen, oft aber Folge langjähriger Beanspruchung des Gelenks (häufig bei Übergewicht) sind. Schmerzen und Bewegungseinschränkungen ziehen sich oft über Jahre hin; meist ist ein Ersatz des Hüftgelenks mit künstlicher Gelenkpfanne und Gelenkkopf Therapie der Wahl. Entsprechende Veränderungen mit Knorpelverlust, Einschränkungen der Beweglichkeit und Schmerzen kommen in Kniegelenken vor (Kniearthrose).

Entzündliche Erkrankungen: Im Bereich der Wirbelsäule ist hier die Bechterew-Krankheit oder Spondyl(arthr)itis ankylopoetica (von griech. ankylos = gekrümmt, poiein = machen) zu nennen, wo es aufgrund eines Autoimmunprozesses zu Entzündungen mit nachfolgenden Versteifungen v. a. im Bereich der Zwischenwirbel- und Rippen-Wirbel-Gelenke kommt, zuweilen auch der Hüft- und Kniegelenke. Insbesondere bei jüngeren Patienten mit hartnäckigen unklaren Rückenschmerzen, Einschränkungen der Atemmechanik und erhöhter Blutsenkung sollte man diese Krankheit in Betracht ziehen und nach Diagnosestellung konsequent behandeln, um die gefürchteten Verkrümmungen der Wirbelsäule zu verhindern. Die Behandlung geschieht in erster Linie mit entzündungshemmenden Medikamenten.

Eine entzündliche Erkrankung nicht der Wirbelgelenke, sondern vornehmlich der kleineren Gelenke im Extremitätenbereich (Finger-, Hand-, Zehengelenke), zuweilen auch der größeren (z. B. der Hüfte), ist die primär-chronische Polyarthritis; auch bei ihr handelt es sich um eine Autoimmunerkrankung (→ genauer Kap. 8.3.3).

Traumatische Schäden des muskuloskelettalen Systems: Traumatische Schäden des muskuloskelettalen Systems spielen im Rahmen psychologischer Schmerztherapie v. a. dann eine Rolle, wenn nach abgeschlossener orthopädischer Behandlung Bewegungseinschränkungen und Schmerzzustände zurückbleiben. Große Bedeutung hat das Halswirbel-Schleudertrauma mit seinen häufig über Jahre oder Jahrzehnte andauernden Spätbeschwerden. Diese Traumata ereignen sich typischerweise bei Auffahrunfällen, wenn der Kopf nach hinten geschleudert wird. Die unmittelbaren Beschwerden sind meist gering und Röntgenaufnahmen zeigen keine Schäden. Häufig stellen sich dann nach einigen Wochen Schmerzzustände ein, bevorzugt in Gestalt des oben beschriebenen Nacken-Schulter-Arm-Syndroms, zudem oft heftige, okzipital beginnende und stirnwärts wandernde Kopfschmerzen. Die Beschwerden lassen sich in der Regel nicht objektivieren – was im Rahmen von Schadensregulationsprozessen eine wichtige Rolle spielt –, können aber extrem beeinträchtigend sein und zur Berufsunfähigkeit führen. Als Ursache werden vielfältige, mit bildgebenden Verfahren nicht zu erkennende Mikrotraumata vermutet. Behandlung wird mit den in Kapitel 2.8.5 genannten Medikamenten versucht, zudem mit physikalischen Anwendungen (etwa Massage, Wärme); die Prognose ist nur bedingt günstig; viele Fälle neigen zur Chronifizierung.

Fibromyalgiesyndrom (Fibrositissyndrom): Dieses ist erst in den letzten Jahren ins breitere Interesse gerückt – ältere Orthopädiebücher erwähnen es gar nicht; dort entspricht ihm im Wesentlichen das Muskelrheuma. Darunter versteht man Schmerzen und Verhärtungen (Myogelosen) im muskuloskelettalen System, die keinen festen Sitz haben, sondern ihre Lokalisation wechseln (daher die Bezeichnung Rheuma, von griech.

rheumatismos = das Fließen) und funktionelle Reaktionen auf unbestimmte Reize (insbesondere im Bereich der Spinalwurzeln) darstellen sollen.

Patienten mit Fibromyalgie klagen über unbestimmte, schlecht objektivierbare Schmerzen und Bewegungseinschränkungen; weitere Beschwerden (Schlafstörungen, Reizdarm) sind häufig. Ob es sich letztlich um eine Verlegenheitsdiagnose bei fehlenden sonstigen Befunden handelt, steht in Diskussion; auffällig ist zumindest, dass diese Symptome heute häufiger auftreten (bzw. öfter zum Behandlungswunsch führen).

ZUSAMMENFASSUNG KAPITEL 2.8

Die Sensoren zur Registrierung schädigender Reize, die Nozizeptoren (»Schmerzrezeptoren«), sitzen in besonderer Dichte in der Haut und sind großteils multimodal, reagieren also auf Schädigungen unterschiedlicher Quelle (als Folge von Druck, Hitze, chemischen Faktoren im Rahmen von Gewebsschädigung). Daneben wird die Existenz von Sensoren angenommen, die nur auf einen Typus von Noxe ansprechen; so sind spezifische Hitzerezeptoren nicht nur für das Zustandekommen der Empfindung Hitze, sondern auch des Schmerzempfindens von Bedeutung. Adäquater Reiz für die multimodalen Nozisensoren (die wohl freie Nervenendigungen sind) ist nicht zuletzt Ansammlung von Stoffen, die bei Gewebszerstörung freigesetzt werden, so die aus defekten Zellen austretenden Kaliumionen, daneben Histamin, Serotonin und die bei Zersetzung von Proteinen entstehenden Kinine (z. B. Bradykinin). Im Rahmen des Gewebsuntergangs kommen in der Umgebung der Schädigung weitere Prozesse in Gang. Hierzu gehören Gefäßerweiterung und Entzündung, die den Heilungsvorgang einleiten: Durch erhöhte Schmerzempfindlichkeit bei zusätzlicher Sensibilisierung der ohnehin schon gereizten Nozizeptoren wird eine Schonung erzwungen. Spezielle Bedeutung dabei haben die im lädierten Gebiet gebildeten Prostaglandine; Prostaglandinsynthesehemmer (wie Acetylsalicylsäure) besitzen daher analgetische Wirkung.
Die von unimodalen Nozizeptoren ausgehenden Axone sind (zur schnelleren Informationsleitung) wohl ausnahmslos myelinisiert; die von den multimodalen, v. a. auf bereits eingetretene Läsionen reagierenden Sensoren ausgehenden Fasern sind hingegen marklos. Diese Unterschiede zeigen sich auch in der Existenz von zwei verschiedenen Schmerzempfindungen: einerseits einer unmittelbar auftretenden und rasch endenden, gut lokalisierbaren »hellen« (oder scharfen) Schmerzempfindung (des »schnellen Schmerzes«) und andererseits eines »langsamen Schmerzes«, der später einsetzt, länger anhält und eher dumpfen und diffusen Charakter aufweist. Die Fasern für die unterschiedlichen Schmerzarten im Rückenmark erreichen schließlich dieselben Kortexareale, nämlich den Gyrus postcentralis (wo die Lokalisation des Schmerzherdes geschieht) sowie – nach gegenwärtigem Kenntnisstand – den Gyrus cinguli, wo der Schmerz als aversiv bewertet wird. Chirurgische Ausschaltung dieser Region wird deshalb zuweilen als Ultima Ratio bei sonst nicht zu beseitigen Schmerzen praktiziert.
Die Axone der aufsteigenden Schmerzbahnen geben Kollateralen zu Motoneuronen ab, sodass auf Rückenmarksebene Flucht- und Abwehrreflexe möglich sind (Rückziehen der Hand von der Herdplatte, reflektorische Abwehrspannung bei Schmerzzuständen der Eingeweide); die nozizeptiven Neurone innerer Organe sind in räumlicher Nähe zu vegetativen Zentren, weshalb bei Schädigungen dort oft vegetative Mitreaktionen (Schwitzen, Kreislaufveränderungen) zu beobachten sind.

Zwei Sachverhalte sind dabei zu erwähnen, nämlich

- dass nozizeptive Fasern von inneren Organen mit Fasern aus den Hautarealen zusammengeschaltet werden, sodass Schmerzen, die von Ersteren ausgehen, oft in periphere Regionen projiziert werden (Head-Zonen; z. B. die Innenseite des linken Oberarms als Head-Zone für die Herzgegend).
- dass von anderen Sensoren (etwa Mechanorezeptoren) ausgehende Axone konkurrierend an nozizeptive Fasern herantreten, weshalb Druckreizung der entsprechenden Areale die Schmerzempfindung dort vermindern kann.

Da Nozizeptoren einerseits so gut wie nicht adaptieren, andererseits unter Umständen (etwa beim Gebärvorgang) starke Schmerzen auszuhalten sind, gibt es ein schmerzhemmendes absteigendes System. Dessen Neurone gehen vom Mittelhirn (dem periaquäduktalen Grau) aus und erreichen nach Umschaltung in Raphe-Kernen der Medulla oblongata schließlich über Interneurone die Umschaltstellen der aufsteigenden Schmerzbahnen im Rückenmark (bzw. für die Trigeminusfasern im Hirnstamm). Diese Interneurone verwenden als Transmitter endogene Opioide und erschweren bei Aktivierung die Weiterleitung der Schmerzimpulse. Exogene Opioide (wie Morphin) setzen an diesen Opioidrezeptoren im Rückenmark an und hemmen die Impulsübertragung in wesentlich stärkerem Maße; weiterer Angriffspunkt für exogene Opiate ist das Mittelhirn, wo sie die absteigenden schmerzhemmenden Bahnen stimulieren.
Die Behandlung chronischer Schmerzen ist zum einen möglich mit (eher schwachen) Analgetika wie Ibuprofen, Acetylsalicylsäure oder Paracetamol, welche durch Hemmung der Prostaglandinsynthese die Empfindlichkeit der Nozizeptoren herabsetzen; eine andere Möglichkeit ist die Besetzung von Rezeptoren des endogenen Opioidsystems durch Opioidanalgetika (z. B. Morphin) im absteigenden schmerzhemmenden System. Auf ähnlichem Wirkmechanismus dürfte die analgetische Wirkung der Cannabinoide beruhen. Bei schwersten Schmerzen können Lokalanästhetika in die Umgebung von Neuronen oder des Rückenmarks appliziert werden (Blockadeverfahren); bei der transkutanen elektrischen Nervenstimulation werden andere sensible Nerven (etwa von Mechanorezeptoren ausgehende) stimuliert und so aufgrund einer afferenten Hemmung die Weiterleitung von Schmerzimpulsen unterdrückt. Als Möglichkeiten der chirurgischen Schmerztherapie seien Chordotomie (Durchtrennung von Rückenmarkbahnen), Sympathektomie (Entfernen von mit den Sympathikusnerven verlaufenden nozizeptiven Fasern) sowie in seltenen Fällen Hirnoperationen genannt (etwa die Cingulotomie, um den Schmerzreizen ihren aversiven Charakter zu nehmen).
Bei Kopfschmerzen lassen sich sekundäre (auf andere Grundkrankheiten, z. B. Wirbelveränderungen, zurückgehende) Formen von primären unterscheiden. Zur letzteren Gruppe gehören Spannungskopfschmerzen und Migräne. Erstere sind meist weniger beeinträchtigend, in der Regel beidseitig, so gut wie nie von neurologischen Symptomen begleitet und bessern sich häufig bei Bewegung; meist reichen zur Linderung einfache Schmerzmittel aus. Die lange vertretene These, dass die Beschwerden auf Verspannungen der Kopfmuskulatur zurückgehen, wird zunehmend in Zweifel gezogen. Die Migräne ist hingegen im Allgemeinen einseitig, der Schmerz pulssynchron pochend; Übelkeit, Licht- und Geräuschempfindlichkeit sind häufig. Bei der Migräne mit Aura kommen zusätzliche

neurologische Beeinträchtigungen vor, typischerweise in Form von sich vor dem Anfall manifestierenden Sehstörungen (Flimmerskotom). Die Beschwerden verschlechtern sich meist bei Tätigkeit; viele Patienten sind gezwungen, die im schlimmsten Fall mehrtägigen Anfälle liegend im abgedunkelten Raum zu überstehen. Als Pathogenese nimmt man – noch wenig konkret – neuronale Entladungen im Hirnstamm an, welche sekundär auf die Gefäße übergreifen und dort zu schmerzhafter Weitstellung führen. Neben einfachen Schmerzmitteln, die in der Regel nur rechtzeitig und in höheren Dosen genommen wirksam sind, kommen spezifisch gefäßaktive Medikamente zum Einsatz, früher häufig Ergotaminpräparate, heute eher Triptane. Eine neue, wohl weniger nebenwirkungsreiche Therapie ist die mit CGRP-Antagonisten, welche man auch über eine Impfung zur Prophylaxe einsetzen kann. Prophylaktisch kommen zudem Betarezeptorenblocker, trizyklische Antidepressiva und Antikonvulsiva zum Einsatz.
Chronische Schmerzen, wie sie Patienten in Schmerzkliniken oder Schmerzambulanzen aufweisen, sind häufig auf Veränderungen im muskuloskelettalen System zurückzuführen, wobei zwischen objektiven Veränderungen und Beschwerden nur lockere Beziehungen bestehen. Oft liegen degenerative Veränderungen der Wirbelsäule vor, meist der Bandscheiben (v. a. im Lumbalbereich); bei den leichteren Formen drücken die niedriger und damit breiter werdenden Fasergebilde auf die Spinalwurzeln; im akuten, schweren Fall der Nucleus-pulposus-Hernie gleitet das Innere der Bandscheibe unter Zerstörung des umliegenden Nervengewebes heraus. Bei degenerativen Bandscheibenveränderungen im Bereich der Halswirbel kommt es seltener zum akuten Vorfall, sondern häufiger zu knöchernen Veränderungen der Wirbel. Diese können auf die Spinalnerven drücken, aber auch zu Kompressionen in der (die hinteren Hirnteile versorgenden) A. vertebralis führen. Weiter können verformte Wirbelkörper (Spondylosis deformans, oft Folge von Osteoporose) Ursache von Schmerzen sein. Neben den degenerativen gibt es entzündliche Gelenkveränderungen, wobei hier in erster Linie die Bechterew-Krankheit sowie die chronische Polyarthritis zu nennen sind; beide werden als Autoimmunkrankheiten angesehen.
Unter dem Fibromyalgiesyndrom, früher als Muskelrheuma bezeichnet, versteht man uncharakteristische, die Lokalisation wechselnde Schmerzen und Verhärtungen im Bereich der Muskulatur, welche ätiologisch unklar sind.

3 Erregungsbildung und -übertragung in Neuronen – Grundlagen der Psychopharmakotherapie

3.1 Ruhe- und Aktionspotenzial

Nervenzellen sind gegenüber dem Extrazellularraum negativ geladen (etwa –70 mV). Dies liegt v. a. daran, dass die großen negativen Proteinionen die Zelle nicht verlassen können und extrazellulär gelegene positive Natriumionen nur schwer dort eindringen. Vereinfacht ausgedrückt, stellen sich die Konzentrationen der gut die Zellmembran passierenden Kalium- und Chloridionen so ein, dass das Zellinnere leicht negativ ist – wobei Kaliumionen vornehmlich intra-, Chloridionen hauptsächlich extrazellulär liegen. Ein aktiver Transportprozess, die Natrium-Kalium-Pumpe, sorgt dafür, dass Ionenbewegungen, die diese Negativierung vermindern – nämlich Eintritt von Natrium-, Austritt von Kaliumionen –, rückgängig gemacht werden.

Jedes Neuron – außer die von Sinnesrezeptoren ausgehenden – wird von Endknöpfchen vieler anderer Nervenzellen berührt, die mit ihm Synapsen bilden. Ausschüttung von Transmittermolekülen aus diesen präsynaptischen Zellen führt an den postsynaptischen Membranabschnitten zu Potenzialveränderungen (→Kap. 3.2). An erregenden Synapsen findet dabei eine Depolarisation statt. Es entsteht ein sogenanntes EPSP (exzitatorisches postsynaptisches Potenzial). An hemmenden Synapsen wird der Membranabschnitt hyperpolarisiert, d. h. noch stärker negativ, und es bildet sich ein IPSP, ein inhibitorisches postsynaptisches Potenzial. Diese mehr oder weniger gleichzeitig auftretenden EPSPs und IPSPs wandern nun zum Axonhügel der postsynaptischen Nervenzelle. Dort überlagern sich die eintreffenden Potenziale, sodass das Membranpotenzial an dieser Stelle dauernd um seinen Ruhewert von etwa –70 mV schwankt. Wird ein Wert von weniger als –60 mV erreicht und somit die kritische Schwelle überschritten, entsteht ein Aktionspotenzial: Für Sekundenbruchteile öffnen sich die Natriumkanäle, worauf Na^+-Ionen in großen Mengen einströmen und das Zellinnere an dieser Stelle kurzfristig positiv wird; wenig später schließen sich die Natriumkanäle, Kaliumkanäle öffnen sich und der Ausstrom positiver Kaliumionen stellt die alten Ladungsverhältnisse weitgehend wieder her. Insgesamt sind die Ionenverschiebungen gering, sodass sich an den prinzipiellen Ladungsverhältnissen (Na^+ vornehmlich außen, K^+ innen) nichts ändert. Ein aktives Transportsystem – die Natrium-Kalium-Pumpe – stellt den alten Zustand restlos wieder her: Es schafft eingedrungene Na^+-Ionen nach außen, ausgeströmte K^+-Ionen nach innen. Das Aktionspotenzial breitet sich – kontinuierlich und langsam in unmyelinisierten, saltatorisch und schnell in den myelinisierten Axonen – in Richtung der Endknöpfchen aus, die daraufhin Transmitter ausschütten.

3.2 Synapsen – Rezeptoren – Effekte von Rezeptorbesetzung

Struktur von Synapsen: Als Synapse bezeichnet man die Verbindung einer Nervenzelle mit einer anderen Zelle, z. B. einem weiteren Neuron. Die Endknöpfchen des ersten legen sich an der Membran eines zweiten (postsynaptischen) Neurons an; dies geschieht zumeist an dessen Dendriten (axodendritische Synapsen), seltener am Körper des Neurons (axosomatische Synapsen) oder an seinem Axon nahe der Endknöpfchen (axoaxonale Synapsen); Letztere bilden die anatomische Grundlage der präsynaptischen Hemmung.

Allgemeines zur synaptischen Übertragung, zu Rezeptoren und Ionenkanälen: Bei den hier allein betrachteten chemischen Synapsen ist der Spalt zwischen der Membran des zuerst erregten (präsynaptischen) Neurons und der postsynaptischen Nervenzelle so breit, dass die elektrische Erregung nicht unmittelbar überspringen kann. Die Übertragung geschieht chemisch mithilfe von Neurotransmittern (kürzer: Transmitter; zu Deutsch Botenstoffe). Diese werden im präsynaptischen Neuron aufgebaut und in den Vesikeln der Endknöpfchen gespeichert. Kommt eine Erregung (das Aktionspotenzial) dort an, so werden die Vesikel nach vorne gestoßen und entleeren die Moleküle in den synaptischen Spalt. Die freigesetzten Botenstoffe diffundieren zu einem gewissen Prozentsatz zur Membran des postsynaptischen Neurons, wo sie sich an Rezeptoren (genau auf die Art des Transmitters zugeschnittene Bindungsstellen) anlagern können. Üblicherweise schüttet eine Nervenzelle nur einen Typ von (niedrigmolekularem) Transmitter aus, und nur für diesen liegen an der postsynaptischen Zellmembran passende Bindungsstellen bereit.

Diese Anlagerung ist ein sehr kurzfristiger Vorgang; ausgesprochen irreführend ist die Vorstellung, dass Transmitter und Rezeptor nun eine unlösliche Verbindung eingehen würden, dass der Botenstoff vom Rezeptor regelrecht »verschluckt« würde. Der kurze Kontakt reicht jedoch aus für Veränderungen der direkt benachbarten Zellmembran. Diese Rezeptoren kontrollieren nämlich Ionenkanäle, Öffnungen in der Membran, durch die elektrisch geladene Teilchen nach innen oder außen strömen können; die wichtigsten beweglichen Ionen sind Na^+, K^+, Ca^{2+} und Cl^-. Die dafür geeigneten Kanäle heißen entsprechend Natrium-, Kalium-, Calcium- oder Chloridkanäle, wobei es unter einer Synapse immer nur einen Typ gibt, der von diesem einen dort vorhandenen Rezeptortyp »kontrolliert« wird.

Rezeptoren, durch deren Besetzung sich Na^+-Kanäle und Ca^{2+}-Kanäle öffnen, sind erregend: Die vornehmlich extrazellulär lokalisierten, positiv geladenen Natrium- und Calciumionen strömen dann ein und machen das negative Zellinnere geringfügig weniger negativ (Depolarisation oder exzitatorisches postsynaptisches Potenzial = EPSP); die Erregbarkeit der Zelle nimmt damit zu (daher die Bezeichnung »erregend« für den zugehörigen Rezeptor). Werden hingegen K^+-Kanäle geöffnet, so können die vermehrt intrazellulär zu findenden Kaliumionen ausströmen und das Zellinnere wird noch stärker negativ (Hyperpolarisation, inhibitorisches postsynaptisches Potenzial = IPSP). Chloridionen befinden sich Großteils extrazellulär; die Öffnung von Chloridkanälen mit folgendem Einstrom führt daher ebenfalls zu einem IPSP. K^+- und Cl^--Kanäle kontrollierende Rezeptoren sind also hemmend.

Da an einer Synapse normalerweise nur ein Typ von Rezeptor sitzt und dieser dann entweder erregend oder hemmend wirkt, gibt es erregende und hemmende Synapsen. Hingegen gibt es typischerweise keine erregenden und hemmenden Transmitter; viele sind an einer Synapse erregend, an einer anderen hemmend. Allerdings sind die meisten Rezeptoren für Glutamat erregend (sie kontrollieren in aller Regel Calciumkanäle), sodass man Glutamat als vornehmlich erregenden Transmitter bezeichnen kann; nach Besetzung von Rezeptoren für Gamma-Aminobuttersäure (GABA) entsteht immer ein IPSP; GABA ist also ein hemmender Transmitter.

Ionenkanal- und G-Protein-gekoppelte Rezeptoren: Rezeptoren können den Öffnungsgrad von Ionenkanälen auf zwei verschiedene Arten kontrollieren. Seltener sind die Ionenkanal-gekoppelten oder ionotropen Rezeptoren, bei denen eine Andockung des Transmitters unmittelbar zur Öffnung des Kanals führt. Bei den häufigeren G-Protein-gebundenen (Second-Messenger-gekoppelten, metabotropen) Rezeptoren setzt nach Anlagerung des Transmitters ein komplizierter chemischer Prozess ein (auch als nachgeschaltete Signaltransduktion bezeichnet). Es handelt sich um eine Kettenreaktion (sogenannte Second-Messenger-Kaskade), deren letztes Produkt, der Second Messenger, den Kanal öffnet; erster Schritt ist immer die Abspaltung eines G-Proteins vom Rezeptor (daher der Name G-Protein-gebundener Rezeptor).

Verkürzt ist der Sachverhalt etwa so zu beschreiben: Das abgespaltene G-Protein aktiviert das Enzym Adenylatcyclase (Adenylylcyclase), welches die Bildung von cAMP (zyklisches Adenosinmonophosphat) fördert. Dieses setzt den weiteren Prozess der nachgeschalteten Signaltransduktion in Gang. cAMP wird wiederum durch das Enzym Phosphodiesterase abgebaut; Phosphodiesterasehemmer (z. B. Sildenafil [Viagra®]) erhöhen die Wirkung der Rezeptorbesetzung, weil cAMP schlechter inaktiviert wird. Die zur Phasenprophylaxe affektiver Störungen eingesetzten Lithiumsalze regulieren durch Eingriff in die nachgeschaltete Signaltransduktion die Wirkung von Rezeptorbesetzungen.

Präsynaptische Autorezeptoren: Neben den postsynaptischen Rezeptoren gibt es präsynaptische Autorezeptoren, die an der Membran des präsynaptischen Neurons sitzen und auf den selbst ausgeschütteten Transmitter ansprechen. Die Anzahl der besetzten Autorezeptoren gibt Rückmeldung über die im synaptischen Spalt befindliche Transmittermenge, sodass im Sinne einer Rückkopplung die Produktion oder Ausschüttung von Transmittermolekülen verstärkt oder vermindert werden kann. Werden präsynaptische Autorezeptoren mit Stoffen besetzt, die dort keine Wirkung ausüben, können sich weniger Moleküle anlagern und das präsynaptische Neuron geht fälschlicherweise von einem Transmittermangel im Spalt aus. Auf Blockade präsynaptischer Autorezeptoren basiert teils die Wirkung von Antidepressiva, die so indirekt die Konzentrationen von Serotonin oder Noradrenalin im synaptischen Spalt erhöhen.

ZUSAMMENFASSUNG KAPITEL 3.2

Nervenzellen sind – als Folge der unterschiedlichen Durchlässigkeit ihrer Membran für einzelne Ionenarten – gegenüber dem Extrazellulärraum im Ruhezustand negativ geladen (Ruhepotenzial von etwa –70 mV). Dieser Zustand wird jedoch laufend verändert, indem an den Synapsen als Resultat der dort eintreffenden elektrischen Erregungen aus den Endknöpfchen der präsynaptischen Zellen Transmitter freigesetzt werden. Diese gehen kurzfristige Verbindungen mit bestimmten, auf die Transmitterart zugeschnittenen Eiweißkomplexen (den Rezeptoren) ein, worauf sich (postsynaptisch) ein für den Rezeptortyp charakteristischer (von ihm kontrollierter) Ionenkanal öffnet. In der Umgebung der Rezeptoren verändern sich durch Ein- oder Ausströmen von Ionen die Ladungsverhältnisse. Wird beispielsweise ein Calciumkanal geöffnet (wie an bestimmten Glutamatrezeptoren) dringen positiv geladene Calciumionen ins Zellinnere und vermindern dort die Negativität (Depolarisation bzw. EPSP = exzitatorisches postsynaptisches Potenzial). An anderen Rezeptoren kann als Folge der Ionenbewegungen eine Verstärkung der Negativität (Hyperpolarisation) resultieren (IPSP = inhibitorisches postsynaptisches Potenzial); die von den zahllosen Rezeptoren stammenden EPSPs und IPSPs wandern längs der Membran zum Axonhügel, wo sie miteinander verrechnet werden. Ist die Depolarisation dort genügend groß, kehren sich durch Einströmen von positiven Natriumionen kurzzeitig die Ladungsverhältnisse um (Aktionspotenzial = AP); dieses Aktionspotenzial wandert längs des Axons und seiner Kollateralen zu den Endknöpfchen (schnell und sprunghaft in myelinisierten Axonen, langsam und kontinuierlich in unmyelinisierten).

Typischerweise setzen die Endknöpfchen der präsynaptischen Neurone an den Dendriten oder Perikaryen der postsynaptischen Zelle an (axodendritische und axosomatische Synapsen), teils auch am Ende der Axone (axoaxonale Synapsen; Grundlage der präsynaptischen Hemmung).

Neben den postsynaptischen Rezeptoren sind Bindungsstellen am ausschüttenden Neuron zu finden; diese präsynaptischen Autorezeptoren registrieren die Transmitterkonzentrationen im synaptischen Spalt und regeln damit deren Ausschüttung. Bei den Rezeptoren unterscheidet man ionotrope, bei denen eine Besetzung unmittelbar zur Öffnung des Ionenkanals führt, von den häufigeren metabotropen oder G-Protein-gekoppelten. Bei Letzteren setzt die Andockung der Transmitter einen komplizierten (pharmakologisch gut beeinflussbaren) chemischen Prozess in Gang, der schließlich auf die Weitstellung des Kanals wirkt.

3.3 Transmitter

3.3.1 Allgemeines

Überblick: Augenblicklich sind etwa 100 verschiedene Botenstoffe zwischen Nervenzellen bekannt; man kann sie grob in zwei Klassen einteilen:

- hochmolekulare Neurotransmitter
- niedrigmolekulare Neurotransmitter

Die der ersten Klasse sind aus mehreren Molekülen zusammengesetzt; ihre wichtigste Gruppe bilden die Peptidtransmitter, welche aus aneinander geketteten Aminosäuren bestehen. Dazu gehören u.a. die endogenen Opioide – die bei der Schmerzkontrolle eine wichtige Rolle spielen – sowie die ebenfalls im Schmerzsystem als Transmitter fungierende Substanz P und das auch als zentralnervöser Transmitter wirksame Cholecystokinin (welches zudem ein Hormon im Verdauungstrakt ist).

Die niedrigmolekularen Transmitter bestehen aus einem einzigen Molekül bzw. sind, wie Acetylcholin, durch Verbindung zweier kleiner Moleküle hervorgegangen. Sie werden folgendermaßen eingeteilt:

- Aminosäuretransmitter (Glutamat, GABA, Glycin)
- Monoamintransmitter bzw. biogene Amine (Serotonin, Dopamin, Noradrenalin und das diesbezüglich weniger bedeutsame Adrenalin, zudem Histamin)
- Acetylcholin (das eine eigene Kategorie bildet)
- lösliche Gase

Die Transmitter innerhalb der einzelnen Gruppen sind strukturell verwandt und werden zudem in ähnlicher Weise synthetisiert und abgebaut. Hingegen können die Wirkungen deutlich verschieden sein: Während der Aminosäuretransmitter Glutamat meist erregend wirkt (v. a. an erregende Rezeptoren andockt), ist das ebenfalls zu dieser Gruppe zu rechnende GABA stets hemmend.

Koexistenz von Transmittern: Neurone produzieren jeweils nur einen niedrigmolekularen Transmitter und schütten ihn aus; entsprechend kann man sie nach ihren niedrigmolekularen Neurotransmittern klassifizieren: So benutzen serotonerge Neurone Serotonin als Botenstoff (erg von griech. ergein = arbeiten), noradrenerge Noradrenalin, cholinerge Acetylcholin. Zusätzlich können manche Neurone jedoch einen hochmolekularen Transmitter ausschütten, für den dann ebenfalls (natürlich anders gestaltete) Rezeptoren an der postsynaptischen Membran vorhanden sind; man bezeichnet dieses Phänomen als Koexistenz, den betreffenden hochmolekularen Transmitter als Kotransmitter. So übertragen z. B. die Nervenfasern, die von den »Schmerzrezeptoren« kommen, im Rückenmark mittels des niedrigmolekularen Aminosäuretransmitters Glutamat, sind also glutamaterge Neurone; Kotransmitter ist an dieser Stelle das Peptid Substanz P.

Dabei sind niedrigmolekulare Transmitter eher für schnelle Veränderungen des Membranpotenzials durch Öffnung von Ionenkanälen verantwortlich, während hochmolekulare Transmitter zusätzlich in den Stoffwechsel der postsynaptischen Nervenzelle eingreifen (etwa in die Proteinsynthese) und deshalb längerfristige Veränderungen bewirken.

Inaktivierung von Transmittern: Damit die freigesetzten Transmitter ihre volle Wirkung entfalten können, müssen die Botenstoffe rasch wieder aus dem Spalt verschwinden (Inaktivierung). Dies kann auf verschiedene Weise vor sich gehen: Aminosäuretransmitter diffundieren u. a. aus dem Spalt und werden wieder von Neuronen oder Gliazellen aufgenommen, können aber auch durch aktive Prozesse in die präsynaptische Zelle zurückgebracht werden.[7] Peptidtransmitter werden durch Enzyme im synaptischen Zwischenraum in einzelne Aminosäuren gespalten. Ähnlich vollzieht sich die Inaktivierung von Acetylcholin: Die im Spalt vorhandene Acetylcholinesterase (Cholinesterase) zerlegt den Transmitter in seine Ausgangsstoffe Cholin und Essigsäure, die dann wieder dem präsynaptischen Neuron zur Verfügung gestellt werden. Die Gabe von Acetylcholinesterasehemmern, wie bei der Alzheimer-Krankheit, erhöht somit die synaptische Acetylcholinkonzentration.

Komplizierter ist die Inaktivierung der Monoamine: In einem ersten Schritt werden sie mittels sogenannter Transporter- oder Carrier-Proteine wieder in die präsynaptische Zelle geschleust (Reuptake). Dort gibt es zwei Möglichkeiten: Entweder sie werden erneut in Vesikel verpackt und bei einem der nächsten Aktionspotenziale wieder freigesetzt oder sie werden – wenn ihre präsynaptische Konzentration zu hoch ist – von dem Enzym Monoaminoxidase (MAO) weiter abgebaut. In diese Vorgänge lässt sich pharmakologisch eingreifen:

- Auf Blockierung der Carrier-Proteine beruht u. a. die Wirkung der trizyklischen Antidepressiva sowie der spezifisch die Wiederaufnahme von Serotonin erschwerenden selektiven Serotonin-Reuptake-Inhibitoren (SSRI).
- Hemmt man die Aktivität von MAO, so steigt die präsynaptische Konzentration der Monoamintransmitter und in Folge ihre Menge im synaptischen Spalt (Wirkprinzip der MAO-Hemmer).

Subtypen von Rezeptoren: Rezeptoren sprechen in aller Regel auf nur einen Neurotransmitter an, so Dopaminrezeptoren ausschließlich auf Dopamin, Acetylcholinrezeptoren nur auf Acetylcholin. Jedoch gibt es für ein und denselben Transmitter meist mehrere Subtypen von Bindungsstellen, womit selektive pharmakologische Beeinflussung der Übertragung möglich ist. Gut lässt sich dies an den Acetylcholinrezeptoren erklären, von denen man zwei Typen kennt, die nicotinergen (nicotinischen) und die muscarinergen (muscarinischen). Beide Rezeptortypen reagieren auf Acetylcholin, d. h. dieser Transmitter kann sich dort anlagern und über Öffnung von Ionenkanälen die Ladungsverhältnisse im postsynaptischen Neuron verändern. An nicotinergen Acetylcholinrezeptoren hat Nicotin den gleichen Effekt wie Acetylcholin, während Muscarin dort keinen hat. Umgekehrt wirkt dieses im Gegensatz zu Nicotin aber an den muscarinergen Acetylcholinbindungsstellen.

Die Unterscheidung der diversen Rezeptorsubtypen geschieht in der Regel pharmakologisch – wie im obigen Fall, wo die unterschiedliche Stimulierbarkeit durch Nicotin und Muscarin als Kriterium dient. Daneben sind meist strukturelle und funktionelle Abweichungen festzustellen: So ist der nicotinerge Acetylcholinrezeptor ionotrop, der muscarinerge hingegen G-Protein-gebunden. Auch sind die beiden Rezeptorsubtypen unterschiedlich lokalisiert: Beide finden sich im ZNS. Die nicotinergen Rezeptoren sind zudem in den Ganglien des vegetativen Nervensystems lokalisiert und an den motorischen Endplatten (den Synapsen zwischen Neuronen und Muskelzellen); muscarinerge Acetylcholinrezeptoren sitzen hingegen an parasympathisch innervierten Organen.

Von großem Interesse, speziell unter pharmakologischen Gesichtspunkten, sind die diversen Subtypen von Dopaminrezeptoren, von denen man augenblicklich fünf unterscheidet. Am meisten ist über die D_2-Rezeptoren bekannt: Sie sitzen u. a. – aber nicht nur – im limbischen System und sind wahrscheinlich bei produktiven Formen von Schizophrenie (mit Wahn und Halluzinationen) vermehrt. Die klassischen Neuroleptika (Antipsychotika) wie Haloperidol blockieren diese D_2-Bindungsstellen und wirken so dem Effekt ihrer Vermehrung entgegen. Da D_2-Rezeptoren auch in großer Dichte am Striatum lokalisiert sind, kommt es bei Anwendung der klassischen Neuroleptika sehr häufig zu motorischen Nebenwirkungen (z. B. zum Parkinson-Syndrom; →Kap. 1.3.9). Ein weiterer Typ von Dopaminbindungsstellen sind die D_4-Rezeptoren, die wohl fast ausschließlich im limbischen System zu finden sind und bei produktiver Schizophreniesymptomatik ebenfalls vermehrt sein dürften – wenn auch nicht so stark wie die D_2-Rezeptoren. Sie werden weniger wirksam durch die klassischen Antipsychotika blockiert, offenbar aber zu einem gewissen Grade von einigen atypischen (speziell Clozapin). Dies könnte u. a. erklären, dass Letztere bei produktiver Schizophrenie ebenfalls wirksam sind, aber seltener motorische Nebenwirkungen aufweisen.

3.3.2 Aminosäuretransmitter

Allgemeines: Aminosäuren bestehen aus einer Carboxylgruppe (-COOH) und einer Aminogruppe (-NH_2); allerdings liegen sie im Wesentlichen in Dipolform vor, wobei sich aus der COOH-Gruppe ein H^+-Ion abgespalten und der NH_2-Gruppe angelagert hat – für das Weitere lässt sich über diese Besonderheit ohne großen Schaden hinwegsehen. Die Aminogruppe befindet sich in aller Regel an dem der Carboxylgruppe benachbarten C-Atom, dem »Alpha-C-Atom«; diese Alpha-Aminosäuren sind mit Abstand die wichtigsten – zu ihnen gehören die Aminosäuren der Proteine sowie die Aminosäuretransmitter Glycin und Glutamat. Eine bedeutsame Ausnahme stellt die Gamma-Aminobuttersäure (engl. gamma-aminobutyric acid = GABA) dar, ein verbreiteter Transmitter. Hier befindet sich die NH_2-Gruppe in Gamma-Stellung, d.h. nicht an dem der Carboxylgruppe benachbarten C-Atom, sondern erst am überübernächsten. GABA wird daher, im Gegensatz zu vielen anderen Aminosäuretransmittern, nicht mit der Nahrung aufgenommen, sondern im Körper synthetisiert. Aminosäuren liegen in der Regel in zwei verschiedenen räumlichen Anordnungen vor. Nur die des einen Typus, die L-Aminosäuren, können vom menschlichen Organismus verwertet werden. Oft setzt man dies voraus und sagt nur Tryptophan statt L-Tryptophan. Hervorzuheben ist, dass Alpha-Aminosäuren – nicht zuletzt als Folge der erwähnten Dipolstruktur – gut die Blut-Hirn-Schranke passieren. Sie gelangen deshalb – von Ausnahmen abgesehen – leicht aus den Gefäßen in das Zentralnervensystem und können von den Neuronen aufgenommen werden.

Glycin: Bei der ausgesprochen einfach aufgebauten Aminosäure Glycin hängen an einem einzigen C-Atom die Carboxylgruppe, die Aminogruppe und zwei Wasserstoffatome. Glycin wird mit der Nahrung aufgenommen, kann aber auch im Körper synthetisiert werden. Es ist ein sehr verbreiteter Transmitter und findet sich u.a. an den motorischen Neuronen (Motoneuronen) des Rückenmarks; wesentliche Zusammenhänge mit psychischen Störungen werden – wenigstens augenblicklich – nicht diskutiert.

Glutamat: Glutamat (auch Glutaminsäure genannt und nicht zu verwechseln mit der Aminosäure Glutamin) wird teilweise im Körper synthetisiert (u.a. aus Glutamin), teils mit der Nahrung aufgenommen und gelangt bei entsprechend angereicherter Kost oft rasch an seine zentralnervösen Wirkungsorte. Das in der chinesischen Küche häufig eingesetzte Natriumglutamat kann bekanntlich bei einigen Personen u.a. zu starken Kopfschmerzen führen. Inaktiviert wird Glutamat durch Reuptake und Diffusion aus dem synaptischen Spalt. Es ist vorwiegend erregender Transmitter. Von den Glutamatrezeptoren hat die größte biopsychologische Bedeutung der einen Ca^{2+}-Kanal kontrollierende NMDA-Rezeptor (so genannt, weil auch durch N-Methyl-D-Aspartat zu stimulieren). Das glutamaterge System spielt u.a. eine wichtige Rolle bei der Speicherung von Gedächtnisinhalten; die nach stärkerem Alkoholgenuss zuweilen auftretenden Gedächtnisstörungen (»Filmrisse«, »Blackouts«) werden auf die Blockade von NMDA-Rezeptoren durch Ethanol zurückgeführt (→ dazu genauer Kap. 10.4). Auch die sedierende Wirkung von Alkohol beruht teilweise auf diesem Effekt. Umgekehrt gibt es gute Hinweise darauf, dass die im Rahmen des Alkoholentzugssyndroms nicht seltenen epileptischen Anfälle auf Stimulierung der durch langjährigen Alkoholkonsum vermehrten und nun nicht mehr blockierten NMDA-Rezeptoren zurückzuführen sind.

GABA: GABA (Gamma-Aminobuttersäure; engl. gamma-aminobutyric acid) ist der wichtigste hemmende Transmitter im Zentralnervensystem. Synthetisiert wird er aus Glutamat durch Abspaltung der der NH_2-Gruppe näher stehenden Carboxylgruppe, sodass eine Gamma-Aminosäure resultiert. Die Inaktivierung geschieht hauptsächlich durch Reuptake mittels spezifischer Carrier-Proteine.

Von den (mutmaßlich) zwei Typen von GABA-Bindungsstellen hat besonders der $GABA_A$-Rezeptor psychopharmakologisch große Bedeutung; er ist ionotrop und kontrolliert einen Chloridkanal. Nach einem (vereinfachten, didaktisch jedoch nützlichen) Modell sind um diesen Kanal fünf Proteineinheiten angeordnet. Zwei davon sind Rezeptoren für GABA; eine Besetzung mit diesem Transmitter führt zum Einstrom von Chloridionen und damit zur Hyperpolarisation. An zwei weitere Rezeptoren können Benzodiazepine (z.B. Diazepam [Valium®]) binden, weswegen sie Benzodiazepinrezeptoren genannt werden. Ihre Besetzung bewirkt nicht direkt eine Weitstellung des Kanals, sondern verstärkt lediglich die Effekte der Andockung von GABA, sensibilisiert also nur die GABA-Rezeptoren – weshalb Benzodiazepine wenig toxisch sind. Die Liganden der fünften Proteineinheit sind noch nicht in allen Einzelheiten bekannt; wahrscheinlich docken dort u.a. die Barbiturate an, ebenso Alkohol (ein weiterer Mechanismus seines sedierenden Effekts). Die Besetzung der fünften Bindungsstelle führt direkt zur Öffnung des Chloridkanals, was die große Toxizität der Barbiturate erklärt.

3.3.3 Monoamintransmitter

Allgemeines: Monoamine (biogene Amine) sind Substanzen, die aus Aminosäuren durch Decarboxylierung hervorgehen und deshalb eine Amino-, aber keine COOH-Gruppe mehr enthalten. Neben anderen wichtigen biogenen Aminen (etwa Tyramin) sind einige als Neurotransmitter fungierende Monoamine von Bedeutung. Man teilt sie in die beiden Gruppen Katecholamine und Indolamine ein. Katecholamine leiten sich von der Aminosäure Tyrosin ab; zu dieser Kategorie gehören Dopamin, Noradrenalin und das hauptsächlich als Hormon, weniger als Neurotransmitter bedeutsame Adrenalin. Zu den Indolamintransmittern zählt ausschließlich das aus Tryptophan synthetisierte Serotonin (5-Hydroxytryptamin, 5-HT). Obwohl kleiner als Aminosäuren, passieren Monoamine nicht die Blut-Hirn-Schranke (sind nicht liquorgängig); bei Mangelzuständen (etwa bei der durch Dopaminverarmung im Mittelhirn charakterisierten Parkinson-Krankheit) gibt man daher eine Vorstufe (die modifizierte Aminosäure L-Dopa).

Dopamin: Ausgangspunkt der Dopaminsynthese ist L-Tyrosin. In einem ersten Schritt wird an den Ring eine weitere OH-Gruppe angefügt; aus dieser L-Dopa genannten Substanz geht durch Decarboxylierung Dopamin hervor. Das in den synaptischen Spalt ausgeschüttete Dopamin wird im Wesentlichen durch Reuptake inaktiviert: Carrier-Proteine mit Bindungsstellen für den Transmitter bringen die Moleküle zurück in die präsynaptische Zelle. Auf Blockade dieser Dopaminbindungsstellen an den Transportern beruht hauptsächlich die Wirkung von Cocain, welches so die dopaminerge Übertragung verstärkt. Das rücktransportierte Dopamin wird entweder wieder in Vesikel verpackt oder bei Überschuss in einem ersten Schritt mittels

MAO abgebaut; über weitere Umwandlungen entsteht schließlich das Abbauprodukt Homovanillinsäure (engl. homovanillic acid, HVA), welches sich im Liquor in messbaren Konzentrationen findet. Seine Liquorkonzentration gilt – nicht unumstritten – als Maß für den Dopaminumsatz an den Synapsen und damit für die präsynaptische Dopaminfreisetzung.

Augenblicklich kennt man fünf verschiedene Subtypen von Dopaminrezeptoren, von denen insbesondere die D_2- und die D_4-Rezeptoren für das Verständnis von Genese und Therapie der Schizophrenie Bedeutung haben; im Rahmen produktiver Schizophreniesymptomatik sind möglicherweise beide vermehrt (→ dazu die bei Köhler, 2019a, S. 130 ff. angeführten Belege). Dopamin ist generell mit psychotischer Symptomatik in Verbindung zu bringen: So werden die im Rahmen von Cocain- und Amphetaminkonsum nicht selten auftretenden Halluzinationen und Wahnvorstellungen auf vermehrte Aktivität dopaminerger Synapsen zurückgeführt; beide Stoffe erhöhen die synaptische Konzentration dieses Transmitters (zur Rolle von Dopamin bei der Erzeugung angenehmer Zustände durch das mesotelencephale Belohnungssystem → Kap. 10.2).

Noradrenalin: Dieses entsteht aus Dopamin durch Anfügen einer OH-Gruppe (Hydroxylierung); das entsprechende Enzym befindet sich in noradrenergen Neuronen (in adrenergen Neuronen geschieht eine weitere Umwandlung des Noradrenalins durch Methylierung an der NH_2-Gruppe). Abbildung 3-1 zeigt das Syntheseschema.

Wie bei den anderen Monoamintransmittern geschieht die Inaktivierung von Noradrenalin durch Reuptake, dem gegebenenfalls ein weiterer präsynaptischer Abbau mittels MAO folgt; Endprodukt ist MHPG (3-Methoxy-4-Hydroxy-Phenylglykol), das im Liquor nachgewiesen werden kann und dessen Konzentration als Maß des präsynaptischen Abbaus und damit indirekt als Indikator der Freisetzung betrachtet wird.

Bei den Bindungsstellen für Noradrenalin unterscheidet man α- und β-Rezeptoren, welche in die Subtypen α_1, α_2, β_1 und β_2 eingeteilt werden (manche davon wiederum mit mehreren Unterformen); die meisten von ihnen werden auch durch Adrenalin stimuliert. Diese Bindungsstellen sitzen u. a. an vegetativen Organen und können nicht nur durch Neurotransmitter, sondern auf dem Blutweg auch von Noradrenalin und Adrenalin aus dem Nebennierenmark erreicht werden.

Im Rahmen der Katecholaminmangelhypothesen ging man bei depressiven Störungen lange von einem Noradrenalindefizit im synaptischen Spalt aus; mittlerweile wird allgemeiner eine Dysfunktion im noradrenergen System angenommen. Manische Symp-

In *dopaminergen* Neuronen:

L-Tyrosin —Hydroxylierung→ L-Dopa —Decarboxylierung→ Dopamin

Zusätzlich in *noradrenergen* Neuronen:

Dopamin —Hydroxylierung→ Noradrenalin

Zusätzlich in *adrenergen* Neuronen:

Noradrenalin —Methylierung→ Adrenalin

Abb. 3-1: Syntheseschema von Dopamin und Noradrenalin

tomatik wird umgekehrt auf Überaktivität zurückgeführt (→ Kap. 4.3.2). Weiter vermutet man, dass übermäßiges Feuern noradrenerger Neurone mit Ursprung im Locus coeruleus des Hirnstamms Symptomen des Alkoholentzugssyndroms (etwa dem Tremor) zugrunde liegt und zudem (möglicherweise) die biologische Grundlage von Panikattacken ist.

Serotonin: Ausgangsprodukt der Serotoninsynthese ist L-Tryptophan, an dessen Indolring zunächst eine OH-Gruppe angehängt wird. Das so entstehende 5-Hydroxy-L-Tryptophan (oder L-5-Hydroxy-Tryptophan) hat nach wie vor Aminosäureeigenschaften und ist liquorgängig; es eignet sich (oral verabreicht) deshalb wie L-Tryptophan zur Anregung der Serotoninbildung. Nächster Schritt ist eine Decarboxylierung zu 5-Hydroxy-Tryptamin (5-HT = Serotonin; 5-HT ist in der Literatur eine sehr gebräuchliche Abkürzung für Serotonin, insbesondere zur Bezeichnung der Rezeptoren).

Die Inaktivierung von Serotonin erfolgt wiederum durch Reuptake und gegebenenfalls durch präsynaptischen Abbau, dessen erster Schritt durch MAO katalysiert wird. Das Endprodukt 5-HIAA (5-Hydroxyindolessigsäure; engl.: 5-hydroxyindoleacetic acid) ist im Liquor nachzuweisen. Bei einigen Störungsbildern (etwa Depression, dissozialer Persönlichkeitsstörung, Essstörungen) wird es dort oft vermindert gefunden, woraus man auf Serotoninmangel im synaptischen Spalt schließt.

Sehr kompliziert sind die Verhältnisse bei den Serotonin- oder 5-HT-Rezeptoren: Man kennt augenblicklich die sieben großen Subtypen 5-HT_1 bis 5-HT_7 (einige davon wiederum mit mehreren Unterformen), die sich sowohl pharmakologisch als auch molekularbiologisch teilweise erheblich unterscheiden: So sind 5-HT_3-Rezeptoren im Gegensatz zu den anderen direkt an einen Ionenkanal gekoppelt (Giniatullin, 2022); die meisten 5-HT_1-Rezeptoren liegen wohl ausschließlich präsynaptisch, sodass ihre Aktivierung serotoninantagonistisch, ihre Blockade serotoninagonistisch wirkt. Entsprechend weisen Substanzen, die an Serotoninrezeptoren angreifen, ausgesprochen komplizierte Effekte auf.

Das serotonerge System wirkt an der Regulation zahlreicher Vorgänge mit, u. a. des Essverhaltens und des Schlafes. Weiter soll – nicht unumstritten – eine Aktivierung serotonerger Neurone aggressives Verhalten bremsen. Insbesondere geht man aber davon aus, dass als biologisches Korrelat zumindest einiger depressiver Zustände eine Dysregulation des serotonergen Systems vorliegt (zu dieser Serotoninmangelhypothese der Depression und ihren später erfolgten Modifikationen → Kap. 4.3.2). Auch bei Zwangsstörungen wird ein Ungleichgewicht dieses Systems angenommen, ebenso bei Störungen des Essverhaltens, insbesondere bei Bulimia nervosa (→ Kap. 7.2.4).

Das Monoamin Histamin, welches ein wichtiges Gewebshormon ist und u. a. im Rahmen allergischer Reaktionen eine Rolle spielt, hat zudem Bedeutung als zentralnervöser Transmitter. Die Blockade einer seiner Bindungsstellen, des H_1-Rezeptors, führt zur Sedierung; auf dieser Wirkung bauen einige (augenblicklich rezeptfreie) Schlafmittel auf.

3.3.4 Acetylcholin

Der – chemisch eine eigene Kategorie bildende – Transmitter Acetylcholin wird in den Neuronen mittels des Enzyms Cholinacetyltransferase aus Cholin und aktivierter Essigsäure (Acetyl-Coenzym A) synthetisiert; Cholin wird mit der Nahrung aufgenommen, Acetyl-CoA fällt laufend im Körper an, z. B. beim Abbau energiereicher Verbindungen. Seine Inaktivierung geschieht durch Zerlegung im synaptischen Spalt mittels Acetylcholinesterase (kürzer: Cholinesterase).

Für Acetylcholin sind zwei Typen von Rezeptoren bekannt: der ionotrope nicotinerge und der G-Protein-gebundene muscarinerge. Beide finden sich im Zentralnervensystem, die muscarinergen zudem an parasympathisch innervierten Organen, die nicotinergen in den vegetativen sympathischen und parasympathischen Ganglien sowie an den motorischen Endplatten (Synapsen zwischen Neuronen und Muskelzellen).

Das cholinerge System ist an der Regulation zahlreicher körperlicher Prozesse beteiligt, etwa an der des Schlafes, speziell der Induktion von REM-Phasen. Weiter spielt Acetylcholin eine Rolle bei der Konsolidierung von Gedächtnisinhalten; so verbessert die Stimulierung von Acetylcholinrezeptoren, etwa durch Nicotin, die Merkfähigkeit. Bei der Alzheimer-Krankheit, die v. a. initial durch Beeinträchtigung der Speicherfähigkeit für neue Inhalte gekennzeichnet ist, wird eine Störung des cholinergen Systems angenommen (daher der Einsatz von Acetylcholinesterasehemmern). Große Bedeutung hat dieses System auch im Rahmen affektiver Störungen. Allgemein scheint seine Anregung die Stimmung zu senken, seine Hemmung stimmungshebend zu wirken; so haben Anticholinergika (wie etwa Biperiden [z. B. Akineton®]) euphorisierende Wirkung. Im Kontext von Ungleichgewichtshypothesen depressiver Störungen wird während depressiver Verstimmungen ein cholinerges Übergewicht angenommen; während manischer Zustände soll hingegen die Aktivität des noradrenergen Systems gegenüber der des cholinergen gesteigert sein (→ Kap. 4.3.2).

3.3.5 Endogene Opioide

Endogene Opioide gehören zur großen Klasse der Peptidtransmitter und umfassen pharmakologisch unterschiedliche Stoffgruppen, die Enkephaline, die Dynorphine und die eigentlichen Endorphine – insofern ist die Gleichsetzung von endogenen Opioiden mit Endorphinen nicht ganz korrekt. Chemisch gesehen sind sie Oligopeptide, also kurze Aminosäureketten. Letztlich ist über endogene Opioide weniger bekannt als oft angenommen: Einige werden in Neuronen produziert und fungieren als Transmitter; andere, z. B. β-Endorphin und weitere Endorphine, werden in der Hypophyse gebildet und haben eher die Eigenschaft von Hormonen, gelangen also auf dem Blutweg an ihre Zielorte. Man kennt verschiedene Typen von Opiatrezeptoren, an die sich sowohl endogene als auch »exogene« Opioide (etwa Morphin, Heroin, Methadon) anlagern können.

Gut geklärt ist die Bedeutung des endogenen Opioidsystems bei der Schmerzdämpfung: Aktivierung von Neuronen im Hirnstamm führt über Zwischenschritte zu Anlagerung endogener Opioide an den Umschaltstellen der aufsteigenden Schmerzbahnen im Rückenmark. Damit verringern sich bei gleichbleibender Feuerung der »Schmerzrezeptoren« die ankommenden Impulse in höheren Schmerzzentren. Exogene Opioide wie Morphin besetzen die Bindungsstellen für endogene Opioide, haben dort aber sehr viel stärkere Effekte (→ auch Kap. 10.6).

Daneben finden sich Opioidrezeptoren an vegetativen Zentren des Hirnstamms, z. B. im Husten- und im Atemzentrum; exogene Opioide wirken dort dämpfend (Einsatz von Codein als Hustenmittel; tödliche Lähmung des Atemzentrums z. B. bei Heroinüberdosis). Weiter wird teilweise die euphorisierende Wirkung psychotroper Substanzen über Aktivierung des endogenen Opioidsystems erklärt – Gabe von Opiatantagonisten dämpft bis zu einem gewissen Grad nicht nur die Gier nach Opiaten, sondern auch nach Alkohol. Zudem wird bei einigen psychischen Störungen eine Dysfunktion im endogenen Opioidsystem angenommen, u. a. beim frühkindlichen Autismus (→ Kap. 12.3.2).

3.3.6 Lösliche Gase

Weiter haben lösliche Gase wie NO (Stickstoffmonoxid) Bedeutung als Transmitter, und zwar sowohl zentralnervös als auch peripher, z. B. in den Gefäßen. Das vom Gefäßendothel (der inneren Wand) freigesetzte NO dockt in den Gefäßmuskelzellen an und entspannt diese, führt also zur Weitstellung der Gefäße. Auf diesem Wirkprinzip basieren die NO-Donatoren (wie Nitroglycerin), die u. a. bei akuter Verengung der Koronarien (Angina-pectoris-Anfall) eingesetzt werden. Das erektionsfördernde Sildenafil (z. B. Viagra®) und weitere Phosphodiesterasehemmer verlängern über einen Eingriff in die nachgeschaltete Signaltransduktion die Wirkung der Rezeptorbesetzung durch NO (speziell an den Arterien der Schwellkörper).

ZUSAMMENFASSUNG KAPITEL 3.3

Von den etwa 100 verschiedenen Neurotransmittern müssen nur wenige zum Verständnis biopsychologischer und pharmakologischer Zusammenhänge genauer betrachtet werden.

Man unterteilt in hochmolekulare (etwa die Peptidtransmitter, zu denen als wichtigste Untergruppe die endogenen Opioide gehören) und niedrigmolekulare Transmitter. Zu Letzteren gehören

- die Aminosäuretransmitter GABA, Glutamat und (das augenblicklich in seiner biopsychologischen Bedeutung eher unklare) Glycin,
- die Monoamintransmitter mit den pharmakologisch bedeutsamen Repräsentanten Dopamin, Noradrenalin und Serotonin (sowie das zunehmend ins Interesse gerückte Histamin),
- das eine eigene Gruppe bildende Acetylcholin und schließlich
- die löslichen Gase (die v. a. in Gefäßen als Botenstoffe bedeutsam sind).

Jedes Neuron schüttet lediglich eine der niedrigmolekularen Transmitterarten aus, nach der es auch charakterisiert werden kann; so setzen dopaminerge Neurone aus ihren Endknöpfchen nur Dopamin frei – sie haben jedoch, um einem häufigen Missverständnis vorzubeugen, an ihren Dendriten Rezeptoren für alle möglichen Botenstoffe. Zusätzlich kann ein hochmolekularer Transmitter ausgeschüttet werden (welcher weniger die unmittelbare Öffnung von Ionenkanälen an der postsynaptischen Zelle bewirkt, als dort längerfristige Veränderungen in Gang setzt).

Manche Aminosäuretransmitter werden direkt aus der Nahrung aufgenommen und passieren gut die Blut-Hirn-Schranke. GABA wird aus Vorstufen gebildet. Für GABA sind (augenblicklich) zwei Rezeptortypen bekannt, wobei v. a. der $GABA_A$-Rezeptor (genauer: der $GABA_A$-Benzodiazepin-Rezeptor-Komplex) pharmakologische Bedeutung hat. Er ist hemmend: Besetzung durch GABA führt zur Öffnung eines Chloridkanals mit folgender Hyperpolarisation; an diesem Komplex können – die GABA-erge Hemmung fördernd – Benzodiazepine (und vermutlich Alkohol) angreifen. Inaktiviert wird GABA durch Diffusion aus dem synaptischen Spalt; auch aktive Wiederaufnahme ins präsynaptische Neuron ist gesichert. Glutamat ist weitgehend ein erregender Transmitter: Beispielsweise kontrolliert einer seiner Rezeptortypen, der NMDA-Rezeptor, einen Calciumkanal; an dieser Bindungsstelle setzen hemmend diverse Substanzen an (so Alkohol und die psychedelischen Narkosemittel [Dissoziativa] PCP und Ketamin).

Monoamintransmitter werden aus Aminosäuren gebildet (Dopamin und Noradrenalin aus L-Tyrosin, Serotonin aus L-Tryptophan); ein Syntheseschritt ist eine Decarboxylierung, womit die Liquorgängigkeit verloren geht. Fehlende Monoamine können also nicht direkt ersetzt werden; vielmehr muss man liquorgängige Vorstufen verabreichen (z. B. L-Dopa zur Anregung der Dopaminsynthese, L-Tryptophan oder L-5-Hydroxy-Tryptophan zur Stimulierung der Serotoninbildung). Inaktiviert werden die genannten Monoamine zunächst durch Reuptake (Wiederaufnahme in die präsynaptische Zelle mittels spezifischer Carrier-Proteine); dort werden die Transmittermoleküle entweder zur späteren Ausschüttung erneut in Vesikel verpackt bzw. bei Überangebot durch das Enzym Monoaminoxidase (MAO) in Metaboliten umgewandelt (z. B. 5-HIAA = 5-Hydroxy-Essigsäure als Abbauprodukt von Serotonin). Die Liquorkonzentrationen dieser Abbauprodukte betrachtet man (nicht unumstritten) als Maß der synaptischen Transmitterkonzentration.

Für Dopamin kennt man augenblicklich fünf Bindungsstellen (als D_1– D_5 bezeichnet). Das dopaminerge System spielt eine wichtige Rolle u. a. beim Zustandekommen angenehmer Gefühle (bei der Euphorisierung), in der (speziell extrapyramidalen) Motorik sowie als Grundlage schizophrener Positivsymptomatik. Die Bindungsstellen für Noradrenalin werden als α- und β-Rezeptoren bezeichnet, die u. a. an vom Sympathikus innervierten Organen sitzen; weiter spielt das noradrenerge System eine Rolle bei der Aktivierung (etwa bei Panikattacken oder im Rahmen manischer Symptomatik) und in der Schmerzregulation (Transmitter im absteigenden schmerzhemmenden System). Für Serotonin sind zahlreiche Bindungsstellen bekannt, für die man üblicherweise die Bezeichnung 5-HT-Rezeptoren wählt. Man kennt davon zahlreiche Unterformen (augenblicklich $5\text{-}HT_1$–$5\text{-}HT_7$, die meisten davon wiederum mit mehreren Subtypen); da einige präsynaptisch sitzen (also Autorezeptoren sind), andere postsynaptisch, ist die pharmakologische Beeinflussung des serotonergen Systems kompliziert. Zahlreiche psychische Störungen (etwa Depression, Zwänge, diverse Angst-, Ess- und Persönlichkeitsstörungen) werden auf Veränderungen der Serotoninausschüttung bzw. der 5-HT-Rezeptoren oder der Carrier-Proteine zurückgeführt. Weiter spielt der Transmitter eine wichtige Rolle bei der Regulation von Nahrungsaufnahme, Schlaf und Schmerz.

Gewisse Bedeutung als Botenstoff besitzt zudem das Monoamin Histamin. Die Stimulation seines zentralnervös gelegenen

H_1-Rezeptors hat eine Aktivierung (Arousal) zur Folge; entsprechend führt seine Blockade durch Antihistaminika oder durch Medikamente mit antihistaminergen Nebenwirkungen zur Sedierung.
Acetylcholin wird aus aktivierter Essigsäure und Cholin synthetisiert und bildet eine eigene Transmitterkategorie. Inaktiviert wird es im synaptischen Spalt durch Acetylcholinesterase (Cholinesterase). Bei den Rezeptoren werden nicotinerge (u. a. in den vegetativen Ganglien) und muscarinerge (u. a. an parasympathisch innervierten Endorganen) unterschieden; im ZNS kommen beide Typen vor. Das cholinerge System hat Bedeutung bei Gedächtnisprozessen (Mangel an Acetylcholin etwa bei Alzheimer-Krankheit), bei der Regulation von Stimmung und Schlaf sowie im vegetativen Nervensystem (speziell im parasympathischen Teil).
Die endogenen Opioide (kurze Ketten von Aminosäuren) sind die unter biopsychologischen und pharmakologischen Gesichtspunkten wichtigsten Peptidtransmitter. Das endogene Opioidsystem spielt u. a. eine Rolle im Rahmen der Schmerzregulierung sowie bei Euphorisierung. Exogene Opioide (z. B. Morphin) wirken über Besetzung ihrer Rezeptoren.
Lösliche Gase (wie NO) spielen als Botenstoffe v. a. im Gefäßsystem eine Rolle. Sie führen zur Gefäßerweiterung (was man sich bei der pharmakologischen Beeinflussung von Angina pectoris und erektiler Dysfunktion zunutze macht).

3.4 Pharmakologische Beeinflussung der synaptischen Übertragung

3.4.1 Allgemeines

Bei vielen psychischen Störungen werden Abnormitäten der synaptischen Übertragung angenommen (z. B. veränderte Ausschüttung oder gestörte Inaktivierung der Botenstoffe, Veränderungen postsynaptischer Rezeptoren oder nachgeschalteter Signaltransduktionsprozesse). Pharmakologisch versucht man, die Effekte dieser Defizite rückgängig zu machen, wobei keineswegs immer kausal therapiert wird. So dürfte der Alzheimer-Krankheit v. a. eine gestörte Acetylcholinsynthese zugrunde liegen (Mangel an Cholinacetyltransferase), nicht ein vermehrter Transmitterabbau. Man greift aber ein, indem man diesen mit Cholinesterasehemmern erschwert. Pharmakologische Eingriffe in die synaptische Übertragung können diese verstärken oder schwächen. Im ersten Fall spricht man von einem Agonismus, im zweiten von Antagonismus (→ Abb. 3-2). So hat die Gabe eines Cholinesterasehemmers agonistische Wirkung an Acetylcholinrezeptoren; da durch die Verhinderung ihres Abbaus mehr Transmitter zur Verfügung stehen, wird das Potenzial der postsynaptischen Membran stärker verändert als zuvor. Weiter hat Nicotin einen agonistischen Effekt an nicotinergen Acetylcholinrezeptoren: Es lagert sich dort zusätzlich zu den Acetylcholinmolekülen an und führt zu ähnlichen postsynaptischen Veränderungen. Atropin hingegen, das muscarinerge Acetylcholinrezeptoren blockiert und so Anlagerung der Botenstoffe verhindert, hebt Acetylcholineffekte auf (Cholinantagonismus).

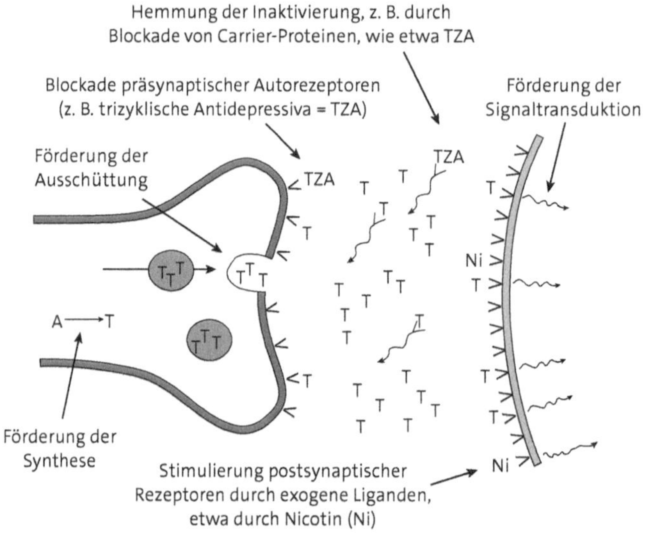

a **Agonistische Effekte**

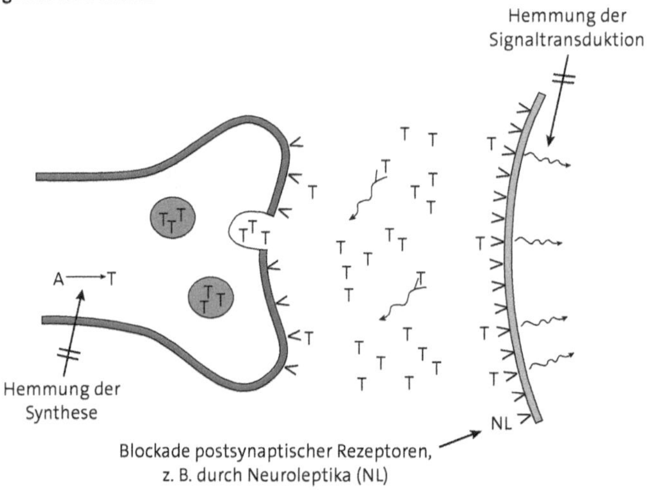

b **Antagonistische Effekte**

Abb. 3-2: Agonistische und antagonistische Effekte

3.4.2 Agonistische Effekte

Stimulation der Produktion: Im Falle von Mangelzuständen lassen sich die Botenstoffe zumeist nicht direkt zuführen, weil sie im Allgemeinen nicht die Blut-Hirn-Schranke überwinden. Um die Produktion der Monoamintransmitter zu stimulieren, verabreicht man liquorgängige Vorstufen der biogenen Amine (Aminpräkursoren), beispielsweise L-Dopa zur Stimulierung der Dopaminproduktion bei Patienten mit Parkinson-Krankheit.

Die Anregung der Serotoninsynthese kann mit L-Tryptophan und L-5-Hydroxy-Tryptophan geschehen (was sich bis jetzt allerdings weder zur Behandlung der Depression noch zu der von Schlafstörungen breiter durchgesetzt hat).

Förderung der Ausschüttung: Auf diesem Prinzip basieren nur wenige Psychopharmaka, u. a. wohl einige Antidepressiva. Auch die Wirkung der bei ADHS (Aufmerksamkeitsdefizit-Hyperaktivitätsstörung) zuweilen eingesetzten Amphetamine beruht auf gesteigerter präsynaptischer Dopamin- und Noradrenalinfreisetzung. Indirekt lassen sich Ausschüttung und Produktion von Transmittern durch Stoffe anregen, welche präsynaptische Autorezeptoren blockieren und so dem ausschüttenden Neuron einen Mangel von Botenstoffen im Spalt vortäuschen. Dies ist neben der Reuptake-Hemmung eines der Wirkprinzipien trizyklischer Antidepressiva.

Hemmung der Transmitterinaktivierung: Wie ausgeführt, werden Monoamintransmitter zunächst mittels eines aktiven Reuptake-Prozesses in die präsynaptische Zelle zurücktransportiert und dort bei Überangebot mittels MAO abgebaut. Blockiert man die Transporterproteine (z. B. durch Cocain oder trizyklische Antidepressiva), verbleiben die Moleküle länger im Spalt und können damit stärkere Effekte an der postsynaptischen Membran erzielen. Mehr Monoamine stehen auch dann zur Verfügung, wenn man ihren Abbau mittels MAO-Hemmern erschwert. Auf einem ähnlichen Wirkprinzip beruhen Cholinesterasehemmer, die den Acetylcholinabbau blockieren.

Direkte Stimulation postsynaptischer Rezeptoren: Auf diesem Prinzip scheint keines der gängigen Psychopharmaka zu basieren – wenigstens nicht ausschließlich. Es ist aber Wirkmechanismus vieler »Rauschdrogen«: So stimuliert Nicotin nicotinerge Acetylcholinrezeptoren, das in der Betelnuss enthaltene Arecolin muscarinerge.

Sensitivierung postsynaptischer Rezeptoren: Eine Sensitivierung postsynaptischer Rezeptoren bewirken die v. a. zur Sedierung und Anxiolyse eingesetzten Benzodiazepine. Wie in Kapitel 3.3.2 ausgeführt, sitzen an den $GABA_A$-Benzodiazepin-Rezeptorkomplexen nicht nur Bindungsstellen für GABA, sondern auch für Benzodiazepine (bzw. für endogene Liganden). Docken an diese Benzodiazepine (etwa Diazepam [z. B. Valium®]) an, so können die gleichzeitig ihre Bindungsstellen besetzenden GABA-Moleküle den Chloridkanal stärker erweitern.

Fördernde Eingriffe in die nachgeschaltete Signaltransduktion: Wie in Kapitel 3.2 skizziert, führt die Besetzung eines metabotropen Rezeptors zu Second-Messenger-Prozessen, die man als nachgeschaltete Signaltransduktion zusammenfasst: Es kommt zunächst zur Abspaltung eines G-Proteins, was eine Abfolge weiterer Prozesse in Gang setzt (Second-Messenger-Kaskade), deren letztes Produkt schließlich den Ionenkanal öffnet. Beendet wird dieser Prozess durch das Enzym Phosphodiesterase, das einen wichtigen Stoff der Kaskade, nämlich cAMP, abbaut. In diesen Vorgang lässt sich fördernd eingreifen, z. B. durch Phosphodiesterasehemmer (etwa Sildenafil [z. B. Viagra®]); diese verhindern die Beendigung der nachgeschalteten Signaltransduktion und verlängern so die Wirkung der Rezeptorbesetzung.

3.4.3 Antagonistische Effekte

Blockade postsynaptischer Rezeptoren: Bei der Blockade postsynaptischer Rezeptoren handelt es sich um ein sehr wichtiges Prinzip; damit können die eigentlichen Liganden für die Bindungsstellen, die Transmitter, sich nicht mehr in ausreichender Zahl anlagern und ihre Wirkung entfalten. Die bekanntesten Psychopharmaka mit dieser Wirkung sind die Neuroleptika (Antipsychotika), die u.a. Dopaminbindungsstellen (speziell des Typs D_2) blockieren. Dabei handelt es sich um eine kompetitive Hemmung (von lat. competere = wetteifern): Große Mengen von Antipsychotika verdrängen die Transmitter von ihren Bindungsstellen, während umgekehrt hohe Transmitterkonzentrationen die medikamentöse Blockade aufheben.

Hemmung der nachgeschalteten Signaltransduktion: Auf diese Weise wirken u.a. die bei der Phasenprophylaxe affektiver Störungen eingesetzten Lithiumsalze. Sie schwächen die Wirkung der Rezeptorbesetzung ab, ohne am Rezeptor selbst anzugreifen. Ähnliche Wirkmechanismen werden für die ebenfalls phasenprophylaktisch wirksamen Antikonvulsiva (etwa Carbamazepin, Valproinsäure) vermutet.

ZUSAMMENFASSUNG KAPITEL 3.4

Wird pharmakologisch die synaptische Übertragung verstärkt, spricht man von einem agonistischen Effekt (Agonismus), bei Schwächung von einem Antagonismus. Agonistische Effekte lassen sich u. a. erzielen durch

- Anregung der Transmittersynthese,
- Förderung der Ausschüttung,
- Blockade präsynaptischer Autorezeptoren,
- Sensitivierung oder direkte Stimulation postsynaptischer Bindungsstellen,
- Verhinderung der Transmitterinaktivierung,
- fördernde Eingriffe in die nachgeschaltete Signaltransduktion (z. B. durch deren zeitliche Verlängerung).

Antagonistische Effekte können vornehmlich erreicht werden durch

- Verhinderung der Synthese und Ausschüttung des Transmitters,
- Blockade postsynaptischer Rezeptoren,
- Hemmung der nachgeschalteten Signaltransduktion.

3.5 Grundzüge der Psychopharmakotherapie

3.5.1 Überblick

Allgemeines: In den folgenden Abschnitten werden kurz die wichtigsten Klassen von Psychopharmaka[8], ihre Wirkungen, Wirkmechanismen und Indikationen, zudem in Auswahl ihre Nebenwirkungen vorgestellt (→ Tab. 3-1). Bei der Auflistung von Einzelsubstanzen mit Handelsnamen wird keine Vollständigkeit angestrebt. Auf die Angabe von Dosierungen wurde generell verzichtet; angeführte Kontraindikationen sind keineswegs vollständig.

Gruppe	Wirkmechanismen	Indikationen	Nebenwirkungen (NW); Bemerkungen
Neuroleptika (Antipsychotika)			
klassische Neuroleptika (Antipsychotika)	Blockade von D_2-Reptoren	Schizophrenie (v. a. Positivsymptomatik); Manie	motorische Symptome; häufig Spätdyskinesien
atypische Neuroleptika (Antipsychotika)	unklar; neben Blockade von D_2-Rezeptoren evtl. von D_4- und Serotoninrezeptoren; möglicherweise Wirkung auf Glutamatrezeptoren (speziell vom Typ NMDA)	Schizophrenie (Positiv- und Negativsymptomatik); Manie	motorische Symptome seltener; wirksam möglicherweise auch bei Negativsymptomatik; beeinflussen Zucker- und Fettstoffwechsel; häufig Gewichtszunahme; mögliche Erhöhung des Prolactinspiegels; Behandlung teuer
Antidepressiva			
trizyklische Antidepressiva (TZA)	Reuptake-Hemmung	Behandlung von Depressionen; Prophylaxe unipolarer Depressionen; Angststörungen	anticholinerge Nebenwirkungen; Suizidermöglichung; manische Symptomprovokation
SSRI	Reuptake-Hemmung spezifisch für Serotonin	wie TZA; zusätzlich Zwangs-, Ess- und Impulskontrollstörungen	keine anticholinergen NW; sonst wie TZA; ausgeprägte Steigerung des Antriebs
MAO-Hemmer (selektiv und reversibel)	Hemmung von MAO	wie TZA; zusätzlich soziale Phobie	keine anticholinergen NW; sonst wie TZA; ausgeprägte Steigerung des Antriebs
Phasenprophylaktika			
Lithium	Eingriff in nachgeschaltete Signaltransduktion	Prophylaxe uni- und bipolarer affektiver Störungen; Therapie der Manie	sorgfältige Bestimmung des Plasmaspiegels erforderlich; oft schlecht vertragen (Tremor, Übelkeit)
Antikonvulsiva (Carbamazepin, Valproinsäure)	wohl wie Lithium	wie Lithium	im Allgemeinen besser verträglich

Gruppe	Wirkmechanismen	Indikationen	Nebenwirkungen (NW); Bemerkungen
Sedativa und Hypnotika			
Benzodiazepine	Agonismus am $GABA_A$-Rezeptor	Angststörungen	wenig toxisch; Suchtgefahr
Nootropika (Antidementiva)			
unspezifische Nootropika	diverse Mechanismen	Demenzen	Wirksamkeit umstritten
Cholinesterase-hemmer (AChE-I)	Erhöhung der Acetyl-cholinkonzentration	Demenz bei Alzhei-mer-Krankheit	vegetative NW
Glutamat-antagonisten	Blockade des NMDA-Rezeptors	speziell bei Alz-heimer-Demenz	Mechanismus des anti-demenziellen Effekts nur bedingt klar

Tab. 3-1: Gruppen von Psychopharmaka

Neuroleptika oder Antipsychotika: Ihren ursprünglichen Namen haben sie von den neurologischen Nebenwirkungen motorischer Art erhalten; ihre eigentliche Wirkung ist die antipsychotische, d.h. speziell gegen Wahn und Halluzinationen gerichtete (daher der neuere Ausdruck Antipsychotika). Hauptwirkmechanismus ist die Blockade von Dopaminrezeptoren, daneben die von Noradrenalinrezeptoren (weitere Angriffspunkte werden bei den »Atypika« vermutet, speziell Blockade des $5\text{-}HT_{2A}$-Rezeptors für Serotonin). Eingesetzt werden sie v.a. bei produktiver Schizophreniesymptomatik (Wahn, Halluzinationen), daneben u.a. zur Therapie manischer Episoden, von Entzugssymptomatik und sonstigen Unruhezuständen. Häufige Nebenwirkung speziell der älteren (klassischen) Neuroleptika sind motorische Symptome, wobei die nicht selten auftretenden Spätdyskinesien wegen eventueller Irreversibilität besonders beachtet werden müssen. Speziell bei Atypika sind hormonelle und metabolische Nebenwirkungen zu beachten.

Antidepressiva: Antidepressiva wirken stimmungsaufhellend und werden deshalb v.a. bei Depressionen eingesetzt. Zudem zeigen insbesondere jene, die spezifisch den Serotoninhaushalt beeinflussen, bei anderen Störungen Wirkung (z.B. Ess-, Zwangs-, Angst- und einigen Persönlichkeitsstörungen). Die meisten erhöhen durch Reuptake-Hemmung die synaptische Konzentration der Monoamintransmitter Serotonin und Noradrenalin; einige, speziell die selektiven Serotoninwiederaufnahmehemmer (SSRI), ausschließlich die von Serotonin. Mittlerweile sind auch selektive Noradrenalinwiederaufnahmehemmer verfügbar. MAO-Hemmer steigern ebenfalls die synaptische Verfügbarkeit der Monoamintransmitter, und zwar durch Hemmung des sie abbauenden Enzyms MAO. Einige Antidepressiva beeinflussen über weitere, nur teilweise geklärte Mechanismen die Transmitterkonzentrationen, z.B. über eine Blockade präsynaptischer Autorezeptoren. Allerdings dürfte eine Erhöhung der Transmittermengen im synaptischen Spalt nicht der eigentlich therapieentscheidende Effekt sein; bedeutsamer sind (vielleicht) eine Veränderung der Zahl oder Empfindlichkeit postsynaptischer Rezeptoren aufgrund des erhöhten Transmitterangebots. Während die älteren trizyklischen Antidepressiva v. a. wegen anticholinerger Effekte deutliche Nebenwirkungen haben können, sind neuere Entwicklungen, etwa SSRI und die zweite Generation der MAO-Hemmer, im Allgemeinen weniger risikoreich.

Mittel zur Vorbeugung affektiver Episoden: Bei rezidivierenden rein depressiven Störungen ist die Gabe von Antidepressiva zwischen den Phasen möglich, im Falle bipolarer Verläufe mit sowohl depressiven als auch manischen Phasen nicht angebracht. Mittel der Wahl sind hier Lithiumsalze, deren Wirksamkeit bei der Phasenprophylaxe bipolarer Störungen überzeugend nachgewiesen ist. Allerdings haben sie zahlreiche Nebenwirkungen und Kontraindikationen und zudem muss während der Behandlung laufend der Lithiumplasmaspiegel bestimmt werden. Deshalb weicht man nicht selten auf Antikonvulsiva aus, etwa Carbamazepin oder Valproinsäure. Lamotrigin eignet sich v. a. bei bipolaren Störungen mit vorwiegend depressiven Episoden. Vermutete Wirkmechanismen sind Eingriffe in die Second-Messenger-Prozesse.

Mittel zur Behandlung der Manie: Lithium wirkt auch therapeutisch während manischer Episoden, allerdings oft nur ausreichend in Kombination mit Benzodiazepinen oder Antipsychotika; Letztere werden hierbei oft allein eingesetzt. Antimanische Wirksamkeit besitzen ebenfalls Carbamazepin und Valproinsäure.

Anxiolytika, Sedativa und Hypnotika: Anxiolytika haben einen angstlösenden Effekt; Sedativa beruhigen und vermindern ebenfalls Angst und reduzieren dabei oftmals, zumindest initial, die psychische Aktivität und Leistungsfähigkeit. Hypnotika (Antiinsomnika) induzieren den Schlaf, wirken dabei im Allgemeinen anxiolytisch und sedierend. Die meisten Sedativa können in höheren Dosen auch als Hypnotika fungieren. Die Hauptgruppe der Medikamente mit diesen Eigenschaften bilden die Benzodiazepine, welche am $GABA_A$-Benzodiazepin-Rezeptorkomplex angreifen und die Wirkung des hemmenden Transmitters GABA verstärken. Daneben gibt es weitere Medikamente ähnlicher Wirkung (z. B. Barbiturate, Meprobamat, Methaqualon, Chloralhydrat, Clomethiazol), die aber bestenfalls selten bei diesen Indikationen eingesetzt werden. Gebräuchliche Schlafmittel mit anderen Wirkmechanismen sind die Nicht-Benzodiazepin-Hypnotika und Antihistaminika, zudem Melatonin, welches hypothalamische, für die Schlafregulation anhand der Hell-Dunkel-Verhältnisse verantwortliche Strukturen sensibilisiert.

Antidementiva: Sie werden zur Behandlung der kognitiven Defizite im Rahmen demenzieller Syndrome eingesetzt. Dazu gehören zum einen eher unspezifisch wirkende Substanzen (z. B. GinkgoExtrakte), die wenig auf die Acetylcholinesterase wirken und v. a. bei demenziellen Syndromen zur Anwendung kommen, die nicht auf die Alzheimer-Krankheit zurückgehen. Zur Behandlung der Alzheimer-Demenz kommen vornehmlich Acetylcholinesterasehemmer zum Einsatz, welche die verminderte zentralnervöse Acetylcholinkonzentration erhöhen; eine Option bilden auch NDMA-Antagonisten wie Memantin.

Medikamente zur Behandlung substanzbedingter Störungen: Zur Therapie der Entzugssymptomatik werden Entgiftungsmittel eingesetzt; zur Behandlung der Abhängigkeit gibt man entweder Anti-Craving-Mittel, d. h. gegen die Stoffgier gerichtete Substanzen oder Pharmaka, die bei Einnahme der zu vermeidenden psychotropen Substanz unangenehme körperliche Symptome (Aversivreaktionen) hervorrufen. Substitutionsmittel führen die psychotrope Substanz oder eine ähnlich wirkende in weniger schädlicher Form zu (z.B. oral verabreichtes Methadon statt des intravenös zugeführten Heroins).

Weitere Pharmaka: Hier sind zunächst Psychostimulanzien wie Methylphenidat (etwa Ritalin®) zu nennen, die v.a. bei Aufmerksamkeitsdefizit-Hyperaktivitätsstörung (ADHS) und Narkolepsie zum Einsatz kommen. Von Bedeutung sind auch Anticholinergika wie Biperiden (z.B. Akineton®), welche zur Behandlung von Nebenwirkungen der Neuroleptika (speziell des Parkinson-Syndroms) verabreicht werden. Weiter seien Schmerzmittel angeführt, wobei man peripher, an den Nozizeptoren (»Schmerzrezeptoren«) ansetzende Analgetika (Prostaglandinsynthesehemmer, beispielsweise Acetylsalicylsäure) von zentral wirksamen Schmerzmitteln wie Opioiden und Cannabinoiden unterscheidet.

3.5.2 Antipsychotika (Neuroleptika)

Einteilung: Man unterscheidet zwischen klassischen und atypischen Antipsychotika (KAP, AAP bzw. Antipsychotika der ersten und der zweiten Generation).

Den klassischen Antipsychotika (Neuroleptika) gemeinsam sind die im Allgemeinen stark antipsychotische Wirkung, motorische Nebenwirkungen und die Tatsache, dass sie v.a. D_2-Rezeptoren blockieren. Hauptgruppen innerhalb der klassischen Neuroleptika sind die Phenothiazine, Thioxanthene, Butyrophenone und Diphenylbutylpiperidine. Phenothiazine und Thioxanthene haben im Allgemeinen geringere neuroleptische Potenz als Butyrophenone und Diphenylbutylpiperidine, wobei es allerdings Ausnahmen gibt.

Atypische Antipsychotika wirken (ausreichend hoch dosiert) ähnlich stark auf psychotische Symptome und wohl (wenn auch eher geringfügig) auf die Minussymptomatik. Sie haben (etwas) seltener motorische Nebenwirkungen (dafür sicherlich stärkere auf Hormonsysteme und Stoffwechselvorgänge). Die Wirkmechanismen sind nur bedingt geklärt; neben der Blockade von D_2- und D_4-Rezeptoren wird ein Serotoninantagonismus diskutiert. Neben dem ältesten Vertreter Clozapin zählen hierzu weitere, strukturchemisch unterschiedliche Substanzen (→Tab. 3-2).

Wirkungen und Indikationen: Die wichtigste Wirkung sowohl der KAP als auch der AAP ist die antipsychotische, d.h. gegen die produktiven Schizophreniesymptome (Wahn, Halluzinationen, Zerfahrenheit) gerichtete; auch psychomotorische Symptome, etwa katatoner Stupor, werden im Allgemeinen gebessert. Weniger gut sprechen auf klassische Neuroleptika Minussymptome wie sozialer Rückzug, Interessen- und Freudlosigkeit sowie Sprachverarmung an. Einige atypische Antipsychotika sollen bei manchen Patienten auch diese Symptomatik verbessern – was keineswegs unumstritten ist.[9] Ihre wichtigste Indikation ist daher die Schizophrenie, daneben die psychotische Symptomatik im Rahmen affektiver Störungen, schließlich schizoaffektive Störungen. Weiter werden diese Substanzen zur Behandlung der Manie eingesetzt. Im Allgemeinen wirken Antipsychotika sedierend, weshalb sie bei diversen Erregungszuständen gegeben werden. Eine weitere Indikation ist zuweilen der Alkoholentzug (unter Beachtung der durch viele Substanzen dieser Gruppe herabgesetzten

Substanzgruppe	Wirkstoffe (Handelsnamen in Auswahl)
Phenothiazine (trizyklische Neuroleptika)	▪ Levomepromazin (Neurocil®, Generika) ▪ Thioridazin (Melleril®, Generika) ▪ Perazin (Generika) ▪ Fluphenazin (Generika); als Depotpräparat: Fluphenazindecanoat (Generika) ▪ Perphenazin (Generika) ▪ Prothipendyl (Dominal®) ▪ Loxapin (Adasuve®)
Thioxanthene	▪ Chlorprothixen (diverse Generika) ▪ Flupentixol (Fluanxol®); als Depotpräparat: Fluanxol Depot® ▪ Zuclopenthixol (Ciatyl-Z®); als Depotpräparat: Zuclopentixolacetat (Ciatyl-Z Depot®, Generika)
Butyrophenone	▪ Haloperidol (Haldol®-Janssen; Generika); als Depotpräparat: Haloperidoldecanoat (Haldol-Janssen Decanoat®; Generika) ▪ Benperidol (Glianimon®) ▪ Bromperidol (Impromen®) ▪ Melperon (Melneurin®, Generika) ▪ Pipamperon (Dipiperon®, Generika)
Diphenylbutyl-piperidine	▪ Fluspirilen (Imap® [nur als Depotpräparat]) ▪ Pimozid (Orap®,Generika)
»atypische« Antipsychotika	▪ Clozapin (Leponex®, Generika) ▪ Sulpirid (Dogmatil®, Generika) ▪ Risperidon (Risperdal®, Generika); als Depotpräparat: Risperdal Consta® ▪ Sertindol (Serdolect®) ▪ Olanzapin (Zyprexa®, Generika); als Depotpräparat: Olanzapinpamoat (Zypadhera®) ▪ Quetiapin (Seroquel®, Generika) ▪ Amisulprid (Solian®, Generika) ▪ Aripiprazol (Abilify®); als Depotpräparat: Abilify Maintena® ▪ Lurasidon (Latuda®) ▪ Cariprazin (Reagila®) ▪ Ziprasidon (Zeldox®, Generika) ▪ Paliperidon (Invega®); als Depotpräparat: Paliperidonpalmitat (Xeplion® Trevicta®) ▪ Asenapin (Sycrest®)

Tab. 3-2: Antipsychotika (Neuroleptika)

Krampfschwelle). Indikationen sind zudem bestimmte Persönlichkeitsstörungen, neurologische Erkrankungen mit überschießenden Bewegungen (etwa Tic-Störungen), Angstsymptomatik, frühkindlicher Autismus.

Wirkmechanismen: Die Substanzen wirken auf zahlreiche Rezeptortypen. Klassische Antipsychotika (Neuroleptika) entfalten v. a. durch eine Blockade von D_2-Rezeptoren im limbischen System ihren antipsychotischen

Effekt; das nicht selten bei Neuroleptikagabe zu beobachtende Parkinson-Syndrom wird durch Blockade von D_2-Rezeptoren im Striatum erklärt. Die Wirkmechanismen der atypischen Antipsychotika und die Gründe für die selteneren extrapyramidalen Nebenwirkungen sind nur bedingt klar. Weiter blockieren wenigstens einige Antipsychotika den α_1-Rezeptor für Noradrenalin, worauf ihre antimanische Wirkung basieren dürfte. Nachgewiesen ist zudem eine Blockade des H_1-Rezeptors für Histamin (u.a. Ursache für den dämpfenden Effekt), muscarinerger Acetylcholinrezeptoren (Grundlage diverser vegetativer Nebenwirkungen) und bestimmter Serotoninrezeptoren (v.a. AAP).

Nebenwirkungen: Die klinisch relevantesten Nebenwirkungen der älteren Antipsychotika sind die motorischen. Dabei unterscheidet man relativ bald nach Behandlung auftretende, meist gut behandelbare und nach Absetzen der Medikamente reversible Symptome von den Spätdyskinesien, die nicht selten stark beeinträchtigen, schwer zu therapieren und zu einem hohen Prozentsatz irreversibel sind.

Die Frühdyskinesien (besser wohl Dystonien) zeigen sich in Form von Krämpfen und überschießenden Bewegungen, v.a. der Gesichts-, Augen- und Zungenmuskulatur; sie treten oft schon nach wenigen Tagen auf. Die in ihrem Entstehungsmechanismus ebenfalls unklaren Akathisien haben die Form einer quälenden motorischen Unruhe. Häufiger, zudem hinsichtlich der Pathogenese besser verstanden, ist das Parkinson-Syndrom (Parkinsonoid), das sich binnen eines Monats bei etwa 30 % der Behandelten einstellt, speziell bei Einnahme hochpotenter klassischer Neuroleptika. Es ist gekennzeichnet durch Rigor (Muskelsteife), Tremor (Zittern) sowie Akinesie (Bewegungsarmut, deshalb besser: Hypokinesie) und wird durch Blockade von D_2-Rezeptoren im Striatum erklärt. Die genannten Bewegungsstörungen sind reversibel, verschwinden mit Absetzen der Substanz oder oft bei Übergang auf eine andere und lassen sich durch Gabe des Anticholinergikums Biperiden (z.B. Akineton®) meist gut behandeln.

Spätdyskinesien (tardive Kinesien) dürften bei mindestens 20 % der mit klassischen Neuroleptika Behandelten auftreten, im Allgemeinen frühestens nach einem halben Jahr Therapie, oft erst nach mehreren Jahren. Es handelt sich um unwillkürliche Bewegungen im Gesichts-, Schlund- und Extremitätenbereich, welche die Betroffenen teilweise erheblich behindern. Anders als die früh auftretenden Bewegungsstörungen bessern sie sich nicht durch Anticholinergika – sie verschlechtern sich dadurch oft sogar noch – und sind in etwa der Hälfte der Fälle weitgehend irreversibel. Als Mechanismus wird die Vermehrung oder eine erhöhte Empfindlichkeit der durch die Antipsychotika lange blockierten D_2-Rezeptoren im Striatum diskutiert; dies ist allerdings umstritten, da solche Symptome schon lange vor Einführung der Neuroleptika beschrieben wurden. Früh auftretende motorische Nebenwirkungen beobachtet man wohl etwas seltener unter Medikation mit atypischen Antipsychotika, dennoch in keineswegs geringer Häufigkeit (Kadakia et al., 2022). Auch hat sich trotz Einführung der »Atypika« die Zahl der Spätdyskinesien nicht vermindert (Lerner et al., 2015), möglicherweise deshalb, weil man sie bei immer zahlreicheren Indikationen einsetzt.

Vegetative Begleiterscheinungen sind im Rahmen einer Neuroleptikatherapie nicht selten zu beobachten und v.a. auf Blockade muscarinerger Acetylcholinrezeptoren zurückzuführen. Hierzu gehören Mundtrockenheit, Akkommodationsstörungen (mit der Folge von Schwierigkeiten beim Lesen), Harnverhaltung und Veränderungen des Augeninnendrucks. Hieraus ergeben sich zahlreiche Kontraindikationen; zu beachten sind zudem kardiale Nebenwirkungen. Weiter sind sehr ernste neuroendokrine Störungen zu nennen, speziell ein Anstieg des Prolactinspiegels mit der Folge von Zyklusstörungen und Milchfluss (Galaktorrhö) bei Frauen, die Beeinträchtigung von Libido und Potenz sowie Wachstum der Brüste und Galaktorrhö bei Männern. Bei einigen atypischen Neuroleptika ist dies kaum der Fall, bei anderen umso ausgeprägter, nämlich bei Amisulprid, Paliperidon und Risperidon (Zhu et al., 2021). Bei den atypischen Antipsychotika Clozapin und Olanzapin werden oft erhebliche Gewichtszunahmen sowie Störungen des Zucker- und Fettstoffwechsels beschrieben (metabolisches Syndrom; → auch Müller & Benkert, 2023, S. 344). Unter Clozapin (etwa Leponex®) wurden schwere Agranulozytosen beobachtet (Absinken der Zahl bestimmter weißer Blutkörperchen), weshalb die Therapie mit dieser Substanz engmaschige Blutbildkontrollen erfordert.

Letztlich selten, aber dann sehr bedrohlich, ist das maligne neuroleptische Syndrom; dabei treten nicht nur extrapyramidal-motorische Störungen wie Dyskinesien und Rigor auf, sondern auch Bewusstseinsstörungen bis hin zum Koma, zudem schwere autonome Reaktionen (wie Herzjagen, Blutdruckschwankungen, Schwitzen, Fieber). Die Letalität (Todesrate), v. a. aufgrund von Nierenkomplikationen, wird mit etwa 20 % angegeben. Das maligne neuroleptische Syndrom kann sich in den ersten beiden Wochen nach Therapiebeginn einstellen, speziell bei Gabe hochpotenter Substanzen; prinzipiell besteht das Risiko aber bei allen Antipsychotika, weniger jedoch bei atypischen (Wadoo, Ouanes & Firdosi, 2020).

3.5.3 Antidepressiva

Vorbemerkungen, Überblick und Einteilung: Als Antidepressiva bezeichnet man Substanzen mit stimmungsaufhellender Wirkung. Die Bezeichnung ist allerdings insofern nicht ganz korrekt, als viele dieser Stoffe weitere Wirkungen haben und deshalb nicht nur bei Depressionen, sondern auch bei anderen Störungen eingesetzt werden, z. B. bei Zwangs-, Ess-, zudem bei einigen Angst- und Persönlichkeitsstörungen. Nicht zu den Antidepressiva gezählt werden die in gewissem Maße ebenfalls die Stimmung verbessernden Benzodiazepine, ebenso wenig die u. a. zur Prophylaxe der Depression eingesetzten Lithiumsalze, obwohl sie – wenigstens in Verbindung mit Antidepressiva – selbst stimmungsaufhellend wirken.

Eine Einteilung der Antidepressiva kann nach verschiedenen Gesichtspunkten geschehen (ist dann selten restlos befriedigend); unter historischen Aspekten werden jene der ersten oder älteren Generation, nämlich trizyklische Antidepressiva und nicht selektive MAO-Hemmer, von diversen Neuentwicklungen unterschieden. Substanzen der zweiten Generation umfassen verschiedene Gruppen, so die tetra- bzw. heterozyklischen Antidepressiva, selektive Serotoninwiederaufnahmehemmer oder die neueren selektiven und reversiblen MAO-Hemmer; hinzu kommen teils auf anderen Wirkprinzipien basierende Substanzen wie Venlafaxin, Mirtazapin, Reboxetin, Duloxetin, Agomelatin, Bupropion sowie das pharmakologisch zunehmend besser untersuchte Johanniskraut (Hypericum perforatum). Einen Überblick, auch über die Wirkmechanismen, gibt Tabelle 3-3.

Stoffklasse	Wirkstoffe (Handelsnamen in Auswahl)	Wirkprinzip
trizyklische Antidepressiva	▪ Imipramin (Generika) ▪ Clomipramin (Anafranil®, Generika) ▪ Amitriptylin (Generika) ▪ Amitriptylinoxid (Amioxid-neuraxpharm®) ▪ Doxepin (Aponal®, Generika) ▪ Nortriptylin (Generika) ▪ Trimipramin (Stangyl®, Generika) ▪ Tianeptin (Tianeurax®, Generika)	Erhöhung des Transmitterangebots durch Hemmung des Reuptakes; langfristig wohl Veränderung der Rezeptorempfindlichkeit (möglicherweise auch ganz andere Mechanismen wie Entzündungshemmung oder Förderung der Neurogenese)
tetrazyklische Antidepressiva und andere nicht eindeutig einzuordnende Substanzen	▪ Mianserin (Generika) ▪ Maprotilin (Generika) ▪ Trazodon (Generika) ▪ Venlafaxin (Trevilor retard®, Generika) ▪ Mirtazapin (Remergil Sol®, Generika) ▪ Reboxetin (Edronax®) ▪ Duloxetin (Cymbalta®, Generika) ▪ Bupropion (Elontril®, Generika) ▪ Agomelatin (Valdoxan®, Generika) ▪ Desvenlafaxin (Desveneurax®) ▪ Milnacipran (Generika)	teilweise wohl ähnlich wie trizyklische Antidepressiva; teilweise andere Wirkmechanismen
selektive Serotonin-wiederaufnahme-hemmer (SSRI)	▪ Fluoxetin (Generika) ▪ Fluvoxamin (Fevarin®, Generika) ▪ Vortioxetin (Brintellix®) ▪ Milnacipran (MilnaNeurax®) ▪ Sertralin (Zoloft®, Generika) ▪ Paroxetin (Seroxat®, Generika) ▪ Citalopram (Cipramil®, Generika) ▪ Escitalopram (Cipralex®, Generika)	Hemmung der Wiederaufnahme spezifisch von Serotonin; langfristig wohl Veränderung der Rezeptorempfindlichkeit (möglicherweise auch ganz andere Mechanismen wie Entzündungshemmung oder Förderung der Neurogenese)
MAO-Hemmer (nicht selektiv)	▪ Tranylcypromin (Jatrosom®, Generika)	irreversible, nicht selektive Hemmung von MAO; Erhöhung der Monoaminkonzentration im Spalt; langfristig wohl Veränderung der Rezeptorempfindlichkeit (möglicherweise auch ganz andere Mechanismen wie Entzündungshemmung oder Förderung der Neurogenese)

Stoffklasse	Wirkstoffe (Handelsnamen in Auswahl)	Wirkprinzip
MAO-A-Hemmer (selektiv und reversibel)	▪ Moclobemid (Aurorix®, Generika)	reversible und spezifische Blockade von MAO-A; damit Erhöhung der Monoaminkonzentration im Spalt; langfristig wohl Veränderung der Rezeptorempfindlichkeit (möglicherweise ganz andere Mechanismen wie Entzündungshemmung oder Förderung der Neurogenese)
Aminpräkursoren	▪ Tryptophan (nicht mehr zugelassen für die Indikation Depression)	Steigerung der Serotoninproduktion durch Bereitstellung von Vorstufen (als Antidepressivum keine Zulassung, obwohl ursprünglich als solches entwickelt)
Johanniskraut	▪ Hypericum-Extrakt/Johanniskraut (zahlreiche Präparate)	unklar (MAO-Hemmung, Wiederaufnahmehemmung, Bindung an GABA-Rezeptoren)

Tab. 3-3: Antidepressiva: Stoffklassen und Wirkmechanismen

Allgemeines zu den klinischen Effekten von Antidepressiva: Hier sei zunächst auf den wichtigen Sachverhalt hingewiesen, dass ihre stimmungsaufhellende Wirkung im Allgemeinen nicht sofort einsetzt, sondern typischerweise erst nach zwei bis drei Wochen. Somit können die durch die Substanzen bewirkten Erhöhungen der synaptischen Transmitterkonzentrationen nicht die entscheidende Veränderung sein – diese treten nämlich schon sehr bald auf. Vielmehr wird angenommen, dass das vermehrte Transmitterangebot zur Veränderung der Zahl oder Empfindlichkeit postsynaptischer Rezeptoren führt (mittlerweile werden sogar gänzlich andere Wirkmechanismen diskutiert; → Köhler, 2019a, S. 184 f.). Erst wenn diese Veränderungen eingetreten sind – und dies geschieht nach zwei bis drei Wochen –, liegt eine wirklich klinisch relevante Besserung vor. Als wichtige therapeutische Konsequenz ergibt sich, dass in den ersten Tagen der Psychopharmakotherapie der Zustand der Patienten keineswegs gebessert ist; manche sind sogar in besonderem Maße suizidgefährdet. Oft setzt nämlich die antriebssteigernde Wirkung der Antidepressiva vor ihrer stimmungsaufhellenden ein, womit Hemmungen, die bis dahin trotz schlechten Befindens einem Suizid entgegenstanden, plötzlich aufgehoben sein können.

Weiter ist zu beachten, dass die Antidepressiva sich in ihrer Wirkung auf den Antrieb deutlich unterscheiden: Manche sind eher sedierend, andere antriebsneutral und weitere sogar psychostimulierend. Bei Medikation mit Substanzen der letzten Gruppe ist in besonderem Maße das Risiko eines Suizids zu beachten und eventuell zusätzlich mit sedierenden Substanzen (wie Benzodiazepinen) zu behandeln. Depressive mit agitierter Symptomatik sind generell bevorzugt mit dämpfenden Antidepressiva zu therapieren bzw. müssen zusätzlich medikamentös sediert werden.

Trizyklische Antidepressiva (TZA): Trizyklische Antidepressiva sind strukturchemisch (ähnlich wie Phenothiazine) durch ein Gerüst von drei Ringen gekennzeichnet. Zu dieser am längsten eingesetzten Gruppe antidepressiv wirksamer Substanzen gehören u. a. Amitriptylin, Imipramin, Clomipramin und Trimipramin. Sie wirken alle stimmungsaufhellend, unterscheiden sich jedoch deutlich hinsichtlich ihrer Wirkung auf den Antrieb: Amitriptylin, Doxepin und Trimipramin gelten als sedierend, das in Deutschland nicht mehr im Handel befindliche Desipramin als antriebssteigernd, während Clomipramin und Imipramin diesbezüglich als weitgehend neutral angesehen werden – man beachte die teils unterschiedliche Charakterisierung in der Literatur. Neben dem therapeutischen Effekt in der depressiven Episode ist von phasenprophylaktischer Wirkung im Rahmen rein depressiver rezidivierender Störungen auszugehen; bei bipolaren Störungen sollen TZA nicht zwischen den Phasen eingesetzt werden, weil dadurch manische Episoden provoziert werden können. Aus weiteren Eigenschaften der TZA leiten sich zusätzliche Indikationen ab: Das so gut wie ausschließlich die Serotoninwiederaufnahme hemmende Clomipramin lindert auch Zwangssymptomatik (ähnlich wie die SSRI) und wird daher bei Zwangsstörungen eingesetzt. Zudem zeigt Clomipramin bei Essstörungen (speziell Bulimia nervosa) eine gewisse Wirksamkeit, vergleichbar jener der SSRI. Mittlerweile ist die positive Wirkung von TZA bei Schmerzzuständen insbesondere chronischer Natur gut nachgewiesen; dieser Effekt, der sehr schnell und bei niedrigen Dosen eintritt, beruht mit großer Sicherheit nicht auf einer Veränderung der Stimmung, sondern auf der Stimulierung noradrenerger und serotonerger schmerzhemmender Bahnen im Rückenmark (→ dazu genauer Kap. 2.8.5).

Als wichtigster Wirkmechanismus wird eine Reuptake-Hemmung angesehen. TZA besetzen die Monoaminbindungsstellen an den Carrier-Proteinen und verhindern so die Rückschleusung der Transmitter in die präsynaptische Nervenzelle, zumeist sowohl von Noradrenalin wie Serotonin – wenn auch unterschiedlich stark. Als weiterer Wirkmechanismus wird die Blockade präsynaptischer Autorezeptoren diskutiert; das ausschüttende Neuron würde dann die Produktion oder Freisetzung der Transmitter verstärken. Die Blockade von Histaminrezeptoren führt v. a. zu Sedierung – die mehr oder weniger starke psychomotorische Hemmung der einzelnen Substanzen hängt im Wesentlichen von der Größe dieses Effekts ab. Auf die Blockade muscarinerger Acetylcholinrezeptoren sind die teils erheblichen anticholinergen Effekte zurückzuführen (→ unten).

An Nebenwirkungen müssen außer der zuweilen unangenehmen Sedierung bzw. der in der Regel unerwünschten initialen Antriebssteigerung vegetative Begleitsymptome beachtet werden. Neben Mundtrockenheit und Akkommodationsstörungen sind an anticholinergen Effekten Störungen der Harnentleerung, der Verdauungstätigkeit (z. B. Verstopfung bis hin zum Darmverschluss) oder eine Erhöhung des Augeninnendrucks zu nennen, woraus sich zahlreiche Kontraindikationen ergeben, etwa Engwinkelglaukom oder Prostatahypertrophie. Auch eine unangenehme orthostatische Hypotonie (Schwindelzustand beim Aufstehen durch Absinken des Blutdrucks) ist bei manchen TZA nicht selten. Von großer Bedeutung sind zudem Überleitungsstörungen am Herzen und Arrhythmien, weshalb bei vorgeschädigtem Herzen diese Substanzen in der Regel nicht verordnet werden. Zu erwähnen sind weiter sexuelle Funktionsstörungen sowie eine ungewöhnliche Steigerung des Appetits mit Gewichtszunahme. Schließlich senken speziell die trizyklischen Antidepressiva – ähnlich wie Phenothiazine – nicht selten die Krampfschwelle, sodass im Falle eines epileptischen Anfallsleidens auf diesbezüglich weniger risikoreiche antidepressive Medikamente zurückgegriffen werden muss.

Tetrazyklische (heterozyklische, neozyklische) und andere Antidepressiva: In diese schlecht definierte Gruppe sollen nicht nur die tetrazyklischen Antidepressiva (etwa Mianserin) eingeordnet werden, sondern auch diesen wirkungsmäßig ähnliche wie Maprotilin oder Trazodon. In diesem Rahmen seien weiter die Neuentwicklungen Venlafaxin, Mirtazapin, Reboxetin, Duloxetin, Bupropion und Agomelatin genannt. Die Wirkung auf den Antrieb ist unterschiedlich; nennenswerte anticholinerge Effekte sind kaum zu erwarten.

Selektive Serotonin-Reuptake-Inhibitoren (SSRI): Ähnlich wie die TZA hemmen die SSRI die Wiederaufnahme von Transmittern, beschränken sich aber ganz auf eine Inhibition des Serotonin-Reuptakes. Daher können mit ihnen wirkungsvoller psychische Störungen behandelt werden, die auf Veränderungen im serotonergen System basieren, u. a. Ess- und Zwangsstörungen. Andererseits ist die Behandlung mit SSRI meist teurer.

SSRI wirken stimmungsaufhellend, dabei nicht sedierend, sondern v. a. initial meist agitierend. Der Mechanismus ist eine selektive Wiederaufnahmehemmung von Serotonin durch Besetzung der Bindungsstellen an den Carrier-Proteinen. Wirkungen auf das noradrenerge System gibt es nicht, ebenso wenig eine Blockade von Histaminrezeptoren (daher die fehlende Sedierung). In der Regel haben SSRI keine anticholinergen Effekte, weshalb diverse Kontraindikationen der TZA wegfallen. Auch bei Schädigung des Herzens können SSRI im Allgemeinen verordnet werden; die nach Einnahme von TZA häufig beobachtete unangenehme Gewichtszunahme bleibt häufig (nicht immer) aus. Beachtet werden muss jedoch auch hier eine mögliche Senkung der Krampfschwelle. Öfter als bei Einnahme anderer Antidepressiva treten sexuelle Funktionsstörungen auf, speziell verzögerte Ejakulation, daneben Libido- und Potenzstörungen; möglicherweise bleiben diese Störungen auch nach Absetzen bestehen. Zudem sind Appetitlosigkeit, Übelkeit und Erbrechen v. a. in der Anfangsphase der Einnahme recht häufig.

Weiter zu beachten, wenn auch letztlich selten, ist das zentrale Serotoninsyndrom, gekennzeichnet durch Fieber, neuromuskuläre Symptomatik, psychopathologische Auffälligkeiten (z. B. delirante Symptomatik, Erregungszustände) und Störungen im gastrointestinalen System (etwa Übelkeit, Erbrechen). Aufgrund diverser Komplikationen (Krampfanfälle, Rhythmusstörungen, Koma, Organversagen) kann es lebensbedrohlich sein; meist verschwindet es nach Absetzen der Medikation.

MAO-Hemmer: Wie ausgeführt, baut das Enzym MAO (genauer: seine beiden Unterformen MAO-A und MAO-B) in der präsynaptischen Zelle die rücktransportierten Monoamintransmitter ab. Hemmt man MAO bzw. eine seiner Unterformen, erhöht sich die Transmitterausschüttung. Die erste Generation der MAO-Hemmer konnte sich angesichts der Notwendigkeit strenger diätetischer Einschränkungen und wegen kardiovaskulärer Zwischenfälle nie wirklich durchsetzen. Neuere Entwicklungen, die lediglich die Unterform MAO-A blockieren und zudem reversibel sind (MAO-Hemmer der zweiten Generation), gelten als gut verträglich – wenn auch wohl weniger antidepressiv wirksam als die der ersten Generation. Da anticholinerge Wirkungen fehlen, können sie auch Patienten verabreicht werden, bei denen die TZA kontraindiziert sind. Wie bei den TZA und den SSRI setzt eine nennenswerte antidepressive Wirkung der MAO-Hemmer erst mit einer Latenz von etwa 1–3 Wochen ein; der eigentliche therapeutisch wirksame Effekt dürfte v.a. eine »Regulierung« der Zahl oder Empfindlichkeit postsynaptischer Rezeptoren sein. Generell ist die Bemerkung angebracht (welche auch für die TZA und SSRI gilt), dass der Wirkmechanismus der Antidepressiva weitgehend im Dunkeln liegt. Möglicherweise ist weniger die Beeinflussung diverser Transmittersysteme von Bedeutung als vielmehr die Hemmung von entzündlichen Vorgängen im Gehirn oder die Anregung der Neuronenbildung (→ dazu ausführlich Köhler, 2016, S. 94 ff.). Sowohl die älteren MAO-Hemmer (etwa Tranylcypromin) als auch die neueren selektiven und reversiblen (z.B. Moclobemid) wirken antidepressiv und dabei eher antriebssteigernd. Bei manchen Angststörungen, beispielsweise bei sozialer Phobie, ist ebenfalls Wirksamkeit nachgewiesen.

Wie bereits erwähnt, besteht MAO aus zwei Unterformen: MAO-A ist v.a. für den Abbau von Serotonin, Noradrenalin und Adrenalin verantwortlich (in gewissem Maße auch von Dopamin und Tyramin); MAO-B inaktiviert lediglich Dopamin und Tyramin. Bei einer Blockade beider Subformen, z.B. durch Tranylcypromin, kommt es nicht nur zur Anreicherung der Monoamintransmitter, sondern auch von Tyramin, welches den Blutdruck stark erhöht. Deswegen mussten unter dieser Medikation strenge Diätvorschriften eingehalten werden (z.B. musste auf Käse verzichtet werden); trotzdem kam es wiederholt zu hypertensiven Krisen. Blockiert man lediglich MAO-A, so kann MAO-B anfallendes Tyramin abbauen. Zudem sind die MAO-Hemmer der zweiten Generation nicht nur selektiv, sondern auch reversibel: Ist viel Tyramin im Körper vorhanden, kann dieses den MAO-A-Hemmer vom Enzym MAO-A verdrängen, welches dann wieder stärker für den Tyraminabbau zur Verfügung steht; diätetische Einschränkungen sind daher kaum notwendig. Histaminrezeptoren werden nicht blockiert (daher keine Sedierung), ebenso wenig Acetylcholinrezeptoren. MAO-Hemmer der zweiten Generation gelten als nebenwirkungsarm; Engwinkelglaukom und Prostatahypertrophie stellen keine Kontraindikationen dar; sexuelle Funktionsstörungen werden kaum beobachtet. Jedoch ist die initiale Antriebssteigerung zu bedenken, speziell im Falle suizidaler Patienten.

Andere antidepressiv wirksame Substanzen: Zu den Aminpräkursoren gehört das L-Tryptophan, welches als Vorstufe der Serotoninsynthese die Konzentration dieses Transmitters im synaptischen Spalt erhöhen soll. Ob Tryptophan – wie lange erhofft – tatsächlich ein wirksames Antidepressivum ist, bleibt vorläufig ungeklärt. Da die Substanz jahrelang wegen Nebenwirkungen vom Markt genommen war, fehlen entsprechende Erfahrungen, allerdings spricht wenig dafür. Es wird augenblicklich – wenn überhaupt – nur als Schlafmittel eingesetzt.

Extrakt aus dem Johanniskraut (Hypericum perforatum) wird seit Langem als pflanzliches Antidepressivum eingesetzt und ist (obwohl keineswegs nebenwirkungsfrei) auch ohne Rezept zu erhalten; zu beachten sind Hautveränderungen bei Lichtexposition sowie die mögliche Aufhebung der Wirkung von Kontrazeptiva. Eine gewisse Wirksamkeit, wenigstens bei leichteren Depressionen, steht fest; die Mechanismen sind jedoch unklar (möglicherweise Reuptake-Inhibition oder MAO-Hemmung).

Die zur Phasenprophylaxe affektiver Störungen und Behandlung manischer Episoden eingesetzten Lithiumsalze haben isoliert einen (leichten) antidepressiven Effekt; in jedem Fall scheinen sie die Wirkung vieler Antidepressiva zu verstärken, sodass sie zuweilen, insbesondere bei therapieresistenten Depressionen, zusätzlich verabreicht werden (Lithiumaugmentation). Benzodiazepine wirken möglicherweise leicht antidepressiv, reichen allein aber sicher nicht zur Behandlung mittlerer oder gar schwerer Depressionen aus. Hingegen werden sie oft initial als Beigabe zu Antidepressiva verordnet, v. a. um Unruhe und Agitiertheit entgegenzuwirken. Auch die Kombination des Schilddrüsenhormons Triiodthyronin (T_3) mit trizyklischen Antidepressiva ist nicht ungewöhnlich und gilt als therapeutisch wirksam. Der Mechanismus ist nicht geklärt; möglicherweise leiden einige Depressive an Schilddrüsenunterfunktion.

Antidepressiv (und zwar ohne nennenswerte Latenz) wirkt auch der NMDA-Antagonist Ketamin bzw. Esketamin. Letzteres ist mittlerweile als Nasenspray unter dem Namen Spravato® im Handel.®

3.5.4 Substanzen zur Prophylaxe affektiver und zur Behandlung manischer Episoden

Tabelle 3-4 zeigt zur Phasenprophylaxe affektiver Störungen und Behandlung manischer Symptomatik eingesetzte Substanzen (ohne Berücksichtigung von Antipsychotika und Benzodiazepinen).[10]

Lithiumsalze: Gut belegt werden konnte die phasenprophylaktische Wirksamkeit der Lithiumsalze; hervorzuheben ist zudem die deutliche Senkung der Suizidrate bei Patienten mit bipolaren Störungen unter dieser Behandlung. Indikation ist daher die Phasenprophylaxe sowohl im Rahmen bipolarer Störungen sowie – wenn auch mit Einschränkung – bei rezidivierender (unipolarer) Depression. Nicht alle bipolaren Störungen sprechen darauf an; speziell bei raschem Wechsel der Phasen (»rapid cycling«) ist der prophylaktische Effekt eher schwach. Weiter sind Lithiumsalze therapeutisch wirksam in manischen Episoden; allerdings ist dies im Allgemeinen nicht allzu ausgeprägt, sodass oft eine Kombination mit Antipsychotika oder Benzodiazepinen empfohlen wird.

Wirkstoffe (Handelsnamen in Auswahl)	Bemerkungen
Lithiumsalze ▪ Lithiumcarbonat (Hypnorex retard®, Quilonum retard®, Generika)	nachgewiesene phasenprophylaktische und antimanische Wirkung; Zulassung für diese Indikationen
Carbamazepin (Tegretal®, Timonil®, Generika)	in Deutschland nur als Phasenprophylaktikum und Antikonvulsivum zugelassen
Valproinsäure (Valproat) (Ergenyl chrono®, Orfiril long®, Generika)	in Deutschland nur als Antimanikum und Antikonvulsivum zugelassen
Lamotrigin (Lamictal®, Generika)	Zulassung für die Prophylaxe depressiver Episoden im Rahmen bipolarer Störungen

Tab. 3-4: Medikamente (ohne Antipsychotika) zur Phasenprophylaxe affektiver Störungen und zur Behandlung der Manie (nach Köhler, 2022, S. 53)

Zu den Wirkmechanismen gibt es verschiedene Modelle. Bedeutsam dürfte die Beeinflussung nachgeschalteter Signaltransduktionen sein; unklar ist, warum der phasenprophylaktische Effekt mit Verzögerungen von bis zu mehreren Monaten eintritt. Möglicherweise ist ein weiterer Effekt hier von Bedeutung: Lithiumsalze haben eine – bis jetzt wenig beachtete – neuroprotektive Wirkung (Ghanaatfar et al., 2023).

Die Behandlung mit Lithiumsalzen ist insofern nicht einfach, als ein bestimmter Spiegel im Blutplasma erreicht werden muss, um überhaupt eine Wirkung zu erzielen. Andererseits treten bei relativ geringer Überschreitung der therapeutisch notwendigen Konzentration im Allgemeinen starke Nebenwirkungen auf (geringe therapeutische Breite der Lithiumpräparate). Hier sind v. a. Tremor, Übelkeit, EKG-Veränderungen, unerwünschte Gewichtszunahme zu nennen, zudem eine Beeinträchtigung der Nierenfunktion (mit einem Circulus vitiosus von noch höheren Lithiumkonzentrationen und stärkeren Nebenwirkungen). Daher sind während der Therapie engmaschige Kontrollen erforderlich. Viele Patienten vertragen die Medikamente nicht und brechen die Behandlung ab. Lithiumintoxikationen werden nicht selten beobachtet, z. B. bei unzuverlässiger Einnahme, mangelnder Kontrolle des Plasmaspiegels, bei zusätzlicher anderer Medikation oder nach Einnahme höherer Dosen in suizidaler Absicht. Mit Erbrechen, Durchfall, neurologischen Symptomen oder Bewusstseinstrübung bis hin zum Koma stellt die Lithiumintoxikation ein bedrohliches Krankheitsbild dar.

Wenn Lithiumsalze abgesetzt werden, sollte dies ausschleichend geschehen, da andernfalls manische Symptome provoziert werden können (»Absetzmanien«, → Paulzen et al., 2023, S. 269).

Carbamazepin: Carbamazepin ist im Allgemeinen Mittel der zweiten oder dritten Wahl bei der Phasenprophylaxe affektiver Störungen und wird v. a. dann verabreicht, wenn die Lithiumprophylaxe nicht erfolgreich ist, die Präparate nicht vertragen werden oder Kontraindikationen vorliegen. Von vornherein wirksamer scheint Carbamazepin bei Patienten mit »rapid cycling«. Es ist meist besser verträglich als Lithiumsalze, hat aber ebenfalls zahlreiche Nebenwirkungen (z. B. Knochenmarksschädigungen und Leberfunktionsstörungen) und einige Kontraindikationen, z. B. Überleitungsstörungen. Auch die antimanische Wirksamkeit ist gut belegt; in Deutschland steht jedoch die Zulassung für diese Indikation noch aus. Die Wirkmechanismen sind weitgehend ungeklärt; diskutiert wird eine Beeinflussung nachgeschalteter Signaltransduktionsprozesse, Senkung der Natriumleitfähigkeit und somit Stabilisierung des Membranpotenzials sowie eine Verstärkung von GABAerger Hemmungen.

Valproinsäure: Valproinsäure besitzt starke antimanische Wirkungen, zudem phasenprophylaktische (ist aber für diese Indikation nicht mehr zugelassen, außer unter speziellen Bedingungen). Sie ist im Allgemeinen besser verträglich als Lithium; da Eierstockzysten auftreten können, darf Valproinsäure während einer Schwangerschaft nicht angewendet werden, bei Frauen im gebärfähigen Alter nur unter strengen Voraussetzungen (→ Paulzen et al., 2023, S. 279). Als Wirkmechanismen zur Diskussion stehen u. a. die Verstärkung GABAerger Hemmmechanismen oder Veränderungen von Ionenpermeabilitäten oder Signaltransduktionsvorgängen.

3.5.5 Anxiolytika – Sedativa – Hypnotika (Antiinsomnika)

Überblick: Von den zahlreichen Substanzen dieser Gruppe seien nur die Benzodiazepine genauer besprochen, daneben kurz die neueren Entwicklungen der Nicht-Benzodiazepin-Hypnotika, Betablocker, Antihistaminika, die Anxiolytika Buspiron und Pregabalin sowie Melatonin. Barbiturate, Meprobamat und Methaqualon spielen vornehmlich auf dem illegalen Markt eine Rolle, Chloralhydrat wird selten als Schlaf- oder Beruhigungsmittel eingesetzt. Der Aminpräkursor Tryptophan, der direkt an den serotonergen Neuronen des Schlafzentrums wirkt, hat sich bisher nicht durchsetzen können. Die Wirkmechanismen der pflanzlichen Präparate sind im Einzelnen zu wenig bekannt. Einen Überblick über diese Substanzen gibt Tabelle 3-5.

Wirkstoffe (Handelsnamen nur in Auswahl)	Bemerkungen
Anxiolytika (Sedativa)	
Benzodiazepine	bevorzugt solche mit längerer Halbwertszeit
Pregabalin (Lyrica®, Generika)	häufig sedierend, Abhängigkeitspotenzial lange unterschätzt
Buspiron (Busp®, Anxut®)	Anxiolyse ohne Sedierung
Betablocker	meist mit anderer Indikation eingesetzt; Anxiolyse eher Nebenwirkung
pflanzliche Präparate: Baldrian, Hopfen, Lavendel	oft Placeboeffekt (nicht immer)
Antihistaminika, z. B. Hydroxyzin (Atarax®, Generika)	stark sedierend, anticholinerge Nebenwirkungen
Opipramol (Insidon®, Generika)	Wirkmechanismus nur bedingt klar
Hypnotika (Antiinsomnika)	
Benzodiazepine	bevorzugt solche mit kurzer Halbwertszeit
Nicht-Benzodiazepin-Hypnotika: Zolpidem (Stilnox®, Generika), Zopiclon (Ximovan®, Generika), Eszoplicon (Lunivia®)	stören Schlafstruktur weniger; sollen geringeres Abhängigkeitspotenzial besitzen
Tryptophan (Ardeytropin®, Generika)	Aminpräkursor
Chloralhydrat (Chloraldurat®, Generika)	selten eingesetzt; zahlreiche Nebenwirkungen und Kontraindikationen
Melatonin (Circadin®, Generika)	v. a. zur Überwindung des Jetlags, auch wirksam als Hypnotikum
Barbiturate, Meprobamat, Methaqualon	Bedeutung hauptsächlich als illegale Drogen

Wirkstoffe (Handelsnamen nur in Auswahl)	Bemerkungen
pflanzliche Präparate: Baldrian, Hopfen, Lavendelöl (Lasea®)	oft Placeboeffekt (nicht immer)
H_1-Antihistaminika wie Diphenhydramin (Betadorm D®), Doxylamin (z. B. Sedaplus®), Promethazin (z. B. Atosil®)	leichter hypnotischer Effekt; teils ohne Rezept erhältlich

Tab. 3-5: Anxiolytika (Sedativa) und Hypnotika (Überblick)

Benzodiazepine: Es handelt sich um vollsynthetische Pharmaka, die eine ähnliche Grundstruktur besitzen, sich aber in den Seitengruppen unterscheiden, was erhebliche Bedeutung für Metabolismus, Wirkung und Ausscheidung hat. In der Regel bevorzugt man als Hypnotika (Schlafmittel, Antiinsomnika) Benzodiazepine mit geringer Verweildauer (definiert über die »Halbwertszeit«); manche werden wegen ihrer extrem kurzen Halbwertszeit sogar nur als Ein- und nicht als Durchschlafmittel eingesetzt, etwa Triazolam. Andere, die als »Prodrugs« verzögerten Wirkungseintritt haben und aktive Metaboliten bilden, sind hingegen eher für die Behandlung von Unruhe- und Angstzuständen, somit als Sedativa und Anxiolytika, geeignet.

Ihre wichtigste Wirkung ist die sedierend-anxiolytische, bei Erstkonsumenten oder in höheren Dosen auch die schlafanstoßende; diese Effekte treten meist rasch ein, häufig schon nach wenigen Minuten. Indikationen sind daher Angst- und Unruhezustände sowie Schlafstörungen. Weiter werden Benzodiazepine nicht selten initial zusätzlich zu Antidepressiva bei der Depressionsbehandlung verordnet. In manischen Episoden werden sie oft in Kombination mit Lithium zur Dämpfung eingesetzt, wenigstens in den ersten Wochen. Weiter wirken Benzodiazepine antikonvulsiv und kommen daher bei der Behandlung epileptischer Anfälle zum Einsatz. Umgekehrt ist zu beachten, dass bei Benzodiazepinentzug Anfälle auch bei Personen ohne zuvor erhöhte Krampfbereitschaft auftreten können. Schließlich ist die muskelrelaxierende Wirkung zu nennen, die durch Beeinflussung der Übertragung an Motoneuronen erklärt wird (damit erhöhte Sturzgefahr!).

Als wesentlicher Wirkmechanismus wird eine Verstärkung der GABAergen Hemmung angenommen. Die Benzodiazepine lagern sich vermutlich an spezifische Rezeptoren (»Benzodiazepinrezeptoren«) an, die in Nähe der Bindungsstellen des Typs $GABA_A$ für den hemmenden Transmitter Gamma-Aminobuttersäure (GABA) liegen. Der GABA-Rezeptor wird auf diese Weise sensibilisiert, die durch Andockung des Transmitters erfolgende Öffnung des Chloridionenkanals und die daraus resultierende Hyperpolarisation verstärkt (→ Kap. 3.3.2).

Neben der affektiv-distanzierenden Wirkung kommt es, wenigstens in den ersten Tagen der Einnahme, zu ausgeprägterer Sedierung mit verlangsamten Reaktionen. In höheren Dosen tritt fast immer Müdigkeit auf, zuweilen werden neurologische Beeinträchtigungen beobachtet (etwa verwaschene Sprache, Koordinationsstörungen mit Unfallgefahr, Schwindel); daneben werden Amnesien beschrieben. Der durch Benzodiazepinhypnotika induzierte Schlaf zeigt einige Besonderheiten: Neben der erwünschten Verminderung der Einschlafdauer und Verlängerung der Gesamtschlafzeit tritt eine Verkürzung der tieferen Schlafstadien ein; gleichzeitig werden die REM-Phasen verkürzt, sodass ein wenig modulierter Schlaf mittlerer Tiefe resultiert.[11] In höheren Dosen tritt typischerweise anhaltender Schlaf ein.

Bemerkenswerterweise sind selbst große Mengen (wenigstens, wenn isoliert eingenommen) nicht oder bestenfalls äußerst selten tödlich. Auch in Tierversuchen ließ sich mit vielfach überhöhten Dosen der Tod nicht herbeiführen. Dies wird dadurch erklärt, dass Benzodiazepine lediglich die GABAergen Effekte optimieren, nicht aber unmittelbar den Ionenkanal öffnen, somit sich ihre Wirkung nicht unbegrenzt steigern lässt.

Als verzögerte Wirkung ist der »Hangover« zu nennen, d.h. Müdigkeit und Verlangsamung für lange Zeit (z.B. am Morgen nach abendlicher Schlafmitteleinnahme); speziell bei älteren Personen ist als Folge von Kumulation zuweilen eine Dauersedierung zu beobachten, die zu kognitiven Einschränkungen führen kann. Zudem ist ein gewisses Abhängigkeitspotenzial der Benzodiazepine gegeben. Toleranzentwicklung und Entzugssymptome werden beobachtet, und zwar oft schon nach kurzer Zeit regelmäßiger Einnahme. Die Entzugssymptomatik lässt sich als übermäßige zentralnervöse Erregung bei Wegfall GABAerger Hemmungen ansehen: Angst, Reizbarkeit, Schlaflosigkeit und Unruhe, dazu Kopfschmerzen, Muskelverspannungen sowie vegetative Reaktionen (Übelkeit, Schwitzen, Tachykardie). Keineswegs selten sind schwere Entzugserscheinungen wie Verwirrtheitszustände, Delirien, paranoid-halluzinatorische Symptomatik, Depersonalisationsphänomene, neurologische Symptome (u.a. epileptische Anfälle).

Betarezeptorenblocker (Betablocker): Betablocker besetzen Bindungsstellen für Adrenalin und Noradrenalin, v.a. am Herzen, und führen damit zu Pulsverlangsamung und Blutdrucksenkung. Die dabei zu beobachtende anxiolytische Wirkung wird von manchen zur Bekämpfung des Lampenfiebers vor öffentlichen Auftritten benutzt, da hierbei die kognitiven Leistungen nicht oder kaum eingeschränkt werden. Der Wirkmechanismus ist nicht klar. Möglicherweise wirkt allein die Wahrnehmung der gedämpften Körperfunktionen beruhigend; wahrscheinlicher sind zusätzliche zentrale Angriffspunkte.

Buspiron (Anxut®, Busp®) und Pregabalin (z.B. Lyrica®): Buspiron ist ein partieller Agonist an Serotoninrezeptoren des Typs $5\text{-}HT_{1A}$ mit kompliziertem Wirkmechanismus. Anscheinend kommt es nicht zur Herabsetzung der psychomotorischen Leistungsfähigkeiten (etwa zu einer Einschränkung der Fahrtüchtigkeit). Toleranz, Entzugssymptomatik und Abhängigkeitsentwicklung wurden bis jetzt nicht beschrieben. Nachteil ist die oft lange Zeit bis zum Wirkungseintritt (etwa ein bis zwei Wochen), sodass eine Akutbehandlung von Angstzuständen mit Buspiron nicht möglich ist. Pregabalin ist ein neueres Anxiolytikum (zugelassen zur Therapie der generalisierten Angststörung), welche wie die Benzodiazepine am GABA-Rezeptor angreift, jedoch ein – nach älteren Auffassungen – geringeres Abhängigkeitspotenzial besitzt; neuere Arbeiten sehen die allerdings deutlich kritischer (z.B. Kuhn, Müller & Mutschler, 2021).

Nicht-Benzodiazepin-Hypnotika: Zu dieser Gruppe zählen Zopiclon (z.B. Stilnox®), Zolpidem (z.B. Ximovan®) sowie das erst kurz im Handel befindliche Eszoplicon (Lunivia®). Sie unterscheiden sich strukturchemisch von den Benzodiazepinen, dürften aber ähnliche Angriffspunkte besitzen. Die Schlafstruktur soll weniger gestört werden; das Abhängigkeitspotenzial gilt als geringer. Hingegen werden nicht ganz selten halluzinatorische Zustände beschrieben.

Melatonin: Dieses v.a. in den USA verbreitete Mittel entspricht dem von der Zirbeldrüse sezernierten Hormon. Es entfaltet seine Wirkung über eine Sensibilisierung des Nucleus suprachiasmaticus, der als »zirkadiane Uhr« anhand der Hell-Dunkel-Verhältnisse periodisch ablaufende Vorgänge reguliert, so u. a. den Schlaf. Melatonin erleichtert deshalb die Umstellung des Organismus nach Zeitverschiebungen (Jetlag) und hat unabhängig davon eine hypnotische Wirkung, ist auch in Deutschland unter verschiedenen Handelsnamen als Antiinsomnikum zugelassen.

Antihistaminika: Dass H_1-Rezeptoren-Blocker müde machen, können alle mit Heuschnupfen Geplagten bestätigen. Auf diesem Effekt beruhen zahlreiche (meist rezeptfrei erhältliche) Anxiolytika und Hypnotika.

3.5.6 Medikamente zur Behandlung demenzieller Syndrome (Antidementiva, Nootropika)

Allgemeines: Das demenzielle Syndrom, welches bei verschiedenen Grundkrankheiten beobachtet wird, ist vornehmlich gekennzeichnet durch Gedächtnisstörungen und weitere kognitive Einschränkungen (Konzentrationsverlust, gestörte Informationsverarbeitung, zunehmender Mangel an Urteilsvermögen) sowie affektive und motivationale Störungen. Es kann im Rahmen der Alzheimer-Krankheit auftreten (Demenz vom Alzheimer-Typ), weiter Folge von Gefäßveränderungen im Gehirn sein (vaskuläre Demenz) und wird auch bei anderen hirnorganischen Prozessen (etwa den frontotemporalen Demenzen [dort mit eher affektiv-motivationaler Hauptsymptomatik], bei der Demenz mit Lewy-Körperchen, bei Parkinson-, Huntington-, Creutzfeldt-Jakob-Krankheit) oder im Rahmen der HIV-Infektion beobachtet.

Bei der Alzheimer-Krankheit finden sich charakteristische (nicht auf Durchblutungsstörungen zurückzuführende) neuropathologische Veränderungen sowie eine Minderaktivität cholinerger Neurone (→ausführlicher Kap. 4.7.2). Die Symptomatik setzt im Allgemeinen schleichend ein und verschlechtert sich progredient. Die kognitiven Defizite bei vaskulärer Demenz treten hingegen häufig erstmalig im Rahmen von zerebralen Durchblutungsstörungen auf und zeigen einen eher sprunghaften Verlauf mit plötzlichen Verschlechterungen sowie partiellen Rückbildungen; neurologische Begleiterscheinungen (»Herdsymptome«) sind häufig. Zugrunde liegt dieser Demenzform eine Verengung von Hirngefäßen. Drei große Substanzgruppen stehen für die medikamentöse Therapie zur Verfügung, nämlich unspezifisch wirkende Nootropika ohne wesentlichen Effekt auf die Acetylcholinesterase, die speziell bei Alzheimer-Demenz indizierten Acetylcholinesterasehemmer (AChE-I) und schließlich Glutamatantagonisten.

Nootropika ohne wesentliche Wirkung auf die Acetylcholinesterase: Die Wirkmechanismen der Nootropika (→Tab. 3-6) sind unterschiedlich und nicht vollständig geklärt. Auch ihre Wirksamkeit wird kontrovers beurteilt; am wenigsten umstritten scheint dies bei Ginkgopräparaten, die den Blutfluss in den Gefäßen verbessern und die Thrombosegefahr durch Hemmung der Thrombozytenaggregation senken; auch antioxidative Effekte werden als Wirkmechanismus diskutiert.

Indikationen sind v. a. vaskuläre Demenzen oder Demenzen vom Alzheimer-Typ, bei denen Acetylcholinesterasehemmer nicht gegeben werden können oder nicht wirksam sind. Die meisten genannten Substanzen haben wenig Nebenwirkungen und Kontraindikationen.

Wirkstoffe (Handelsnamen in Auswahl)	Wirkprinzip (vermutet)
Nootropika, die nicht wesentlich auf Hemmung der Acetylcholinesterase basieren	
Ginkgo biloba (Tebonin®, diverse Generika)	Hemmung von Blutplättchenaggregation, antioxidative Wirkung?
Piracetam (Nootrop®, diverse Generika)	Beeinflussung von Ionenströmen an Membranen, Wirkung auf GABAerges System?
Amyloidantikörper	
Lecanemab (Leqembi®)	Antikörper gegen ß-Amyloid
Acetylcholinesterasehemmer (AChE-I)	
Donepezil (Aricept®, Aricept Evess®; Generika)	Hemmung der Acetylcholinesterase
Rivastigmin (Exelon®, Exelon® transdermales Pflaster, diverse Generika)	Hemmung der Acetylcholinesterase
Galantamin (Reminyl®; Generika)	Hemmung der Acetylcholinesterase
NMDA-Antagonisten	
Memantin (Axura®, Ebixa®, Generika)	Antagonismus am NMDA-Rezeptor für Glutamat

Tab. 3-6: Wichtige Nootropika und angenommene Wirkprinzipien

Acetylcholinesterasehemmer: Ihre Wirksamkeit ist wesentlich besser nachgewiesen als die der übrigen Nootropika, allerdings nur für leichte bis mittelschwere Demenzen vom Alzheimer-Typ; bei schwereren Formen und Demenzen anderer Genese ist sie nur bedingt belegt, sodass augenblicklich die Zulassung für diese Indikationen zumeist aussteht. Nebenwirkungen und Kontraindikationen lassen sich daraus ableiten, dass sie die Übertragung an cholinergen Synapsen fördern, die sich nicht nur im Kortex, sondern u.a. an parasympathisch innervierten Organen finden. Man beobachtet daher verstärkte Konstriktion und Sekretion an den Bronchien, Förderung der Magensäureproduktion, Anregung der Darmperistaltik, Verlangsamung der Erregungsbildung und Überleitung am Herzen. Angestrebt wird die Entwicklung spezifisch zentraler und reversibler Acetylcholinesterasehemmer.

NMDA-Antagonisten: Sie werden unter der Annahme eingesetzt, dass eine bei Alzheimer-Krankheit erhöhte Konzentration von Glutamat die Wirkung dieses Rezeptors langfristig reduziert.

Amyloidantikörper: Sie zielen auf die Zerstörung der mutmaßlich pathogenen Amyloidplaques ab. Lecanemab, die in Europa einzig zugelassene Substanz dieser Gruppe, ist hinsichtlich Verbesserung kognitiver Fähigkeiten nur bedingt überzeugend und hat zahlreiche Nebenwirkungen. Für eine genauere Einschätzung wird man noch größere Studien abwarten müssen (van Dyck et al., 2023; Martorana et al., 2025); wenig deutet augenblicklich darauf hin, dass damit ein großer Durchbruch in der Alzheimer-Therapie gelungen ist.

3.5.7 Medikamente zur Behandlung substanzbedingter Störungen

Überblick: Infolge des Konsums psychotroper Substanzen können Symptome auftreten, die mit Psychopharmaka behandelt werden. Zu nennen ist das Entzugssyndrom, das sich meist dann einstellt, wenn nach längerer regelmäßiger Einnahme die Substanz nicht mehr verfügbar ist. Das Alkoholentzugssyndrom kann in schweren Fällen mit epileptischen Anfällen und deliranter Symptomatik einhergehen; gängigstes Medikament zu seiner Behandlung ist Clomethiazol (Distraneurin®). Gegen die regelrechte Abhängigkeit, die u.a. durch zwanghafte Gier nach der Substanz (»Craving«) charakterisiert ist, hat man Anti-Craving-Mittel entwickelt, z.B. Acamprosat und Opiatantagonisten bei Alkoholabhängigkeit. Ein anderes Prinzip der Rückfallprophylaxe ist die Gabe von Medikamenten, die im Falle des Konsums der zu vermeidenden Substanz unangenehme Reaktionen zur Folge haben; z.B. ruft Disulfiram bei Alkoholeinnahme Aversiveffekte hervor. Bei Substitutionstherapien wird die psychotrope Substanz zwar weiter zugeführt, jedoch in weniger schädlicher Form, z.B. Nicotin transdermal durch Nicotinpflaster. Im Weiteren seien Entgiftungsmittel wie Clomethiazol genannt; als Entwöhnungsmittel sollen Substanzen bezeichnet werden, die, wie Acamprosat, Opiatantagonisten und Disulfiram, der Rückfallprophylaxe dienen. Methadon und Substanzen ähnlicher Wirkung sind Substitutionsmittel. In Tabelle 3-7 sind die wichtigsten Medikamente dieser Gruppen zusammengestellt.

Medikamente zur Behandlung von Entzugssymptomatik (Entgiftungsmittel): Das Alkoholentzugssyndrom kann mit begleitenden epileptischen Anfällen, schwerer Herz-Kreislauf-Symptomatik und Delir ein lebensbedrohlicher Zustand sein, dessen Letalität bei sachgemäßer Behandlung aber heute vergleichsweise niedrig ist. Zumindest in schweren Fällen kommt in Deutschland mehr oder weniger routinemäßig Clomethiazol (Distraneurin®) zum Einsatz, welches mit seiner sedierenden und antikonvulsiven Wirkung wesentliche Entzugssymptome bekämpft. Als Wirkmechanismus wird hauptsächlich ein Agonismus am $GABA_A$-Rezeptor angenommen (also ein ähnlicher Effekt wie der von Alkohol). Alternativ werden zuweilen Benzodiazepine gegeben. Sie wirken sedierend und antikonvulsiv und greifen ebenfalls am $GABA_A$-Benzodiazepin-Rezeptorkomplex an (→ Kap. 3.5.5). Auch Antipsychotika kommen unter gewissen Umständen zum Einsatz, wobei eine mögliche Senkung der Krampfschwelle zu beachten ist. Das auch als Blutdrucksenker eingesetzte Clonidin (Catapresan®, Generika) ist v.a. beim Opiatentzugssyndrom oft Mittel der Wahl. Seine dämpfende Wirkung wird hauptsächlich auf eine Verminderung der Feuerungsrate noradrenerger Neurone im Locus coeruleus (caeruleus) des Hirnstamms zurückgeführt.

Entwöhnungsmittel: Eine wichtige Substanz zur Bekämpfung des Verlangens nach Alkohol (ein Antidipsotropikum) ist Acamprosat (Campral®). Als Mechanismus vermutet man eine Verstärkung der GABAergen Hemmung und Blockade der durch chronischen Alkoholkonsum vermehrten und sensitivierten NMDA-Rezeptoren für Glutamat. Ebenfalls Bedeutung in der Rückfallprophylaxe oder wenigstens bei der Erleichterung eines kontrollierten Trinkens haben die Opiatantagonisten Naltrexon (Adepend®) und Nalmefen (Selincro®). Naltrexon, ein Antagonist am μ-Opioidrezeptor, ist auch unter dem Handelsnamen Nemexin® zur Entwöhnungsbehandlung (nach erreichter Abstinenz) bei

Wirkstoffe (Handelsnamen in Auswahl)	Charakterisierung; Anwendung
Entgiftungsmittel (Medikamente zur Behandlung von Entzugssymptomatik)	
Clomethiazol (Distraneurin®)	Standardmittel in Deutschland zur Behandlung schwerer Alkoholentzugssymptomatik
Benzodiazepine, Antipsychotika	alternativ zu Clomethiazol beim Alkoholentzug
Clonidin (Catapresan®)	Behandlung des Opiat-, Unterstützung des Alkoholentzugs
Entwöhnungsmittel (Mittel zur Rückfallprophylaxe)	
Anti-Craving-Mittel (Substanzen zur Dämpfung der Gier)	
Acamprosat (Campral®), Naltrexon (Adepend®), Nalmefen (Selincro®)	Dämpfung des Verlangens nach Alkohol
Naltrexon (Nemexin®)	Dämpfung der Opiatgier nach Abstinenz
Bupropion (Zyban®), Vareniclin (Champix®)	Dämpfung der Nicotingier
Aversivreaktionen erzeugende Substanzen	
Disulfiram (Antabus®) (in Deutschland nicht mehr im Handel)	führt bei Alkoholgenuss zu unangenehmen Begleiterscheinungen
Substitutionsmittel	
Methadon (Methaddict®, Generika) und Levomethadon (L-Polamidon®, Generika)	führt Opiatabhängigen ein Opioid in weniger schädlicher Form zu
Buprenorphin (Subutex®), Buprenorphin/Naloxon (Suboxone®)	führt Opioid in weniger schädlicher Form zu
Morphinsulfat (Substitol®)	führt Opioid in weniger schädlicher Form zu
Nicotinpflaster und -kaugummi	führt Exrauchern Nicotin in weniger schädlicher Form zu (teilweise auch als Entwöhnungsmittel angesehen)

Tab. 3-7: Medikamente zur Behandlung substanzbedingter Störungen

Opiatabhängigen zugelassen und mindert die Gier nach Opioiden, ohne selbst ein Abhängigkeitspotenzial zu besitzen. Bei Konsumenten können Entzugssymptome provoziert werden, weshalb vor Behandlung Abstinenz gesichert sein muss; auch versuchen manche Abhängige, den antagonistischen Effekt des Medikaments mit hohen Opiatdosen aufzuheben, sodass es zur akuten Intoxikation kommen kann. Nalmefen kann auch Personen verabreicht werden, die weiterhin trinken; unter diesem Medikament ist die Kontrolle über den Konsum verbessert. Zyban® (mit dem Wirkstoff Buproprion) soll im Rahmen der Raucherentwöhnung die Gier nach Nicotin dämpfen; ein weiteres Mittel zur Nicotinentwöhnung ist Vareniclin (Champix®).

Dass sich Opiatantagonisten auch zur Rückfallprophylaxe der Alkoholabhängigkeit eignen, erstaunt zunächst. Zur Erklärung wird angenommen, dass Alkohol u. a. über Beeinflussung des endogenen Opioidsystems seine Wirkung ausübt und dass Opiatantagonisten diese Effekte hemmen.

Disulfiram (Antabus®) ist kein Anti-Craving-Mittel, sondern wirkt alkoholsensibilisierend, indem es aversive Alkoholeffekte verstärkt; seine Wirkung beruht auf einer reversiblen Hemmung des Enzyms Aldehyddehydrogenase, das Acetaldehyd (aus dem Alkoholabbau) metabolisiert (→Kap. 10.4). Bereits bei Aufnahme geringer Alkoholmengen treten typischerweise nach einigen Minuten u. a. Hitzegefühle, Kreislauf- und Atembeschwerden, Kopfschmerzen, Übelkeit und Erbrechen auf; zu beachten ist, dass nach anfänglichem Blutdruckanstieg ein akuter Abfall erfolgen kann. Absolute Abstinenz ist deshalb unabdingbar. Diese Therapie ist keineswegs unumstritten, und in Deutschland ist dieses Medikament nicht mehr im Handel – was wiederum sehr kontrovers beurteilt wird.

Substitutionsmittel: Die Methadonsubstitution Opiatabhängiger wurde lange nur mit dem linksdrehenden L-Methadon (Levomethadon [L-Polamidon®]) durchgeführt; mittlerweile stehen als kostengünstigere Alternativen Racemate (Mischungen aus links- und rechtsdrehendem Methadon) zur Verfügung (Methaddict®; Eptadone®, Methaliq®). Die Substanz wirkt als Agonist am μ-Rezeptor für Opioide und soll daher andere Opiate, speziell das intravenös applizierte Heroin, ersetzen. Methadon ist dafür besonders geeignet, da es bei oraler Gabe ohne wesentlichen Verlust resorbiert wird und eine lange Halbwertszeit hat. Bei gleichzeitigem Konsum weiterer Opioide kann es während der Methadonsubstitution zu lebensbedrohlichen Überdosierungen kommen.

Mit dem sublingual zu applizierenden Buprenorphin (Subutex®) ist ein weiteres Substitutionsmittel zugelassen, welches einige Vorteile hat (noch längere Halbwertszeit, Gefahr von Zwischenfällen bei Überdosierung geringer), aber von der Klientel anscheinend schlechter angenommen wird. Um missbräuchliche intravenöse Anwendung zu verhindern, liegt unter dem Namen Suboxone® eine Kombination von Buprenorphin und dem Opiatantagonisten Naloxon vor. Mittlerweile ist auch Morphinsulfat (Substitol®) zur Substitutionstherapie zugelassen.

3.5.8 Weitere Psychopharmaka und Schmerzmittel

Psychostimulanzien: In die Gruppe der Psychostimulanzien gehört Amphetamin, das therapeutisch nur selten und bei sehr spezifischen Indikationen eingesetzt wird (Aufmerksamkeitsdefizit-/Hyperaktivitätsstörung, die auf andere Medikamente nicht anspricht). Es entfaltet seine Wirkung vornehmlich durch vermehrte Freisetzung von Dopamin und Noradrenalin aus dem präsynaptischen Neuron, zusätzlich möglicherweise durch Erschwerung des Reuptakes sowie durch Hemmung von MAO. Neben Reaktionen im sympathischen Nervensystem (Steigerung von Blutdruck, Pulsrate und Atemfrequenz, Bronchodilatation, Pupillenerweiterung, Erhöhung der Körpertemperatur) sind psychische Veränderungen wie Antriebssteigerung, Vertreibung von Müdigkeit, Dämpfung des Hungergefühls, Euphorisierung zu beobachten. Es unterliegt der Betäubungsmittel-Verschreibungsverordnung (BtMVV).

Das hinsichtlich der Wirkung dem Amphetamin ähnliche Psychostimulans Methylphenidat (z. B. Ritalin®, Medikinet®, Concerta®, diverse Generika) wird v. a. zur Behandlung von Hyperaktivitätsstörungen im Kindesalter eingesetzt. Interessanterweise dämpft diese bei gesunden Erwachsenen typischerweise zur Aktivitätssteigerung führende Substanz bei hyperaktiven Kindern Unruhe und Impulsivität und verbessert die Aufmerksamkeit (→ Kap. 12.4). Die Nebenwirkungen bei sachgemäßer Dosierung und Verabreichung werden als vergleichsweise gering angesehen (allerdings sind mögliche Störungen des Wachstums zu beachten); das Abhängigkeitspotenzial gilt bei dieser Indikation als wenig hoch. Eine weitere wichtige Indikation des vigilanzsteigernden Methylphenidat bildet die Narkolepsie, die v. a. durch chronisches Müdigkeitsgefühl, unbezwingbare Schlafanfälle von wenigen Minuten Dauer und kataplektische Attacken (plötzlicher Tonusverlust der Muskulatur, etwa Wegsacken der Beine) gekennzeichnet ist.

Bekanntlich wird Methylphenidat häufig von Studierenden (v. a. der Medizin und der Juristerei) eingenommen, um beim Lernen auf Prüfungen ihre Aufmerksamkeit zu steigern.

Weitere Medikamente für die Behandlung von ADHS im Kindes- und Jugendalter sind Atomoxetin (Strattera®), dessen Wirkmechanismus (selektive Noradrenalinwiederaufnahmehemmung bei fehlender Wirkung auf das dopaminerge System) noch nicht vollständig geklärt ist, zudem Guanfacin (Intuniv®). Ein Vorteil ist, dass die Substanzen nicht unter die Betäubungsmittelverschreibungsverordnung fallen und dass eine Zulassung für Atomoxetin auch für ADHS im Erwachsenenalter besteht.

Generell ist die medikamentöse Behandlung von nichtkindlichem ADHS schwierig, nachdem dafür Methylphenidat lange nicht zugelassen war (mittlerweile kann unter gewissen Bedingungen Medikinet adult® oder Ritalin adult® verschrieben werden). Die Substanz muss oft im Rahmen einer Off-Label-Medikation eingesetzt werden, was sich einerseits in einer gewissen juristischen Grauzone bewegt, andererseits in puncto Kostenübernahme strittig sein kann.

Hinweise gibt es auch für Effekte von Modafinil (Vigil®), dies ebenfalls seit einiger Zeit nicht mehr auf Betäubungsmittelrezept zu verschreiben. Zulassung für diese vigilanzsteigernde Substanz besteht jedoch augenblicklich nur für Narkolepsie.

Medikamente zur Behandlung extrapyramidaler Symptomatik: Zur Behandlung der wichtigsten extrapyramidal-motorischen Nebenwirkung der Neuroleptika (Antipsychotika), des Parkinson-Syndroms mit Rigor, Tremor und Akinesie, stehen v. a. Anticholinergika zur Verfügung, welche die motorischen Nebenwirkungen der Medikamente bekämpfen, ohne selbst das Auftreten psychotischer Symptome wesentlich zu begünstigen. Am bekanntesten und bewährtesten ist hier Biperiden (Akineton®, Generika), das nicht nur das neuroleptische Parkinson-Syndrom, sondern auch die durch Antipsychotika induzierten hyperkinetischen Frühdyskinesien beseitigt. Bei Akathisie zeigen Anticholinergika eher wenig Wirkung, Spätdyskinesien verschlechtern sich häufig.

Anticholinergika wirken oft euphorisierend, weshalb viele Patienten diese Medikamente nicht ungern einnehmen, manchmal geradezu danach verlangen. Zuweilen können delirante Symptome auftreten; auch vegetative Nebenwirkungen sind zu beachten, sodass diese Substanzen u. a. bei Engwinkelglaukom, Prostatahypertrophie und bestimmten kardiovaskulären Erkrankungen nicht gegeben werden dürfen.

Medikamente zur Schmerzbehandlung (Analgetika): Ihre komplizierten und nur teilweise verstandenen Wirkmechanismen seien lediglich angedeutet (→auch Kap. 2.8.5). Im Wesentlichen lassen sich zwei große Gruppen unterscheiden: zum einen peripher, d.h. in der Umgebung der Nozizeptoren (»Schmerzrezeptoren«) ansetzende Analgetika (etwa Acetylsalicylsäure), zum anderen Schmerzmittel mit zentralem Angriffspunkt. Dazu gehören als wichtigste Substanzklasse die Opioide, daneben die Cannabinoide und Ketamin. Zu nennen sind in diesem Zusammenhang noch einmal die Antidepressiva (insbesondere TZA), die neben ihrem depressionslösenden einen spezifisch analgetischen Effekt haben (wohl durch Veränderungen an den Schaltstellen der Schmerzbahnen).

Peripher wirkende Analgetika werden auch antipyretische Analgetika genannt, da sie nicht nur schmerzstillend wirken, sondern zudem – im Gegensatz zu den Opioiden – Fieber senken. Zu dieser Gruppe gehören u.a. Acetylsalicylsäure (etwa Aspirin®), Paracetamol, Metamizol (Novaminsulfon) und Ibuprofen. Sie wirken, indem sie die Synthese der die »Schmerzrezeptoren« sensibilisierenden, bei Gewebsschädigung vermehrt gebildeten Prostaglandine hemmen. Da Letztere im Körper diverse weitere Funktionen erfüllen, beispielsweise die Magenschleimhaut schützen, sind an Nebenwirkungen in erster Linie Magenbeschwerden zu nennen. Acetylsalicylsäure erschwert zudem die Blutgerinnung, was oft zur Prophylaxe von Gefäßverschlüssen erwünscht ist, zuweilen aber eine gefährliche Nebenwirkung darstellen kann.

Zu den zentral wirksamen Analgetika gehören v.a. die Opioide (gebräuchlicher: Opiate), etwa die im Rohopium zu findenden Substanzen Morphin und Codein sowie davon abgeleitete Stoffe, z.B. Oxycodon. Daneben existieren Analgetika, die eine andere chemische Struktur besitzen und technisch hergestellt werden, aber einen ähnlichen Angriffspunkt besitzen (vollsynthetische Opioide wie Levomethadon [z.B. L-Polamidon®] oder Fentanyl). Die meisten Opioide unterstehen dem Betäubungsmittelgesetz (BTMG); sie sind nach der Betäubungsmittelverschreibungsverordnung (BtMVV) zu verschreiben.

Die genannten Substanzen besetzen Opiatrezeptoren, wobei für die analgetische Wirkung die Andockung an Bindungsstellen im Hinterhorn des Rückenmarks die wichtigste sein dürfte. Daneben aktiviert die Besetzung von Opiatrezeptoren im periaquäduktalen Grau das absteigende Schmerzsystem; außerdem könnten die Stoffe an höheren, für die Schmerzverarbeitung wichtigen Zentren wie Thalamus und Kortex angreifen; mittlerweile wird auch eine periphere Wirkung diskutiert.

Bei der Anwendung ist v.a. die atemdepressorische Wirkung zu berücksichtigen, daneben Verkrampfungen von Hohlorganen und Obstipation. Zudem muss die Gefahr einer Suchtentwicklung beachtet werden, die jedoch keineswegs zwangsläufig ist; bei vielen Ärzten scheint die Angst davor so groß zu sein, dass sie ihren Patienten oft diese wirksamen Analgetika vorenthalten.

Die Cannabinoide, die psychoaktiven Inhaltsstoffe der indischen Hanfpflanze Cannabis sativa, die u.a. in Marihuana oder Haschisch enthalten sind, haben ebenfalls analgetische Wirkung (zu weiteren Effekten →Kap. 10.9). Mittlerweile ist ein stark THC-haltiges Cannabisextrakt (Sativex® als Spray bei bestimmten Symptomen der Multiplen Sklerose) und als weiteres Cannabinoid Nabiximols® verschreibungsfähig. Sogar natürliche Cannabisprodukte (»Medizinalhanf«) sind als Arzneimittel zugelassen.

Die Cannabinoidrezeptoren sind den Opioidrezeptoren benachbart und weisen enge funktionelle Beziehungen auf; die analgetische Wirkung der Cannabinoide dürfte ebenfalls auf einer Hemmung der Impulsüberleitung im Hinterhorn des Rückenmarks beruhen. Während die diesbezügliche Wirksamkeit nicht zur Diskussion steht, ist fraglich, ob schwache Opioide nicht vorteilhafter sind.

Ein wichtiges Analgetikum ist Ketamin (insbesondere das S-Ketamin = Esketamin [Ketanest-S®]). In höheren Dosen wirkt es als Narkosemittel, in niedrigeren stark schmerzstillend, wobei die Patienten weiter bei Bewusstsein bleiben und auch der atemdepressorische Effekt geringer ist als bei Opioiden. Es setzt die Ansprechbarkeit von NMDA-Rezeptoren für Glutamat herab, welche in den »Schmerzbahnen« eine wichtige Rolle spielen (Mion & Himmelseher, 2024). Eingesetzt wird es v. a. in der Notfallmedizin.

ZUSAMMENFASSUNG KAPITEL 3.5

Neuroleptika (Antipsychotika) werden v. a. zur Therapie der Schizophrenie eingesetzt, daneben zur Behandlung psychotischer Störungen im Rahmen anderer Grundkrankheiten, zur Akuttherapie der Manie und generell zur Dämpfung von Erregungszuständen. Die älteren (die sogenannten klassischen oder die der ersten Generation) wirken in erster Linie über eine Blockade von Dopaminrezeptoren des Typs D_2 und sind speziell wirksam bei schizophrener Positivsymptomatik, weniger bei Minussymptomen. Atypische Neuroleptika (Antipsychotika der zweiten Generation) wirken nicht nur auf die Positivsymptomatik, sondern (wohl) auch bis zu einem gewissen Grad auf Minussymptome und werden zudem meist von den Patienten besser toleriert. Ihr Wirkmechanismus ist weniger gut verstanden; neben der Blockade von D_2-Bindungsstellen wird eine Wechselwirkung mit D_4-, Serotonin- und Glutamatrezeptoren diskutiert. Besonders klassische Antipsychotika haben häufig extrapyramidal-motorische Nebenwirkungen, etwa ein bald nach Behandlungsbeginn auftretendes Parkinson-Syndrom, die (noch rascher einsetzenden) hyperkinetischen Frühdyskinesien (Dystonien) oder die gefürchteten, durch unkontrollierbare Bewegungen gekennzeichneten Spätdyskinesien. Letztere Komplikationen sind bei den atypischen Antipsychotika seltener; dafür greifen diese aber stärker in den Zucker- und Fettstoffwechsel ein, und wenigstens einige von ihnen können in erheblichem Maße den Prolactinspiegel erhöhen (mit der Folge von Brustwachstum und Milchfluss, auch bei Männern). Zudem sind eine oft extreme Gewichtszunahme und die deutlich höheren Therapiekosten zu bedenken.
Antidepressiva wirken in der Regel nicht nur auf die depressive Symptomatik, sondern kommen mit Erfolg auch bei anderen Störungen (Zwangs-, Ess- und Persönlichkeitsstörungen, Schmerzleiden) zur Anwendung; insofern ist die Bezeichnung eher irreführend. Die seit vielen Jahrzehnten eingesetzten (prinzipiell bewährten, dabei vergleichsweise preiswerten) trizyklischen Antidepressiva hemmen in unterschiedlichem Maße v. a. die Wiederaufnahme von Noradrenalin und Serotonin und erhöhen damit die synaptischen Konzentrationen dieser Transmitter. Einige, nämlich die auch Histaminrezeptoren blockierenden, wirken sedierend, andere antriebsneutral oder sogar antriebssteigernd. Probleme stellen häufig die anticholinergen Nebenwirkungen (z. B. Dämpfung der Magen-Darm- und Blasenaktivität, Veränderungen der Akkommodationseigenschaften des Auges und der Pupillenweite) dar; zudem sind Überleitungsstörungen am Herzen und eine Senkung der Krampfschwelle zu beachten, sodass sie vielen Patienten gar nicht oder nur unter Vorsichtsmaßregeln verabreicht werden dürfen; es besteht das Risiko einer »manischen Symptomprovokation«. Auch wird

nicht selten eine Gewichtszunahme beobachtet. Neuere Entwicklungen (etwa die »tetrazyklischen« Antidepressiva) und einige andere, nicht immer eindeutig in ihren Wirkmechanismen zu bestimmende Substanzen (etwa Agomelatin, Bupropion, Duloxetin, Mirtazapin, Reboxetin, Venlafaxin) haben in der Regel weniger starke anticholinerge und kardiale Nebenwirkungen und sind daher besser verträglich.
Die selektiven Serotoninwiederaufnahmehemmer (SSRI) erhöhen spezifisch die Serotoninkonzentration und werden daher u. a. auch bei Zwangs-, Ess- und bestimmten Persönlichkeitsstörungen eingesetzt. Da sie nicht Histaminrezeptoren blockieren, wirken sie antriebssteigernd (mit der häufigen Nebenwirkung innerer Unruhe); angesichts fehlender anticholinerger Effekte und Überleitungsstörungen sowie geringer Beeinflussung der Krampfschwelle können sie im Allgemeinen breiter eingesetzt werden, zumal auch die störende Gewichtszunahme meist wegfällt; andererseits wirken sie hemmend auf Libido und nicht selten auf die Ejakulation und Potenz. MAO-Hemmer erhöhen den Monoaminspiegel durch Inaktivierung des abbauenden Enzyms Monoaminoxidase (MAO). Neuere Entwicklungen hemmen weitgehend selektiv den Subtypus MAO-A, sodass es nicht so leicht zu Erhöhungen des Tyraminspiegels kommen kann, welche bei älteren MAO-Hemmern für schwere Zwischenfälle verantwortlich waren. MAO-Hemmer wirken nicht antihistaminerg, sind daher eher antriebssteigernd und haben keine anticholinergen Effekte, sodass sie als relativ nebenwirkungsarm gelten. Generell tritt die antidepressive Wirkung aller genannten Substanzen erst mit Verzögerung von Wochen ein (die antriebssteigernde schon früher), sodass man mittlerweile als eigentlichen Wirkmechanismus eine Veränderung von Rezeptoreigenschaften annimmt. Es steht aber auch zur Debatte, dass die eigentlichen Wirkmechanismen ganz andere sind, etwa eine Entzündungshemmung oder die Anregung der Neuronenbildung.
Zur Akutbehandlung manischer Episoden setzt man oft Antipsychotika ein, häufig in Kombination mit den ebenfalls antimanisch, aber oft nicht unmittelbar wirkenden Lithiumsalzen. Letztere werden v. a. zur Phasenprophylaxe affektiver (speziell bipolarer) Störungen angewendet, wobei die Einstellung angesichts der geringen therapeutischen Breite der Substanzen nicht unkompliziert ist. Außerdem wird die Lithiumprophylaxe von vielen Patienten als unangenehm empfunden und nicht fortgeführt. Alternativ stehen hier die Antikonvulsiva Carbamazepin und Valproinsäure zur Verfügung (letztere Substanz augenblicklich off label); beide wirken auch antimanisch.
Die wichtigsten Anxiolytika und Sedativa sind nach wie vor die Benzodiazepine, von denen manche mit kurzer Halbwertszeit auch als Hypnotika (Antiinsomnika) eingesetzt werden. Sie greifen am $GABA_A$-Benzodiazepin-Rezeptor-Komplex an und verstärken dort die Wirkung des hemmenden Transmitters GABA; dabei ist das Abhängigkeitspotenzial der Substanzen zu beachten und die Tatsache, dass bei abruptem Absetzen nach längerer Einnahme schwere Entzugserscheinungen (epileptische Krämpfe, delirante Zustände) auftreten können. Anxiolytisch ohne wesentliche Sedierung wirken Betarezeptorenblocker und das an Serotoninrezeptoren angreifende Buspiron. Neuere Antiinsomnika (mit wohl geringerem Abhängigkeitspotenzial) sind die Nicht-Benzodiazepin-Hypnotika.
Bei den gegen demenzielle Symptomatik eingesetzten Substanzen unterscheidet man eher unspezifisch angreifende und in

ihrer Wirksamkeit sehr kontrovers beurteilte Substanzen, die man heute im Allgemeinen als Nootropika bezeichnet; dazu gehören Ginkgo-Präparate und Piracetam. Als eigentliche Antidementiva werden Stoffe mit diesbezüglich eindeutig nachgewiesener Wirksamkeit bezeichnet; dazu zählen Acetylcholinesterasehemmer sowie der NMDA-Antagonist Memantin sowie Amyloidantikörper. Ihr Einsatzgebiet ist (augenblicklich) in erster Linie die Demenz bei Alzheimer-Krankheit.

Bei den Pharmaka, welche zur Behandlung des Missbrauchs bzw. der Abhängigkeit von psychotropen Substanzen eingesetzt werden, sind zunächst Substitutionsmittel zu nennen; mit ihnen wird die Substanz oder eine wirkungsmäßig ähnliche in anderer (mutmaßlich weniger schädlichen) Form zugeführt (z. B. Methadon oder Buprenorphin bei Opiatabhängigkeit, Nicotinpflaster oder Kaugummi bei Nicotinsucht). Zur Erleichterung beim Absetzen, speziell zur Verhinderung einer Entzugssymptomatik, werden mitunter Entgiftungsmittel eingesetzt; am bekanntesten ist Clomethiazol (Distraneurin®) zur Prophylaxe bzw. Behandlung des Alkoholdelirs oder anderer komplizierter Entzugssymptome. Die Gier nach der Substanz sollen Anti-Craving-Mittel vermindern, die typischerweise nach erreichter Abstinenz weiter eingesetzt werden, etwa Acamprosat (Campral®) oder die Opiatantagonisten Naltrexon (Adepend®) und Nalmefen (Selincro®) zur Verhinderung des Rückfalls in Alkoholmissbrauch, Bupropion (Zyban®) sowie Vareniclin (Champix®) zur Dämpfung der Gier nach Tabak, Naltrexon (Nemexin®) zur Aufrechterhaltung der Abstinenz nach Opiatentzug. Aversivmittel bewirken unangenehme Reaktionen bei Einnahme der Substanz und sollen daher die Vermeidung erleichtern; bekanntestes Beispiel ist Disulfiram (Antabus®) bei der Alkoholismustherapie.

Psychostimulanzien werden u. a. zur Behandlung der Narkolepsie sowie bei ADHS eingesetzt; am bekanntesten ist Methylphenidat.

Bei den Schmerzmitteln (Analgetika) unterscheidet man peripher, an den Nozizeptoren (»Schmerzrezeptoren«) wirkende Stoffe von zentral Angreifenden. Zur ersten Gruppe gehören Substanzen, welche die Bildung der die Nozizeptoren sensibilisierenden Prostaglandine hemmen, z. B. Acetylsalicylsäure. Zentral wirken in erster Linie die Opioide, welche einerseits die Übertragung an den Schmerzbahnen im Bereich des Rückenmarks erschweren, andererseits im Hirnstamm die absteigenden schmerzhemmenden Bahnen aktivieren. Ein ähnlicher Wirkmechanismus wird für die ebenfalls analgetischen Cannabinoide angenommen. Die absteigenden schmerzhemmenden Bahnen aktivieren auch trizyklische Antidepressiva, deren Einsatz bei chronischen Schmerzen durchaus erwogen werden sollte. Eher zur akuten Schmerzbekämpfung wird Esketamin eingesetzt, welches hemmend auf den NMDA-Rezeptor für den Neurotransmitter Glutamat wirkt.

4 Biologische Grundlagen und biologische Behandlung psychischer Störungen

4.1 Überblick

In diesem Kapitel werden wichtige psychische Störungen, ihre biologischen Grundlagen und – zusätzlich zu den schon in Kapitel 3 besprochenen psychopharmakologischen – weitere biologische Behandlungsmethoden vorgestellt (etwa die Elektrokrampftherapie). Die hier noch nicht zur Sprache kommenden Essstörungen werden in Kapitel 7 behandelt, sexuelle Funktionsstörungen in Kapitel 9, Störungen des Kindes- und Jugendalters, insbesondere frühkindlicher Autismus sowie die Aufmerksamkeitsdefizit-/Hyperaktivitätsstörung, in Kapitel 12. Aus Gründen der Lesbarkeit und der Kürze wurde die Zahl der Literaturhinweise gering gehalten; für Belege sei auf Köhler (2019a; 2024b) verwiesen.

4.2 Schizophrenie

4.2.1 Symptomatik – Verlauf – familiäre Häufung und Vererbung

Bei der Schizophrenie finden sich Symptome unterschiedlichster Art, deren Zusammenfassung zu einem Krankheitsbild zunächst kaum einleuchtet. Eugen Bleuler, der zu Beginn des 20. Jahrhunderts vorgeschlagen hatte, die alte Kraepelin'sche Bezeichnung Dementia praecox durch Schizophrenie (»Spaltungsirresein«) zu ersetzen, sprach von der »Gruppe der Schizophrenien«; auch heute werden in den diagnostischen Inventaren mehrere Unterformen angeführt, in der ICD-10 (International Classification of Diseases) u. a. paranoide, hebephrene und katatone Schizophrenie.

Auffällige (jedoch nicht obligate) Symptome sind akustische Halluzinationen (speziell Hören von Stimmen) und Wahndenken (typischerweise Beziehungswahn, der in Verfolgungs- oder Beeinträchtigungswahn übergehen kann). In Zusammenhang damit sind die Ich-Störungen zu sehen (Aufhebung der Grenzen zur Umwelt, Gefühl der Unwirklichkeit der eigenen Person, Eindruck von Gelenktwerden, Gefühl eingegebener und sich ausbreitender Gedanken). Weiter charakteristisch sind Störungen des Denkens und der Sprache, speziell Zerfahrenheit, also die Unfähigkeit, Gedankengänge zu Ende zu bringen. Rasch führt ein Stichwort auf einen Gedanken, der sofort wieder zugunsten einer neuen Assoziation verlassen wird; in schweren Fällen wirken die Äußerungen weitgehend unverständlich. Auffällig sind zudem Neologismen (sprachliche Neuschöpfungen) und eine eigenartige Manieriertheit in Sprache, Verhalten und Kleidung. Während man die soweit geschilderten Symptome als psychische Neuschöpfungen betrachten kann und als Plus- oder Positivsymptomatik zusammenfasst, sind weitere Auffälligkeiten eher als Verhaltensdefizite zu begreifen; sie werden unter Minus- oder Negativsymptomatik subsumiert. Dazu gehören sozialer Rückzug, Interessenverlust, Entschluss- und Antriebslosigkeit, Reduktion sprachlicher Äußerungen (Alogie), Entscheidungsunfähigkeit (Abulie), uneindeutige Einstellungen (Ambivalenz), zunehmend verminderte emotionale Beteiligung (Affektverflachung).

Weiter zu nennen – nicht eindeutig der Positiv- oder Negativsymptomatik zuzuordnen – sind zum einen Affektinadäquatheit, welche nicht selten mit einem »läppischen« Verhalten einhergeht, zudem psychomotorische Auffälligkeiten, die man bei einem gewissen Ausprägungsgrad als katatone Symptome bezeichnet; dies können Bewegungsstereotypen sein, ebenso aber extreme Regungslosigkeit für Stunden und Tage, welche die schwere, zuweilen lebensbedrohliche Form des katatonen Stupors annehmen kann.

DIFFERENZIALDIAGNOSTISCHER HINWEIS

Zuweilen ist es nicht einfach, Schizophrenie mit vorwiegender Negativsymptomatik von einer Depression (einem depressiven Syndrom) abzugrenzen. Hier hilft zum einen bereits die Überlegung weiter, dass Depressionen (wenigstens in typischer Form) eher bei Frauen und meist nach dem 30. Lebensjahr auftreten, schizophrene Minussymptomatik hingegen gehäuft bei männlichen jüngeren Personen. Auch Manieriertheit der Sprache sowie psychomotorische Auffälligkeiten passen eher zur Schizophrenie. Nicht ohne Grund sprechen viele Psychiater von dem »Praecox-Gefühl«, welches sich bei ihnen im Kontakt mit den Patienten einstellt. Gleichwohl wird sicher manche Schizophrenie – nicht unbedingt zum Nutzen der Patienten – lange als Depression in den Krankenakten geführt.

Eine spezielle Symptomatik, die sich – wenn überhaupt – in der Regel erst nach längerem Verlauf einstellt, ist das schizophrene Residuum (der schizophrene Residualzustand), gekennzeichnet durch andauernde Minussymptomatik, besonders

- Interessenverlust,
- Verlangsamung,
- Sprachverarmung,
- Affektverflachung,
- Einschränkung sozialer Kontakte,
- Vernachlässigung der Körperpflege und des eigenen Äußeren.

Wie erwähnt, gibt es verschiedene Arten der Unterteilung schizophrener Symptomatik. Eine grobe, jedoch unter biologischen Aspekten nützliche Einteilung ist die in Typ-I- und Typ-II-Schizophrenie: Die erste Form ist v. a. durch produktive Symptomatik gekennzeichnet, die zweite durch Vorherrschen von Minussymptomen. Häufig liegen jedoch gemischte Symptome vor; so kann etwa die Minussymptomatik von Wahn und Halluzinationen begleitet sein.[12]

Vereinfachend lassen sich die Verläufe so skizzieren: Die eher bei Frauen zu findenden Formen mit überwiegender Positivsymptomatik beginnen meist zwischen dem 20. und 30. Lebensjahr; häufig bleibt es bei einer einzigen oder nur wenigen Episoden, die weitgehend folgenlos ausheilen; in anderen Fällen treten zahlreiche Rezidive auf, nach denen oft Einschränkungen zurückbleiben, etwa im Kontakt- und Leistungsbereich. Bei einem gewissen Prozentsatz kommt es zunehmend zur Entwicklung einer Minussymptomatik und zum Übergang in den Residualzustand; die Betroffenen können dann nicht mehr einem geregelten Berufsleben nachgehen und sind teilweise auf Pflege in Heimen angewiesen. Generell gilt die Prognose der eher männliche Personen treffenden, im Allgemeinen früher einsetzenden und weniger in Schüben verlaufenden Schizophrenie mit initial ausgeprägter Minussymptomatik als schlechter; Vollremissionen sind seltener, ein Übergang in das Residualstadium häufiger.

Eine familiäre Häufung der Störung ist gut belegt. Gezeigt werden konnte auch, dass Kinder schizophrener Eltern, die in gesunden Adoptivfamilien aufwachsen, zu einem ähnlich hohen Prozentsatz Schizophrenie entwickeln wie jene, die bei ihren erkrankten Eltern verbleiben. Untersuchungen ergeben bei eineiigen Zwillingen (mit identischen Erbanlagen) diesbezüglich eine deutlich höhere Konkordanz als bei zweieiigen.

Zur Vererbung liegen mittlerweile (etwas) klarere Befunde vor; Veränderungen wurden beschrieben, die u. a. Einfluss auf den Dopaminstoffwechsel, die Hirnreifung sowie auf Immunreaktionen haben. Mit Sicherheit handelt es sich nicht um einen einfachen Erbgang; zudem entscheiden Umweltvariablen wesentlich mit, ob die Erkrankung zum Ausbruch kommt.

4.2.2 Biologische Grundlagen

Die Dopaminhypothese: Dieses bekannteste Modell der Schizophrenie bezieht sich im Wesentlichen auf Formen mit Positivsymptomatik. Als deren Grundlage wird eine Überaktivierung an dopaminergen Synapsen mesolimbischer Bahnen angenommen. Mittlerweile besteht weitgehend Konsens darüber, dass die Neurone nicht so sehr verstärkt Transmitter freisetzen, sondern dass postsynaptische Dopaminrezeptoren in diesen Regionen vermehrt (oder überempfindlich) sind; dies betrifft speziell die des Typs D_2, in geringerem Maße wohl D_4-Rezeptoren.

Abgeleitet wurde die Dopaminhypothese aus der Tatsache, dass mit klassischen Antipsychotika behandelte Schizophreniepatienten nicht selten Symptome entwickeln, die denen der Parkinson-Krankheit gleichen (→ Abb. 4-1 und Kap. 4.2.3). Deren Pathogenese ist bekannt, nämlich Untergang von Neuronen in der Substantia nigra des Mittelhirns; dies führt zur Minderaktivität dopaminerger Bahnen ins Striatum und dort zu Dopaminverarmung. Daraus folgerte man, dass Antipsychotika ebenfalls die Aktivität des dopaminergen Systems dämpfen. Sie blockieren Dopaminrezeptoren; die Blockade dieser Bindungsstellen im limbischen System wird für den antipsychotischen (gegen die Plussymptome gerichteten) Effekt verantwortlich gemacht, die im Striatum für motorische Nebenwirkungen. Somit lag es nahe, die schizophrene Symptomatik auf Dopaminüberaktivität zurückzuführen. Diese Annahme wurde dadurch gestützt, dass der Dopaminpräkursor L-Dopa bei Parkinson-Patienten manchmal Wahn und Halluzinationen hervorruft, weiter dass die dopaminagonistischen Amphetamine und Cocain schizophrenieähnliche Symptome auslösen können (sogenannte Amphetamin- und Cocainpsychosen).

Damit ist nicht zu entscheiden, ob diese Dopaminüberaktivität auf vermehrte präsynaptische Ausschüttung oder auf Überaktivität postsynaptischer Bindungsstellen

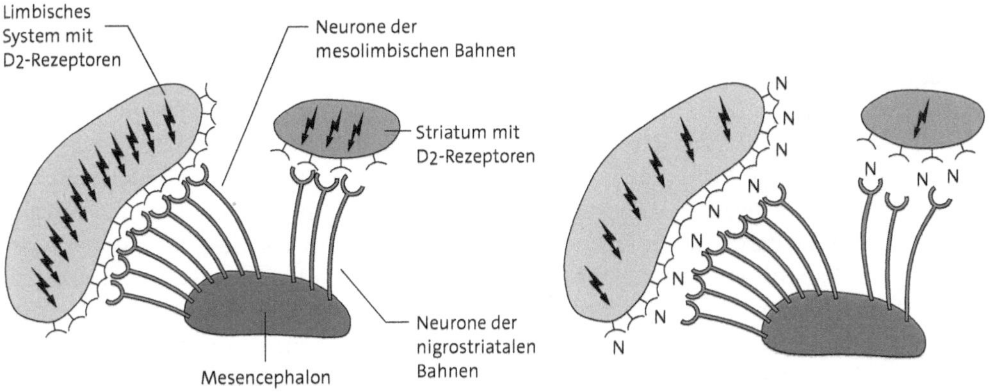

Vor Therapie: Die D2-Rezeptoren im limbischen System sind bei Schizophrenie mit Positivsymptomatik vermehrt. Dadurch kommt es dort zu erhöhter Aktivität. Am Striatum sind die D2-Rezeptoren nicht vermehrt; die Aktivität dieser Struktur ist normal.

Während Therapie: Ein Großteil der vermehrten D2-Rezeptoren im limbischen System wird durch Neuroleptika blockiert; damit normalisiert sich dort die Aktivität. Durch die Neuroleptikablockade im Striatum ist seine Aktivität reduziert und es kommt zum Parkinson-Syndrom.

Nach langer Therapie: D2-Rezeptoren im Striatum könnten sich vermehren (Ursache von Spätdyskinesien?).

Abb. 4-1: Dopaminhypothese

zurückgeht – in jedem Fall würde Rezeptorblockade antagonistisch wirken. Bindungsstudien legen jedoch eine Vermehrung postsynaptischer Dopaminbindungsstellen nahe. Dies gilt speziell für D_2-Rezeptoren, denn an diese binden antipsychotisch wirksame Substanzen besonders stark; zudem finden sie sich in hoher Dichte im Striatum, was die neuroleptisch induzierte Parkinson-Symptomatik erklären würde.

Die Bedeutung anderer Typen von Dopaminrezeptoren für die Pathogenese produktiver Schizophreniesymptome ist unklar. Eine gewisse Rolle dürften D_4-Rezeptoren spielen, die sich v.a. in limbischen Strukturen finden; möglicherweise sind sie – neben den D_2-Rezeptoren – ebenfalls vermehrt.

Die Hypofrontalitätshypothese: Die Negativsymptomatik lässt sich nicht über eine erhöhte Dopaminaktivität erklären; möglicherweise ist dieses System sogar dabei minderaktiv. Hier wird am häufigsten die These der Hypofrontalität vertreten: Bei Patienten mit Minussymptomatik soll eine Minderfunktion präfrontaler Areale vorliegen, was sich u.a. mittels bildgebender Verfahren zeigen ließ. Für das gleichzeitige Auftreten positiver wie negativer Symptome wurde ein viel diskutiertes Modell entwickelt: Danach sind einerseits präfrontale Regionen geschädigt (mit der direkten Folge der Minussymptomatik), andererseits sollen sich diese Schädigungen auf Strukturen ausdehnen, die, vom Stirnhirn ausgehend, hemmend auf die Aktivität der dopaminergen mesolimbischen Bahnen einwirken. Eine Läsion dieser präfrontalen Areale würde somit zu verstärktem Feuern mesolimbischer Bahnen führen (→ dazu die bei Köhler, 2019a, S. 135, angeführten Quellen). Als Beleg dafür wird u.a. genannt, dass tierexperimentelle Läsionen des präfrontalen Kortex zu verstärkter dopaminerger Aktivität und Zunahme von D_2-Rezeptoren in limbischen Strukturen führten.

Die Glutamathypothese: Sie stellt eine Synthese und Ergänzung der oben referierten Annahmen dar. Danach wäre die präfrontale Minderaktivität in erster Linie auf ein unzureichendes Funktionieren des NMDA-Rezeptors für Glutamat zurückzuführen, was einerseits direkt die Negativsymptomatik bedingen, andererseits durch fehlende Hemmung eine dopaminerge Überaktivität in limbischen Strukturen begünstigen würde (→Abb. 4-2). Wichtigster Beleg für diese Annahme ist die Beobachtung, dass durch Einnahme der – den NMDA-Rezeptor inaktivierenden – Rauschdrogen PCP (Phencyclidin) und Ketamin eine schizophrenieartige Symptomatik ausgelöst werden kann.

Die Serotoninhypothese: Angesichts der Tatsache, dass Serotoninrezeptoren stimulierende klassische Halluzinogene (etwa LSD) psychotische Reaktionen auslösen können und dass die Wirksamkeit atypischer Antipsychotika nicht zuletzt auf der Blockade von 5-HT$_{2A}$-Rezeptoren basiert, sieht man als Grundlage schizophrener Symptomatik auch eine Überaktivität des serotonergen Systems an (zur Entzündungs- bzw. Autoimmunhypothese der Schizophrenie →Köhler, 2019a, S. 135).

Ätiologie der Schizophrenie: Die obigen Hypothesen beschreiben nur die Mechanismen der Symptomentstehung, beziehen sich also allein auf die Pathogenese; nicht geklärt wäre damit, aufgrund welcher Bedingungen es zur Vermehrung der Dopaminrezeptoren bzw. zur präfrontalen Minderaktivität kommt. Verschiedene bedingende biologische Faktoren werden genannt, wobei die Bedeutung genetischer Anlagen unbestritten bleibt; allerdings ist es bis jetzt nur bedingt gelungen, die dafür bedeutsamen Gene und ihre Lokalisation auf Chromosomen anzugeben. Weiter diskutiert werden u.a. intrauterine Infekte, Geburtskomplikationen, früher und exzessiver Cannabinoidkonsum. Die Annahme liegt nahe, dass es sich bei der Schizophrenie um eine multifaktorielle Erkrankung handelt, also die genannten Faktoren und weitere in der Regel erst durch ihr Zusammenwirken die Ausbildung der Störung begünstigen.

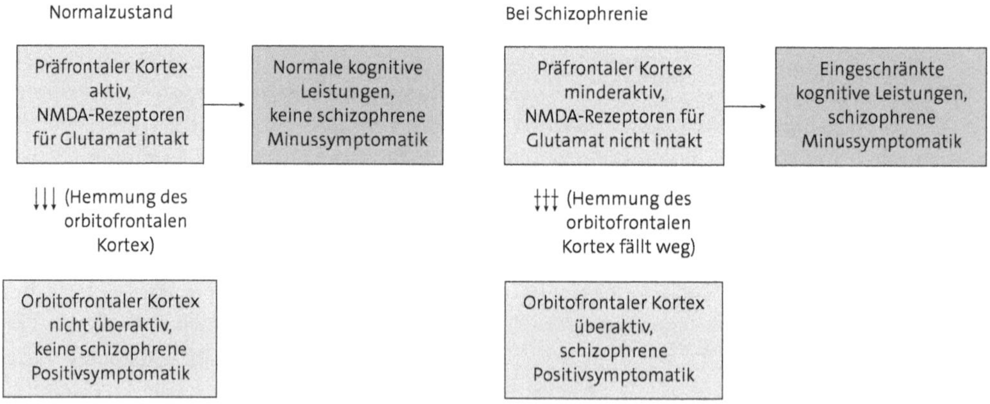

Abb. 4-2: Glutamathypothese

4.2.3 Biologische Behandlung

Pharmakotherapie: Eine Schizophrenie wird standardmäßig mit Antipsychotika behandelt. Wie ausgeführt, muss man zwischen klassischen und atypischen Neuroleptika (Antipsychotika der ersten und der zweiten Generation) unterscheiden. Welche verordnet werden, hängt weitgehend von den einzelnen Ärzten bzw. Kliniken ab. Für einen Einsatz der atypischen Antipsychotika spricht, dass die motorischen Nebenwirkungen, speziell die gefürchteten Spätdyskinesien, (etwas) seltener sind und die Medikamente von den Patienten oft besser vertragen und akzeptiert werden. Zudem sprechen auf diese Substanzen bis zu einem gewissen Grade auch Minussymptome an – was mittlerweile wieder eher kontrovers diskutiert wird. Andererseits sind hormonelle Veränderungen, Stoffwechselstörungen sowie extreme Gewichtszunahme als Nebenwirkungen wohl häufiger, und zudem kommt die Behandlung wesentlich teurer (bis zum Zehnfachen oder sogar mehr).

Antipsychotika werden sowohl bei Positiv- als auch bei Negativsymptomatik verabreicht. Erstere spricht im Allgemeinen deutlich besser an, zumindest auf klassische Neuroleptika. Mit Einführung dieser Substanzen zwischen 1950 und 1960 ging die Zahl der Insassen psychiatrischer Anstalten deutlich zurück, und die früher häufigen Residualzustände als Endstadium des Krankheitsverlaufs sind gleichfalls seltener geworden. Allerdings sehen viele Patienten die Notwendigkeit einer solchen Therapie nicht ein und lehnen die Einnahme der Medikamente oft ab. Auf Minussymptome wirken Neuroleptika generell schlechter, die atypischen wohl besser als die klassischen, ein Sachverhalt, der nach Ergebnissen neuerer Studien allerdings wieder zur Debatte steht; zumindest ist die Überlegenheit nicht allzu deutlich.

Üblicherweise wird nach Abklingen des akuten Schubs für längere Zeit die Medikation mit kleineren Dosen fortgesetzt, nicht selten und gewinnbringend mit Depotpräparaten. Dabei wird empfohlen, wegen möglicher Spätdyskinesien die Dosis möglichst niedrig zu halten.

Die häufigsten und bekanntesten Nebenwirkungen der Pharmaka sind motorischer Art. Sie treten nach klassischen Antipsychotika sehr häufig auf, seltener nach atypischen. Die frühen, meist nach einigen Tagen bis wenigen Monaten nach Behandlungsbeginn einsetzenden extrapyramidal-motorischen Störungen (hyperkinetische Frühdyskinesien, hypokinetisches neuroleptisches Parkinson-Syndrom, Akathisie) verschwinden oft spontan oder nach Wechsel auf ein anderes Präparat und lassen sich – Akathisie ausgenommen – in der Regel mit Anticholinergika wie Biperiden (z. B. Akineton®) beseitigen. Die Spätdyskinesien, welche hauptsächlich durch unwillkürliche Bewegungen nicht nur der Extremitäten, sondern auch im Gesichts- und Schlundbereich gekennzeichnet sind, treten erst nach längerer Behandlung auf, vielfach dann, wenn das Medikament abgesetzt wird. Solche Absetzdyskinesien verschwinden im Allgemeinen nach einiger Zeit, während die echten Spätdyskinesien zu einem beträchtlichen Prozentsatz irreversibel sind. Sie sprechen auf Anticholinergika nicht an (verschlechtern sich oft sogar). In manchen Fällen bessern sie sich auf das atypische Antipsychotikum Clozapin (z. B. Leponex®); daneben versucht man mit anderen Substanzen, etwa Vitaminen oder Antioxidanzien, zudem mit Tiaprid (Tiapridex®) oder Tetrabenazin einzugreifen.

Weitere Nebenwirkungen wurden in Kapitel 3.5.2 angeführt, u. a. Müdigkeit, Schwindel, vegetative Symptome, endokrine Störungen (Brustwachstum, Milchfluss, eventuell Libido- und Potenzstörungen), Gewichtszunahme; dies gilt besonders bei einigen atypischen Antipsychotika. Bei Letzteren sind auch Störungen des Kohlenhydrat- und Fettstoffwechsels (»metabolisches Syndrom«) deutlich häufiger und als Nebenwirkung, v.a. bei jüngeren Patienten, durchaus ernst zu nehmen. Erwähnt sei auch das bei der Therapie mit allen Antipsychotika mögliche, zwar seltene, dann aber sehr bedrohliche maligne neuroleptische Syndrom.

Elektrokrampftherapie (EKT): Die in vielen Ländern (wie etwa den USA oder Großbritannien) durchaus übliche Elektrokrampftherapie kommt in Deutschland bei Schizophrenie nur selten zur Anwendung. Dabei handelt es sich nicht um einen »Elektroschock«; vielmehr wird elektrisch, in Narkose und unter Muskelentspannung, ein Krampfanfall ausgelöst, oft mehrfach im Abstand von einigen Tagen. Die Nebenwirkungen sind vergleichsweise gering, v.a. wenn man, wie üblich, nur die nichtdominante Hemisphäre reizt. Beschrieben werden kurzfristige Desorientierung, retrograde Amnesien und Kopfschmerzen, die aber in aller Regel bald abklingen. Die Wirksamkeit bei produktiven Schizophrenieformen steht außer Zweifel, wobei angesichts der guten Wirkung von Antipsychotika hierzulande die Indikation meist auf die schwere lebensbedrohliche Katatonie beschränkt bleibt, bei der rasche Besserung erforderlich ist. Die Wirkmechanismen sind unklar.

ZUSAMMENFASSUNG KAPITEL 4.2

Bei der symptomatologisch sehr inhomogenen Schizophrenie wird Positivsymptomatik (z.B. Wahn, Halluzinationen, Ichstörungen, Inkohärenz, bizarre Eigenheiten der Sprache und des Verhaltens) von Negativsymptomatik (Autismus, Antriebslosigkeit, Affektverflachung, Abulie, Alogie) unterschieden; hinzu kommen mehr oder weniger ausgeprägte psychomotorische Phänomene (etwa Manierismen oder Stereotypien in den Bewegungen), die im Extremfall die Form der Katatonie annehmen können (Erregung oder katatoner Stupor mit Regungslosigkeit, wächserne Biegsamkeit der Extremitäten, Verharren in abnormen Stellungen = Katalepsie).

Oft beginnt die Störung mit vorwiegender Positivsymptomatik; treten mehrere Schübe auf, bleiben gewöhnlich Negativsymptome zurück, sodass ein Übergang in den Residualzustand mit zunehmendem Leistungsabfall, sozialem Rückzug und Verwahrlosung nicht selten ist.

Als Grundlage der Positivsymptomatik wird eine Überaktivität dopaminerger mesolimbischer Bahnen, speziell die Vermehrung von D_2-, eventuell D_4-Rezeptoren in Strukturen des limbischen Systems (etwa im orbitofrontalen Kortex) angenommen (Dopaminhypothese). Grundlage der Negativsymptomatik ist – nicht unumstritten – eine Minderaktivität des präfrontalen Kortex (Hypofrontalität).

Die Glutamathypothese versucht, beide Ansätze zu vereinen: Danach liegt eine Störung von NMDA-Rezeptoren für Glutamat im präfrontalen Kortex vor (mit der direkten Folge von kognitiven Einschränkungen sowie Negativsymptomen), welche zudem die physiologische Hemmung limbischer Strukturen beeinträchtigt (somit dort indirekt zur Dopaminüberaktivität mit Positivsymptomatik führt). Mittlerweile wird auch eine Überaktivität des serotonergen Systems angenommenen; zunehmend häufiger wird die Hypothese vertreten, dass es sich bei der Schizophrenie um eine entzündliche Erkrankung handelt (möglicherweise auf Autoimmunbasis). Als ätiologische biologische Faktoren werden neben genetischen Einflüssen frühe Hirnschädigungen (etwa durch Infektionen der Mutter in der späten Schwangerschaft), Geburtskomplikationen oder frühkindliche infektiöse Hirnkrankheiten diskutiert; auch wird regelmäßiger Cannabiskonsum in jungen Jahren als (zumindest deutlich begünstigender) Faktor für die Entstehung zunehmend stärker in Betracht gezogen.

Die biologische Therapie erfolgt typischerweise mit Antipsychotika (Neuroleptika), wobei die älteren »klassischen« (hauptsächlich D_2-Rezeptoren blockierenden) Substanzen häufig extrapyramidal-motorische Nebenwirkungen aufweisen (zu Beginn der Behandlung etwa Krämpfe im Schlundbereich, Parkinson-Symptomatik, extreme motorische Unruhe = Akathisie, nach längerer Therapie die v. a. durch unkontrollierbare Bewegungen charakterisierten Spätdyskinesien). Atypische Neuroleptika (Antipsychotika der zweiten Generation) haben diese motorischen Nebenwirkungen seltener, werden meist besser toleriert und wirken möglicherweise auch bis zu einem gewissen Grad auf Negativsymptome. Nachteile sind (neben den deutlich höheren Therapiekosten) im Allgemeinen stärkere Veränderungen im Zucker- und Fettstoffwechsel, Gewichtszunahme, Erhöhung des Prolactinspiegels mit Brustwachstum und Milchfluss (auch bei Männern) sowie Verminderung von Libido und Potenz. Der Wirkmechanismus dieser Substanzen ist weitgehend unklar (neben der Blockade von D_2-Rezeptoren auch die von 5-HT_{2A}-Bindungsstellen für den Transmitter Serotonin?).

4.3 Affektive Störungen

4.3.1 Symptomatik – Verlauf – familiäre Häufung und Vererbung

Definitionen: Unter dem Oberbegriff »affektive Störungen« fasst man sowohl Depression (gedrückte Stimmung) als auch Manie (gehobene Stimmung) zusammen, was sich insofern rechtfertigt, als solch gegensätzliche Syndrome bei ein und derselben Person nacheinander vorkommen können, zuweilen in raschem Wechsel (sogenanntes »Rapid Cycling«).

Das depressive Syndrom (die Depression) ist vornehmlich durch abnorm gedrückte Stimmung, vermindertes Selbstwertgefühl, Interessenverlust, reduzierten Antrieb sowie rasche Ermüdbarkeit charakterisiert; als körperliche Symptome treten häufig Schlafstörungen, Libidoverlust, Kopfschmerzen, Gewichtsabnahme, Bauchbeschwerden hinzu. Schwere Fälle können mit Wahnsymptomen (etwa Verarmungs- oder Versündigungswahn) und Halluzinationen einhergehen.

Ein depressives Syndrom wird im Rahmen verschiedener Erkrankungen oder Bedingungen beschrieben, etwa bei hirnorganischen Krankheiten, als Folge von Medikamenteneinnahme oder bei hormonellen Veränderungen (z. B. bei Hypothyreose = Schilddrüsenunterfunktion [häufige Ursache: Hashimoto-Thyreoiditis], in der Postmenopause, im Rahmen der Schwangerschaft und nach der Geburt)[13]. Häufiger als diese »sekundären« Depressionen sind primäre, bei denen sich die Symptomatik nicht auf eine bekannte Ursache zurückführen lässt.

Das manische Syndrom (die Manie) ist v. a. gekennzeichnet durch gehobene Stimmung (keineswegs immer in Form von Fröhlichkeit, sondern oft eher von Gereiztheit). Der Antrieb ist deutlich gesteigert, was sich in vielfältigen, letztlich unproduktiven Aktivitäten zeigt; die erkrankte Person ist leicht ablenkbar und wendet sich schnell neuen Interessen zu. Hinzu kommen vielfach ein völliger Verlust von Hemmungen und eine maßlose Selbstüberschätzung, die häufig zu ruinösen Unternehmungen und sinnlosen Anschaffungen führen. Körperlich fühlen sich die Patienten meist ausgesprochen wohl; sie benötigen wenig Schlaf, der Appetit ist nicht selten verringert. In schweren Fällen können »psychotische« Symptome wie Wahn und Halluzinationen auftreten.

Das manische Syndrom kann ebenfalls organische Ursachen haben (sekundäre Manien). Hier wären u.a. zu nennen: Konsum bestimmter Rauschdrogen (speziell von Amphetaminen oder Cocain), hirnorganische Erkrankungen, Störungen im Hormonhaushalt, etwa Hyperthyreose. Häufiger sind primäre Manien, die in der Regel episodenhaft verlaufen und denen nicht selten depressive Episoden vorausgegangen sind oder folgen werden.

Verlauf: Depressive Störungen können mit Intensitätsschwankungen über Jahre oder Jahrzehnte anhalten (Dysthymia oder dysthyme Störung). Verbreiteter sind episodenhafte Verläufe; dabei entwickelt sich aus dem Normalbefinden heraus oft rasch eine depressive Verstimmung, welche sich nach einiger Zeit – im Durchschnitt nach ungefähr sechs Monaten – weitgehend oder vollständig zurückbildet. Nicht selten treten nach symptomfreien Intervallen weitere depressive Episoden auf; man spricht dann von rezidivierender (unipolarer) depressiver Störung. Im Falle bipolarer Störungen sind zwischen depressiven Phasen manische eingestreut. Fälle mit nur manischen Episoden stellen eine Rarität dar; fast immer tritt früher oder später eine depressive Symptomatik auf.

Affektive Störungen mit intermittierenden Episoden erstrecken sich oft über Jahrzehnte, wobei die Betroffenen zwischen den Episoden meist wenig auffällig sind und – anders als bei der Schizophrenie – Residualzustände mit bleibenden Persönlichkeitsschäden eher selten zu beobachten sind. Jedoch haben depressive und bipolare Störungen insofern oft eine schlechte Prognose, als mindestens 10% der schwer depressiv Erkrankten ihr Leben durch Suizid beenden.

Familiäre Häufung und Vererbung: Ein familiär gehäuftes Vorkommen affektiver Störungen ist gut gesichert und besonders augenfällig bei schweren rezidivierenden depressiven Zuständen und bei bipolaren Verläufen. Ist ein Elternteil an einer affektiven Störung erkrankt, beträgt die Erkrankungswahrscheinlichkeit für die Kinder etwa 20%, bei Erkrankung beider Eltern liegt sie mindestens doppelt so hoch.

Bei eineiigen Zwillingen findet sich eine deutlich höhere Konkordanz hinsichtlich affektiver Störungen als bei zweieiigen. Auf eine starke genetische Komponente weisen zudem Adoptivstudien hin: Leibliche Verwandte affektiv Gestörter haben eine hohe Wahrscheinlichkeit, ebenfalls zu erkranken, auch wenn sie bei Adoptiveltern aufwachsen. Nur bedingt ist es bislang gelungen, die verantwortlichen Gene zu identifizieren[14]; sicher wirken mehrere bei der Determinierung zusammen.

4.3.2 Biologische Grundlagen

Vorbemerkungen: Von den zahlreichen biologischen Modellen affektiver Störungen sollen hier nur die Transmittertheorien dargestellt werden, v.a. weil sie eine direkte Beziehung zur pharmakologischen Behandlung haben. Die interessanten, wenn auch meist wenig ausformulierten Theorien von veränderten biologischen Rhythmen, von Störungen in hormonalen Regelsystemen oder von Entzündungsprozessen seien nur angedeutet.[15]

Bei den Veränderungen biologischer Rhythmen sind die Störungen des Schlafs bei Depressiven am auffälligsten; neben frühmorgendlichem Erwachen findet sich v.a. eine Verschiebung der REM-Phasen in die erste Nachthälfte sowie eine Verkürzung der REM-Latenz (der Zeit vom Einschlafen bis zum Auftreten der ersten REM-Phase); diese lässt sich durch Cholinagonisten deutlich weiter verkürzen (cholinerge REM-Induktion). Möglicherweise gehen diese Veränderungen den depressiven Zuständen voraus und disponieren für sie.

Die Monoaminhypothese der Depression: Die zeitweise ausgesprochen populäre Monoaminhypothese trifft in der lange vertretenen Form eines synaptischen Transmittermangels sicher nicht zu; sie ist jedoch als erste Einführung in die biologisch-psychiatrische Depressionsforschung nach wie vor geeignet; zudem war sie heuristisch immens fruchtbar und macht viele Pharmakaeffekte verständlich.

Ein erster Vorläufer der Monoaminhypothese war die Katecholaminhypothese affektiver Störungen. Sie schrieb – basierend u.a. auf Befunden zur reserpininduzierten Depression und zur stimmungsaufhellenden Wirkung noradrenalinagonistischer Substanzen – in erster Linie dem Monoamintransmitter Noradrenalin eine Bedeutung für die Stimmungslage zu: Danach sollten wenigstens einige Formen von Depressionen mit einem relativen oder absoluten Mangel von Katecholaminen, speziell Noradrenalin, einhergehen; Katecholaminüberschuss wurde dagegen mit gehobener Stimmung in Verbindung gebracht. Wenig später wurde eine Erweiterung dieser Theorie vorgeschlagen: Sowohl Mangel von Noradrenalin als auch von Serotonin wurde nun als Grundlage depressiver Symptomatik angenommen. Diese Monoaminhypothese hat sich bis heute gehalten und findet sich nach wie vor nicht selten unkritisch referiert; dabei müssen einige als Beleg herangezogene Befunde mittlerweile definitiv anders interpretiert werden; zudem ließen sich weitere stützende Befunde nicht sicher replizieren.

Als Beleg führte man u.a. die Wirkung von Reserpin auf Stimmung und Antrieb an: Unter der Behandlung mit dieser den Blutdruck senkenden Substanz wurde nämlich nicht selten ein schweres depressives Syndrom beobachtet, was zu interessanten Überlegungen Anlass gab. Reserpin setzt in den Neuronen Monoamintransmitter aus den Vesikeln ins Zytoplasma frei, wo sie abgebaut werden und so weniger für die synaptische Übertragung verfügbar sind. Es lag daher die Vermutung nahe, dass bei Depressiven eine entsprechende Störung im Transmitterhaushalt vorliegt.

Weiter wurde argumentiert, dass die Serotoninpräkursoren Tryptophan und 5-Hydroxy-Tryptophan bei depressiven Patienten Besserung brachten. Umgekehrt sollte eine tryptophanarme Diät eine depressive Symptomatik verschlimmern und bei Gesunden die Stimmung drücken. Hinzu kam die Beobachtung, dass Cocain und Amphetamine, welche die Dopamin- und Noradrenalinkonzentration im synaptischen Spalt erhöhen, euphorisierend und antriebssteigernd wirken und bei depressiven Zuständen Besserung bringen können.

Als gewichtigste Argumente für die Gültigkeit der Monoaminhypothese führte man die Wirkmechanismen von Antidepressiva an: Die stimmungsaufhellende Wirkung der MAO-Hemmer beruht auf einer Hemmung des Enzyms Monoaminoxidase (MAO), was zu einer Erhöhung des Monoaminangebots im synaptischen Spalt führt. Ein weiteres wichtiges Wirkprinzip vieler Antidepressiva ist die Erschwerung der präsynaptischen Wiederaufnahme (Reuptake-Hemmung; → Kap. 3.5.3), womit die Neurotransmitter länger im Spalt bleiben und häufiger an den postsynaptischen Rezeptoren andocken können.

Zum direkten Beleg der Monoaminhypothese wurden zahlreiche Transmitterstudien durchgeführt, die bis zu einem gewissen Grad als Bestätigung aufgefasst werden konnten. So wurde ein reduzierter Gehalt von Serotonin in verschiedenen Hirnregionen von Suizidopfern festgestellt, zudem gibt es Hinweise auf eine verminderte Konzentration des Serotoninabbauprodukts 5-HIAA (5-hydroxyindoleacetic acid) im Liquor Depressiver (verkürzt dargestellt nach Köhler, 2019a, S. 164 ff.; dort weitere als Belege herangezogene Befunde).

Mittlerweile sind gegen die Gültigkeit dieser in Einzelheiten ohnehin eher verschwommenen Monoamin(mangel)hypothese zahlreiche Einwände formuliert worden. Zum einen konnten viele als Beleg angeführte Befunde (etwa die Induktion von Depressionen durch Reserpin, der depressionslösende Effekt von Serotoninpräkursoren) nicht repliziert werden oder ließen sich auch anders interpretieren. Zum anderen stützen neurochemische Befunde keineswegs durchgängig die Annahme eines Transmittermangels; hinsichtlich des Noradrenalins ist die Datenlage recht unklar. Insbesondere aber wird die Beweiskraft des scheinbar am eindeutigsten die Monoaminhypothese untermauernden Arguments – der therapeutischen Wirkung von Reuptake- und MAO-Hemmern – zunehmend in Zweifel gezogen: Der depressionslösende Effekt dieser Pharmaka setzt nämlich in der Regel erst nach Wochen ein, wohingegen die durch sie bewirkte Normalisierung des synaptischen Transmittergehalts in wenigen Stunden erreicht wird. Folglich kann sein Mangel nicht die eigentliche biologische Grundlage der depressiven Verstimmung darstellen (zu den angenommenen Wirkmechanismen der Antidepressiva → Kap. 3.5.3 und Kap. 4.3.3).

Alternativmodelle: Mittlerweile wurde versucht, weitere Annahmen zu entwickeln, welche die zur Monoaminhypothese führenden Befunde integrieren und dabei Schwächen dieser an sich einleuchtenden und viele Fakten erklärenden Theorie aufheben. Dysregulationsmodelle berücksichtigen die angenommenen tatsächlichen Wirkmechanismen der Antidepressiva (nämlich die Veränderung der Rezeptorsensitivität). Ihnen zufolge liegt der Depression eine abnorme Empfindlichkeit von Rezeptoren zugrunde, speziell der für Noradrenalin; die gefundenen Abnormalitäten der Transmitterausschüttung (etwa der synaptische Monoaminmangel) wären demnach sekundärer Natur.

Weniger durchgesetzt haben sich Ungleichgewichtshypothesen, die neben den Monoaminen dem Transmitter Acetylcholin Bedeutung für Stimmungsveränderungen zuschreiben: Nach diesen Modellen sind Depressionen durch ein Überwiegen der cholinergen gegenüber der noradrenergen Aktivität gekennzeichnet, bei Manien liegt der umgekehrte Fall vor. Der häufig ausgeprägt anticholinerge Effekt vieler Antidepressiva würde diese Annahme stützen; auch bei Gesunden wirken Anticholinergika bekanntlich euphorisierend (→ Kap. 10.10).

Da bei Depressiven vermehrt Entzündungsparameter wie Zytokine gefunden werden, steht auch die Annahme eines chronisch entzündlichen Prozesses im Raum (»Zytokinhypothese« der Depression); so konnten Min et al. (2023) zeigen, dass bei einer Gruppe erwachsener Patienten während einer depressiven Episode die Konzentration von Entzündungsparametern positiv mit dem Schwergrad der Störung korrelierte.

Biologische Modelle der Manie und bipolarer Störungen: Diese Hypothesen sind nur wenig explizit formuliert. Bei der Manie geht man v. a. von einer Überaktivität des noradrenergen Systems aus; gestützt wird diese Annahme durch die Ähnlichkeit des klinischen Bildes mit den Wirkungen der Noradrenalinagonisten Cocain und Amphetamine. Direkte Belege sind spärlich; gewisse Hinweise gibt es auf eine erhöhte Konzentration des Noradrenalinmetaboliten MHPG (Methoxyhydroxyphenylglykol) in Liquor und Plasma während manischer Episoden.

Unklar ist die Bedeutung von Serotonin für manische Episoden; in ihnen findet man im Allgemeinen keine Vermehrung dieses Transmitters und seiner Metaboliten. Ein bemerkenswerter, jedoch dringend replikationsbedürftiger Befund ist eine erniedrigte Konzentration des Serotoninabbauprodukts 5-HIAA im Liquor sowohl in depressiven als auch in manischen Phasen. Zudem scheint die Gabe des Serotoninpräkursors L-Tryptophan nicht nur depressive, sondern auch manische Symptome zu bessern. Aufgrund dieser Befunde wurde eine interessante, aber als ausgesprochen spekulativ zu bezeichnende Hypothese aufgestellt: Synaptischer Serotoninmangel soll generell die Grundlage für affektive Labilität bilden, auf der je nach Noradrenalinspiegel depressive oder manische Symptomatik entstehe (»Permissive«-Hypothese; → Prange et al., 1974).

4.3.3 Biologische Behandlung

Überblick: Bei der Pharmakotherapie affektiver Störungen ist zwischen der Behandlung

- depressiver Episoden,
- chronischer Formen,
- manischer Phasen und – im Falle wiederholter Episoden – der Rückfallprophylaxe

zu unterscheiden.

Zur Therapie depressiver Episoden werden Medikamente aus diversen Antidepressivagruppen eingesetzt.[16] Lithium kann ihre Wirkung verstärken, hat aber allein im Allgemeinen nur einen geringen antidepressiven Effekt. In manchen Fällen ist es, wenigstens initial, erforderlich, zusätzlich mit Benzodiazepinen zu sedieren; bei depressiven Störungen mit psychotischer Symptomatik werden auch Antipsychotika eingesetzt. Neben einer psychopharmakologischen Behandlung kommen bei Depressionen zuweilen weitere biologische Verfahren zur Anwendung (etwa therapeutischer Schlafentzug, Elektrokrampftherapie und die v. a. bei saisonal abhängigen depressiven Störungen ausgesprochen wirksame Lichttherapie). Bei der Behandlung der chronisch-depressiven Verstimmung (Dysthymie oder Dysthymia) sind – im Gegensatz zu früher vertretenen Auffassungen – Antidepressiva wirksam; sie werden in diesen Fällen, oft in Kombination mit Psychotherapie, zunehmend eingesetzt, und zwar häufig in ähnlichen Dosen wie bei episodenhaften Verläufen.

Manische Episoden werden häufig mit Lithiumsalzen behandelt; oft ist es nötig, zusätzlich Benzodiazepine oder Antipsychotika zu verabreichen. Letztere kommen zuweilen sogar als einziges Medikament zum Einsatz.

Belegt ist zudem die antimanische Wirksamkeit der Antikonvulsiva Carbamazepin und Valproinsäure.

Zur Rückfallprophylaxe rezidivierender depressiver Störungen ist die Gabe von Antidepressiva zwischen den Episoden wirksam; dringend abzuraten ist davon im Falle einer bipolaren Störung (Gefahr der manischen Symptomprovokation). Dort sind Lithiumsalze Mittel der Wahl; sie sind auch bei der Rückfallprophylaxe rein depressiver rezidivierender Störungen wirksam, werden bei dieser Indikation aber selten eingesetzt. Eine Alternative zu Lithiumsalzen stellen Antikonvulsiva dar, v.a. Carbamazepin und Valproinsäure, unter bestimmten Umständen (Überwiegen depressiver Episoden) Lamotrigin.

Behandlung depressiver Episoden: Sie geschieht in der Regel pharmakologisch (was gleichzeitige Psychotherapie nicht ausschließt). Die hierfür zur Verfügung stehenden Medikamente wurden in Kapitel 3.5.3 vorgestellt: trizyklische Antidepressiva (TZA), einige Weiterentwicklungen (tetrazyklische Antidepressiva oder schwer klassifizierbare andere Substanzen), selektive Serotoninwiederaufnahmehemmer (SSRI) und neuere Formen von MAO-Hemmern. Alle diese Substanzen erhöhen die Monoaminkonzentration im synaptischen Spalt, manche eher die von Noradrenalin, andere die von Serotonin, die SSRI sogar ausschließlich die des letztgenannten Transmitters. Der langfristige, therapeutisch entscheidende Effekt dürfte eine Veränderung der Zahl postsynaptischer Rezeptoren als Reaktion auf das erhöhte Transmitterangebot sein.

TZA wie Amitriptylin (z.B. Saroten®), Imipramin (z.B. Tofranil®), Trimipramin (z.B. Stangyl®) oder Clomipramin (z.B. Anafranil®) haben sich im Prinzip bewährt, weisen aber mehr oder weniger starke anticholinerge Nebenwirkungen auf, sodass sich ihr Einsatz u.a. bei Pylorusstenose (Verengung des Magenausgangs), Engwinkelglaukom, Prostatahypertrophie mit der Gefahr von Harnverhaltung oder bei bestimmten Herzerkrankungen verbietet (zu weiteren Nebenwirkungen, etwa Appetitzunahme oder Erhöhung der Krampfbereitschaft, →Kap. 3.5.3). Die Neuentwicklungen Maprotilin (diverse Generika), Mianserin (diverse Generika), Trazodon (diverse Generika), Venlafaxin (z.B. Trevilor retard®), Mirtazapin (z.B. Remergil Sol®), Reboxetin (Edronax®), Duloxetin (z.B. Cymbalta®), Agomelatin (z.B. Valdoxan®), Milnacipran (z.B. MILNAneuraX®) oder Bupropion (z.B. Elontril®) gelten als diesbezüglich nebenwirkungsärmer. SSRI wie Fluoxetin (diverse Generika), Fluvoxamin (z.B. Fevarin®), Paroxetin (z.B. Seroxat®) oder Sertralin (z.B. Zoloft®) haben keine wesentlichen anticholinergen Effekte, sodass viele Kontraindikationen der TZA wegfallen. Ähnliches gilt für die Neuentwicklungen der MAO-Hemmer, etwa Moclobemid (z.B. Aurorix®), die selektiv die Subform MAO-A hemmen und zudem reversibel sind.

Welche der genannten Medikamente eingesetzt werden, hängt nicht zuletzt von den Erfahrungen und Einstellungen des behandelnden Arztes ab. Neben den genannten Eigenschaften besitzen SSRI den Vorteil, im Falle bipolarer Depressionen (d.h. Depressionen im Rahmen bipolarer Verläufe) weniger leicht manische Phasen zu provozieren[17]; auch sie haben jedoch Nebenwirkungen, z.B. gravierende sexuelle Funktionsstörungen oder (selten) ein zentrales Serotoninsyndrom. Hinzu kommt, dass die Therapie mit SSRI erheblich teurer als die mit TZA ist. MAO-Hemmer der zweiten Generation sind möglicherweise noch besser verträglich als SSRI; auch mit ihnen ist jedoch die Behandlung weniger preisgünstig.

Bei der Auswahl der Medikamente muss berücksichtigt werden, dass einige, nämlich jene mit starkem antihistaminergen Effekt, eher sedieren, etwa Amitriptylin; andere sind antriebsneutral oder gar antriebssteigernd (z. B. Moclobemid, SSRI). Im Falle agitierter Depressionen ist dies in aller Regel unerwünscht, sodass entweder ein sedierendes Antidepressivum eingesetzt wird oder initial zusätzlich Benzodiazepine verordnet werden.

Zu beachten ist, dass die Wirkung der Antidepressiva nicht sofort einsetzt; wie ausgeführt, beruht der antidepressive Effekt vermutlich auf einer Veränderung der Empfindlichkeit postsynaptischer Rezeptoren (vielleicht aber auch auf einer Entzündungshemmung oder der Anregung der Neurogenese). Von besonderer Bedeutung ist, dass die antriebssteigernde Wirkung oft vor der stimmungsaufhellenden einsetzt, sodass in diesem Stadium im Allgemeinen eine besondere Suizidgefahr besteht.

Bei Nichtansprechen kann das Präparat nach gewisser Zeit gewechselt werden; eine vorsichtige Kombination von Medikamenten ist möglich (u. a. wegen der Gefahr des zentralen Serotoninsyndroms aber keineswegs von allen). Mit zusätzlicher Gabe von Lithium lässt sich oft die Wirksamkeit der antidepressiven Medikation erhöhen (Lithiumaugmentation); eine ergänzende Behandlung mit Schilddrüsenhormonen kann ebenso hilfreich sein (wobei die Wirkmechanismen keineswegs klar sind). Mittlerweile hat sich herausgestellt, dass bei vielen, sonst therapieresistenten Depressiven Ketamininfusionen oder das zunehmend als Nasenspray eingesetzte Esketamin rasche, wenn auch meist nicht dauerhafte Verbesserungen bringen (→ dazu Vendrell-Serres et al., 2024).

Therapeutischer Schlafentzug (Wach- oder Nachttherapie): Dieses seit Jahrzehnten bekannte Verfahren erfährt zunehmend größeres Interesse. Bei totalem Schlafentzug werden die Patienten die ganze Nacht wachgehalten, bei partiellem zu Beginn der zweiten Nachthälfte geweckt; eine Variante ist Wecken nur in REM-Phasen. Speziell nach totalem Schlafentzug stellt sich im Allgemeinen am nächsten Tag eine deutliche Besserung der Befindlichkeit ein, die jedoch bereits durch kurzes Einnicken verloren gehen kann und meist spätestens nach einer durchschlafenen Nacht wieder verschwindet. Aus diesem Grund werden häufig in Abständen mehrere Schlafentzüge durchgeführt. Bei Wecken ausschließlich zu Beginn von REM-Phasen entwickeln sich die Effekte langsamer, bleiben aber länger erhalten.

Allgemein kann man davon ausgehen, dass Schlafentzug bei gut der Hälfte der depressiven Patienten zu unmittelbarer Besserung führt. Bipolar Erkrankte gelangen danach oft sogar in einen manischen oder hypomanischen Zustand. Auch bei »neurotisch« depressiven Personen ist Schlafentzug häufig wirksam; die Hoffnung, aufgrund von Ansprechen bzw. Nichtansprechen auf diese Therapie eine sichere Unterscheidung zwischen »endogenen« und anderen Depressionsformen treffen zu können, hat sich also nicht erfüllt.

Zur Erklärung dieses Effekts wurden interessante, aber bis jetzt nur unzureichend gestützte Hypothesen entwickelt: So könnten während des Schlafes depressiogene Substanzen produziert werden, die sich bei Schlafentzug nicht bilden (etwa Cortisol oder das Wachstumshormon); dagegen würde sprechen, dass Wecken allein in REM-Phasen, also kürzerer Schlafentzug, wohl einen ähnlichen Effekt hat. Weiter wird diskutiert, dass im REM-Schlaf eine Aktivierung des cholinergen Systems erfolgt und sich so ein Ungleichgewicht zuungunsten des noradrenergen Systems ausbildet; mit dieser Annahme würde die Beobachtung des positiven Effekts von Wecken in REM-Phasen in Einklang stehen. Ein anderer Erklärungsversuch geht davon aus, dass im Wachen euphorisierende Substanzen ausgeschüttet werden und durch

Schlafentzug die Zeit für ihre Bildung verlängert wird; dagegen würde der rasche Rückgang der Verbesserung durch nur kurzen Tagesschlaf sprechen.

Elektrokrampftherapie (EKT): Als Indikation für diese in Kap. 4.2.3 genauer dargestellte Therapieform gelten in Deutschland zunehmend schwere therapieresistente Depressionen. Ihre Wirksamkeit ist unbestritten; es werden Response-Raten von 70 % oder sogar mehr mitgeteilt, wobei es sich meist um schwere, auf Antidepressiva unzureichend ansprechende Fälle handelt.

Die Wirkmechanismen sind nur bedingt geklärt. Gefunden wurde u. a. eine Veränderung der Empfindlichkeit von β-Rezeptoren für Noradrenalin; dies würde den längerfristigen Effekten der Antidepressivatherapie entsprechen. Hinsichtlich der Wirkung auf α-Rezeptoren sowie Serotoninbindungsstellen sind die Befunde nicht eindeutig. Weiter werden Einflüsse auf endokrine Systeme diskutiert.

Lichttherapie: Dieses Verfahren hat speziell bei saisonal abhängiger Depression gute Wirkung. Dabei werden die Patienten wenige Stunden täglich seitlich zu einer elektrischen Lichtquelle gesetzt, deren Intensität einem »Blick aus dem Fenster an einem Frühlingstag« entspricht; morgendliche Lichttherapie gilt als besonders wirksam. Die Nebenwirkungen sind gering (etwa Kopfschmerzen, Anspannungen im Augenbereich, Gereiztheit), jedoch muss an die Gefahr einer Netzhautschädigung bei gleichzeitiger Einnahme u. a. von TZA gedacht werden.

Über die Wirkmechanismen besteht wenig Einigkeit; vermutet wird u. a. die Unterdrückung der vornehmlich bei Dunkelheit stattfindenden Produktion des Epiphysenhormons Melatonin, weiter eine Neueinstellung der durch die kurzen Wintertage aus dem Takt geratenen Zeitgeber.

Weitere Verfahren: Hier seien nur die transkranielle Magnet- und Gleichstromstimulation sowie die Vagusnerv- und die tiefe Hirnstimulation erwähnt (→ dazu Köhler, 2016, S. 127 f.).

Behandlung manischer Episoden: Antimanische Wirkung haben Lithiumsalze, zudem Carbamazepin und Valproinsäure; Lithium wird allein schon deshalb häufig in manischen Phasen verordnet, weil meist eine Rückfallprophylaxe erforderlich ist. Seine antimanische Wirkung ist jedoch oft nicht ausreichend und tritt nicht sofort ein, weshalb häufig eine Kombination mit Benzodiazepinen oder Antipsychotika erforderlich ist. Letztere werden auch zur Monotherapie empfohlen, wobei atypische seltener zu motorischen Nebenwirkungen führen.

Prophylaxe rezidivierender depressiver Störungen: Prinzipiell ist die Gabe von Antidepressiva zwischen den Episoden möglich und wird – ihrer Einfachheit wegen – vielfach durchgeführt. Zur Rückfallverhütung können auch Phasenprophylaktika eingesetzt werden, wobei sich vom klinischen Effekt her Lithiumsalze anbieten, und zwar speziell dann, wenn ein erhöhtes Selbstmordrisiko vorliegt; angesichts der Nebenwirkungen und der schwierigen Einstellung der therapeutisch wirksamen Dosis ist dies jedoch eher ungebräuchlich. Wahrscheinlich haben auch einige atypische Antipsychotika (z. B. Quetiapin) eine phasenprophylaktische Wirkung.

Rezidivprophylaxe bipolarer Störungen: Hier sind Antidepressiva ungeeignet, da diese manische Phasen provozieren können. Lithiumsalze stellen im Allgemeinen die erste Wahl dar (außer bei gewissen atypischen Verläufen), nicht zuletzt, weil sie erwähntermaßen die Suizidgefahr verringern sollen. Es sind jedoch zahlreiche (absolute und relative) Kontraindikationen zu beachten, u. a. Herz- und Nierenerkrankungen sowie Anfallsleiden; Nebenwirkungen (z. B. Übelkeit, Tremor, Gewichtszunahme, Einschränkungen der Nierenfunktion, EKG-Veränderungen) sind nicht selten.

Ebenfalls zur Rezidivprophylaxe bipolarer Störungen zugelassen sind Carbamazepin, (mit Einschränkungen) einige atypische Antipsychotika sowie – im Falle vorwiegend depressiver Episoden – Lamotrigin. Sie sind aber im Allgemeinen – Rapid-Cycling-Verläufe ausgenommen – Lithiumsalzen unterlegen.

ZUSAMMENFASSUNG KAPITEL 4.3

Das depressive Syndrom ist gekennzeichnet durch gedrückte Stimmung, reduzierten Antrieb (d. h. für große Projekte, während – wie bei der »agitierten Depression« – die Psychomotorik momentan durchaus gesteigert sein kann), starke Ermüdbarkeit, niedriges Selbstwertgefühl bis hin zu wahnhaftem Denken (Verschuldungs-, Versündigungswahn), diverse körperliche Symptome (v. a. Schlafstörungen). Das manische Syndrom ist charakterisiert durch gehobene (oft auch nur gereizte) Stimmung, gesteigerten (im Falle der regelrechten Manie unproduktiven) Antrieb, Ideenflucht, Selbstüberschätzung mit unangepasstem Sozialverhalten und oft ruinösen finanziellen Unternehmungen.

Beide Syndrome können sekundär im Rahmen diverser Grundkrankheiten (beispielsweise Hormonveränderungen oder hirnorganische Prozesse) oder als Folge von Substanzeinnahme (Medikamente, psychostimulierende Drogen) auftreten. Bei den häufigeren primären Formen unterscheidet man anhaltende Verläufe (etwa die Dysthymie) von episodenhaft abgegrenzten. Dabei ist zwischen einmaligen depressiven Episoden, rezidivierender depressiver Störung sowie bipolaren Formen (mit depressiven und manischen, sehr selten ausschließlich manischen Phasen) zu unterscheiden.

Als biologische Grundlage der Depression nahm man lange – nicht zuletzt aufgrund der Wirkungsmechanismen der Antidepressiva – einen synaptischen Mangel von Noradrenalin und/oder Serotonin an (Monoaminhypothese), bei der Manie sollte eine Noradrenalinüberaktivität bestehen. Mittlerweile geht man eher (in recht vager Formulierung) von einer Dysregulation auf Rezeptorebene aus bzw. bezieht auch Veränderungen des cholinergen Systems in die Betrachtungen ein.

Antidepressiv wirksame Substanzen erhöhen die Konzentrationen der Monoamintransmitter: TZA durch Hemmung der Wiederaufnahme meist von Serotonin und Noradrenalin, SSRI durch spezifische Inhibition des Serotonin-Reuptakes, MAO-Hemmer durch Erschwerung des Transmitterabbaus, neuere Entwicklungen von Antidepressiva oft durch mehrere Mechanismen. Einige Substanzen aus der Gruppe der TZA sowie manche neueren Antidepressiva wirken durch die Blockade von Histaminrezeptoren sedierend, andere (einige TZA und Neuentwicklungen, SSRI, MAO-Hemmer) antriebsneutral oder gar antriebssteigernd. Als eigentlicher Mechanismus der antidepressiven Wirkung wird mittlerweile eine Veränderung der Zahl oder Empfindlichkeit postsynaptischer Rezeptoren vermutet, was die große Latenz von zwei bis vier Wochen bis zum Eintreten klinischer Effekte erklären würde. Möglicherweise beruht die Wirkung aber auf gänzlich anderen Prozessen, etwa einer Entzündungshemmung oder einer Anregung der Neurogenese.

Zur Behandlung der akuten depressiven Episode werden typischerweise die genannten Antidepressiva eingesetzt, wobei angesichts der anticholinergen Nebenwirkungen der TZA hier besonders Kontraindikationen und Auftreten von Nebenwirkungen zu beachten sind; auch ist an die oft vor der Stimmungsaufhellung auftretende Antriebssteigerung zu denken. Als weitere biologische Verfahren können Inhalation von Esketamin, therapeutischer Schlafentzug, Lichttherapie oder diverse Stimulationsverfahren sinnvoll sein; bei schweren therapieresistenten Depressionen wird zunehmend häufiger die Elektrokrampftherapie eingesetzt. Zur Phasenprophylaxe bei rezidivierenden depressiven Störungen eignet sich oft die Gabe von Antidepressiva in den Intervallen, daneben eine Therapie mit Phasenprophylaktika wie Lithiumsalzen.

Die Therapie der manischen Episode kann mit Lithiumsalzen und dem Antikonvulsivum Valproinsäure geschehen; oft müssen zusätzlich oder isoliert Antipsychotika verabreicht werden, bevorzugt solche der zweiten Generation. Mittel der Wahl zur Prophylaxe bipolarer Störungen sind Lithiumsalze, bei Kontraindikationen oder Unverträglichkeit Antikonvulsiva wie Carbamazepin und Valproinsäure, daneben bestimmte atypische Antipsychotika.

4.4 Zwangsstörungen

4.4.1 Symptomatik – Verlauf – familiäre Häufung und Vererbung

Man unterscheidet im Allgemeinen zwischen den beiden Symptomtypen der

- Zwangsgedanken und
- Zwangshandlungen.

Zwangsgedanken sind »Ideen, Vorstellungen und Impulse, die den Patienten immer wieder stereotyp beschäftigen«. Aufgrund ihres gewalttätigen oder obszönen Inhalts oder weil sie als sinnlos erlebt werden, sind sie fast immer quälend; wenigstens anfangs versuchen die Betroffenen, Widerstand zu leisten, dies aber stets ohne Erfolg. Zwangshandlungen oder -rituale sind »ständig wiederholte Stereotypien«, die weder als »angenehm empfunden« werden noch dazu dienen, »an sich nützliche Aufgaben zu erfüllen«. Die Patienten erleben sie oft als Vorbeugung gegen (höchst unwahrscheinliche) schädigende Ereignisse; auch hier findet sich anfangs noch (erfolgloser) Widerstand. Bemerkenswert ist die häufige Vergesellschaftung von Zwangssymptomen mit Depression (stark verkürzt nach ICD-10, 2015, S. 201 f.). Bei etwa zwei Drittel der Fälle finden sich Zwangsgedanken und -handlungen gemischt, reine Zwangsgedanken sind seltener, ausschließliche Zwangshandlungen kommen kaum vor.

DIFFERENZIALDIAGNOSTISCHER HINWEIS

Ähnliche Symptome wie wiederholte, ritualisierte Handlungen kommen auch im Rahmen von Schizophrenie vor, wobei die Betroffenen nicht die Unsinnigkeit der Maßnahmen empfinden und entsprechend keinen Widerstand versuchen; typischerweise werden äußere Eingebungen zur Rechtfertigung vorgebracht. Zwangspatienten erleben die unbezwingbaren Impulse zwar als unangenehm oder unsinnig, lokalisieren die Quelle jedoch im eigenen Ich.

Meist setzt die Störung zu Beginn des dritten Lebensjahrzehnts ein, Kontrollzwänge typischerweise früher, Waschzwänge einige Jahre später. Zwanghafte Züge haben im Allgemeinen schon vor der Erkrankung bestanden; bis es, wenn überhaupt, zur Therapie kommt, vergeht gewöhnlich ein Jahrzehnt, der Verlauf ist dann chronisch. Familiäre Häufung wird beschrieben, eine deutliche genetische Determinierung ist belegt (Mahjani et al., 2021).

4.4.2 Biologische Grundlagen

Es gibt Hinweise auf serotonerge Dysregulationen, zudem auf Überaktivität eines (u. a. den Nucleus caudatus einschließenden) zentralnervösen Funktionskreises.

Die Serotoninhypothese der Zwangsstörungen geht – im Gegensatz zu früheren Modellen, die eine serotonerge Minderaktivität annahmen – allgemeiner von einer Dysregulation des serotonergen Systems aus. Auf dessen Bedeutung weist u. a. die Tatsache hin, dass von den trizyklischen Antidepressiva allein Clomipramin, welches ausschließlich die Serotoninwiederaufnahme hemmt, Wirkung zeigt (daneben SSRI). Provokationsmethoden sprechen für Überempfindlichkeit einiger Rezeptoren; so lässt sich mit dem Serotoninagonisten m-CPP eine Verstärkung der Zwangssymptomatik provozieren. Jedoch sind nicht alle 5-HT-Rezeptoren bei Zwangspatienten hypersensitiv, einige wohl sogar besonders unempfindlich (→ dazu Köhler, 2019a, S. 216 ff.).

Ein zweites – die Serotoninhypothese ergänzendes – pathogenetisches Modell nimmt Überaktivität eines neuroanatomischen Funktionskreises an, der neben Orbitofrontalregion und Gyrus cinguli die zu den Basalganglien gerechnete Struktur des Caudatums (Nucleus caudatus) umfasst (Basalganglienhypothese der Zwangsstörungen). Hinweise auf ihre Gültigkeit leiten sich u. a. daraus ab, dass bei Erkrankungen der Basalganglien (etwa infektiöser Natur) oft eine Zwangssymptomatik auftritt. Weiter konnte mittels bildgebender Verfahren (z. B. PET = Positronenemissionstomografie) bei Patienten mit Zwangsstörungen eine Überaktivierung in den genannten Arealen nachgewiesen werden – wenn auch keineswegs in letzter Eindeutigkeit. Weiter lässt sich in diesem Sinne die Tatsache interpretieren, dass psychochirurgische Eingriffe in diesem neuroanatomischen Funktionskreis schwere Zwangssymptomatik oft erheblich lindern.

4.4.3 Biologische Behandlung

Pharmakologische Therapie: Zwangsstörungen wurden lange v. a. mit dem – ausschließlich die Serotoninwiederaufnahme hemmenden – TZA Clomipramin (z. B. Anafranil®) behandelt. Es ist hierbei anderen, nicht spezifisch auf das serotonerge System wirkenden TZA wie Imipramin oder Amitriptylin eindeutig überlegen. Mittlerweile werden zur Behandlung auch SSRI wie Fluoxetin oder Fluvoxamin erfolgreich eingesetzt. Bemerkenswerterweise beträgt die Zeit bis zum Wirkungseintritt von Clomipramin und SSRI bei Zwangspatienten oft bis zu zehn Wochen; sie ist damit noch deutlich länger als bei der Behandlung depressiver Zustände. Außerdem sind höhere Dosen als zur Depressionsbehandlung erforderlich. Sehr wahrscheinlich beruht der Effekt nicht direkt auf einer Erhöhung der Serotoninkonzentration im synaptischen Spalt, sondern auf Anpassungsmechanismen postsynaptischer Rezeptoren an das vermehrte Transmitterangebot (Down-Regulation). Initial scheint die Gabe von Clomipramin sogar die Symptomatik zu verschlechtern, was die erwähnte These einer erhöhten Ansprechbarkeit von Serotoninrezeptoren stützen würde. Durch Kombination mit diversen anderen Psychopharmaka (z.B. mit dem partiellen Serotoninagonisten Buspiron sowie mit Antipsychotika, Lithiumsalzen oder Antikonvulsiva) wird versucht, die Wirksamkeit zu erhöhen.

Psychochirurgie: Außerhalb Deutschlands ist die Psychochirurgie als Ultima Ratio bei therapieresistenten Zwangsstörungen nicht ganz selten. Vorgenommen wird dabei eine Unterbrechung des beschriebenen, vermutlich überaktiven Funktionskreises, z.B. die Zerstörung von Teilen des Gyrus cinguli (Cingulotomie), zudem diverse weitere Eingriffe (Kholyavin & Polyakov, 2022).

ZUSAMMENFASSUNG KAPITEL 4.4

Bei der Zwangsstörung finden sich häufig als unsinnig oder quälend empfundene Gedanken, die gleichwohl nicht unterdrückt werden können, und/oder Handlungen, welche zwar als sinnlos erkannt werden, bei deren Unterlassung aber unbestimmte Befürchtungen und Angst auftreten. Als biologische Grundlagen nimmt man zum einen Störungen im serotonergen System an, und zwar erhöhte Zahl oder Empfindlichkeit bestimmter Rezeptoren (Serotoninhypothese der Zwangsstörungen). Zum anderen vermutet man eine Überaktivität eines neuroanatomischen Funktionskreises, der speziell Nucleus caudatus, Gyrus cinguli und orbitofrontalen Kortex umfasst (Basalganglienhypothese). An biologischen Therapien ist zum einen die Gabe von Serotoninagonisten wie SSRI oder Clomipramin zu nennen, welche in hohen Dosen und mit erheblicher klinischer Latenz die Serotoninrezeptoren herabregulieren dürften, zum anderen (in seltenen Fällen) psychochirurgische Eingriffe; diese zielen auf eine Unterbrechung des beschriebenen Funktionskreises ab.

4.5 Angststörungen

4.5.1 Überblick

Angst kann im Rahmen zahlreicher psychischer Störungen auftreten, z.B. bei Depressionen. Bei einigen beherrscht sie das klinische Bild so stark, dass man von Angststörungen spricht. Dazu gehören v.a. die Phobien mit objektgebundener Angst, weiter die Panikstörung, bei der schwere Angstanfälle ohne erkennbaren Anlass auftreten, schließlich die durch chronische Ängstlichkeit gekennzeichnete Generalisierte Angststörung. Im DSM-5 (APA, 2015) wird die Zwangsstörung nicht mehr zu den Angststörungen gerechnet, sondern zu einer eigenen Gruppe; auch in Übereinstimmung mit der Unterteilung der ICD-10 wurde sie gesondert in Kapitel 4.4 besprochen. Hingegen soll die in der ICD-10 nicht zu den Angststörungen gerechnete Posttraumatische Belastungsstörung – zuletzt wegen der ähnlichen pharmakologischen Behandlung – in diesem Abschnitt dargestellt werden.

Für die Behandlung dieser häufig psychotherapeutisch angegangenen Störungen stehen Pharmaka aus verschiedenen Substanzgruppen zur Verfügung. Hier sind zunächst die Benzodiazepine zu nennen, welche über eine Verstärkung GABAerger Hemmmechanismen anxiolytische und, wenigstens initial, sedierende Wirkung haben. Ebenfalls anxiolytisch, dabei aber nicht sedierend, wirken das an einem der Serotoninrezeptoren angreifende Buspiron sowie Betablocker (→ Kap. 3.5.5). Weiter kommen mit Erfolg Antidepressiva (speziell SSRI) zur Anwendung.

4.5.2 Phobien

Symptomatik – Verlauf – familiäre Häufung und Vererbung: Üblicherweise werden situationsgebundene Ängste in drei Gruppen eingeteilt, nämlich

- Agoraphobie,
- soziale Phobien und
- spezifische (isolierte) Phobien.

Gekennzeichnet ist die Agoraphobie durch Angst, die eigene schützende Wohnung zu verlassen und sich auf Plätze, in Menschenmengen und in Geschäfte zu begeben sowie allein zu reisen (etwa in Zügen); gemeinsam ist diesen Auslösesituationen eine mangelnde Rückzugsmöglichkeit. Die angstauslösende Vorstellung ist, »zu kollabieren und hilflos in der Öffentlichkeit liegen zu bleiben«; viele verlassen deshalb ihre Wohnung kaum oder gar nicht mehr.

Soziale Phobien zentrieren sich laut ICD-10 (S. 193) »um die Furcht vor prüfender Betrachtung durch andere Menschen in verhältnismäßig kleinen Gruppen (nicht dagegen in Menschenmengen)«; solche Situationen werden folglich gemieden. Sowohl Agoraphobien wie soziale Phobien beginnen im späten Jugend- oder frühen Erwachsenenalter und nehmen oft einen chronischen Verlauf; nicht selten findet sich dabei Medikamenten- oder Alkoholabusus. Spezifische (isolierte) Phobien beziehen sich auf eng definierte Situationen, z. B. Höhen, Dunkelheit, Zahnarztbesuch, Nähe von Tieren; sie beginnen früher als die zuvor genannten Störungen, oft schon in der Kindheit, sind weniger einschränkend und verlieren sich zuweilen spontan.

Eine familiäre Häufung phobischer Störungen ist unbestritten, wobei dies sicher zum Teil auf soziales Lernen (Imitationslernen) zurückgeht; das gilt offenbar besonders für spezifische Phobien vor Situationen (Flüge, Fahrten durch einen Tunnel bzw. über Brücken), weniger für Tierphobien. Für diese sowie für Agoraphobie und soziale Phobien lässt sich aus Zwillingsstudien eine gewisse genetische Komponente ableiten.

Biologische Grundlagen: Sieht man von einer gewissen psychophysiologischen Übererregbarkeit ab, die sich v. a. oder sogar ausschließlich in Gegenwart des phobischen Objekts manifestiert, ließen sich bei den Betroffenen kaum biologische Besonderheiten nachweisen. Befunde aus pharmakologischen Provokationstests könnten eventuell als Überaktivität im noradrenergen System interpretiert werden. Weil TZA im Gegensatz zu MAO-Hemmern bei sozialen Phobien wenig wirksam sind, vermutet man bei dieser Störung neben einer serotonergen Dysfunktion eine Dopaminminderaktivität. Alle diese Annahmen sind empirisch jedoch nur unzureichend gestützt.

Pharmakologische Behandlung: Benzodiazepine kommen hier wegen des hohen Suchtpotenzials selten zum Einsatz; zuweilen (mittlerweile immer weniger) versucht man, mithilfe von Betablockern die noradrenerge Überaktivität zu reduzieren. Bei der sozialen Phobie gilt v. a. der MAO-Hemmer Moclobemid (z. B. Aurorix®) als wirksam; er ist u. a. für diese Indikation zugelassen. Für die Wirksamkeit einiger weiterer Antidepressiva (speziell SSRI und Venlafaxin) gibt es gute Hinweise (mit entsprechenden Zulassungen).

4.5.3 Panikstörung

Symptomatik – Verlauf – familiäre Häufung und Vererbung: Bei der Panikstörung nach ICD-10 zeigen sich gehäuft Panikattacken in nicht bekannten und nicht vorhersagbaren Situationen, in welchen keine objektive Gefahr besteht. Typischerweise beginnt der Angstanfall plötzlich mit »Herzklopfen, Brustschmerz, Erstickungsgefühlen, Schwindel und Entfremdungsgefühlen (Depersonalisation oder Derealisation)«; meist stellt sich die Furcht ein, zu sterben, die Kontrolle zu verlieren oder wahnsinnig zu werden. Im Anschluss an eine erste Panikattacke bildet sich die Furcht aus, weitere zu erleiden (verkürzt nach ICD-10, S. 196 f.).

> **DIFFERENZIALDIAGNOSTISCHER HINWEIS**
> Bei den genannten körperlichen Symptomen wäre eventuell an eine somatoforme Störung zu denken, insbesondere aber an organische Krankheiten wie anfallsartige Blutdruckerhöhungen oder untypische Angina-pectoris-Anfälle. Hier ist eine medizinische Abklärung ausgesprochen sinnvoll.

Panikstörungen setzen im Allgemeinen im frühen Erwachsenenalter ein. Der Verlauf ist meist chronisch; Spontanremissionen werden selten beobachtet, wenn die Störung länger besteht. Während eine familiäre Häufung unstrittig ist, liegt zu genetischen Faktoren wenig Eindeutiges vor.[18]

Biologische Grundlagen: Mit Verfahren wie Lactatinfusionen oder Einatmung von CO_2-angereicherter Luft lassen sich Attacken provozieren; trotzdem bleibt unklar, was sich dabei genau abspielt. Ziemlich sicher liegt während der Attacke eine noradrenerge Überaktivität vor; dabei dürfte eine (spontane) Aktivität des Locus coeruleus, des Ausgangspunkts zahlreicher Neurone ins limbische System, von Bedeutung sein. Möglicherweise spielt zusätzlich die Stimulation bestimmter – aber keineswegs aller – Serotoninrezeptoren eine Rolle.

Pharmakologische Therapie: Benzodiazepine sind hier durchaus wirksam. Meist bevorzugt man jedoch wegen des geringeren Abhängigkeitspotenzials Antidepressiva. Speziell SSRI haben sich bei der Panikstörung als wirksam erwiesen, und einige sind speziell für diese Indikation auch zugelassen. Keinen therapeutischen Effekt hat hier – anders als bei der Generalisierten Angststörung – Buspiron, welches am Serotoninrezeptortyp 5-HT_{1A} partiell agonistisch wirkt.

4.5.4 Generalisierte Angststörung

Symptomatik – Verlauf – familiäre Häufung und Vererbung: Die Störung ist durch eine nicht an Objekte gebundene, unbestimmte Angst charakterisiert. Die Beschwerden gleichen denen einer Panikattacke (Nervosität, Benommenheit, Schwindelgefühle, Herzklopfen), sind aber im Allgemeinen weniger intensiv und halten länger an; weiter wird über zahlreiche unspezifische Sorgen und Vorahnungen geklagt.[19] Die Störung beginnt typischerweise im dritten Lebensjahrzehnt und verläuft zumeist chronisch; begleitende depressive Symptomatik ist häufig. Es findet sich eine ausgeprägte familiäre Häufung, wobei genetische Faktoren sicher von nicht geringer Bedeutung sind.

Biologische Grundlagen: Hierzu existieren wenig gesicherte Daten. Möglicherweise ist das hemmende GABAerge System weniger aktiv, wohl durch Mangel bzw. geringere Empfindlichkeit der GABA- oder Benzodiazepinrezeptoren. Diskutiert wird zudem vage eine Dysregulation im serotonergen System (zu Belegen → Köhler, 2019a, S. 211 ff.).

Pharmakologische Behandlung: Die an $GABA_A$-Rezeptoren agonistischen Benzodiazepine sind hier im Allgemeinen gut wirksam; angesichts ihres hohen Abhängigkeitspotenzials ist man mit ihrem Einsatz jedoch meist zurückhaltend. Entgegen früherer Auffassungen zeigen trizyklische Antidepressiva durchaus Wirkung (wenn auch die meisten für diese Indikation nicht zugelassen sind). Der Mechanismus ist unklar; vermutet wird ein komplexer Eingriff in das serotonerge System; insofern ist es verständlich, dass SSRI hier ebenfalls wirksam sind und für einige eine explizite Zulassung besteht. Weiter lässt sich – anders als bei der Panikstörung – mit Buspiron (Anxut®, Busp®), das auf gewisse Serotoninrezeptoren wirkt, zuweilen Besserung nachweisen. Da es wohl keine Abhängigkeit erzeugt, wird es häufig bevorzugt; allerdings tritt die Wirkung von Buspiron, im Gegensatz zu der der Benzodiazepine, sehr verzögert ein. Als mittlerweile sehr bewährtes Mittel, explizit zugelassen zur Behandlung der Generalisierten Angststörung, ist schließlich der GABA-Agonist Pregabalin (z. B. Lyrica®), eigentlich ein Antikonvulsivum, zu nennen; allerdings ist sein Abhängigkeitspotenzial nicht unbedenklich, sodass im Falle begleitender Suchterkrankungen genaue Beobachtung erforderlich ist (Anghelescu & Benkert, 2023, S. 535).

4.5.5 Posttraumatische Belastungsstörung

Symptomatik – Verlauf – familiäre Häufung und Vererbung: Die ICD-10 (S. 207 f.) definiert die Posttraumatische Belastungsstörung als verzögerte Reaktion auf eine belastende Situation, z. B. Naturkatastrophe, Krieg, Unfall, erlebter Missbrauch. Sie ist gekennzeichnet durch wiederholtes »Erleben des Traumas in sich aufdrängenden Erinnerungen (Nachhallerinnerungen, Flashbacks)«, zudem durch ein Gefühl von »Betäubtsein und emotionaler Stumpfheit« sowie eine Gleichgültigkeit gegenüber anderen Menschen und Dingen. Die Betroffenen sind typischerweise vegetativ übererregt sowie übertrieben wachsam (hypervigilant) und neigen zu Angst sowie Depression; Drogeneinnahme und Alkoholabusus treten oft komplizierend hinzu. In der Regel ist die Prognose nicht ungünstig, und in der Mehrzahl der Fälle sind Heilungen zu erwarten; jedoch kommen auch chronische Verläufe mit Übergang in eine Persönlichkeitsstörung vor.[20]

Eine familiäre Häufung ist anzunehmen. Zu genetischen Besonderheiten liegt nur bedingt Gesichertes vor; gestört dürfte u. a. das Glucocorticoidsystem sein (Somvanshi et al., 2020), also im weiteren Sinne die Stressreaktionen (und das wohl bereits prämorbid).

Biologische Grundlagen: Häufig lässt sich eine generelle physiologische Überreaktivität sowie verstärkte noradrenerge Aktivierung nachweisen. Hinweise gibt es auch auf erhöhte Schmerzempfindlichkeit, welche wiederum möglicherweise auf einer Minderaktivität des endogenen Opioidsystems beruht. Bei Beschäftigung mit dem Trauma oder bei anderen psychischen Belastungen soll sich diese Schmerzschwelle anheben (stressinduzierte Analgesie); alle Theorien sind jedoch gegenwärtig noch als ausgesprochen spekulativ zu bezeichnen (zur vermuteten Störung im Glucocorticoidsystem → oben).

Pharmakologische Therapie: Bei der Posttraumatischen Belastungsstörung kommen neben SSRI trizyklische Antidepressiva zum Einsatz. Ihre Wirkung auf die physiologische Übererregbarkeit sowie auf die quälenden Erinnerungen und Albträume ist gut belegt; hingegen haben sie auf den Rückzug von Aktivitäten im Allgemeinen nur geringen Einfluss. Der Mechanismus ist unklar; aufgrund einer Hemmung des Noradrenalin-Reuptakes wäre zunächst eine Steigerung der psychophysiologischen Überreaktivität zu erwarten, langfristig eher eine Stabilisierung dieses Systems. Eingesetzt wurden, häufig mit Erfolg, auch Betablocker sowie das die noradrenerge Aktivität v. a. im Locus caeruleus dämpfende Clonidin. Angesichts der großen Gefahr einer Abhängigkeitsentwicklung ist man mit der Gabe von Benzodiazepinen sehr zurückhaltend. Tabelle 4-1 stellt die pharmakologischen Behandlungsmöglichkeiten der Angststörungen (inklusive Posttraumatischer Belastungsstörung und Zwangsstörung) zusammen. Zu beachten ist, dass einige der Wirksamkeitseinschätzungen in der Literatur kontrovers diskutiert werden.

ZUSAMMENFASSUNG KAPITEL 4.5

Bei den Angststörungen unterscheidet man auf bestimmte Objekte oder Situationen gerichtete Formen (Agoraphobie, soziale und spezifische Phobien, z. B. Tierphobien), die Panikstörung mit unvermittelten heftigen Angstattacken (mit der Angst, weitere dieser Art zu erleiden) sowie die Generalisierte Angststörung; Letztere ist durch multiple unspezifische Befürchtungen und chronische Ängstlichkeit charakterisiert.

Die hier ebenfalls angeführte, als verzögerte Reaktion auf eine starke Belastung auftretende Posttraumatische Belastungsstörung ist nicht nur durch Angstsymptomatik gekennzeichnet, sondern auch durch sich aufdrängende Erinnerungen an das Trauma sowie gewisse emotionale Stumpfheit.

Außer einer unbestimmten psychophysiologischen Übererregbarkeit konnte bis jetzt wenig Gesichertes gefunden werden, auch keine eindeutigen Veränderungen in Transmittersystemen; vergleichsweise gut belegt ist jedoch, dass den Panikattacken eine akute Überaktivität des Locus caeruleus zugrunde liegt und dass bei der Generalisierten Angststörung eine Minderaktivität des GABAergen bzw. des endogenen Benzodiazepinsystems besteht.

Zur Therapie wären Benzodiazepine prinzipiell geeignet, kommen aber wegen des hohen Abhängigkeitspotenzials nur zurückhaltend zum Einsatz; Versuche werden (selten) mit Betablockern gemacht. Zuneh-

Störung	Substanzen oder Substanzgruppen						
	Benzo-diazepine	Clomi-pramin	Andere TZA	SSRI	MAO-Hemmer	Buspiron	Beta-blocker
Phobien	(+)?	+	(+)	+	+[a]	?	+
Panikstörung	(+)	+	(+)	+	?	–	(+)?
Generalisierte Angststörung	+	(+)	(+)	+	?	+	(+)?
Zwangsstörung	(+)?	+	(–)	+	(+)	(+)?	(–)
Posttraumatische Belastungsstörung	(+)?[b]	+	(+)	+	?	(+)?	+

+: therapeutischer Effekt gut belegt; (+): wahrscheinlich; ?: fraglich; (–): eher unwahrscheinlich;
–: mit gewisser Sicherheit nach gegenwärtigem Erkenntnisstand auszuschließen
[a]: v. a. wohl bei sozialer Phobie; [b]: Zurückhaltung bei der Therapie wegen des hohen Suchtpotenzials

Tab. 4-1: Substanzen und Substanzgruppen für die Behandlung von Angst-, Zwangs- und Belastungs-störungen (nicht Akuttherapie); nach Köhler, 2018, S. 141

mend setzt sich die Gabe diverser Antidepressiva (TZA, SSRI, MAO-Hemmern, Venlafaxin) durch, wobei keineswegs alle Substanzen für diese Störungen zugelassen sind. Spezifisch für die Behandlung der Generalisierten Angststörung eignet sich Pregabalin (dessen Abhängigkeitspotenzial jedoch beachtet werden sollte). Bei Ängsten wirksam ist auch das auf Serotoninrezeptoren wirkende Buspiron.

4.6 Persönlichkeitsstörungen

4.6.1 Überblick

Persönlichkeitsstörungen werden in der ICD-10 (S. 244) definiert als »tief verwurzelte, anhaltende«, weitgehend situationsübergreifende Verhaltensmuster, welche sich in »starren Reaktionen« zeigen und häufig »mit persönlichem Leiden und gestörter sozialer Funktions- und Leistungsfähigkeit« einhergehen. Sie beginnen in der Kindheit oder frühen Jugend und reichen in das Erwachsenenalter hinein.

Je nach Klassifikationssystem werden acht bis zehn Subtypen unterschieden, wobei sich diese Einteilung von Ausgabe zu Ausgabe der diagnostisch-klassifikatorischen Manuale verändert hat und weitere Modifikationen erfahren dürfte. Lediglich zur Schizotypen und zur Borderline-Persönlichkeitsstörung wurden umfangreichere biologische Befunde erhoben und systematischere Studien zur Pharmakotherapie veröffentlicht; daher werden auch nur diese – neben der Antisozialen Persönlichkeitsstörung – hier dargestellt.

4.6.2 Schizotype Persönlichkeitsstörung (Schizotypie)

Symptomatik – Verlauf – familiäre Häufung und Vererbung: Die Schizotype Persönlichkeitsstörung nach DSM-5 entspricht der schizotypen Störung nach ICD-10, die dort nicht unter Persönlichkeitsstörungen eingeordnet, sondern in F2 eingeführt wird, also in die Nähe der Schizophrenie gerückt wird. Sie weist zusammen mit Schizoider und Paranoider Persönlichkeitsstörung eine enge phänomenologische und genetische Beziehung zur Schizophrenie auf und wird deshalb zur Gruppe der »Schizophrenie-Spektrumsstörungen« gerechnet.

In ICD-10 wird die schizotype Störung beschrieben als »Störung mit exzentrischem Verhalten und Anomalien des Denkens und der Stimmung, die schizophren wirken, obwohl nie eindeutige und charakteristische schizophrene Symptome aufgetreten sind«. Gekennzeichnet ist sie insbesondere durch affektive Kälte und sozialen Rückzug; weiter finden sich Auffälligkeiten, die an eine schizophrene Positivsymptomatik erinnern, nämlich »ungewöhnliche Wahrnehmungserlebnisse mit Körpergefühlsstörungen oder anderen Illusionen, Depersonalisations- oder Derealisationserleben« sowie vorübergehende »quasipsychotische Episoden mit intensiven Illusionen, akustischen oder anderen Halluzinationen und wahnähnlichen Ideen« (verkürzt nach ICD-10, S. 139; ähnlich die Charakterisierung der Schizotypen Persönlichkeitsstörung im DSM-5). Der Verlauf ist zumeist chronisch; Übergänge in die Schizophrenie kommen vor, sind aber nicht die Regel.

Ein gehäuftes familiäres Auftreten ist evident; eine enge genetische Beziehung zur Schizophrenie ist gesichert (Kendler et al., 2024). Möglicherweise besitzen Patienten mit Schizotyper Persönlichkeitsstörung einen nicht vollständig ausgedrückten Genotyp für Schizophrenie.

Biologische Grundlagen: Psychophysiologische und neuropsychologische Untersuchungen zeigen erneut die Nähe zur Schizophrenie: So bleiben bei einem Teil der Schizotypiepatienten elektrodermale Orientierungsreaktionen (Erhöhungen der Hautleitfähigkeit auf neue Reize hin) aus; bei einem anderen Teil habituieren diese hingegen ungewöhnlich schlecht. Auch die vielfach bei Schizophrenen beobachtete Unfähigkeit, ein bewegtes Objekt ruhig mit den Augen zu verfolgen, findet sich gehäuft bei Probanden mit Schizotyper Persönlichkeitsstörung; weiter werden oft Aufmerksamkeitsstörungen festgestellt (für Belege →Köhler, 2019a, S. 268); hieraus schließt man v. a. auf eine Beeinträchtigung der Frontallappen. Transmitter- und Rezeptorbindungsstudien zeigen an Patienten mit Schizotyper Persönlichkeitsstörung mit vorwiegend produktiver Symptomatik die auch bei Schizophrenie zu beobachtenden Veränderungen im dopaminergen System.

Vergleichsweise übereinstimmend sieht man in der Schizotypen Persönlichkeitsstörung eine Vorform bzw. eine nicht vollständig zum Ausbruch gekommene Schizophrenie und geht von einer ähnlichen Genese aus. Die Symptomatik könnte auf genetische Faktoren zurückzuführen sein, zudem auf pränatale Schädigungen bei Infektionskrankheiten oder Mangelernährung der Schwangeren. Eine zusätzliche Überaktivität mesolimbischer dopaminerger Bahnen, etwa als Stressreaktion oder im Rahmen der physiologischen ZNS-Veränderungen während der Pubertät, würde dann zu Schizophrenie mit vorwiegender Plussymptomatik führen.

Pharmakologische Behandlung: Gegen psychotische Symptome werden häufig Antipsychotika eingesetzt. Da die älteren (klassischen) häufiger motorische Nebenwirkungen haben und auf die Minussymptomatik wenig Einfluss nehmen, präferiert man hier zunehmend atypische; explizit zugelassen für die Indikation ist allerdings kein einziges.

4.6.3 Borderline-Persönlichkeitsstörung

Symptomatik – Verlauf – familiäre Häufung und Vererbung: Die Borderline-Persönlichkeitsstörung nach DSM-5 entspricht weitgehend der emotional instabilen Persönlichkeitsstörung vom Borderline-Typ in der ICD-10. Bei dieser beobachtet man »wechselnde, instabile Stimmung«, eine Tendenz, »impulsiv«, ohne Berücksichtigung der Konsequenzen zu handeln, sowie »Ausbrüche intensiven Ärgers« mit »gewalttätigem und explosiblem« Verhalten, oft ausgelöst durch Kritik anderer. Weiter kennzeichnend ist eine gewisse Unklarheit des Selbstbildes sowie ein »chronisches Gefühl innerer Leere«; im Rahmen der Suche nach »intensiven, aber unbeständigen Beziehungen« komme es zu »wiederholten emotionalen Krisen« mit »übermäßigen Anstrengungen, nicht verlassen zu werden«, wobei Suiziddrohungen vorgebracht oder »selbstschädigende Handlungen« vorgenommen würden (verkürzt nach ICD-10, S. 279 f.). Ähnlich sind die Kriterien der Borderline-Persönlichkeitsstörung im DSM-5, wobei dort zusätzlich vorübergehende paranoide Vorstellungen oder dissoziative Symptome, z. B. Depersonalisation, erwähnt werden. Die Störung ist häufig mit depressiven Zuständen vergesellschaftet, v. a. bei Frauen. Der Verlauf ist meist chronisch; Übergänge in ausgeprägte Depressionen werden beobachtet. Die Störung tritt familiär gehäuft auf; genetische Faktoren dürften keine geringe Rolle spielen.

Biologische Grundlagen: Biologische Erklärungsansätze versuchen, die übermäßige Impulsivität von Borderline-Patienten mit einer Dysfunktion (im engeren Sinne: wohl Minderaktivität) im serotonergen System in Verbindung zu bringen. So soll dieses impulsive Verhalten aus der Serotoninmangelsituation entstehen und möglicherweise seinerseits diesen defizitären Zustand beseitigen; auch Dysfunktionen im endogenen Opioidsystem werden diskutiert. Eine weitere interessante (jedoch kaum durch Daten gestützte) Hypothese nimmt bei der Borderline-Persönlichkeitsstörung eine epileptiforme Aktivität im limbischen System an.

Pharmakologische Behandlung: Dazu werden angesichts der möglichen Minderaktivität im serotonergen System sowie der häufigen Vergesellschaftung mit Depression zuweilen Antidepressiva eingesetzt, speziell jene, welche die Serotoninwiederaufnahme hemmen (augenblicklich ohne explizite diesbezügliche Zulassung). Eine verbesserte Impulskontrolle durch einige Antikonvulsiva wurde beobachtet, während man mit dem Einsatz von – eine sorgfältige Einnahme und regelmäßige Kontrollen erfordernden – Lithiumsalzen zurückhaltend ist. Auch Antipsychotika, vorzugsweise atypische, bringen hier (zumindest vereinzelt) Verbesserung (Pascual et al., 2023). Insgesamt wird die medikamentöse Therapie kontrovers diskutiert; hier gelten diverse Formen von Psychotherapie eher als angebracht (Leichsenring et al., 2023).

4.6.4 Dissoziale (Antisoziale) Persönlichkeitsstörung

Symptomatik – Verlauf – familiäre Häufung und Vererbung: Die Dissoziale Persönlichkeitsstörung nach ICD-10 (im DSM-5 als Antisoziale Persönlichkeitsstörung, in der wissenschaftlichen Umgangssprache oft als Psychopathie oder Soziopathie bezeichnet) fällt durch eine »große Diskrepanz zwischen dem Verhalten und den geltenden sozialen Normen« auf und ist u.a. charakterisiert durch »kaltes Unbeteiligtsein und Rücksichtslosigkeit gegenüber den Gefühlen anderer«, »Verantwortungslosigkeit« und Missachtung sozialer Normen, »Unvermögen zur Beibehaltung längerfristiger Beziehungen«, »sehr geringe Frustrationstoleranz und niedrige Schwelle für aggressives, auch gewalttätiges Verhalten«. Weiter genannt werden die »Unfähigkeit zum Erleben von Schuldbewusstsein« oder zum »Lernen aus Erfahrung« sowie die Neigung, »andere zu beschuldigen« oder das eigene Fehlverhalten zu rationalisieren (nach ICD-10, S. 279). Viele der Betroffenen – keineswegs alle – werden kriminell; es gibt jedoch auch Fälle, bei denen sich die genannten Eigenschaften im Laufe der Jahre verlieren oder zumindest abschwächen. Eine familiäre Häufung der Störung und eine nicht geringe genetische Komponente sind gesichert. Über die Art des Erbgangs oder die beteiligten Gene und ihre Lokalisierung liegt noch wenig Eindeutiges vor.

Biologische Grundlagen: Unter der Annahme, dass das unangepasste Verhalten nicht zuletzt der Selbststimulation dient, hat sich die Forschung u.a. auf die Aktivierungslage der Betroffenen konzentriert. Da impulsives, unkontrolliertes Verhalten mit Serotoninminderaktivität in Verbindung gebracht wird, nimmt man v.a. Störungen dieses Systems an.

So wurde aus EEG-Abnormitäten (speziell niedrigfrequente Grundaktivitäten und schwächer ausgeprägte evozierte Potenziale) auf eine zerebrale Minderaktivität geschlossen. Hinweise gibt es auf Defizite in kognitiven Leistungen (etwa Abstraktionsfähigkeit und Flexibilität), die als Funktionen des Frontallappens aufgefasst werden. Untersuchungen belegen (bedingt) eine Minderaktivität des serotonergen Systems (→dazu Köhler, 2019a, S. 273 f.).

Pharmakologische Behandlung: Diese ist meist schwierig, da im Allgemeinen kein Leidensdruck besteht und entsprechend geringe Bereitschaft vorliegt, sich aufwendigeren Therapien zu unterziehen. Möglicherweise bringen SSRI Verbesserungen, zudem könnten Lithiumsalze, Antikonvulsiva sowie atypische Antipsychotika das aggressiv-impulsive Verhalten dämpfen (Sesso & Masi, 2023); gleichwohl bleiben psychosoziale Interventionen Mittel der Wahl.

ZUSAMMENFASSUNG KAPITEL 4.6

Die Schizotype Persönlichkeitsstörung (Schizotypie nach ICD-10) erinnert mit ihren teils der Positivsymptomatik ähnelnden Symptomen (Depersonalisationserleben, »quasipsychotische Episoden«), teils als Minussymptome aufzufassenden Verhaltensweisen (affektive Kälte, sozialer Rückzug) an die Schizophrenie und wird als eine rudimentäre Form dieser Störung betrachtet. Dazu passen ähnliche neuropsychologische Auffälligkeiten, analoge Veränderungen im Dopaminstoffwechsel sowie die gemeinsame familiäre Häufung. Eher versuchsweise werden Antipsychotika verabreicht, und zwar wegen ihrer (etwas besseren) Wirksamkeit bei Minussymptomen bevorzugt atypische.

Bei der Borderline-Persönlichkeitsstörung (gekennzeichnet u. a. durch Stimmungs-

labilität, Impulsivität, emotionale Krisen, Gefühl innerer Leere) werden vornehmlich Dysfunktionen im serotonergen System angenommen, daneben – als interessante Spekulation – eine epileptische Aktivität im limbischen System. Die pharmakologische Behandlung geschieht hauptsächlich mit spezifisch auf Serotonin wirkenden Antidepressiva (v. a. SSRI).
Die Dissoziale Persönlichkeitsstörung ist u. a. durch Missachtung sozialer Regeln, Aggressionsausbrüche und mangelndes Schuldbewusstsein charakterisiert. Vermutet wird, dass die Verhaltensweisen der Selbststimulation dienen, was zu gewissen EEG-Abnormitäten (im Sinne einer Minderaktivität) passen würde; daneben wird eine serotonerge Dysfunktion vermutet. Da oft kein Leidensdruck besteht, ist eine Behandlung schwierig; am besten noch scheinen hier Atypika Erfolg zu bringen (neben psychosozialen Interventionen).

4.7 Demenzen

4.7.1 Überblick

Das im Rahmen verschiedener Grundkrankheiten auftretende demenzielle Syndrom ist vornehmlich gekennzeichnet durch Gedächtnisstörungen (häufig als Frühsymptom in Form des Entfallens von Namen und Bezeichnungen), weitere kognitive Einschränkungen (Konzentrationsverlust, gestörte Informationsverarbeitung, mangelndes Urteilsvermögen) sowie durch affektiv-motivationale Störungen (verminderte emotionale Kontrolle, Antriebslosigkeit, Misstrauen). Im weiteren Krankheitsverlauf kommt es im Allgemeinen zunehmend zu Beeinträchtigungen täglicher Routineaktivitäten (Anziehen, Waschen, Essen), sodass schließlich Pflegebedürftigkeit eintritt.

Häufigste Ursache demenzieller Syndrome ist die Alzheimer-Krankheit, jedoch sind sie oft auch Folge von Gefäßveränderungen im Gehirn (»vaskuläre Demenz«); seltener treten sie im Rahmen anderer hirnorganischer Prozesse (z. B. bei Pick-Krankheit [allgemeiner: frontotemporaler Demenz], Parkinson-Krankheit [vermutlich eine spezielle Variante der Demenz mit Lewy-Körperchen], bei Huntington- und Creutzfeldt-Jakob-Krankheit) oder im Spätstadium der HIV-Infektion (AIDS-Demenz) auf.

Während die Symptome der Alzheimer-Krankheit häufig auf Cholinesterasehemmer ansprechen, sind diese Mittel bei vaskulärer Demenz wohl weniger wirksam und für diese Indikation augenblicklich nicht zugelassen. Vor Therapie ist deshalb eine genaue Diagnostik der demenziellen Zustände unerlässlich. In diesem Rahmen sei lediglich auf die beiden häufigsten Demenzformen eingegangen.

4.7.2 Demenz bei Alzheimer-Krankheit

Symptomatik, Verlauf, familiäre Häufung und Vererbung: Diese Form (auch Demenz vom Alzheimer-Typ genannt) ist hauptsächlich durch die geschilderten kognitiven, affektiven und motivationalen Einschränkungen charakterisiert – in der Regel nicht durch (initiale) neurologische Symptomatik wie Gesichtsfeldausfälle oder Halbseitenlähmung. Im Gegensatz zur vaskulären Demenz setzt sie eher schleichend ein und verläuft progredient ohne große Verlaufssprünge. Bei der vor dem 65. Lebensjahr einsetzenden Form (»Alzheimer-Krankheit, Typ 2«, »präsenile Demenz vom Alzheimer-Typ«, »Demenz bei Alzheimer-Krankheit mit frühem Beginn [Typ 2]« nach ICD-10) schreitet der Verfall rasch voran. Dagegen beobachtet man bei der später einsetzenden »Alzheimer-Krankheit mit spätem Beginn (Typ 1)« (»senile Demenz vom Alzheimer-Typ« [SDAT]) langsame Progredienz; Gedächtnisstörungen stehen lange im Vordergrund. Die mittlere Verlaufsdauer beträgt etwa acht bis zehn Jahre (oft aber mehr); in späteren Stadien können motorische Beeinträchtigungen, Schluckschwierigkeiten mit der eventuellen Folge von Aspiration, Probleme bei Darm- und Blasenkontrolle sowie Bettlägerigkeit hinzukommen.

Mittlerweile ist die Bedeutung genetischer Faktoren (zumindest für die früh beginnenden, familiär gehäuften Fälle) gut belegt. So soll das auf Chromosom 21 lokalisierte APP-Gen, welches den Aufbau eines Membranbestandteils steuert, verändert sein; interessanterweise entwickeln Personen mit Down-Syndrom, in deren Zellen Chromosom 21 dreifach vorliegt, schon früh für die Alzheimer-Krankheit charakteristische neuropathologische Veränderungen.

Biologische Grundlagen: Die mittels bildgebender Verfahren erhobenen Befunde sind vergleichsweise unspezifisch; man findet v. a. Zeichen der Hirnatrophie. Sichere Diagnose der Alzheimer-Krankheit und Abgrenzung von anderen Demenzformen ist augenblicklich nur post mortem durch Nachweis charakteristischer neuropathologischer Veränderungen möglich. Bei den pathognomonischen, d. h. das Vorliegen der Krankheit geradezu beweisenden Alzheimer-Fibrillen (»tangles«) handelt es sich um intrazelluläre Verklumpungen, bei den nicht selten auch im normal gealterten Gehirn vorkommenden senilen Plaques um Ablagerungen zwischen den Nervenzellen. Sie bestehen hauptsächlich aus Amyloid, einem beim Untergang von Neuronen anfallenden pathologischen Protein, dessen Bedeutung nicht ganz klar ist (→ Köhler, 2019a, S. 50 ff.).[21]

Weiter werden Veränderungen in Transmittersystemen angenommen, und zwar speziell im cholinergen (Acetylcholinhypothese der Alzheimer-Demenz); dies steht im Einklang mit experimentellen Befunden, die diesen Transmitter mit der Gedächtnisspeicherung in Verbindung bringen. Vermutet wird u. a. eine Verminderung des die Synthese aus Essigsäure und Cholin katalysierenden Enzyms Cholinacetyltransferase.

Die eigentliche Ursache der Alzheimer-Krankheit ist weitgehend ungeklärt. Unbestritten ist jedoch, dass zunehmendes Alter die Ausbildung der Veränderungen fördert und dass weibliche Personen häufiger betroffen sind.

Neben genetischen Faktoren werden äußere Einflüsse diskutiert. Als wichtige Ursache wird eine übermäßige Aufnahme des neurotoxischen Aluminiums (z. B. in Form von Antacida, bei berufsmäßigen Expositionen) angesehen (Mold et al., 2020). Für die ebenfalls vertretene Theorie einer infektiösen Genese sind direkte Belege spärlich. Weiter begünstigen möglicherweise Schädel-

Hirn-Traumen die Entwicklung, indem sie die Bildung der pathologischen Amyloidplaques fördern.

Wiederholt geäußert – wenn auch mittlerweile sehr angezweifelt – wurde die Vermutung, dass bei Rauchern Alzheimer-Demenz seltener auftritt (Folge möglicherweise der stimulierenden Wirkung von Nicotin auf Acetylcholinrezeptoren).

Pharmakologische Therapie: Für leichte bis mittelschwere Fälle von Alzheimer-Demenz ist die Wirksamkeit von Acetylcholinesterasehemmern wie Rivastigmin (z. B. Exelon®), Donepezil (z. B. Aricept®) oder Galantamin (z. B. Reminyl®) gut belegt. Unter Berücksichtigung von Kontraindikationen werden diese Medikamente daher häufig verordnet, wobei allerdings die Diagnose einer Alzheimer-Krankheit wahrscheinlich sein muss. Bei Demenzen anderer Form ist ihre Wirkung nur bedingt nachgewiesen, sodass entsprechende Zulassungen (außer bei Parkinson-Demenz) ausstehen.

Die genannten Substanzen hemmen das Acetylcholin abbauende Enzym Acetylcholinesterase und erhöhen so die Verfügbarkeit dieses bei Alzheimer-Krankheit im Allgemeinen verminderten Transmitters. Nebenwirkungen lassen sich weitgehend daraus ableiten, dass sie auch die Übertragung an cholinergen Synapsen v. a. des parasympathischen Nervensystems verstärken: Konstriktion und verstärkte Sekretion an den Bronchien, Anregung von Magensäureproduktion und Darmperistaltik, Verlangsamung der Erregungsbildung und der Überleitung am Herzen (→ Kap. 3.5.6). Kontraindikationen bzw. zu beachtende Krankheiten sind daher u. a. Asthma bronchiale, Erregungsbildungsstörungen am Herzen, Magen-Darm-Geschwüre, zudem bestimmte Lebererkrankungen. Spezifischer zentral wirksame und reversible neuere Substanzen dieser Gruppe haben weniger starke Nebenwirkungen. Bei Kontraindikationen oder Nichtansprechen auf Acetylcholinesterasehemmer kann eine Behandlung mit anderen Nootropika versucht werden, etwa mit Ginkgopräparaten.

Auch der NMDA-Antagonist Memantin (z. B. Axura®, Ebixa®) kommt zum Einsatz, wobei dessen Wirkmechanismen nicht leicht verständlich zu machen sind. Man nimmt an, dass chronisch erhöhtes Glutamat (wie bei Alzheimer vermutet) die NMDA-Rezeptoren schädigt.

Seit Kurzem ist auch ein Medikament mit Antikörpern gegen Amyloid im Handel, dessen Wirksamkeit noch zu wenig beurteilt werden kann.

4.7.3 Vaskuläre Demenz

Symptomatik und Verlauf: Diese Demenz (früher als »Multiinfarktdemenz« bezeichnet) ist der Alzheimer-Krankheit ähnlich, stellt jedoch ein inhomogeneres Krankheitsbild dar, da einige kognitive Funktionen länger als andere erhalten bleiben können. Meist entwickelt sich die Symptomatik als Folge mehrerer kleiner Schlaganfälle, seltener nach einem einzigen großen; in der Vorgeschichte finden sich häufig ischämische Attacken (etwa vorübergehende Bewusstseinstrübungen oder Sehstörungen). Der Beginn ist oft abrupt, und die Verschlechterung vollzieht sich eher sprunghaft; neurologische Herdsymptome sind deutlicher ausgeprägt (nach ICD-10, S. 79 f.).

Biologische Grundlagen: Mit bildgebenden Verfahren können zuweilen die ischämischen Gewebsläsionen dargestellt werden;

die sichere Diagnose einer vaskulären Demenz erfolgt jedoch oft erst durch Obduktion (Nachweis infarzierter Herde und arteriosklerotischer Gefäßveränderungen). Gehäufte senile Plaques und Alzheimer-Fibrillen sowie spezifische Transmitterveränderungen finden sich nicht, es sei denn, es handelt sich um eine der nicht seltenen Mischformen von vaskulärer und Alzheimer-Demenz. Wichtige Risikofaktoren für die Entwicklung einer vaskulären Demenz sind neben dem Alter v.a. Hypertonie, Diabetes mellitus und Rauchen.

Pharmakologische Therapie: Man versucht insbesondere, Blutdruck und Blutzucker zu normalisieren, zudem die Hirnleistung mit unspezifischen Nootropika (etwa Ginkgo) zu verbessern; der Einsatz von Acetylcholinesterasehemmern wird kontrovers diskutiert.

ZUSAMMENFASSUNG KAPITEL 4.7

Das demenzielle Syndrom ist v. a. gekennzeichnet durch Störungen des Gedächtnisses (initial speziell der Einspeicherung) daneben durch weitere kognitive Einschränkungen (mangelnde Aufmerksamkeit und Konzentration, Verlust der Urteilsfähigkeit) sowie emotional-motivationale Veränderungen (z. B. Affektinkontinenz). Es kann im Rahmen diverser Grundkrankheiten vorkommen. Am häufigsten sind die Demenz bei Alzheimer-Krankheit und die vaskuläre Demenz. Bei der erstgenannten Form, die meist schleichend (ohne begleitende neurologische Symptomatik) einsetzt und sich ohne besondere Sprünge im Verlauf verschlechtert, finden sich charakteristische neuropathologische Veränderungen v. a. im Hippocampus (Alzheimer-Fibrillen, senile Plaques), daneben eine Minderaktivität des cholinergen Systems (wohl Folge einer Synthesestörung für Acetylcholin). Mit Acetylcholinesterasehemmern lässt sich die Progredienz bis zu einem gewissen Grad aufhalten; wirksam sind auch Antagonisten am NMDA-Rezeptor für Glutamat.

Der vaskulären Demenz liegen arteriosklerotische Veränderungen im Bereich der Hirngefäße zugrunde (begünstigt durch Rauchen, Diabetes, Fettstoffwechselstörungen); entsprechend findet sich oft schon zu Beginn eine neurologische Begleitsymptomatik; der Beginn ist abrupter, der Verlauf sprunghafter. Therapeutisch versucht man v. a., gegen die Risikofaktoren anzugehen und (eventuell mit unspezifischen Nootropika) die Durchblutung zu fördern; über den Nutzen von Acetylcholinesterasehemmern sind die Meinungen geteilt.

5 Vegetatives Nervensystem – endokrines System und endokrine Erkrankungen

5.1 Überblick

Sowohl vegetatives (autonomes) Nervensystem als auch endokrines oder Hormonsystem regeln den Ablauf innerer Vorgänge. Das vegetative Nervensystem leistet dies durch Impulse aus Neuronen, das endokrine System benutzt für die Übertragung Botenstoffe (Hormone), die auf dem Blutweg zu ihren Wirkungsorten gelangen.[22] Ansonsten bestehen enge Verbindungen zwischen beiden Systemen, die man zunehmend häufiger unter der Bezeichnung neurohormonales oder neuroendokrines System zusammenfasst:

- Die meisten inneren Organe werden sowohl vegetativ-neuronal als auch hormonell gesteuert.
- Auch die übergeordneten Regulationszentren, insbesondere Teile des Hypothalamus, hängen eng zusammen.

5.2 Vegetatives (autonomes) Nervensystem

5.2.1 Definitionen

Nur bedingt eindeutig unterscheidet man das somatische Nervensystem mit Afferenzen in die Skelettmuskulatur sowie Efferenzen aus den Sinnesorganen und das vegetative oder autonome Nervensystem (VNS; ANS). Das VNS erreicht die Muskulatur innerer Organe und Drüsen und empfängt von dort Informationen; daher wird das VNS zuweilen auch viszerales oder Eingeweidenervensystem genannt (von lat. viscera = Eingeweide). Beim VNS unterscheidet man wiederum zentrale, v. a. im Hirnstamm gelegene Anteile, und periphere, nämlich jene Nervenfasern, die unter der Bezeichnung Sympathikus und Parasympathikus zusammengefasst werden. Meist werden bei Darstellungen nur die peripheren efferenten Nerven berücksichtigt; die zahlreichen afferenten Fasern, die Informationen von Rezeptoren der inneren Organe (etwa den Barorezeptoren im Herz-Kreislauf-System) dem ZNS zuführen (viszerale Afferenzen), werden definitionsgemäß nicht zum VNS gerechnet (→ Kap. 5.2.4).

Unter der Bezeichnung Sympathikus (sympathisches Nervensystem) fasst man Neurone zusammen, die vom Rückenmark ausgehend über den Grenzstrang zu inneren Organen, exokrinen Drüsen und zur Pupille ziehen und deren Stimulation ähnliche Wirkung hat wie die Anregung durch Adrenalin. Als Parasympathikus (parasympathisches VNS) werden Neurone bezeichnet, die vom Hirnstamm und Sakralmark ausgehend, innere Organe, Drüsen und Auge erreichen – ohne Kontakt mit dem Grenzstrang aufzunehmen – und deren Stimulation den Effekten des an muscarinergen Acetylcholinrezeptoren agonistischen Pilocarpin entspricht. In beiden Systemen lässt sich ein erstes (präganglionäres) Neuron von einem zweiten (postganglionären) unterscheiden. Beim Sympathikus ist das erste meist kurz, häufig im Grenzstrang endend, das zweite lang; die präganglionären Neurone des Parasympathikus sind hingegen lang und enden in unmittelbarer Umgebung der Effektorzellen, die postganglionären sind entsprechend extrem kurz. Die Wirkung von Sympathikus und Parasympathikus kann man sich in allererster Näherung als antagonistisch vorstellen: Sympathische Aktivierung wirkt ergotrop, d.h. zu (äußerer) Tätigkeit anregend, parasympathische dagegen trophotrop, die Gewinnung und Speicherung von Energie stimulierend (von griech. ergein = arbeiten, trephein = ernähren).

Diese Definition hat zwar den Vorteil, die historische Entwicklung der Konzepte nachvollziehbar zu machen und anschaulich zu sein, ist jedoch in vielerlei Hinsicht unzulänglich. So gelingt die physiologische, pharmakologische und anatomische Differenzierung der beiden Subsysteme nicht konsistent. Etwa benutzen die zu den Schweißdrüsen führenden postganglionären Fasern als Transmitter Acetylcholin (mit ähnlicher Wirkung wie Pilocarpin), während diese Neurone angesichts ihres Ursprungs und hinsichtlich ihres Verlaufs (Umschaltung in den Grenzstrangganglien) eindeutig als sympathische zu klassifizieren sind. Zudem innervieren sympathische Neurone das Nebennierenmark, welches aber keine Rezeptoren für Adrenalin und Noradrenalin besitzt und durch diese Stoffe nicht stimuliert wird.[23] Auch die Charakterisierung der ausgelösten Reaktionen als antagonistisch trifft nur teilweise zu (etwa im Herz-Kreislauf-System und im Verdauungstrakt). An Drüsen hingegen sind die Wirkungen oft ähnlich, so werden etwa nur chemisch unterschiedliche Sekretbildungen angeregt.

Vielfach wird noch ein drittes Subsystem unterschieden, das intramurale Nervensystem (oft auch als Darmnervensystem bezeichnet). Man versteht darunter Nervengeflechte (Plexus) in den Wänden der Hohlorgane, die zwar von Fasern des Sympathikus und Parasympathikus erreicht werden, großteils aber unabhängig von diesen Einflüssen die Organe regulieren. Hier sind v.a. der Meissner-Plexus (Plexus submucosus) und der Auerbach-Plexus (Plexus myentericus) im Magen-Darm-Trakt zu nennen. Sie bestehen aus miteinander verschalteten sensorischen und motorischen Neuronen, die vornehmlich anhand des Füllungszustands die Peristaltik regeln.

Die meisten Organe und Drüsen werden sowohl von sympathischen als auch von parasympathischen Fasern innerviert. Eine Ausnahme bilden die Schweißdrüsen, zu denen ausschließlich sympathische Neuronen ziehen, weiter das Nebennierenmark, welches als umgewandeltes Sympathikusganglion nur von präganglionären sympathischen Fasern erreicht wird. Auch die Gefäßmuskulatur ist wohl lediglich sympathisch innerviert.[24]

5.2.2 Sympathischer Teil des VNS

Dieser besteht definitionsgemäß nur aus efferenten Fasern; afferente Neurone aus vegetativen Organen, die teilweise vereint mit den Sympathikusfasern verlaufen, werden nicht zu Letzteren gerechnet, sondern bilden, zusammen mit Afferenzen in parasympathischen Nerven (wie dem N. X), Teil des viszerosensiblen Systems (→Kap. 5.2.4).

Die Fasern des Sympathikus beginnen an Neuronenkörpern in den Seitenhörnern der grauen Substanz des Thorakal- und (oberen) Lumbalmarks (→Abb. 5-1). Sie verlassen zusammen mit den motorischen Axonen durch die Vorderwurzeln das Rückenmark (→Kap. 1.2.2) und verlaufen über eine kurze Strecke gemeinsam mit motorischen und sensiblen Fasern in den Spinalnerven; unmittelbar nach Austritt aus dem Zwischenwirbelloch zweigen sie ab und ziehen zu einem der Grenzstrangganglien, in denen sie im Allgemeinen enden und auf andere (postsynaptische) Neurone umgeschaltet werden. Dieser beidseits der Wirbelsäule lokalisierte Grenzstrang (Truncus sympathicus) besteht aus den perlschnurartig aneinandergereihten Ganglien (Ansammlungen von Neuronenkörpern und Dendriten). Einige Axone durchziehen ohne Umschaltung den Grenzstrang und enden in einzelnen Ganglien des Bauchraums (z. B. im großen Ganglion coeliacum), in denen die zweiten Neurone beginnen.

Ein spezielles Bauchganglion ist das Nebennierenmark, welches eine Ansammlung umgewandelter postganglionärer Neurone darstellt. Diese sind extrem kurz und erreichen nicht einzelne Effektorzellen, sondern setzen ihre Botenstoffe (Adrenalin und Noradrenalin) ins Blut frei, über das sie an innere Organe gelangen und dort passende Rezeptoren finden. Die am Nebennierenmark endenden Sympathikusfasern sind also präganglionäre Neurone, die den Grenzstrang durchbrochen haben.

Transmitter bei der Umschaltung vom prä- auf das postganglionäre Neuron ist im sympathischen Nervensystem – wie im parasympathischen – Acetylcholin; die am postganglionären Neuron sitzenden Rezeptoren sind nicotinerge Acetylcholinbindungsstellen. Überträgerstoff vom postganglionären Neuron zum Effektororgan ist Noradrenalin. Die zugehörigen – auch auf Adrenalin ansprechenden – Bindungsstellen werden in α-Rezeptoren (mit Unterformen α_1 und α_2) und β-Rezeptoren mit den Subtypen β_1 und β_2 unterteilt. α_2-Bindungsstellen sitzen vornehmlich präsynaptisch, sodass ihre Stimulation (etwa durch das α_2-mimetische Clonidin) noradrenalinantagonistisch wirkt. Die Besetzung anderer Noradrenalinrezeptoren durch geeignete Liganden hat eine Reihe von Wirkungen, die u.a. von der Art des Effektororgans und der dort lokalisierten Rezeptorsubtypen abhängen. Stimulation der an der glatten Gefäßmuskulatur lokalisierten α_1-Bindungsstellen durch Noradrenalin wirkt kontrahierend, während Besetzung von β_2-Rezeptoren an glatter Muskulatur von Gefäßen und Bronchien – wo Noradrenalin nur schwach wirkt – eher einen gegenteiligen Effekt hat. Stimulation der am Herzen sitzenden β_1-Rezeptoren führt zur Zunahme von Schlagfrequenz und Kontraktionskraft. Noradrenalinrezeptoren an den Effektororganen werden nicht nur durch – von Neuronen ausgeschütteten – Transmitter stimuliert, sondern auch durch Noradrenalin und Adrenalin, welche als Hormone des Nebennierenmarks auf dem Blutweg dorthin gelangen (→Kap. 5.3.6). Eine Anregung des Sympathikus kann somit über verschiedene Mechanismen zu vegetativen Veränderungen führen: direkt über sympathische Neurone, indirekt

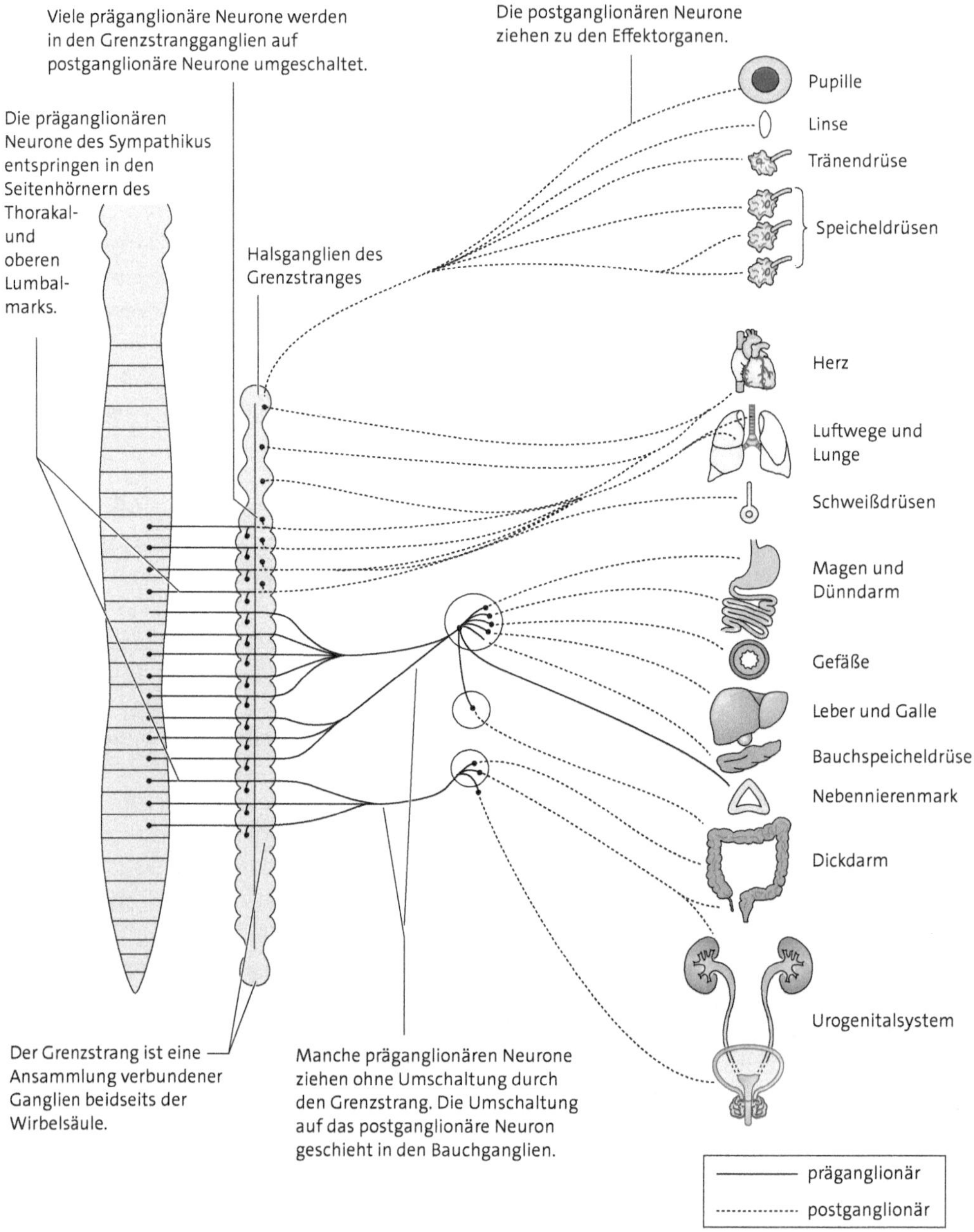

Abb. 5-1: Das sympathische Nervensystem

über das sympathisch innervierte Nebennierenmark.

Während das Nebennierenmark als sympathisches Ganglion von präganglionären cholinergen Fasern erreicht wird (und damit nicotinerge Acetylcholinrezeptoren besitzt), werden die Schweißdrüsen von postganglionären cholinergen Fasern versorgt (und stellen somit eine echte Ausnahme dar); die Rezeptoren dort sind entsprechend cholinerg und zwar muscarinisch; somit kann Atropin die Schweißproduktion reduzieren (→dazu Kap. 5.2.6).

5.2.3 Parasympathischer Teil des VNS

Die Fasern des parasympathischen Teils entspringen vornehmlich in Kernen des Hirnstamms und laufen in Hirnnerven zu den Umschaltstellen in der Nähe des Effektororgans (→Abb. 5-2). So ziehen parasympathische Axone mit dem N. III (N. oculomotorius) zum Ganglion ciliare, von wo postganglionäre Neurone die Muskulatur der Pupille und Linse erreichen. Fasern zur Tränendrüse und zu den Speicheldrüsen (genauer: zu den vorgeschalteten Ganglien) verlaufen zusammen mit anderen efferenten und afferenten Axonen des somatischen Nervensystems im N. VII (N. facialis) und N. IX (N. glossopharyngeus). Ein vornehmlich vegetativer Nerv ist N. X (N. vagus), der neben zahlreichen sensiblen Neuronen von den Eingeweiden und Fasern zur Kehlkopfmuskulatur parasympathische Axone zu ihren Umschaltstellen in Brust- und Bauchraum führt. Anders als beim Sympathikus und bei den parasympathischen Kopfganglien sind diese Synapsen nicht in Ganglien organisiert, sondern liegen diffus in unmittelbarer Umgebung der Endorgane, teils schon in deren Wandbereich; entsprechend sind die postganglionären Neurone extrem kurz. Von Fasern des Vagus versorgt werden u.a. Herz, Bronchien und Verdauungsorgane (mit Ausnahme des unteren Dickdarms).

Ein kleinerer Teil der präganglionären parasympathischen Neurone entspringt im Sakralmark; ihre Axone ziehen als N. pelvinus (auch N. pelvicus = Beckennerv, von lat. pelvis = Becken) mit vielen Ästen zum unteren Dickdarm (Rektum, Colon sigmoideum und Colon descendens) sowie zu Harnblase und Genitalien; die Umschaltung erfolgt wiederum unmittelbar vor Erreichen des Effektororgans in dessen Gewebe.

Wie in den sympathischen Ganglien geschieht die Übertragung vom prä- auf das postganglionäre Neuron im Parasympathikus mittels des Botenstoffs Acetylcholin; die Rezeptoren sind wiederum nicotinerg. Transmitter vom postganglionären Neuron auf das Effektororgan ist im parasympathischen Teil des VNS ebenfalls Acetylcholin, die entsprechenden Bindungsstellen jedoch sind – anders als in den Ganglien – muscarinerg. Somit lassen sich durch Nicotin sowohl Sympathikus als auch Parasympathikus stimulieren, durch das muscarinerge Acetylcholinrezeptoren blockierende Atropin werden jedoch – außer an Schweißdrüsen – nur parasympathische Effekte aufgehoben.

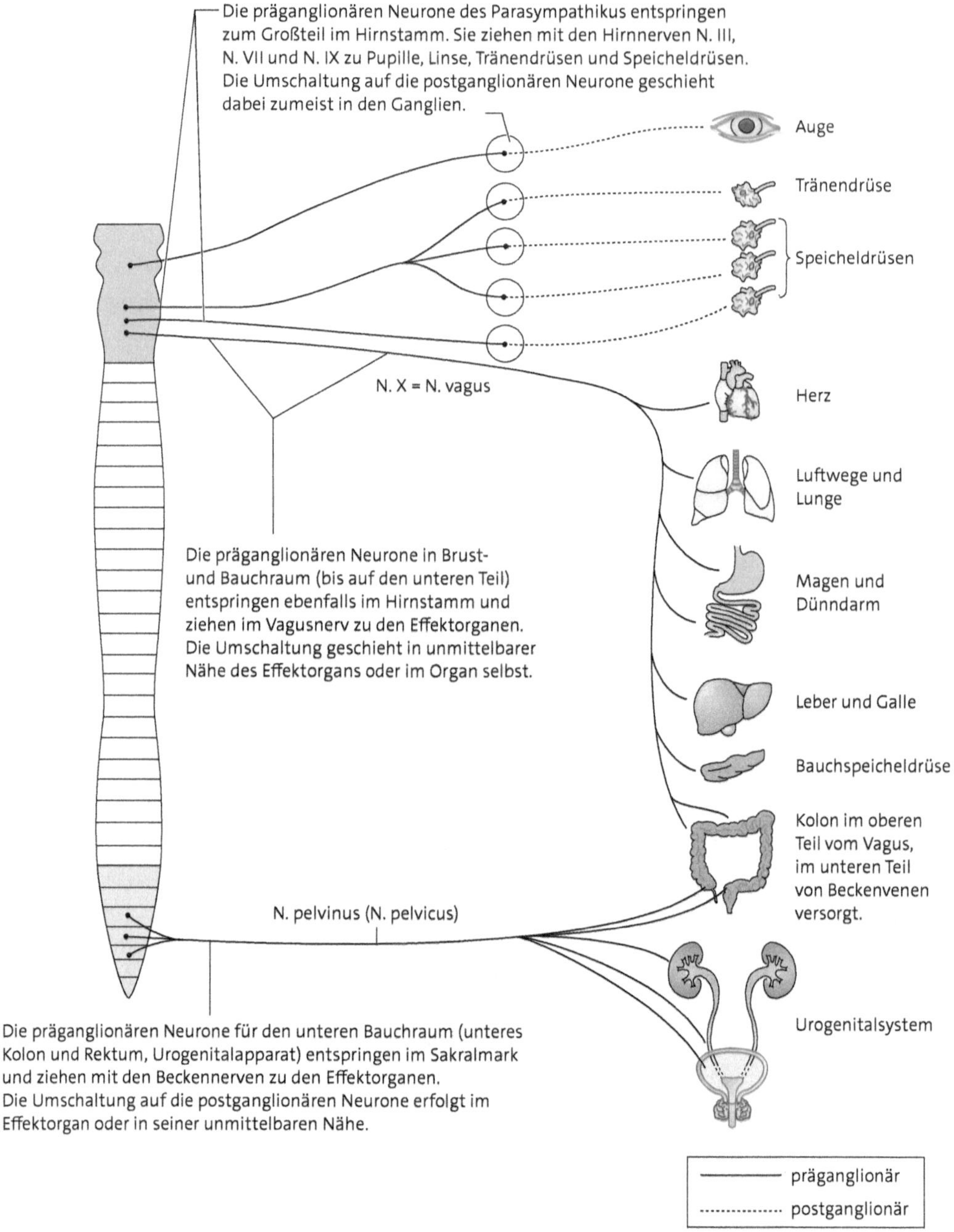

Abb. 5-2: Das parasympathische Nervensystem

5.2.4 Viszerale Sensibilität

Die Eingeweide besitzen zahlreiche Sinnesrezeptoren (Sensoren), u. a. für Gewebsschädigung (»Schmerzreize«), chemische Veränderungen oder Druck. Diese Informationen werden zu Rückenmark und Hirnstamm geleitet und dort auf vegetative Fasern in einem Reflexbogen übergeleitet. Die Erregung viszeraler Sensoren kann so unmittelbar zur Aktivierung efferenter Neurone und damit zu vegetativen Gegenreaktionen führen. Afferente Nerven aus den Eingeweiden sind zudem mit Motoneuronen des somatischen Nervensystems verschaltet, weshalb es oft zu Reaktionen quergestreifter Muskeln kommt (»Abwehrspannung« bei Schmerzreizen an inneren Organen). Schließlich werden Informationen von den inneren Organen ins ZNS weitergeleitet, sodass auf höherer Ebene Regulationsmechanismen in Gang gesetzt werden und einige der Reize, etwa starke Schmerzen, kortikal registriert werden (somit zu Bewusstsein kommen können).

Bezüglich dieser viszeralen Afferenzen sind einige Fragen offen. Gesichert ist, dass die meisten der im Vagusnerven verlaufenden Axone afferent sind, ebenso ein erheblicher Prozentsatz der in den sympathischen Eingeweidenerven (den Nn. splanchnici) lokalisierten Neurone. Ob aber diese unterschiedlichen afferenten Nerven aus ein und demselben Organ für verschiedene Sinnesmodalitäten zuständig sind (etwa die einen für Schmerz, die anderen für Druckempfindungen), ist noch unklar.

5.2.5 Zentrale Steuerung vegetativer Reaktionen

Die elementarsten Reaktionen im VNS sind Reflexmechanismen innerhalb des Darmnervensystems: Eine Wanddehnung in Verdauungsorganen führt über direkte neuronale Verschaltung im Organ selbst zu gesteigerter Motilität. Komplexer sind bereits Reflexe, die auf Verschaltung afferenter und efferenter Neurone in Rückenmark oder Hirnstamm basieren. Beispiele dafür stellen die Entleerungsreflexe von Hohlorganen dar: So reizt die Füllung der Harnblase Dehnungsrezeptoren, von denen afferente Fasern ins Sakralmark laufen und dort mit efferenten parasympathischen Neuronen verschaltet sind; ihre Aktivierung führt zur Kontraktion der Blasenmuskulatur und daher zur Entleerung. Nach einer längeren Phase des spinalen Schocks funktioniert dieser Reflex auch bei Querschnittsgelähmten, denn ein- und austretende steuernde Neurone liegen auf derselben Höhe und sind damit von darüber liegenden Läsionen in ihrer Funktion nicht oder nur teilweise beeinträchtigt. Auf diese spinalen Reflexe wirken höhere Zentren ein; so lässt sich bei intaktem Rückenmark der Blasenentleerungsreflex bekanntlich meist bis zu einem geeigneten Zeitpunkt unterdrücken.

Diese supraspinalen Zentren liegen v. a. im Hypothalamus und in tiefer gelegenen Regionen des Hirnstamms und werden wiederum wenigstens teilweise vom Kortex gesteuert. Das Kreislaufzentrum befindet sich in der Medulla oblongata und erhält Afferenzen von Druckrezeptoren und Chemosensoren im Herz-Kreislauf-System; die Efferenzen laufen teils direkt, teils indirekt zu Herz, Gefäßen und Nebennierenmark (→ Kap. 6.1.6).

Weiter liegt im Hirnstamm das Atemzentrum, welches von Chemorezeptoren Informationen über Sauerstoff- und CO_2-Gehalt des Blutes empfängt und efferente Fasern u.a. zu Zwerchfell, Brustmuskulatur und Bronchien entsendet (→ Kap. 6.3). Eng benachbart ist das Hustenzentrum, das durch endogene Opioide in seiner Aktivität gedämpft wird (daher der hustenstillende Effekt exogener Opioide wie Codein). In der Medulla oblongata gibt es auch ein »Brechzentrum«, das Afferenzen von der Schleimhaut des oberen Verdauungstrakts sowie der Area postrema erhält (einer Hirnstammregion, wo die Blut-Liquor-Schranke ungewöhnlich durchlässig ist und wo deshalb toxische Stoffe im Blut registriert werden können); über efferente Fasern sorgt dieses Brechzentrum dafür, dass durch Anspannung der Bauchmuskulatur der Mageninhalt entleert wird, während gleichzeitig der Verschluss des Kehlkopfes eine Aspiration des Erbrochenen verhindert.

Ein höheres vegetatives Zentrum ist der Hypothalamus (genauer: einzelne seiner Kerne). Neben Nahrungs- und Flüssigkeitsaufnahme wird dort die Körpertemperatur reguliert (durch Veränderung der Hautdurchblutung und der Schweißsekretion).

5.2.6 Pharmakologische Beeinflussung vegetativer Reaktionen

Allgemeines: Die Kenntnis dieser Sachverhalte erleichtert das Verständnis der in den nächsten Kapiteln besprochenen Herz-Kreislauf- und Asthmamedikamente, der Nebenwirkungen von Psychopharmaka und schließlich der körperlichen Effekte von »Rauschdrogen« (→ Kap. 10.2). Pharmaka können einerseits an den Ganglien ansetzen und dort vegetative Reaktionen beeinflussen, andererseits auf die Rezeptoren an Erfolgsorganen wirken. Die angesichts der beiden antagonistischen Systeme, der zahlreichen Rezeptorsubtypen sowie der vielen Wirkweisen an Rezeptoren komplizierten Verhältnisse müssen in gewisser Vereinfachung dargestellt werden (→ Tab. 5-1).

Beeinflussung der ganglionären Übertragung: Überträgerstoff ist hier Acetylcholin, die zugehörigen Rezeptoren sind nicotinerg. Nicotin führt daher (in niedrigen Dosen) sowohl zur Verstärkung sympathischer als auch parasympathischer Reaktionen, die sich teilweise aufheben. Jedoch überwiegen im kardiovaskulären System im Allgemeinen sympathische Wirkungen, sodass als Nettoeffekt meist eine Erhöhung von Pulsfrequenz und Blutdruck zu beobachten ist; im Verdauungssystem kommen eher die parasympathischen Effekte zum Tragen (Anregung der Verdauungstätigkeit, erhöhte Magensäuresekretion).

Eine Ganglienblockade wird u.a. durch hohe Dosen von Nicotin erreicht, welches über starke Depolarisation die postsynaptische Membran unempfindlich macht. Andere Substanzen blockieren direkt die ganglionären Acetylcholinrezeptoren und werden v.a. bei der Behandlung kardiovaskulärer Störungen eingesetzt.

Förderung der Übertragung vom postganglionären sympathischen Neuron zum Effektororgan: Adrenalin und Noradrenalin, die natürlichen Liganden der (nor)adrenergen Rezeptoren, wirken unterschiedlich auf die diversen Subtypen von Bindungsstellen:

- Noradrenalin stimuliert besonders stark α_1-Rezeptoren und führt damit an den Blutgefäßen zu Verengung; außerdem erhöht es über Stimulation von β_1-Rezeptoren am Herzen Schlagfrequenz und Kontraktionskraft, während seine Effekte auf β_2-Rezeptoren gering sind (→ Kap. 6.1.6).

Angriffspunkt: Ganglien
▪ *stimulierend:* Nicotin (in niedrigen und mittleren Dosen); Effekte: Verstärkung sowohl sympathischer als auch parasympathischer Reaktionen ▪ *hemmend:* Nicotin in hohen Dosen, andere Ganglienblocker; Effekte: Abschwächung sympathischer wie parasympathischer Reaktionen
Angriffspunkt: Synapse zwischen sympathischem postganglionärem Neuron und Effektororgan
▪ *stimulierend:* direkt durch endogene Liganden (Noradrenalin und Adrenalin) und ähnlich wirkende Stoffe, indirekt z. B. durch Förderung der Transmitterausschüttung (Amphetamine); Effekte: variabel (abhängig von Beeinflussung des speziellen Rezeptortyps); häufig: Erhöhung von Pulsfrequenz und Blutdruck, Bronchialerweiterung ▪ *hemmend:* α_1-Blocker und Betablocker; Effekte variabel; häufig: Senkung von Pulsfrequenz und Blutdruck; Bronchokonstriktion
Angriffspunkt: Synapse zwischen parasympathischem postganglionärem Neuron und Effektororgan
▪ *stimulierend:* direkt durch exogene Liganden muscarinerger Acetylcholinrezeptoren (Carbachol, Pilocarpin, Arecolin), indirekt z. B. durch Cholinesterasehemmer; Effekte: Pupillenverengung, Senkung von Pulsfrequenz und Blutdruck, Anregung der Magen-Darm-Aktivität ▪ *hemmend:* Blocker am muscarinergen Acetylcholinrezeptor (Atropin, Scopolamin); Effekte: Weitstellung der Pupillen, Erhöhung von Pulsfrequenz und Blutdruck; Hemmung der Schweißbildung; Dämpfung der Magen-Darm-Aktivität

Tab. 5-1: Pharmakologische Beeinflussung des vegetativen Nervensystems

- Adrenalin stimuliert in etwa gleichem Maße alle drei Subtypen von Bindungsstellen, wobei sich manche Wirkungen aufheben (etwa an Gefäßen). Über die β_1-Rezeptoren am Herzen hat es dort ähnlichen Effekt wie Noradrenalin; an den Bronchien resultiert durch Besetzung der β_2-Rezeptoren eher eine Erweiterung (welche durch die bronchokonstriktorischen Effekte bei Stimulation von α_1-Rezeptoren nicht ganz aufgehoben wird).

Beide Stoffe werden therapeutisch eingesetzt, z.B. Noradrenalin wegen seiner vasokonstriktorischen Eigenschaften zur Behandlung des akuten Blutdruckabfalls. Sympathomimetika (Stoffe, die ähnliche Wirkungen wie eine Sympathikusaktivierung hervorrufen; von griech. mimein = nachahmen) stimulieren im Allgemeinen diverse Rezeptorsubtypen und haben somit verschiedene Effekte; man versucht daher, selektive, nur an einem Rezeptortyp wirksame Substanzen zu entwickeln:

- α-Mimetika, welche die vasokonstriktorisch wirkenden α_1-Rezeptoren stimulieren, werden gegen niedrigen Blutdruck eingesetzt und bewirken zudem eine Abschwellung der Nasenschleimhaut.[25]
- β_1-Mimetika führen zu Erhöhung der Pulsfrequenz (und kommen in seltenen Fällen bei pathologischer Verlangsamung des Herzschlags zur Anwendung).
- Selektive Stimulatoren der β_2-Rezeptoren werden wegen ihrer bronchodilatorischen Wirkung besonders zur Behandlung von Asthmaanfällen eingesetzt; da sie bis zu einem gewissen Grad auch β_1-Bindungsstellen aktivieren, können kardiovaskuläre Nebenwirkungen, etwa Herzrhythmusstörungen, auftreten und bei nicht korrekter Selbstbehandlung mit Dosieraerosolen zu Todesfällen führen.

Hemmung der Übertragung vom postganglionären sympathischen Neuron auf das Effektororgan: Die meisten Sympatholytika (von griech. lyein = lösen, aufheben) wirken auf diese Weise, wobei auch hier Selektivität angestrebt wird.

- α_1-Blocker verhindern die Kontraktion glatter Gefäßmuskulatur und werden deshalb als Mittel gegen hohen Blutdruck eingesetzt.
- Große Bedeutung besitzen die (weitgehend spezifisch) β_1-Rezeptoren blockierenden Substanzen; diese »Betablocker« dämpfen die Herzaktivität und verhindern eine unphysiologische Erhöhung der Pulsfrequenz (zu ihrem Einsatz als nichtsedierende Anxiolytika → Kap. 3.5.5). Da sie trotz aller Kardioselektivität in gewissem Maße auch β_2-Bindungsstellen blockieren, kann es bei prädisponierten Personen zu stärkerer Bronchokonstriktion bis hin zu Asthmaanfällen kommen.

Neben diesen direkt über eine Blockade von Rezeptoren wirksamen Sympatholytika gibt es weitere, die ihre Wirkung indirekt entfalten. Dazu gehört das in Kapitel 4.3.2 erwähnte Reserpin, welches die Speicherfähigkeit der Vesikel beeinträchtigt, sodass mit den ankommenden Aktionspotenzialen weniger Noradrenalin freigesetzt wird. Weiter ist hier Clonidin zu nennen, das auf komplizierten Wegen (u.a. durch Stimulation der präsynaptischen α_2-Rezeptoren und folgender Dämpfung der Noradrenalinausschüttung) den Blutdruck senkt und die noradrenerge Aktivität im Locus coeruleus dämpft.

Verstärkung der Übertragung vom postganglionären parasympathischen Neuron zum Effektororgan: Exogene Liganden muscarinerger Acetycholinrezeptoren sind u.a. Carbachol und Pilocarpin, die bei grünem Star (Glaukom) eingesetzt werden. Weiter gehört dazu Arecolin, das Hauptalkaloid der Betelnuss; der beim Kauen freigesetzte Stoff führt zu zentralnervösen Effekten (u.a. Entspannung) und vegetativ-parasympathischen Reaktionen (Anregung der Magen-Darm-Tätigkeit, Pulsverlangsamung). Neben diesen direkten Parasympathomimetika gibt es indirekte, so die bei Alzheimer-Demenz eingesetzten Acetylcholinesterasehemmer (→ Kap. 3.5.6).

Hemmung der Übertragung vom postganglionären parasympathischen Neuron auf das Effektororgan: Das bekannteste Parasympatholytikum ist Atropin, ein Alkaloid der Tollkirsche (Atropa belladonna), das Muscarinrezeptoren blockiert. Weiter gehört dazu das ebenfalls in Nachtschattengewächsen (z.B. Engelstrompete, Stechapfel, Bilsenkraut) zu findende Scopolamin sowie synthetische Parasympatholytika (z.B. die zur Parkinson-Behandlung eingesetzten Anticholinergika wie Biperiden [z.B. Akineton®]). Ihre Wirkung ist der Parasympathikusaktivierung entgegengesetzt; die Reaktionen ähneln daher denen der Sympathikusstimulierung (Pupillenerweiterung, Pulsbeschleunigung, Erweiterung der Bronchien und Dämpfung der Magen-Darm-Aktivität); diese Effekte werden teils therapeutisch genutzt. Weiter blockiert Atropin die muscarinergen Acetylcholinrezeptoren der sympathisch innervierten Schweißdrüsen und vermindert die Schweißproduktion. Viele Psychopharmaka, insbesondere trizyklische Antidepressiva, blockieren muscarinerge Acetylcholinrezeptoren und haben deshalb einige der oben beschriebenen Nebenwirkungen (welche ihren Einsatz oft verbieten).

ZUSAMMENFASSUNG KAPITEL 5.2

Die alte Unterteilung des VNS in die antagonistischen Systeme Sympathikus und Parasympathikus ist zwar nur bedingt korrekt, jedoch zur Verständlichmachung der Effekte und ihrer pharmakologischen

Beeinflussung ausgesprochen hilfreich. Das sympathische Nervensystem wird in erster Linie dann aktiviert, wenn eine Auseinandersetzung mit der Umwelt (z. B. Kampf) ansteht, das parasympathische v. a. in Phasen der Rekreation (Ruhepausen, Schlaf). Daraus lassen sich die durch die Systeme hervorgerufenen körperlichen Reaktionen in der Regel leicht ableiten.

- Sympathikusaktivierung führt zur Erhöhung von Pulsfrequenz und Blutdruck, Erweiterung der Bronchien, Pupillenvergrößerung, Einstellung der Linse auf Fernakkommodation, Reduktion der Verdauungstätigkeit (einschließlich Verringerung der Speichelproduktion), Verminderung der Harnblasenaktivität durch Erschlaffung der austreibenden Blasenmuskulatur und Kontraktion des hinter der Harnröhre liegenden Schließmuskels.
- Bei Aktivierung des Parasympathikus ergibt sich eine Erniedrigung von Pulsfrequenz und Blutdruck, Verengung der Bronchien, Pupillenverengung, Einstellung der Linse auf Nahakkommodation, Anregung der Verdauungstätigkeit, Erhöhung der Harnblasenaktivität durch Anspannung der austreibenden Blasenmuskulatur und Entspannung des Schließmuskels.
- Auf die Sexualfunktionen wirkt – vereinfacht formuliert – der Sympathikus eher hemmend, der Parasympathikus fördernd.

Beide Systeme nehmen ihren Ausgang von Hirnstamm und Rückenmark, und zwar der Sympathikus von thorakalen und lumbalen Rückenmarksanteilen, der Parasympathikus teils vom Hirnstamm (wobei die präganglionären Fasern in einigen Hirnnerven ziehen) und teils vom Sakralmark (mit Verlauf in Beckennerven). Die von den genannten Strukturen ausgehenden Neurone erreichen in beiden Systemen die Effektororgane nicht direkt, sondern erst nach Umschaltung (mit gleichzeitiger Konvergenz und Divergenz von Fasern).

Da die Umschaltung meist in Ganglien geschieht, wird das erste Neuron auch als präganglionäres bezeichnet, das zweite – schließlich das Effektororgan erreichende – Neuron als postganglionäres. Viele vegetative Reaktionen stellen einfach viszerale Reflexe dar; daneben gibt es von höheren Zentren im Hirnstamm (z. B. vom Atemzentrum) ausgehende Regulationen.

Der Transmitter vom prä- auf das postganglionäre Neuron sowohl bei Sympathikus als auch Parasympathikus ist Acetylcholin, wobei die Rezeptoren nicotinerg sind; Nicotineffekte an Ganglien heben sich daher weitgehend auf. Transmitter bei der Übertragung vom postganglionären Neuron auf das Effektororgan ist beim Sympathikus Noradrenalin, wofür es eine Reihe von (großteils auch auf Adrenalin ansprechenden) Rezeptortypen gibt (α_1, α_2, β_1, β_2), welche in komplizierter Weise auf Organe sowie post- und präsynaptische Neurone verteilt sind und deren Anregung unterschiedliche Effekte hat. Substanzen zur (direkten oder indirekten) Stimulation dieser Bindungsstellen (Sympathomimetika) kommen v. a. bei Asthma bronchiale sowie bestimmten Kreislaufstörungen zur Anwendung. Sympatholytika (etwa Betarezeptorenblocker) werden u. a. bei Bluthochdruck oder Herzrhythmusstörungen eingesetzt. Transmitter bei der Übertragung vom postganglionären Neuron auf das Effektororgan ist beim Parasympathikus Acetylcholin, wobei die Rezeptoren muscarinerg sind. Stoffe, welche über Stimulation von Acetylcholinrezeptoren den Parasympathikus anregen (Parasympathomimetika), kommen v. a. bei verminderter Darm- oder Blasenaktivität zum Einsatz. Von den Parasympatholytika sind die Anticholinergika von besonderer Bedeutung, welche muscarinerge Acetylcholinbindungsstellen blockieren; viele Medikamente (z. B. bestimmte Antipsychotika, trizyklische Antidepressiva) haben anticholinerge Nebenwirkungen und führen damit u. a. zu Mundtrockenheit, Akkommodationsstörungen, Verminderung der Darmaktivität oder Blasenentleerungsschwierigkeiten.

5.3 Hormonsystem

5.3.1 Allgemeines

Das endokrine oder Hormonsystem hat mit dem Nervensystem zahlreiche Gemeinsamkeiten:

- Beide dienen der Übermittlung von Signalen: Im Nervensystem geschieht dies durch Ausschüttung von Neurotransmittern, die durch den synaptischen Spalt zu ihrem Zielort (einem postsynaptischen Neuron oder einem Effektororgan) gelangen und dort an Rezeptoren andocken. Im endokrinen (»nach innen ausschüttenden«) System werden Hormone freigesetzt, die meist auf dem Blutweg ihre Wirkorte erreichen und ebenfalls spezifische Bindungsstellen besetzen.
- Auch die Mechanismen, mittels derer eine Rezeptorbesetzung zu Veränderungen führt, sind weitgehend dieselben: Sowohl bei den Second-Messenger-gekoppelten Rezeptoren des Nervensystems als auch bei den Hormonrezeptoren führt die Besetzung zur Aktivierung von G-Proteinen, die über Zwischenschritte (u. a. Aktivierung von Adenylatcyclase, Bildung von cAMP) Veränderungen im Effektororgan bewirken.
- Manche Hormone fungieren auch als Neurotransmitter (z. B. Adrenalin, Noradrenalin, Cholecystokinin, weitere Peptidtransmitter) und das hormonproduzierende Nebennierenmark stellt eine Ansammlung umgewandelter postsynaptischer Neurone dar.
- Der Hypothalamus, das zentrale Steuerorgan des VNS, ist auch eine wichtige Hormondrüse.

5.3.2 Einteilung der Hormone

»Klassische« Hormone, »nichtklassische« endokrine Hormone und Gewebshormone: Unter diesen Gesichtspunkten ergibt sich folgende Charakterisierung:

- »Klassische Hormone« werden von den bekannten Hormondrüsen wie Hypothalamus, Hypophyse, Schilddrüse, Nebennierenrinde, Nebennierenmark oder endokrinem Pankreas gebildet und gelangen auf dem Blutweg an ihre oft weit entfernten Wirkorte.
- Diesen lassen sich Stoffe gegenüberstellen, die hier im Weiteren als »nichtklassische« endokrine Hormone bezeichnet werden, was die Gemeinsamkeiten und Unterschiede zu den altbekannten Hormonen hervorheben soll. Sie haben ebenfalls endokrine Wirkung, d. h. sie errei-

chen ihre Zielorte auf dem Blutweg. Jedoch werden sie nicht von eigentlichen Hormondrüsen, sondern von hormonsezernierenden Zellen anderer Organe gebildet; dazu gehören Erythropoetin aus der Niere oder die Magen-Darm-Hormone (etwa Gastrin und Cholecystokinin).

- Schließlich gibt es eine dritte Gruppe von Stoffen, die ebenfalls Botenfunktion ausüben, aber nicht endokrin, sondern parakrin wirksam sind, d. h. nicht auf dem Blutweg, sondern durch Diffusion ins Gewebe an ihre (sehr nahe gelegenen) Zielorte gelangen. Sie werden von Zellen gebildet, die im Allgemeinen nicht primär der Hormonproduktion dienen; zu diesen Gewebshormonen gehören die Prostaglandine, Histamin, Bradykinin und Angiotensin.

Wie alle Einteilungen hat auch diese gewisse Schwächen. Streng genommen ist der Hypothalamus nämlich keine Hormondrüse, sondern besitzt nur hormonproduzierende Zellen in seinem sonst anderen Funktionen dienenden Gewebe. Es wäre aber verwirrend, jene Hypothalamushormone, die gern als Paradebeispiel der »klassischen« angeführt werden – die Releasing- und Inhibiting-Hormone –, plötzlich an anderer Stelle, nämlich bei den »nichtklassischen« endokrinen Hormonen, einzuordnen.

Einteilung nach der chemischen Struktur: Diese einfache Untergliederung der Hormone ist nur für die »klassischen« durchführbar. Dabei lassen sich drei Klassen unterscheiden:

- Die kleinste Gruppe umfasst die aus der Aminosäure Tyrosin abgeleiteten Hormone: Dazu gehören zum einen die (auch als Transmitter fungierenden) Hormone Adrenalin und Noradrenalin aus dem Nebennierenmark; sie werden über mehrere chemische Schritte, darunter eine Decarboxylierung (Entfernen der Carboxylgruppe), synthetisiert (→Kap. 3.3.3). Tyrosin ist zudem Ausgangsprodukt für die Schilddrüsenhormone Triiodthyronin (T_3) und Tetraiodthyronin (T_4, Thyroxin).
- Die Steroidhormone leiten sich aus dem kompliziert aufgebauten Cholesterinmolekül ab. Dazu gehören die Mineralo- und Glucocorticoide der Nebennierenrinde (Aldosteron, Cortisol, Cortison) sowie die hauptsächlich in den Keimdrüsen gebildeten Sexualhormone (etwa Progesteron, Östradiol, Testosteron).
- Zahlenmäßig die größte Klasse bilden die Peptid- und Glykoproteinhormone, zu denen u. a. die Hormone von Hypothalamus, Hypophyse und Bauchspeicheldrüse gehören. Peptidhormone bestehen aus Aminosäuren, die mittels Peptidbindung miteinander verkettet sind; Glykoproteine sind lange Aminosäureketten mit einem Zuckerrest.

Glandotrope und nichtglandotrope Hormone: Diese Unterteilung ist wieder nur sinnvoll für die »klassischen« Hormone.

- Glandotrope (lat. glandula = Drüse) Hormone wirken auf andere Hormondrüsen und steuern dort die Produktion. Ein bekanntes Beispiel ist das vom Hypophysenvorderlappen (der Adenohypophyse) freigesetzte ACTH (das adrenocorticotrope Hormon), welches auf dem Blutweg zur Nebennierenrinde gelangt und die Produktion der dort gebildeten Hormone stimuliert. Glandotrope Hormone sind auch die Releasing- und Inhibiting-Faktoren des Hypothalamus, welche die Produktion und Ausschüttung von Hormonen des Hypophysenvorderlappens anregen bzw. unterdrücken.
- Nichtglandotrope Hormone wirken nicht auf endokrine Drüsenzellen, sondern auf andere Zellarten; dazu gehören die Glu-

cocorticoide, für die beispielsweise an Fettzellen Rezeptoren sitzen; die Andockung dieser Nebennierenrindenhormone beeinflusst dort direkt den Stoffwechsel. Neben glandotropen Hormonen produziert der Hypophysenvorderlappen nichtglandotrope Hormone (beispielsweise Prolactin). Letzteres wirkt auf die Brustdrüsen (welche keine Hormondrüsen, sondern exokrine Drüsen sind). Die Hormone aller anderen endokrinen Drüsen (Hypothalamus ausgenommen) sind ebenfalls nichtglandotrop.

5.3.3 Freisetzung von Hormonen – Wirkung am Erfolgsorgan

Die Produktion und Ausschüttung von Hormonen wird in vielen Fällen durch Substanzen stimuliert, die ins zuständige endokrine Organ gelangen und dort die Notwendigkeit der Ausschüttung melden; hat sich dadurch die Stoffwechsellage in die gewünschte Richtung verändert, wird weniger von dieser meldenden Substanz abgegeben und in der Hormondrüse die Produktion gedrosselt (negative Rückkopplung). So führt eine erhöhte Blutzuckerkonzentration am endokrinen Pankreas, das Glucoserezeptoren besitzt, zur Insulinausschüttung und damit zur Verminderung des Glucosespiegels.

Andere Drüsen werden durch übergeordnete endokrine Organe mittels glandotroper Hormone angeregt, so die Nebennierenrinde durch ACTH aus dem Hypophysenvorderlappen (welcher wiederum durch eine hierarchisch darüberstehende endokrine Drüse, den Hypothalamus, kontrolliert wird). Die freigesetzten Hormone wirken dabei gleichzeitig im Sinne einer negativen Rückkopplung auf die ausschüttenden Organe zurück; so unterdrückt ein hoher Spiegel des Nebennierenrindenhormons Cortisol die ACTH-Ausschüttung aus dem Hypophysenvorderlappen. Weitere Hormone werden aufgrund von Nervenimpulsen freigesetzt, so Adrenalin und Noradrenalin aus dem Nebennierenmark durch Aktivierung sympathischer Neurone.

Zellen, die von Hormonen erreicht werden sollen, besitzen Rezeptoren, die spezifisch auf das jeweilige Hormon ansprechen. Rezeptoren für Peptid- und Glykoproteinhormone sowie für Adrenalin und Noradrenalin haben Abschnitte außerhalb der Zelle und ähneln als lange Aminosäureketten, die sich mehrfach in Schleifen durch die Zellmembran winden, den G-Protein-gekoppelten Rezeptoren neuronaler Synapsen; die Hormonmoleküle lagern sich an das freie äußere Ende an. Die Bindungsstellen für Steroide und Schilddrüsenhormone sind hingegen im Zellinneren lokalisiert, sodass die Hormone erst die Membran durchdringen müssen, um an ihre Wirkorte zu gelangen.

Die komplizierten Vorgänge bei der Bindung von Peptid-, Glykoprotein- und Katecholaminhormonen an Rezeptoren der Zellaußenwand lassen sich unter Vereinfachung so wiedergeben: Im Zellinneren folgt Abspaltung von G-Proteinen, die – abhängig von der Rezeptorart – entweder stimulierend (G_s) oder hemmend (G_i) wirken können. Das an stimulierenden Rezeptoren abgespaltene G_s aktiviert das Enzym Adenylatcyclase (Adenylylcyclase), welches die Bildung von cAMP fördert; dieses ist nun der eigentliche Second Messenger, der über komplizierte Zwischenschritte (Aktivierung von Proteinkinasen, Phosphorylierung von Proteinen) schließlich die Antwort der Zelle auf das Hormon ermöglicht. Phosphodiesterase baut cAMP ab und beendet damit die Zellantwort; eine Hemmung der Phosphodiesterase, etwa durch Coffein, verlängert daher die Wirkung mancher Hormone (und von Neurotransmittern an G-Protein-gekoppelten Rezeptoren). Trifft ein Hormon hingegen auf einen dafür empfänglichen hemmenden Rezeptor, inhibiert das abgespaltene G_i-Protein die Adenylatcyclase, sodass die Produktion von cAMP vermindert wird.

Bei den lipidlöslichen, damit Zellmembranen problemlos passierenden Steroid- und den Schilddrüsenhormonen sitzen die Bindungsstellen intrazellulär. Der Rezeptor für Steroide ist ein Protein, das sich mit dem eingedrungenen Hormonmolekül zu einem Komplex verbindet. Dieser tritt in den Zellkern über und verstärkt dort die Transkription an Abschnitten der DNA (d. h. einzelnen Genen; →dazu Kap. 11.2), was wiederum zu verstärkter Synthese bestimmter Proteine führt. Dabei dürfte der Hormon-Rezeptor-Komplex Repressorgene inaktivieren, welche sonst die Transkription blockieren. Steroid- und Schilddrüsenhormone, die in Vorgänge im Kern der Zielzelle eingreifen, führen im Gegensatz zu den über die cAMP-Aktivierung wirksamen Peptidhormonen somit zu tiefergreifenden und dauerhafteren Veränderungen.

5.3.4 Bauchspeicheldrüse – Regulation des Blutzuckerspiegels – Diabetes mellitus

Die Bauchspeicheldrüse (Pankreas) erfüllt zum einen eine exokrine Funktion, bildet also Verdauungsenzyme, die in den Dünndarm abgegeben werden (→Kap. 7.1.4); zum anderen enthält sie in den Langerhans-Inseln hormonproduzierende Zellen. Die B-Zellen produzieren Insulin, welches vornehmlich bei erhöhter Glucosekonzentration im Blut freigesetzt wird und u. a. in Leber und Muskeln zu vermehrter Speicherung von Zucker in Form von Glykogen führt. In den A-Zellen wird Glucagon gebildet; es wird bei erniedrigtem Blutzucker ausgeschüttet und erhöht durch Stimulation des Glykogenabbaus in der Leber sowie Anregung der Glucosebildung die Zuckerkonzentration im Blut.

In diesen hier vereinfacht dargestellten Vorgang greifen weitere Hormone ein, so das Glucocorticoid Cortisol aus der Nebennierenrinde; es fördert u. a. den Umbau von Aminosäuren in Glucose und erhöht damit den Blutzuckerspiegel. Einfluss nimmt zudem Adrenalin, welches bei erniedrigter Blutglucosekonzentration freigesetzt wird und die Sekretion von Glucagon und Cortisol fördert, die von Insulin dagegen hemmt.

DIABETES

Die Zuckerkrankheit (Diabetes mellitus) ist durch erhöhte Glucosekonzentration im Blut charakterisiert, welche wiederum Gefäße und andere Gewebe schädigt. Beim (insulinabhängigen) Typ-1-Diabetes liegt ein absoluter Insulinmangel vor, beim (insulinunabhängigen) Typ-2-Diabetes eine mangelnde Wirksamkeit des an sich ausreichend vorhandenen Hormons (Insulinresistenz).

Der seltenere Typ-1-Diabetes beginnt typischerweise in frühen Jahren (und wurde auch lange als juveniler Diabetes bezeichnet); wahrscheinlich gehen dabei die insulinproduzierenden Pankreaszellen durch einen Autoimmunprozess zugrunde. Der häufigere Typ-2-Diabetes entwickelt sich in der Regel bei Personen, die älter als 40 Jahre und zumeist übergewichtig sind;

Erbeinflüsse spielen eine wesentliche Rolle; pathogenetisch bedeutsam sind neben Übergewicht insbesondere körperliche Inaktivität, Störungen in anderen endokrinen Systemen und Medikamenteneinnahme (z. B. gewisser Antipsychotika). Die Erstsymptome, die sich v. a. beim Typ-1-Diabetes deutlich zeigen, sind hauptsächlich vermehrtes Durstgefühl und erhöhte Wasserausscheidung (Polyurie), Kraftlosigkeit, Gewichtsabnahme, schlecht heilende Wunden, Entzündungen im Haut- und Schleimhautbereich. Der Typ-2-Diabetes ist oft lange asymptomatisch und wird häufig im Rahmen von Routineuntersuchungen anhand der Glucosurie (Zuckerausscheidung im Urin) festgestellt.
Bei unzureichender Behandlung kommt es zu zahlreichen körperlichen Schäden, etwa der Gefäße (Angiopathien, u. a. mit arteriosklerotischen Veränderungen der Herzkranz- und Hirnarterien), der Netzhaut (diabetische Retinopathie), der Nieren und der peripheren Nerven (diabetische Polyneuropathie). Speziell bei Personen mit Typ-1-Diabetes tritt nicht selten von Zeit zu Zeit akut ein diabetisches Koma mit deutlich erhöhtem Blutzucker, Elektrolytstörungen, Wasserverlust und Bewusstlosigkeit auf. Andererseits kann es bei Diabetikern häufig zu einem bedrohlichen Absinken des Blutzuckers kommen (hypoglykämisches Koma), beispielsweise bei Insulinüberdosierung. Diabetisches und hypoglykämisches Koma sind nicht immer leicht zu unterscheiden.
Typ-1-Diabetes wird in aller Regel durch strenge Diät und Insulingabe behandelt, beim Typ 2 ist oft Medikation mit oralen Antidiabetika zusammen mit Diät, Reduktion des Übergewichts und körperlicher Aktivität ausreichend.

5.3.5 Schilddrüse und Nebenschilddrüsen

Die Schilddrüse (Glandula thyreoidea) besteht aus zwei Lappen an der Halsvorderseite beidseits der Luftröhre. Die Nebenschilddrüsen (Glandulae parathyreoideae) oder Epithelkörperchen sind Ansammlungen hormonproduzierender Zellen; meist finden sich deren vier, die im Allgemeinen außerhalb des Gewebes der Schilddrüse an deren oberem und unterem Pol liegen. Die Epithelkörperchen sezernieren Parathormon, während das zu ihm antagonistische Hormon Calcitonin – neben Triiod- und Tetraiodthyronin – in der Schilddrüse produziert wird (und zwar in den ins eigentliche Schilddrüsengewebe eingestreuten C-Zellen).

Die Schilddrüsenhormone Triiodthyronin (T_3) und Tetraiodthyronin (T_4, Thyroxin) werden in den sogenannten Follikeln (kugelförmigen Zusammenschlüssen von Zellen) aus der Aminosäure L-Tyrosin gebildet, wobei als einer von mehreren Schritten eine Anlagerung von drei bzw. vier Iodidionen erfolgt; bei Iodmangel (früher in manchen Regionen Deutschlands nicht selten, beispielsweise in Südbayern) kommt es zu Synthesestörungen, nicht selten mit Bildung einer Struma (»Kropf«). Die Hormonproduktion und -freisetzung werden durch TSH (Thyreoidea-stimulierendes Hormon) aus dem Hypophysenvorderlappen gefördert, welches wiederum von TRH (Thyreotropin-Releasing-Hormon) des Hypothalamus abhängig ist. Nachdem ein Großteil von T_4 in das wirksamere T_3 verwandelt wurde, gelangen die Schilddrüsenhormone in diverse Zielorgane und wirken nach Eindringen in die Zelle dort auf die DNA und die Proteinsynthese. Wesentliche Effekte sind eine Erhöhung des O_2-Verbrauchs und eine Steigerung des Grundumsatzes, was teilweise indirekt durch Erhöhung der Wirksamkeit anderer Hormone geschieht (beispielsweise von Adrenalin).

SCHILDDRÜSENFUNKTIONS-STÖRUNGEN
Eine Schilddrüsenunterfunktion (Hypothyreose), etwa durch Iodmangel, eine (oft sehr spät entdeckte und zuvor als Depression verkannte) Hashimoto-Thyreoiditis oder nach Entfernung von Schilddrüsenteilen ohne ausreichende Substitution, zeigt sich u. a. durch allgemeine Verlangsamung (auch auf mentalem Gebiet) und depressive Symptomatik (zu Schilddrüsenhormonen bei Antidepressivatherapie →Kap. 4.3.3). Tritt dies bereits in früher Kindheit auf, kommt es zum Kretinismus mit körperlicher und geistiger Retardierung. Vor allem früher war oft der Konsum iodarmen Kochsalzes dafür verantwortlich; heute sind andere Ursachen häufiger, etwa Fehlbildungen und Autoimmunerkrankungen der Schilddrüse oder Hypophysenerkrankungen. Eine gesteigerte Schilddrüsenüberfunktion (Hyperthyreose) führt zu erhöhtem Energieumsatz, Gewichtsabnahme, Pulsbeschleunigung, Nervosität, vereinzelt zu manischer Symptomatik.

Die parafollikulären oder C-Zellen produzieren Calcitonin (Thyrocalcitonin), welches den Calciumeinbau in die Knochen fördert und damit seine Konzentration im Blut senkt. Gegenspieler ist das in den Nebenschilddrüsen gebildete Parathormon; es steigert die Calciumfreisetzung aus den Knochen sowie seine Resorption in Darm und Niere und führt so zur Erhöhung des Calciumspiegels.

Werden im Rahmen von Schilddrüsenoperationen Epithelkörperchen geschädigt, kommt es zum Absinken der Calciumkonzentration im Blutserum (u.a. mit der Folge erhöhter muskulärer Erregbarkeit = Tetanie). Vermehrte Aktivität der Epithelkörperchen (primärer Hyperparathyreoidismus) führt hingegen zu erhöhtem Calciumspiegel, Nierensteinen, Verkalkungen des Nierengewebes und Knochenveränderungen; hier müssen zumeist die (häufig gutartig vergrößerten) Epithelkörperchen entfernt werden.

5.3.6 Nebennierenmark

Die Nebennieren (Glandulae suprarenales) sitzen den beiden Nieren kappenartig auf und bestehen aus zwei entwicklungsgeschichtlich, histologisch und funktionell unterschiedlichen Teilen: Das innen gelegene Mark (Medulla) wird von einer Rinde (Kortex) umgeben, in der die Corticoide (Corticosteroide) produziert werden (→Kap. 5.3.7). Im Nebennierenmark (NNM) findet hingegen die Bildung der Katecholaminhormone Adrenalin (von lat. ad renes = »bei den Nieren«) und Noradrenalin statt.

Die Synthese dieser auch als Transmitter fungierenden Stoffe wurde in Kapitel 3.3.3 dargestellt: Ausgangspunkt ist die Aminosäure L-Tyrosin, aus der über die Zwischenschritte L-Dopa und Dopamin Noradrenalin und durch zusätzliche Methylierung Adrenalin entsteht. Katecholaminfreisetzung geschieht in Alarmsituationen, allgemeiner ausgedrückt: unter aktivierenden Bedingungen (wie körperlicher Arbeit, Hitze, Kälte, Schmerz, Angst, Ärger), und zwar durch Nervenimpulse (→Kap. 5.2.2). Viele Nicotinwirkungen lassen sich über Stimulation nicotinerger Acetylcholinrezeptoren am NNM erklären, v. a. kardiovaskuläre Effekte und Stoffwechselwirkungen (etwa Freisetzung von Fetten).

Die ausgeschütteten Katecholaminhormone erreichen auf dem Blutweg ihre Erfolgsorgane, dabei auch solche, die nicht ausreichend von postganglionären sympathischen Fasern versorgt werden. Dies führt zu Aktivierung des Herz-Kreislauf-Systems, zur Freisetzung von Energiereserven und gleichzeitig zur Dämpfung der Magen-Darm-Tätigkeit, schafft also optimale Bedingungen für eine Auseinandersetzung mit Alarmsituationen:

- Dabei führt die Erregung von α_1-Rezeptoren an der glatten Gefäßmuskulatur zur Vasokonstriktion im Bereich der inneren Organe.
- An den Gefäßen der Skelettmuskulatur sorgt die Stimulation von β_2-Rezeptoren – welche hauptsächlich durch Adrenalin geschieht – für erhöhte Durchblutung.
- Die Besetzung von β_1-Rezeptoren am Herzen bringt eine Steigerung der Pulsfrequenz und der pro Zeiteinheit ausgeworfenen Blutmenge mit sich.
- An den Bronchien resultiert eine Erweiterung (Überwiegen der dilatatorischen Adrenalineffekte an β_2-Rezeptoren).
- An den Fettzellen kommt es zur Freisetzung von Fettsäuren aus Speichervorräten (Lipolyse) und in der Leber zur Mobilisierung von Glucose aus der Speicherform Glykogen (Glykogenolyse); damit stehen Stoffe für die Energiegewinnung zur Verfügung.

PHÄOCHROMOZYTOM

Damit bezeichnet man eine – in der Regel durch einen gutartigen Tumor hervorgerufene – Überfunktion des NNM. Typisch sind anfallsweise starke Blutdruckerhöhungen (nicht selten ausgelöst durch Nicotin); in manchen Fällen liegt Dauerhochdruck vor. Begleitsymptome sind v. a. Kopfschmerzen, Herzjagen, Schweißausbrüche, Angstgefühle. Bei anfallsartigen Blutdrucksteigerungen ist es daher sinnvoll, durch Bestimmung der Katecholaminkonzentrationen im Blut und Urin ein Phäochromozytom auszuschließen und gegebenenfalls chirurgisch zu entfernen.

5.3.7 Nebennierenrinde

Allgemeines: Die das Nebennierenmark umhüllende Nebennierenrinde (NNR) lässt sich in drei Schichten unterteilen, die unterschiedliche Hormone produzieren:

- In der außen gelegenen Zona glomerulosa werden Mineralocorticoide (insbesondere Aldosteron) gebildet,
- in der Zona fasciculata Glucocorticoide (v. a. Cortisol und Cortison),
- in der netzförmig strukturierten Zona reticularis, der innersten Schicht, im Wesentlichen Androgene (männliche Sexualhormone).

Aus dem lateinischen Wort Kortex (Rinde) leitet sich die Bezeichnung Corticoide für die in der NNR gebildeten Hormone ab; da sie Steroidstruktur besitzen, findet sich auch der Name Corticosteroide. Ausgangspunkt der Steroidsynthese ist Cholesterin, das mit der Nahrung aufgenommen wird.

Mineralocorticoide: Diese Hormone, deren wichtigster Vertreter Aldosteron ist, bewirken die Rückresorption von Na^+-Ionen in der Niere und erhöhen damit das Blutvolumen und den Blutdruck (→ Kap. 6.1.6); Aldosteronantagonisten werden deshalb als Medikamente zur Hypertoniebehandlung eingesetzt.

Glucocorticoide: Zu diesen in der mittleren Schicht gebildeten Hormonen gehören insbesondere Cortisol und Cortison, welche sich chemisch nur geringfügig unterscheiden (an einem C-Atom bei Cortison ein doppelt gebundenes O-Atom, bei Cortisol = Hydroxycortison eine OH-Gruppe); von größerer Bedeutung ist Cortisol. Auch die zahlreichen »Cortisonpräparate«, etwa Cortisontabletten oder -salben, enthalten eher Cortisol, zumeist jedoch synthetische Glucocorticoide wie Dexamethason, Betamethason oder Prednisolon. Diese externen Glucocorticoide werden etwa bei Allergien, Asthma, bestimmten Rheumaformen und Autoimmunprozessen gegeben und führen ähnlich wie die endogenen zu ausgeprägten akuten Reaktionen und langfristigen körperlichen Veränderungen.

Die Ausschüttung der Glucocorticoide wird vom Hypophysenvorderlappen durch Freisetzung von ACTH (adrenocorticotropes Hormon) gesteuert. Dabei besteht insofern wechselseitige Beeinflussung, als der Plasmaspiegel der Glucocorticoide die hypophysäre Freisetzung von ACTH hemmt; mittels dieses negativen Rückkopplungsmechanismus bleibt die Glucocorticoidausschüttung unter Normalbedingungen relativ konstant; in diesen Regelkreis greift mittels CRF = CRH (Corticotropin-Releasing-Hormon) noch der Hypothalamus ein (→ Kap. 5.3.9).

Es gibt zahlreiche Hinweise, dass bei depressiv Erkrankten eine Dysregulation im System Hypothalamus-Hypophyse-NNR vorliegt. Zum einen finden sich während depressiver Episoden häufig erhöhte Konzentrationen von Cortisol in Blut oder Urin; zum anderen fallen bestimmte Suppressions- und Stimulationstests nicht selten pathologisch aus. Man schließt daraus auf eine Regulationsstörung im genannten System, die man in Einzelheiten nicht genauer eingrenzen kann und deren Bedeutung bei Depressionen (Ursache oder Folge oder Begleitsymptomatik?) keineswegs klar ist. Beim Dexamethason-Suppressionstest wird das externe Glucocorticoid Dexamethason verabreicht, woraufhin es bei Gesunden durch Unterdrückung der ACTH-Ausschüttung zu einem Abfall des Blutcortisolspiegels kommt; bei vielen, aber keineswegs allen Depressiven fällt dieser Test negativ aus, d.h. der Cortisolspiegel sinkt nicht ab. Ursache könnte eine mangelnde Ansprechbarkeit der hypophysären Glucocorticoidrezeptoren sein, zudem generelle Überstimulation der Hypophyse durch hypothalamische und limbische Strukturen.

Dabei zeigt der Cortisolspiegel typische Tagesschwankungen (mit einem Maximum in den frühen Morgenstunden und Minimum etwa um Mitternacht); dieser Rhythmus ist Folge von Veränderungen der ACTH-Ausschüttung, welche wiederum in zirkadianen Rhythmen durch den Hypothalamus veranlasst werden. Zwischenzeitliche Erhöhungen der ACTH- und Glucocorticoidfreisetzung finden sich zudem aufgrund von »Stressreizen« (Folge einer Hypophysenstimulierung durch Katecholamine des NNM).

Die Wirkungen der Glucocorticoide beschränken sich keineswegs auf die im Namen ausgedrückten Effekte auf den Zuckerstoffwechsel. Rezeptoren für sie finden sich in zahlreichen Organen, u. a. in der glatten Muskulatur, im Gehirn, in Leber- und Fettzellen, in der Magenschleimhaut und in Teilen des Immunsystems. Cortisol, der Hauptvertreter der (endogenen) Glucocorticoide, führt zur Erhöhung des Blutzuckerspiegels, u. a. durch Umwandlung von Aminosäuren in Glucose (Gluconeogenese). Hierzu werden vermehrt Proteine abgebaut; aufgrund dieser katabolen Wirkung kann es bei längerer Einnahme zu einem typischen Umbau der Muskulatur kommen (Atrophien besonders im Bereich der Extremitäten). An Gefäßen und Herz werden im Wesentlichen die Katecholamineffekte verstärkt; zudem haben die Glucocorticoide Mineralocorticoidwirkung, führen also zu vermehrter Rückresorption von Natrium und Wasser. Am Magen besteht die Wirkung des Cortisols nicht so sehr in einer Steigerung der Magensäureproduktion, sondern in einer Verringerung der Widerstandskraft der Schleimhaut gegen Säureeinflüsse. Deswegen finden sich bei medikamentöser Zufuhr von Glucocorticosteroiden ebenso wie bei stressbedingter erhöhter Cortisolsekretion Schäden im Magen-Darm-System bis hin zum »Stressulcus«. Weiter wirken Glucocorticoide über komplizierte Mechanismen entzündungshemmend, Immunreaktionen unterdrückend und antiallergisch; externe Zufuhr dieser hochwirksamen Substanzen geschieht daher beispielsweise bei Asthmaanfällen, Autoimmunkrankheiten, schweren allergischen Reaktionen oder Gelenkentzündungen. Auch Hirnprozesse und psychische Vorgänge werden beeinflusst: So kommen affektive Störungen bei vermehrter Cortisolausschüttung oder bei Einnahme externer Glucocorticoide vor.

CUSHING-SYNDROM

Als Cushing-Syndrom (Hypercortisolismus) bezeichnet man die durch langfristig erhöhte Glucocorticoidmengen im Körper hervorgerufenen Veränderungen. Zuweilen ist ein ACTH sezernierender Tumor der Hypophyse verantwortlich; in diesem Fall spricht man von der eigentlichen Cushing-Krankheit (Morbus Cushing). Häufiger handelt es sich um die Folge jahrelanger Glucocorticoidbehandlung, etwa bei schwerem Asthma bronchiale (»iatrogener Cushing«). Bei den Betroffenen fällt ein typischer Körperbau auf: Infolge der katabolen Effekte finden sich schwache Muskulatur und dünne Haut, während sich gleichzeitig an Bauch, Hals (speziell im Nackenbereich) und Gesicht Fett angesammelt hat; da Glucocorticoide wie die Mineralocorticoide in hohen Dosen Wasser zurückhalten, wird die runde Gesichtsform noch verstärkt (»Vollmondgesicht«). Aufgrund des gesteigerten Proteinabbaus mit Störung der Knochenneubildung kommt es zur Entkalkung von Knochen (Osteoporose) mit erhöhter Frakturneigung, weiterhin brüchige Haut. Zudem finden sich häufig Hypertonie sowie erhöhter Blutzuckerspiegel (Steroiddiabetes). Nicht selten werden psychische Veränderungen beobachtet, zumeist ein depressives Syndrom.

Androgene: In der innersten Schicht der NNR werden vornehmlich Androgene (»männliche« Sexualhormone) gebildet, die wegen ihrer anabolen (den Proteinaufbau fördernden) Wirkung Bedeutung als Dopingmittel haben. Diese NNR-Androgene werden genauer bei den Sexualhormonen besprochen (→ Kap. 5.3.10).

5.3.8 Hypophyse

Allgemeines: Die Hypophyse (Hirnanhangdrüse) liegt im Zwischenhirn ventrobasal des Hypothalamus und ist im Medianschnitt als längliche Ausstülpung zu erkennen. Sie besteht aus zwei funktionell und genetisch unterschiedlichen Anteilen:

- Die Adenohypophyse (Hypophysenvorderlappen) steht durch ein Pfortadersystem mit dem Hypothalamus in Verbindung und erhält so von dieser übergeordneten Drüse Releasing- und Inhibiting-Hormone.

- In die Neurohypophyse (Hypophysenhinterlappen) ziehen direkt Neurone aus dem Hypothalamus.

Hypophysenhinterlappen (HHL, Neurohypophyse): Dieser kleinere, dorsal gelegene Hypophysenteil entlässt zwei Hormone ins Blut, die aber nicht dort, sondern in Neuronenkörpern des Hypothalamus gebildet werden und durch axonalen Transport in den HHL gelangen. Oxytocin (auch »Ocytocin« geschrieben) wirkt auf die Gebärmutter und verstärkt die Wehen; zudem fördert es die Austreibung der Milch aus der Brustdrüse. Die Funktion dieses Hormons beim Mann und bei der Frau außerhalb der Phasen um den Gebärvorgang ist nur bedingt geklärt (eventuell Stimulation der sexuellen Appetenz, wahrscheinlich erhöhte Bindungsneigung, deshalb oft der Name »Kuschelhormon«); es erfährt zunehmend Interesse von psychiatrischer bzw. klinisch-psychologischer Seite (→ Nair & Chang, 2022). Das zweite von der Neurohypophyse freigesetzte Hormon Adiuretin (ADH, antidiuretisches Hormon, auch Vasopressin genannt) hemmt die Wasserausscheidung in der Niere; reguliert wird seine Ausschüttung durch Impulse aus Hypothalamusneuronen, die wiederum Informationen von Osmorezeptoren erhalten. ADH wirkt nicht nur auf die Osmolarität der extrazellulären Flüssigkeit, sondern auch auf ihre Menge; bei seiner Ausschüttung kommt es zu Volumenvermehrung und Blutdruckerhöhung; zudem dürfte es eine Bedeutung für psychische Vorgänge haben (Zagrean et al., 2022).

Das durch ADH-Mangel bedingte Krankheitsbild wird Diabetes insipidus genannt; Ursache sind Erkrankungen (auch operative Läsionen) von Hypothalamus oder Hypophyse. Hauptsymptom ist die massive Ausscheidung von Urin (Polyurie), welche mit erhöhter Flüssigkeitsaufnahme (Polydipsie) einhergeht. Auch die diuretische (ausschwemmende) Wirkung von Alkohol dürfte auf Hemmung der ADH-Freisetzung beruhen; dies ist eine Ursache des nach stärkerem Alkoholkonsum auftretenden Durstgefühls (»Brand«).

Hypophysenvorderlappen (HVL, Adenohypophyse): Dort werden nach augenblicklichem Erkenntnisstand sieben Hormone produziert und freigesetzt:

- ACTH, TSH, FSH (follikelstimulierendes Hormon) und LH (luteinisierendes Hormon) sind glandotrop, d. h. sie beeinflussen wiederum andere Hormondrüsen (NNR, Schilddrüse, Hoden/Eierstöcke).
- Prolactin, das Wachstumshormon (STH, Somatotropin) sowie MSH sind nichtglandotrop.
- Zudem bildet die Adenohypophyse Peptide mit morphinartiger Wirkung, z. B. β-Endorphin.

Produktion und Ausschüttung der meisten HVL-Hormone werden durch fördernde sowie hemmende Hormone aus dem Hypothalamus beeinflusst (Releasing- und Inhibiting-Hormone; → Kap. 5.3.9). Diese werden u. a. im Nucleus infundibularis gebildet und gelangen durch axonalen Transport an kleine Venen der Adenohypophyse (Portalvenen), die dort ein venöses Netz bilden und die Hormone ins umgebende Gewebe entlassen.

Prolactin: Es wirkt auf die Milchproduktion in der Brustdrüse. Seine Bildung wird durch Releasing-Hormone aus dem Hypothalamus gefördert, gehemmt wird sie durch ein Inhibiting-Hormon (PIH = Prolactin Inhibiting Hormone), welches aller Wahrscheinlichkeit nach Dopamin ist. Blockade von Dopaminrezeptoren durch Antipsychotika führt daher häufig zur Aufhebung dieser Hemmung und so bei Frauen auch außerhalb der Stillzeit zum Brustwachstum (Gynäkomastie) und Milchfluss (Galaktorrhö); bei Männern können ähnliche Veränderungen auftreten; zudem zeigen sich Sexualstörungen.[26]

Wachstumshormon (STH = somatotropes Hormon oder Somatotropin, GH = growth hormone): Es ist v.a. in der Kindheit für eine normale körperliche Entwicklung von größter Bedeutung, wirkt (wohl indirekt über die Somatomedine aus der Leber) auf zahlreiche Typen von Körperzellen und fördert u.a. Knochenwachstum und Proteinsynthese. Reguliert wird seine Freisetzung durch die Hypothalamushormone

- Growth-Hormone-Releasing-Hormon (GHRH, Somatoliberin) und
- Growth-Hormone-Inhibiting-Hormon (GHIH, mittlerweile zumeist Somatostatin = SIH genannt).

MINDERWUCHS UND RIESENWUCHS

Eine Minderproduktion von Somatotropin im Kindesalter ist nicht selten durch (im Allgemeinen gutartige) Hypophysentumoren (meist Hypophysenadenome) bedingt oder Folge von Entzündungen oder Schädel-Hirn-Traumen; hierbei kommt es zum hypophysären Minderwuchs. Dabei finden sich neben kleinen, aber proportionierten Gliedmaßen oft weitere Zeichen der hypophysären Insuffizienz. Zur Therapie erfolgen regelmäßige Gaben von Wachstumshormon.

Bei vermehrter Ausschüttung von Wachstumshormon kommt es nur im Kindesalter zu regelrechtem Riesenwuchs. Tritt die Störung erst später, nach Verschluss der Wachstumsfugen an den Knochen auf, resultiert Akromegalie, d. h. eine Vergrößerung vornehmlich von Händen, Füßen, Nase oder Kinn; hinzu kommt extremes Wachstum von Weichteilorganen, u. a. des

Name	Wirkung (vereinfacht)	Steuernde
Hypothalamushormone Nichtglandotrope Hormone		
Prolactin	Steigerung der Milchproduktion	▪ *fördernd:* TRH ▪ *hemmend:* PIH (= Dopamin)
Wachstumshormon = Somatotropin (STH) = Growth Hormone (GH)	Knochenwachstum, Proteinsynthese	▪ *fördernd:* GHRH (= Growth-Hormone-Releasing-Hormon ▪ *hemmend:* GHIH (= Growth-Hormone-Inhibiting-Hormon) = Somatostatin
melanozytenstimulierendes Hormon (MSH, Melanotropin)	beim Menschen unklar	▪ nur bedingt geklärt
Glandotrope Hormone		
adrenocorticotropes Hormon (ACTH)	stimuliert Hormonbildung in NNR	▪ *fördernd:* CRH (Corticotropin-Releasing-Hormon)
thyreoideastimulierendes Hormon (TSH, Thyreotropin)	stimuliert Hormonbildung in der Schilddrüse	▪ *fördernd:* TRH (Releasing Hormon für TSH)
follikelstimulierendes Hormon (FSH) und luteinisierendes Hormon (LH)	fördern Prozesse in Hoden und Ovar	▪ *fördernd:* GnRH (Gonadotropin-Releasing-Hormon)

Tab. 5-2: Hormone des Hypophysenvorderlappens

Herzens, was nicht selten unbehandelt zum Tode führt. Die Therapie besteht zumeist in operativer Entfernung, seltener Bestrahlung der meist ursächlichen Hypophysentumoren; auch das die Ausschüttung von Somatropin hemmende Hypothalamushormon Somatostatin kommt zum Einsatz.

Melanozytenstimulierendes Hormon (MSH, Melanotropin): Seine Bedeutung ist umstritten. Es lässt sich bei einigen Tierspezies nachweisen und kann auch beim Menschen unter bestimmten Bedingungen gefunden werden, etwa bei einem Ausfall der Nebennierenrinde (Addison-Krankheit); hier kommt es aufgrund fehlender Suppression durch Glucocorticoide zu einer starken Bildung von ACTH, wobei als Nebenprodukt MSH entsteht (typische Pigmentierung der Haut). Ob Melanotropin physiologisch auftritt und welche Funktion es hat, wird diskutiert; es darf nicht mit dem Epiphysenhormon Melatonin verwechselt werden (→Kap. 5.3.11).

Adrenocorticotropes Hormon (ACTH): Das auf die drei Schichten der NNR wirkende adrenocorticotrope Hormon fördert dort die Hormonproduktion und Ausschüttung; es wird seinerseits durch höhere Blutkonzentrationen von NNR-Hormonen (speziell Cortisol) in seiner Freisetzung gehemmt. Dieser Regelkreis wird wiederum von CRF = CRH (Corticotropin-Releasing-Hormon) aus dem Hypothalamus beeinflusst; zudem steigern Stressreize, vermittelt über Adrenalin, die ACTH-Ausschüttung.

Thyreoideastimulierendes Hormon (TSH, Thyreotropin): Es fördert Produktion und Freisetzung von T_3 und T_4 aus der Schilddrüse (→Kap. 5.3.5), deren Blutspiegel ihrerseits auf die TSH-Ausschüttung rückwirken. In diesen Regelkreis greift TRH (Thyreotropin-Releasing-Hormon) aus dem Hypothalamus ein.

Follikelstimulierendes Hormon (FSH) und luteinisierendes Hormon (LH): Diese sogenannten Gonadotropine wirken auf die Gonaden (Keimdrüsen) und werden daher ausführlicher im Abschnitt über Sexualhormone (→Kap. 5.3.10) besprochen. Hier sei nur erwähnt, dass beide Hormone sowohl beim Mann als auch bei der Frau gebildet werden und Hoden wie Eierstöcke erreichen. Ihre Freisetzung wird vermutlich durch nur einen Releasing-Faktor des Hypothalamus, das GnRH, stimuliert.

5.3.9 Hypothalamus

Der aus einer Vielzahl von Kernen unterschiedlicher Funktion zusammengesetzte Hypothalamus ist u. a. (mittels deszendierender Axone) zentrale regulierende Instanz der vegetativen Vorgänge und zudem Hormondrüse. Das heißt, er wirkt auf die Freisetzung glandotroper Hypophysenhormone und steuert damit indirekt wichtige Hormondrüsen (Schilddrüse, Nebennierenrinde, Keimdrüsen); weiter beeinflusst er die Freisetzung des Wachstumshormons sowie die von Prolactin; schließlich produziert er ADH (antidiuretisches Hormon, Vasopressin) und Oxytocin, die er über die Neurohypophyse abgibt (→Kap. 5.3.8).

Sämtliche Hypothalamushormone sind Peptide und werden in Neuronen gebildet: ADH und Oxytocin im Nucleus supraopticus und Nucleus paraventricularis, von wo sie in Nervenfasern durch axonalen Transport in die Neurohypophyse gelangen und dort direkt ins Blut freigesetzt werden. Die Synthese der auf den Hypophysenvorderlappen wirkenden Hypothalamushormone (der Releasing- und Inhibiting-Hormone) geschieht in anderen Hypothalamuskernen (Nuclei ventromedialis, dorsomedialis und infundibularis); sie werden im Axon zum Pfortadersystem des HVL gebracht und dort entlassen, gelangen also ins Hypophysengewebe. Dort stimulieren (bzw. hemmen) sie die Freisetzung glandotroper und nichtglandotroper Hormone.

Man geht davon aus, dass es für die glandotropen Hypophysenhormone (ACTH, TSH, FSH und LH) ausschließlich Releasing-Hormone gibt (für FSH und LH gemeinsam eines, das GnRH). Für die anderen HVL-Hormone (Prolactin, Wachstumshormon sowie das in Diskussion stehende MSH) wird offenbar vom Hypothalamus sowohl ein Releasing- als auch ein Inhibiting-Hormon freigesetzt (→ Tab. 5-2).

5.3.10 Keimdrüsen und Sexualhormone

Überblick: Als Keimdrüsen bezeichnet man beim Mann die Hoden, bei der Frau die Eierstöcke. Im Hoden werden vornehmlich Androgene (»männliche« Geschlechtshormone) produziert, hauptsächlich Testosteron; in geringen Mengen entstehen dort aber auch weibliche Sexualhormone. In den Eierstöcken ist es umgekehrt: Hier werden in den Follikeln in erster Linie Östrogene und Gestagene (»weibliche« Sexualhormone) gebildet, wesentlich weniger Androgene. Eine weitere Produktionsstätte von Sexualhormonen, v. a. von Androgenen, ist die innerste Schicht der Nebennierenrinde.

Sexualhormone haben zahlreiche Wirkungen:

- Testosteron beeinflusst – wie andere Androgene – das Verhalten (steigert beispielsweise die Aggressivität); es fördert zudem die Ausbildung sekundärer Geschlechtsmerkmale und führt zum Muskelaufbau (anabole Wirkung).
- Östrogene wirken auf das Wachstum der Uterusschleimhaut während der Menstruationsphasen, auf Fettstoffwechsel, Knochenbildung und Verhalten.
- Gestagene rufen hauptsächlich temporäre Veränderungen an den Geschlechtsorganen hervor.

Auf die Testosteronbildung im Hoden wirkt v. a. LH. Die Follikelreifung in den Eierstöcken wird zunächst durch FSH (follikelstimulierendes Hormon) angeregt; in der zweiten, nach dem Eisprung einsetzenden Phase (Lutealphase) finden durch das luteinisierende Hormon LH Veränderungen der Uterusschleimhaut statt. Diese »Gonadotropine« FSH und LH werden im HVL gebildet, stimuliert durch GnRH (Gonadotropin-Releasing-Hormon) aus dem Hypothalamus.

Sexualhormone beim Mann: Der Hoden (lat. testis; wörtlich: Zeuge) dient der Bildung der Spermien und ist gleichzeitig Keimdrüse; er produziert und sezerniert insbesondere das Steroid Testosteron. Die Spermienbildung geschieht in den Tubuli semniferi und wird v. a. durch FSH aus der Hypophyse stimuliert. Die Produktion von Testosteron findet in kleinen Zellnestern zwischen den Tubuli statt (den Leydig-Zwischenzellen) und wird durch das Hypophysenhormon (LH = luteinisierendes Hormon) angeregt. In geringen Mengen wird Testosteron, neben anderen Androgenen, auch in der innersten Schicht der Nebennierenrinde, der Zona reticularis, gebildet; im Übrigen werden in Hoden und NNR des Mannes in geringen Mengen Östrogene produziert, die aber im Allgemeinen keine wesentliche physiologische Wirkung haben.[27]

Testosteron ist das wichtigste Androgen, somit bedeutsam für die Entwicklung männlicher Körperformen und für die Ausbildung als männlich angesehener Verhaltensweisen. Androgene entfalten ihre Wirkungen v. a. während der Pubertät: Durch sie kommt es zur Längen- und Dickenzunahme des Penis, zum Wachstum innerer Geschlechtsorgane (z. B. Prostata), zur Vergrößerung von Kehlkopf und Stimmbändern (Stimmbruch), zum Bartwuchs und zur typischen Schambehaarung; weiter verstärken sie durch ihre anabole (proteinbildende) Wirkung das Größenwachstum, das sie andererseits zu gegebener Zeit durch Verschluss der Wachstumsfugen an den langen Knochen beenden. In der Zeit nach der Pubertät steigert Testosteron die Libido, regt (zusammen mit FSH) die Samenproduktion an und führt zu vermehrt aggressivem, speziell sexuell-aggressivem Verhalten.

Entfernung der Hoden, etwa zur Unterbindung der Androgenproduktion bei Prostatakarzinomen sowie in manchen Ländern zur Behandlung von Sexualstraftätern, wirkt sich beim erwachsenen Mann häufig, aber keineswegs immer und oft erst verzögert, in Form von Impotenz aus; die Libido ist meist deutlich reduziert (daher dieser Eingriff bei den zur Haremsbewachung eingesetzten Eunuchen). Ähnliche Effekte hat die »chemische Kastration« mittels des die Testosteronwirkung herabsetzenden Antiandrogens Cyproteronacetat (Androcur®). Als Folge einer Kastration vor oder während der Pubertät bleibt der Stimmbruch aus, und wegen fehlenden Verschlusses der Wachstumsfugen kommt es zu Hochwuchs. Bei Tieren führt Hodenentfernung neben Nachlassen des Geschlechtstriebs zu deutlicher Verminderung der Aggressivität (man vergleiche diesbezüglich Ochsen und Stiere).

Weibliche Sexualhormone: In den Eierstöcken finden sich zahlreiche Follikel, Zellansammlungen mit einer Eizelle im Inneren. Jeweils einer vergrößert sich im Allgemeinen im Laufe eines Menstruationszyklus und bildet große Mengen an Östrogenen; am 14. Zyklustag bricht er auf (Eisprung, Ovulation) und entlässt die Eizelle in den Eileiter. Der aufgeplatzte Follikel bleibt im Ovar zurück und heißt dann Corpus luteum (Gelbkörper); er produziert nun vornehmlich Gestagene. Tritt keine Befruchtung ein, bildet sich das Corpus luteum zum Zyklusende zurück.

Bei den weiblichen Sexualhormonen werden also zwei große Gruppen unterschieden, Östrogene und Gestagene; bei beiden handelt es sich um aus Cholesterin abgeleitete Steroidhormone. Die Östrogene mit dem wichtigsten Vertreter Östradiol und den schwächer wirkenden Substanzen Östron und Östriol werden v. a. in den Follikeln in der Zyklusphase bis zur Ovulation (in der sogenannten Follikelphase) gebildet. Sie stimulieren den Eisprung, bereiten Scheide und Muttermund auf das Eindringen der Spermien vor und präparieren den Uterus durch Aufbau einer Schleimhaut für die Einnistung der befruchteten Eizelle. Die Follikelreifung und die Östradiolproduktion werden insbesondere durch FSH, das follikelstimulierende Hormon der Hypophyse, angeregt.

Die Bildung der Gestagene mit ihrem wichtigsten Vertreter Progesteron geschieht im Corpus luteum unter Stimulation durch LH (luteinisierendes Hormon) aus dem HVL. In dieser zweiten Phase, der Gelbkörperphase, erreicht das in der Follikelphase kaum nachweisbare Progesteron hohe Konzentrationen im Blut. Unter Progesteroneinfluss wird die Uterusschleimhaut weiter zur Aufnahme und Einnistung der befruchteten Eizelle vorbereitet. Bleibt die Befruchtung aus, kommt es durch komplizierte Gegenregelungsmechanismen, die auch das hypothalamische GnRH betreffen, zur Rückbildung des Gelbkörpers und Abstoßung der gebildeten Uterusschleimhaut (Monatsblutung).

Die Östrogene, die in geringeren Mengen auch in der NNR gebildet werden, wirken hauptsächlich auf die weiblichen Geschlechtsorgane im Sinne der beschriebenen Veränderungen während des Menstruationszyklus. Sie haben weiter Bedeutung für die Ausbildung sekundärer Geschlechtsorgane (z. B. die Brustbildung), jedoch geringere als das Testosteron beim Mann.

Neben ihrer Wirkung auf die Geschlechtsorgane im Laufe des Menstruationszyklus haben Östrogene weitere Effekte. Am relevantesten ist wohl – über Veränderungen des Cholesterinstoffwechsels und der Fließeigenschaften des Blutes – eine Verhinderung von Arteriosklerose (Arterienverkalkung), v. a. an den Herzkranzgefäßen; Frauen vor der Menopause erleiden deutlich seltener Herzinfarkte als gleichaltrige Männer. Daher wird vielfach – keineswegs aber unbestritten – befürwortet, nach der Menopause extern Östrogene zuzuführen, und zwar zugleich als Prophylaxe gegen Osteoporose (Knochenentkalkung), Alzheimer-Krankheit und depressive Verstimmung; andererseits ist unter Östrogeneinnahme die Thrombosegefahr erhöht, ebenso das Brustkrebsrisiko.[28]

5.3.11 Weitere hormonproduzierende Gewebe

Endokrine Anteile der Niere: Im juxtaglomerulären Apparat wird das für die Blutdruckregulation wichtige Renin gebildet (→ Kap. 6.1.6), in anderen Zellen Erythropoetin, welches die Bildung von Erythrozyten (roten Blutkörperchen) im Knochenmark anregt und v. a. bei O_2-Mangel ausgeschüttet wird.

Epiphyse (Zirbeldrüse): In dem im Zwischenhirn gelegenen Organ wird aus Serotonin Melatonin gebildet. Es sensibilisiert die innere Uhr im Nucleus suprachiasmaticus für Veränderungen der Lichtverhältnisse und wirkt somit an der Regulation des Schlaf-wach-Rhythmus mit (zu Melatoninpräparaten zur Überwindung des Jetlags und als Hypnotika → Kap. 3.5.5).

Thymus (»Thymusdrüse«): Dieses Organ wird häufig als endokrine Drüse aufgeführt, obwohl dort gebildete Hormone nicht sicher nachgewiesen sind. Die Thymusdrüse wirkt im Wesentlichen auf Lymphozyten, hat also Bedeutung für Immunreaktionen.

Magen-Darm-Trakt: Hier werden neben Gewebshormonen endokrin wirkende Hormone gebildet. Deren Zielorte liegen entweder im sezernierenden Organ selbst (etwa bei dem vom Magen freigesetzten Gastrin) oder in einem Nachbarorgan; so führt das aus dem Dünndarm ausgeschüttete Sekretin in der Bauchspeicheldrüse zur Freisetzung von Verdauungssäften (→ Kap. 7.1).

5.3.12 Gewebshormone

Im Gegensatz zu endokrinen Hormonen, die in spezifischen Drüsen gebildet werden und mit dem Blut zu ihrem Zielorgan gelangen, entstehen Gewebshormone in diversen Geweben ohne spezifischen Drüsencharakter und erreichen durch Diffusion unter Umgehung des Blutweges ihre in unmittelbarer Nähe lokalisierten Empfängerzellen (parakrine Wirkung). Neben Histamin sind in diesem Zusammenhang besonders die Prostaglandine zu erwähnen (so genannt, weil sie zuerst in der Prostata entdeckt wurden). Die zahlreichen Subtypen von Prostaglandinen schützen u.a. die Magenschleimhaut gegen Säureeinflüsse, fördern die Verklumpung von Blutplättchen (Thrombozytenaggregation) und sensibilisieren »Schmerzrezeptoren«. Stoffe wie Acetylsalicylsäure (z.B. Aspirin®), welche die Bildung von Prostaglandinen erschweren (Prostaglandinsynthesehemmer), haben daher einen analgetischen (schmerzstillenden) Effekt und wirken als Thrombozytenaggregationshemmer (»blutverdünnend«); da sie die hemmenden Effekte anderer Prostaglandine aufheben, greifen sie die Magenschleimhaut an. Man versucht deshalb, Substanzen zu entwickeln, die möglichst selektiv die Synthese einzelner Unterformen dieser Gewebshormone beeinflussen.

ZUSAMMENFASSUNG KAPITEL 5.3
Hormone setzen an spezifischen Rezeptoren auf der Oberfläche oder im Inneren von Zellen an und verändern deren Eigenschaften; in dieser Hinsicht gleichen sie somit den Neurotransmittern. Jedoch gibt es auch Unterschiede:

- Hormone werden – von Ausnahmen abgesehen – nicht von Nervenzellen produziert, sondern von anders aufgebauten Drüsenzellen.
- Außerdem haben sie nicht eine kurze Distanz durch den synaptischen Spalt zu überwinden, sondern gelangen auf dem Blutwege (bei Gewebshormonen: durch Diffusion) an ihre meist weit entfernten Zielorte.
- Schließlich verändern sie (wie es typischerweise Neurotransmitter tun) nicht nur die Membraneigenschaften der besetzten Zelle, sondern greifen tiefer in deren Stoffwechsel ein.

Nach ihrer Herkunft lassen sich »klassische« und »nichtklassische« Hormone unterscheiden (Erstere aus spezifischen Hormondrüsen, Letztere aus Organen, die weiteren Funktionen dienen), daneben Gewebshormone, die in diversen Geweben ohne Drüsencharakter gebildet werden; nach der Art des Zielorgans werden glandotrope Hormone unterschieden (die auf weitere Hormondrüsen wirken) und nichtglandotrope, welche an anderen (nicht endokrinen) Zellen ansetzen; eine weitere Unterteilung geschieht nach der Struktur: aus Aminosäuren abgeleitete Hormone, Steroidhormone und schließlich die besonders häufigen Peptide mit Hormoneigenschaften.
Folgende wichtigen Hormondrüsen (endokrinen Drüsen) sind zu nennen:

- Das Nebennierenmark entspricht einem umgewandelten sympathischen Ganglion; es setzt nach Stimulation durch Nervenimpulse die Katecholamine Adrenalin und Noradrenalin frei; diese regen wiederum Kreislauf und Stoffwechsel an.
- In der Nebennierenrinde werden Glucocorticoide, Mineralocorticoide und Androgene produziert; sie wird durch ACTH aus der Hypophyse stimuliert.
- Die Schilddrüse produziert, angeregt durch TSH aus der Hypophyse, die Hormone Triiodthyronin und Tetraiodthyronin (= Thyroxin), welche wiederum die Stoffwechselaktivität fördern. In einem anderen Typus von Schilddrüsenzellen wird Calcitonin gebildet, das den Einbau von Calcium in den Knochen fördert.
- Parathormon (Gegenspieler von Calcitonin), das durch Freisetzung und verstärkte Resorption den Calciumspiegel erhöht, wird hingegen in der Nebenschilddrüse (den Epithelkörperchen) pro-

duziert, welche den oberen und unteren Polen der beiden Schilddrüsenhälften aufsitzen.

- Das endokrine System des Pankreas, gelegen in den Langerhans-Inseln, produziert – veranlasst durch einen erhöhten Glucosespiegel – Insulin, welches durch vermehrte Speicherung den Blutzucker senkt; zudem wird dort auch der »Gegenspieler« Glucagon gebildet.
- Die Sexualhormone werden teils in der Nebennierenrinde gebildet, hauptsächlich aber – veranlasst durch Hypophysenhormone – in den Keimdrüsen. Der Hoden produziert dabei vornehmlich Androgene, speziell Testosteron, in geringen Mengen auch weibliche Sexualhormone. Östrogene und Gestagene werden v. a. – ebenfalls als Folge hypophysärer Stimulation – in den Ovarien gebildet. Diese Sexualhormone wirken nicht nur auf die Sexualorgane und Sexualfunktionen (wie etwa die Veränderungen während des Menstruationszyklus), sondern auch auf andere Vorgänge (Wachstum, Muskelbildung, psychische Prozesse).

Weitere Hormone – zuweilen als »nichtklassische« bezeichnet – kommen aus Organen, die vornehmlich anderen Zwecken dienen, so das in der Niere produzierte, die Bildung roter Blutkörperchen anregende Erythropoetin, das in der Zirbeldrüse hergestellte, an der Regulation des Schlaf-wach-Rhythmus beteiligte Melatonin sowie Gastrin, Sekretin und Cholecystokinin aus dem Magen-Darm-Trakt. Während alle genannten Hormone keinen Einfluss auf endokrine Drüsen nehmen (also nichtglandotrop sind), sondern Rezeptoren an diversen anderen Zellarten oder – wie Gastrin und Sekretin – an exokrinen Drüsen besetzen, produziert die Adenohypophyse (der Hypophysenvorderlappen, HVL) sowohl nichtglandotrope als auch glandotrope Hormone. Zur ersten Gruppe zählen das auf die Milchdrüse wirkende Prolactin und das Wachstumshormon (STH, Somatotropin, GH, Growth Hormone); Letzteres regt Proteinbildung und Knochenwachstum an (daher hypophysärer Minderwuchs bei Minderproduktion, Riesenwuchs bzw. Akromegalie bei Überproduktion). Glandotrope Hormone des HVL sind das auf die Nebennierenrinde wirkende ACTH, das die Schilddrüse zur Produktion von Tri- und Tetraiodthyronin anregende TSH und schließlich die »Gonadotropine« LH und FSH, welche die Keimdrüsen Ovar und Hoden stimulieren.
Die Neurohypophyse (der Hypophysenhinterlappen, HHL) schüttet zwei Hormone aus, die im Hypothalamus gebildet werden, nämlich Oxytocin, welches u. a. auf die Gebärmutter wirkt und Wehen auslöst (daneben psychische Effekte hat), sowie das in der Niere die Wasserausscheidung hemmende ADH (antidiuretisches Hormon, Adiuretin).
Der Hypothalamus bildet in unterschiedlichen Kernen neben Oxytocin und ADH Releasing- und Inhibiting-Hormone, die auf die Adenohypophyse Einfluss nehmen. Für deren glandotrope Hormone gibt es nach gegenwärtigem Kenntnisstand nur Releasing-Hormone (CRF = CRH zur Anregung der Produktion von ACTH, TRH zu der von TSH, GnRH zur Förderung der Bildung von LH und FSH); hingegen wird die Ausschüttung von Prolactin und Wachstumshormon sowohl durch hypothalamische Releasing- als auch Inhibiting-Hormone kontrolliert.
Gewebshormone werden in unspezifischen Geweben ohne Drüsencharakter gebildet, so die in der Haut als Folge von schädigenden Reizen freigesetzten Prostaglandine, welche u. a. die Empfindlichkeit der Nozizeptoren (»Schmerzrezeptoren«) erhöhen.

6 Herz-Kreislauf-System – Niere und Harnwege – Atmungsapparat

6.1 Herz-Kreislauf-System

6.1.1 Allgemeines und anatomisch-physiologische Grundlagen

Das Herz-Kreislauf-System dient der adäquaten Versorgung der Organe mit Blut, u. a. um ihnen den für ihre Aufgaben notwendigen Sauerstoff zu liefern. Dabei muss Folgendes gesichert sein:

- Jedes Organ erhält eine Mindestmenge an Blut.
- Vorübergehend stärker aktive Organe müssen in dieser Zeit besser mit Blut versorgt werden.
- Die Pumpleistung des Herzens darf nie unnötig erhöht werden.

Da erhöhter Blutdruck langfristig zu Schäden u. a. der Gefäßwände führt, hat diese Größe sinnvollerweise jenen Minimalwert anzunehmen, bei dem gerade noch die genannten Aufgaben erfüllt werden können. Entsprechend muss sich im Rahmen der Kreislaufregulation zum einen die Herzleistung bei Bedarf erhöhen; zum anderen müssen durch gleichzeitige Umverteilung der Blutmengen in die einzelnen Organe aber die Anforderungen an das Herz und der Druck auf die Arterienwände minimal gehalten werden. Dies wird durch Veränderung der Auswurfleistung des Herzens einerseits und durch Variation der Gefäßweiten andererseits erreicht. Bei diesen komplizierten, hier vereinfacht dargestellten Regulationsmechanismen wirken u. a. das vegetative Nervensystem, endokrine Drüsen und schließlich lokale Faktoren in den einzelnen Organen mit.

Das – außer in den seltenen Fällen von Situs inversus – im linken Brustkorb gelegene Herz ist ein großer Hohlmuskel, der durch eine muskuläre Zwischenwand, das Septum, in eine linke und eine rechte Hälfte unterteilt wird. In jeder dieser Hälften ist durch eine vornehmlich bindegewebige zweite Zwischenwand ein kranial lokalisierter, kleinerer Vorhof (Atrium) von einer kaudalen Kammer (Ventrikel) getrennt. Die zwischen rechtem Vorhof und rechter Kammer gelegene Trikuspidalklappe lässt in bestimmten Aktionsphasen das Blut in den Ventrikel passieren und verhindert in anderen seinen Rückstrom in das rechte Atrium. Die gleiche Aufgabe leistet im linken Herz die zwischen Vorhof und Kammer gelegene Mitralklappe. Weitere Klappen befinden sich am Ausgang der Aorta (der Hauptschlagader) aus dem linken Ventrikel (Aortenklappe) und am Ausgang der Pulmonalarterie aus der rechten Kammer (Pulmonalklappe). Beide Klappen öffnen sich, wenn durch Muskelkontraktion die Kammern Blut auswerfen; danach sind sie geschlossen, um einen Rückstrom zu verhindern.

Die Herzmuskulatur (das Myokard) wird durch die Koronararterien (»Herzkranzgefäße«) gut mit Blut versorgt. Sie entspringen aus der Aorta, umziehen ringförmig das Herz (daher der Name) und senden von dort mehrere Äste in Richtung Herzspitze. Bei Verengung dieser Gefäße kommt es oft zu belastungsabhängigen Schmerzen (Angina pectoris), bei Verschluss zur Zerstörung von Muskelgewebe (Herzinfarkt; → Kap. 6.1.4).

Die Hohlräume im Herzinneren sind von der glatten Bindegewebsschicht des Endokards ausgekleidet; ihre Entzündung (Endokarditis) führt zur Verminderung der Herzleistung und kann als irreversible Spätfolgen Klappendefekte mit Beeinträchtigung der Ventilfunktion hinterlassen. Außen umgibt das Herz die Bindegewebsschicht des Perikards, welche eine geschlossene Hülle bildet (Herzbeutel), die lediglich von den Gefäßen durchbrochen wird. Tritt, z.B. durch Ruptur des Myokards im Rahmen eines Herzinfarkts, Blut aus den Kammern aus, füllt sich diese Hülle mit Blut und behindert die Ausdehnung des Herzens (»Herzbeuteltamponade«).

Das mit Sauerstoff angereicherte Blut aus der Lunge gelangt über den linken Vorhof in die linke Herzkammer, von wo es in die Aorta ausgeworfen wird. Die pro Minute ausgeschüttete Blutmenge, das Herzzeitvolumen (HZV), hängt einerseits von der Schlagfrequenz ab (Puls-, Herzfrequenz), andererseits von der mit jedem Pulsschlag ausgeworfenen Menge, dem Schlagvolumen. Aus der Aorta entspringen Arterien zu einzelnen Organen; die aus ihnen unter Verzweigung hervorgehenden kleineren Arterien, die Arteriolen, enthalten in ihrer Wand glatte Muskulatur, welche sich verengen oder erschlaffen kann und so Gefäßdurchmesser und durchströmende Blutmenge steuert. Von den Arteriolen zweigen schließlich die kleinen Haargefäße (Kapillaren; von lat. capilla = Haar) ab, die engmaschig die Organe durchziehen. Dort findet der Austausch mit der Umgebung statt: So diffundiert beispielsweise Sauerstoff ins Gewebe, während umgekehrt Kohlendioxid – Konzentrationsunterschieden folgend – ins Blut übertritt. Ebenso werden Nährstoffe, Stoffwechselprodukte und Hormone zwischen Blut und Geweben ausgetauscht. Das Blut aus den Kapillaren sammelt sich in kleinen Venen (Venolen), von denen es in größere und schließlich in die beiden großen Hohlvenen (Venae cavae) fließt, die im rechten Vorhof enden. Von dort gelangt das nun sauerstoffarme, kohlendioxidreiche Blut in die rechte Herzkammer, welche es in die zur Lunge ziehenden Pulmonalarterien auswirft.

Nachdem es sich dort in den Alveolen wieder mit O_2 angereichert und von CO_2 befreit hat, erreicht es über die Pulmonalvenen den linken Vorhof. Der Weg von der rechten Herzkammer über die Lunge bis in den linken Vorhof wird als kleiner oder Lungenkreislauf bezeichnet – im Gegensatz zum großen oder Körperkreislauf, der in der linken Herzkammer beginnt und im rechten Vorhof endet.

Die Gefäße sind innen stets mit Endothelzellen ausgekleidet, variieren aber sonst deutlich im Aufbau. Während die Wand der Aorta und größerer Arterien hauptsächlich aus elastischem Gewebe besteht, ist die der Arteriolen reich an glatter Muskulatur, die mit α- und β-Rezeptoren besetzt ist; damit lässt sich ihr Durchmesser verändern. Die Kapillarwände werden im Wesentlichen nur durch die Endothelschicht gebildet; deshalb findet der Austausch mit dem Gewebe so gut wie ausschließlich dort statt.

6.1.2 Aktionsphasen des Herzens – Elektrokardiogramm

Die rhythmische Herztätigkeit lässt sich in zwei Phasen untergliedern:

- In der Systole wird das Blut aus den Kammern ausgeworfen.
- In der Diastole füllen sich die Kammern wieder.

Die Diastole beginnt mit Erschlaffung der Kammermuskulatur und setzt sich mit der Füllung der Kammern durch Blut aus den Vorhöfen fort. Dieser Herzzyklus läuft etwa 70-mal pro Minute ab. Die dazu notwendigen Kontraktionen der Vorhöfe und Kammern sind Prozesse, die durch diverse Einflüsse modifiziert werden können, aber im Wesentlichen vom Herz selbst ausgehen; auch ein denerviertes Herz schlägt weiter.

Diese sogenannte Herzautonomie ist auf die Existenz von Schrittmachern zurückzuführen, die in bestimmten Abständen die Erregung der Herzmuskulatur und damit ihre Kontraktion veranlassen. Physiologischer Schrittmacher ist dabei eine Ansammlung von spezialisierten Zellen der rechten Vorhofmuskulatur, der Sinusknoten. Sie bilden spontan etwa 70-mal pro Minute Depolarisationen aus, die sich auf die Vorhöfe ausbreiten und diese zur Kontraktion veranlassen (Grundlage der P-Welle im EKG; →Abb. 6-1). Von dort zieht die Erregung zum Atrioventrikularknoten (AV-Knoten), der zwischen Vorhöfen (Atrien) und Kammern (Ventrikeln) gelegen ist und sie über das His-Bündel (mit je einem »Schenkel« für die linke und rechte Kammer) zur Arbeitsmuskulatur der Kammern leitet.

In dieser Phase ist die Muskulatur der Vorhöfe gleichmäßig, die der Kammern noch gar nicht erregt, sodass im EKG eine isoelektrische Linie (die PQ-Strecke) auftritt. Die Erregung der Kammermuskulatur (Grundlage des QRS-Komplexes) führt zu ihrer Kontraktion und zum Auswurf des Blutes. Bei gleichmäßig erregter Kammer zeigt sich im EKG eine isoelektrische Linie (ST-Strecke), die Rückbildung der Kammererregung als T-Welle (die der Vorhoferregung ist im QRS-Komplex verborgen). Wenn die Kammermuskulatur erschlafft ist, findet im Sinusknoten bereits die nächste Welle von Depolarisationen statt, die zur Kontraktion der Vorhöfe und zur Kammerfüllung führt. Neben dem Sinusknoten gibt es weitere Schrittmacher, so AV-Knoten, Vorhof- und Kammermuskulatur, deren Entladungsfrequenz jedoch geringer ist und die deshalb vom Sinusknoten gehemmt werden. Bei Ausfall des Sinusknotens oder bei Störungen der Erregungsüberleitung können jedoch diese untergeordneten Zentren die Schrittmacherfunktion übernehmen (Ersatzrhythmen).

Auf Bildung und Leitung der elektrischen Erregung nehmen vegetative Nerven und Hormone Einfluss. Eine Aktivierung sympathischer Neurone sowie die Freisetzung von Adrenalin und Noradrenalin aus dem Nebennierenmark erhöhen über eine Stimulierung von β_1-Rezeptoren die Häufigkeit der Depolarisationen im Sinusknoten und steigern damit die Schlagfrequenz (sowie das pro Schlag ausgeschüttete Volumen); zudem beschleunigen sie die Überleitung im AV-Knoten; einen entgegengesetzten Effekt hat eine Aktivierung der im N. vagus zum Herz ziehenden parasympathischen Fasern.

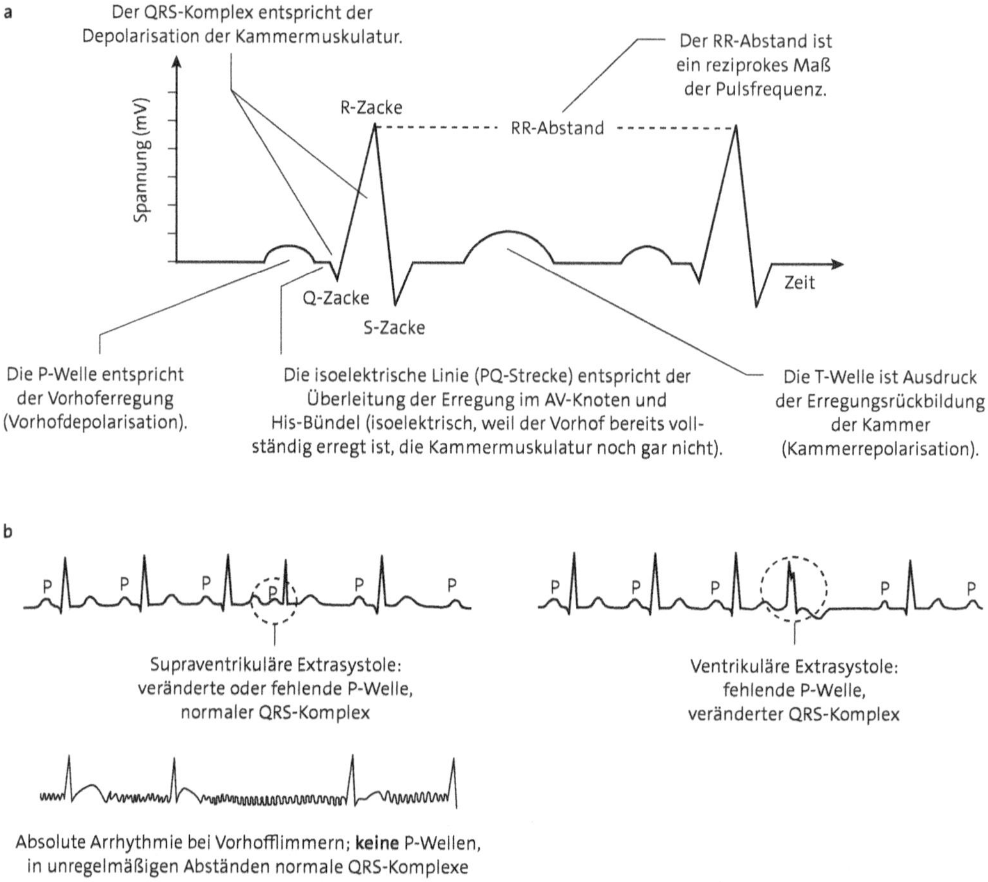

Abb. 6-1: Normales EKG (a) und Herzrhythmusstörungen (b)

6.1.3 Herzrhythmusstörungen

Allgemeines: Von Herzrhythmusstörungen spricht man, wenn die Abfolge der elektrischen Erregungsbildung und ihrer Ausbreitung gestört ist; sie müssen keineswegs hämodynamische Bedeutung haben, also sich auf das Kreislaufsystem auswirken. Man kann sie in Störungen der Erregungsbildung und der Erregungsausbreitung unterteilen.

Störungen der Erregungsbildung: Eine unzureichende Depolarisationsfrequenz im Sinusknoten ist einer der Pathomechanismen des »Sick-Sinus-Syndroms« (Sinusknotensyndroms). Typisches Kennzeichen ist eine starke, meist anfallsweise auftretende Verlangsamung der Pulsfrequenz (Bradykardie), sodass manche Kreislauffunktionen nicht mehr erfüllt werden und es als auffälligstes Symptom zu zeitweisem Verlust des Bewusstseins (Synkope) kommen kann. Patienten mit Sick-Sinus-Syndrom wird oft durch Implantation eines Herzschrittmachers wirksam geholfen (zum Karotissinussyndrom → Kap. 6.1.6).

EXTRASYSTOLEN UND TACHYKARDIEN; QT-ZEIT-VERLÄNGERUNG

Bei Extrasystolen bildet einer der Schrittmacher im Herzen zur Unzeit Depolarisationen aus. Häufig als »Herzstolpern« bemerkt werden supraventrikuläre Formen, bei denen – entweder vom AV-Knoten oder von der Vorhofmuskulatur ausgehend – eine vorzeitige Erregung einsetzt, die sich in die Kammer ausbreitet und dort zur Kontraktion führt; Vorhofextrasystolen kommen auch bei Herzgesunden vor und sind in der Regel hämodynamisch bedeutungslos. Im EKG findet sich keine oder eine atypische P-Welle, während der QRS-Komplex unverändert ist (→ Abb. 6-1). Ventrikuläre Extrasystolen gehen von der Kammermuskulatur aus, zeigen sich im EKG durch veränderte QRS-Komplexe und sind im Allgemeinen ernster zu nehmen, insbesondere wenn sie nicht immer gleiche Gestalt haben (also polymorph sind und somit von verschiedenen Schrittmachern der Kammer ausgehen) oder eine enge zeitliche Beziehung zum vorangegangenen Schlag aufweisen. Information darüber gibt oft nur ein Langzeit-EKG. Zusammenfassend lässt sich sagen, dass Extrasystolen häufig harmlos sind – bei jungen Leuten fast immer –, dass aber eine sichere Auskunft darüber nur die genauere kardiologische Untersuchung liefert. Nicht selten sind Extrasystolen Zeichen einer koronaren Herzkrankheit oder von Herzmuskelschäden.

Als Tachykardien werden Beschleunigungen des Herzschlags bezeichnet. Häufig handelt es sich um Sinustachykardien, bei denen der Sinusknoten vermehrt Depolarisationen ausbildet. Im EKG zeigen sich normale Wellenformen, die aber häufiger auftreten – wobei v. a. die Abstände zwischen T-Wellen und folgenden P-Wellen verkürzt sind. Tachykardien kommen physiologisch bei erhöhter Belastung vor und können bei manchen Personen auch ohne besonderen Grund in Ruhe auftreten; häufig sind sie aber Zeichen einer gestörten Hämodynamik (etwa bei Herzfehlern) oder anderer körperlicher Beeinträchtigung (z. B. bei Infektionen, Anämien).

Bei den supraventrikulären Tachykardien liegt der Schrittmacher im Vorhof oder AV-Knoten, der in diesem Fall schneller als der Sinusknoten Depolarisationen ausbildet (mit Frequenzen von oft 130–200 Schlägen pro Minute); im EKG finden sich – wie im Falle supraventrikulärer Extrasystolen – keine oder atypische P-Wellen sowie unveränderte Kammerkomplexe. Supraventrikuläre Tachykardien müssen in ihrer Ursache abgeklärt werden; insbesondere bei jungen Leuten können sie wahrscheinlich auch ohne Herzkrankheit vorkommen. Kammertachykardien haben zuweilen noch höhere Frequenzen und sind im EKG an fehlenden P-Wellen und veränderten QRS-Komplexen zu erkennen; sie sind immer als ausgesprochen pathologisch anzusehen und bedürfen schneller Behandlung.

Als Nebenwirkung zahlreicher Medikamente, z. B. trizyklischer Antidepressiva, findet sich eine Verlängerung der QT-Zeit im EKG, was ein Risiko für die Entwicklung schwerer Herzrhythmusstörungen darstellt. Da die QT-Zeit bei langsamem Pulsschlag generell länger ist, bezieht man diese Größe in die Berechnung ein. Die korrigierte QT-Zeit (QTc) ist daher der sehr viel aussagekräftigere Parameter.

Arrhythmien sind Unregelmäßigkeiten des Herzschlags. Oft beruhen sie auf vereinzelten Extrasystolen, vielfach handelt es sich – besonders bei älteren Personen mit Herzinsuffizienz – um Arrhythmien bei Vorhofflimmern. Dabei finden sich statt der P-Wellen kleine hochfrequente Ausschläge, auf die unregelmäßig auftretende unveränderte QRS-

Komplexe folgen. Dabei kann die Pulsfrequenz erhöht (Tachyarrhythmie) oder erniedrigt sein (Bradyarrhythmie). Im ersten Fall lässt sich der Pulsschlag oft durch Antiarrhythmika, Digitalis oder auf elektrischem Wege (Kardioversion) normalisieren: Zuweilen ist eine Ablation erforderlich, d.h. eine Zerstörung kleiner Zellgruppen im linken Vorhof. Bei Bradyarrhythmie ist häufig die Implantation eines Herzschrittmachers erforderlich. Vorhofflimmern ist oft nur gering beeinträchtigend, bedarf aber genauer Abklärung und Behandlung, weil sich dabei leicht Blutpfropfen bilden können, die dann als Embolie Gefäße verstopfen; Kammerflimmern ist ein extrem ernster Zustand, weil sich das Herz dann nicht mehr ausreichend kontrahieren und Blut auswerfen kann. Unmittelbare Todesursache bei vielen Herzinfarkten ist Kammerflimmern mit Herzstillstand.

Störungen der Erregungsleitung: Eine beschleunigte Überleitung vom Vorhof auf die Kammern hat im Wesentlichen keine pathologische Bedeutung – außer im Rahmen des Wolff-Parkinson-White-Syndroms (WPW-Syndroms) mit erhöhter Neigung zu Tachykardie. Eine Verzögerung der Überleitung (AV-Block) kann hingegen erhebliche hämodynamische Konsequenzen haben.[29]

- Beim AV-Block I. Grades wird stets übergeleitet, allerdings mit Verzögerung (erkenntlich an verlängerten PQ-Strecken).
- Beim AV-Block II. Grades wird nicht jede Vorhofdepolarisation übergeleitet; im EKG sieht man vereinzelte P-Wellen, auf die keine QRS-Komplexe folgen.
- Beim AV-Block III. Grades oder totalem AV-Block geht die Vorhoferregung überhaupt nicht auf die Kammer über, sodass ein tiefer gelegener Schrittmacher für die Depolarisation der Kammermuskulatur sorgen muss.

Bei Schenkelblöcken (die häufig keine hämodynamische Bedeutung haben) ist die Erregung innerhalb des linken Schenkels (Linksschenkelblock) oder des rechten (Rechtsschenkelblock) gestört; im EKG zeigen sich veränderte QRS-Komplexe bei regulären P-Wellen und Frequenzen; hier breitet sich die Erregung von der normal elektrisch versorgten Kammer auf die andere aus. Beim stets pathologischen totalen Schenkelblock muss hingegen die Kammermuskulatur durch einen eigenen Schrittmacher erregt werden. Besonders im Rahmen der Medikation mit diversen Psychopharmaka ist erwähntermaßen die Verlängerung der QTc-Zeit zu beachten, die das Auftreten von Arrhythmien begünstigt.

6.1.4 Koronare Herzkrankheit

Von Koronarinsuffizienz spricht man, wenn der Herzmuskulatur weniger Sauerstoff zugeführt wird, als sie zur vollen Deckung ihres jeweiligen Bedarfs benötigt. Bei der koronaren Herzkrankheit (KHK) liegt eine Koronarinsuffizienz aufgrund einer Verengung der Herzkranzarterien vor; sie manifestiert sich typischerweise durch die Symptome der Angina pectoris und kann zu Herzinfarkt, Rhythmusstörungen und Herzinsuffizienz führen. Die ihr zugrunde liegende Koronarsklerose mit Verengung und Verhärtung der Herzkranzgefäße findet sich vorwiegend bei älteren Personen, kann aber auch schon deutlich früher auftreten und ist zumeist Folge von Hypertonie, Rauchen, Übergewicht, Bewegungsmangel, Diabetes und Fettstoffwechselstörungen. Auch diverse Medikamente (beispielsweise einige atypische Antipsychotika) begünstigen eine solche Entwicklung, indem sie in den Stoffwechsel eingreifen (ein sogenanntes metabolisches Syndrom erzeugen). Koronarsklerose wird zuweilen nicht ganz korrekt, jedoch im Allgemeinen unmissverständlich, als Synonym für koronare Herzkrankheit verwendet.

Das häufigste, jedoch keineswegs obligate Symptom der KHK ist die Angina pectoris (von lat. angina = Enge, pectus = Brust): Zunächst unter körperlicher und psychischer Belastung, in späteren Krankheitsstadien zunehmend auch in Ruhe, tritt dabei – häufig mit Angst verbunden – ein hinter dem Brustbein (retrosternal) lokalisierter Schmerz auf (Stenokardie), der oft in die linke Brust und den linken Arm zieht; nicht selten werden auch Schmerzen in Rücken, rechter Brust, Halsgegend und Bauchraum beobachtet. In aller Regel, zumindest zu Krankheitsbeginn, verschwinden die Beschwerden rasch nach Belastungsende oder nach Einnahme der Koronarien erweiternden Nitropräparate.

HERZINFARKT

Unter Herz- oder Myokardinfarkt wird ein akuter Untergang von Herzmuskelgewebe verstanden. Die Ursache ist in der Regel der Verschluss einer Koronararterie durch ein dort – häufig durch Ablösung einer Plaque – gebildetes Blutgerinnsel (Thrombus; daher auch die seltene, aber treffende Bezeichnung Koronarthrombose). Ebenso können jedoch andere Mechanismen verantwortlich sein, etwa Unterschreitung der kritischen Sauerstoffzufuhr bei Arrhythmien. Sofern nicht augenblicklich Tod durch Herzmuskelversagen oder als Folge schwerer Rhythmusstörungen auftritt, zeigen sich die charakteristischen Symptome des Herzinfarktes: eine schwere, anhaltende und sich auf Nitropräparate nur unwesentlich bessernde Angina pectoris, häufig Schocksymptomatik mit Blutdruckabfall und Pulsfrequenzanstieg sowie (je nach Infarktlokalisation) schwere Atemnot. Andererseits zeigen viele Infarkte eher uncharakteristische Beschwerden und werden oft erst später an EKG-Veränderungen diagnostiziert (»stumme« Infarkte). Etwa ein Drittel der Patienten mit Herzinfarkt stirbt an den Folgen des Ereignisses, meist im Laufe der ersten Stunden und Tage. Häufige Todesursache sind Rhythmusstörungen (besonders Kammerflimmern), Herzinsuffizienz sowie Ruptur der nekrotischen Herzwand. Beim Rest heilt der Schaden unter Narbenbildung häufig ziemlich folgenlos aus.

Weitere Symptome der KHK sind oft Herzrhythmusstörungen, die über Kammerflimmern und Asystolie (völliges Aussetzen des Herzschlags) zum Tod führen können. Die mit dem Sauerstoffmangel verbundene ungenügende Energiebereitstellung reduziert die Kontraktionskraft des linken Ventrikels und bedingt eine Linksherzinsuffizienz, die sich durch Atemnot bemerkbar macht.

DIFFERENZIALDIAGNOSTISCHER HINWEIS

Schmerzen im Bereich der Herzgegend bzw. des Brustkorbs sind verbreitet und speziell bei jüngeren Personen (insbesondere bei Frauen vor der Menopause ohne Risikofaktoren wie Übergewicht, Hyperlipidämie und Rauchen) in eher seltenen Fällen Zeichen eines Herzinfarkts – obwohl man allein zur Beruhigung der Patienten im Zweifelsfall lieber diagnostisch zu viel tun sollte.

Vielfach sind solche Beschwerden auf Reizzustände im Bereich der Brust- oder Halswirbel zurückzuführen, also vertebragen (von lat. vertebra = Wirbel). Diese vertebragenen Herzschmerzen – ebenso wie die funktionellen (d. h. organisch nicht erklärbaren) – bessern sich meist bei Belastung oder Änderung der Körperhaltung.

Ein Verdacht auf einen Herzinfarkt ist natürlich besonders dann gegeben, wenn anamnestisch Hinweise auf eine koronare Herzkrankheit vorliegen; Letztere lässt sich oft schon aufgrund der typischen Symptomatik der belastungsabhängigen Angina pectoris vermuten, die aber nach dem oben Gesagten kein obligates Symptom darstellt. Mithilfe des Belastungs-EKGs wird weitgehend die Diagnose gesichert; direkte Aussagen über den Zustand der Herzkranzgefäße erlaubt die Koronarangiografie, bei der die Koronararterien durch Kontrastmittelinjektion röntgenologisch dargestellt werden.

6.1.5 Herzinsuffizienz und weitere Herzerkrankungen

Herzinsuffizienz: Definitionsgemäß liegt eine Herzinsuffizienz dann vor, wenn das Herz die erforderliche Blutmenge nicht mehr auswerfen kann. Bei der Linksherzinsuffizienz staut sich das Blut in die Lunge zurück, es kommt zur Ansammlung von Wasser in den Alveolen (Lungenödem) mit der Folge von Atemnot; bei Rechtsherzinsuffizienz findet sich v. a. Wasser in den Knöcheln, später zunehmend in weiteren Organen – wobei anzumerken ist, dass die meisten Knöchelödeme auf Störungen des venösen Rücktransports beruhen (venöse Insuffizienz).

Herzinsuffizienz entwickelt sich häufig mit zunehmendem Alter, ist aber in vielen Fällen auch auf eine Herzmuskelentzündung (Myokarditis), den Untergang von Herzmuskelzellen (Kardiomyopathie, →unten) oder eine koronare Herzkrankheit zurückzuführen – stellt also ein bei vielen Krankheiten zu beobachtendes Syndrom dar. Linksherzinsuffizienz ist oft Folge von Hypertonie im großen Kreislauf, Rechtsherzinsuffizienz von Lungenerkrankungen (z. B. chronisch obstruktive Bronchitis, Asthma bronchiale). Besonders in frühen Stadien der Erkrankung bringt eine Verminderung des Blutvolumens durch ausschwemmende Medikamente (Diuretika) oft deutliche Erleichterung; in vielen Fällen führt eine Stärkung der Herzleistung mit Erhöhung des Auswurfvolumens durch (das zunehmend weniger eingesetzte) Digitalis oder ähnlich wirkende Substanzen zu einer Besserung.

Entzündliche Herzerkrankungen: Die Endokarditis, eine Entzündung der Herzinnenhaut, tritt zuweilen als Symptom des »rheumatischen Fiebers« im Anschluss an eine Streptokokkeninfektion auf; es handelt sich im Wesentlichen um einen immunologischen Prozess, der nicht selten zu Herzklappenveränderungen (besonders der Mitralklappe) mit den Folgen einer gestörten Hämodynamik und Herzgeräuschen führt. Ähnliche Veränderungen können zudem akut im Rahmen anderer Infektionen (infektiöse oder bakterielle Endokarditis) vorkommen und stellen dann oft ein schweres Krankheitsbild mit Fieber, Herzjagen, Herzinsuffizienz dar. Myokarditis, eine Entzündung des Herzmuskels, kommt im Rahmen von Infektionen vor[30], verläuft aber häufig subklinisch und hat im Allgemeinen eine recht gute Prognose. In schwereren Fällen zeigen sich Abgeschlagenheit, Fieber, Atemnot, Tachykardie und Herzrhythmusstörungen; Bettruhe und strikte Schonung sind dann angezeigt.

Kardiomyopathien: Darunter versteht man Erkrankungen des Herzmuskels, die nicht

Folge von Hypertonie oder KHK darstellen. Sie manifestieren sich in erster Linie durch Herzinsuffizienz, daneben durch Rhythmusstörungen. Neben den in ihrer Ursache ungeklärten primären Kardiomyopathien gibt es sekundäre, auf bekannte Krankheiten (z.B. Myokarditis) zurückführbare. Erwähnt sei lediglich die alkoholische Kardiomyopathie, welche – speziell bei disponierten Personen – durch regelmäßig konsumierten Alkohol (nicht notwendigerweise in hohen Dosen) bedingt ist (hingegen »profitieren« die Koronarien möglicherweise sogar von mäßigem Trinken, speziell wohl von Rotwein; → Kap. 10.4). Als erstes Symptom zeigen sich oft Rhythmusstörungen (meist supraventrikulärer Natur), die häufig durch Alkoholexzesse ausgelöst werden; wenn das Trinkverhalten nicht deutlich korrigiert wird, kann es zur irreversiblen Herzinsuffizienz kommen.

6.1.6 Regelung des Blutdrucks

Als Blutdruck wird der Druck bezeichnet, den das Blut auf die Gefäßwände ausübt. Im arteriellen Schenkel des großen Kreislaufsystems ist er sehr viel höher als im venösen (etwa 100 mmHg Mitteldruck in der Aorta im Gegensatz zu ungefähr 2–4 mmHg in den Hohlvenen); dieser Blutdruckabfall ist Folge eines hohen Widerstandes in den Arteriolen und Kapillaren. Während der Systole ist der arterielle Blutdruck deutlich höher als während der Diastole (normalerweise etwa 130 mmHg gegenüber 80 mmHg).

Der große Kreislauf lässt sich in seinem Aufbau mit einem Stromkreis vergleichen, wobei der Blutdruck der Spannung U entspricht, die pro Zeiteinheit die Gefäße durchströmende Blutmenge dem Strom I, der Gefäßwiderstand schließlich dem elektrischen Widerstand R in den Gesetzen von Ohm und Kirchhoff. Die von der Aorta abgehenden Gefäßsysteme der einzelnen Organe stellen parallel geschaltete Widerstände dar. Nachdem in der Aorta und ihren großen Ästen der Druckverlust gering ist, der Druck in den großen Venen nahe 0 liegt, ist der Druckabfall über jedem Organgefäßsystem weitgehend gleich.

Die das Gefäßsystem durchströmende Blutmenge ist indirekt proportional dem v.a. durch Arteriolen und Kapillaren bestimmten Gefäßwiderstand. Dieser ist abhängig von lokalen Faktoren, speziell der Menge der im Gewebe gebildeten (sauren) Stoffwechselprodukte, von der Aktivität der diese Region versorgenden sympathischen Nervenfasern, zudem vom zahlenmäßigen Verhältnis konstriktorischer α_1-Rezeptoren und vasodilatatorisch wirkender β_2-Bindungsstellen. Schließlich spielt die vom Nebennierenmark ausgeschüttete, im Blut zirkulierende Menge von Adrenalin und Noradrenalin eine Rolle; diese Hormone wirken nicht nur auf Pulsfrequenz und Schlagvolumen (somit auf die Auswurfleistung des Herzens und den Blutdruck), sondern über eine Stimulation von α_1- und β_2-Rezeptoren auch auf den arteriellen Widerstand. Überwiegend α-Rezeptoren finden sich an Gefäßen von Haut und Niere, wo Katecholamine vornehmlich konstriktorisch wirken. Anders ist es an der Skelettmuskulatur, am Herzen und an der Leber, wo vorwiegend β_2-Rezeptoren sitzen: Dort zeigt sich im Allgemeinen Vasodilatation und verstärkte Durchblutung.

Die Gefäßmuskulatur steht durch Impulse vasokonstriktorischer sympathischer Fasern in einem gewissen Spannungszustand; speziell Kapillaren und Arteriolen sind also nicht maximal geöffnet. Kommt es in einem Organ zu vermehrter Arbeit und damit zu erhöhtem Sauerstoffverbrauch, erweitern sich die zuführenden Gefäße. Zum einen führt O_2-Mangel allgemein zu lokaler Vasodilatation, zum anderen fallen bei Arbeit ohne ausreichende Sauerstoffversorgung vermehrt saure Stoffwechselprodukte an (u.a. H^+-Ionen); diese führen über Vasodilatation zu besserer Blutzufuhr und so zu rascherer Entfernung der anfallenden Metaboliten. Verringert sich der Gefäßwiderstand in einem besonders aktiven Organ (z.B. einer Muskelgruppe), fällt im gesamten Körperkreislauf der Blutdruck ab und es resultiert eine reduzierte Durchblutung der restlichen Organe. Ist der Blutdruck so stark vermindert, dass Mangelversorgung droht, wird er durch komplexe Regulationsvorgänge erhöht.

Diese werden vom »Kreislaufzentrum« in der Medulla oblongata gesteuert. Es erhält Informationen über afferente Neurone, die, vornehmlich im N. vagus ziehend, u.a. von den Druckrezeptoren (Barorezeptoren, Pressorezeptoren) in den Gefäßwänden der Aorta und der Halsschlagader (A. carotis) kommen. Sinkt der Blutdruck ab und werden diese Sensoren weniger gedehnt, feuern die afferenten Fasern seltener. In Folge werden sympathische Neurone zu Gefäßen und Herz verstärkt aktiviert; aus Konstriktion von Arteriolen (Reizung von α_1-Rezeptoren) und erhöhter Auswurfleistung des Herzens (Stimulation von β_1-Rezeptoren) resultiert eine Blutdrucksteigerung.

An den zeitweilig besonders beanspruchten Organen wird die Konstriktion durch die gefäßerweiternde Wirkung des O_2-Mangels und erhöhte Konzentration saurer Stoffwechselprodukte aufgehoben; an anderen verengen sich zwar die Gefäße, durch den erhöhten Blutdruck (u.a. aufgrund eines vermehrten Auswurfs aus der linken Herzkammer) bleibt die durchströmende Blutmenge nach dem Ohm-Gesetz etwa gleich. Bei Erhöhung des arteriellen Blutdrucks setzen gegenteilige Reaktionen ein: Eine verstärkte Feuerung der Axone von den Barorezeptoren führt zur Aktivitätsreduktion jener sympathischen Neurone, welche die Gefäßmuskulatur in einem dauernden Konstriktionszustand halten; Folge ist Dilatation und Verminderung des peripheren Widerstands. Zugleich werden über die Aktivierung parasympathischer Fasern im Vagusnerven Pulsfrequenz und Schlagvolumen reduziert (Barorezeptor- oder Karotissinusreflex, nach dem an der Gabel der A. carotis, dem Karotissinus, gelegenen, durch den Karotissinusnerven mit dem Kreislaufzentrum verbundenen wichtigen Barorezeptor).

Beim Karotissinussyndrom ist dieser Reflex besonders ausgeprägt, sodass es bei erhöhtem Druck im Halsbereich (z.B. durch enge Hemdkragen oder Drehbewegungen) zur Bradykardie mit Ohnmacht kommen kann (Adams-Stokes-Anfälle); nicht selten findet sich diese Symptomatik im Rahmen arteriosklerotischer Gefäßveränderungen, somit häufig bei älteren Personen.

Zusätzlich wirken die vom Nebennierenmark ausgeschütteten Katecholamine auf das Herz-Kreislauf-System. Allerdings dürften diese langsamen Vorgänge keine wesentliche Rolle bei der kurzfristigen Blutdruckregulation spielen. Ihre Ausschüttung führt – neben der Bereitstellung von Glucose und freien Fettsäuren – v.a. zu optimaler kardiovaskulärer Bereitschaft für kritische Situationen. Am Herzen kommt es über Stimulation von β_1-Rezeptoren zur Erhöhung von Auswurfvolumen und Schlagfrequenz, an den Gefäßen einerseits zur Konstriktion (Besetzung von α_1-Rezeptoren durch Noradrenalin und Adrenalin), andererseits – speziell an jenen der Skelett- und Herzmuskulatur – zur Dilatation (Stimulation von β_2-Rezeptoren durch Adrenalin).

Eine wichtige Rolle für die Blutdruckregelung spielt weiter der Renin-Angiotensin-Aldosteron-Mechanismus: Das hauptsächlich von der Niere gebildete Renin führt Angiotensinogen in Angiotensin I über, das wiederum durch Angiotensin-Converting-Enzym (ACE) in das blutdrucksteigernde Angiotensin II verwandelt wird; Letzteres wirkt zum einen direkt vasokonstriktorisch auf die Arteriolen, stimuliert zum anderen das Kreislaufzentrum und fördert die Na^+-Rückresorption in der Niere (erhöht somit über eine Vermehrung des Plasmavolumens weiter den Blutdruck). Eine Aktivierung des Renin-Angiotensin-Aldosteron-Systems (RAAS) erfolgt physiologisch bei erniedrigtem Blutdruck oder vermindertem Plasmavolumen (→Kap. 6.2.3). Weitere Faktoren, welche die Urinausscheidung und damit längerfristig den Blutdruck beeinflussen, sind ADH und Aldosteron. Beide Hormone verhindern – teils über verstärkte Na^+-Rückresorption – einen Wasserverlust, führen damit zu vermehrtem Plasmavolumen und über verstärkte Gefäßfüllung zu erhöhtem Blutdruck. Substanzen, welche die Rückresorption von Natrium hemmen (Diuretika), werden daher auch zur Hypertoniebehandlung eingesetzt.

6.1.7 Hypertonie

Definitionen: Nach Empfehlung der WHO liegt eine (arterielle) Hypertonie dann vor, wenn bei mehrfachen Messungen über längere Zeit die systolischen Blutdruckwerte 140 und/oder die diastolischen 90 mmHg überschreiten. Bei systolischen Werten zwischen 140 und 160 mmHg, diastolischen von 90 bis 95 mmHg oder nur intermittierenden Erhöhungen spricht man oft – heute zunehmend seltener – von Grenzwerthypertonie.

Symptomatik und Spätfolgen: Sofern nicht bereits Komplikationen durch Gefäß- und Organveränderungen eingetreten sind, zeigt eine Blutdruckerhöhung anfangs wenig oder keine Symptome. Häufig wird die Hypertonie daher anlässlich einer Routineuntersuchung oder einer sonstigen Erkrankung festgestellt. Frühsymptome sind, wenn überhaupt vorhanden, eher uncharakteristisch wie Schwindelgefühl, Nervosität, Leistungseinschränkung. In den Spätstadien treten hingegen erhebliche Beschwerden, vornehmlich in Herz, Nieren, Augen und Hirngefäßen auf.

Die Spätfolgen sind primär Gefäßveränderungen in Form einer Atherosklerose, d.h. Verhärtung und Verengung der Gefäße, speziell an den Arterien des Gehirns sowie den Koronarien. Eine Folge der Veränderungen an den Hirnarterien sind zerebrale Ischämien (Durchblutungsstörungen mit Gewebsschädigungen) oder Blutungen aus den brüchigen Gefäßen. Die Sklerose der Herzkranzgefäße führt zu mangelnder Sauerstoffversorgung der Herzmuskulatur (KHK, →Kap. 6.1.4). Da bei Hypertonie der Gefäßwiderstand erhöht ist, steigt die erforderliche Arbeit der linken Herzkammer, was zunächst zu Muskelzunahme (Linksherzhypertrophie), später zur Linksherzinsuffizienz führt. Kardiale Komplikationen wie Infarkt und progrediente Linksherzinsuffizienz sind die häufigsten Todesursachen bei Hypertonikern, an zweiter Stelle stehen Folgen eines gefäßbedingten zerebralen Leidens.

Bei etwa 10 % der Patienten kann der Bluthochdruck als Folge einer Grundkrankheit erklärt werden (sekundäre Hypertonie). Deutlich an erster Stelle als Ursache stehen angeborene oder erworbene Veränderungen der

Nierengefäße und des Nierengewebes (renale Hypertonie). Seltener ist die endokrine Hypertonie, wie sie z. B. bei Erkrankungen der Nebennierenrinde oder des Nebennierenmarks (Phäochromozytom) auftritt. Unter dem Begriff kardiovaskuläre Hypertonie werden Hochdruckformen zusammengefasst, die Folge von angeborenen, entzündlichen oder sklerotischen Veränderungen am Herzen und dem ersten Abschnitt der Aorta sind. In seltenen Fällen kann eine Hypertonie neurogener Natur oder medikamentös bedingt sein.

Die verbleibenden etwa 90 % der Hochdruckfälle lassen sich nicht als Folge einer Grundkrankheit erklären. Man spricht dann von primärer, idiopathischer oder essenzieller Hypertonie.

Pathophysiologie: Pathogenetisch lassen sich zwei Formen des Hochdrucks unterscheiden. Ein vornehmlicher Widerstandshochdruck aufgrund von Vasokonstriktion liegt bei den renalen Hypertonieformen vor, wo das indirekt vasokonstriktorisch wirkende Renin vermehrt freigesetzt wird. Eher ein Volumenhochdruck wird im Falle der kardiovaskulären Hochdruckformen gefunden, bei denen das Herzminutenvolumen erhöht ist, meist um den Folgen von Herz- und Gefäßveränderungen entgegenzuwirken.

Während man also für die sekundären Hypertonien nicht nur die Ursache, sondern auch wenigstens teilweise den vermittelnden Pathomechanismus angeben kann, ist beim essenziellen Hochdruck beides nur unzureichend bekannt. In den Frühstadien scheint eher ein Volumenhochdruck vorzuliegen, der über noch nicht klare Mechanismen zur dauernden peripheren Widerstandserhöhung führt, worauf das Herzminutenvolumen wieder zur Norm zurückgeht bzw. sogar darunter absinkt. Vereinfacht ausgedrückt, verstellt sich als Folge von Adaptation der Pressorezeptoren der Sollwert des Regelsystems auf einen höheren Betrag (Veränderung der Schwelle des Barorezeptorenreflexes). Diese Widerstandserhöhung kann sich nun ihrerseits über Drosselung der Nierendurchblutung und Aktivierung des Renin-Angiotensin-Aldosteron-Systems weiter verstärken und zu den erwähnten Spätfolgen führen. Unklar bleibt, wie es zu dieser initialen Steigerung des Herzminutenvolumens kommt. Während viele Autoren hierfür einen in gestörter Nierenfunktion begründeten Anstieg des Blutvolumens annehmen, vertreten andere die Hypothese, dass Stressfaktoren über Sympathikusaktivierung und vermehrte Katecholaminausschüttung zur Erhöhung des Herzminutenvolumens führen.

Neben allgemeinen Maßnahmen (Einschränkung des Kochsalzkonsums, Reduktion von Übergewicht, verstärkte körperliche Aktivität) versucht man, den Blutdruck mithilfe von Medikamenten zu senken. Häufig eingesetzt werden – u. a. wegen ihrer guten Verträglichkeit – Diuretika, welche durch Hemmung der Natrium- und Wasserrückresorption in der Niere das Blutvolumen vermindern und zudem wohl über Natriumverminderung die konstriktorische Gefäßmuskulatur weniger reaktiv machen. Erwähnt wurden bereits Betablocker, welche möglichst selektiv β_1-Rezeptoren am Herzen blockieren und über Verringerung des Herzminutenvolumens den Blutdruck senken. Calciumantagonisten (Calciumkanalblocker) führen durch Hemmung des Calciumeinstroms in die Gefäßmuskulatur zur Gefäßerweiterung; wegen der erweiternden Wirkung auf die Koronarien werden sie häufig bei Patienten eingesetzt, die zusätzlich eine KHK aufweisen. Angiotensin-I-Converting-Enzym-Hemmer (ACE-Hemmer) verhindern die Umwandlung von Angiotensin I in das vasokonstriktorische Angiotensin II; auch Blocker von Angiotensionrezeptoren werden mittlerweile eingesetzt. Weiter seien erwähnt die direkten Vasodilatanzien, deren

Wirkmechanismen nicht restlos geklärt sind, Alpharezeptorantagonisten (»Alphablocker« mit Hemmung der vasokonstriktorisch wirksamen α_1-Rezeptoren) und schließlich Alphamimetika, die über Stimulierung präsynaptisch lokalisierter α_2-Bindungsstellen die Vasokonstriktion vermindern.

6.1.8 Gefäßkrankheiten

Atherosklerose: Bereits bei den Spätfolgen von Hypertonie (→ Kap. 6.1.7) wurde die Atherosklerose erwähnt: Es handelt sich um eine Verdickung und Verhärtung der Gefäßwände, welche v. a. die Arterien und Arteriolen betrifft (daher auch die Bezeichnung Arteriosklerose, im Volksmund »Arterienverkalkung«). Die komplizierte, nur teilweise geklärte Pathogenese lässt sich vereinfacht etwa so darstellen: In die innerste Gefäßwand, die aus einer Endothelschicht bestehende Intima, lagern sich zunächst Fette ein (Atheromatose, von griech. athera = Weizenmehlbrei); dabei kommt es zur Anschwellung (Intimaödem), zur Durchsetzung mit Fasern und Cholesterinkristallen sowie zur Verkalkung; schließlich entstehen plattenartige Auf- bzw. Einlagerungen (sogenannte arteriosklerotische Plaques). Indem diese brechen, Gewebe untergeht und Thrombozyten an die Läsionsstellen wandern, bilden sich zusätzliche Verhärtungen. Durch Zunahme der Wanddicke kommt es zur Verengung der Gefäße (Stenosierung), welche ab einem gewissen Ausmaß zu unmittelbarer Blutmangelversorgung führt und zudem die Ausbildung von Gefäßverschlüssen durch Blutgerinnsel begünstigt (→ auch Thrombose und Embolie).

Von besonderer Relevanz ist die Sklerose der Gehirnarterien (Zerebralsklerose), die zu transitorischen (vorübergehenden) zerebralen Ischämien (TIA) und zu einer stärkeren Schädigung von Hirngewebe durch längere Sauerstoffunterversorgung, etwa nach Verschlüssen, führen kann (»Schlaganfall«; → Kap. 1.3.10 zu zerebralen Ischämien); nicht selten können auch sklerotische Hirngefäße platzen (Hirnblutung).

Eine Sklerose der Koronararterien liegt der koronaren Herzkrankheit (→ Kap. 6.1.4) zugrunde, in deren Verlauf sich durch Gefäßverschluss ein Herzinfarkt entwickeln kann. Sklerotische Veränderungen der Augengefäße mit Mangelversorgung der Netzhaut können zu Einschränkungen des Sehvermögens bis hin zur Blindheit führen, die von Nierengefäßen zur zunehmenden Niereninsuffizienz. Im Bereich der Beine manifestieren sich sklerotische Veränderungen der Arterien durch Schmerzen beim Gehen, die bei Ruhe – zumindest in den frühen Stadien – rasch verschwinden (»Schaufensterkrankheit«); schließlich kann es im Rahmen dieser peripheren arteriellen Verschlusskrankheit (AVK) zum Absterben von Gewebe mit Geschwürbildung kommen (Gangrän), was nicht selten schließlich eine Amputation notwendig macht.

Die Ausbildung von Arteriosklerose fördern u. a. Hypertonie, Rauchen, Diabetes und vermehrter Blutfettgehalt (Hyperlipidämie). Der erhöhte Blutdruck belastet die Gefäßwände und führt dort zu Umbauprozessen; Rauchen fördert durch Ausschüttung von Katecholaminen aus dem Nebennierenmark die Mobilisierung von Fettsäuren aus Depotbeständen; die freigesetzten oder durch die Nahrung aufgenommenen Fettsäuren lagern sich – ebenso wie Cholesterin – in die Gefäßwände ein.

Thrombose: Thrombus (Plural: Thromben) ist ein Synonym für Blutgerinnsel; Thrombose bezeichnet die Bildung eines Thrombus. Passiert dies in einer Arterie, so wird der Durchgang des Blutes erschwert oder unmöglich gemacht. Solche arteriellen Gefäßverschlüsse führen zur Minderversorgung von Gewebe und damit zu dessen Absterben. Die Thrombose einer Koronararterie liegt meist einem Herzinfarkt zugrunde, Thrombosen in Hirnarterien verursachen zerebrale Ischämien (»Schlaganfälle«). Thromben bilden sich bevorzugt in ohnehin bereits verengten Arterien oder Arteriolen; begünstigt wird dieser Vorgang durch erhöhte Gerinnungsneigung, wie sie bei besonderer »Dickflüssigkeit« des Blutes (etwa bei Flüssigkeitsmangel oder durch Anwesenheit gerinnungsfördernder Stoffe wie im Tabakrauch) vorliegt. Umgekehrt erschweren Stoffe, welche die Gerinnungsneigung herabsetzen, z. B. Antikoagulanzien oder Prostaglandinsynthesehemmer (etwa Acetylsalicylsäure), möglicherweise auch Alkohol, die arterielle Thrombenbildung.

Im Einzelnen stellt man sich die Thrombenbildung an sklerotischen Gefäßen etwa so vor: Es kommt zum Brechen von Plaques; indem nun – vermittelt über von der Intima freigesetzte Substanzen – an die Stelle der Läsion Thrombozyten wandern und zusammen mit Gerinnungsfaktoren für Abdichtung sorgen, bilden sich Auflagerungen, die ihrerseits den Blutfluss hemmen und somit weitere Verstopfungen begünstigen.

Häufig sind auch venöse Thrombosen, die durch Erschwerung des venösen Abflusses zu Rückstau von Blut in den versorgten Körperregionen führen und sich u. a. durch Schwellungen bemerkbar machen. So finden sich bei den nicht seltenen Beckenvenenthrombosen verdickte, oft druckschmerzhafte Oberschenkel und deutliche Wassereinlagerungen in den Knöcheln. Thrombosen der Beckenvenen oder der tiefen Beinvenen treten bekanntlich nicht selten bei Passagieren von Langstreckenflügen auf. Bei ihnen ist aufgrund mangelnder Beinbewegung das Rückpumpen des venösen Blutes erschwert; zudem werden durch die Sitzhaltung die Gefäße teilweise abgeschnürt; das nur mehr langsam fließende Blut zeigt erhöhte Gerinnungsneigung. Große Gefahr liegt darin, dass solche venösen Thromben sich lösen, über die Hohlvenen und das rechte Herz schließlich in die Lungenarterien gelangen und diese verstopfen (Lungenembolie).

Embolie: Darunter versteht man einen Gefäßverschluss durch ein eingeschwemmtes, an anderer Stelle gebildetes Blutgerinnsel. Die Lungenembolie als Folge venöser Thrombosen wurde schon genannt. Bedeutung haben auch embolische Verschlüsse von Hirnarterien durch Thromben aus dem linken Vorhof; diese bilden sich nicht selten als Folge von Vorhofflimmern, welches seinerseits durch eine Verengung der Klappe zwischen linkem Vorhof und Kammer (Mitralstenose) begünstigt wird.

ZUSAMMENFASSUNG KAPITEL 6.1

Das Herz-Kreislauf-System dient – neben dem Transport von Stoffen (u. a. von Hormonen und energiereichen Verbindungen) – der adäquaten Versorgung der Gewebe mit O_2 und der Entfernung von CO_2.
Der von der linken Herzkammer ausgehende große Kreislauf führt über die Aorta, davon abgehende, sich verzweigende Arterien und schließlich zahlreiche Arteriolen zu den Kapillaren, wo der Austausch mit dem Gewebe stattfindet. Über kleinste und kleinere Venen gerät das nun sauerstoffarme, kohlendioxydreiche Blut in die beiden Hohlvenen, die in den rechten Vorhof münden. Der kleine Kreislauf beginnt in der rechten Herzkammer, bringt das Blut

über die Pulmonalarterien in die Lunge, wo (in den Wänden der Alveolen) CO_2 abgegeben und O_2 aufgenommen wird; den Transport zurück zum linken Herzvorhof besorgen die Lungenvenen.

Dazu findet in weitgehend regelmäßigen Abständen eine Kontraktion der Kammermuskulatur mit Austreibung des Blutes aus den Kammern statt (Systole), auf die eine Erschlaffung der austreibenden Muskeln (Diastole) folgt; in diese Phase fällt auch die Kontraktion der Vorhöfe. Die diese Prozesse einleitenden Erregungen gehen vom Sinusknoten (im rechten Vorhof) aus, der rhythmisch Depolarisationen erfährt und diese Impulse an die Vorhofmuskulatur abgibt; diese kontrahiert sich daraufhin (im EKG als P-Welle zu erkennen). Von dort geht die Erregung über in den Atrioventrikularknoten und die beiden Schenkel des His-Bündels, um sich in der Kammermuskulatur auszubreiten (Grundlage des QRS-Komplexes). Im Zustand gleichmäßiger Erregung der Muskulatur zeigen sich im EKG isoelektrische Linien (die PQ-Strecke bei gleichmäßig erregter Vorhof- und unerregter Kammermuskulatur, die ST-Strecke bei nicht erregtem Vorhof und gleichmäßig erregter Kammer); die T-Welle entspricht der Rückbildung der Kammererregung.

Erkrankungen des Herzens zeigen sich entweder in Rhythmusstörungen, unzureichender Herzleistung oder Sauerstoffunterversorgung der Muskulatur, wobei diese oft kombiniert auftretenden Symptome wiederum diverse Ursachen haben können. Störungen der Erregungsüberleitung (AV-Block verschiedenen Grades, Schenkelblöcke) kommen häufig im gealterten Herz vor, können aber auch ohne bekannte Ursachen auftreten und sind oft hämodynamisch bedeutungslos. Störungen der Erregungsbildung zeigen sich zum einen in Form vereinzelter, von elektrischen Schrittmachern im Vorhof oder der Kammer ausgehenden Kammerkontraktionen (Extrasystolen), die häufig harmlos sind, aber in der Regel Abklärung erfordern. Zum anderen können tiefer gelegene Zentren zeitweise den Sinusknoten als Schrittmacher völlig ablösen; solche Tachykardien haben meist hämodynamische Bedeutung, speziell Kammertachykardien, die rascher Behandlung bedürfen. Nicht selten ist Vorhofflimmern, bei dem es zu unregelmäßigen Kontraktionen der Kammermuskulatur kommt: Die schnellen Formen dieser »absoluten Arrhythmien« erfordern meist medikamentöse Therapie (oder elektrische Kardioversion bzw. Ablation, d. h. Abtragung von Gewebe im linken Vorhof), die langsamen bedürfen oft der Implantation eines Schrittmachers. Rhythmusstörungen können Zeichen einer koronaren Herzkrankheit, von Herzfehlern oder von Herzinsuffizienz sein, als Folge von Infektionen der Muskulatur auftreten (Myokarditis) oder toxischer Natur sein (etwa durch Alkohol).

Herzinsuffizienz liegt vor, wenn die vom venösen System angebotene Blutmenge nicht vollständig ins arterielle System ausgeworfen werden kann, sodass es zum Rückstau kommt (Lungenödem mit Atemnot bei der Linksherzinsuffizienz, Wasseransammlungen zunächst im Bereich der Beine bei Rechtsherzinsuffizienz). Ursachen sind oft

- altersbedingte Veränderungen,
- angeborene oder früh erworbene Herzfehler,
- Hypertonie,
- entzündliche Prozesse,
- toxische Faktoren (wie bei der alkoholischen Kardiomyopathie),
- koronare Herzkrankheit,
- speziell Herzinfarkt, in dessen unmittelbarer oder späterer Folge die zerstörte und durch Narbengewebe ersetzte Herzmuskulatur nicht mehr ihre Aufgaben erfüllt.

Bei der koronaren Herzkrankheit (KHK), die meist auf einer Verengung der Herzkranzgefäße (Koronarsklerose) beruht, wird der Herzmuskulatur weniger sauerstoffreiches Blut zugeführt, als sie zur Erfüllung ihrer Aufgaben benötigt. Typisch für das Anfangsstadium ist v. a. die belastungsabhängige Angina pectoris, später auch Brustschmerz im Ruhezustand. Durch Verschluss der verengten Koronargefäße kann es zum Herzinfarkt kommen. Weiter sind Rhythmusstörungen und Herzinsuffizienz bei KHK häufig.
Die Regulation des (arteriellen) Blutdrucks geschieht in komplexer Weise durch

- die aus den Herzkammern ausgeworfene Blutmenge,
- den generellen Kontraktionszustand der kleinen Gefäße,
- lokale Faktoren in gerade besonders beanspruchten Gebieten (etwa Freisetzung saurer Stoffwechselprodukte),
- schließlich durch die in den Nieren ausgeschiedenen Mengen von Wasser und Kochsalz.

Einfluss darauf nehmen

- (an α-Rezeptoren der Gefäße endende) vasokonstriktorische Nerven,
- vasodilatatorische Fasern zu β_2-Bindungsstellen,
- den Auswurf des Herzens fördernde sympathische Neurone (deren Transmitter Noradrenalin an β_1-Rezeptoren ansetzt),
- vom Nebennierenmark freigesetzte Katecholamine (Adrenalin und Noradrenalin) und
- schließlich die Niere, in der das durch das Angiotensin-Converting-Enzym gebildete Angiotensin die Rückresorption von Kochsalz und Wasser verstärkt (damit über Vermehrung des Blutvolumens den arteriellen Druck erhöht) sowie direkt auf die Gefäße Einfluss nimmt.

Dauerhaft erhöhter Blutdruck (Hypertonie) kann sekundär bedingt sein (etwa durch Nierenkrankheiten), ist aber meist essenzieller Natur (primär, idiopathisch). Während anfangs oft keine Beschwerden auftreten, verhärten sich durch Bluthochdruck auf lange Sicht arterielle Gefäße (Atherosklerose oder Arteriosklerose) mit der Folge weiterer Organschäden, speziell an Herz, Niere und Augen. Zur Behandlung setzt man u. a. ein:

- Alpha- und Betablocker
- Wasser ausschwemmende Substanzen (Diuretika)
- am Renin-Angiotensin-System eingreifende Stoffe (ACE-Hemmer)
- Calciumantagonisten
- Vasodilatanzien

An weiteren Gefäßkrankheiten – neben Sklerosierung, etwa als Hypertoniefolge – sind die Thrombose (Verschluss durch ein am Ort selbst gebildetes Gerinnsel) und die Embolie (Verschluss durch einen eingeschwemmten Blutpfropf) zu nennen.

6.2 Niere und Harnwege – Regulation der Flüssigkeitsaufnahme

6.2.1 Allgemeines und anatomisch-physiologische Grundlagen

Vorbemerkungen: Die Niere (lat. ren) ist ein wichtiges Ausscheidungsorgan – keineswegs aber das einzige (→ Kap. 7.1.5 zur Leber). Da sie auch die Ausscheidung von Natriumionen sowie von Wasser regelt und diese beiden Größen wesentlich für die Blutmenge und damit für den Blutdruck verantwortlich sind, spielt dieses Organ eine wesentliche Rolle bei der Blutdruckregulation; zudem wird der Säure-Basen-Haushalt durch die Entfernung saurer oder basischer Stoffwechselprodukte kontrolliert.

Harnorgane: Diese lassen sich in harnbereitende und harnleitende Organe unterteilen. Zur ersten Gruppe gehören die Nieren (nach lateral konvex gekrümmte, an der Medialseite konkav eingezogene Organe), die beidseits der Wirbelsäule im hinteren Bauchraum etwa auf Höhe der unteren Rippen gelegen sind; bei Entzündung der Nierenbecken ist diese Region klopfschmerzhaft. An der Einbuchtung treten die Gefäße in die Nierenbecken ein; diese sind zudem fächerförmige Auffangbehältnisse für den (von den Sammelrohren ausgeschütteten) Harn. Durch die beiden Harnleiter (Ureteren) wird dieser weiter (kontinuierlich) in die Harnblase geleitet, deren Inhalt bei Bedarf willkürlich über die Harnröhre (Urethra) entleert wird.

Feinaufbau der Niere: Im Querschnitt lässt sich eine außen gelegene Rinde vom inneren, streifig strukturierten Mark unterscheiden:

- Die Rinde enthält insbesondere die Glomeruli und die gewundenen Anteile der Tubuli und besitzt eine vergleichsweise homogene braune Struktur.
- Im Mark liegen v. a. die geraden Tubulusabschnitte und die Sammelrohre. Bei genauerem Hinsehen kann man etwa 5–15 Kegel unterscheiden – einzelne Nierenlappen (welche bei manchen Tierarten noch deutlich getrennt sind); die Spitzen der einzelnen Kegel, die Nierenpapillen, ragen ins Nierenbecken.

Jede der beiden Nieren besitzt etwa eine Million Nephrone, kleinste funktionelle Einheiten. An ihrem in der Rinde gelegenen Ende befindet sich der von einer Kapsel umhüllte Glomerulus – zu einem Knäuel zusammengerollte Kapillaren, aus denen Blutflüssigkeit ins Kapselinnere gepresst wird; dieser Primärharn verlässt die Kapsel durch lange, dünne Rohre (Tubuli), die anfangs gewunden, später gerade mit einer scharfen Schleife laufen und schließlich in den Sammelrohren enden (→ Abb. 6-2). Diese enthalten die Mündungen zahlloser Nephrone und ergießen ihren Inhalt an den Papillenspitzen ins Nierenbecken.

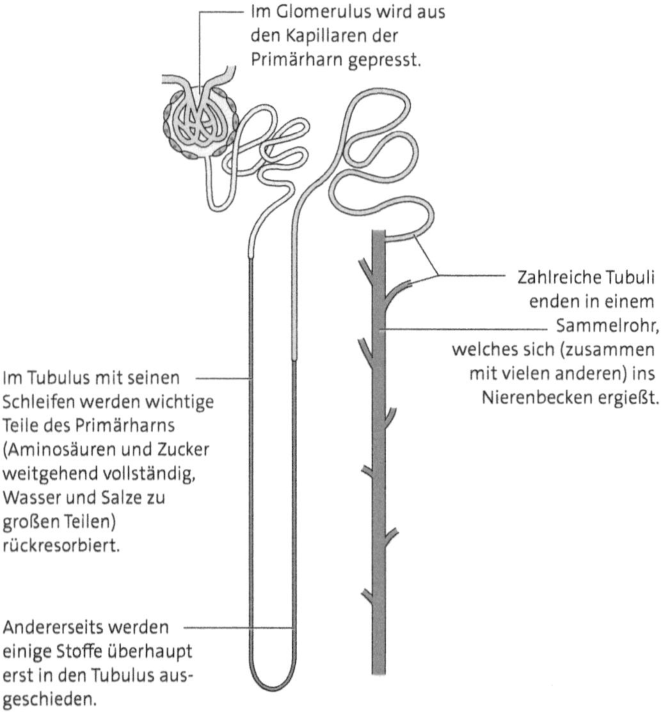

Abb. 6-2: Bau und Funktion des Nephrons

6.2.2 Funktionsweise der Nieren – Nierenkrankheiten

Bei Durchtritt des Blutes durch die Glomeruluskapillaren wird etwa ein Fünftel der Flüssigkeit ins Kapselinnere gepresst; dieses glomeruläre Filtrat enthält weder Blutzellen noch Plasmaproteine in nennenswertem Maße. Hämaturien (Blutzellen im Urin) oder Proteinurien sind in aller Regel pathologisch und können auf Nierenkrankheiten hindeuten – in vielen Fällen geraten diese Stoffe aber auch erst weiter stromabwärts in den Urin, z.B. bei Erkrankungen der Prostata oder der Harnblase. Während das glomeruläre Filtrat die Tubuli passiert, wird es weitgehend rückresorbiert; für Glucose, Aminosäuren und diverse Ionen, u.a. Natrium, geschieht dies mittels eines aktiven, energieverbrauchenden Prozesses; andere Stoffe, speziell Wasser, folgen aufgrund osmotischer Kräfte den ins Nierengewebe transportierten Stoffen passiv nach. Bei vielen Substanzen ist die Rückresorption gering, etwa bei dem aus dem Aminosäureabbau entstehenden, ausscheidungsbedürftigen Harnstoff. Andere harnpflichtige Stoffe werden erst vom Nierengewebe in die Tubuli abgegeben, beispielsweise die ebenfalls bei der Bindung von Stickstoffatomen anfallende Harnsäure.

Obwohl nur ein kleiner Teil des beim Aminosäureabbau anfallenden Ammoniaks als Harnsäure gebunden wird, hat dieser Stoff eine wichtige Bedeutung für die Entstehung von Krankheiten: Lagert sich Harnsäure in den Gelenken ab, kann es zu oft sehr schmerzhaften Gichtanfällen kommen; weiter können ihre Kristalle Nierensteine bilden und auch sonst die Niere schädigen. Erhöhte Harnsäure im Serum (Hyperurikämie) kann Folge bestimmter Ernährung sein (z.B. bei reichlichem Konsum von »Innereien«), ist aber zumeist auf eine genetisch bedingte gestörte Harnsäureausscheidung in der Niere zurückzuführen.

Insgesamt werden etwa 180 l Primärharn pro Tag in die Glomeruluskapseln gepresst; davon werden aber nur 1,5–2 l ausgeschieden. Der Rest wird – inklusive der für den Körper wertvollen Substanzen – wieder ins Blut aufgenommen. Ausgeschieden werden muss speziell der Harnstoff; die Serumkonzentration dieses Stoffes (bzw. noch mehr die des ebenfalls harnpflichtigen Kreatinins) dient als (reziprokes) Maß der Nierenleistung.

NIERENKRANKHEITEN

Chronische Niereninsuffizienz liegt dann vor, wenn das Glomerulusfiltrat irreversibel abnimmt; sie zeigt sich zunächst in einer – noch nicht unbedingt klinisch auffälligen – Anhäufung harnpflichtiger Substanzen; schließlich kann es zu regelrechten Vergiftungserscheinungen kommen (Urämie). Dabei treten hauptsächlich Magen-Darm-Störungen auf, eine im Mechanismus noch unklare Entzündung des Herzbeutels (Perikarditis) und v. a. Zeichen der zerebralen Leistungseinschränkung (urämische Encephalopathie); unbehandelt sterben Personen mit Urämie zumeist im Koma.

Die chronische Niereninsuffizienz ist häufig Folge von

- Gefäßveränderungen bei Diabetes mellitus (diabetische Nephropathie; → Kap. 5.3.4),
- Entzündungen des Nierengewebes (Glomerulonephritis und Pyelonephritis) oder
- zuweilen auch von Hypertonie.

Selten geworden ist inzwischen die Analgetikanephropathie, die Zerstörung insbesondere der Markpapillen durch starken Schmerzmittelkonsum. Dafür war das mittlerweile längst vom Markt genommene Phenacetin verantwortlich; ob eine gewisse Gefahr auch bei sehr häufiger Einnahme des Analgetikums Paracetamol besteht, ist unklar. Sicher hingegen ist, dass akut hohe Dosen die Leber schwer schädigen (Chidiac et al., 2023). Ab einem gewissen Stadium der Niereninsuffizienz ist häufig mehrmals pro Woche eine Hämodialyse erforderlich; in vielen Fällen kann durch eine Nierentransplantation entscheidende Besserung erzielt werden.

Von der chronischen Niereninsuffizienz ist das akute Nierenversagen zu unterscheiden, welches häufig reversibel ist und bei mangelnder Durchblutung (prärenales Nierenversagen, z. B. bei Schock), akuten Nierenkrankheiten (etwa Niereninfarkt) oder bei plötzlichen Abflussbehinderungen (beispielsweise durch Uretersteine) auftreten kann. Symptome sind

- plötzliche Verminderung der Harnmenge (Oligurie),
- Zunahme harnpflichtiger Substanzen im Blut bis hin zu
- Urämie sowie
- Ödeme (z. B. der Lunge).

Bei Einsatz geeigneter Maßnahmen (Schock- und Infektionsbehandlung, adäquate Flüssigkeits- und Elektrolytzufuhr, eventuell Dialyse) ist eine vollständige Rückbildung der Nierenfunktion möglich.

Bei den Entzündungen der Nieren (Nephritis) muss man hauptsächlich zwischen den prognostisch meist ungünstigeren Infektionen der Glomeruli (Glomerulonephritis) und denen des Nierenbeckens und seiner Umgebung (Pyelitis, Pyelonephritis) unterscheiden. Die Glomerulonephritis ist eine häufig gleichzeitig mit oder im Anschluss

an Infektionen (Streptokokkenerkrankungen, Malaria) auftretende (beidseitige) Entzündung, die wahrscheinlich auf begleitende Immunvorgänge zurückgeht; entsprechend kann sie auch bei Autoimmunkrankheiten vorkommen (etwa Lupus erythematodes). Charakteristisch sind Hämaturie, Ödeme und Hypertonie, wobei oft das Serumkreatinin erhöht ist; nicht selten kommt es zur Niereninsuffizienz. Die Behandlung ist von der Grundkrankheit abhängig.
Die Pyelitis (Pyelonephritis) ist hingegen typischerweise eine Infektion mit Bakterien, häufig bei Abflussbehinderungen (z. B. bei Einnahme anticholinerg wirkender Psychopharmaka, etwa TZA) oder verminderter Flüssigkeitsaufnahme, womit der Aufstieg von Keimen in die Nierenregion begünstigt wird. Symptome sind Fieber, Flankenschmerz, Beschwerden beim Wasserlassen, v. a. wenn auch die unteren Harnwege befallen sind; die Schmerzen sind hier oft einseitig. Bei rechtzeitiger Behandlung mit Antibiotika und eventueller Beseitigung eines Staus ist die Prognose günstig; anderenfalls kann sich eine chronische Niereninsuffizienz entwickeln.
Als Nephrolithiasis (Nierensteinleiden; allgemeiner: Urolithiasis = Harnsteinleiden) bezeichnet man Steinbildungen in den Hohlräumen der Nieren und der ableitenden Harnwege. Meistens handelt es sich um Calciumoxalat-, seltener um Harnsäuresteine. Häufig ist eine mangelnde Durchspülung der Nieren (bei geringem Trinken, Schwitzen in heißem Klima) deutlich fördernd. Symptome sind zum einen Dauerschmerz in der Nierengegend, zum anderen intermittierend kolikartige Schmerzen (Steinkolik), die bis in die Leistenregion ausstrahlen können; typisch ist eine (oft mit bloßem Auge sichtbare) Hämaturie. Davon zu unterscheiden ist die seltenere Nephrokalzinose, bei der das eigentliche Nierengewebe (das Nierenparenchym) verkalkt. Zugrunde liegt oft ein erhöhter Calciumspiegel im Serum, beispielsweise bei Überfunktion der Nebenschilddrüse (primärer Hyperparathyreodismus); ohne Beseitigung der Ursache kann eine chronische Niereninsuffizienz entstehen.

6.2.3 Regulation des Wasser- und Kochsalzhaushalts

Allgemeines: Der Wassergehalt des menschlichen Körpers beträgt beim Erwachsenen etwa 50 %. Über die Hälfte davon befindet sich in den Zellen, der Rest ist extrazellulär gelegen, d.h. im interstitiellen Raum (zwischen den Zellen), als Plasmawasser im Blut sowie als transzelluläre Flüssigkeit in Hohlräumen (etwa den Liquorräumen). Die Zahl gelöster Teilchen pro Volumeneinheit (die Osmolarität) ist im Gleichgewichtszustand im Intra- und Extrazellularraum gleich groß; erhöht bzw. erniedrigt sie sich in einem der Teilräume, etwa durch Einströmen osmotisch wirksamer Teilchen, so durchquert Wasser so lange die Zellmembranen, bis wieder gleiche Osmolarität hergestellt ist.

Intrazellulär befinden sich neben Kaliumionen gehäuft Proteine, während extrazellulär (mit Ausnahme des Blutplasmas) der Proteinanteil verschwindend gering ist; dort liegen vornehmlich Natrium- und Chloridionen. Proteine in hoher Konzentration finden sich, hauptsächlich in Form von Albuminen, in den Blutgefäßen, deren Wände unter physiologischen Bedingungen für Proteine undurchlässig sind. Diese Albumine tragen wesentlich zur Osmolarität des Blutes bei und halten das Wasser in den Gefäßen. Kommt es, beispielsweise durch Hungern, zum Absinken ihrer Konzentration, tritt vermehrt Wasser in das umliegende Gewebe aus (Eiweißmangelödeme, etwa in Form von Hungerödemen).

Salz- und Wasserhaushalt werden zum einen durch die Flüssigkeits- und Elektrolytaufnahme, zum anderen durch die Ausscheidungen reguliert. Die Feinregulation anhand der Osmolarität fällt weitgehend den Nieren zu.

Regulationsmechanismen: Zwei Größen müssen in diesem Zusammenhang konstant gehalten werden:

- Zum einen die Flüssigkeitsmenge im Körper, speziell das Blutvolumen, welches nicht unter einen (die Sauerstoffversorgung der einzelnen Organe gefährdenden) kritischen Wert sinken darf;
- zum anderen die Osmolarität (die Zahl der pro Volumeneinheit gelösten Teilchen), da sonst zellschädigende Verschiebungen zwischen Intra- und Extrazellularraum stattfinden.

Sowohl für die Blutmenge als auch für die Osmolarität des extrazellulären, speziell des interstitiellen Raums gibt es Sensoren. Zur Erfassung insbesondere des Zustandes von Hypovolämie existieren Druckrezeptoren (Presso- oder Barorezeptoren) in herznahen Gefäßabschnitten, z.B. der Aorta oder der A. carotis (→Kap. 6.1.6), daneben Volumensensoren, deren Sitz man in der Niere annimmt und welche die Menge des durchströmenden Blutes registrieren. Zur Messung der Osmolarität dienen Osmorezeptoren, die hauptsächlich in der Hypothalamusregion lokalisiert sind (im lateralen präoptischen Areal). Injiziert man in diese Region hypertonische Kochsalzlösung (erhöht also die Osmolarität in diesem kleinen Bereich), so trinken Tiere vermehrt Wasser.

Steigt durch den Verlust von Wasser oder nach Kochsalzkonsum die Osmolarität, feuern die Osmosensoren verstärkt; dies führt im Hypophysenhinterlappen zu vermehrter Ausschüttung von Adiuretin (ADH), welches an den Nierentubuli die Wasserrückresorption fördert. Nimmt man salzreiche Kost zu sich, stellt sich bekanntlich nicht nur Durst ein; auch die Urinproduktion wird zunächst geringer.

Eine Folge erhöhter Feuerung hypothalamischer Osmorezeptoren ist im Allgemeinen eine Steigerung des Durstgefühls. An seiner Entstehung beteiligt ist das Subfornikalorgan, welches die Flüssigkeitsaufnahme steuert; die Aktivität dieses im basalen Telencephalon unterhalb der Fornix gelegenen Kerngebiets wird offenbar durch das im Blut gebildete Polypeptid Angiotensin II angeregt. Seine Injektion in das Subfornikalorgan löst Trinken aus.

Auf die Rückresorption von Natrium und Wasser, der zur Konstanthaltung der Osmolarität wichtigsten Stoffe, wirken die Hormone ADH und Aldosteron. Das antidiuretische – d.h. die Wasserrückresorption in den Nierentubuli fördernde – ADH wird über den Hypophysenhinterlappen ausgeschüttet; seine Freisetzung wird von Hypothalamuskernen gesteuert, die wiederum von Osmosensoren und Dehnungsrezeptoren im Herz-Kreislauf-System stimuliert werden. Aldosteron aus der Nebennierenrinde fördert die Rückresorption von Natrium in den Tubuli und damit indirekt die von Wasser.

Angiotensin II bildet sich über die Zwischenstufe Angiotensin I aus Angiotensinogen. Diese Reaktion wird durch das in der Niere gebildete Renin in Gang gesetzt. Das Renin-Angiotensin-Aldosteron-System wird wiederum u.a. dann aktiviert, wenn als Folge erhöhter Osmolarität ADH aus dem Hypophysenhinterlappen freigesetzt wird. Das Polypeptid Angiotensin II gelangt auf dem Blutweg zum subfornikalen Organ und dockt dort an Rezeptoren an; interessanterweise ist die Blut-Hirn-Schranke in dieser Region – ebenso wie bei einigen weiteren um die Ventrikel gruppierten Kerngebieten (den zirkumventrikulären Organen) – stärker durchlässig und lässt auch Peptide passieren.

Die Anregung des subfornikalen Organs ist nicht die einzige Funktion von Angiotensin II. Daneben fördert es (indirekt über Aldosteron) die Natrium- und Wasserrückresorption in den Nierentubuli (erhöht damit das Blutvolumen) und führt zur Konstriktion von Arterien mit der Folge einer Blutdrucksteigerung (→ unten). Insofern vermehrt Kochsalzaufnahme über die Erhöhung der Osmolarität und Bindung von Wasser nicht nur das Plasmavolumen, sondern zieht auch eine vasokonstriktorische Blutdruckerhöhung nach sich.

Weitere Stimuli zur Regulation des Natrium- und Wasserhaushalts gehen von Blutdrucksensoren (Barorezeptoren) des Gefäßsystems und Volumensensoren in der Niere aus. Fällt der Blutdruck (z.B. nach Blutverlust), feuern diese Sensoren stärker und es kommt zur Reninfreisetzung, wodurch wiederum die Umwandlung von Angiotensinogen in Angiotensin I gefördert wird; dieses wird in einem weiteren, vom Angiotensin-Converting-Enzym kontrollierten Schritt in das gefäßaktive Angiotensin II umgewandelt. Letztere Substanz hat die genannten Effekte: Steigerung des Durstgefühls durch Aktivierung des subfornikalen Organs, indirekte Verstärkung der Natrium- und Wasserrückresorption in den Nierentubuli, direkte Erhöhung des Blutdrucks durch Vasokonstriktion.

Dieser Mechanismus dürfte v.a. für die längerfristige Blutdruckregulation eine Rolle spielen, während der Blutdruck akut hauptsächlich durch die lokale Freisetzung gefäßerweiternder Substanzen und die Aktivität vasokonstriktorischer Neurone beeinflusst wird (→ Kap. 6.1.6). Störungen im Renin-Angiotensin-Aldosteron-System werden für die Entstehung chronischer Blutdruckerhöhung als bedeutsam angesehen. Medikamente, welche das Angiotensin-Converting-Enzym hemmen und auf diese Weise die Bildung von Angiotensin II blockieren (ACE-Hemmer), werden deshalb häufig zur Hypertoniebehandlung eingesetzt. Vereinfachend zusammengefasst, führt erhöhte Osmolarität (etwa durch Zufuhr größerer Kochsalzmengen) ebenso wie Blutdruckabfall zu einer Reihe von Reaktionen, v.a. zu verminderter Wasserausscheidung durch die Nieren sowie zu erhöhtem Durstgefühl mit resultierender Wasseraufnahme. Vermittelnde Mechanismen sind eine vermehrte Ausschüttung von ADH und Aldosteron sowie Aktivierung des Renin-Angiotensin-Aldosteron-Systems und damit Bildung von Angiotensin II; letztere Substanz bewirkt durch Aktivierung des subfornikalen Organs im Endhirn die Entstehung des Durstgefühls.

Interessant ist hier der sich nach stärkerem Alkoholgenuss einstellende Durst (»Brand«). Alkohol wirkt (über Hemmung der ADH-Freisetzung) diuretisch. Auf Verlust von Wasser und Elektrolyten dürfte auch der vielen vertraute »Alkoholkater« mit Kopfschmerz und Lustlosigkeit zurückzuführen sein; dafür spricht, dass eine salzreiche Mahlzeit mit viel Flüssigkeit (»Katerfrühstück«) die Beschwerden nicht selten rasch bessert.

Getrunken wird besonders im Rahmen von Mahlzeiten; biologisch ergibt dies insofern Sinn, als dadurch die Verdauung erleichtert wird. Vor allem mit proteinreicher Nahrung wird viel Flüssigkeit aufgenommen; der osmotische Druck der Proteine zieht Wasser in den Magen-Darm-Trakt, welches zu ersetzen ist.

Unklar ist, was den Trinkvorgang beendet. Sicher ist es nicht die normalisierte Osmolarität, denn diese stellt sich erst lange nach

Flüssigkeitsaufnahme ein. Auch der mit Wasser gefüllte Magen ist offensichtlich nicht das alleinige Signal, mit dem Trinken aufzuhören; wahrscheinlich spielen Lernprozesse hierbei eine nicht unwesentliche Rolle.

ZUSAMMENFASSUNG KAPITEL 6.2

Die Niere hat diverse Aufgaben:

- Sie dient als Ausscheidungsorgan.
- Sie regelt die Osmolarität des Blutes (die Konzentration dort gelöster Teilchen).
- Sie wirkt wesentlich bei der Blutdruckregulation mit.
- Sie ist eine Erythropoetin produzierende Hormondrüse.

Die wesentliche funktionelle Einheit ist das Nephron (etwa eine Million davon in jeder Niere): Der obere Teil des Nephrons ist der Glomerulus, ein kapselförmiges Gebilde, das von verschlungenen Blutkapillaren durchzogen wird; aus ihnen wird Flüssigkeit (normalerweise ohne Blutkörperchen und Proteine) in das Kapselinnere gepresst. Von diesem Glomerulusfiltrat (Primärharn) wird nur ein geringer Teil über die harnleitenden Organe ausgeschieden; der große Teil gelangt aus dem den Glomerulus verlassenden Tubulus wieder ins Nierengewebe (und damit in den Kreislauf); dies betrifft insbesondere Wasser und Kochsalz, für deren Rückresorption die Hormone ADH (aus dem Hypophysenhinterlappen) und Aldosteron (aus der Nebennierenrinde) verantwortlich sind; mit der salzigen Flüssigkeit verlassen auch viele für den Körper wertvolle Substanzen (z. B. Glucose und Aminosäuren) wieder die Tubuli und entgehen so der Ausscheidung.
Eliminiert werden hingegen die harnpflichtigen Substanzen (wie Kreatinin oder Harnstoff); gelingt dies nicht ausreichend (etwa bei Nierenschädigung durch Diabetes mellitus, Hypertonie, Infektionen oder Gifte), resultiert eine chronische Niereninsuffizienz, die zu diversen Organveränderungen führt, insbesondere im Gehirn (urämische Encephalopathie mit der eventuell tödlichen Folge des urämischen Komas).
Zur Registrierung des Blutvolumens (und damit der Höhe des Blutdrucks) sowie der Osmolarität des Blutes (der Konzentration darin gelöster Teilchen) dienen Volumensensoren, Drucksensoren (Barorezeptoren) und Osmosensoren; anhand der davon ausgehenden Impulse wird über das Renin-Angiotensin-Aldosteron-System in der Niere sowie durch ein vom Hypothalamus initiiertes Durstgefühl die Flüssigkeitsausscheidung bzw. -aufnahme reguliert.

6.3 Atmungsapparat

6.3.1 Allgemeines und anatomische Grundlagen

Die (äußere) Atmung (über die Atemwegsorgane und die Lunge) dient – neben der Wärmeregulation – vornehmlich dem Gasaustausch, d.h. der Anreicherung des Blutes mit O_2 und der Entfernung von CO_2. Dies geschieht in den Alveolen (Lungenbläschen), die eine ausgedehnte Kontaktfläche zwischen Blut und Atemluft bilden. Letztere gelangt dorthin über die Atemwege; das sauerstoffarme, kohlendioxidreiche Blut kommt aus der rechten Herzkammer über die Lungenarterien und ihre Äste. Zu den Atemwegen gehören Nase und Mund, Teile des Schlunds, Kehlkopf sowie Luftröhre (Trachea); dort wird die Atemluft der Körpertemperatur angepasst und von Schadstoffen befreit (weitere Filterung geschieht in den Bronchien und Bronchiolen). Die Trachea teilt sich in zwei Hauptäste, die in die Lunge einmünden und sich in kleinere Bronchien und Bronchiolen verzweigen; an ihren Enden führen Verbindungsgänge in die Alveolen, luftgefüllte Säckchen aus Lungengewebe. Ihre Wände bilden Ausstülpungen nach innen (Septen), womit ihre Oberfläche deutlich vergrößert wird; sie sind von Kapillaren durchzogen, in denen sauerstoffarmes und kohlendioxidreiches Blut aus dem rechten Herzen mit der Alveolarluft in Austausch treten kann. Dies geschieht durch Diffusion, indem O_2, dem Diffusionsgradienten folgend, ins Blut gelangt, und CO_2 dieses verlässt.

LUNGENEMPHYSEM

Im Rahmen obstruktiver Lungenkrankheiten wie Asthma bronchiale oder chronischer Bronchitis, bei denen die Ausatmung erschwert ist, können durch den erhöhten intraalveolären Druck die Alveolarsepten verschwinden, was die Austauschoberfläche bei Vergrößerung der Alveolarvolumina verringert (Lungenemphysem). Die Folge ist eine ungenügende Sauerstoffsättigung des Blutes (Zyanose oder »Blausucht«, erkenntlich an der bläulichen Verfärbung der Lippen und Fingernägel), zudem eine Mehrbelastung des Herzens, das durch erhöhtes Herzzeitvolumen mehr Blut zu den verbleibenden Austauschflächen führt; auf lange Sicht lässt die Herzleistung nach (Rechtsherzinsuffizienz mit Ödemen v. a. im Knöchelbereich).

Während die Wände der Luftröhre und der Hauptbronchien aus Knorpel gebaut und daher starr sind, bestehen die der kleineren Bronchien und der Bronchiolen vornehmlich aus glatter Muskulatur; entsprechend kann ihr Durchmesser verändert werden. Die glatte Bronchialmuskulatur wird sowohl von sympathischen als auch von parasympathischen Neuronen versorgt. Die Erregung von α_1-Rezeptoren durch noradrenerge Neurone führt zur Bronchokonstriktion; jedoch überwiegen bronchodilatatorisch wirkende β_2-Bindungsstellen, deren Besetzung durch Noradrenalin (aus postsynaptischen sympathischen Fasern und aus dem Nebennierenmark) und Adrenalin (aus dem Nebennierenmark) bei sympathischer Aktivierung eine Bronchialerweiterung veranlasst. Dem Adrenalin verwandte, vornehmlich β_2-Rezeptoren stimulierende Substanzen (β_2-Sympathomimetika) werden deshalb zur Bronchodilatation, z. B. bei Asthma bronchiale, eingesetzt. Die Bronchialmuskulatur wird zudem von in den Vagusnerven verlaufenden parasympathischen Neuronen erreicht. Ihre Aktivierung führt zur Bronchokonstriktion; entsprechend wirkt eine Stimulation muscarinerger Rezeptoren, z. B. durch Carbachol, bronchokonstriktorisch, ihre Blockade durch Atropin dagegen bronchialerweiternd. Die bei der Demenz vom Alzheimer-Typ eingesetzten Acetylcholinesterasehemmer können als Nebenwirkung zu Verengungen im Bronchialsystem und damit zu Atemnot führen.

Die Atemwege sind mit einer Schleimhaut ausgekleidet. Der dort produzierte Schleim dient im Wesentlichen der Reinigung der Atemluft: Kleine Fortsätze (Zilien) bewegen fortlaufend den Schleim mit den sich dort verfangenden Partikeln in Richtung Schlund, wo er verschluckt wird. Eine Aktivierung parasympathischer Neurone zu den schleimbildenden Zellen steigert deren Sekretionsleistung.

Die Lunge liegt mit ihren beiden Flügeln im Brustkorb und ist über die zwei Blätter des Brustfells (Pleura) mit der Brustwand verbunden; zum Bauchraum hin wird sie durch das Zwerchfell abgegrenzt. Erweitert sich der Brustkorb und wird das Zwerchfell nach unten gezogen, dehnt sich das Lungengewebe und die Alveolen füllen sich aufgrund des entstehenden Unterdrucks mit Luft. Bei Inspiration (Einatmung) heben sich, hauptsächlich als Folge von Kontraktionen kleiner Zwischenrippenmuskeln, die schräg nach unten gestellten Rippen, und der Brustkorb erweitert sich; zudem kontrahiert sich das nach oben gewölbte Zwerchfell und zieht die Lunge nach unten. Die Ausatmung (Exspiration) geht wegen der Zugkräfte des gedehnten Lungengewebes weitgehend passiv vor sich, wird aber zusätzlich durch weitere Zwischenrippenmuskeln unterstützt.

6.3.2 Regulation der Atmung

Die Atmung wird im Wesentlichen durch das Atemzentrum in der Medulla oblongata reguliert; daneben lassen sich Inspiration und Exspiration willkürlich von kortikalen Regionen beeinflussen, was u.a. bei der Hyperventilation (→Kap. 6.3.3) eine Rolle spielt. Auch limbische Strukturen wirken dabei mit, sodass eine erhöhte Atemfrequenz ein Indikator gesteigerter Emotionalität sein kann. Das respiratorische System (Atemorgane und kontrollierende zentralnervöse Strukturen) bildet eine wichtige psychosomatische Schnittstelle: Über die Atmung werden nämlich weitere vegetative Funktionen beeinflusst, wie z.B. die Pulsfrequenz; außerdem ist die Bronchialweite bis zu einem gewissen Grad von psychischen Faktoren abhängig, und schließlich hat die Atmung bzw. die mit ihrer Hilfe gebildete Stimme expressiven Charakter (Schluchzen, Stöhnen). Leider ist der diesbezügliche Kenntnisstand bescheidener als in populärwissenschaftlichen Darstellungen suggeriert.

Wie erwähnt, dient die Atmung der O_2-Aufnahme sowie der Abgabe von CO_2 und wird deshalb v.a. anhand der Partialdrucke dieser Gase im Blut geregelt. Die die Atemmuskeln innervierenden Nervenfasern gehen von Vorderhörnern des Hals- und Brustmarks ab. In diese Bereiche ziehen Neurone vom Atemzentrum der Medulla oblongata. Ein Teil von ihnen steuert die Einatmung (»Inspirationszentrum«) und feuert rhythmisch etwa 15-mal pro Minute; dabei werden einerseits die inspiratorischen Nerven des Rückenmarks erregt, andererseits exspiratorische Neurone gehemmt. Dehnungsrezeptoren in der Lunge melden über afferente, im N. vagus verlaufende Fasern dem Atemzentrum den Grad der Brustraumerweiterung zurück und hemmen die Aktivität inspiratorischer Neurone. Deshalb ist normalerweise die Tiefe der Inspiration keineswegs maximal; sie kann durch willkürliche Beeinflussung der Atemmuskulatur deutlich verstärkt werden. Abwechselnd mit den inspiratorischen Neuronengruppen der Medulla feuern exspiratorische.

Tiefe und Frequenz dieser unwillkürlichen Atemtätigkeit werden durch die Partialdrucke von O_2 und CO_2 im Blut reguliert, v.a. durch den von CO_2. Zur Registrierung dienen Chemorezeptoren an Aorta und A. carotis (Glomus aorticum und Glomus caroticum, Letzteres nicht zu verwechseln mit dem ebenfalls in der A. carotis gelegenen Barorezeptor). Ein Abfall der Sauerstoffkonzentration im Blut oder Anstieg des CO_2-Partialdrucks (bzw. die damit verbundene Konzentrationserhöhung der Wasserstoffionen) führt zu erhöhter Aktivität der afferenten Neurone und stärkerer Feuerung im Atemzentrum. In der Medulla liegen zudem Chemosensoren, welche auf einen Anstieg der CO_2-Konzentration im Liquor cerebrospinalis bzw. einen Anstieg der Wasserstoffionenkonzentration (pH-Abfall) reagieren und ebenfalls die Neurone des Atemzentrums aktivieren. Weitere Faktoren nehmen darauf Einfluss: So wird u.a. vermehrte Muskelarbeit direkt über Dehnungsrezeptoren in den Muskeln dem Atemzentrum gemeldet, welches eine verstärkte Atmung veranlasst, noch bevor durch den erhöhten Energieverbrauch die Konzentration von O_2 absinkt und die von CO_2 ansteigt. Auch die Körpertemperatur wird durch die Atmung geregelt; so führt Fieber zur Aktivierung des Atemzentrums. Erwähnt sei schließlich, dass die Atmung anderen Vorgängen (etwa Sprechen, Singen, Husten) angepasst werden muss, und dass die diese Vorgänge steuernden Zentren daher ebenfalls Verbindungen zu den zuständigen Arealen in der Medulla oblongata aufweisen.

6.3.3 Störungen der Atmung – Erkrankungen der Lunge und des Bronchialsystems

Hyperventilation: Bei der keineswegs selten zu beobachtenden Hyperventilation liegt eine über die Erfordernisse des Stoffwechsels hinausgehende Atmung vor; es kommt zur Anreicherung von O_2 im Blut und einer pathophysiologisch bedeutsamen Verminderung des CO_2-Partialdrucks. Dadurch verringert sich die Konzentration der Wasserstoffionen im Blut (respiratorische Alkalose) und im Weiteren über komplizierte Mechanismen die Ca^{2+}-Konzentration. Die Folge ist eine erhöhte muskuläre Erregbarkeit, die sich u.a. durch Verkrampfungen in den Händen, Kribbeln speziell im Mundbereich, Schwindel und erhöhte Pulsfrequenz bemerkbar macht; diese Symptomatik wird als Hyperventilationstetanie oder allgemeiner als Hyperventilationssyndrom bezeichnet. Sie ist zuweilen eine Folge organischer Erkrankungen, tritt aber besonders häufig im Rahmen des »nervösen Atemsyndroms« auf. Dieses ist gekennzeichnet (neben den genannten Symptomen des relativen Calciummangels) durch Lufthunger, diffuse Beschwerden in der Herzgegend sowie häufig durch Angst bis hin zur Panik. Verständlicherweise erzeugt die Wahrnehmung dieser Veränderungen ihrerseits Angst und führt zu verstärkter Atmung. Die Therapie besteht zumeist in vermehrter Aufnahme von CO_2, etwa durch Atmen in die vorgehaltene Hand oder in eine Tüte.

DIFFERENZIALDIAGNOSTISCHER HINWEIS

Die geschilderte neuromuskuläre Übererregbarkeit (Tetanie, nicht zu verwechseln mit Tetanus, dem Wundstarrkrampf) findet sich nicht nur beim Hyperventilationssyndrom, sondern auch im Rahmen von Erkrankungen, die mit Calciummangel einhergehen. Dazu gehören bestimmte Nierenkrankheiten, Vitamin-D-Mangel sowie insbesondere eine Unterfunktion der Epithelkörperchen (→Kap. 5.3.5), wie sie nach deren versehentlicher Entfernung bei Schilddrüsenoperationen vorkommt; diese Symptomatik sollte also auf jeden Fall abgeklärt werden.

Bronchitis: Akute Formen kommen im Rahmen von »Erkältungen« vor und sind meist viral bedingt, zuweilen (oft sekundär) durch Bakterien; im letzteren Fall ist der Auswurf meist gelb-grünlich. Die Krankheit heilt im Allgemeinen ohne spezifische Therapie aus. Die chronische Bronchitis trifft fast ausschließlich Raucher oder Exraucher und beruht auf vermehrter Sekretion durch Schadstoffe gereizter Schleimhautzellen; typischerweise finden sich Husten und Auswurf. Oft sind die Atemwege verlegt (chronisch obstruktive Bronchitis), sodass es zu Schwierigkeiten v.a. beim Ausatmen kommt und durch Überblähung Alveolarsepten zugrunde gehen können (Lungenemphysem; →Kap. 6.3.1).

Asthma bronchiale: Darunter versteht man reversible Obstruktionen (Ventilationsbehinderungen) auf entzündlicher Basis in einem hyperreagiblen Bronchialsystem, was in der Regel zu ausgeprägter Symptomatik führt. Typisches Symptom ist eine anfallsartig erschwerte Atmung (Dyspnoe); diese kann aber ebenso Dauercharakter annehmen oder einen längeren periodischen Verlauf zeigen. Beim typischen Asthmaanfall kommt es, häufig ziemlich unvermittelt, zu oft heftigsten Zuständen von Dyspnoe, die vornehmlich die Exspiration betrifft und sich u.a. in den typischen keuchenden und pfeifenden Asthmageräuschen äußert. Es besteht Lufthunger und Erstickungsgefühl; die Kranken sind voll auf die Atmung konzentriert und zeigen oft große Angst. Die Anfälle dauern in der Regel von wenigen Minuten bis zu einigen Stunden und gehen, meist durch Medikamente, unter Auswurf größerer Mengen zähen Schleimes zu Ende, worauf ein Gefühl der Erleichterung und Befreiung einsetzt.

Dem Anfall liegen Obstruktionen der unteren Atemwege mit Einengungen des Lumens von Bronchiolen und kleinen Bronchien zugrunde. Drei Pathomechanismen werden für diese vorübergehenden Stenosen diskutiert, nämlich:

- spastische Kontraktion der Bronchialmuskulatur
- (zumeist entzündliche) Schwellung der Bronchialschleimhaut
- Ablagerung von Schleimpfropfen in den Atemwegen als Folge gesteigerter Sekretion

In Einzelfällen spielt (neben den Stenosen) auch eine Störung der Atemmechanik mit Verkrampfung der inspiratorischen Muskulatur eine Rolle.

Ein Großteil der Asthmaanfälle beginnt im ersten Lebensjahrzehnt, wobei sie vielfach nach der Pubertät verschwinden. Sie treten mit stark variierender Häufigkeit auf, bei manchen Personen nur im Abstand von Jahren, bei anderen in bestimmten Phasen fast täglich, wobei auch zwischen den Attacken oft keine Beschwerdefreiheit vorliegt. Nur ein eher kleiner Teil der Patienten stirbt an Komplikationen der Asthmakrankheit, etwa im Anfall selbst oder an Sekundärveränderungen in Herz und Lunge; nicht zu unterschätzen ist hingegen der Prozentsatz der Kranken, die an den Folgen der Therapie zu Tode kommen, besonders bei falscher Selbstmedikation mit Dosieraerosolen. Bei allergischem Asthma ist speziell eine Vermeidung der Allergene sinnvoll, eventuell eine systematische Desensibilisierung. Bei leichteren Asthmaformen genügt es oft, bei Bedarf β-Sympathomimetika zu inhalieren, bei mittelschweren Formen werden regelmäßig inhalierbare Corticosteroide empfohlen, gegebenenfalls eine systemische Therapie mit dem bronchialerweiternden Theophyllin. Bei schwerem Asthma sollen nicht nur regelmäßig zu inhalierende β-Sympathomimetika und Corticosteroide eingesetzt werden, sondern auch systemisch Theophyllin und Corticosteroide – wobei jedoch u.a. das Risiko von Magen-Darm-Ulcera, Osteoporose und Elektrolytstörungen zu beachten ist (→Kap. 5.3.7).

Bronchialkarzinom: Das etwas ungenau auch als »Lungenkrebs« bezeichnete Bronchialkarzinom ist der dritthäufigste Tumor beim Mann. Er kommt fast ausschließlich bei Rauchern vor (gehäuft auch bei »Passivrauchern«), zudem bei langjähriger Exposition gegenüber anderen schädigenden Stoffen (beispielsweise Asbest). Die Symptome sind meist unspezifisch und werden ohnehin nicht selten bei Rauchern beobachtet, z.B. Husten oder Atemnot; deutlichere Hinweiszeichen sind blutiger Auswurf, Gewichtsabnahme, Fieber, Schmerzen im Brustbereich. Bei rechtzeitiger Diagnosestellung und Behandlung (operative Entfernung oft großer Lungenteile, Strahlenbehandlung, Chemotherapie) ist die Prognose – wenigstens im Vergleich zu früher – nicht unbedingt schlecht.

ZUSAMMENFASSUNG KAPITEL 6.3

Der Gasaustausch findet in den Alveolen statt (durch Septen in ihrer Oberfläche vergrößerte Bläschen im Lungengewebe), deren Wände dicht von Blutkapillaren durchzogen sind. Die sauerstoffreiche Atemluft gelangt über die oberen Atmungsorgane, die Luftröhre (Trachea) mit ihren beiden Ästen und schließlich über die Bronchien und Bronchiolen in die Alveolarräume; das sauerstoffarme Blut fließt aus dem rechten Herzen über die Lungenarterien und ihre immer kleineren Verzweigungen in die Alveolarwände. Die kleineren Bronchialverzweigungen besitzen glatte Muskulatur; eine sympathische Aktivierung (u. a. durch Katecholamine aus dem Nebennierenmark) führt zur Bronchialerweiterung, parasympathische zur Verengung. Die Regulation der Atmung geht von der Medulla oblongata aus, und zwar in erster Linie anhand von Informationen, die Chemosensoren über den CO_2-Gehalt des Blutes liefern.

Bei Hyperventilation kommt es durch verstärkte Atmung zur Minderkonzentration von Kohlendioxid und in Folge zu einem Absinken des Ca^{++}-Spiegels, was sich in erhöhter muskulärer Erregbarkeit (Tetanie) und Schwindelzuständen bemerkbar macht.

Bei der Bronchitis liegt eine vermehrte Schleimabsonderung der unteren Atemwege vor; bei der chronischen Form (häufig bei Rauchern) kann es zur Überblähung mit Strukturverlust der Alveolen kommen (Emphysem).

Ebenfalls fast ausschließlich Raucher und Passivraucher trifft das Bronchialkarzinom (»Lungenkrebs«), wobei die Symptome lange unspezifisch sind.

Beim Asthma bronchiale finden sich reversible Obstruktionen der unteren Atemwege, hervorgerufen durch spastische Kontraktion der Bronchialmuskulatur, Schleimhautschwellung und Schleimpfropfen. Häufig sind allergische Prozesse verantwortlich, weshalb zuweilen systematische Desensibilisierung zur Anwendung kommt und eine Therapie mit Corticosteroiden geschieht; wirksam ist auch Inhalation von β-Sympathikomimetika.

7 Verdauungssystem – Nahrungsaufnahme und ihre Regulation

7.1 Allgemeines und anatomisch-physiologische Grundlagen

7.1.1 Überblick

Bei der Verdauung (→ Abb. 7-1) wird die Nahrung zur Aufnahme der in ihr enthaltenen lebenswichtigen Stoffe aufbereitet; nicht benötigte Bestandteile werden durch den Stuhl (Fäzes) ausgeschieden. Die Verdauung beginnt bereits im Mund durch Zerkleinerung (Kauen) und erste Zersetzung durch Enzyme im Speichel. Nach dem Transport durch Teile des Schlunds (Pharynx) und durch die Speiseröhre (Ösophagus) gelangt die zerkaute Nahrung in den Magen, wo sie mithilfe dort produzierter Enzyme weiterverdaut wird. An den Magen schließt das kurze Duodenum an (Zwölffingerdarm); dort sind v. a. die Gallenflüssigkeit aus der Leber und Enzyme des Pankreas (Bauchspeicheldrüse) wirksam. Der Zwölffingerdarm geht in die langen Dünndarmschlingen über (Jejunum und Ileum), in denen hauptsächlich Nahrungsbestandteile resorbiert werden. Der Dünndarm mündet in den Dickdarm (Kolon); dieser zieht bogenförmig durch den Bauchraum zum After. Im Dickdarm, speziell in seinen oberen Teilen, wird der Speisebrei eingedickt, wobei die mit den Gallen- und Pankreassäften ausgeschütteten Elektrolyte und Wassermoleküle rückresorbiert werden. Die unteren Abschnitte dienen der Speicherung vor der Entleerung (Defäkation).

Der histologische Aufbau des Verdauungssystems ist – von lokalen Besonderheiten abgesehen – vom Ösophagus abwärts vergleichsweise ähnlich: Die innerste, dem Lumen zugewandte Schicht ist die Schleimhaut (Mukosa), die u. a. eine dünne Schicht von Muskelzellen (Lamina muscularis mucosae) enthält; unter ihr liegt die Submukosa. Weiter außen beginnt die eigentliche Muskelschicht, deren Zellen innen vornehmlich quer (Ringmuskelschicht), außen longitudinal angeordnet sind (Längsmuskelschicht). In Submukosa und Muskelschicht befinden sich zwei Neuronengeflechte: der Plexus submucosus (Meissner-Plexus) und der Plexus myentericus (Auerbach-Plexus). Sie regulieren in gewissem Maße eigenständig die Darmmotorik. An ihnen enden aber auch postganglionäre sympathische und parasympathische Neurone, über die höhere Zentren modifizierend eingreifen können. Vom Magen an nach distal wird die Muskelwand des Verdauungstrakts von einer weiteren Schicht umgeben, der bindegewebigen Serosa; sie setzt sich in das Mesenterium fort, welches die Verdauungsorgane an der Bauchwand befestigt und u. a. Gefäße führt.

Die aus Thorakal- und oberem Lumbalmark zu den Verdauungsorganen verlaufen-

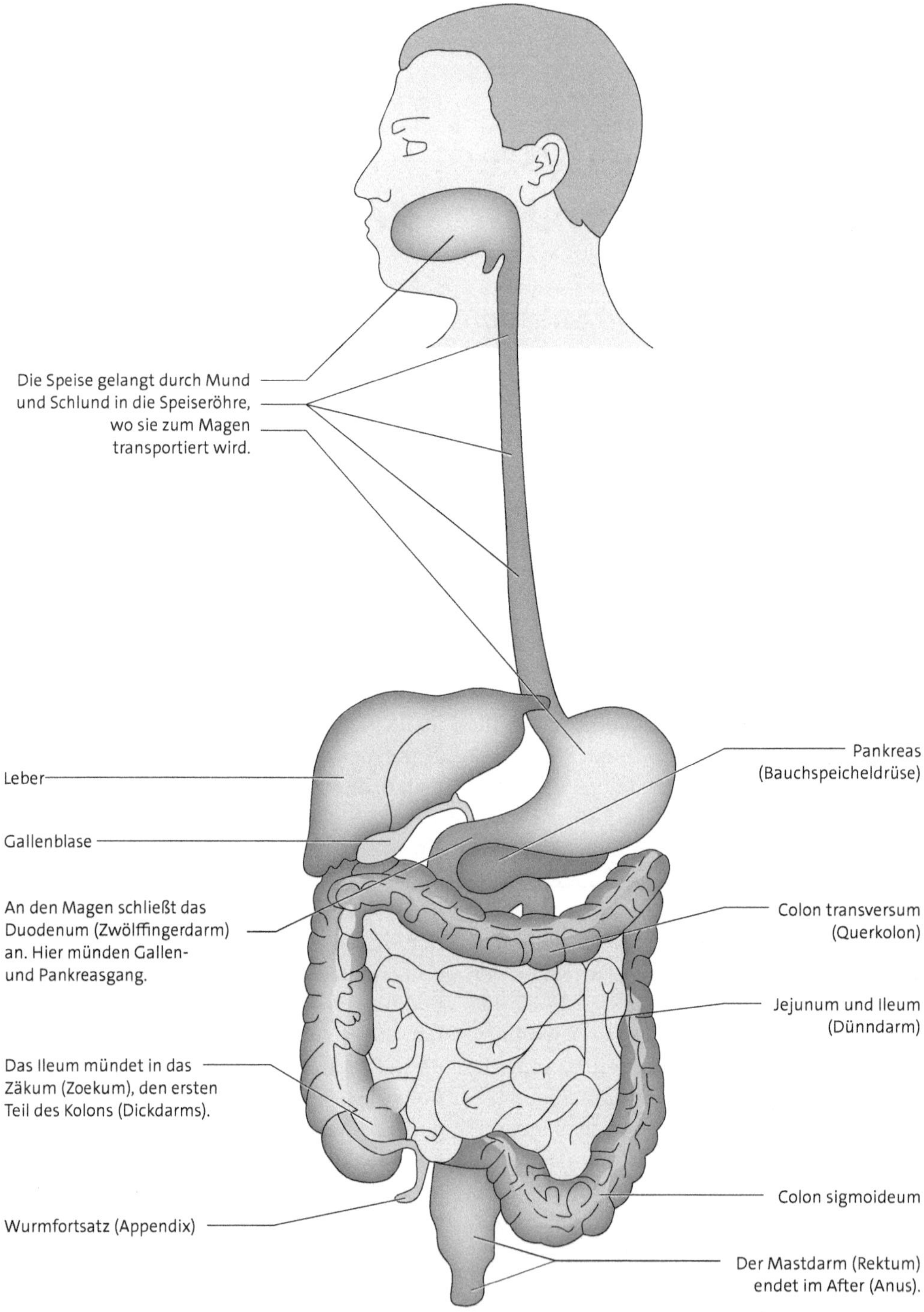

Abb. 7-1: Das Verdauungssystem

den sympathischen Neurone durchbrechen großteils den Grenzstrang und werden erst im Ganglion coeliacum umgeschaltet. Ihre Aktivierung wirkt im Allgemeinen hemmend auf die Verdauungstätigkeit (Entspannung der Muskulatur, verminderte Sekretion). Parasympathische Fasern für den oberen Verdauungstrakt (bis zu den ersten Kolonabschnitten, genauer: bis zur linken Flexur) verlaufen im Vagusnerv; die das untere Kolon versorgenden Nerven entspringen im Sakralmark und ziehen mit den Beckennerven. Aktivierung parasympathischer Neurone bewirkt eine verstärkte Kontraktion der Magen-Darm-Muskulatur, zudem eine gesteigerte Ausschüttung und erhöhte Konzentration von Verdauungssäften.

In der Magen- und Darmwand liegen u. a. Sensoren für chemische und mechanische Reize, deren Stimulation auf kurzem Wege zu Reflexen im Verdauungstrakt selbst führt; daneben existieren afferente und efferente Neurone, sodass höher organisierte Reflexe mit Verschaltungen im ZNS ablaufen können. Dazu gehört etwa der gastrokolische Reflex – die Anregung der Stuhlentleerung durch Füllung des Magens (Stuhldrang häufig nach oder sogar bei Mahlzeiten).

7.1.2 Mund, Schlund und Ösophagus

Im Mund wird die Nahrung mechanisch zerkleinert, durch Vermischung mit Speichel gleitfähiger und so geeigneter für den Transport gemacht; zu geringen Teilen findet hier bereits eine chemische Zerlegung von Stärkemolekülen mittels Enzymen statt. Die Speichelproduktion geschieht in drei paarigen Drüsen, Glandula parotis (Ohrspeicheldrüse), Glandula submandibularis (Unterkieferspeicheldrüse) und Glandula sublingualis. Eine Aktivierung präganglionärer parasympathischer Neurone, welche für die Parotis in N. IX, für die anderen in N. VII verlaufen, regt die Bildung einer dünnflüssigen Speichelflüssigkeit an, die sympathischer Neurone führt zur Produktion zähflüssigen, an Gleitstoffen (Muzinen) reichen Speichels.[31]

Aus dem Mund gelangt die aufbereitete Speise über den mittleren und unteren Schlund (Pharynx oder Rachen) in die Speiseröhre und von dort in den Magen. Der obere Teil des Schlunds (Nasopharynx) steht mit der Nasenhöhle in Verbindung und leitet die Luft weiter in Richtung Kehlkopf, der ventral des unteren Rachenabschnitts (Hypopharynx) liegt. Im Bereich des mittleren Schlunds (Oropharynx) kreuzen daher Verdauungstrakt und Atemwege; der komplizierte Schluckvorgang sorgt dafür, dass Speise nicht in die Luftröhre gelangt und umgekehrt in der Regel keine Atemluft in den Magen dringt.

KARZINOME IM MUND-RACHEN-BEREICH UND ÖSOPHAGUS

Karzinome im Mund-Rachen-Bereich sind keineswegs selten und finden sich bevorzugt bei Männern mittleren Alters, die stark rauchen und zudem regelmäßig größere Alkoholmengen konsumieren, v. a. in Form scharfer Spirituosen. Auch mangelnde Mundhygiene sowie vitaminarme Nahrung dürften eine Rolle bei der Tumorentstehung spielen. Karzinome der Mundhöhle und der Zunge entwickeln sich häufig auf dem Boden von präkanzerösen Veränderungen, etwa Leukoplakien (weißliche Flecken), die bei rechtzeitiger Erkennung relativ leicht beseitigt werden können. In späteren Stadien zeigen sich häufig geschwürige Veränderungen und eine Vergrößerung der Halslymphknoten. Karzinome im Rachen (Schlund) ähneln in ihrer

Symptomatik oft Erkältungen, verschwinden aber – anders als diese – nicht wieder nach einer gewissen Zeit. Bei Tumoren im oberen Abschnitt, dem Nasopharynx, ist oft die Nase verstopft, eventuell verbunden mit Ohrbeschwerden oder Nasenbluten. Neubildungen des mittleren und des unteren Rachenbereichs (Oropharynx und Hypopharynx) zeigen nicht selten ähnliche Symptome wie Mandelentzündungen, insbesondere Schluckbeschwerden; dauern diese lange an, ist – speziell bei Personen der genannten Risikogruppe – eine gründlichere Inspektion dieser Region vorzunehmen.

Karzinome der Speiseröhre haben in den letzten Jahrzehnten an Häufigkeit zugenommen. Risikofaktoren sind Rauchen und erhöhter Alkoholkonsum, wobei wohl häufiger die Konsumenten scharfer, die Ösophagusschleimhaut reizender Spirituosen betroffen sind. Ein weiterer Risikofaktor ist die chronische Refluxkrankheit mit Sodbrennen, die zumeist über die Zwischenstufe der Refluxösophagitis zum sogenannten Barrett-Ösophagus mit charakteristischen Schleimhautveränderungen führt. Den Betroffenen werden regelmäßige Endoskopien empfohlen, um rechtzeitig karzinomatöse Veränderungen zu entdecken. Ansonsten ist die Prognose des Speiseröhrenkrebses schlecht: Treten die typischen Symptome auf, nämlich dauerhafte und zunehmende Schluckbeschwerden, hat der Tumor häufig schon metastasiert.

7.1.3 Magen und Duodenum

Im Magen beginnt die eigentliche chemische Zerlegung der Nahrung. In seiner Schleimhaut befinden sich zahlreiche Drüsenzellen: Die sogenannten Hauptzellen produzieren Pepsinogen; dieses wird durch Salzsäure in Pepsin verwandelt, welches Proteine in Aminosäuren spaltet. Weitere Drüsen bilden Schleim, der – neben den in kleinen Mengen von den Magenzellen produzierten, säurebindenden HCO_3^--Ionen (Bicarbonationen) – eine »Selbstverdauung« der Magenschleimhaut verhindert.

Die Magensaftproduktion wird durch verschiedene Faktoren beeinflusst. Zunächst geschieht die Sekretion antizipatorisch, ausgelöst durch Speise im Mund. Die efferenten Fasern dieses Reflexes verlaufen im Vagusnerv, die afferenten nehmen ihren Ursprung v.a. von Geschmackspapillen im Mund und von Geruchsrezeptoren; zusätzlich können optische Reize die Magensekretion auslösen. Weiter wird die Sekretion angeregt, wenn Speisebrei in tiefer gelegene Magenteile (Antrum) gelangt. Die mechanische Dehnung der Antrumwand oder chemische Faktoren (z.B. Anwesenheit von Peptiden) veranlassen die Freisetzung von Gastrin, das auf dem Blutweg in die oberen Abschnitte des Magens gelangt und die Freisetzung von Magensaft stimuliert. Schließlich wird die Magensaftproduktion vom Duodenum gesteuert: Der dort eintreffende Speisebrei veranlasst – abhängig von seiner Zusammensetzung – eine weitere Produktion von Magensäure oder hemmt diese (etwa im Falle stark saurer Produkte).

Zahlreiche weitere Faktoren beeinflussen die Magensäureproduktion und bestimmen damit die Wahrscheinlichkeit für die Ausbildung eines Magen- bzw. Zwölffingerdarmgeschwürs. So verstärken Alkohol oder Röststoffe (etwa im Kaffee) – vermutlich über Freisetzung von Gastrin – die Bildung von

Magensäure. Unklar ist der Einfluss psychischer Zustände auf die Magensäuresekretion. Andere Faktoren verändern die Widerstandskraft der Schleimhaut gegen Säureeinflüsse; Glucocorticoide (Cortison, Cortisol, synthetische Stoffe dieser Klasse) setzen diese im Allgemeinen herab, ebenso Prostaglandinsynthesehemmer (z. B. manche Rheumamittel, Acetylsalicylsäure [z. B. Aspirin®]; → auch Kap. 5.3.12).

Der Magen besitzt eine durch innere Schrittmacher hervorgerufene Spontanmotilität, die auf verschiedene Weise modifiziert werden kann. Eine Aktivierung parasympathischer, im Vagus verlaufender Neurone steigert sie im Regelfall, während sympathische Fasern hemmend wirken. Auf komplizierte Weise beeinflussen zudem Füllungsgrad und spezifischer Inhalt von Magen und Duodenum die Aktivität der Magenmuskulatur.

MAGENKARZINOME

Diese sind erfreulicherweise in den letzten Jahrzehnten deutlich seltener geworden, was vornehmlich auf bessere Kühlmöglichkeiten zurückgeführt wird (mit der Folge geringerer Beimischung von Karzinogenen); zudem hat sich die Zusammensetzung der Nahrung geändert (weniger gepökelte Produkte, vitaminreichere Kost). Trotzdem ist das Magenkarzinom nach wie vor eine der häufigsten Tumorarten. Neben Oberbauchschmerzen und dyspeptischen Beschwerden (Übelkeit, Erbrechen, Aufstoßen, Völlegefühl) weisen Gewichtsabnahme, Anämie, Teerstühle (als Zeichen gastrointestinaler Blutungen) oder Bluterbrechen auf einen möglichen Magenkrebs hin. Während Schmerzen und Dyspepsien bei einer Vielzahl relativ harmloser Krankheiten beobachtet werden und daher oft ein gewisses diagnostisches Abwarten gerechtfertigt ist, sollte im Falle der anderen geschilderten Symptome rasch eine Endoskopie vorgenommen werden. Die Prognose des Magenkarzinoms ist nach wie vor im Allgemeinen nicht gut; deutlich besser sind die Heilungschancen, wenn der Tumor bei Entdeckung noch auf Mukosa und Submukosa beschränkt ist (sogenanntes Frühkarzinom).

Das Duodenum wird auch Zwölffingerdarm genannt, weil es etwa zwei Handbreit lang ist. Es wird durch den Pylorus (»Pförtner«), eine ringförmige Verdickung der Muskelwand, vom Magen getrennt; dieser öffnet sich erst dann, wenn der Speisebrei genügend aufbereitet ist. Das Duodenum bildet eine nach links offene Schlinge, in der der rechte Teil der Bauchspeicheldrüse liegt und der Pankreasgang mündet.

Der leicht alkalische, zahlreiche HCO_3^--Ionen enthaltende Pankreassaft neutralisiert weitgehend den sauren Speisebrei und enthält zudem Enzyme für die Verdauung von Kohlenhydraten, Proteinen und Fetten. Die α-Amylase spaltet längerkettige Speicherformen von Kohlenhydraten (Stärke, Glykogen) in kleinere Moleküle; die zur Fettverdauung wichtige Lipase zerlegt Triglyceride (eine Speicherform energiereicher Fettsäuren). Für die Proteinspaltung stehen u.a. Trypsin und Chymotrypsin zur Verfügung. Gesteuert wird die Sekretion der Bauchspeicheldrüse – und damit die Enzymkonzentration im Zwölffingerdarm – zum einen durch parasympathische Neurone im N. vagus, zum anderen durch die Hormone Sekretin und Cholecystokinin aus der Duodenalschleimhaut.

Die Schleimhaut des Zwölffingerdarms ist, wie die des restlichen Dünndarms, durch Falten und Ausstülpungen in ihrer Oberfläche deutlich vergrößert, um eine maximale Resorption zu ermöglichen (→ Kap. 7.1.6). In ihr finden sich zudem schleimproduzierende Drüsen, deren Sekret die Schleimhaut der oberen Partie (des Bulbus duodeni) vor dem ankommenden sauren Speisebrei schützen soll. Trotzdem wird dieser Abschnitt häufig geschädigt, wobei Säurewirkungen und Befall mit dem Erreger *Helicobacter pylori* in noch nicht eindeutig verstandener Weise zusammenspielen.

ULCUS PEPTICUM UND GASTRITIS

Als Ulcus pepticum (peptisches Geschwür) bezeichnet man tiefer eindringende (d. h. die Lamina muscularis mucosae durchbrechende), zumeist scharf abgegrenzte gutartige Geschwüre in jenen Teilen des Verdauungstrakts, die mit dem Magensaft in Berührung kommen; dies sind speziell die unteren Teile des Magens sowie das obere Duodenum. Letztere Lokalisation ist die weitaus häufigere; die meisten Personen mit »Magengeschwüren« haben tatsächlich Zwölffingerdarmgeschwüre. Dabei ist typischerweise die Säuresekretion erhöht. Bei Magengeschwüren sind die Verhältnisse weniger eindeutig. Die eigentliche Ursache der verstärkten Säureproduktion bzw. der mangelnden Widerstandskraft der Schleimhaut war lange unklar und hat zu zahlreichen psychosomatischen Entstehungstheorien, speziell von psychoanalytischer Seite, Anlass gegeben. Mittlerweile wurde mit dem häufigen Nachweis des Erregers *Helicobacter pylori* in der Schleimhaut Erkrankter ein wichtiger – in frühen psychogenetischen Theorien nicht beachteter – ursächlicher Faktor gefunden; seine Beseitigung führt vielfach zur Dauerheilung. Jedoch sind keineswegs alle Fälle von Ulcus damit hinreichend erklärt, sodass für weitere (auch psychologische) Theorien durchaus Raum bleibt.

Beim Ulcus duodeni findet man typischerweise Nüchternschmerz (oft auch nachts), der sich auf die Einnahme von säurebindenden Medikamenten (Antacida), Säureblockern oder vielen Nahrungsmitteln zumeist rasch bessert. Die Symptomatik des Ulcus ventriculi ist weniger eindeutig; zuweilen kommt der Schmerz bevorzugt nach dem Essen. Während früher Patienten mit Ulcus häufig operiert werden mussten, haben sich die Erfolge konservativer Behandlung mittlerweile sehr verbessert. Üblicherweise versucht man, durch H_2-Blocker oder Protonenpumpenhemmer (Protonenpumpeninhibitoren = PPI) die Säurebildung zu unterdrücken; im Falle einer Schleimhautbesiedlung mit *Helicobacter* muss dieser Keim beseitigt (eradiziert) werden.

Während beim Ulcus definitionsgemäß tiefere Schleimhautschichten betroffen sind, findet sich bei der Gastritis nur eine oberflächliche Entzündung. Auch sie ist häufig auf verstärkte Säuresekretion zurückzuführen; ebenso kann eine Infektion mit *Helicobacter* dafür verantwortlich sein. Oft verheilen Gastritiden ohne spezifische Therapie; in schwereren Fällen setzt man H_2-Blocker und Protonenpumpenhemmer ein. Eine Eradikation vorhandener *Helicobacter*-Keime ist ebenfalls angezeigt, zumal dieser Erreger bis zu einem gewissen Grad für die Entstehung von Magenkarzinomen verantwortlich ist.

Von den durch bakterielle oder chemische Einflüsse hervorgerufenen Gastritisformen ist die auf Autoimmunprozesse zurückgehende Typ-A-Gastritis (auch atrophische Gastritis) zu unterscheiden, bei der die Säureproduktion vermindert ist und bei der es aufgrund fehlender Bildung des Intrinsic Factor zur Vitamin-B_{12}-Mangel-Anämie kommen kann (perniziöse Anämie; →Kap. 8.2.2). Da sich auf diesem Boden nicht selten Magenkarzinome entwickeln, sind regelmäßige gastroskopische Kontrollen angezeigt.

7.1.4 Pankreas und Gallenblase

Die Bauchspeicheldrüse (Pankreas) zieht sich quer durch den Oberbauch, wobei der rechte Teil, der »Kopf«, in der vom Duodenum gebildeten Schlinge liegt. Das Organ dient zum einen der Produktion des Pankreassafts mit seinen Verdauungsenzymen; zum anderen enthält es die Langerhans-Inseln, verstreute Zellansammlungen, in welchen die Hormone Insulin und Glucagon gebildet werden (endokrines Pankreas; →Kap. 5.3.4). Die Verdauungssäfte werden im Pankreasgang (Ductus pancreaticus) gesammelt, der sich die Mündung ins Duodenum an der Papilla Vateri zumeist mit dem Gallengang (Ductus choledochus) teilt; Letzterer verläuft häufig sogar ein Stück weit im Pankreasgewebe.[32]

PANKREATITIS UND PANKREASKARZINOM

Die akute Form der Bauchspeicheldrüsenentzündung (akute Pankreatitis) kann im Rahmen von Infektionskrankheiten (etwa Mumps) auftreten, wird aber meist durch einen die Papilla Vateri verstopfenden Gallenstein oder durch Alkoholmissbrauch verursacht. Nicht selten kommt es dabei zu einer Selbstverdauung von Pankreasgewebe; diese nekrotisierende Pankreatitis stellt ein bedrohliches Krankheitsbild dar. Typische Symptome der akuten Bauchspeicheldrüsenentzündung sind Übelkeit und (häufig in den Rücken ausstrahlende) Oberbauchschmerzen, in schweren Fällen Schocksymptomatik; in der Regel ist eine stationäre Behandlung erforderlich.
Die chronische Pankreatitis, meist Folge langjährigen Alkoholabusus, ist durch entzündliche Vorgänge der Bauchspeicheldrüse charakterisiert, welche zunehmend zu Gewebsumbau mit Funktionseinschränkung führen (exokrine und endokrine Insuffizienz). Typischerweise finden sich – anfangs oft noch intermittierend – Schmerzen im Oberbauchbereich, die in den Rücken ausstrahlen. Die exokrine Pankreasinsuffizienz zeigt sich durch Blähungen und Völlegefühl sowie Verdauungsstörungen (Durchfälle und fetthaltige Stühle); Gewichtsabnahme ist häufig. In späteren Stadien kann es zu Insulinmangel und damit zu erhöhtem Blutzuckerspiegel kommen. Auch bei Alkoholkarenz und Diät bilden sich die Beschwerden selten ganz zurück, lassen sich jedoch in ihrer Progredienz aufhalten; zuweilen können chirurgische Maßnahmen – insbesondere Drainageoperationen zur Verbesserung des Abflusses aus dem verengten Pankreasgang oder Einbringen eines Stents – für gewisse Zeit Linderung bringen.
Das Pankreaskarzinom ist eine häufige Tumorart mit schlechter Prognose. Es verläuft lange relativ symptomlos; außerdem sind viele Symptome weitgehend unspezifisch und gleichen denen der chronischen Pankreatitis (Oberbauchschmerzen, Appetitverlust, Gewichtsabnahme, dyspeptische Beschwerden wie Blähungen oder Völlegefühl). Wenn es zu unmissverständlichen Symptomen aufgrund des gestörten Galleabflusses kommt (posthepatischer Ikterus), ist der Tumor zumeist weit fortgeschritten. Insofern haben Pankreaskopfkarzinome, die schon früh den Ductus choledochus komprimieren, eine etwas bessere Prognose. Nicht selten finden sich paraneoplastische Veränderungen, d. h. Tumorsymptome in einem anderen Organsystem (von griech. para = neben; Neoplasma = Gewebsneubildung); häufig sind hier Venenentzündungen mit Stauungszeichen (Thrombophlebitiden), die auf tumorbedingte Prozesse im Gerinnungssystem zurückgeführt werden.

Der Gallengang (Ductus hepaticus communis) geht aus zwei größeren Gängen der Leber hervor (Ductus hepaticus dexter/sinister); er vereinigt sich mit dem von der Gallenblase kommenden Ductus cysticus und wird dann Ductus choledochus genannt. Die unter der Leber gelegene Gallenblase dient ausschließlich der Speicherung, produziert also selbst keine Substanzen – weshalb sie vergleichsweise folgenlos entfernt werden kann. Sie erhält die Galle durch Rückfluss aus dem Ductus cysticus, dickt diese ein und scheidet sie bei Bedarf, speziell nach fetten Mahlzeiten, ins Duodenum aus.

Die in der Leber gebildete Gallenflüssigkeit enthält neben den für die Fettverdauung notwendigen Gallensalzen diverse Stoffe, die über den Stuhl ausgeschieden werden; dazu gehört u.a. Bilirubin, welches bei erhöhter Blutkonzentration zu gelblicher Verfärbung (Ikterus) von Haut, Schleimhaut und Sklera (Lederhaut des Auges) führt; zudem verleiht das Bilirubin (indirekt) den Fäzes ihre charakteristische braune Farbe.

GALLENSTEINE

Durch Eindickung der Flüssigkeit in der Gallenblase bilden sich leicht Gallensteine, die schmerzhaft das Gewebe reizen und die Gallengänge blockieren können. Aufgrund fehlender Bilirubinausscheidung durch die Galle häuft sich dieser Stoff in Blut und Geweben an; umgekehrt kann die Fäzes mangels Bilirubins ihre charakteristische Farbe verlieren. Ein Verschlussikterus kann auch bei Pankreastumoren auftreten, wenn der Abfluss in der Papilla Vateri verhindert ist (zu intrahepatischen Ikterusformen →Kap. 7.1.5).

Das Gallensteinleiden (Cholelithiasis) macht oft keine Beschwerden, kann aber zu Verlegungen der Gallengänge und Entzündungen führen; neben eventuellen Stauungszeichen treten dann Gallenkoliken auf, oft wellenförmig verlaufende Schmerzen im rechten Oberbauch. Eine Entzündung der Gallenblase (Cholezystitis) entsteht meist im Rahmen von Gallensteinleiden, kann jedoch ebenso andere Ursachen haben. Sie macht meist ähnliche Symptome wie Gallenkoliken; oft finden sich auch Entzündungszeichen (Fieber, Vermehrung der weißen Blutkörperchen).

Die Bildung von Gallenflüssigkeit in der Leber wird durch verschiedene Faktoren gefördert, etwa durch Vagusreizung oder das aus dem Duodenum abgegebene Sekretin. Die Ausschüttung aus der Gallenblase durch Kontraktion ihrer Wandmuskulatur erfolgt u.a. durch Cholecystokinin, welches von der Duodenalschleimhaut bei Anwesenheit fettreicher Speisen freigesetzt wird.

7.1.5 Leber und Pfortadersystem

Allgemeines und anatomische Grundlagen: Die Leber hat zahlreiche Funktionen, die weit über eine Mithilfe bei der Verdauung hinausgehen. Das große Organ liegt im rechten Oberbauch unter dem Zwerchfell, mit dem seine Kapsel eng verbunden ist. Deshalb bewegt sich die Leber mit der Atmung: Sie kommt bei Inspiration einige Zentimeter unter dem Rippenbogen hervor und wird bei Exspiration nach oben gezogen. Bei Reizung der Leberkapsel können dann Schmerzen auftreten.

Im Feinbau besteht das Organ aus den zahllosen Leberläppchen, die einen Durchmesser von 1–2 mm besitzen und durch angedeutete

Bindegewebswände voneinander getrennt sind. An den Rändern dieser Läppchen verlaufen feine Äste der V. portae und der Leberarterien, die ihnen das O_2-arme, aber nährstoffreiche Blut aus dem Magen-Darm-Trakt sowie das sauerstoffhaltige Blut des Körperkreislaufs zuführen. In der Läppchenmitte liegt eine kleine Zentralvene, die das Blut wieder sammelt und in die großen Lebervenen leitet. Eingelagert in die Leberläppchen sind schließlich kleinste Gallekanälchen; sie nehmen die gebildete Galle auf und leiten sie zu den am Läppchenrand gelegenen kleinen Gallengängen; Letztere münden in die beiden großen Gallengänge der Leber, die sich zum Ductus hepaticus communis vereinigen (welcher bald in den Ductus choledochus übergeht). Am Austritt der großen Gallengänge aus der Leber (der Leberpforte) münden auch die Äste der Leberarterie und die Pfortader.

Die Pfortader (V. portae) sammelt das venöse Blut aus den unpaaren Bauchorganen, u.a. aus Milz und Pankreas, zudem – was in diesem Zusammenhang von besonderer Bedeutung ist – das Blut aus Magen und Darm; Letzteres enthält den überwiegenden Teil der aufgenommenen Nährstoffe. Nachdem es in den Leberzellen Substanzen abgegeben und von ihnen umgekehrt Stoffe erhalten hat, gelangt es über die Lebervenen und die untere Hohlvene wieder in den großen Kreislauf.

Viele aus dem Magen-Darm-Trakt resorbierte Stoffe werden somit bereits in der Leber abgefangen (First-Pass-Effekt) und gelangen nur in beschränkter Menge an ihre Wirkungsorte. Das gilt u. a. für Alkohol, der – sofern in nicht allzu großer Menge anfallend – zu einem beträchtlichen Anteil sofort in der Leber abgebaut wird; bei langsamem Trinken (oder langsamerer Resorption nach reichlicher Mahlzeit) gelangt daher weniger ins Gehirn (→ dazu genauer Köhler, 2024a, S. 31). Einem First-Pass-Effekt unterliegen auch viele Opiate, die deswegen häufig intravenös zugeführt oder geraucht werden. Dies gilt nicht für Methadon, welches ohne wesentlichen Wirkverlust oral eingenommen werden kann und sich deshalb gut für eine Substitutionstherapie eignet.

Das Pfortadersystem weist Anastomosen (Kurzschlüsse) mit den Hohlvenen auf, und zwar speziell über Venen, die von der V. portae (also noch vor der Leber) abgehen, längs der Speiseröhre entlang ziehen und in die Hohlvenen einmünden. Bei Pfortaderstau (etwa im Rahmen von Leberzirrhose, z.B. bei chronischem Alkoholabusus) werden diese Verbindungen ausgebaut. Eine Folge sind u. a. verdickte Venen längs der Speiseröhre (Ösophagusvarizen), die platzen können (nicht selten die Todesursache bei Alkoholikern).

Aufgaben der Leber: Als Drüse des Verdauungstrakts produziert die Leber die für die Fettabsorption erforderlichen Gallensalze (→ Tab. 7-1). Diese werden aus Cholesterin gebildet und über die Gallengänge ins Duodenum ausgeschüttet; sie sind wesentlicher Bestandteil der Mizellen (→ Kap. 7.1.6) und werden im unteren Dünndarm resorbiert. Daneben enthält die Gallenflüssigkeit zahlreiche Stoffe, die über den Stuhl ausgeschieden werden, u. a. Steroide, diverse Medikamente sowie nicht in den Gallensäuren verarbeitetes Cholesterin (welches hauptsächlich für die Entstehung von Gallensteinen verantwortlich ist). Weiter wird in der Galle Bilirubin ausgeschieden. Dieses entsteht aus dem Blutfarbstoff Hämoglobin beim Abbau funktionsunfähiger Erythrozyten und wird in den Leberzellen mit Glucuronsäure verbunden (konjugiert). Hauptsächlich in dieser Form kann Bilirubin in die Galle und das Duodenum gelangen; nichtkonjugiertes Bilirubin bleibt weitgehend im Blutplasma (bzw. gelangt dorthin zurück). Bei Verminderung des konjugierenden Enzyms oder gestörtem Transport des Bilirubins zu den verarbeitenden Organellen, wie es besonders bei Leberzellschädigungen (z. B. bei akuter Hepatitis) der Fall ist, steigt die Plasmakonzentration von Bilirubin an. Infolgedessen färben sich Haut und Skleren gelb (intrahepatischer Ikterus im Gegensatz zum oben beschriebenen Verschlussikterus; zum hämolytischen Ikterus → Kap. 8.2.2). Auch hier kommt es – weil das den Fäzes die braune Farbe verleihende Abbauprodukt des Bilirubins fehlt – zuweilen zur Entfärbung des Stuhls, zudem auf komplizierten Wegen zur Dunkelfärbung des Urins.

Weiter dient die Leber zahlreichen Synthesevorgängen, u. a. von Albuminen (Proteinen im Blut) und Gerinnungsfaktoren (daher nicht selten Blutungen bei Leberzellinsuffizienz). Außerdem wird dort das beim Aminosäureabbau anfallende Ammoniak zu Harnstoff umgebaut, der mit der Niere ausgeschieden wird (→ Kap. 6.2.2). Kann die Leber dies nicht mehr leisten, steigt die Konzentration des neurotoxischen Ammoniaks (wohl der wichtigste Faktor bei der Entstehung der hepatischen Encephalopathie; → unten). Schließlich werden in der Leber zahlreiche Stoffe abgebaut: neben Alkohol u. a. GABA. Ist der Abbau dieses Transmitters gestört, kommt es zu Störungen der zentralnervösen Übertragung – was ebenfalls den Ausfallserscheinungen bei der hepatischen Encephalopathie zugrunde liegt.

Aufgaben	**Beispiele**	**Folgen verminderter Leistungsfähigkeit (z. B. bei Leberzirrhose)**
Mitwirkung bei der Verdauung	Bildung der Gallensalze (zur Fettverdauung)	Verdauungsstörungen (z. B. Unverträglichkeit von fettreicher Nahrung)
Umwandlung und Ausscheidung durch Gallenflüssigkeit	Konjugierung von Bilirubin	Hyperbilirubinämie (Ikterus, »Gelbsucht«), weißlicher Stuhl
Umwandlung weiterer toxischer Stoffe (zur eventuellen Ausscheidung der Produkte durch die Niere)	Umbau von Ammoniak zu Harnstoff, Abbau v. a. »gegengeschlechtlicher« Hormone, Alkoholabbau	Anreicherung von Ammoniak im Gehirn (eine der Ursachen für die hepatische Encephalopathie), Vermännlichung bei Frauen (Virilisierung), Bildung weiblicher Körpermerkmale bei Männern, Alkoholunverträglichkeit
Synthesefunktionen	Bildung von Proteinen (z. B. Albumine) und Gerinnungsfaktoren	Eiweißmangel (Mitursache des Aszites), erhöhte Blutungsneigung
Aufnahme des Pfortaderbluts zur unmittelbaren Beseitigung toxischer Produkte (First-Pass-Effekt)	gewisse präsystemische Elimination von Alkohol	Pfortaderstau mit Umgehungskreisläufen (z. B. Ösophagusvarizen); (weitere) Ursache von Aszites; (weitere) Ursache von Alkoholunverträglichkeit

Tab. 7-1: Aufgaben der Leber

HEPATITIS UND FETTLEBER

Die häufige Leberentzündung ist nicht selten Folge viraler Infektionen. Drei Virustypen kommen hauptsächlich infrage: Bei der Hepatitis-A-Infektion wird der Erreger so gut wie immer auf oralem Weg übertragen (über Kontakt mit Speichel oder fäkalem Material); sie betrifft vornehmlich Tropenreisende und hat – obwohl teilweise schwer verlaufend – eine gute Prognose: Todesfälle sind letztlich sehr selten, Übergänge in chronische Formen werden nicht beschrieben. Hepatitis-B- und Hepatitis-C-Viren werden hauptsächlich mittels Blutprodukten übertragen (bei Bluttransfusionen oder durch verschmutzte Injektionsbestecke wie häufig in Fixerkreisen), zudem durch Sexualverkehr. Hepatitis-B-Infektionen können vereinzelt akut zum Tode führen; auch sind Übergänge in chronische Verlaufsformen nicht selten (etwa 10 %). Hepatitis C verläuft akut meist leicht, wird aber in der Mehrzahl der Fälle chronisch.
Symptome der akuten Hepatitis sind Appetitlosigkeit, Abgeschlagenheit, Übelkeit, Erbrechen, häufig Ikterus. Im Blut wird Bilirubin meist in erhöhter Konzentration gefunden; zudem sind aufgrund des Leberzelluntergangs die Serumkonzentrationen der »Transaminasen« GPT und GOT (sowie anderer Enzyme) erhöht. Chronische Formen zeigen im Allgemeinen schwächer ausgeprägte Symptome, Bilirubin- und Transaminasenspiegel sind oft weniger stark erhöht; dafür ist ein Übergang in eine Leberzirrhose, eventuell auch in ein Leberzellkarzinom, hier nicht selten.
Neben den infektiösen Hepatitisformen gibt es toxische, wobei die Alkoholhepatitis mit Abstand die häufigste ist. Sie entwickelt sich in der Regel weniger abrupt und zeigt die geschilderten Symptome oft milder; sie nimmt aber fast immer einen chronischen Verlauf, falls das Trinkverhalten nicht geändert wird. Geschieht dies, ist die Prognose, sofern nicht bereits zirrhotische Veränderungen eingetreten sind, ausgesprochen gut.
Chronischer Alkoholmissbrauch führt meist nicht direkt zur alkoholtoxischen Hepatitis, sondern zunächst zur Fettleber. Diese kann allerdings auch andere Ursachen haben, z. B. Übergewicht, Diabetes mellitus oder bestimmte Medikamente. Oft macht sie wenige Beschwerden, wie eventuell Völlegefühl und leichten Druck im Oberbauch; die Transaminasen können (mäßiggradig) erhöht sein. Nicht selten kommt es im Weiteren zu Entzündungen (Fettleberhepatitis).

DIFFERENZIALDIAGNOSTISCHER HINWEIS

Bei vielen Personen in psychotherapeutischer Behandlung sind bereits zu Anfang »erhöhte Leberwerte« bekannt oder werden später (oft im Rahmen von Routineuntersuchungen, zuweilen auf gezielten Verdacht hin) festgestellt. Die wahrscheinlichste Ursache dafür ist Alkoholabusus – auch wenn die Patienten solchen oft strikt leugnen. Andere toxische Ursachen, etwa die Einnahme bestimmter Medikamente (u. a. Kontrazeptiva, diverse Psychopharmaka, Acetylcholinesterasehemmer, Antikonvulsiva, zuweilen auch das Analgetikum Paracetamol), sind aber nicht auszuschließen; dies sollte gezielt abgeklärt werden. An Virushepatitiden ist ebenfalls zu denken, wobei Laboruntersuchungen auf bestimmte Antigene und Antikörper in den meisten Fällen rasch diagnostische Sicherheit geben. Auch Leberschäden im Rahmen von Erkrankungen der Gallenwege sowie eine Autoimmunhepatitis können Ursache sein. Zudem sind primäre Leberkarzinome und Lebermetastasen in Erwägung zu ziehen.
Dennoch bleibt der chronische Alkoholabusus als wahrscheinlichste Ursache. Soll-

ten mit hinreichender Sicherheit andere ätiologische Faktoren ausgeschlossen worden sein, ist es höchst sinnvoll, den Patienten gezielt auf den Verdacht anzusprechen. Mittlerweile gibt es bestimmte »Alkoholismusmarker«, etwa das CD-Transferrin und als weniger spezifische Indikatoren erhöhtes MCV (mittleres Erythrozytenvolumen) und erhöhtes HDL-Cholesterin (→ auch Tab. 10-3), mit denen sich die Argumentation untermauern lässt. Mittels Bestimmung von Ethylsulfat und Ethylglucuronid im Urin lässt sich auch ein mehrere Tage zurückliegender Alkoholkonsum nachweisen (Jones, 2024).

Während die beschriebenen Leberkrankheiten – von chronisch verlaufenden Virus-Hepatitiden abgesehen – in der Regel prognostisch günstig sind und häufig bei entsprechenden Maßnahmen (z. B. Alkoholabstinenz) folgenlos ausheilen, ist das auf diese Veränderungen folgende Stadium, die Leberzirrhose, durch mehr oder weniger irreversible Veränderungen bestimmt.

LEBERZIRRHOSE

Die Leberzirrhose ist durch einen Umbau von Leberzellen in faseriges Bindegewebe gekennzeichnet und entwickelt sich meist auf dem Boden einer chronischen Hepatitis. Etwa die Hälfte der Fälle geht auf Alkoholabusus zurück, ähnlich häufig sind Zirrhosen im Rahmen von Hepatitis-B- und Hepatitis-C-Infektionen, seltener sind sie Folge anderer Leberkrankheiten. Zwei Prozesse bestimmen dabei das Krankheitsbild: zum einen Verlust der Leberzellen mit der Folge unzureichender Organfunktion (Leberzellinsuffizienz), zum anderen bindegewebige Einengungen im Bereich der Leberpforte, sodass das Portalvenenblut nicht mehr ausreichend in die Leber gelangt, sondern es diese zu umgehen gezwungen ist.

Die Leberzellinsuffizienz zeigt sich u. a. durch

- eine unzureichende Albuminbildung (zuweilen mit der Folge von Eiweißmangelödemen),
- Störungen der Blutgerinnung (Verminderung des Quick-Werts, Spontanblutungen) und
- eine erhöhte Konzentration toxischer Substanzen, etwa des wesentlich für die hepatische Encephalopathie verantwortlichen Ammoniaks.

Die Funktionsstörung der Leber wird auch am Alkoholabbau sichtbar: Geht bei Alkoholikern die oft für Jahrzehnte bestehende Unempfindlichkeit gegenüber Ethanoleffekten verloren (Toleranzbruch), so ist dies typischerweise Zeichen einer zunehmenden Leberzellinsuffizienz.
Durch die Stauung des Portalvenenbluts vor der Leber (portale Hypertension, Pfortaderhochdruck) sucht sich dieses Umgehungskreisläufe, wobei der wichtigste der über Ösophagusvenen in die Hohlvenen (Vv. cavae) ist. Diese Ösophagusvarizen ziehen sich schlängend als dicke Stränge an der Innenseite der Speiseröhre nach oben und können leicht platzen. Da zugleich die Blutgerinnung gestört ist, ist die Gefahr der Verblutung groß; zumindest früher war dies eine sehr häufige Todesursache bei Alkoholikern. Weiter kann der erhöhte Druck in den Gefäßen zusammen mit dem Albuminmangel zum Austritt von Flüssigkeit in die Bauchhöhle führen (Aszites).
Häufig findet sich bei Patienten mit Leberzirrhose eine mehr oder weniger ausgeprägte hepatische Encephalopathie. Diese ist in leichten Fällen durch Stimmungsschwankungen und diskrete kognitive Einschränkungen gekennzeichnet, in schweren durch Bewusstseinstrübung bis hin zum Leberkoma (Coma hepaticum). Die Pathogenese ist nicht eindeutig geklärt.

Vermutet wird der Effekt toxischer Produkte des Aminosäurestoffwechsels (speziell von Ammoniak), die von den insuffizienten Leberzellen nicht mehr entgiftet werden können bzw. aufgrund der Umgehungskreisläufe nur in geringen Mengen in die Leber gelangen; diskutiert werden auch Veränderungen von Transmittersystemen, etwa unzureichender Abbau von GABA.

Eine weitere Komplikation der Leberzirrhose stellt das primäre Leberkarzinom (hepatozelluläres Karzinom) dar, das in einigen Ländern Afrikas und Asiens weitverbreitet ist; in Deutschland ist es relativ selten und entwickelt sich meist auf dem Boden einer alkoholischen Leberzirrhose. Nicht damit verwechselt werden dürfen die häufigen Lebermetastasen (etwa bei Karzinomen im Verdauungstrakt).

Die Diagnose einer Leberzirrhose ist meist nicht schwierig, insbesondere wenn man die Anamnese berücksichtigt. Leberhautzeichen, etwa die spinnenförmig angeordneten Hautgefäße (Spider naevi), zarte Äderchen im Gesichtsbereich oder eine Rötung der Handfläche (Palmarerythem) sowie Aszites und hepatische Encephalopathie weisen oft die Richtung; an Leberwerten fällt v. a. eine Erhöhung der Bilirubinkonzentration im Serum und eine Verminderung des Quick-Werts (als Zeichen der Gerinnungsstörung) und von Albumin auf. Die Leber ist – zumindest anfangs – groß und hart; Sicherheit gibt in der Regel eine Leberbiopsie. Mit Verzicht auf Alkohol und andere leberschädigende Stoffe ist die Progredienz häufig etwas aufzuhalten; therapeutisch kommt jedoch oft nur eine Lebertransplantation infrage.

7.1.6 Jejunum und Ileum – Mechanismen der Nahrungsresorption

Allgemeines und anatomisch-physiologische Grundlagen: Die an das Duodenum anschließenden Teile des Dünndarms, Jejunum und Ileum, sind zusammen mehrere Meter lang und bilden zahlreiche Schlingen im Bauchraum. Im Jejunum findet noch Zerlegung von Nahrung statt; dies geschieht vornehmlich durch Pankreasenzyme, die den Speisebrei auf seiner Wanderung begleiten. Im Wesentlichen jedoch dienen diese Darmabschnitte mit ihrer großen inneren Oberfläche der Resorption (besser: Absorption) der aufbereiteten Nahrungsbestandteile sowie anderer mit den Verdauungssäften ins Darmlumen abgegebener Stoffe (H_2O, Elektrolyte, Gallensalze). Die Misch- und Transportbewegungen dieser Darmabschnitte finden weitgehend unabhängig von der äußeren Innervation (autonom) statt. Sympathische Fasern hemmen die Motorik, parasympathische fördern sie. Die Kapillaren des Magen-Darm-Systems münden in kleinere und größere Venen, welche – im Gegensatz zum restlichen Venensystem – nicht direkt in die großen Hohlvenen einmünden, sondern in die in Kapitel 7.1.5 beschriebene Pfortader eintreten und der Leber die absorbierten Stoffe zuführen.

Mechanismen der Resorption: Die chemische Zerlegung von Kohlenhydraten, speziell der Speicherform Stärke, beginnt bereits im Mund durch die dort gebildete Amylase. Sie wird im Magen fortgesetzt und kommt im langen Dünndarm durch die Amylase des Pankreas und Dünndarmenzyme zum Abschluss. Endprodukte sind leicht resorbierbare (korrekter: absorbierbare) Monosaccharide wie Glucose, Galaktose oder Fructose. Kohlenhydrate werden nur in dieser Form in die Darmzellen aufgenommen und ins Pfortaderblut weitergegeben.

Die Verdauung von Proteinen setzt im Magen durch Pepsin in Verbindung mit Salzsäure ein und wird im alkalischen Milieu des Dünndarms mittels der Pankreasenzyme Trypsin und Chymotrypsin weitergeführt; am Ende liegen einzelne Aminosäuren und gut absorbierbare kurze Peptide vor. Diese Stoffe werden mittels eines aktiven Prozesses aus dem Darmlumen in die Schleimhautzellen und von dort ins Blut aufgenommen.

Die Verdauung der Fette ist am kompliziertesten; wegen ihrer schlechten Wasserlöslichkeit müssen sie nicht nur gespalten, sondern zusätzlich in resorbierbare Komplexe (Gallensalze enthaltende Mizellen) eingearbeitet werden.

Wichtige Bedeutung haben Jejunum und Ileum zudem für die Absorption des mit der Nahrung aufgenommenen Wassers und für die Resorption jener Flüssigkeitsmengen, welche mit Speichel, Magensaft, Galle, Pankreas- und Dünndarmsaft ins Darmlumen abgegeben wurden (etwa 6 l pro Tag). Dabei folgt das Wasser den in die Mukosazellen aufgenommenen Na^+- und Cl^--Ionen. Auch andere Elektrolyte müssen aus dem Darmlumen resorbiert werden (etwa Ca^{++}, K^+, HCO_3^-); bei Durchfällen kann es daher zu erheblichen Elektrolytverlusten kommen.[33]

7.1.7 Dickdarm – Darmentleerung

Der erste Teil des Kolons (Dickdarm), in den der untere Dünndarmabschnitt, das terminale Ileum, einmündet, ist kurz und wird Caecum (oder Zäkum; von lat. caecus = blind) genannt. An ihm hängt die kleine Appendix (»Wurmfortsatz«), die umgangssprachlich – nicht korrekt – im Allgemeinen als »Blinddarm« bezeichnet wird. Das Zäkum setzt sich in das Colon ascendens fort; dieses läuft längs der rechten Bauchwand nach oben und geht in das quer ziehende Colon transversum über; an dieses schließt das nach der Flexura coli sinistra (linken Kolonflexur) nach kaudal ziehende Colon descendens an. Im linken unteren Becken beginnt das S-förmig verlaufende Colon sigmoideum (Sigma); der letzte Teil des Darms, der Mastdarm oder Rektum (von lat. rectus = gerade), ist kurz und endet am Anus (After).

Im Dickdarm wird der Darminhalt gespeichert sowie durch Resorption von Wasser und Elektrolyten eingedickt. Massenbewegungen transportieren den Darminhalt in Richtung Anus; sie werden häufig durch Nahrungsaufnahme ausgelöst (gastrokolischer Reflex). Der Darmausgang ist normalerweise durch die ringförmige Vorwölbung der inneren Hämorrhoiden sowie durch willkürliche und unwillkürliche Ringmuskulatur verschlossen. Sammelt sich Stuhl im oberen Rektumabschnitt (der Ampulla recti) an, werden Dehnungsrezeptoren in der Wand gereizt und es entsteht Stuhldrang. Wird ihm nachgegeben, so lockern sich die den Darmausgang verschließenden Ringmuskeln; die sich kontrahierende Längsmuskulatur presst mit Unterstützung ringförmiger Rektummuskeln und der Bauchmuskulatur (»Bauchpresse«) die Fäzes nach außen.

Dieser normalerweise willkürliche Vorgang kann auch ablaufen, wenn das Gehirn bei einer Rückenmarkläsion nicht mehr in der Lage ist, motorische Neurone zum Enddarm zu aktivieren. Die Kontraktion beruht dann auf Reflexen, die über das Sakralmark laufen; es liegt Stuhlinkontinenz vor. Bei Zerstörung des Sakralmarks (z. B. bei einer tiefsitzenden

Rückenmarkläsion) fällt auch dieser Reflex aus; die Stuhlentleerung geht dann mehr oder weniger kontinuierlich aufgrund einer Aktivierung innerhalb der Darmmuskulatur vor sich.

ERKRANKUNGEN DES DICKDARMS

Die Colitis ulcerosa wird mit der v. a. den Dünndarm (zuweilen auch die Speiseröhre) befallenden Crohn-Krankheit unter der Bezeichnung »chronische entzündliche Darmkrankheiten« zusammengefasst; es handelt sich um eine (geschwürige) Entzündung des Dickdarms, die fast immer Rektum und Sigmoideum zuerst und am stärksten betrifft. Leitsymptom sind blutig-schleimige Stuhlentleerungen, die zudem oft wässrig sind – bis hin zu häufigem, mit Leibschmerzen verbundenem Durchfall. Die Darmschleimhaut ist gerötet und geschwollen und zeigt breitflächige Blutungen; in schweren Fällen kommt es zu großflächiger Schleimhautabstoßung. Häufig finden sich Allgemeinerscheinungen wie Fieber, Anämie, Eiweiß- und Elektrolytverlust mit deutlichen Störungen des Allgemeinbefindens. Neben Komplikationen im Darmbereich (u. a. Analfisteln, Perforation, Entwicklung eines Kolonkarzinoms) gibt es solche in anderen Organen, z. B. entzündliche Veränderungen in Gelenken oder im Augenbereich.

Der Verlauf ist im Allgemeinen schubförmig mit weitgehender zwischenzeitlicher Ausheilung und längeren beschwerdefreien Intervallen. Die den ganzen Darm erfassenden, häufig fulminant beginnenden Kolitiden stellen eine schwere, oft akut lebensbedrohliche Krankheit dar. Bei vielen Patienten muss langfristig eine Resektion von Dickdarmteilen vorgenommen werden.

Unter Colon irritabile (Reizkolon; Colica mucosa) versteht man funktionelle Darmbeschwerden ohne entsprechende organisch-morphologische Veränderungen. Wichtige Diagnosekriterien sind dabei: häufigere und weichere Defäkationen zu Beginn von Schmerzperioden, Erleichterung der Beschwerden durch Stuhlgang, geblähter Bauch, Gefühl unvollständiger Darmentleerung, Schleimabsonderungen im Stuhl. Streng genommen kann die Diagnosestellung nur durch Ausschluss organischer Ursachen erfolgen. Neben anderen funktionellen Verdauungsbeschwerden (etwa verzögerte Magenentleerung, Aufstoßen, Übelkeit) werden weitere vegetative Symptome wie Müdigkeit, Schlaflosigkeit, Herzbeschwerden, Kopfschmerz beschrieben. Die Störung beginnt meist in der Jugend oder im frühen Erwachsenenalter und nimmt oft einen jahrelangen chronischen Verlauf.

Gastroenterologen sehen meist – ohne deswegen generell psychologische Aspekte zu vernachlässigen – das Reizkolon als primäre Störung des Verdauungstrakts mit erhöhter Aktivität und gesteigerter Schmerzempfindlichkeit des Dickdarms an. Therapeutisch ist es wichtig, zunächst die Patienten von der relativen Harmlosigkeit der Symptome zu überzeugen. Zur Regelung des Stuhlgangs wird faserreiche Kost verordnet, zur Linderung der Schmerzsymptomatik gibt man zuweilen die die Spannung der Darmmuskulatur herabsetzenden Anticholinergika. Daneben werden die Patienten vielfach mit Psychopharmaka wie Tranquilizern oder Antidepressiva behandelt.

Das Dickdarmkarzinom (Kolonkarzinom; kolorektales Karzinom), früher vergleichsweise selten, stellt heute einen der häufigsten bösartigen Tumoren überhaupt dar. Es ist vornehmlich im Rektum lokalisiert, seltener im Sigmoideum sowie Colon ascendens; in der Regel entwickelt es sich auf dem Boden von Polypen, zunächst im Allgemeinen gutartigen, sich ins Darm-

lumen vorwölbenden Wucherungen der Darmschleimhaut (Adenomen). Personen mit familiärer adenomatöser Polyposis, die solche Polypen in großer Zahl besitzen, sind daher besonders gefährdet und sollten in regelmäßigen Abständen gründlich untersucht werden.
Die Symptome sind oft vergleichsweise unspezifisch (Durchfälle, Verstopfung, Schmerzen, Blähungen) und nicht immer leicht von denen des häufigen Colon irritabile zu unterscheiden. Besondere Warnzeichen sind Blutbeimengungen im Stuhl – die andererseits oft durch Hämorrhoidalblutungen bedingt und daher harmlos sind; in jedem Fall empfiehlt sich eine genauere Abklärung. Nicht makroskopisch sichtbares (okkultes) Blut wird durch den Haemoccult®-Test (oder neuere Tests) erkannt; wesentlich aufschlussreicher sind in regelmäßigen Abständen durchgeführte Koloskopien (»Darmspiegelungen«). Bei rechtzeitiger Diagnose, wenn sich der Tumor noch auf die Schleimhaut, speziell nur auf ihre oberste Schicht beschränkt, ist die Prognose ausgesprochen günstig; therapeutisch genügt dann oft eine großflächigere Entfernung der befallenen Darmteile.

DIFFERENZIALDIAGNOSTISCHER HINWEIS

Viele Patienten (und noch mehr Patientinnen) in psychotherapeutischer Behandlung weisen Störungen der Darmfunktionen auf und sprechen dies nicht selten in den Sitzungen auch an. Es obliegt dann der behandelnden Person, zu überlegen, ob dies harmlose, nicht weiter beunruhigende Beschwerden sein dürften, ob nicht besser eine intern-medizinische Abklärung zu erfolgen hätte oder aber – was vielfach nicht in Erwägung gezogen wird – ob es sich um die Folge von Psychopharmakotherapie handelt.
Wie erwähnt, sind vorübergehende Störungen der Darmtätigkeit (Blähungen, Durchfälle, Verstopfung) meist harmlos; andererseits ist nie eine ernstere Ursache von vornherein ausgeschlossen, und es wäre sicher keine schlechte Gelegenheit, die sehr empfohlene Darmspiegelung zur Feststellung von Früh- oder Vorformen des Kolonkarzinoms in die Wege zu leiten. Ernster zu nehmen ist generell Blut im Stuhl, wobei allerdings helles, am Toilettenpapier klebendes sowie helles, schwallartig abgehendes Blut eher auf Hämorrhoiden hindeutet. In jedem Fall ist Abklärung anzuraten.
Wenig beachtet wird oft eine Obstipation. Diese stellt zwar meist kein Symptom einer bedrohlichen Erkrankung dar, ist jedoch unangenehm und kann in einen paralytischen Ileus (Darmlähmung) übergehen; Letzterer ist ein äußerst bedrohlicher Zustand, der nicht selten chirurgische Intervention erfordert. Viel zu wenig beachtet wird, dass hartnäckige Verstopfung eine anticholinerge Nebenwirkung vieler Psychopharmaka, speziell von trizyklischen Antidepressiva, sein kann. Hier sollte Kontakt mit dem verschreibenden Arzt aufgenommen werden. In der Zwischenzeit ist der Patient sicher nicht schlecht beraten, ausreichend zu trinken und sich viel zu bewegen.

ZUSAMMENFASSUNG KAPITEL 7.1

Die Verdauung beginnt in der Mundhöhle durch mechanische Zerkleinerung der Nahrung und erste chemische Zersetzung mittels Enzyme im Speichel. Nach dem Transport durch den Ösophagus wird der Prozess im Magen durch Einfluss von Pepsin und Magensäure fortgesetzt, danach im Duodenum, wohin die von der Leber produzierte Galle und die alkalische, enzymreiche Pankreasflüssigkeit sezerniert werden. Teile der aufgespalteten Nahrung werden bereits dort resorbiert (absorbiert). Vornehmlich dieser Aufgabe (und der Rückresorption von Wasser) dient der anschließende Dünndarm (Jejunum und Ileum); im Dickdarm werden die verbliebenen Nahrungsreste weiter eingedickt und gespeichert, bis sie schließlich durch den Anus entleert werden. Die Verdauung läuft weitgehend reflektorisch anhand des Darmnervensystems ab, kann aber von höheren Zentren modifiziert werden (Förderung mittels des Parasympathikus, Hemmung durch den Sympathikus). Im eigentlichen Magen-Darm-System gibt es entzündliche Veränderungen (Ösophagitis, Gastritis), gutartige Geschwüre (Ulcus pepticum) sowie bösartige Neubildungen (Magenkarzinom, Kolonkarzinom); Letztere findet man nur selten im Jejunum und Ileum. Charakteristische und schwere Krankheitsbilder stellen die »chronisch entzündlichen Darmkrankheiten« dar, worunter der v. a. den Dünndarm befallende Morbus Crohn und die den Dickdarm betreffende Colitis ulcerosa zusammengefasst werden; dabei spielen Autoimmunprozesse (Antikörperbildung gegen Darmgewebe) eine wesentliche Rolle.

Das Pankreas ist nicht nur Verdauungsdrüse, sondern produziert in den Langerhans-Inseln auch die auf den Blutzuckerstoffwechsel wirkenden Hormone Insulin und Glucagon. Akute Entzündungen der Bauchspeicheldrüse sind häufig Folgen von Gallensteinen, aber auch von Alkoholmissbrauch – insbesondere bei Männern. Sie stellen oft ein bedrohliches Krankheitsbild dar. Meist alkoholisch bedingt ist die chronische Pankreatitis. Das Pankreaskarzinom ist nicht selten und macht lange keine oder uncharakteristische Beschwerden, sodass die Prognose in aller Regel nicht gut ist.

Die Leber hat – neben der Produktion der für die Fettverdauung wichtigen Gallenflüssigkeit – zahlreiche weitere Aufgaben (Synthese u. a. von Gerinnungsfaktoren und Proteinen; Abbau, Entgiftungs- und Ausscheidungsfunktionen, etwa für Ammoniak, Bilirubin, Geschlechtshormone). Eine Leberentzündung (Hepatitis) wird zuweilen durch Viren, häufiger aber durch übermäßigen Alkoholkonsum verursacht; Symptome sind daher neben Verdauungsbeschwerden meist ein erhöhter Bilirubinspiegel (Ikterus) und zuweilen subkutane Blutungen.

Die Zirrhose, der bindegewebige Umbau des zerstörten Lebergewebes, ist meist Folge einer chronischen Hepatitis und nicht nur durch Störungen der Verdauung und (oft leichten) Ikterus gekennzeichnet, sondern auch durch mangelnde Alkoholtoleranz, Hirnveränderungen (hepatische Encephalopathie als Folge des erhöhten Ammoniakspiegels), Gerinnungsstörungen, die Ausbildung gegengeschlechtlicher Körpermerkmale sowie Eiweißmangel (wichtiger Faktor bei der Bildung von Aszites). Durch den Pfortaderstau bilden sich Umgehungskreisläufe (Ösophagusvarizen), die zu lebensbedrohlichen Blutungen führen können.

7.2 Regulation des Essverhaltens und des Körpergewichts

7.2.1 Energiegewinnung – Speicherung energiereicher Verbindungen – Energieumsatz

Die Zerlegung der aufgenommenen energiereichen Verbindungen geschieht im Allgemeinen in den einzelnen Organen, z. B. den Muskelzellen. Lediglich die Zellen des Gehirns können aus Fett keine Energie gewinnen, sondern benötigen dazu Glucose, die ihnen von der Leber bereitgestellt wird. Nicht unmittelbar benötigte Stoffe werden gespeichert:

- als Triglyceride (Ester von Fettsäuren mit dem dreiwertigen Alkohol Glycerin) besonders in den Fettzellen
- als Glykogen (Speicherform der Glucose) in Leber und Muskulatur
- als Proteine in den Muskeln

Bei Bedarf werden die Nährstoffe aus diesen Speicherformen freigesetzt; dies geschieht v. a. unter dem Einfluss der Hormone Glucagon (aus dem endokrinen Pankreas) und Adrenalin aus dem Nebennierenmark (→ Kap. 5.3).

Als Grundumsatz bezeichnet man den täglichen Energieverbrauch in Ruhe; bei schwerer körperlicher Arbeit ist der Umsatz bis zum Dreifachen gesteigert. Ist die Energiezufuhr durch Nahrung geringer als der Verbrauch (negative Energiebilanz), werden Fettreserven mobilisiert und es kommt zum Gewichtsverlust; im umgekehrten Fall werden aufgenommene energiereiche Verbindungen in die Speicherformen, v. a. Triglyceride, überführt, und es resultiert Gewichtszunahme.

7.2.2 Regulation des Essverhaltens

Beteiligte Strukturen und Transmittersysteme: Die Steuerung der Nahrungsaufnahme geschieht durch Strukturen der Medulla oblongata, die wiederum durch hypothalamische Zentren kontrolliert werden. Das im lateralen Hypothalamus gelegene »Esszentrum« stimuliert Aktivitäten, die mit der Nahrungsaufnahme verbunden sind (z. B. Suchen essbarer Gegenstände, Konsumieren). Nach Zerstörung dieses Kerngebiets stellen Tiere das Fressen ein, magern ab und sterben schließlich. Spontane Aktivität oder künstliche Stimulierung dieser Struktur führt zu vermehrter Nahrungsaufnahme. Das eher medial gelegene Sattheitszentrum in den paarigen Nuclei ventromediales wirkt inhibitorisch auf das Esszentrum; eine Zerstörung dieser Kerne resultiert in ungebremstem Konsum von Nahrung.

Neben diesen beiden Strukturen gibt es eine dritte, die zwar bis jetzt eher wenig Beachtung erfahren hat, aber für die Regulation des Essverhaltens beim Menschen wohl eine wesentliche Rolle spielt, nämlich der paarig in Nähe des dritten Ventrikels gelegene Nucleus paraventricularis. An ihm lassen sich verschiedene Typen von Rezeptoren nachweisen, deren Besetzung für die Regulation der Nahrungsaufnahme von Bedeutung sein dürfte. Zum einen vermutet man dort Serotonin- und Noradrenalinbindungsstellen, zum anderen Rezeptoren für Peptide; so dürfte das aus dem Magen-Darm-Trakt im Rahmen der Verdauung freigesetzte Peptid Cholecystokinin dort andocken und zu Veränderungen führen.

Allgemein scheint eine Aktivierung serotonerger Bahnen zu seltenerer und geringerer Nahrungsaufnahme, speziell von Kohlenhydraten, zu führen. So bewirken Serotoninagonisten wie Fenfluramin (lange unter dem Handelsnamen Ponderax® als Appetitzügler auf dem Markt gewesen) die Herabsetzung des Hungergefühls, während Serotoninantagonisten den Appetit anregen und als Nebenwirkung zu Gewichtszunahme führen – allerdings ist der Sachverhalt angesichts der vielen Typen von Serotoninrezeptoren recht kompliziert.

Weitgehend unklar ist nach wie vor, welche Stimuli die hypothalamischen Zentren aktivieren. Nach den verbreiteten Sollwerttheorien bestimmen die Schwankungen der Glucosekonzentration akut das Ausmaß des Hungers (glucostatische Theorie), während die Fettreserven im Körper langfristig Einfluss darauf nehmen, wie viel der benötigten Energie durch Nahrung und wie viel durch Verbrauch körpereigener Reserven geliefert wird (lipostatische Theorie). Obwohl sicher teilweise zutreffend, beschreiben sie den Sachverhalt keineswegs vollständig. Beide Theorien gehen davon aus, dass durch ein Rückkopplungssystem ein Gleichgewichtszustand aufrechterhalten wird, und berücksichtigen dabei unzureichend, dass die aufgenommene Nahrungsmenge nicht zuletzt auch von deren Verfügbarkeit und Schmackhaftigkeit abhängt.

Faktoren, die Beginn und Ende der Nahrungsaufnahme bestimmen: Ein wohl wichtiger – wenn auch in seiner Bedeutung nach wie vor kontrovers diskutierter – Faktor für die Motivation zur Nahrungsaufnahme ist das Absinken des Blutzuckerspiegels. Auch das Hungergefühl mit Schwitzen und Zittrigkeit ist mit gewisser Sicherheit auf eine verminderte Blutglucosekonzentration zurückzuführen; bekanntlich verschwindet es zumeist ausgesprochen schnell durch Aufnahme von rasch resorbierbaren Kohlenhydraten wie beispielsweise Traubenzucker. Allerdings ist beim Zivilisationsmenschen ein Absinken des Blutzuckerspiegels und das damit verbundene Hungergefühl in aller Regel nur selten der Anlass zur Nahrungsaufnahme; Letztere wird im typischen Fall durch die konventionell festgelegten Essenszeiten bestimmt, zu denen sich dann üblicherweise – biologisch sinnvoll – auch das Hungergefühl einstellt.[34]

Unklar ist zudem, was neben dem Geschmack die Auswahl der Nahrung beeinflusst, sodass lebenswichtige Stoffe (etwa Vitamine und Mineralstoffe) in ausreichender Menge aufgenommen werden. Interessanterweise sind Tiere in der Lage, einen diesbezüglichen Mangel mit ihrem Fressverhalten auszugleichen, also z. B. nach längerem Fehlen von Vitaminen eine vitaminreiche Nahrung unter mehreren angebotenen herauszusuchen. Wahrscheinlich spielt Imitationslernen bei der Auswahl der Nahrung eine nicht unbeträchtliche Rolle. Weiter ist von angeborenen Präferenzen oder Aversionen auszugehen, z. B. gegen bittere Stoffe.

Nur bedingt geklärt ist, was das Sättigungsgefühl hervorruft und damit die Beendigung der Nahrungsaufnahme herbeiführt. Die mechanische Dehnung der Magenwände spielt dabei zweifellos eine gewisse Rolle, dürfte aber sicher nicht der einzige Mechanismus sein; als bedeutsamer angesehen werden durch die Nahrung freigesetzte Peptidhormone aus dem Magen-Darm-Trakt, die in die hypothalamischen Zentren gelangen und dort Information über das Ausmaß der konsumierten Nahrung geben.

Neben Glucagon und Somatostatin dürfte der wichtigste dieser Signalstoffe Cholecystokinin (CCK) sein, das durch fettreiche Speisen aus der Duodenalschleimhaut freigesetzt wird und Gallesekretion sowie Ausschüttung von Pankreasenzymen anregt (→Kap. 7.1.3). Für CCK existieren zahlreiche hypothalamische Rezeptoren, bei deren Blockade trotz Nahrungsaufnahme ein Sättigungsgefühl ausbleibt. Zudem existieren wohl in der Leber Sensoren für Nahrungsbestandteile, bei deren Stimulation Signale zum Gehirn ein Sättigungsgefühl auslösen.

7.2.3 Regulation des Körpergewichts

Von der unmittelbaren Kontrolle der Nahrungsaufnahme anhand des Blutglucosespiegels und freigesetzter Darmpeptide deutlich zu unterscheiden ist die Regulation des Körpergewichts; sie geschieht über weiter greifende Essgewohnheiten (etwa durch prinzipiell kleinere oder kalorienärmere Mahlzeiten, Einlegen von Fastenzeiten) oder verstärkte körperliche Tätigkeit. Auch hier nimmt man eine Einstellung auf einen gewissen Sollwert an; so wird operativ entferntes Fettgewebe oft rasch wieder ersetzt. Die gängigen Sollwertmodelle des Körpergewichts gehen davon aus, dass die gefüllten Fettzellen Stoffe ins Blut abgeben, anhand deren die hypothalamischen Zentren längerfristig die Nahrungsaufnahme so einstellen, dass Veränderungen des Sollzustands rückgängig gemacht werden (Lipostasemechanismus). Eine wichtige Rolle könnte dabei der Insulinspiegel spielen, der unabhängig von seinen Schwankungen im Tagesverlauf hoch mit dem Fettanteil im Körper korreliert; manche Hypothalamusregionen, darunter die oben genannten für die Regulation der Nahrungsaufnahme verantwortlichen Zentren, besitzen nachweislich Insulinrezeptoren. Wohl eine noch größere Bedeutung hat Leptin (oder OB-Protein), welches in den Fettzellen produziert wird und dessen Verabreichung Versuchstiere zur Einnahme kleinerer Mahlzeiten veranlasst. Es gibt mittlerweile gute Hinweise, dass genetische Defekte bei der Synthese dieses OB-Proteins eine wesentliche Ursache von Übergewicht darstellen. Auch die extreme Gewichtszunahme durch Medikamente (z. B. trizyklische Antidepressiva, manche Antipsychotika, speziell einige atypische) wird oft durch Beeinflussung des Leptinsystems erklärt.

Diese gängigen Sollwerttheorien können allerdings die oft augenfälligen Verschiebungen des Körpergewichts nicht erklären. Besser sollen dies Setpoint-Theorien (Bezugspunkttheorien) leisten, denen zufolge der Körper Änderungen des Gewichts lediglich in Grenzen halten, nicht aber unbedingt rückgängig machen will; im Anschluss an eine solche Verschiebung soll sich ein neuer Setpoint bilden, nach dessen Erreichen sich für gewisse Zeit die Einflussfaktoren im Gleichgewicht befinden. Die Sollwerttheorie stützende Befunde, etwa die Gewichtszunahme nach Fastenkuren oder operativer Fettentfernung, sind ebenso mit der Setpoint-Theorie vereinbar; Letztere kann aber auch Veränderungen des Körpergewichts erklären, die etwa durch besseres Nahrungsangebot zustande kommen.

ÜBERGEWICHT

Während man früher als Normalgewicht in kg zumeist die Körpergröße minus 100 definierte, zieht man heute als Maß den Body-Mass-Index (BMI, auch Quetelet-Index) heran. Diese Größe berechnet sich aus dem Körpergewicht, dividiert durch die quadrierte Körpergröße in Metern; so hätte eine 180 cm große Person mit einem Körpergewicht von 90 kg einen BMI von 90/3,24 = 27,78. Bei BMI-Werten ab 30

spricht man von Übergewicht; die genannte Person, welche nach den alten Definitionen als übergewichtig klassifiziert worden wäre, liegt also nach dem Body-Mass-Index noch im Normbereich.
Hierzulande ist immerhin mindestens ein Viertel der Erwachsenen – und bekanntlich auch viele Kinder – übergewichtig. Es handelt sich dabei keineswegs allein um ein kosmetisches Problem: Übergewicht stellt u. a. einen wichtigen Risikofaktor für die Entwicklung von Typ-2-Diabetes und Hypertonie mit ihren möglichen Folgeschäden dar (Herzinfarkt, Schlaganfälle).
Die Ursachen sind nur unzureichend bekannt. Zwillingsstudien weisen auf eine deutliche genetische Komponente hin, ohne dass die verantwortlichen Gene schon sicher identifiziert sind (Defekt bei der Leptinsynthese, vermindertes Ansprechen zentralnervöser Strukturen auf Leptin?). Zunehmend findet man die Auffassung, dass Übergewicht weniger Folge von erhöhter Nahrungsaufnahme ist, sondern eher von endogenen Faktoren wie ihrer Verwertung und vom Ruheenergieverbrauch abhängt.
Die Möglichkeiten zur Behandlung sind beschränkt. Nach Fastenkuren oder operativer Fettentfernung kehren die meisten – nicht alle – wieder zum früheren Zustand zurück, wobei dieses Auf und Ab möglicherweise sogar schädlicher ist als konstantes Übergewicht. Ob sich größere chirurgische Interventionen (z. B. Verkleinern des Magens mittels eines Bandes, Implantieren eines Ballons in den Magen, intestinale Bypass-Operationen mit Veränderungen des Nahrungswegs im Darm) vertreten lassen, wird kontrovers diskutiert. Gut begründet ist lediglich die Empfehlung, durch ausreichende Bewegung das Gewicht zu kontrollieren bzw. den Folgen des Übergewichts entgegenzuwirken.

7.2.4 Anorexia nervosa und Bulimia nervosa

Anorexia nervosa (nervöse Magersucht): Die vorwiegend Frauen betreffende Anorexia beginnt typischerweise im Jugend- und frühen Erwachsenenalter, nicht selten kurz nach den ersten Monatsblutungen. Es besteht die überwertige Idee, zu dick zu sein oder zu werden; der absichtlich herbeigeführte Gewichtsverlust wird nicht nur durch striktes Fasten, sondern auch durch Einnahme von Diuretika (»ausschwemmenden« Medikamenten) und Abführmitteln sowie durch extreme körperliche Betätigungen erreicht; viele induzieren zudem Erbrechen. Der Body-Mass-Index ist definitionsgemäß kleiner als 17,5, liegt also mehr als 15 % unter der Norm. Bei Frauen ist typischerweise Amenorrhö (Ausbleiben der Monatsblutung oder Auftreten nur in schwacher Form) zu beobachten. Bei Beginn der Störung vor der Pubertät kommt es zu Verzögerungen im Wachstum, Ausbleiben der ersten Monatsblutung und fehlender Brustentwicklung. Bei Männern findet sich oft Libidoverlust und Impotenz, bei frühem Auftreten zudem eine schwächere Ausbildung der Genitalien. Möglicherweise handelt es sich dabei um Sekundärerfolgen der eingeschränkten Nahrungszufuhr.

Die Betroffenen haben übrigens keineswegs eine Abneigung gegen Essen, wie es der Terminus Anorexia (Appetitlosigkeit) impliziert; die Bezeichnung Magersucht hebt das Wesentliche viel besser heraus, nämlich die überwertige Idee, mager bleiben oder werden zu müssen. Das Thema Essen beschäftigt die Patientinnen sogar sehr: Sie lesen oft stundenlang Kochbücher, lernen Rezepte auswendig oder bereiten für andere umfangreiche Mahlzeiten, an denen sie sich nicht beteiligen (→ dazu Köhler, 2024b, S. 200 ff. und die dort referierten Befunde). Auch löst bei ihnen der Anblick von Nahrung starke Insulinsekretion aus.

Die Erkrankung ist häufig von depressiver Symptomatik begleitet und dauert meist mehrere Monate, nicht selten einige Jahre. In mindestens 5 % der Fälle endet sie tödlich aufgrund von Komplikationen im Herz-Kreislauf-System (Rhythmusstörungen, Herzversagen), Elektrolytstörungen, Einschränkungen der Nierenfunktion oder Schäden im Magen-Darm-Trakt (Ruptur der Speiseröhre, Darmlähmungen); zudem treten gehäuft Suizide auf.

Die Bedeutung vieler biologischer Veränderungen bei Anorexie-Patientinnen (etwa Hirnatrophien, verminderte Konzentration von Sexualhormonen) ist weitgehend unklar; manches dürfte eher eine Folge der verminderten Nahrungsaufnahme darstellen. Der bei einem hohen Prozentsatz beobachtete negative Ausfall des Dexamethason-Suppressionstests (→ Kap. 5.3.7) weist auf Störungen im Regulationssystem Hypothalamus-Hypophyse-Nebennierenrinde hin und legt eine enge Beziehung zur Depression nahe. Angesichts seiner Rolle bei der Regulation des Essverhaltens (→ Kap. 7.2.2) hat sich die Forschung v. a. auf den Transmitter Serotonin konzentriert; Hinweise gibt es auf eine verminderte Ansprechbarkeit dieses Systems.

Erstes Ziel der Behandlung ist vielfach die Gewichtszunahme, die nicht selten nur mittels Magensonden oder Infusionen erreicht wird. Zur Rückfallprophylaxe werden angesichts der vermuteten serotonergen Dysfunktion in erster Linie (mit geringem Erfolg) selektive Serotoninwiederaufnahmehemmer eingesetzt.

Bulimia nervosa: Hauptsymptome dieser ebenfalls vornehmlich bei Frauen (meist zwischen 20 und 30 Jahren) auftretenden Störung sind wiederholte Anfälle von Heißhunger (»Ess- oder Fressattacken«), bei denen in kurzer Zeit große Nahrungsmengen aufgenommen werden (im Mittel 2000 kcal, in Extremfällen bis 8000 kcal). Im Anschluss daran wird in der Regel Erbrechen induziert; daneben versuchen die Patientinnen mit weiteren Maßnahmen wie Einlegen von Fastenphasen und Einnahme von Medikamenten (Appetitzüglern, Schilddrüsenhormonen, Diuretika, Abführmitteln), ihr Gewicht zu kontrollieren. Da Essattacken auch bei manchen Fällen von nervöser Magersucht vorkommen, sind Anorexia und Bulimia nervosa nicht immer leicht zu unterscheiden; als Kriterien gelten v. a. das bei der Bulimia normale Körpergewicht sowie die geringeren Menstruationsstörungen. Zuweilen wechseln bei einer Person Anorexiephasen mit bulimischen ab. Der Verlauf der Bulimia nervosa ist meist chronisch, wobei oft eine depressive Begleitsymptomatik vorliegt; Todesfälle sind seltener, kommen jedoch vor (meist kardialer Natur); oft beschrieben werden Schädigungen der Zähne und des Mund-Rachen-Raumes durch das gehäufte Erbrechen.

Hinsichtlich biologischer Befunde zeigt die Bulimia nervosa große Ähnlichkeiten mit der nervösen Magersucht (etwa Zeichen von Hirnatrophie); noch häufiger wird hier ein negativer Ausfall des Dexamethason-Suppressionstests beobachtet; deutliche Hinweise gibt es auf eine verminderte Ansprechbarkeit postsynaptischer Serotoninrezeptoren, wobei allerdings schwer zu entscheiden ist, ob dies nicht erst die Folge der veränderten Essgewohnheiten darstellt.

Die biologische Therapie geschieht vorwiegend mit selektiven Serotoninwiederaufnahmehemmern, wobei Fluoxetin explizit für diese Indikation zugelassen ist. Eine vollständige Rückbildung der Symptomatik auf diese Medikamente hin ist jedoch eher die Ausnahme.

ZUSAMMENFASSUNG KAPITEL 7.2

Die akute Nahrungsaufnahme (d. h. Beginn und Ende der Mahlzeit sowie die dabei konsumierte Menge) wird vom Hypothalamus gesteuert – wobei sicher gesellschaftliche Konventionen mittlerweile in größerem Maße diesen Akt kontrollieren. Ein im lateralen Hypothalamus gelegenes »Esszentrum« stimuliert die Essaktivität, ein medial lokalisiertes »Sattheitszentrum« hemmt sie; Bedeutung hat hierbei auch ein weiteres hypothalamisches Kerngebiet, der Nucleus paraventricularis. Wichtiges Transmittersystem in diesen regulierenden Strukturen ist das serotonerge, dessen Aktivierung die Nahrungsaufnahme bremst. Reiz für die Stimulierung des Esszentrums ist u. a. das Absinken des Blutzuckerspiegels; das Sättigungsgefühl wird zum einen durch die Dehnung der Magenwände hervorgerufen, zum anderen durch Signalstoffe wie Cholecystokinin, welches bei Kontakt mit Speise von der Duodenalschleimhaut freigesetzt wird und an hypothalamische Rezeptoren andockt.

Nur bedingt geklärt sind die Mechanismen der längerfristigen Nahrungsaufnahme, also die Kontrolle des Körpergewichts. Eine wichtige Rolle spielt dabei das aus Fettzellen abgegebene Leptin (oder OB-Protein), welches über hypothalamische Zentren das Essverhalten dämpft. Für Übergewicht wird u. a. eine mangelnde Leptinsynthese oder ein unzureichendes Ansprechen von Rezeptoren für diesen Botenstoff verantwortlich gemacht; auch die auf bestimmte Medikamente eintretende Gewichtszunahme wird (zuweilen) über einen Eingriff ins Leptinsystem erklärt.

Bei der vorwiegend junge weibliche Personen betreffenden Anorexia nervosa finden sich – zusammen mit der überwertigen Idee, zu dick zu sein – als charakteristische Verhaltensweisen eine Reduktion der Nahrungsaufnahme sowie weitere gewichtsreduzierende Maßnahmen (extreme körperliche Betätigung, Einnahme ausschwemmender und abführender Medikamente, selbst induziertes Erbrechen). Entsprechend besteht (oft lebensbedrohliches) Untergewicht, bei frühem Beginn zeigen sich Wachstumshemmungen (speziell auch der Geschlechtsorgane), in jedem Fall ausgeprägte Amenorrhö.

Ursächlich werden Störungen hypothalamischer Funktionen und des serotonergen Systems diskutiert. Bei der Bulimia nervosa finden sich charakteristische Anfälle extrem erhöhter Nahrungsaufnahme (»Fressattacken«), wobei die sehr auf ihr Gewicht achtenden Patientinnen radikale Gegenmaßnahmen ergreifen (selbst induziertes Erbrechen im Anschluss an die Attacken, Fastenzeiten, Einnahme von Appetitzüglern, Abführmitteln, Schilddrüsenhormonen). Eindeutiger als bei der Anorexia lässt sich eine Dysfunktion des serotonergen Systems nachweisen; eine Therapie mit SSRI ist in vielen Fällen zumindest teilweise erfolgreich.

8 Blut – blutbildende Organe – Immunsystem

8.1 Allgemeines und Überblick

Das Blut hat vielfältige Aufgaben zu erfüllen, von denen die Transportfunktion die offensichtlichste ist: Auf diesem Wege erreichen gelöste Substanzen, u. a. die endokrinen Hormone, ihre Wirkorte; dem Transport von O_2 (teils auch CO_2) dienen die roten Blutkörperchen. Zudem ist das Blut für die Immunabwehr mithilfe in ihm vorhandener Zellen (der Leukozyten) und Abwehrstoffe (etwa der humoralen Antikörper) verantwortlich. Um größere Verluste dieses wertvollen Körpersaftes zu verhindern, existiert das kompliziert arbeitende Blutgerinnungssystem.

8.2 Blut

8.2.1 Zusammensetzung

Das Blutvolumen eines Erwachsenen beträgt 5–6 l. Es besteht zum einen aus korpuskulären Elementen (Blutzellen oder -körperchen), zum anderen aus dem flüssigen Blutplasma; dieses enthält neben Wasser, Ionen und Stoffwechselprodukten u. a. Proteine – darunter die Gerinnungsfaktoren (→Kap. 8.2.4). Als Serum wird die Plasmaflüssigkeit ohne diese Gerinnungsfaktoren bezeichnet. Beim Zentrifugieren von Blut werden die schwereren Blutkörperchen nach außen geschleudert und binden die Gerinnungsfaktoren. Durch Abgießen des hellgelblichen Überstands von diesem »Blutkuchen« enthält man das Blutserum; in ihm werden im Allgemeinen die Konzentrationen der diagnostisch wichtigen Stoffe (etwa der Transaminasen, des Kreatinins, der Elektrolyte) bestimmt. (Soll nicht Serum, sondern Blutplasma gewonnen werden, muss man vor dem Zentrifugieren gerinnungshemmende Substanzen hinzusetzen.)

Die festen Bestandteile des Blutes machen ungefähr 45 % seines Volumens aus (bei Männern etwas mehr, bei Frauen weniger). Dieser Hämatokritwert ist im Anschluss an akute Blutungen in der Regel erniedrigt, weil die verlorenen Blutkörperchen nur langsam nachgebildet werden können, während das hauptsächlich aus Wasser bestehende Blutplasma rasch wieder (wenigstens hinsichtlich seines Volumens) ersetzt wird.

Die mit Abstand zahlreichsten Blutkörperchen (→Tab. 8-1) sind die roten, die Erythrozyten. Allein in einem µl (1 mm^3) Blut befinden sich beim Mann normalerweise etwa fünf

Art der Körperchen	Funktion	Wichtige zugehörige Krankheiten (bzw. physiologische Veränderungen)
Erythrozyten (rote Blutkörperchen)	Bindung und Transport von Sauerstoff (in geringerem Maße auch von CO_2)	▪ *Anämien* (Fehlen von Erythrozyten bzw. des in ihnen enthaltenen »Blutfarbstoffs« Hämoglobin, als Folge von Blutverlust, rascherer Zerstörung der Erythrozyten, unzureichender Synthese von Hämoglobin oder roter Blutkörperchen) ▪ *Polyglobulien* (Vermehrung der Erythrozyten, z. B. als Folge von Sauerstoffmangel, etwa in großen Höhen, als Resultat von Doping mit Erythropoetin = EPO, als Folge von Herz- und Lungenkrankheiten; seltener: Polycythaemia vera, eine primäre Vermehrung der Erythrozyten)
Leukozyten (weiße Blutkörperchen, z. B. neutrophile, basophile, eosinophile Granulozyten, Monozyten, diverse Arten von Lymphozyten)	zelluläre Abwehr durch Granulozyten und Monozyten, humorale Abwehr mithilfe von Lymphozyten (diese sind nicht die einzigen dabei beteiligten Strukturen)	▪ *Leukopenien* (Fehlen von Leukozyten, z. B. Agranulozytose = Fehlen von Granulozyten, u. a. als Nebenwirkung bestimmter Psychopharmaka wie Clozapin, diverser Phenothiazine und trizyklischer Antidepressiva, bei Chemotherapie) ▪ *Leukozytosen* (vorübergehende Vermehrung der Leukozyten, etwa im Rahmen von Infekten) ▪ *Leukämien* (Vermehrung meist unreifer Vorstufen, als myeloische Leukämie mit krankhafter Vermehrung unreifer Granulozyten, lymphatische Leukämie mit pathologischer Lymphozytenvermehrung)
Thrombozyten (Blutplättchen)	wichtige Rolle bei der Blutgerinnung	▪ *Thrombopenien* (Mangel an Thrombozyten, z. B. im Rahmen von Leukämien und Lymphomen, unter Chemotherapie, als Medikamentennebenwirkung) ▪ *Thrombozytosen* (vorübergehende Vermehrung der Thrombozyten, z. B. nach Blutverlust) ▪ *Thrombozythämien* (dauerhafte Vermehrung der Thrombozyten; relativ selten; bedeutsamer: verstärkte Thrombozytenaktivität mit Thromboseneigung)

Tab. 8-1: Korpuskuläre Bestandteile des Blutes (Blutkörperchen)

Millionen Erythrozyten, bei der Frau 4,5; man kann ausrechnen, welche Mengen in den 5–6 l Körperblut enthalten sind. Deutlich seltener sind die weißen Blutkörperchen, die Leukozyten: Normalerweise findet man etwa 4000–10 000/µl. Diese teilen sich wiederum in zahlreiche Unterformen auf (z. B. Granulozyten, Lymphozyten). Hinzu kommen die (sehr kleinen) Thrombozyten (Blutplättchen) mit 0,15–0,3 Millionen/µl. Das Blutplasma besteht zu über 90 % aus Wasser, dazu aus Ionen, Proteinen und quantitativ unbedeutenden, oft aber sehr wichtigen weiteren Substanzen (Nährstoffen, Hormonen, Stoffwechselprodukten).

8.2.2 Erythrozyten – Anämien

Die Erythrozyten werden im roten Knochenmark der flachen Knochen (also v. a. im Becken und Brustbein = Sternum) aus Vorstufen gebildet. Diesen Vorgang stimuliert Erythropoetin aus der Niere (→Kap. 5.3.11), welches wiederum vermehrt bei O_2-Mangel im Gewebe ausgeschüttet wird; so regt beispielsweise ein Aufenthalt in höheren Lagen den Aufbau roter Blutkörperchen an. Weiter ist zur Erythrozytenbildung Cobalamin (Vitamin B_{12}) erforderlich; fehlt dieses aufgrund einer Resorptionsstörung, ist die Zahl der Erythrozyten vermindert (perniziöse Anämie; →unten).

Die Erythrozyten enthalten große Mengen des Blutfarbstoffs Hämoglobin (Hb); dieser besteht aus vier um ein Eisenion (Fe^{++}) angeordneten Häm-Gruppen (von griech. haima = Blut), denen jeweils eine Proteinkette angehängt ist. An dieses Eisenion bindet in der Lunge O_2, das dann in den Geweben freigesetzt wird.

Die Lebensdauer der kernlosen Erythrozyten beträgt im Mittel etwa 120 Tage; die defekten Blutkörperchen werden in der Milz abgefangen und zerstört. Das Häm-Molekül wird zu Bilirubin abgebaut, das frei werdende Eisen zum Großteil erneut in Erythrozyten eingebracht. Dennoch gibt es einen gewissen physiologischen Verlust an Eisen über den Darm, Urin und die Haut, bei Frauen zudem durch die Monatsblutung; deshalb muss Eisen aus der Nahrung aufgenommen werden. Bei Resorptionsstörungen sowie stärkeren Blutverlusten kann es daher zur Eisenmangelanämie kommen.

Der Hämoglobingehalt im Blut beträgt bei der Frau etwa 140 g/l (= 14 g/100 ml; etwas ungenau formuliert: 14 %), beim Mann 160 g/l. Die niedrigeren Werte bei Frauen dürften zum einen auf die höheren physiologischen Blutverluste zurückzuführen sein; diesbezüglich bedeutsam ist auch der niedrigere Spiegel an Androgenen (→Kap. 5.3.10), denn diese stimulieren die Bildung von Erythrozyten (McManus et al., 2020).

Aus der Hämoglobinkonzentration und der Zahl der Erythrozyten lässt sich der mittlere Hämoglobingehalt der einzelnen roten Blutkörperchen (MCH) berechnen. Ist dieser Wert im Normbereich, spricht man von Normochromie (von griech. chroma = Farbe), ist er zu niedrig, von Hypochromie (z. B. bei Eisenmangelanämien); hyperchrom ist die perniziöse Anämie, bei der die Hämoglobinsynthese weitgehend normal verläuft, während die Erythrozytenbildung aufgrund eines Vitamin-B_{12}-Mangels gestört ist. Von diagnostischem Interesse ist auch das mittlere Erythrozytenvolumen (MCV); es ist bei der Perniziosa erhöht (makrozytäre Anämie), weil die wenigen Erythrozyten sich maximal mit Blutfarbstoff füllen und dadurch aufblähen.[35]

ANÄMIEN

Von Anämie spricht man, wenn die Zahl der Erythrozyten oder der Hämoglobingehalt im Blut vermindert sind. Neben Blässe der Haut und der Schleimhäute finden sich Müdigkeit und Abgeschlagenheit sowie Tachykardie und Atemnot schon bei kleinen Anstrengungen. Vereinfacht lassen sich – unter Vernachlässigung der nur bedingt geklärten Tumor- und Infektanämien – vier allgemeine Ursachen für Anämien unterscheiden: Blutverluste, Störungen der Hämoglobinsynthese aufgrund von Eisenmangel, Störung der Erythrozytenbildung und schließlich beschleunigte Zerstörung der roten Blutkörperchen (hämolytische Anämien).

Blutungsanämien können durch akuten Blutverlust (z. B. bei Unfällen, im Rahmen von Operationen) oder – meist weniger evident – durch langsame, chronische Blutverluste entstehen. Hierfür sind bei Frauen häufig stärkere Monatsblutungen verantwortlich; nicht selten sind es aber auch Blutungen im Magen-Darm-Trakt (etwa bei Ulcus oder Magen- und Dickdarmkarzinomen), bei denen eine zunehmende Anämie oft das auffälligste Symptom darstellt. Da gleichzeitig mit den dabei verloren gehenden Erythrozyten der wichtigste Eisenlieferant fehlt, finden sich die Zeichen der Eisenmangelanämie (erniedrigtes Serumeisen und hypochrome, kleine Erythrozyten). Eisenmangelanämie kann zudem Folge von Eisenresorptionsstörungen oder von eisenarmer Ernährung (etwa bei strikt vegetarischer Kost) sein. Neben einer hypochromen Anämie mit verkleinerten Erythrozyten zeigt sich erniedrigtes Serumeisen sowie eine verminderte Konzentration von Ferritin (einer Speicherform von Eisen).

Die wichtigste Störung der Erythrozytenbildung ist die perniziöse Anämie bei Vitamin-B_{12}-Mangel; zugrunde liegt ein Autoimmunprozess, der zu Veränderungen der Magenschleimhaut führt (atrophische Gastritis; →Kap. 7.1.3); dadurch wird im Magen nicht mehr der Intrinsic Factor gebildet, welcher die Resorption von Vitamin B_{12} im unteren Dünndarm ermöglicht. Es findet sich eine hyperchrome Anämie sowie vergrößerte Erythrozyten (Megaloblasten, daher auch die Bezeichnung »megaloblastäre Anämie«). Neben Zeichen der Blutarmut zeigen sich Symptome im Bereich des Magen-Darm-Trakts sowie neurologische Ausfälle (→Kap. 1.3.5 zur funikulären Myelose). Unbehandelt verläuft die Krankheit tödlich; eine parenterale Zufuhr von Vitamin B_{12} beseitigt zuverlässig die Anämie; eine fortgeschrittene neurologische Symptomatik ist jedoch oft irreversibel. Da Personen mit Vitamin-B_{12}-Mangel überdurchschnittlich häufig Magenkarzinome entwickeln, sind regelmäßige Gastroskopien angezeigt.

Hämolytische Anämien mit beschleunigtem Erythrozytenabbau können vielfältige Ursachen haben (z. B. Missbildungen der Erythrozyten, Autoimmunprozesse). Neben den Symptomen der Anämie finden sich Zeichen der erhöhten Zerstörung roter Blutkörperchen, u. a. Vermehrung des freien, d. h. nicht an Erythrozyten gebundenen Hb und erhöhtes Serumbilirubin (aus dem Häm-Abbau). Die Behandlung richtet sich nach der Ursache; bei der hereditären Sphärozytose (einer erblichen Erythrozytendeformation) kann durch Entfernung der Milz (Splenektomie) im Allgemeinen eine normale Lebenserwartung erreicht werden.

8.2.3 Leukozyten – Leukämien – Agranulozytosen

Die weißen Blutkörperchen (Leukozyten) entwickeln sich – wie Erythrozyten und Thrombozyten – aus den pluripotenten Stammzellen im Knochenmark und differenzieren sich dann in ihre einzelnen Formen.

Etwa zwei Drittel davon sind Granulozyten (nach den in ihnen lichtmikroskopisch sichtbaren Körnchen = Granula), der große Hauptanteil davon wieder Neutrozyten oder neutrophile Granulozyten (so genannt wegen ihrer guten Färbbarkeit mit pH-neutralen Farbstoffen). Die neutrophilen Granulozyten sind hauptsächlich an der unspezifischen Immunabwehr beteiligt, d.h. sie vernichten eingedrungene Fremdstoffe (im typischen Fall Bakterien oder andere Erreger), unabhängig von deren spezieller molekularbiologischer Struktur. Sie werden u.a. durch chemische Produkte der Erreger angelockt, umschlingen den Fremdkörper und verdauen ihn (Phagozytose); Granulozyten werden deshalb – zusammen mit anderen Zellen ähnlicher Funktion (etwa Monozyten) – auch als Phagozyten bezeichnet. Im Bereich des eingedrungenen Erregers wird die Durchblutung gesteigert (Rötung) sowie die Durchlässigkeit der Kapillaren für Proteine erhöht (Schwellung); Rötung, Schwellung und Anwesenheit phagozytierender Granulozyten stellen die wesentlichen Elemente des Entzündungsvorgangs dar. Ist der Entzündungsherd groß oder haben sich die Erreger im Körper verbreitet, finden sich im Blut vermehrt neutrophile Granulozyten (Neutrophilie oder allgemeiner: Leukozytose) sowie ihre Vorstufen (sogenannte Linksverschiebung im Blutbild).

Neben den Granulozyten enthält das Blut (etwa halb so viele) Lymphozyten, deren Aufgabe im Wesentlichen die spezifische Immunabwehr darstellt; einige (die B-Lymphozyten) entwickeln sich zu den Immunglobuline produzierenden Plasmazellen weiter, andere (die T-Killerzellen) nehmen direkten Kontakt mit dem Fremdkörper auf und vernichten ihn (→Kap. 8.3.1); die T-Helferzellen schließlich wirken unterstützend bei diesen Vorgängen mit.

Hier wurde vieles vereinfacht und verkürzt wiedergegeben. Zunächst ist zu ergänzen, dass es neben den neutrophilen Granulozyten in viel geringerer Zahl eosinophile und basophile gibt (so benannt nach der zu ihrer Darstellung günstigen Färbemethode). Ihre Funktionen seien nur angedeutet: Die Eosinophilen spielen nicht zuletzt eine Rolle bei der Abwehr von Würmern oder ihrer Larven; solche für die Phagozytose zu großen Erreger werden durch Stoffe aus diesen Zellen geschädigt. Eine Vermehrung der eosinophilen Granulozyten im Blut (Eosinophilie) wird daher oft als Hinweis auf eine Wurminfektion gewertet. Basophile Granulozyten setzen große Mengen von Histamin frei und sind deshalb u.a. an allergischen Reaktionen beteiligt (zusätzlich zu ihrer Funktion bei der Erregerabwehr).

Schließlich enthält das Blut Monozyten, die sich bei Bedarf zu (relativ langlebigen) Makrophagen umwandeln können, d.h. in besonders große phagozytierende Zellen, welche die (kurzlebigen) neutrophilen Granulozyten in ihren Aufgaben unterstützen.

Als Leukozytose wird allgemein eine Vermehrung der weißen Blutkörperchen bezeichnet (etwa im Rahmen von Infektionen, aber auch bei Leukämien). Betrifft dies – wie häufig – speziell die neutrophilen Granulozyten, spricht man von Neutrophilie oder Granulozytose; Monozytose ist entsprechend eine Vermehrung der Monozyten, etwa bei bestimmten Infektionen (z.B. Malaria); Lymphozytose kommt bei einigen Viruserkrankungen vor, kann aber auch Zeichen einer lymphatischen Leukämie sein.

LEUKÄMIEN

Unter Leukämie versteht man eine pathologische Vermehrung weißer Blutkörperchen, welche in Gestalt und Funktion verändert sind und die Bildung anderer Blutkörperchen (insbesondere der roten) erschweren. Je nach Art der betroffenen Leukozyten werden in erster Linie myeloische und lymphatische Leukämien unterschieden (Vermehrung der Granulozyten oder der Lymphozyten und ihrer Vorstufen); weiter kann man akute von chronischen Verlaufsformen abgrenzen. Typische Symptome sind dabei im Allgemeinen:

- Immunschwäche mit schweren Infektionen (durch Verdrängung normal funktionierender Leukozyten)
- Anämie (Störung der Erythrozytenbildung)
- Milzwachstum mit Druckschmerz und Völlegefühl im Bauch

Bei der chronischen myeloischen Leukämie entarten die noch undifferenzierten (pluripotenten) Stammzellen der Blutkörperchen im Knochenmark und wandeln sich gehäuft zu Granulozyten und deren Vorstufen um. Grundlage ist ein – selten wohl vererbter, sondern im Laufe des Lebens (etwa als Folge von Strahlenexposition oder Kontakt mit toxischen Stoffen, z. B. Benzindämpfen) erworbener – Defekt auf einem Chromosom; die diesen Defekt aufweisenden Stammzellen vermehren sich ungewöhnlich schnell (v. a. unter Bildung von Granulozyten) und stören die gewöhnliche Blutbildung; zudem verlagert sich diese vom Knochenmark weitgehend in Leber und Milz. In einer ersten (der chronischen) Phase zeigen sich vergleichsweise milde Symptome, weil Erythrozyten- und Thrombozytenbildung noch weitgehend funktionieren; im späten Stadium (der Myeloblastenkrise) finden sich zunehmend Blasten (unreife Vorstufen im Blut) und schwere Allgemeinsymptome. Zur Behandlung werden Zytostatika eingesetzt, die zumindest im chronischen Stadium zu längeren Remissionen führen können; Heilung kann eine Knochenmarktransplantation bringen (was allerdings das Vorhandensein immunologisch verträglichen Knochenmarks, beispielsweise von Geschwistern, voraussetzt).

Bei der chronischen lymphatischen Leukämie liegt eine Vermehrung reifer Lymphozyten in Knochenmark, Blut, Lymphknoten, Milz und Leber vor; da die Bildung der Erythrozyten und Thrombozyten zunächst unbeeinträchtigt bleibt, finden sich oft lange keine oder nur milde Symptome. Später kann es zunehmend zu Lymphknotenschwellungen, Milzvergrößerung, Anämien und Infekten kommen; behandelt mit Zytostatika wird in der Regel nur bei schnellem Fortschreiten der Erkrankung und in Spätstadien.

Akute Leukämien sind durch rasches Wachstum unreifer Vorläufer der Blutzellen charakterisiert; akute lymphatische Leukämien treten vornehmlich im Kindes- und Jugendalter auf, akute myeloische Leukämien (mit Vermehrung hauptsächlich von unreifen Granulozyten) eher im Erwachsenenalter. Die Symptomatik setzt in den meisten Fällen akut ein mit Anämie, Fieber und schweren Infekten (durch einen Mangel an funktionsfähigen Granulozyten) sowie Blutungen (als Folge der Verminderung von Blutplättchen); viele Gewebe sind von diesen wuchernden Blutzellen infiltriert, Leber, Milz und Lymphknoten oft erheblich vergrößert. Dank neuer Möglichkeiten aggressiver Chemotherapie hat sich insbesondere die Prognose der akuten lymphatischen Leukämie des Kindesalters deutlich verbessert.

Agranulozytosen sind Verminderungen der Granulozytenanzahl; dies betrifft v. a. die neutrophilen, sodass synonym die seltenere Bezeichnung Neutropenie (von griech. penes = arm) gebraucht wird. Sie können im Rahmen bösartiger Tumoren auftreten und sind dann entweder das Resultat von Verdrängungsprozessen oder Schädigungen durch Tumorsubstanzen. Von größerem Interesse sind hier Agranulozytosen als Folge von Medikamenteneinnahme; diese sind entweder toxischer Natur mit Schädigung des Knochenmarks (und in ihrem Ausmaß abhängig von der Menge des aufgenommenen schädigenden Pharmakons) oder stellen eine allergische Reaktion dar – wobei sie dann weitgehend dosisunabhängig sind. Symptome sind vornehmlich Entzündungen im Bereich der Mundschleimhäute und oft schwere Infektionskrankheiten, etwa Lungenentzündung mit hohem Fieber. In solchen Fällen ist immer auch nach Einnahme von Medikamenten zu fragen, besonders nach den erst kürzlich bei diesem Patienten eingesetzten. Agranulozytosen hervorrufende Medikamente können u. a. sein:

- Antibiotika
- Antikonvulsiva
- trizyklische Antidepressiva
- Antipsychotika (v. a. Phenothiazine, aber auch das atypische Antipsychotikum Clozapin [z. B. Leponex®])
- entzündungshemmende Medikamente (dabei einige nichtsteroidale Antiphlogistika)
- das Pyrazolonderivat Metamizol (Novaminsulfon, z. B. Novalgin®)
- Zytostatika

Mit Ausnahme der letztgenannten Substanzen führen die aufgelisteten Pharmaka insgesamt letztlich selten zur Neutropenie; dennoch ist an diese Komplikation zu denken. Bei sofortigem Absetzen der schädlichen Substanz sind die Veränderungen meist reversibel.

8.2.4 Thrombozyten und plasmatische Gerinnungsfaktoren – Blutstillung und -gerinnung

Die Thrombozyten sind kernlose Zellen, welche – wie die anderen Blutkörperchen – aus den pluripotenten Stammzellen hervorgehen; die Gerinnungsfaktoren werden im Wesentlichen in der Leber (u. a. unter Mithilfe von Vitamin K) produziert.

Kommt es zur Verletzung eines Gefäßes, so verengt sich – u. a. durch freigesetztes Serotonin – dessen Wand, Thrombozyten lagern sich um die defekte Stelle an, verkleben miteinander (Aggregation) und bilden den das Gefäß abdichtenden »weißen« Thrombus (von griech. thrombos = geronnene Blutmasse). Zu dieser Blutstillung kommt die eigentliche Blutgerinnung (Koagulation), indem der weiße Thrombus durch das faserförmige Fibrin verfestigt wird. Der entstehende rote Thrombus verschließt den Defekt fester und bildet die Basis der Vernarbung. Fibrin wird mittels eines komplizierten Prozesses aus sich umwandelnden plasmatischen Gerinnungsfaktoren gebildet. Vorletzte Stufe dieser »Gerinnungskaskade« ist die Umwandlung von Prothrombin in Thrombin, welches wiederum Fibrinogen in Fibrin überführt. Aktiviert wird diese Abfolge von Prozessen entweder durch einen aus der Gefäßwand freigesetzten Stoff oder durch Kontakt eines Gerinnungsfaktors mit dem Gefäßdefekt; gebildet werden die Gerinnungsfaktoren in der Leber unter Mithilfe von Vitamin K – daher ist bei Leberinsuffizienz, etwa bei Leberzirrhose, die Gerinnung häufig gestört.

Gleichzeitig muss darauf geachtet werden, dass die Blutgerinnung nicht unbegrenzt weiterläuft und zur Verstopfung des Gefäßsystems führt. Zum einen sorgt das aus Plasminogen gebildete Plasmin dafür, dass überschüssiges Fibrin abgebaut wird (Fibrinolyse), zum anderen hemmen bestimmte Stoffe (insbesondere Antithrombin 3) schon früher in der Kaskade Gerinnungsfaktoren.

In dieses Gerinnungs- und Fibrinolysesystem lässt sich – ebenso wie in die Thrombozytenaggregation – pharmakologisch eingreifen, was besonders zur Verhinderung von Thrombosen oft erforderlich ist (etwa bei längerer Bettlägerigkeit oder bei Thromboseneigung im Rahmen verengter Gefäße, wie bei der koronaren Herzkrankheit). Antikoagulanzien (Gerinnungshemmer) sind z. B. Heparin, welches u. a. die Aktivität von Thrombin stört, oder Phenprocoumon (Marcumar®), das über die Beeinflussung von Vitamin K die Bildung von Gerinnungsfaktoren in der Leber hemmt.[36] Mittlerweile zunehmend durchgesetzt haben sich die neuen oralen Antikoagulanzien (NOAK), die direkt (nicht durch Hemmung von Vitamin K) die Blutgerinnung beeinflussen; bekanntester Vertreter dieser Gruppe dürfte Apixaban (Eliquis®) sein. Der Prostaglandinsynthesehemmer Acetylsalicylsäure (etwa Aspirin®) erschwert die Thrombozytenaggregation. Einen ähnlichen Effekt hat vermutlich auch Alkohol, der damit zu einem gewissen Grad den Verschluss von Gefäßen verhindert, v. a. von arteriellen; gegenteiligen Effekt hat wahrscheinlich Tabakrauch, der Substanzen enthält, welche die Thrombozytenaggregation fördern.

Blutgerinnsel, etwa bei einer Beckenvenenthrombose, lassen sich auflösen; zu einer solchen Fibrinolyse eignet sich beispielsweise Streptokinase.

Unzureichende Blutgerinnung kann verschiedene Ursachen haben:

- Synthesestörungen der Gerinnungsfaktoren bei Leberinsuffizienz
- ein angeborener Mangel von Gerinnungsfaktor VIII (die X-chromosomal-rezessiv vererbte Hämophilie A; → Kap. 11.5.4)
- Thrombozytenmangel, etwa im Rahmen von Leukämien

Eine allzu starke Blutgerinnung bzw. Thrombozytenaggregation ist in aller Regel unerwünscht, u. a. wegen der Thrombose- und Emboliegefahr – deshalb gibt man Heparin, Phenprocoumon (Marcumar®), neuere Gerinnungshemmer (NOAK) wie Apixaban oder Acetylsalicylsäure bei Patienten mit

- venöser Insuffizienz,
- Risiko für Schlaganfälle oder Herzinfarkte,
- Rhythmusstörungen wie z. B. Vorhofflimmern bei Mitralinsuffizienz mit der Gefahr von Embolien der Hirnarterien (zerebrale Ischämie, umgangssprachlich: »Schlaganfall«) oder
- längerer Immobilisierung (z. B. bei Gipsverbänden, postoperativ).

Eine übermäßige Blutgerinnung liegt auch der disseminierten intravasalen Gerinnung zugrunde; sie tritt nicht selten u. a. bei Infektionen, großen Operationen oder Verbrennungen auf. Dabei bilden sich in den Gefäßen (intravasal) verstreut zahlreiche Mikrothromben (kleinste Blutgerinnsel), was gleichzeitig zum Verbrauch von Thrombozyten und Gerinnungsfaktoren führt (daher auch häufig die Bezeichnung Verbrauchskoagulopathie); Folgen sind oft ausgedehnte Blutungen, was zum Organversagen führen kann. Angesichts der Bildung von Thromben einerseits und Blutungen andererseits ist die Behandlung reichlich kompliziert.

ZUSAMMENFASSUNG KAPITEL 8.2

Das Blut besteht aus zellulären Anteilen (den Blutkörperchen) und der Plasmaflüssigkeit, in der viele Stoffe gelöst sind; gießt man nach dem Zentrifugieren von Blut den Überstand ab, erhält man das von Gerinnungsfaktoren freie Serum, womit in der Regel die Laboranalysen durchgeführt werden.

Die roten Blutkörperchen (Erythrozyten) enthalten den Blutfarbstoff Hämoglobin (dieses enthält wiederum Eisenionen); sie leisten in erster Linie den Sauerstofftransport. Als Ursachen für Anämien – Mangel an Erythrozyten bzw. Hämoglobin – findet man:

- Blutverlust (meist schleichend bei Tumoren im Magen-Darm-Trakt oder bei ausgeprägter Menstruation)
- Eisenmangel
- gestörte Erythrozytensynthese (wie bei der perniziösen Anämie)
- verstärkten Abbau roter Blutkörperchen (hämolytische Anämien)

Die weißen Blutkörperchen (Leukozyten) dienen vornehmlich der Abwehr, wobei die große Gruppe der Granulozyten (mit ihrer häufigsten Unterform, den neutrophilen) dies auf unspezifische Art erledigt: Sie verleiben sich Fremdstoffe ein (z. B. Krankheitserreger) und vernichten sie (Phagozytose). Die Lymphozyten sind – u. a. über die Bildung von Antikörpern – wichtiger Bestandteil der spezifischen Immunabwehr. Physiologische Vermehrungen weißer Blutkörperchen (Leukozytosen) finden sich daher im Rahmen von Infekten, während sich bei Leukämien vorwiegend unreife Vorstufen vermehren (von Granulozyten bei myeloischer, von Lymphozyten bei lymphatischer Leukämie), was u. a. zu Abwehrschwäche und Anämie führt. Eine Verminderung von Granulozyten (Agranulozytose) kann als Medikamentennebenwirkung vorkommen (z. B. bei manchen Antipsychotika und trizyklischen Antidepressiva).

Die Blutplättchen (Thrombozyten) verschließen mithilfe der Gerinnungsfaktoren Defekte im Gefäßsystem. Bei einem Mangel oder einer Minderaktivität dieser Zellen (z. B. im Rahmen von Leukämien) oder bei unzureichender Bildung von Gerinnungsfaktoren (etwa infolge einer Leberzirrhose) kommt es daher zu erhöhter Blutungsneigung.

Eine verstärkte Thrombozytenaktivität, beispielsweise begünstigt durch Stauungen im Gefäßsystem, stellt ein Risiko für die Bildung von Blutgerinnseln (Thrombosen und Embolien) dar.

8.3 Immunsystem

8.3.1 Immunreaktionen

Das Immunsystem dient der Abwehr von als fremd empfundenen Stoffen, insbesondere Erregern und den von ihnen gebildeten Produkten (Toxinen). Dabei lässt sich eine unspezifische von einer spezifischen Abwehr unterscheiden (Tab. 8-2).

Die unspezifische Immunabwehr: Die unspezifische Abwehr richtet sich in mehr oder weniger einförmiger Weise gegen alles, was als Fremdstoff in den Organismus gelangt, unabhängig davon, ob schon früher mit diesem Stoff ein Kontakt vorlag. Diese Aufgabe

unspezifische Abwehr	▪ korpuskulär durch Granulozyten und Makrophagen ▪ humoral z. B. durch Stoffe im Plasma (etwa Lysozym), Interferone, durch das Komplementsystem
spezifische Abwehr	▪ korpuskulär: T-Helfer- und T-Killerzellen ▪ humoral durch Antikörper

Tab. 8-2: Komponenten der Immunabwehr

leisten im Wesentlichen die Granulozyten sowie die etwas später angreifenden, dafür größeren und überdauernden Makrophagen (mononukleären Phagozyten), die sich aus Monozyten entwickeln (→ Kap. 8.2.3): Makrophagen nehmen den Fremdkörper auf und verdauen ihn mittels bestimmter Enzyme.

Neben dieser unspezifischen zellulären gibt es eine unspezifische humorale Abwehr, für die im Blutplasma gelöste Stoffe verantwortlich sind (von lat. humor = Körperflüssigkeit).

- So spaltet etwa das Enzym Lysozym Wände von Bakterien und führt damit zum Untergang der Erreger; es ist nicht nur im Plasma, sondern auch in anderen Körperflüssigkeiten, z. B. den Tränen, vorhanden.
- Weiter sind hier die Interferone zu nennen, welche von virusbefallenen Zellen produziert werden und die Vermehrung der Viren verhindern; Interferone werden beispielsweise bei der chronischen Hepatitis B verabreicht, um doch noch den Erreger zu vernichten.
- Eine besondere Bedeutung hat das Komplementsystem; man fasst darunter etwa 20 Protein abbauende Stoffe (Proteinasen) zusammen, die sich an die Oberfläche von Bakterien anheften und ihre Membranen durchlöchern. Zusätzlich steigern die angelagerten Komplementfaktoren – wie die unten zu besprechenden Antikörper aus Immunglobulinen – den »Appetit« der erregerfressenden Granulozyten und Makrophagen; durch solche »Opsonierung« (d. h. Markierung von Erregern mittels Komplementfaktoren und/oder Immunglobulinen) werden nämlich in den Phagozyten Rezeptoren stimuliert, die zu besonderer Fressaktivität anregen.

Die spezifische Immunabwehr: Das spezifische Abwehrsystem ist in der Lage, bestimmte Teile der Erreger (typischerweise Proteinteile) als sogenannte Antigene zu erkennen (verkürzte Form von »Antisomatogene«, d. h. gegen den Organismus gerichtete Stoffe). Gegen diese baut nun der Organismus – in einem relativ zeitraubenden Prozess – spezifische, nur gegen das jeweilige Antigen gerichtete Antikörper auf. Letztere verbinden sich mit den Antigenen – sie bilden einen »Antigen-Antikörper-Komplex« und leiten seine Zerstörung ein. Dies geschieht v. a. durch die erwähnte Opsonierung, die Markierung des Antigens für die Fresszellen.

Nach Kontakt mit dem Antigen und seiner Vernichtung bleibt eine gewisse Anzahl von Antikörpern vorhanden, die bei erneuter Infektion mit dem Erreger schnell nachproduziert werden können und den Körper weitgehend vor dem Erreger schützen (Immunität). Im Gegensatz zur unspezifischen Abwehr (Opsonierung mit Komplementfaktoren, Zerstörung durch Neutrozyten und Makrophagen), welche immer gleich abläuft – unabhängig wie oft der Organismus schon mit dem Erreger oder dem Toxin konfrontiert wurde –, besitzt die spezifische Immunabwehr also ein Gedächtnis: Sie »erinnert« sich an das Antigen und produziert sofort die seinerzeit wirksamen Antikörper nach.

Dies macht man sich bei der Impfung zunutze: Dabei wird dem Organismus ein abgeschwächter, z.B. abgetöteter Erreger zugeführt (oft auch nur Bruchstücke davon), der keinen Schaden anrichten kann, jedoch als Antigen wirkt und zur Bildung von Antikörpern anregt; im Falle einer echten Infektion mit diesem Erreger (z.B. Hepatitis-B-Virus) geben diese die Vorlage für die Antikörperbildung ab. Zuweilen führt man auch ein inaktiviertes, vom Erreger gebildetes Toxin zu (etwa den Giftstoff des Tetanuserregers), gegen das der Organismus ebenfalls Antikörper bildet. Von dieser aktiven Immunisierung ist die passive zu unterscheiden, die in der Regel vorgenommen wird, wenn schon eine Infektion vorliegt. Hier werden Antikörper gespritzt, die andere Lebewesen gegen den Erreger oder das Toxin gebildet haben; damit kann eine sofortige spezifische Abwehr geleistet werden (etwa bei Wundverschmutzung mit Tetanusgefahr); da diese fremden Antikörper rasch abgebaut werden und keine Vorlage für erneute Antikörperbildung abgeben, ist die Person danach nicht immun.

Die humoralen Antikörper sind langkettige Proteine, die Immunglobuline (Ig) genannt werden; produziert werden sie in den Plasmazellen, die sich aus einer Lymphozytenart, den B-Lymphozyten, dann bilden, wenn Letztere mit dem Antigen in Kontakt kommen.

B-Lymphozyten, die im Knochenmark, dem sogenannten »**B**ursa-Äquivalent«, ihr letztes immunologisches Training erhalten haben (daher die Bezeichnung **B**-Lymphozyten), finden sich v.a. in den lymphatischen Organen, insbesondere Milz und Lymphknoten. Von ihnen gibt es zahllose Stämme (Klone), vermutlich einige Milliarden; diese unterscheiden sich in ihren Rezeptoren für die einzelnen Antigene. Gelangt ein Antigen A_x, z.B. ein Bakterienteil, vermittelt durch Phagozyten, zu B-Lymphozyten, so vermehrt sich jener Klon, der Rezeptoren für A_x besitzt, und wandelt sich in Plasmazellen um; etwa binnen einer Woche nach Erstkontakt produzieren diese nun Immunglobuline gegen A_x. Die gebildeten Immunglobuline lagern sich A_x an (markieren oder opsonieren es) und bereiten damit seine rasche und intensive Vernichtung durch die Phagozyten vor. Nicht alle Zellen des Klons wandeln sich in Plasmazellen um; ein Teil von ihnen wird zu Gedächtniszellen (genauer: B-Gedächtniszellen), aus denen sich bei erneutem Eindringen von A_x – diesmal sehr viel rascher – Immunglobuline bilden.

PLASMOZYTOM

Bei dieser Erkrankung findet sich eine abnorme Vermehrung eines Plasmazellklons, der riesige Mengen gleicher Immunglobuline bildet. Der abnorme Klon findet sich nicht nur im Blut, sondern auch im Knochenmark, wo er die normale Blutbildung stört und zudem – durch Stimulierung von »Osteoklasten« – Knochengewebe auflöst. Es kommt daher u. a. zu Knochenschmerzen, Spontanfrakturen und dem Zusammensacken der Wirbelkörper. Das verstärkt freigesetzte Calcium kann sich in der Niere ablagern. Da normale Immunglobuline verdrängt werden, ist die Infektionsanfälligkeit erhöht. Behandelt wird mit diversen Substanzen, u. a. mit Glucocorticoiden; damit lassen sich in der Regel zeitweilige Remissionen erzielen.

Neben der spezifischen humoralen Abwehr – welche von B-Lymphozyten bzw. deren Weiterentwicklungen, den Plasmazellen, geleistet wird – gibt es eine spezifische zelluläre, an der v.a. die T-Lymphozyten beteiligt sind. Diese haben ihren Namen erhalten, weil sie nach ihrer Bildung im Knochenmark ihr »immunologisches Kompetenztraining« im Thymusorgan erhalten haben; wie die B-Lymphozyten befinden sie sich aber vornehmlich in Blut, Milz und Lymphknoten. Auch hier existieren zahlreiche Klone, die sich hinsichtlich der Rezeptoren für bestimmte Antigene unterscheiden; durch Makrophagen – welche das Antigen verschlungen haben – wird ihnen dieses präsentiert; dadurch werden, unterstützt durch die Interleukine, »T-Killerzellen« aktiviert, die sich rasch vermehren und die Erreger unmittelbar abtöten. Wieder werden Gedächtniszellen (»T-Gedächtniszellen«) gebildet, sodass die Killerzellenaktivierung beim nächsten Kontakt schneller geschieht.

Die erwähnten Interleukine gehören mit anderen Stoffen, z.B. dem Tumor-Nekrose-Faktor (TNF), zu den Zytokinen, die der Abwehr dienen, andererseits aber auch benötigte Zellen (speziell Neurone) zerstören und so möglicherweise eine nicht unbedeutende Rolle in der Pathogenese der Depression spielen (Zytokinhypothese der Depression; →Köhler, 2016, S. 96, sowie Liu et al., 2020 zum Zusammenhang zwischen Wirksamkeit antidepressiver Therapie und Zytokin-Level).

Neben diesen T-Killerzellen gibt es T-Helferzellen, die in komplizierten Schritten in die Aktivierung der T-Killerzellen eingreifen und zudem selbst eine verzögerte Immunantwort induzieren; die Sachverhalte sind zu komplex, um hier genauer behandelt zu werden. Erwähnt sei nur, dass diese T-Helferzellen auch eine Rolle bei der Aktivierung der B-Lymphozyten spielen. Die Bedeutung der T-Helferzellen lässt sich u.a. daran ersehen, dass HI-Viren bevorzugt diese befallen und dezimieren.

HIV-INFEKTION UND AIDS

Das HI-Virus (Human Immunodeficiency Virus) führt zu einer chronischen Infektion, die unbehandelt meist in das Endstadium AIDS (Acquired Immune Deficiency Syndrome) übergeht. Die Übertragung geschieht hauptsächlich durch Geschlechtsverkehr, wobei Sexualpraktiken mit der Gefahr der Verletzung ein besonderes Risiko darstellen. Beim heterosexuellen Kontakt ist die Übertragung von einem infizierten Mann auf die Frau wahrscheinlicher als der umgekehrte Fall; durch Kondome wird das diesbezügliche Risiko entscheidend gemindert. Eine Rolle spielt weiter die »vertikale« Übertragung von einer Schwangeren auf ihr Kind. Während die Ansteckung durch medizinische Blutprodukte mittlerweile hierzulande sehr selten ist, stellt die Infektion Drogenabhängiger durch gemeinsam benutzte Injektionsbestecke nach wie vor ein bedeutsames Problem dar. Die Übertragung durch Insektenstiche, Tröpfcheninfektion oder Hautkontakt mit Blutprodukten (außer im Falle sehr hoher Viruskonzentrationen sowie größerer Wunden oder Ekzeme) dürfte vernachlässigbar sein.

Die Viren befallen v. a. einen Typ von T-Helferzellen (die CD4-Zellen) und vermindern deren Zahl; dadurch kommt es leichter zu Infektionen und der Ausbildung bestimmter Tumoren. Im ersten Stadium der akuten HIV-Infektion (etwa 1–3 Wochen nach Ansteckung) tritt häufig eine grippeähnliche Symptomatik mit Fieber und Kopfschmerzen auf, zudem oft ein juckender Hautausschlag und Lymphknotenschwellungen; diese akuten Erscheinungen klingen meist rasch wieder ab. In einem zweiten Stadium zeigen sich Symptome (etwa Fieber, Durchfälle, Neuropathien), die aber keine eigentlichen AIDS-Symptome sind. Diese erscheinen in einem letzten Stadium und bestimmen im Allgemeinen auch die Lebenserwartung. Besonders häufig – wenn auch heute dank antibakterieller Prophylaxe seltener – ist eine Lungenentzündung (Pneumonie) mit dem Erreger Pneumocystis carinii; weiter können diverse andere bakterielle und virale Erkrankungen auftreten, eine Besiedlung der Schleimhäute mit Pilzen (etwa die ösophageale Kandidose) oder schwere Pilzerkrankungen innerer Organe (z. B. der

Lunge). Von den AIDS-assoziierten Neubildungen sind Lymphome und das Kaposi-Sarkom die bedeutendsten; oft erst im fortgeschrittenen Stadium findet sich eine mit Vergesslichkeit und Stimmungsveränderungen beginnende Encephalopathie (Demenz bei HIV-Krankheit nach ICD-10).

Die Prognose im Sinne einer Lebensverlängerung und -verbesserung ist mittlerweile dank starker antiviraler Medikamente erheblich besser; tritt das Vollbild von AIDS ein, ist auch dann die Lebenserwartung deutlich höher als früher.

8.3.2 Allergien

Allergien sind pathologische Immunreaktionen (Überempfindlichkeitsreaktionen) gegen einzelne, in der Regel für den Organismus harmlose Antigene (etwa Mehlstaub, Gräserpollen, Medikamente); die diese Reaktionen hervorrufenden Antigene werden Allergene genannt. Bei solchen Überempfindlichkeitsreaktionen unterscheidet man vier Typen, von denen v. a. Typ I und IV eine klinische Bedeutung haben.

Bei der Überempfindlichkeitsreaktion vom Typ I (dem »Soforttyp«) bilden bei Erstkontakt mit dem Allergen Plasmazellen nicht wie üblich Immunglobuline des Typs IgG oder IgM, sondern vermehrt die sonst nur in geringen Konzentrationen vorkommenden IgE-Immunglobuline. Diese werden bei erneuten Konfrontationen mit dem Allergen in großen Mengen ausgeschüttet, heften sich aber nicht nur – wie biologisch sinnvoll – an das Antigen, um es zu markieren (opsonieren), sondern binden sich auch an Mastzellen und basophile Granulozyten. Die von diesen daraufhin in einer Sofortreaktion (Anaphylaxis) freigesetzten gefäßverändernden und entzündungsfördernden Stoffe, speziell Histamin, können u. a. zu

- Hautveränderungen (Urtikaria),
- Schwellungen der Nasenschleimhaut,
- Ödemen und Konstriktionen im Bereich der Atemwege und
- in besonders schweren Fällen zur schlagartigen Gefäßerweiterung mit Blutdruckabfall (anaphylaktischer Schock)

führen.

Heuschnupfen (Rhinitis allergica) und viele Formen von Asthma bronchiale stellen Typ-I-Überempfindlichkeitsreaktionen dar, ebenso die u. U. tödlich verlaufenden Reaktionen auf Medikamente oder Kontrastmittel.

Typ-IV-Reaktionen werden v. a. von Elementen der zellulären Abwehr (insbesondere T-Killerzellen und Makrophagen) hervorgerufen und treten erst nach einiger Zeit des Kontakts mit dem Allergen auf. Entzündliche Hautveränderungen bei längerer Berührung mit bestimmten Stoffen (Kontaktdermatitiden) gehören meist zu diesem verzögerten Reaktionstyp. Die Neurodermitis diffusa (das atopische Ekzem) wird hingegen – wie die oft mit ihr vergesellschafteten Asthma bronchiale und Heuschnupfen – zu den über IgE vermittelten Überempfindlichkeitsreaktionen vom Soforttyp gerechnet.

Während man die einzelnen Schritte und Mechanismen der allergischen Reaktionen (die Pathogenese) weitgehend versteht, ist die Ätiologie, die eigentliche Ursache dieser pathologischen Prozesse, noch weitgehend unbekannt. Insbesondere ist oft nicht zu erklären, warum es häufig nach jahrzehntelangem problemlosem Kontakt mit dem späteren Allergen plötzlich zu diesen beeinträchtigenden Reaktionen kommt.

Therapeutisch kann man durch Glucocorticoide zumeist rasch die akute Entzündung beheben, nicht aber die Allergiebereitschaft beseitigen. Einen ähnlichen Effekt haben die in vielen Heuschnupfenmitteln enthaltenen Antihistaminika, sie greifen an einem Zwischenglied der Pathogenese an. Gewissen Schutz bietet die Vermeidung des Allergens (etwa Aufenthalt in pollenarmer Seeluft). Eine weitergehende Behandlungsmöglichkeit stellt die systematische Desensibilisierung (Hyposensibilisierung) dar: Dabei appliziert man Patienten (z.B. mit allergischem Asthma) in langsam steigenden Dosen die Allergene in der Hoffnung, dadurch die Bildung regulärer Antikörper des Typs IgG und IgM anzuregen.

8.3.3 Autoimmunerkrankungen

Die nach wie vor ziemlich rätselhaften Autoimmunerkrankungen sind dadurch charakterisiert, dass der Organismus eigene Bestandteile als Antigene betrachtet und gegen diese Immunreaktionen zeigt. Die krankheitsspezifischen Symptome entstehen durch die Gewebszerstörung (wie der Abbau der Myelinscheiden bei der Multiplen Sklerose oder die Auflösung von Knorpel und Knochen im Gelenkbereich bei der rheumatoiden Arthritis). Die Pathogenese ist nur teilweise geklärt; offenbar sind in der vorgeburtlichen Entwicklung die gegen körpereigenes Gewebe gerichteten T-Lymphozyten nicht eliminiert worden; unklar bleibt, warum es oft erst nach Jahrzehnten zur Autoimmunkrankheit kommt, noch mehr aber, warum diese biologisch schädlichen T-Zellen sich halten konnten. Für die Auslösung der Autoimmunkrankheit bedeutsam scheinen Infektionen, speziell mit Viren, in deren Verlauf nicht nur gegen die Erreger gerichtete Lymphozyten zur Vermehrung angeregt werden, sondern auch autoreaktive Zellen. Als Ursachen dürften vererbbare Veränderungen einzelner Gene, insbesondere Immunreaktionen determinierender Gene, eine wichtige Rolle spielen.

WICHTIGE AUTOIMMUNKRANKHEITEN

In den vorigen Kapiteln wurden einige bekanntere Autoimmunkrankheiten schon genannt, so Multiple Sklerose, Colitis ulcerosa, Morbus Crohn, Typ-1-Diabetes, Typ-A-Gastritis mit Perniziosa, die Hyperthyreose bei Basedow-Krankheit oder die häufig mit einer Schilddrüsenunterfunktion (Hypothyreose) einhergehende Hashimoto-Thyreoiditis. Zu erwähnen ist weiter die chronische Polyarthritis (rheumatoide Arthritis), bei der sich – möglicherweise ausgelöst durch Virusinfektionen – entzündliche Prozesse in den Gelenkkapseln entwickeln, welche über die Zerstörung von Knorpel und Knochen zur Funktionseinschränkung und Deformierung der Gelenke führen. Meist zeigen sich unspezifische Allgemeinsymptome (Abgeschlagenheit, Temperaturerhöhung), zudem typische Gelenkbeschwerden wie Schmerzen, Morgensteifigkeit, symmetrische Anschwellungen v. a. der Finger- und Handgelenke; bei etwa 20 % der Patienten finden sich in der Haut die verschieblichen, weichen Rheumaknötchen, bei den meisten Betroffenen können die Rheumafaktoren (Autoantikörper meist vom Typ IgM) nachgewiesen werden. Die Therapie erfolgt in der Regel mit nichtsteroidalen Antirheumatika, die v. a. über eine Hemmung der Prostaglandinsynthese die Entzündungsprozesse aufhalten, weiter mit den entzündungshemmenden und immunsuppressiven Glucocorticoiden, zudem mit zahlreichen anderen Medikamenten (Chloroquin [ursprünglich ein Malariamittel], D-Penicillamin, Gold, Zytostatika, Immunsuppressiva); zuweilen sind operative Eingriffe erforderlich, z. B. Gelenkersatz.

Eine weitere, vornehmlich die Gelenke betreffende (mutmaßliche) Autoimmunerkrankung ist die Bechterew-Krankheit (Spondylitis ankylosans), bei der typischerweise v. a. Entzündungen im Bereich der Wirbelsäule auftreten; diese hinterlassen Versteifungen, sodass es zu Einschränkungen von Beweglichkeit und Atemtiefe kommt; zuweilen finden sich Komplikationen in anderen Organsystemen, z. B. im Bereich der Regenbogenhaut (Iritis). Neben physikalischer Behandlung (Bewegungsübungen) besteht die Therapie v. a. in der Gabe von Glucocorticoiden und nichtsteroidalen Antirheumatika.

Der (früher zur großen Gruppe der Kollagenosen gerechnete) systemische Lupus erythematodes betrifft hauptsächlich Frauen und äußert sich zum einen in uncharakteristischen Beschwerden wie Fieber und Müdigkeit, zum anderen in Gelenkschmerzen, Entzündung an Nieren (Glomerulonephritis), Herz (Perikarditis) und Gefäßen (Vaskulitis) sowie Blutveränderungen (Anämien, Leuko- und Thrombozytopenien). Charakteristisch ist zudem ein schmetterlingsförmiges Erythem (entzündliche Hautrötung) im Gesicht.

Die Behandlung ist ähnlich wie bei chronischer Polyarthritis (nichtsteroidale Antirheumatika, Glucocorticoide, Immunsuppressiva). Mit dem Lupus erythematodes verwandt ist die Sklerodermie (progressive systemische Sklerose, ebenfalls eine Kollagenose); sie ist charakterisiert durch Entzündungen des Bindegewebes und der Gefäße; durch die anschließenden bindegewebigen Veränderungen verhärtet sich die Haut, sodass es u. a. zu starrem Gesichtsausdruck, Einschränkungen der Beweglichkeit und Durchblutungsstörungen vornehmlich im Handbereich kommt (Raynaud-Syndrom).

ZUSAMMENFASSUNG KAPITEL 8.3

Die unspezifische zelluläre, d. h. gegen Fremdkörper jeglicher Art gerichtete Abwehr wird von Granulozyten und Makrophagen geleistet, welche diese Eindringlinge sich einverleiben und vernichten; dabei helfen Elemente der unspezifischen humoralen Abwehr (so Interferon und das Komplementsystem) mit. Bei der spezifischen, nur gegen bestimmte Stoffe gerichteten und dabei ein »Gedächtnis« besitzenden Immunabwehr ist ebenfalls zwischen zellulären und humoralen Komponenten zu unterscheiden. Die zelluläre Abwehr bilden die T-Lymphozyten; die humorale Abwehr leisten Antikörper: Immunglobuline (also Proteine), welche von Weiterentwicklungen der B-Lymphozyten, den Plasmazellen, gebildet werden. Sie werden eher langsam nach erstem Kontakt mit dem Fremdkörper bzw. mit einem bestimmten Teil von ihm (dem Antigen) produziert und bilden dann mit diesem den Antigen-Antikörperkomplex, der die Makrophagen zur Vernichtung des Eindringlings stimuliert. Bei erneutem Kontakt mit dem Antigen läuft dank des Immungedächtnisses die Antikörperbildung sehr viel schneller ab (Phänomen der Immunität); bei der aktiven Immunisierung (Impfung) präsentiert man dem Organismus das Antigen, welches an einem abgetöteten Erreger oder abgeschwächten Toxin hängt.

Allergien beruhen auf abnormen Immunreaktionen gegen sonst harmlose Antigene

(Allergene). Der Typ-I-Form (Sofortreaktion mit im Extremfall tödlichen Folgen) liegt die Bildung irregulärer Antikörper (IgE statt IgG oder IgM) zugrunde, der verzögerten Reaktion (Typ IV) Besonderheiten der zellulären Immunabwehr.
Bei den Autoimmunkrankheiten (z. B. Hashimoto-Thyreoiditis, rheumatoider Arthritis, Multipler Sklerose, Lupus erythematodes, Colitis ulcerosa) bildet der Organismus Antikörper gegen eigene Bestandteile (Gelenkkapseln, Myelinscheiden, Darmschleimhaut). Unklar ist, warum solche Reaktionen erst nach jahrzehntelanger Tolerierung dieser Gewebsbestandteile einsetzen.

8.4 Lymphatisches System – Lymphome

Zum lymphatischen System rechnet man im Allgemeinen:

- das Lymphgefäßsystem mit Lymphe und den Lymphknoten
- den lymphatischen Rachenring (u. a. mit den Tonsillen = Rachenmandeln)
- lymphatische Gewebe im Dünndarm (Peyer-Plaques)
- Thymus und Milz
- im weiteren Sinn Anteile des Knochenmarks
- die Leber

Thymusdrüse und jene Knochenmarkspartien, wo die Lymphozyten ihre immunologische Kompetenz erhalten, werden als primäre lymphatische Organe bezeichnet, jene, in denen sich die Lymphozyten später ansiedeln, als sekundäre. Das lymphatische System gehört im weiteren Sinne zum Immunsystem und wurde wiederholt erwähnt, sei aber hier noch einmal gesondert besprochen.

Die gelbliche Lymphe enthält viele Leukozyten, jedoch keine Erythrozyten und Thrombozyten. Die Lymphgefäße bilden gewissermaßen ein Parallelsystem zu dem der Blutgefäße, welches zum einen dem Transport, v. a. aber der Abwehr dient. So gelangen Stoffe aus dem Darmlumen unter Umgehung des Pfortadersystems zunächst in den Ductus thoracicus, das Hauptlymphgefäß, und von da über die obere Hohlvene in den Blutkreislauf. Eingedrungene Fremdkörper erreichen über die Lymphgefäße die Lymphknoten, wo sie weißen Blutkörperchen zur Vernichtung präsentiert werden; bei Infektionen sind daher die Lymphknoten (als Folge einer Vermehrung v. a. der dort lokalisierten Lymphozyten) oft angeschwollen (beispielsweise Halslymphknoten bei einer Angina). Auch Krebszellen gelangen aus befallenen Organen leicht in Lymphknoten und können sich dort ansiedeln und vermehren (lymphogene Metastasierung); so sind z. B. bei einem Mammakarzinom die Lymphknoten in der Achsel oft geschwollen und verursachen Lymphstau (Dickwerden des Armes). Im Blut befindliche Fremdkörper werden vornehmlich in der Milz abgefangen, die daher bei manchen Infektionen anschwellen kann. Eine andere wichtige Aufgabe der Milz wurde schon genannt, die Vernichtung nicht mehr voll funktionsfähiger Erythrozyten (→ Kap. 8.2.2).

LYMPHOME

Die in verschiedenen Unterformen auftretenden Lymphome sind Geschwülste der Lymphknoten, die durch Vermehrung von Lymphozyten hervorgerufen werden. Diese sich rasch vermehrenden Zellstämme treten zunächst in einem einzigen Knoten auf und können über die Lymphwege in

weitere eindringen, später auch auf dem Blutweg (hämatogen) in andere Organe gelangen. Nach der Art der sich vermehrenden Zellen unterscheidet man Hodgkin- und Non-Hodgkin-Lymphome.
Oft fallen zunächst eher zufällig ein oder mehrere vergrößerte Lymphknoten auf, etwa im Halsbereich oder in der Leistengegend; nicht selten gehen Allgemeinsymptome (Fieber, starker Nachtschweiß, Gewichtsabnahme) voraus. Die Prognose ist im Allgemeinen günstig, besonders dann, wenn nur wenige Lymphknoten befallen sind, die zudem räumlich eng benachbart sind. Therapiert wird üblicherweise mit Zytostatika oder energiereichen Strahlen.

ZUSAMMENFASSUNG KAPITEL 8.4
Das lymphatische System (als Teil des Immunsystems) besteht aus den Lymphgefäßen mit den Lymphknoten, zudem aus diversen weiteren »lymphatischen Organen« wie dem Rachenring mit den Tonsillen (»Rachenmandeln«), den Peyer-Plaques des Dünndarms, Milz und Anteilen des Knochenmarks. Das Lymphgefäßsystem enthält die an Leukozyten reiche Lymphe, die in das Blutsystem geleitet wird. Auf dem Weg dorthin fangen die Lymphknoten Fremdkörper ab (daher ihre Schwellungen im Rahmen von Infektionen); auch Krebszellen können sich in ihnen ansiedeln (lymphogene Metastasierung). Lymphome, die je nach Zellart in Hodgkin- und Non-Hodgkin-Formen unterteilt werden, sind durch pathologische Vermehrung von Lymphozyten hervorgerufene bösartige Geschwülste der Lymphknoten (die aber zumeist eine gute Prognose haben).

9 Sexualität und Fortpflanzung

9.1 Überblick

Dieses Kapitel, das sich den physiologischen Vorgängen der Sexualität und der Fortpflanzung widmet, geht auch auf Störungen dieser Abläufe sowie Erkrankungen der beteiligten Organe ein.

9.2 Geschlechtsorgane und Sexualvorgänge beim Mann

9.2.1 Anatomie der männlichen Geschlechtsorgane

Der paarig angelegte Hoden (lat. testis; wörtlich: Zeuge) liegt in einer Hautfalte (im Hodensack oder Skrotum) unterhalb des Beckenbodens (→Abb. 9-1). Diese Lage ist nicht die ursprüngliche; im Embryonalstadium befinden sich die Hoden noch im Beckenraum, wandern jedoch während der Entwicklung im Mutterleib längs eines Kanals an ihre endgültige Position (Descensus testis). Bei Störungen dieses Ablaufs resultiert ein Hodenhochstand – eine der Ursachen für Unfruchtbarkeit. Die Hoden sind also nur funktionsfähig, wenn sie sich außerhalb der Bauchhöhle befinden und damit sehr viel kühler gehalten werden.

Die Hoden sind einerseits der Bildungsort männlicher Keimzellen, andererseits Hormondrüsen, die das – u. a. für die Sexualität wichtige – Testosteron liefern. Die Testosteronproduktion findet in den Leydig-Zwischenzellen statt, die Spermienbildung in den Hodenkanälchen (Tubuli seminiferi). Den Hoden beidseits angelagert sind die schlauchförmigen Nebenhoden (Epididymis), die sich als Verdickung tasten lassen und der weiteren Aufbereitung der Spermien dienen. Von ihnen geht jeweils ein Samenleiter (Ductus deferens; Vas deferens) ab; dieser gelangt über den Leistenkanal in den Beckenraum und mündet, durch die Prostata ziehend, nahe der Peniswurzel in die Harnröhre (Urethra), durch deren letzten Teil das Ejakulat entleert wird. Die Lagerung der Spermien bis zur Entleerung geschieht im Ductus deferens und den Nebenhoden.

Unter Kastration versteht man die Entfernung der Hoden, um sie als Hormondrüsen auszuschalten. Vorgenommen wird dieser Eingriff v. a. zur Behandlung hormonsensitiver Tumoren, speziell des Prostatakarzinoms. Die Folge sind meist deutlicher Libidoverlust und Impotenz – dies aber keineswegs immer und teilweise mit erheblicher Verzögerung.

Bei der Sterilisation wird ein kleiner Abschnitt des Ductus deferens (Vas deferens) entfernt (Vasektomie). Auf Libido und Potenz wirkt sich dies nicht aus; auch das v. a. von

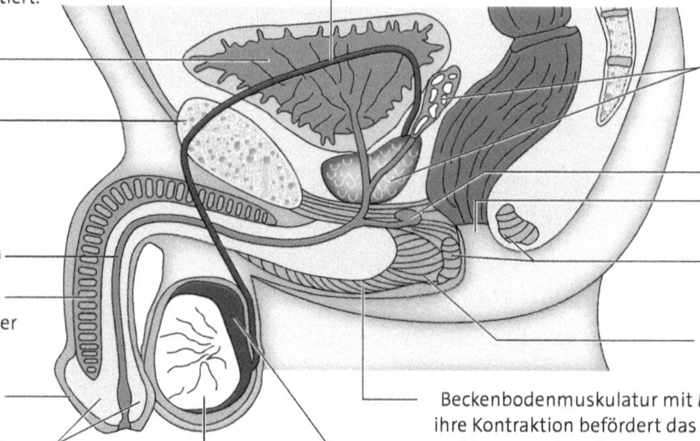

Abb. 9-1: Die männlichen Geschlechtsorgane

Prostata und den Samenbläschen gebildete Ejakulat nimmt nicht nennenswert ab, es enthält jedoch keine Spermien mehr.

HODENKARZINOME

Die in den letzten Jahrzehnten offenbar deutlich häufiger gewordenen Hodenkarzinome treffen (im Gegensatz zu den meisten anderen bösartigen Geschwülsten) vorwiegend jüngere Männer. In der Regel gehen sie von den Keimzellen aus. Dabei unterscheidet man die großen Gruppen der Seminome und der Nichtseminome; Letztere sind im Allgemeinen aggressiver. Erstes Symptom ist oft ein schmerzloser Knoten, zuweilen auch eine Schwellung oder Entzündung.

Therapeutisch wird der befallene Hoden entfernt, was in aller Regel keine Auswirkungen auf Libido und Potenz hat. Zusätzlich wird von mancher Seite speziell bei Nichtseminomen eine operative Entfernung oder Bestrahlung der retroperitonealen Lymphknoten empfohlen; bei fortgeschrittenem Tumor ist die Bestrahlung in der Regel obligatorisch, eventuell auch eine Chemotherapie. Insgesamt hat sich die Prognose des Hodenkarzinoms sehr verbessert und ist durchaus als gut zu bezeichnen; Voraussetzung ist jedoch die frühe Diagnose, weshalb sich regelmäßige Selbstuntersuchungen empfehlen (dabei darf die Verdickung des aufgelagerten Nebenhodens nicht mit einem Knoten im Hoden verwechselt werden).

Nahe der Mündungsstellen der Ductus deferentes in die Urethra liegen die Cowper-Drüse (Glandula bulbourethralis), die Samenbläschen und die Prostata (Vorsteherdrüse); diese Organe geben Flüssigkeiten ab, welche Kohabitation und Samenentleerung erleichtern sowie die Spermienbeweglichkeit verbessern – womit sich die Chance der Befruchtung erhöht. Die Hauptmenge des Ejakulats kommt aus der Prostata und den Samenbläschen; Letztere bilden – anders als es der Name erwarten lässt – selbst keinen Samen. Die Cowper-Drüse wirkt bei der Befeuchtung der Eichel mit.

ERKRANKUNGEN DER PROSTATA

Da die Harnröhre durch die Prostata zieht, ist bei der im Alter ausgesprochen häufigen gutartigen Vergrößerung der Vorsteherdrüse (Prostatahyperplasie; Prostataadenom) das Wasserlassen im Allgemeinen erschwert:

- langes Warten bis zum Einsetzen des Urinflusses
- dünner Harnstrahl
- unvollständige Entleerung mit der Folge häufigen Harndrangs

Dabei besteht die Gefahr eines Rückstaus in die Nierenbecken mit der Folge von Entzündungen. Vielfach muss schließlich die Prostata entfernt (genauer: verkleinert) werden, was meist ohne Eröffnung des Beckenraums durch die Harnröhre möglich ist.

Eine Prostatitis (Entzündung der Vorsteherdrüse) kommt auch bei jungen Männern vor. Sie wird oft akut durch Verkühlung dieser Region hervorgerufen, kann aber auch einen chronischen Verlauf nehmen. Die chronischen Formen sind nur teilweise sicher auf Infektionen zurückzuführen; häufig finden sich Entzündungen ohne Erregernachweis. Auch gibt es Krankheitsbilder ohne Zeichen von Entzündung, die aber hinsichtlich der Symptomatik einer chronischen Prostatitis entsprechen (Prostadynie oder Prostatopathie).

Karzinome der Prostata sind bei älteren Männern sehr häufig, wachsen aber meist relativ langsam, sodass die Betroffenen oft nicht an dieser, sondern an anderen altersbedingten Krankheiten sterben; ob Prostatakarzinome immer behandelt werden müssen, ist eine kontrovers geführte Diskussion. Symptome bleiben zuweilen lange aus und treten erst in einem späteren Stadium auf, wenn der Tumor die Harnröhre verengt und es zu Schwierigkeiten oder Schmerzen beim Wasserlassen kommt. Diese Beschwerden sind kaum von denen der benignen Prostatahyperplasie (Prostatahypertrophie) zu unterscheiden; man sollte aber spätestens dann einen Arzt aufsuchen, wenn sich blutiger Urin oder blutiges Sperma zeigen. Generell empfehlen sich etwa ab dem 50. Lebensjahr regelmäßige Voruntersuchungen, bei denen durch eine rektale Abtastung der Prostata nach derben Knoten gesucht wird; allerdings sind so entdeckte Tumoren häufig nicht mehr auf die Prostata beschränkt, sondern haben bereits die umgebende Kapsel durchbrochen, so dass eine lokale Therapie nicht ausreichend ist und die Prognose schlechter wird. Von verschiedenen Seiten wird geraten, den Serumspiegel des sogenannten prostataspezifischen Antigens (PSA) bzw. seine Veränderung über die Zeit als Indikator für einen Tumor heranzuziehen; diagnostisch nützlich ist dann eine Ultraschalluntersuchung des Organs sowie Biopsien verdächtiger Stellen. Die Chance, hiermit einen noch auf die Prostata beschränkten und damit gut operablen Tumor zu entdecken, gilt als wesentlich größer.

Prostatakarzinome in sehr frühem Stadium und bei (vermutlich) langsamem Verlauf werden oft zunächst nur beobachtet (Litwin & Tan, 2017). Gegebenenfalls führt man eine radikale Prostatektomie durch, d. h. man entfernt die Prostata samt Kapsel und Samenbläschen. Im Falle von Inoperabilität (z. B. bei fortgeschrittenem Alter oder bei Ausdehnung des Karzinoms über die Prostata hinaus) nutzt man die häufige Hormonsensitivität dieser Tumoren: Eine Reduktion der Testosteronmenge (durch Entfernung der Hoden bzw. Dämpfung hypophysärer Stimulation) oder Verminderung der Testosteronwirksamkeit können das Wachstum meist für einige Jahre zum Stillstand bringen und vielen Patienten in dieser Zeit ein weitgehend beschwerdefreies Leben ermöglichen. Bei unzureichender Behandlung metastasieren Prostatakarzinome zumeist in die regionalen Lymphknoten sowie hämatogen (auf dem Blutweg) v. a. ins Skelett.

Der letzte Teil der Harnröhre verläuft im Penis, welcher im Wesentlichen aus den Schwellkörpern (Corpus spongiosum und Corpora cavernosa) besteht. Das an der Penisunterseite gelegene Corpus spongiosum umgibt die Harnröhre; die beiden Corpora cavernosa liegen auf der (bei Erektion der Bauchwand zugewandten) Vorderseite des Penis; bei Füllung ihrer zahlreichen Blutgefäße schwellen sie an und versteifen (Erektion). Durch eine Vertiefung vom Rest des Penis abgegrenzt ist die ebenfalls großteils aus Gefäßen bestehende Eichel (Glans penis). Diese dicht sensibel innervierte Struktur ist üblicherweise von der Vorhaut (Präputium) umgeben, die sich beim Geschlechtsverkehr zurückschiebt. Am Ende der Eichel liegt die Mündung der Harnröhre, aus der nicht nur Urin, sondern auch das Ejakulat entleert wird.

Bei der Beschneidung (Zirkumzision) wird der vordere Teil der Vorhaut entfernt, zuweilen wird auch nur ein kleiner Einschnitt gemacht. Dies ist unter hygienischen Aspekten ausgesprochen sinnvoll: So sind Zervixkarzinome bei jüdischen Frauen sehr selten, weil sie in der Regel eben mit beschnittenen Männern Verkehr haben; diese reinigen zudem aus religiösen Gründen diese Region gründlich. Auch Peniskarzinome sind unter diesen Bedingungen kaum zu beobachten.

9.2.2 Sexueller Funktionszyklus beim Mann

Der sexuelle Funktionszyklus (Reaktionszyklus) bei Männern wird – ebenso wie bei Frauen – im Allgemeinen in vier Phasen eingeteilt: Die Appetenz- und die nahtlos an sie anschließende Erregungsphase sind durch Schwellung des Penis (Erektion), Größenzunahme und Heben des Hodens sowie Verdickung des Skrotums gekennzeichnet; zudem vergrößert sich die Prostata und die Cowper-Drüsen geben vermehrt Sekret ab, wodurch die Glans penis befeuchtet wird.

Grundlage der Erektion ist die Füllung der Schwellkörper (v. a. der Corpora cavernosa) mit Blut; dazu wird bei gesteigertem arteriellem Zufluss der venöse Rückstrom verhindert. Dieser Vorgang wird weitgehend oder ausschließlich von den Nn. erigentes – zuweilen in der Literatur als Nn. pudendi bezeichnet – kontrolliert, welche parasympathische Fasern aus dem Sakralmark führen. Sie wirken – indirekt durch Freisetzung des gefäßaktiven Stickstoffmonoxids (NO) – vasodilatatorisch; durch die zunehmende Blutmenge werden die Venen komprimiert und damit der Abfluss behindert. Die im Sakralmark endenden afferenten Fasern der Nn. pudendi aus der Penisregion sind dort mit den Nn. erigentes verschaltet; eine mechanische Reizung des Glieds, v. a. der Glans penis, führt daher zur Erektion. Auf dieses Erektionszentrum im Sakralmark wirken zudem Fasern von höheren Zentren, insbesondere von kortikalen. Ob den Penis auch sympathische Neurone aus dem unteren Thorakal- und oberen Lumbalmark (einem »thorakolumbalen Erektionszentrum«) erreichen, wird kontrovers diskutiert.

POTENZSTÖRUNGEN

Die Impotenz (erektile Dysfunktion) kann verschiedene Ursachen haben:

- endokrine Störungen (v. a. Diabetes mellitus)
- neurologische Krankheiten
- Leberzirrhose
- anatomische Veränderungen wie Penisverkrümmung oder Induratio penis plastica (entzündliche Infiltration der Corpora cavernosa mit Vernarbungen)
- Verletzungen der Nn. erigentes nach Prostataoperationen

Die häufige Impotenz im Alter ist meist gefäßbedingt, wobei die Blutzufuhr in die Schwellkörper aufgrund von arteriellen Verengungen vermindert ist. Auch Medikamente sind nicht selten die Ursache, v. a.:

- Hormonpräparate (insbesondere Antiandrogene)
- Blutdruckmittel
- bestimmte Psychopharmaka (häufig SSRI, → Kap. 3.5.3)

Weiter kann Impotenz auf den Missbrauch psychotroper Substanzen zurückgehen; neben dem unten angeführten Alkoholabusus dürfte hier Cocainkonsum eine nicht geringe Rolle spielen.

Von erheblicher Bedeutung ist die alkoholische Impotenz, die zum einen auf Synthese- und Abbaueinschränkungen der Leber zurückgeht (→ Kap. 7.1.5), zum anderen Folge der alkoholischen Polyneuropathie ist. Eine rein psychogene Impotenz dürfte seltener sein als vielfach angenommen.

Die Behandlungsmöglichkeiten der erektilen Dysfunktion haben sich dank Sildenafil (z. B. Viagra®) und ähnlicher Substanzen deutlich gebessert. Diese Medikamente hemmen die Phosphodiesterase, jenes Enzym, welches die Wirkung einer Rezeptorbesetzung aufhebt (→ Kap. 3.2). So verlängert sich der Zeitraum, in dem sich die Corpora cavernosa mit Blut füllen können. Zwar sollen Sildenafil, Tadalafil, Vardenafil und Avanafil relativ spezifisch auf die Genitaldurchblutung wirken; es gibt aber Hinweise auf Todesfälle, die gegen allzu ungehemmte Einnahme der Substanzen sprechen. Versagen diese Medikamente, kann durch Einbringen des Prostaglandins Alprostadil durch Autoinjektion in die Schwellkörper (SKAT) oder durch Anwendung als Creme oft doch noch eine ausreichende Erektion erreicht werden.

DIFFERENZIALDIAGNOSTISCHER HINWEIS

Viele Patienten in psychotherapeutischer Behandlung leiden an erektiler Dysfunktion – entweder sind sie wegen dieser Beschwerden explizit dorthin gekommen oder sie sprechen das Thema im Laufe der Sitzungen an. Damit stellt sich die Frage, ob eine Erektionsstörung organisch bedingt ist (und damit – wenn überhaupt – nur mit organischen Verfahren zu therapieren ist) oder ob es sich um eine »psychogene Impotenz« handelt. Hier hilft oft bereits die Anamnese weiter (Frage nach früheren Prostataoperationen, Medikamenteneinnahme, Alkoholabusus). Daneben gibt es auch objektivere Indikatoren (etwa Bestimmung des Testosteron- und des Prolactinspiegels, Ausschluss eines Diabetes mellitus) sowie genauere funktionelle Untersuchungen (z. B. Funktionsfähigkeit der Schwellkörper durch einen »Schwellkörperautoinjektionstest«, Sonografien und Angiografien der Penisgefäße, Messung der Leitfähigkeit der Beckennerven; → Pastuszak, 2014).

In der Erregungsphase kann der Penis in die Scheide (Vagina) eingeführt werden. Während dieser Kopulation (weniger biologistisch: Kohabitation) kommt es im Allgemeinen durch mechanische Reizung (oft unterstützt durch begleitende Vorstellungen) nach einer gewissen Zeit zum Samenerguss (Ejakulation). Dabei kontrahieren sich Samenbläschen und Prostata; durch rhythmisches Zusammenziehen von Penis, Harnröhre und umgebender quergestreifter Muskulatur (insbesondere des Musculus bulbospongiosus bzw. bulbocavernosus) wird die Samenflüssigkeit ausgestoßen. Das dabei empfundene Lustgefühl (Orgasmus) dürfte im Wesentlichen auf die (tonische) Kontraktion der Beckenbodenmuskulatur, speziell im Bereich des Dammes – also zwischen Anus und Peniswurzel – zurückzuführen sein.[37] Im Gegensatz zur parasympathisch gesteuerten Erektion ist die Ejakulation wahrscheinlich ausschließlich sympathisch reguliert, und zwar durch ein »Ejakulationszentrum« im mittleren Lumbalmark.

Von der eigentlichen Ejakulation lässt sich die Emission abgrenzen. Unter Emission versteht man eine Ansammlung von Sekreten und Spermien in der hinteren Harnröhre; durch diese Dehnung kommt es zu drei bis zehn reflexhaften Kontraktionen der zu den Schwellkörpern ziehenden unteren Beckenmuskulatur, wodurch die Samenflüssigkeit in die Scheide befördert wird (eigentliche Ejakulation). Nicht bei allen Männern fallen übrigens Samenerguss und Orgasmus zusammen, sodass die obige (auch in der Literatur gebräuchliche) Gleichsetzung sachlich streng genommen nicht korrekt ist.

ORGASMUSSTÖRUNGEN

Die häufigste Orgasmusstörung des Mannes ist die v. a. bei Jüngeren verbreitete Ejaculatio praecox; sie geht häufig auf eine überstarke Sexualerregung zurück und besitzt somit eine psychische Komponente. Organisch disponierende Bedingungen sind eine erhöhte Empfindlichkeit der Glans penis oder ein gesteigerter ejakulatorischer Reflex. Eine somatische Behandlung kann mit anästhesierenden Salben versucht werden; zudem verzögern manche Medikamente den Samenerguss. Speziell selektive Serotoninwiederaufnahmehemmer (SSRI; → Kap. 3.5.3)[38] haben bei nicht wenigen Männern diesen Effekt; mittlerweile wird diese Nebenwirkung gezielt therapeutisch genutzt (Dapoxetin [Priligy®]).
Ein selteneres, aber durchaus relevantes Problem ist die verzögerte Ejakulation, die auf neurologische Erkrankungen, Diabetes mellitus, Operationen im Beckenbereich oder auf Medikamenteneinnahme (sehr häufig bei den SSRI) zurückzuführen ist.

An die Orgasmusphase schließt sich die Entspannungsphase an:

- Die Erektion lässt nach.
- Die Hoden sinken herunter.
- Ihre Schwellung nimmt ab.
- Das Skrotum wird dünner.

Anders als bei der Frau tritt beim Mann im Allgemeinen eine mehr oder weniger lange Refraktärphase ein, in der – bei eventueller Erektion – kein Orgasmus auftreten kann.

ZUSAMMENFASSUNG KAPITEL 9.2

Die beiden Hoden sind nicht nur Testosteron produzierende Keimdrüsen, sondern auch Bildungsort der Spermien, die bei der Ejakulation über die Samenleiter (Ductus deferentes) in die Harnröhre und weiter nach außen gelangen; auf dem Weg dorthin kommen die Sekrete der Samenbläschen und insbesondere der Prostata hinzu, welche den Hauptanteil des Spermas bilden. Hodentumoren treten in erster Linie bei jüngeren Männern auf und zeigen sich meist in Form einer schmerzlosen Schwellung. Prostatavergrößerung und Prostatakarzinome betreffen hauptsäch-

lich Männer im mittleren und höheren Alter und machen sich v. a. in Blasenentleerungsstörungen bemerkbar (bei Karzinomen oft erst in einem späten Stadium).
In der an die Appetenzphase anschließenden Erregungsphase kommt es (neben Veränderungen u. a. von Prostata und Hoden) zur Erektion durch Einströmen von Blut in die Schwellkörper; dies geschieht durch Erweiterung arterieller Gefäße, ausgelöst durch Impulse der vom Sakralmark ausgehenden Nn. erigentes.
Sexuelle Appetenzstörungen können hormonell bedingt sein (v. a. bei altersbedingtem Testosteronmangel); oft stellen sie aber auch Nebenwirkungen von Medikamenten dar (nicht zuletzt mancher Psychopharmaka) oder werden durch konsumierende Krankheiten (etwa Tumoren, Anämien) verursacht. Häufigste sexuelle Funktionsstörung des Mannes ist die erektile Dysfunktion (Impotenz), bei der sich die Schwellkörper nicht ausreichend mit Blut füllen. Wichtige Ursachen sind arteriosklerotische Gefäßveränderungen, neurologische Erkrankungen, Diabetes mellitus, Testosteronmangel, Medikamenteneinnahme sowie Läsion der Nn. erigentes (nach Prostataoperationen; als Folge der alkoholischen Polyneuropathie). Mit Phosphodiesterasehemmern, welche die Einströmzeit in die Schwellkörper verlängern, stehen mittlerweile chancenreiche Behandlungsmöglichkeiten zur Verfügung.
Eine häufige Orgasmusstörung, vornehmlich bei jungen Männern, ist die Ejaculatio praecox, die auf sexuelle Übererregung oder Überempfindlichkeit der Glans penis zurückgeführt wird; hier werden zunehmend SSRI angewendet.

9.3 Geschlechtsorgane und sexueller Funktionszyklus bei der Frau

9.3.1 Anatomie der weiblichen Geschlechtsorgane

Die im Beckenraum gelegenen Eierstöcke (Ovarien) entsprechen funktionell und entwicklungsgeschichtlich den Hoden. Wie diese produzieren sie zum einen Keimzellen und lassen diese heranreifen, zum anderen bilden sie Hormone. Die Tuben (Eileiter) nehmen die aus den Ovarien freigesetzten Eizellen auf und transportieren sie in die Gebärmutter; sie entsprechen also von der Funktion her den Samenleitern. Die beiden Tuben münden in die Gebärmutter (Uterus), ein muskuläres Hohlorgan. In seinem Inneren nistet sich im Falle der Befruchtung das Ei ein und bleibt dort bis zur Geburt – andernfalls wird es mit der Schleimhaut bei der monatlichen Blutung abgestoßen (→ Kap. 9.5). Der Uterushohlraum geht in den Gebärmutterhals (Zervix) über, dessen Ende – der Muttermund (Portio) – in die Scheide (Vagina) mündet. Die Scheide dient der Aufnahme des Penis bei der Kohabitation und als Geburtskanal; sie öffnet sich zwischen der Mündung der Harnröhre und After nach außen. Häufig fasst man Eierstöcke, Eileiter, Gebärmutter und den hinteren Abschnitt der Vagina als innere Genitalien zusammen und stellt diesen die äußeren Genitalien gegenüber (Scheideneingang und Vorhof, große und kleine Schamlippen, Klitoris). Die Klitoris ist aus demselben indifferenten Embryonalorgan (dem »Geschlechtshöcker«) hervorgegangen wie die Glans penis und ist mit den kleinen Schamlippen (Labia minora) verschmolzen. Sie liegt dicht über dem Scheideneingang; an ihrer Unterseite mündet, wie an der Glans penis, die Harnröhre. Die großen Schamlippen (Labia majora) begrenzen den Scheidenvorhof (Scheidenmündung sowie Klitoris mit den kleinen Labien und der distalen Harnröhre) nach außen. Scheideneingang und Schamlippen werden auch als Vulva bezeichnet. In dieser Gegend münden diverse Drüsen, deren Sekretion den Scheidenvorhof gleitfähiger macht (→ Abb. 9-2).

TUMOREN DER WEIBLICHEN GESCHLECHTSORGANE

Während bösartige Neubildungen der Vulva und Vagina hierzulande vergleichsweise selten vorkommen, sind Karzinome von Uterus und Eierstöcken ausgesprochen verbreitet und Todesursache bei vielen Frauen. Häufig sind Karzinome des Gebärmutterhalses (Zervixkarzinome), die üblicherweise lange keine Beschwerden machen, jedoch durch Tasten und Inspektion im Rahmen von Vorsorgeuntersuchungen schon im Frühstadium gut zu erkennen sind. Auch lassen sich mittels Abstriche von Portiooberfläche (Muttermund) und Zervixkanal Zellproben gewinnen, die mikroskopisch auf Malignität untersucht werden. Nur auf diese Weise ist die Vorform, das Carcinoma in situ, zu entdecken, welches bei Lokalisation an der Portio ohne größeren Eingriff entfernt werden kann. Da sich die Veränderungen auf die Schleimhaut beschränken und nicht tiefer ins Gewebe eingedrungen sind (zudem noch nicht eigentlich krebsartig, sondern nur präkanzerös sind), genügt oft eine Konisation, das Ausschneiden eines kegelförmigen Gebiets um die befallene Stelle. In fortgeschrittenen Stadien wird oft radikal operiert mit einer Exstirpation des Uterus und seiner Anhangsgebilde;

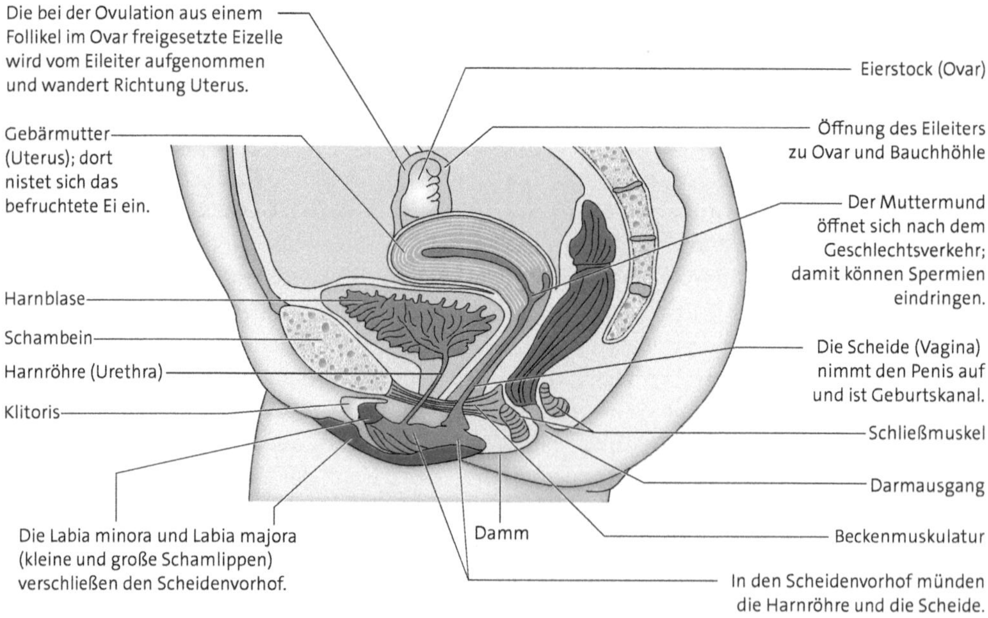

Abb. 9-2: Die weiblichen Geschlechtsorgane

außerdem werden die umgebenden Lymphknoten entfernt. Häufig wird zusätzlich bestrahlt; bei Inoperabilität ist die Bestrahlung oft die einzige Behandlungsmöglichkeit. Karzinomatöse Wucherungen des Gebärmutterkörpers (Korpuskarzinome) sind gleichfalls nicht selten. Meistens sind Neubildungen im Uterus allerdings Myome, gutartige Vermehrungen von Muskelgewebe, die etwa bei einem Viertel der Frauen über 30 Jahren zu finden sind. Korpuskarzinome gehen vom Endometrium aus – der im Laufe des Menstruationszyklus immer neu aufgebauten und wieder abgestoßenen Uterusschleimhaut (→ Kap. 9.5.2); man findet daher auch die Bezeichnung Endometriumkarzinome. Ursächlich nimmt man eher endogene Faktoren an (etwa Besonderheiten der Östrogenausschüttung), während für Zervixkarzinome vorwiegend exogene Einflüsse verantwortlich gemacht werden (z. B. Infektionen mit Papillomaviren im Rahmen des Geschlechtsverkehrs).[39] Korpuskarzinome betreffen vornehmlich ältere Frauen, wobei Blutungen nach der Menopause das wichtigste Symptom darstellen; zur Diagnose macht man im Allgemeinen eine Ausschabung (Abrasio, Kürettage), bei deren histologischer Untersuchung typischerweise Tumorzellen gefunden werden. Die Prognose ist insofern nicht schlecht, als der Tumor meist lange auf den Uterus beschränkt bleibt. Therapie der Wahl ist die Entfernung der Gebärmutter, eventuell mit zusätzlicher Bestrahlung; in einzelnen Fällen (etwa bei fortgeschrittenem Alter, diversen Begleitkrankheiten) sieht man von der Operation ab und behandelt nur strahlentherapeutisch mittels in den Uterushohlraum eingelegter radioaktiver Kapseln.

Erfreulicherweise sind die meisten Geschwülste am Eierstock gutartig; oft handelt es sich um einzelne vergrößerte und mit reichlich Flüssigkeit gefüllte Follikel (Follikelzysten), die sich meist rasch zurückbilden, zuweilen aber platzen können. Häufig sind auch größere Zystenansammlungen (Zystome; Kystome, Kystadenome), die zu Problemen führen können (Stieldrehungen, Rupturen, maligne Entartungen) und deswegen im Allgemeinen entfernt werden (bei jüngeren Frauen mit Kinderwunsch möglichst unter Erhalt des Restovars, sonst durch Entfernung der Eierstöcke). Generell sollte jeder Ovarialtumor diagnostisch rasch abgeklärt werden, eventuell sogar durch eine minimalinvasive Öffnung der Bauchhöhle (Laparoskopie, Probelaparatomie).

Nicht selten sind Ovarialkarzinome, die von der Symptomatik und vom Tastbefund gutartigen Tumoren anfangs ähneln; sie wachsen jedoch sehr rasch und senken sich häufig ins Becken ab, um dort mit anderen Organen zu verkleben (z. B. mit dem Enddarm); zudem können sie in das Bauchfell einwachsen (Peritonealkarzinosen), wo sie meist zum Aszites führen (Bildung von »Bauchwasser«). Mittel der Wahl, sofern möglich, ist die Operation, wobei in aller Regel die gesamten inneren Geschlechtsorgane entfernt werden. Während eine Strahlenbehandlung im Allgemeinen weniger wirksam ist, sprechen Ovarialkarzinome häufig gut auf Zytostatika an. So verkleinern sich oft inoperabel scheinende Tumoren und können doch noch entfernt werden; häufig erzielt man auf diese Weise zumindest für längere Zeit weitgehende Remissionen.

Nicht zu den Geschlechtsorganen im engeren Sinne, sondern zu den sekundären Geschlechtsmerkmalen der Frau gehören die beiden Brustdrüsen (Mammae). Sie bestehen jeweils aus etwa 15 durch Bindegewebe getrennte Einzeldrüsen, von denen jede einen eigenen Milchgang hat; diese münden gesondert in der Brustwarze (Mamille) nach außen. Der Aufbau ist bei beiden Geschlechtern bis zur Pubertät gleich; erst dann wachsen die Brustdrüsen bei Mädchen deutlich. Während der Schwangerschaft finden an ihnen Veränderungen statt, sodass sie nach der Geburt unter dem Einfluss von Prolactin Milch produzieren. Durch den Saugreiz wird der Hypothalamus zur geringeren Produktion von Prolactin-Inhibiting-Hormon (PIH, identisch mit Dopamin) veranlasst, was zu verstärkter hypophysärer Prolactinausschüttung führt. Stillt die Frau nicht, fällt der Prolactinspiegel rasch ab. Auch hemmen Prolactin und Oxytocin im Hypothalamus die Bildung von GnRH, sodass es zu Zyklusstörungen kommt; in manchen Gesellschaften bzw. Gesellschaftskreisen (auch hierzulande) wird durch langes Stillen Empfängnisverhütung betrieben.

MAMMAKARZINOM

Bekanntlich ist das Mammakarzinom der häufigste bösartige Tumor bei der Frau. Trotz intensiver Forschung sind die Ursachen noch weitgehend unklar. Einige Fälle sind zweifellos genetisch bedingt; bei den meisten Patientinnen ist aber keine erbliche Belastung nachzuweisen. Endokrine Faktoren sind sicher von Bedeutung; kinderlose Frauen sollen häufiger erkranken, besonders selten dagegen – nicht unumstritten – Frauen mit vielen Kindern und langen Stillzeiten. Ernährungsgewohnheiten dürften eine Rolle spielen: So findet sich bei Japanerinnen selten Brustkrebs (Folge des hohen Sojakonsums?); Alkohol gilt als gewisser Risikofaktor, ebenso Rauchen, erhöhte Fettzufuhr, Diabetes mellitus und mangelnde Bewegung. Sehr wahrscheinlich ist, dass eine Östrogenbehandlung nach der Menopause das Brustkrebsrisiko erhöht, weshalb man eine solche Substitutionstherapie gar nicht oder wenigstens möglichst kurz durchführen sollte. Generell steigt die Erkrankungswahrscheinlichkeit mit dem Alter; bei jüngeren Frauen sind Mammakarzinome seltener, dann aber häufig besonders aggressiv.

Meist entstehen die Neubildungen in den Milchgängen, seltener in den Drüsenläppchen. Die ersten Symptome sind meist schmerzlose Knoten, die zuweilen ein gewisses Spannungsgefühl verursachen, oft aber zufällig oder im Rahmen von Selbstuntersuchungen entdeckt werden bzw. bei einer Vorsorgeuntersuchung oder Mammografie auffallen. Zuweilen finden sich Einziehungen der Haut oder der Brustwarze; manchmal bemerken die Patientinnen eine Erwärmung einer Brust durch begleitende Entzündungsprozesse oder Lymphstau und geschwollene axilläre Lymphknoten. Die Wachstumsgeschwindigkeit ist unterschiedlich und u. a. vom Feinaufbau des Tumors abhängig. Die Metastasierung erfolgt im Allgemeinen zunächst lymphogen in die axillären Lymphknoten, von wo aus eine hämatogene Metastasierung (v. a. in die Knochen) nicht selten ist. Behandelt wird in der Regel operativ, wobei man zunehmend versucht, nicht die gesamte Brust radikal zu entfernen, sondern weitgehend brusterhaltende Operationen durchzuführen. Häufig werden zusätzliche Bestrahlungen durchgeführt; bei inoperablen Fällen ist dies die Regel und zumindest kurzfristig nicht erfolglos. Nicht selten ist auch die Behandlung mit Zytostatika. Unter bestimmten Bedingungen können zudem Eingriffe ins Hormonsystem sinnvoll sein, z. B. mit Gestagenen oder Antiöstrogenen; einige hormonaktive Tumoren bilden sich nach Entfernung der Eierstöcke zurück. Insgesamt ist die Prognose des Mammakarzinoms heute deutlich besser als früher, wobei ein wesentlicher Faktor die rechtzeitige Entdeckung und Behandlung sein dürfte.

Keineswegs alle Wucherungen im Brustbereich sind bösartig. Speziell bei jüngeren Frauen sind die gutartigen Fibroadenome häufig; in jedem Fall ist aber eine Abklärung unerlässlich.

9.3.2 Sexueller Funktionszyklus bei der Frau

Auch bei Frauen lassen sich die im Zusammenhang mit der männlichen Sexualität genannten Phasen unterscheiden. Appetenz- und Erregungsphase sind gekennzeichnet durch das Anschwellen der Schamlippen, der Schwellkörper um den Scheideneingang sowie der Klitoris (welche wie erwähnt der Glans penis entspricht). Mechanismen und steuernde Zentren sind dieselben wie beim Mann; deshalb wird auch hier zuweilen von »Erektionsphase« gesprochen. Hinzu kommt das Feuchtwerden des Scheidenvorhofs und der Scheide (Lubrikation). Da man zwar in den Schamlippen, nicht jedoch in der Vagina Drüsen gefunden hat, wird vermutet, dass die Scheidenwand selbst Flüssigkeit ausschwitzt. Durch Einführen des Penis wird die Schleimhaut weiter gereizt, und es kommt zu einem noch stärkeren Anschwellen sowie zur Verlängerung der Vagina. Infolge der mechanischen Reizung feuern afferente ins Lumbalmark (jene Region, welche beim Mann als »Ejakulationszentrum« bezeichnet wird) ziehende Neurone, und davon ausgehende efferente Fasern führen zur Verengung der unteren Scheidenwand (orgastische Manschette). Der eigentliche Orgasmus dürfte hauptsächlich durch die rhythmische Kontraktion dieser Manschette sowie der umgebenden Beckenmuskulatur bedingt sein. Gleichzeitig treten Veränderungen der inneren Genitalien auf, die für die Aufnahme des Ejakulats sorgen sollen, etwa die Öffnung des Muttermunds. In der Entspannungsphase bleibt dieser noch eine Weile geöffnet und senkt sich in das im hinteren Scheidenteil angesammelte Sperma. Anders als beim Mann bleibt bei Frauen vielfach der anschließende Refraktärzustand aus, sodass mehrere unmittelbar aufeinander folgende Orgasmen möglich sind.

Bezüglich des weiblichen Orgasmus wird sehr kontrovers diskutiert, ob hierfür die Einführung des Penis notwendig ist oder ob eine Stimulation der äußeren Geschlechtsteile allein einen ähnlichen Effekt hat (Vulvaorgasmus gegenüber tiefem uterinem Orgasmus respektive klitoraler versus vaginaler Orgasmus). Zweifellos besteht bezüglich der weiblichen Anatomie und Physiologie noch ein erheblicher Klärungsbedarf; so scheint nach wie vor unklar, ob die Scheide überhaupt stärker sensibel innerviert ist.

SEXUELLE FUNKTIONSSTÖRUNGEN BEI FRAUEN

Appetenzstörungen (Verminderung des sexuellen Verlangens) können vielfältige Gründe haben, insbesondere psychische. Organische Ursachen[40] sind häufig:

- Allgemeinerkrankungen (z. B. bösartige Neubildungen, Anämien)
- Substanzmissbrauch
- Bedingungen, die den Geschlechtsverkehr schmerzhaft gestalten (Dyspareunie; → unten)

Eine häufige Erregungsstörung ist die mangelnde Lubrikation, die neben psychischen diverse organische Ursachen hat. Am häufigsten ist ein Östrogenmangel nach der Menopause oder nach Entfernung der Eierstöcke (Ovarektomie); in diesem Fall sind die Beschwerden durch

externe Hormonzufuhr oft zu beheben. Mangelnde Lubrikation führt auch zu Dyspareunie (Schmerzen bei der Kohabitation); weitere Ursachen sind u. a. anatomische Besonderheiten wie Lageanomalien des Uterus, Operationsfolgen, Entzündungen. In diesem Zusammenhang ist auch die Endometriose zu nennen, die Einwanderung von Uterusschleimhaut in benachbarte Regionen wie Bauchhöhle oder Vaginalschleimhaut; typischerweise variieren die Schmerzen dabei mit dem Menstruationszyklus.
Orgasmusstörungen haben außer psychischen diverse organische Ursachen:

- Dyspareunien
- neurologische Erkrankungen
- Einnahme von Medikamenten, etwa Blutdruckmittel und bestimmte Psychopharmaka

All diese Faktoren können aber die ausgesprochen große Häufigkeit der Störung nicht erklären.

ZUSAMMENFASSUNG KAPITEL 9.3
Die äußeren weiblichen Geschlechtsorgane bestehen aus Klitoris, Schamlippen und Scheidenvorhof, die inneren aus den hinteren Partien der Scheide (Vagina), dem Uterus (Gebärmutter), den Eileitern und Eierstöcken (Ovarien). Die Eierstöcke dienen sowohl als Hormondrüse als auch als Produktionsstelle der Eizellen. In diesen Bereichen sind (gutartige wie bösartige) Tumoren nicht selten; deshalb werden regelmäßige Vorsorgeuntersuchungen empfohlen. Ein sekundäres Geschlechtsmerkmal stellen die Brüste (Mammae) dar, die während der Stillzeit unter Einfluss von Prolactin (aus der Hypophyse) Milch produzieren. Mammakarzinome sind bekanntlich häufig; Knoten in der Brust sind jedoch keineswegs immer bösartig.
Die Phasen des weiblichen sexuellen Funktionszyklus entsprechen denen des Mannes und sind auch weitgehend auf ähnliche Mechanismen zurückzuführen:

- Einstrom von arteriellem Blut in die Klitoris und die Schwellkörper
- Feuchtwerden der Scheide (Lubrikation)
- Schwellung ihrer Schleimhaut

Physiologische Grundlage des Orgasmus dürfte eine (weitgehend reflektorisch über Fasern aus dem Lumbalmark erfolgende) Verengung von Scheidenpartien sowie eine rhythmische Kontraktion von Beckenmuskeln sein.
Appetenzstörungen sind häufig psychisch bedingt, können aber auch organische Ursachen haben (etwa konsumierende Krankheiten, Einnahme von Medikamenten); auch Schmerzen bei der Kohabitation (Dyspareunie), die nicht selten auf mangelnder Lubrikation bei Östrogenmangel beruhen, wirken Libido dämpfend. Die Grundlagen der bekanntlich häufigen Anorgasmie bei Frauen sind nur unvollständig bekannt.

9.4 Steuerung des Sexualverhaltens – sexuelle Orientierung

Anders als bei Tieren, deren sexuelle Aktivität deutlichen zeitlichen Schwankungen unterliegt, ist das menschliche Sexualverhalten weniger phasisch und stärker von sozialen Faktoren gesteuert, etwa vom Vorhandensein einer befriedigenden partnerschaftlichen Beziehung. Insofern sind die hier kurz referierten, interessanten Befunde aus Tierstudien nur sehr bedingt für den Humanbereich von Aufschluss.

Dass die sexuelle Appetenz (Libido), also die Bereitschaft, einen Partner zu suchen oder sich mit einem anbietenden Partner einzulassen, bei Tieren u.a. durch hormonelle Faktoren reguliert wird, ist gut belegt. Solche (jedoch weniger bedeutsamen) Einflüsse gibt es auch beim Menschen; so vermindert das die Milchproduktion anregende Hypophysenhormon Prolactin sowohl bei Frauen als auch bei Männern die sexuelle Aktivität (nicht seltene Nebenwirkung von Antipsychotika).

Gesichert ist zudem die stimulierende Wirkung von Testosteron auf das männliche Sexualverhalten. Nach Entfernung der Hoden reduziert sich in aller Regel die Libido beträchtlich, weshalb dieser Eingriff in verschiedenen Ländern bei Sexualstraftätern durchgeführt wurde oder noch wird. Ebenfalls eine deutliche Dämpfung der sexuellen Aktivität bewirkt die reversible »chemische Kastration« mit dem Antiandrogen Cyproteronacetat (Androcur®). Umgekehrt lässt sich bei Männern durch Testosteronsubstitution die sexuelle Aktivität deutlich heben, auch bei altersbedingtem Verlust von Libido und Potenz; allerdings können latente Prostatakarzinome dadurch zum Wachstum angeregt werden.

Die Vermutung, dass bei Frauen die sexuelle Aktivität mit dem Östrogen- und Gestagenspiegel zusammenhängt, trifft nicht völlig zu. Die Einnahme von Ovulationshemmern, die bekanntlich die hormonelle Regulation stark beeinflussen, scheint auf die Appetenz nur geringen Einfluss zu haben. Eine Entfernung der Eierstöcke (Ovarektomie) wirkt sich zuweilen erstaunlich wenig auf das Sexualverhalten der Betroffenen aus – allerdings führt der Östrogenmangel zu Veränderungen der Vaginalschleimhaut und verminderter Lubrikation, also nicht selten zu Schmerzen bei der Kohabitation (Dyspareunie, →Kap. 9.3.2). Möglicherweise wird die weibliche sexuelle Aktivität in gewissem Maße auch durch die Spiegel der Nebennierenrindenandrogene sowie des in geringen Mengen auch im Ovar produzierten Testosterons beeinflusst.

Neben endogenen hormonellen Gegebenheiten regen äußere Stimuli die sexuelle Aktivität an. Eine wesentliche Rolle spielen dabei die Pheromone (wörtlich: »Erregungsträger«), etwas ungenau als Sexuallockstoffe bezeichnet. Sie werden offenbar von Tieren mit funktionsfähigen Fortpflanzungsorganen freigesetzt, aber nicht von zu jungen oder kastrierten Tieren. Dabei bewirken sie mit der Fortpflanzung in Verbindung stehende körperliche Veränderungen und stimulieren die sexuelle Aktivität. Allem Anschein nach werden die (v.a. mit dem Urin ausgeschiedenen) Pheromone nicht ausschließlich mit dem eigentlichen Geruchsorgan in den Riechzellen der Nase wahrgenommen, sondern auch mittels andersartiger Sinnesrezeptoren, welche ebenfalls im Nasenraum sitzen (vomeronasales Organ). Die von diesen Sensoren ausgehenden Neurone enden im medialen Kern der Amygdala, der als ein das Sexualverhalten stimulierendes Zentrum angesehen wird (→unten). Ob Pheromone für die Anregung der sexuellen Aktivität des Menschen eine wesentliche Bedeutung haben, ist nicht sicher geklärt. Es gibt Hinweise, dass das vomeronasale Organ zumindest bei einem Teil der Menschen existiert und dass seine Stimulation vegetative Effekte und Stimmungsveränderungen hervorruft sowie auf die Freisetzung der Gonadotropine wirkt.

Neben dem »Erektionszentrum« im Sakralmark und dem im lumbalen Rückenmark lokalisierten »Ejakulationszentrum« legen (zumindest) Tierversuche die Existenz höherer, die Sexualität steuernder Regionen, v. a. im Zwischenhirn, nahe.

Im Gehirn nimmt man zwei Sexualzentren an: die Amygdala und das mediale präoptische Areal des Hypothalamus. Die Stimulation dieser letzteren, dicht mit Testosteronrezeptoren besetzten Region erhöht bei männlichen Tieren verschiedener Spezies die sexuelle Aktivität (speziell die Kopulationsfrequenz), die Zerstörung dieses Areals bringt sie zum Erliegen. Ein Kern im medialen präoptischen Areal scheint diesbezüglich von besonderer Bedeutung zu sein: der sexuell dimorphe Kern (SDN). Er ist bei männlichen Tieren etwa siebenmal so groß wie bei weiblichen; seine Größe soll bei Männchen direkt mit der sexuellen Aktivität zusammenhängen. Von der Amygdala laufen offenbar sowohl hemmende als auch aktivierende Fasern zum medialen präoptischen Areal. Bei Entfernung des Mandelkerns tritt nämlich bei Affen neben ausgesprochener Zahmheit eine Hypersexualität auf (Klüver-Bucy-Syndrom); andererseits führt die Zerstörung medialer Anteile der Amygdala zum Nachlassen sexueller Aktivität. Auf die sexuelle Aktivität männlicher Tiere als supraspinale Zentren nehmen also sowohl das mediale präoptische Areal (insbesondere der SDN) als auch (sekundär) die Amygdala Einfluss, welche wiederum Afferenzen vom vomeronasalen Organ, dem Sinnesorgan für Pheromone, erhalten.

Für die Regulation des Sexualverhaltens weiblicher Tiere sind hingegen offenbar weniger die genannten Areale als vielmehr Teile des Hypothalamus, speziell der ventromediale Hypothalamuskern, zuständig. Er besitzt Rezeptoren sowohl für Östradiol als auch für Progesteron. Seine Stimulation fördert die sexuelle Aktivität bei Rattenweibchen, seine Zerstörung hebt sie auf; auch hier gibt es Afferenzen vom vomeronasalen Organ, sodass von anderen Tieren freigesetzte Pheromone diese Struktur stimulieren können.

Die biologischen Grundlagen der sexuellen Orientierung (also der hetero- oder homosexuellen Objektwahl) sind keineswegs gut geklärt – was teilweise die Folge einer gewissen Tabuisierung des Themas ist. Die wenigen Ergebnisse aus Humanstudien sind nicht unumstritten, und wieder ist es sehr fraglich, ob die (eindeutigeren) Befunde aus Tierstudien unmittelbar auf den Menschen übertragen werden können.

Wenig kontrovers ist, dass die männliche Homosexualität familiär gehäuft auftritt – Ähnliches dürfte für die weibliche gelten. Mittlerweile wurden bei Personen mit dieser Sexualorientierung veränderte Gene gefunden (→Jain & Rana, 2022). Auch legen die Befunde nahe, dass Umweltdeterminanten gleichfalls eine wesentliche Bedeutung zukommt.[41]

Hinweise gibt es auf Unterschiede in den Hirnstrukturen zwischen homosexuellen und heterosexuellen Männern: So soll ein Kerngebiet, der »dritte interstitielle Nucleus des anterioren Hypothalamus« (INAH 3), bei Letzteren deutlich größer sein als bei Frauen, bei Homosexuellen nur etwa vergleichbar groß wie bei Frauen; auch hinsichtlich anderer Strukturen sind gleichgeschlechtlich orientierte Männer Frauen ähnlicher als ihren heterosexuellen Geschlechtsgenossen (Poeppl et al., 2016).

Die verbreitete Vorstellung, dass männliche Homosexuelle körperlich femininer, weibliche dagegen maskuliner als ihre Geschlechtsgenossen sind, lässt sich im Allgemeinen nicht bestätigen. Es gibt kaum Anhaltspunkte, dass die sexuelle Orientierung mit typischen Hormonspiegeln einhergeht, ebenso wenige, dass Veränderungen im Hormonhaushalt (etwa nach therapeutischen Eingriffen) auf die homo- und heterosexuelle Partnerwahl Einfluss nehmen. Wohl aber dürften pränatale Einflüsse (nämlich erhöhte Androgenexposition) bei Frauen eine lesbische Sexualorientierung begünstigen (Breedlove, 2017).

ZUSAMMENFASSUNG KAPITEL 9.4

Im Gegensatz zum Sexualverhalten der Tiere ist das menschliche stärker von sozialen Gegebenheiten abhängig; gleichwohl sind biologische Faktoren nicht zu vernachlässigen.

Für die sexuelle Aktivität des Mannes stellt der Testosteronspiegel eine wesentliche Determinante dar, während bei Frauen die »weiblichen« Sexualhormone, die Östrogene und Gestagene, in wenig klarer Weise mit der sexuellen Appetenz zusammenhängen; entscheidend für Letztere sind möglicherweise die auch bei Frauen (nämlich im Ovar und v. a. in der Nebennierenrinde) gebildeten Androgene.

Bezüglich zentralnervöser, die Sexualaktivität steuernder Zentren ist man in erster Linie auf tierexperimentelle Befunde angewiesen: Bei männlichen Tieren wird als wichtiges stimulierendes Zentrum der »sexuell dimorphe Kern« (SDN) des Vorderhirns angesehen, daneben die Amygdala mit teils stimulierenden, teils hemmenden Substrukturen; bei weiblichen Tieren wird hierfür eher dem ventromedialen Thalamuskern eine Bedeutung zugeschrieben.

Die genannten Kerne erhalten u. a. Afferenzen vom vomeronasalen Organ, einer Region der Nase, die spezielle Sensoren für Pheromone (»Sexuallockstoffe«) besitzt. Die Bedeutung dieser Struktur für das menschliche Sexualleben wird kontrovers diskutiert; zumindest bei einigen Personen lässt sie sich anatomisch nachweisen, und manches spricht dafür, dass über Pheromone »sexuelle Informationen« vermittelt werden.

Zu den Determinanten der hetero- bzw. homosexuellen Objektwahl gibt es kaum sicher interpretierbare biologische Befunde. Abgesehen von einigen Fällen hoher Androgenspiegel im Rahmen des adrenogenitalen Syndroms, wo die betroffenen Frauen überdurchschnittlich häufig gleichgeschlechtliche Partner wählen, ist nach gegenwärtigem Kenntnisstand für die sexuelle Orientierung der Hormonstatus ohne große Bedeutung.

9.5 Bildung der Keimzellen – Menstruationszyklus

9.5.1 Spermienbildung

Die Keimzellen (oder Gameten; von griech. gamein = heiraten) sind – im Gegensatz zu den restlichen Körperzellen – nur haploid. Die Keimzellen des Mannes nennt man Spermien (Spermatozoen). Bei ihrer Bildung muss durch meiotische Teilungen der diploide (doppelt vorhandene) Chromosomensatz der Ausgangszellen halbiert werden (→Kap. 11.3). Die Spermienproduktion findet in den Tubuli seminiferi des Hodens statt, setzt mit der

Pubertät ein und wird während des ganzen Lebens fortgesetzt. Den Kopf des Spermiums bildet der Zellkern mit den Chromosomen, der bewegliche Schwanz entsteht durch Umwandlung von Zellorganellen; kontrolliert wird die Spermienbildung durch die Gonadotropine, nämlich die gonadotropen Hypophysenhormone FSH (follikelstimulierendes Hormon) und LH (luteinisierendes Hormon). Vereinfacht ausgedrückt stimuliert FSH die Spermienbildung direkt, LH indirekt (durch Anregung der Testosteronbildung). Die Ausschüttung beider Hormone wird durch GnRH (Gonadotropin-Releasing-Hormon) aus dem Hypothalamus gefördert (→ auch Kap. 5.3.9).

Die so gebildeten Spermatozoen sind noch nicht befruchtungsfähig, dazu müssen sie im Nebenhoden verändert werden (u.a. durch Anlagerung von Proteinen an der Oberfläche). Im Rahmen der Kohabitation gelangen die Spermien aus ihren Speicherorten in Nebenhoden und Ductus deferens zunächst in den hinteren Teil der Harnröhre und vermischen sich dort mit den Sekreten aus Prostata und Samenbläschen zum Ejakulat. Das Ejakulatvolumen beträgt etwa 2–6 ml und enthält pro ml normalerweise zwischen 35 und 200 Millionen; in manchen Fällen enthält das Ejakulat also über eine Milliarde Spermien.

9.5.2 Bildung der Eizellen – Menstruationszyklus

Anders als der Mann, der bis zum Greisenalter Milliarden von funktionsfähigen Spermien produziert, bildet die Frau nur etwa einmal pro Monat eine befruchtungsfähige Eizelle aus, und auch das nur in den Jahren zwischen der Pubertät und der Menopause (um das 50. Lebensjahr). Aus diploiden Stammzellen entstehen bereits in der Fetalzeit im Ovar die Oozyten erster Ordnung (von griech. oon = Ei), die noch diploid sind und in diesem Zustand bis zur Ovulation verbleiben. Insgesamt gibt es etwa 250 000 Oozyten erster Ordnung; nur ein geringer Prozentsatz entwickelt sich zum befruchtungsfähigen Ei. Jeder Oozyt erster Ordnung ist von einer (zunächst) einschichtigen Lage von Epithelzellen umgeben (Primordial- oder Primärfollikel). Die meisten gehen zugrunde; nur etwa 200–300 (sogenannte Graaf-Follikel) werden im Laufe der Jahre so ausgebildet, dass sie Hormone produzieren und ihre Eizelle in den Eileiter entlassen können.

Die phasenhaften Vorgänge in Ovar und Uterus (weniger deutlich an anderen Teilen des Geschlechtsapparats ausgeprägt) nennt man Menstruationszyklus – nach der bei Nichteintritt der Schwangerschaft auftretenden Monatsblutung, dem auffälligsten Vorgang dieses komplexen Prozesses. Dieser Zyklus (→ Abb. 9-3) beginnt definitionsgemäß mit Einsetzen der Monatsblutung (dem Abstoßen der Uterusschleimhaut). Danach fangen im Ovar im Allgemeinen mehrere Follikel an zu reifen, von denen sich in der Regel alle bis auf einen einzigen zurückbilden – wenn nicht, kann es zu Mehrlingsschwangerschaften kommen. Vor dem Eisprung ist der Follikel (nun Graaf-Follikel genannt) etwa 1 cm groß; er bildet Östrogene, deren Spiegel von sehr niedrigen Werten zu Beginn der Menstruationsphase bis zum Eisprung stark ansteigt. Gleichzeitig wird die mit der Blutung abgestoßene Uterusschleimhaut (Endometrium) erneut aufgebaut, um gegebenenfalls eine befruchtete Eizelle aufzunehmen.

Diese Follikelphase endet gegen Zyklusmitte, also etwa am 14. Tag, mit dem Eisprung (Follikelsprung, Ovulation). Kurz davor schließt die Oozyte die erste Reduktionsteilung ab (→ Kap. 11.3). Unmittelbar vor der Be-

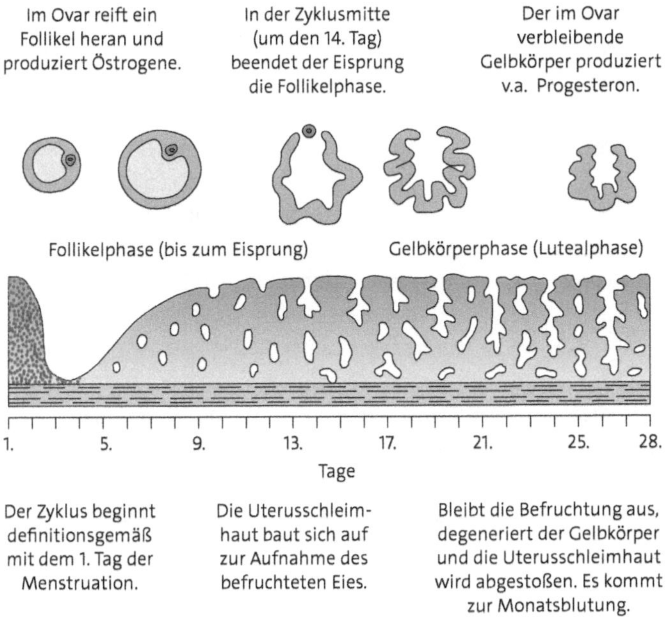

Abb. 9-3: Der Menstruationszyklus

fruchtung findet – wohl ausgelöst durch Kontakt mit dem Spermium – im Eileiter die zweite Reduktionsteilung statt; das haploide Spermium trifft jetzt auf eine haploide Eizelle.

Der Vorgang der Reifeteilung (Meiose) ist kompliziert. In höherem Alter treten dabei leicht Störungen auf, etwa »Non-Disjunctions«, nicht korrekt stattfindende Trennungen eines Paares homologer Chromosomen. Die Eizelle enthält dann dieses Chromosom gar nicht oder doppelt.

Im ersten Fall ist das befruchtete Ei im Allgemeinen nicht lebensfähig; im zweiten liegt ein Chromosom dreifach vor (Trisomie). Die meisten (autosomalen) Trisomien führen ebenfalls zum Absterben; als einzige (relevante) Ausnahme können sich befruchtete Eizellen mit dreifachem Chromosom 21 entwickeln (Down-Syndrom; →Kap. 11.3.3). Das Risiko steigt erheblich mit dem Alter der Mutter – außerdem wohl dann, wenn die Väter sehr betagt sind.

Mit dem Eisprung beginnt die Gelbkörper- oder Corpus-luteum-Phase (benannt nach dem im Ovar zurückbleibenden leuchtend gelben Follikel). Dieser bildet vornehmlich Gestagene, speziell Progesteron, dessen Spiegel nun deutlich ansteigt. Die Drüsen der aufgebauten Uterusschleimhaut produzieren in dieser Zeit verstärkt Sekrete. Kommt es nicht zur Einnistung eines befruchteten Eies, bildet sich der Gelbkörper zurück und Östrogen- wie Gestagenspiegel sinken rasch ab; dies wiederum führt zur Kontraktion der Endometriumgefäße und damit zur Minderdurchblutung der Uterusschleimhaut. Etwa um den 28. Tag kommt es zu ihrer Abstoßung (Menstruationsblutung). Im Falle der Einnistung bleibt der Gelbkörper bestehen und bildet die für den Schwangerschaftsablauf notwendigen Hormone.

Um die Zeit des Eisprungs ist die Wahrscheinlichkeit der Befruchtung besonders hoch: Der Zervixschleim ist weniger zäh, und der Muttermund öffnet sich, was den Durchtritt der Spermien erleichtert. Da diese nur eine kurze Lebensdauer besitzen, ist bei Geschlechtsverkehr vor der Ovulation die Befruchtungswahrscheinlichkeit niedrig. Mehrere Tage nach dem Eisprung ist das Risiko einer Schwangerschaft ebenfalls wieder gering, da die Eizelle nur in den ersten 24 Stunden nach der Ovulation befruchtet werden kann.

ZUSAMMENFASSUNG KAPITEL 9.5

Bei der Bildung der haploiden Spermien und Eizellen muss durch komplizierte meiotische Prozesse zunächst der doppelte Chromosomensatz der Ausgangszellen halbiert werden, wobei – in eindeutiger Abhängigkeit vom Alter der Eltern – diverse Aberrationen auftreten können (was in den meisten Fällen zum Abort führt); die lebensfähigen Träger chromosomaler Anomalien sind sehr häufig stark behindert.

Während der Mann bis ins hohe Alter Spermien in großen Mengen produzieren kann, wird bei der Frau nur einmal pro Monat (und auch nur bis zu den Wechseljahren) eine befruchtungsfähige Eizelle gebildet. Der die Eizelle umgebende Follikel produziert zunächst v. a. Östrogene, die den Aufbau der Uterusschleimhaut (des Endometriums) fördern. Etwa am 14. Tag des Zyklus findet der Eisprung statt. Der im Ovar zurückbleibende Follikel (nun Gelbkörper genannt) bildet von da an vornehmlich Gestagene. Im Falle einer Schwangerschaft – der Einnistung des befruchteten Eies – produziert er weitere für den Ablauf der Schwangerschaft wesentliche Hormone. Bleibt die Nidation aus, bildet sich der Gelbkörper zurück und durch die absinkenden Hormonspiegel kommt es zur Abstoßung des Endometriums (Menstruation, »Monatsblutung«).

9.6 Befruchtung – Schwangerschaft – Embryonalentwicklung

Die mit der Ejakulation in den hinteren Scheidenabschnitt beförderten Spermien wandern nach kranial in die Eileiter, denn nur dort findet im Allgemeinen die Befruchtung des Eies statt. Erst während dieser Wanderung erhalten die Spermien ihre volle Befruchtungsfähigkeit. Um in die Eizelle eindringen zu können, müssen sie sich an spezifische Rezeptoren anlagern, womit eine artfremde Befruchtung verhindert wird. Die Membranen der Gameten verschmelzen, die beiden einfachen Chromosomensätze vereinigen sich, und eine diploide Zelle (Zygote) entsteht. Damit ist die Befruchtung (Konzeption) abgeschlossen.

Während sich die Zygote teilt und wächst, wandert sie normalerweise in Richtung Uterus, wo sie sich etwa am vierten Tag in die Schleimhaut einlagert (Nidation). Die »Pille danach« enthält große Östrogenmengen und wirkt als Nidationshemmer (»Postkoitalpille«); ein ähnlicher Effekt wird bei den Intrauterinpessaren (»Spirale«) angenommen. Generell bedeutet Konzeption noch nicht Schwangerschaft und Geburt: In den ersten Wochen geht spontan und unbemerkt etwa die Hälfte der befruchteten Eizellen zugrunde (subklinische Aborte), wobei häufig genetische oder chromosomale Defekte die Ursache sind.

Von Infertilität spricht man im Allgemeinen, wenn bei einem Paar trotz Kinderwunsch und geregeltem Sexualverkehr der Nachwuchs ausbleibt. Als Sterilität wird die Unfähigkeit zur Konzeption überhaupt bezeichnet, während die Unmöglichkeit, eine befruchtete Zygote bis zur Geburt auszutragen, zumeist missverständlich ebenfalls Infertilität genannt wird. Sterilität geht etwa gleich häufig auf den Mann wie die Frau zurück. Im ersten Fall liegen im Allgemeinen meist zu wenig funktionsfähige Spermien vor; die Ursachen weiblicher Sterilität sind u.a. Missbildung oder Fehlen von Ovarien (wie im Fall des Turner-Syndroms; → Kap. 9.7), gestörte Follikelbildung, Hormonstörungen, Tubenverschlüsse (oft als Folge von Infektionen), vaginaler Reflux oder Entzündungen im Bereich der Vagina, sodass zu wenig Spermien in die Eileiter gelangen. Bei einigen dieser Bedingungen erhöhen sich durch Medikamente oder operative Interventionen die Konzeptionschancen.

Stirbt die Zygote nach der Konzeption regelmäßig ab, liegt die Ursache meist bei der Frau; es ist aber auch möglich, dass nicht die Eizellen, sondern die Spermien pathologische Chromosomensätze aufweisen (etwa ein Chromosom zu viel oder zu wenig), was zum baldigen Untergang des befruchteten Eies führt. Ursache für die mangelnde Weiterentwicklung der Zygote kann auch eine Corpus-luteum-Insuffizienz sein, wobei sich der Gelbkörper zu früh zurückbildet oder zu wenig Progesteron produziert. Es kommt daher nicht zu einem ausreichenden Aufbau von Uterusschleimhaut; hier lässt sich durch Hormontherapie Besserung schaffen. Nicht selten ist ein zu kleiner Uterus daran schuld, dass sich die Zygote nicht einnisten oder nicht halten kann.

Die in den ersten zwölf Wochen der Schwangerschaft üblicherweise als Embryo, danach als Fetus (Fötus) bezeichnete Frucht ernährt sich zunächst durch Stoffe aus dem mütterlichen Organismus, welche durch Diffusion in ihre Zellen gelangen. In späteren Wachstumsstadien werden die Diffusionsstrecken zu groß, sodass mithilfe der den Uterus auskleidenden Plazenta eine Verbindung von mütterlichem und fetalem Blutkreislauf geschaffen wird. Die Plazenta steht einerseits mit dem mütterlichen Gefäßsystem in Kontakt und andererseits mittels der Nabelschnurarterien und der Nabelschnurvene mit dem fetalen Kreislauf. Sie übernimmt diverse Aufgaben:

- Sauerstoffversorgung des Fetus
- Ernährung
- Beseitigung anfallender Stoffe
- Hormonproduktion

Die Plazenta regt zudem durch das von ihr freigesetzte Choriongonadotropin (human chorionic gonadotropin = HCG) den im Ovar zurückgebliebenen Gelbkörper zur Bildung von Östrogenen und Gestagenen an – was u.a. eine erneute Ovulation verhindert.

Die Bildung der einzelnen Organe unter fortlaufender Zellteilung, Differenzierung und Lageveränderung kann hier nicht dargestellt werden. Insbesondere die Ausbildung des Zentralnervensystems und seiner Hüllen ist kompliziert und störanfällig; angeborene Missbildungen, etwa ein unvollständiger Schluss des Wirbelkanals (Spina bifida mit Myelozele) sowie ein eingeschränkter Liquorabfluss (Hydrocephalus) sind nicht selten und dann oft die Ursache von Intelligenzminderung (→ auch Kap. 12.2).

Die Hirnentwicklung kann auch durch zahlreiche toxische Faktoren gestört werden; besonders erwähnenswert ist die sehr häufige Schädigung des Fetus durch Alkoholkonsum der Schwangeren (Alkoholembryopathie, fetales Alkoholsyndrom; allgemeiner: fetale Alkoholspektrum-Störung). Seine Prävalenz in Europa und den USA wird von 2%

bis 5% angegeben (abhängig nicht zuletzt von den diagnostischen Kriterien; →Wozniak, Riley & Charness, 2019); in Regionen mit starkem Alkoholkonsum dürfte die Häufigkeit noch deutlich höher liegen. Ausgeprägtere Folgen sind v.a. dann zu erwarten, wenn hochprozentige Alkoholika im ersten Schwangerschaftsdrittel konsumiert werden; stark gefährdet sind zudem Kinder von Müttern, die anfallsweise stark trinken. Symptome der Alkoholembryopathie sind u.a.:

- Minderwuchs
- Untergewicht
- Anomalien im Schädel-Gesichts-Bereich (z.B. breiter, aber wenig hoher Nasenrücken, unkonturierte Oberlippe, nicht oder wenig ausgeprägtes Philtrum [Grübchen zwischen Mitte der Oberlippe und Nase])
- Hirnschäden
- Verhaltensstörungen
- Intelligenzminderung
- Herz- und Gefäßanomalien

Auch kleinere tägliche Alkoholmengen (weniger als 0,2 l Wein entsprechend) können Intelligenzminderung und Verhaltensstörungen verursachen.

Häufig schwer sind fetale Schäden bei Cocainkonsum der Mutter (Cocainembryopathie); dabei zeigen sich nicht nur diverse körperliche Beeinträchtigungen, sondern auch psychische Störungen, z.B. Lerndefizite. Als wichtiger pathogenetischer Mechanismus wird eine Sauerstoffunterversorgung des Fetus aufgrund der vasokonstriktorischen Eigenschaften des Cocains angenommen.

Auch intrauterine Infektionen können die Entwicklung stark beeinträchtigen. Am häufigsten ist hier die Rötelnembryopathie; sie kann auftreten, wenn eine nicht immune Schwangere mit diesem Virus infiziert wird. Kommt es nicht zum Abort, so zeigen sich oft morphologische Anomalien des Neugeborenen: Augen- und Gehörschäden, Missbildungen am Herzen und v.a. Hirnschäden mit oft schwerer Intelligenzminderung (→auch Kap. 12.2). Weitere Infektionskrankheiten, die besonders in den ersten Schwangerschaftsmonaten zu Schädigungen des Fetus führen können, sind u.a.:

- Syphilis
- Zytomegalie
- Toxoplasmose[42]
- HIV-Infektion

Diskutiert wird auch, dass bei grippalen Infekten der Schwangeren, speziell im ersten Trimenon, das Schizophrenierisiko der Kinder erhöht ist (→Kap. 4.2.2).

ZUSAMMENFASSUNG KAPITEL 9.6

Nach der (üblicherweise im Eileiter stattfindenden) Befruchtung wandert die nun diploide Zygote zum Uterus, um sich dort einzunisten. Nicht selten stirbt sie auch dann noch ab. Infertilität kann auf Sterilität (Unfähigkeit zur Konzeption) beruhen, welche ähnlich häufig auf Defekte im männlichen wie weiblichen Keimgut zurückgeht (etwa ungenügende Produktion geeigneter Spermien oder Eizellen); ebenso können anatomische Besonderheiten die Ursache sein (z. B. Tubenverschluss). Bei genetischen oder chromosomalen Anomalien, Corpus-luteum-Insuffizienz oder zu kleinem Uterus kann die befruchtete Zelle auch nach erfolgter Konzeption absterben.

Für die Ernährung der zunächst Embryo, später Fetus genannten Frucht sorgt die Plazenta, die zugleich Hormone bildet; deshalb ändert sich nach ihrer Abstoßung schlagartig der Hormonhaushalt, was ein wichtiger Pathomechanismus bei der Entstehung postpartaler Depressionen sein dürfte.

Störungen der Fetalentwicklung können

toxischer Natur sein, wobei die Alkoholembryopathie (das fetale Alkoholsyndrom) besonders bedeutsam ist; auch im Rahmen von Infektionen sind Fehlentwicklungen möglich (etwa die Rötelnembryopathie).

9.7 Embryonale Geschlechtsdifferenzierung – biologische Veränderungen in Pubertät und Menopause

Geschlechtsunterschiede zwischen Frauen und Männern bilden sich im Wesentlichen schon während der Embryonalzeit aus; in späteren Lebensjahren, speziell in der Pubertät, werden sie noch verstärkt. Die sekundären Geschlechtsmerkmale (u.a. größere Brüste bei Frauen; Bartwuchs, Adamsapfel und tiefere Stimme beim Mann) bilden sich überhaupt erst während dieser Zeit heraus.

Als primäre Geschlechtsmerkmale werden die Geschlechtsorgane bezeichnet; man unterteilt sie wiederum in innere Geschlechtsorgane (Gonaden = Keimdrüsen, also Ovar bzw. Hoden, sowie deren Ausleitungsgänge und Anhangsorgane wie Tube, Samenleiter, Prostata) und äußere (etwa Penis, Klitoris, Schamlippen). Sekundäre Geschlechtsmerkmale sind die nicht direkt die Geschlechtsorgane betreffenden Unterschiede (Brüste, Bart, tiefere Stimme). Zuweilen findet man die Bezeichnung primäre Geschlechtsorgane, womit dann ausschließlich die Gonaden gemeint sind, und sekundäre Geschlechtsorgane, was die abführenden Wege und die äußeren Geschlechtsorgane bezeichnet. Als akzessorische Geschlechtsorgane werden den primären und sekundären Geschlechtsorganen die anderen geschlechtsspezifischen Organe (etwa die vergrößerte Brust) gegenübergestellt.

Die Gonadenanlage (Urkeimdrüse, Primordialgonade) entsteht an der Hinterseite der embryonalen Bauchwand und ist zunächst bei weiblicher und männlicher Frucht nicht zu unterscheiden – wobei natürlich die Zellen der ersten zwei X-Chromosomen, die der letzten ein X- und ein Y-Chromosom enthalten. Unter dem Einfluss eines auf dem Y-Chromosom lokalisierten Gens (genauer: mittels eines anhand dieses Gens synthetisierten Proteins, des »Testes determinierenden Faktors«) bilden sich aus dieser indifferenten Anlage die Hoden. Fehlt dieses Gen, wie bei Frauen (oder in den äußerst seltenen Fällen, wo es durch einen Defekt auf dem Y-Chromosom nicht vorhanden ist), entstehen Ovarien. Dass allein das Y-Chromosom für diese Umwandlung verantwortlich ist, lässt sich an Menschen sehen, die mehrere X-Chromosomen (bis zu vier) neben dem Y-Chromosom besitzen – und trotzdem eindeutig männlich sind.

Das Vorhandensein von Hoden bzw. Eierstöcken bestimmt nun etwa ab dem dritten Schwangerschaftsmonat die Ausbildung der weiteren inneren und der äußeren Geschlechtsorgane. Bei beiden Geschlechtern finden sich im frühen Embryonalstadium Vorläufer für männliche und weibliche Geschlechtsorgane, nämlich Urniere, Wolff-Gang (Urnierengang) sowie Müller-Gang. Die Urniere verkümmert beim weiblichen Fetus weitgehend, während sie sich bei der männlichen Frucht zum Nebenhoden umbildet. Der Wolff-Gang wird beim männlichen Fetus unter dem Einfluss von Testosteron zum Samenleiter (Ductus deferens), beim weiblichen hingegen funktionslos. Die Rückbildung des

Müller-Gangs beim männlichen Fetus wird ebenfalls vom Hoden gesteuert, jedoch nicht (oder nicht nur) durch Testosteron, sondern durch ein dort produziertes Peptid (Anti-Müller-Hormon = AMH; auch Ovidukt-Repressor = »Eileiter-Unterdrücker« genannt). Umgekehrt entwickelt sich der Müller-Gang bei der Frau zu Eileiter, Uterus und Vagina. Für diesen Prozess (Rückbildung des Wolff-Gangs, Ausdifferenzierung des Müller-Gangs) sind keine spezifischen fördernden und inhibierenden Stoffe notwendig; es ist die »natürliche« Entwicklung, sofern nicht männliche Hormone diese stören.

Die äußeren Genitalien entwickeln sich gleichfalls aus einer gemeinsamen indifferenten Vorstufe: Aus dem »Phallus« (dem Geschlechtshöcker) des frühen Embryonalstadiums wird beim männlichen Feten die Glans penis, beim weiblichen die Klitoris. Weitere homologe Organe (aus derselben Anlage hervorgegangen) sind u. a. Skrotum (Hodensack) beim Mann und Labia majora (große Schamlippen) bei der Frau.

Die Ausbildung der inneren und äußeren männlichen Geschlechtsorgane steht unter der Kontrolle von Androgenen aus dem Hoden, speziell Testosteron und seinem Metaboliten Dihydrotestosteron. Sind keine Hoden vorhanden (wie beim weiblichen Fetus) oder ist die Ansprechbarkeit auf Testosteron vermindert, z. B. bei Androgeninsensitivitäts-Syndrom (Androgenresistenz, testikulärer Feminisierung), so entwickeln sich weibliche Geschlechtsorgane und sekundäre Geschlechtsmerkmale. Die Östrogene (die ohnehin erst mit der Pubertät nennenswerte Spiegel erreichen) sind nicht – wie vielleicht vermutet – die die Ausbildung weiblicher Organe determinierenden Faktoren; später haben sie jedoch eine gewisse Bedeutung für die Ausprägung der sekundären Geschlechtsmerkmale (z. B. Brustwachstum).

Diese Sachverhalte lassen sich gut an pathologischen Fällen demonstrieren. Beim Androgeninsensitivitäts-Syndrom bei Männern (testikuläre Feminisierung) bilden die Hoden zwar Testosteron, es liegen jedoch – schon in der Embryonalzeit – keine geeigneten Rezeptoren für dieses Hormon vor. Da der intakte Hoden das Anti-Müller-Hormon produziert, bilden sich die Müller-Gänge zurück; daher gibt es nicht nur kein Ovar, sondern auch keine weiteren inneren Geschlechtsorgane (Tube, Vagina). Da Testosteron andererseits mangels geeigneter Rezeptoren keine Wirkung entfalten kann, findet kein Descensus testis statt (die Hoden bleiben als kleine, zur Bildung fruchtbarer Spermien unfähige Organe im Bauchraum); die äußeren Geschlechtsorgane weisen eindeutig weibliche Charakteristika auf.

Menschen mit Ullrich-Turner-Syndrom (→auch Kap. 11.3.4) haben nur ein einziges X-Chromosom. Da kein Y-Chromosom vorhanden ist, entwickeln sich keine Hoden; die Testosteronproduktion und die Bildung des Anti-Müller-Hormons bleiben aus. Interessanterweise bildet sich kein oder bestenfalls ein rudimentäres Ovar – offenbar bedarf es zu dessen vollständiger Ausbildung zweier X-Chromosomen; eine Produktion größerer Östrogenmengen kann somit nicht stattfinden. Dennoch sind – das zuvor über die Bedeutung von Testosteron und Östrogenen Gesagte demonstrierend – die restlichen Geschlechtsorgane (Tube, Vagina, äußere Genitalien, sekundäre Geschlechtsmerkmale) im Allgemeinen regelrecht entwickelt.

Die in der Nebennierenrinde produzierten Androgene sind beim Mann im Vergleich zu Testosteron und Dihydrotestosteron von untergeordneter Bedeutung. Anders bei der Frau: Liegt, etwa im Rahmen des adrenogenitalen Syndroms (der kongenitalen virilisierenden Hyperplasie), ein erhöhter Androgenspiegel vor, weisen die Betroffenen deutlich männliche äußere Genitalien auf, besitzen im Extremfall sogar einen regelrechten (kleinen) Penis.

Beim Hermaphroditismus (Intersexualität) sind die Geschlechtsorgane nicht ausdifferenziert; es finden sich also männliche Genitalcharakteristika beim weiblichen Geschlecht, weibliche beim männlichen. Hinsichtlich der Ätiologie lässt sich ein chromosomaler Hermaphroditismus (wie beim Klinefelter-Syndrom mit Karyotyp 47, XXY) von anderen Formen (etwa Androgeninsensitivitäts-Syndrom) unterscheiden.

Die bei der Geburt aufgrund der oben geschilderten embryonalen Geschlechtsdifferenzierung schon vorliegenden Fortpflanzungsorgane werden mit der um das 12.–14. Lebensjahr einsetzenden Geschlechtsreife, der Pubertät, erst funktionsfähig; zusätzlich bilden sich die sekundären Geschlechtsmerkmale heraus, und es tritt typischerweise ein Wachstumsschub auf.

Ausgelöst werden die Reifungsvorgänge der Pubertät durch verstärkte Ausschüttung der gonadotropen Hormone FSH und LH aus dem Hypophysenvorderlappen, welche wiederum durch erhöhte Freisetzung von GnRH (Gonadotropin-Releasing-Hormon, Gonadoliberin) aus dem Hypothalamus stimuliert wird. Nach gängiger Auffassung lässt in dieser Zeit die Empfindlichkeit hypothalamischer Rezeptoren für Testosteron und Östrogene nach, sodass die bis dahin durch negative Rückkopplungsmechanismen eingeschränkte GnRH-Freisetzung zunimmt.

Beim Mädchen kommt es zum Wachstum von Uterus und Ovarien, daneben zur monatlichen Reifung der Follikel und den charakteristischen Veränderungen im Rahmen des Menstruationszyklus. Das von den Follikeln produzierte Östradiol und andere Östrogene fördern zudem die Ausbildung der sekundären Geschlechtsmerkmale (Brustwachstum, »weibliche« Beckenform, charakteristische Fettverteilung).

Beim Jungen setzt unter dem Einfluss des nun deutlich vermehrt ausgeschütteten LH eine stärkere Testosteronproduktion des Hodens ein. Testosteron wie auch sein Metabolit Dihydrotestosteron führen zum Wachstum der Genitalien, der Prostata und der Samenbläschen; zudem steuern diese Androgene – zusammen mit denen der Nebennierenrinde – die Ausbildung der sekundären Geschlechtsmerkmale, d. h. Bartwuchs, typische Schambehaarung, die Veränderungen des Kehlkopfs und der Stimmbänder mit der Folge des »Stimmbruchs«; weiterhin fördern sie durch ihre anabole Wirkung das Längenwachstum. Ebenfalls durch GnRH stimuliert, regt FSH aus der Hypophyse im Hoden die Bildung von Spermien an, was sich nicht selten zuerst durch spontane nächtliche Pollutionen (Samenergüsse) bemerkbar macht.

Als Menopause bezeichnet man (nicht ganz einheitlich) die letzte Monatsblutung der Frau (oder im weiteren Sinn: die Zeit der letzten Monatsblutungen), als Postmenopause den Zustand nach Aufhören der Menstruation, als Klimakterium die Jahre um die Menopause. Diese setzt im Allgemeinen mit etwa 50 Jahren ein, oft schon früher, selten nach dem 55. Lebensjahr. Anders als die erste Monatsblutung, die Menarche, die v. a. durch Vorgänge in Hypophyse und Hypothalamus ausgelöst wird, beruht die Menopause gewissermaßen auf einer »Erschöpfung« der Eierstöcke, die kleiner werden. Zunächst reifen die Follikel zwar weiter, der Eisprung bleibt jedoch zunehmend aus, womit als Erstes der Gestagenspiegel absinkt. In diesem Rahmen kommt es zu Rückbildungsvorgängen (Involution), nämlich u. a. zur Atrophie des Endometriums (der im Zyklus aufgebauten und abgestoßenen Uterusschleimhaut), zudem zur Schrumpfung des Uterus und im Weiteren zu atrophischen Veränderungen der Vaginalschleimhaut mit zunehmender Trockenheit (bis sich schließlich im Laufe der Jahre im Allgemeinen das Vaginalrohr verengt und die Kohabitation zunehmend schmerzhaft wird). In weiterer Folge werden die Schamhaare bleich, das äußere Genitale schrumpft und die Brustdrüsen verkleinern sich – wobei dies allerdings durch Zunahme von Fett oft mehr als kompensiert wird; nicht selten nehmen die Frauen auch sonst an Gewicht zu. Die Abnahme der Östrogenproduktion hat Einfluss auf das Herz-Kreislauf-System (zunehmendes Risiko für koronare Herzkrankheit), die Knochenstruktur (Gefahr der Osteoporose) und eventuell auch auf die Entwicklung einer Demenz vom Alzheimer-Typ. Nicht zuletzt aus diesen Gründen wird, keineswegs unumstritten, von vielen eine Östrogensubstitution in der Postmenopause empfohlen – wobei allerdings u.a. das dadurch erhöhte Brustkrebsrisiko zu bedenken ist.

In der Postmenopause entwickelt sich nicht selten eine depressive Symptomatik (Spät- und Involutionsdepression), deren klinische Eigenständigkeit (etwa hinsichtlich biologischer Grundlagen) umstritten ist. Diese Involutionsdepression neigt zur Chronifizierung; häufig treten zudem kognitive Störungen auf (Pseudodemenz), die aber typischerweise mit Beseitigung der depressiven Symptomatik wieder verschwinden.

ZUSAMMENFASSUNG KAPITEL 9.7

Im frühen Embryonalstadium lassen sich die männliche und weibliche Gonadenanlage (außer durch Chromosomenanalyse) nicht unterscheiden. Ohne weitere Einflüsse entwickeln sich aus ihr die Ovarien und aus anhängenden Strukturen Eileiter, Uterus und Vagina sowie die Partien des äußeren Genitales. Liegt hingegen ein Y-Chromosom vor (also beim männlichen Geschlecht), entstehen unter dem Einfluss eines darauf lokalisierten Gens die Hoden, die ihrerseits nun Testosteron und das Anti-Müller-Hormon produzieren; Letzteres unterdrückt die Ausbildung der weiteren weiblichen Geschlechtsorgane, womit sich dann Nebenhoden, Hodensack und Samenleiter herausbilden können. Aus einer weiteren, zunächst morphologisch indifferenten Anlage (dem Geschlechtshöcker oder Phallus) entwickelt sich unter Testosteroneinfluss der Penis, sonst die anatomisch und funktionell weitgehend entsprechende Klitoris. Nennenswerte Östrogenmengen werden beim weiblichen Geschlecht erst mit den ersten Follikelreifungen produziert; sie beeinflussen u. a. die Ausbildung der sekundären Geschlechtsmerkmale (Brüste, Behaarung, weitere »weibliche Züge«).
Während beim Mann im Alter zwar die Testosteronproduktion nachlässt (und damit üblicherweise Libido und Potenz), die Bildung funktionsfähiger Spermien aber weitergeht, hören mit der weiblichen Menopause die Bildung von Follikeln mit befruchtbaren Eizellen und der Menstruationszyklus langsam auf. Die abnehmende Östrogenproduktion beeinflusst diverse körperliche Vorgänge sowie oft auch die Stimmung; Vor- und Nachteile einer Hormonersatztherapie werden bekanntlich kontrovers diskutiert.

10 Rauschdrogen und andere psychotrope Substanzen

10.1 Definitionen und Überblick

Unter »Droge« wird in der Medizin im weiteren Sinne eine Zubereitung aus Pflanzen verstanden, im engeren Sinn (der auch die umgangssprachliche Verwendung charakterisiert) ein Rauschmittel. Dabei wird das wichtigste und bekannteste Rauschmittel, der Alkohol, im Allgemeinen nicht dazugerechnet (ebenso wenig Nicotin und Coffein), sodass der Begriff Droge im Wesentlichen ein illegales Rauschmittel bezeichnet. Eindeutiger und weniger vorbelastet, nach wie vor jedoch umgangssprachlich sehr ungebräuchlich, ist der in der ICD-10 und dem DSM-5 verwendete Ausdruck psychotrope Substanz. Er bezeichnet einen psychische Effekte erzeugenden Stoff, der wegen seiner »angenehmen« Wirkung gerne eingenommen wird, sodass im Extremfall ein Zustand der Abhängigkeit resultiert.

Die wichtigsten psychotropen Substanzen sind:

- Alkohol
- Sedativa (Beruhigungsmittel) und Hypnotika (Antiinsomnika = Schlafmittel)
- Opioide (wie Morphin und Heroin)
- Cocain und andere Psychostimulanzien
- Nicotin
- Cannabinoide (Haschisch, Marihuana, synthetische Cannabinoide)
- Halluzinogene (etwa LSD)
- »Schnüffelstoffe« (besser: Inhalanzien)[43]

Für Einzelheiten und weitere Quellenangaben zu den folgenden Abschnitten siehe Köhler, 2024a).

10.2 Unmittelbare Drogenwirkungen und ihre biologischen Grundlagen

Euphorisierung: Unter Euphorisierung versteht man die Erzeugung eines Zustands von Wohlbefinden, der zuweilen als explosionsartig einsetzendes Glücksgefühl beschrieben wird (bei intravenöser Applikation von Heroin oder Cocain, beim Crackrauchen). Als wesentliche biologische Grundlage wird die Anregung dopaminerger Bahnen angenommen, welche vom ventralen Mittelhirn zum Nucleus accumbens im Endhirn verlaufen (mesotelencephales Belohnungssystem).

Tierexperimente zur intrakraniellen

Selbstreizung mittels implantierter Elektroden wiesen zuerst auf die Bedeutung dieser Strukturen und Verbindungen für die Entstehung angenehmer Zustände (weniger mentalistisch ausgedrückt: für verstärkende Reize) hin.

Nach Zerstörung des Nucleus accumbens, der dorthin führenden Bahnen oder Blockade der in ihm lokalisierten Dopaminrezeptoren mittels Antipsychotika geht die Selbstreizungsrate meist stark zurück. Dieses mesotelencephale Belohnungssystem (→ Abb. 10-1) spielt ebenso eine Rolle bei natürlich auftretenden angenehmen Gefühlen (Verstärkungen), etwa lustvollen Empfindungen bei sexueller Aktivität oder Nahrungsaufnahme.

Zudem ist nachgewiesen, dass die meisten psychotropen Substanzen die Dopaminausschüttung in den Nucleus accumbens erhöhen und damit verstärkende Effekte haben; nach Zerstörung oder Blockade entsprechender Strukturen beenden Tiere die Drogenselbstapplikation. Einige Substanzen aktivieren die genannten Neuronen dadurch, dass sie sich an ihre Rezeptoren im Mittelhirn anlagern. So kann die Besetzung von mesencephalen Opiatrezeptoren durch exogene Opioide (wie Heroin) oder von Acetylcholinbindungsstellen durch Nicotin zumindest teilweise die hervorgerufene Euphorisierung erklären. Ein ähnlicher Mechanismus dürfte – möglicherweise indirekt durch Freisetzung endogener Opioide – der euphorisierenden Wirkung von Alkohol zugrunde liegen. Amphetamine und Cocain stimulieren durch Wiederaufnahmehemmung von Dopamin am Nucleus accumbens diese Struktur stärker.[44]

Anxiolyse und Sedierung: Zahlreiche psychotrope Substanzen, so Alkohol, Benzodiazepine, Barbiturate, Opioide und Cannabis, besitzen eine beruhigende, spannungslösende und angstabbauende (anxiolytische) Wirkung, die bis zu einem gewissen Grad Konsumverhalten und Missbrauch erklären kann (z. B. »Erleichterungstrinken«). Verbunden damit ist üblicherweise, zumindest nach Konsum höherer Dosen, eine Sedierung, d. h. Müdigkeit und Leistungseinschränkung. Hauptsächlich verantwortlich für diesen Effekt werden Veränderungen am $GABA_A$-Ben-

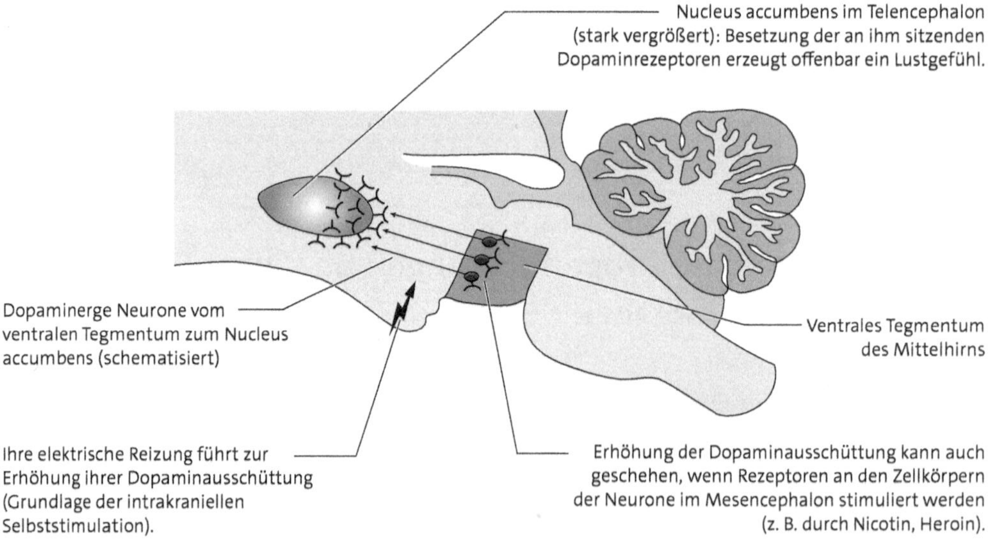

Abb. 10-1: Das mesotelencephale Belohnungssystem

zodiazepin-Rezeptorkomplex gemacht (entweder durch Besetzung von Benzodiazepinrezeptoren oder durch Anlagerung an andere, an diesem Komplex lokalisierte Bindungsstellen; →Kap. 3.5.5). Als weiterer Mechanismus, v. a. für die alkoholbedingte Anxiolyse und Sedierung, wird eine Blockade des NMDA-Rezeptors für den erregenden Transmitter Glutamat diskutiert.

Antriebssteigerung: Die Einnahme von Amphetaminen und Cocain führt zu einer deutlichen Steigerung der Aktivität und kurzfristigen Leistungsverbesserung. Coffein und Nicotin vertreiben zudem oft vorübergehend Müdigkeit. Als Wirkmechanismus wird eine Verstärkung der Übertragung an noradrenergen, eventuell auch dopaminergen Synapsen angenommen.

Halluzinogene und psychedelische Effekte: Einige psychotrope Substanzen (etwa LSD, Psilocybin, DMT, Mescalin) werden als Halluzinogene oder besser als Psychedelika bezeichnet; nach ihrer Einnahme werden besonders lebhafte Fantasien, akzentuierte Wahrnehmung, verändertes Raum- und Zeitgefühl sowie ungewohnte Körperempfindungen beschrieben; regelrechte unkorrigierbare Halluzinationen sind hingegen atypisch, weshalb die Bezeichnung Psychedelika (»die Seele offenbarende Substanzen«) treffender ist. Psychedelisch wirken nicht nur die klassischen Halluzinogene LSD, Mescalin und Psilocybin, sondern auch Anticholinergika und Dissoziativa, zudem Cannabinoide und Opioide, mit Einschränkungen bestimmte Amphetaminderivate (z. B. MDMA = Ecstasy). Mehrere Wirkmechanismen werden diskutiert, beispielsweise die Stimulation bestimmter Serotoninrezeptoren.[45]

Körperliche Effekte: Zahlreiche psychotrope Substanzen wirken direkt oder indirekt auf das vegetative Nervensystem:

- Nicotin an Ganglien
- Amphetamine und Cocain bei der Übertragung vom postganglionären sympathischen Neuron auf das Effektororgan
- Opioide an Rezeptoren u. a. im Atem- und Hustenzentrum

Daher finden sich als Begleiterscheinungen des Konsums häufig körperliche Veränderungen, die zumeist für die dabei beobachteten Todesfälle verantwortlich sind. So tritt nach Einnahme von Cocain und Amphetaminen oft eine lebensbedrohliche kardiovaskuläre Überstimulierung auf (Herzinfarkte, Rhythmusstörungen, Hirnblutungen). Im Rahmen der Opioidintoxikation kann es zu Atemlähmungen kommen (»goldener Schuss« bei intravenöser Heroinzufuhr). Nicht selten werden neurologische Symptome beobachtet, speziell nach dem Konsum höherer Dosen; am bekanntesten sind die alkoholbedingten Gang- und Sprachstörungen sowie zentralnervöse Symptome von Ecstasy. Als Mechanismen vermutet man eine Wirkung auf GABA- und Glutamatrezeptoren oder direkte Schädigungen von Neuronen.

Einige Stoffe führen spezifisch zu einer Aktivierung des sympathischen Nervensystems (bzw. zu einer Hemmung des parasympathischen Nervensystems), sodass aus den Symptomen zuweilen auf die Art der konsumierten Substanz geschlossen werden kann. Neben Erhöhungen von Pulsfrequenz und Blutdruck gehört dazu eine Weitstellung der Pupillen (Mydriasis); diese Symptome lassen sich v. a. nach Einnahme von Amphetaminen, Cocain, klassischen Halluzinogenen sowie Halluzinogenen vom Typ der Anticholinergika (etwa Atropin oder Scopolamin) beobachten – während sich Opiatkonsum typischerweise durch auffällig kleine (»stecknadelkopfgroße«) Pupillen bemerkbar macht. Eine Pupillenverengung tritt auch beim Kauen von Betel auf, dessen Hauptwirkstoff Arecolin muscarinerge Acetylcholinrezeptoren stimuliert. Bei Nicotin heben sich durch Beeinflussung sowohl sympathischer als auch parasympathischer Ganglien die Effekte weitgehend auf, Alkohol und Benzodiazepine wirken wenig auf das vegetative Nervensystem. Die Cannabiswirkung ist eher den sympathischen Reaktionen zuzuordnen (Blutdruckerhöhung, Pulsbeschleunigung); Pupillenveränderungen finden sich üblicherweise nicht (wenn, dann eher eine Vergrößerung), jedoch eine typische Bindehautrötung (konjunktivale Injektion).

Tabelle 10-1 stellt wichtige psychische und einige körperliche Wirkungen der gängigsten psychotropen Substanzen zusammen – wobei allerdings diesbezüglich zwischen einzelnen Konsumenten große Unterschiede existieren und Reaktionen keineswegs sicher vorherzusagen sind. Nicht zuletzt hängen diese von den Erfahrungen mit psychotropen Substanzen ab; zudem wird die Symptomatik oft durch Mischkonsum kompliziert.

ZUSAMMENFASSUNG KAPITEL 10.2

Die Euphorisierung – also die Erzeugung angenehmer psychischer Zustände bis hin zum schwallartigen Hochgefühl – ist für die Ausbildung eines Abhängigkeitssyndroms wesentlich verantwortlich. Sie kommt vornehmlich dadurch zustande, dass die Substanzen das »mesotelencephale dopaminerge Belohnungssystem« stimulieren, d. h. entweder dopaminerge Bahnen zum Nucleus accumbens zum Feuern anregen oder durch Wiederaufnahmehemmung die Dopaminkonzentration an dessen Synapsen erhöhen.
Die bei einigen Substanzen (wie Alkohol oder Benzodiazepinen) zu beobachtenden sedierend-anxiolytischen Effekte werden

Substanz	Euphorisierung	Sedierung	Antriebssteigerung	Halluzinogene (psychedelische) Effekte	Sympathikusaktivierung
Alkohol	+	+	(+)a	-	-
Benzodiazepine	(+)b	++	-	-	-
Opioide	++	+	-	(+)	-
Cocain	++	-	++	(+)c	++
Psychostimulanzien	++	-	++	(+)c	++
Cannabinoide	+	+	(+)	+	(+)
Halluzinogene	+	-	(+)	+	+
Nicotin	+	+, -	+, -	-	(+)
Schnüffelstoffe	+	(+)	(+)	(+)	(+)

–: tritt in der Regel nicht auf; (+): kann auftreten; +: tritt mit gewisser Regelmäßigkeit auf;
++: tritt regelmäßig und stark auf
a: dosis- und ausgangslagenabhängig; b: evtl. indirekte Euphorisierung durch Anxiolyse; c: eher im Sinne von akuten psychotischen Symptomen mit Verlust der Realitätsprüfung

Tab. 10-1: Unmittelbare psychische und körperliche Effekte beim Konsum psychotroper Substanzen

durch Verstärkung GABAerger Hemmmechanismen oder einen Antagonismus im glutamatergen System (speziell am NMDA-Rezeptor) erklärt. Psychostimulation, wie sie beispielsweise bei Cocain und Amphetaminen auftritt, dürfte in erster Linie auf Anregung des noradrenergen Systems (vielleicht zusätzlich des dopaminergen) zurückzuführen sein, halluzinogene (psychedelische) Effekte mit gewisser Sicherheit u. a. auf einen Serotoninagonismus. Die dissoziativen Zustände, wie sie beispielsweise nach Einnahme von Ketamin beobachtet werden, beruhen nach gegenwärtigem Kenntnisstand auf einer (allosterischen) Hemmung des NMDA-Rezeptors für Glutamat. Viele Substanzen (etwa Cocain, Psychostimulanzien, die meisten Halluzinogene, insbesondere die Anticholinergika in Tollkirsche, Engelstrompete und Stechapfel) aktivieren direkt oder indirekt das sympathische Nervensystem, erkenntlich an weiten Pupillen, schnellem Puls und erhöhtem Blutdruck; im Rahmen solcher Intoxikationen kann es zu schweren kardiovaskulären Zwischenfällen (Herzinfarkten, Herzrhythmusstörungen, Schlaganfällen) kommen.

10.3 Toleranz – Entzugssymptomatik – schädlicher Gebrauch und Abhängigkeit

10.3.1 Toleranz

Von Toleranz spricht man, wenn nach wiederholter Einnahme einer Substanz bei gleicher Dosis die Wirkung geringer wird oder wenn die eingenommene Menge gesteigert werden muss, um weiterhin gleiche Effekte zu erzielen. Üblicherweise unterscheidet man zwei Formen:

- Bei der metabolischen (pharmakokinetischen) Toleranz ist die Verstoffwechselung – speziell der Abbau – der Substanz gesteigert, sodass weniger davon an den Wirkort gelangt. Metabolische Toleranz tritt u. a. nach längerem Alkoholkonsum auf, weil dann weitere Enzyme für den Abbau aktiviert werden. Trotz erheblichen Konsums findet sich bei trainierten Trinkern ein niedriger Blutalkoholspiegel.
- Die funktionelle (zelluläre) Toleranz kommt durch Veränderungen am Zielort zustande; so kann sich als Folge eines erhöhten Substanzangebots die Anzahl von Rezeptoren reduzieren oder der nachgeschaltete Signaltransduktionsprozess abgeschwächt werden (Rezeptortoleranz); ebenso können Prozesse auf anderer Ebene stattfinden, welche die Wirksamkeit der Substanzen bei längerem Konsum reduzieren. Trotz beträchtlicher Konzentration der psychotropen Substanz im Blut zeigen sich nur schwache Effekte. Weitgehend funktioneller Natur ist u. a. die (erhebliche) Opioidtoleranz.

Aus verschiedenen Gründen erscheint es also sinnvoll, die funktionelle in zwei Unterformen aufzugliedern; die – oft wenig treffend behaviorale Toleranz genannte – zweite Form ist charakterisiert durch Gegenregulationen auf anderer Ebene (nicht durch Veränderungen an den Drogenwirkungsorten, d. h. im

Bereich der Synapsen bzw. Rezeptoren); sie wäre besser als gegenregulatorische Toleranz zu bezeichnen.

Interessante Überlegungen zur Entstehung von Substanzgier und Entzugssymptomatik ergeben sich unter der Annahme, dass diese gegenregulatorische Toleranz länger als der Drogeneffekt anhält und zudem klassisch konditionierbar ist: So könnte unter Bedingungen, die mit der Substanzeinnahme verknüpft sind (etwa am Ort, wo Heroinabhängige die Substanz injizieren), zusätzlich eine konditionierte Gegenreaktion auftreten, welche die eigentliche unkonditionierte Gegenreaktion verstärkt und daher den Drogeneffekt weiter abschwächt. Demnach wäre beim Konsum im bekannten Rahmen die Wirkung vermindert und umgekehrt bei Einnahme in fremder Umgebung verstärkt. So ließe sich die häufige Beobachtung erklären, dass besonders bei Opioidabhängigen Todesfälle häufiger bei Injektion in nicht vertrauter Umgebung auftreten.

Die Hypothese einer situationsspezifischen Toleranz konnte durch Tierexperimente gestützt werden: So fanden Siegel et al. (1982), dass fast sämtliche Tiere einer heroin-toleranten Gruppe von Ratten starben, wenn man ihnen eine hohe Heroindosis in ungewohnter Umgebung verabreichte; hingegen waren es deutlich weniger in einer Gruppe, die diese Menge in jenem Setting erhielten, in dem sie auch sonst Heroin konsumiert hatten.

Ein weiteres interessantes Phänomen dürfte sich ebenfalls am besten durch kompensatorische Gegenregulationen erklären lassen, nämlich dass nicht alle Wirkungen psychotroper Substanzen gleichmäßig der Toleranzentwicklung unterliegen: So bildet sich bei Nicotinkonsumenten eine Toleranz relativ schnell gegenüber vegetativen Effekten aus, weniger rasch gegenüber den euphorisierenden.

Zu erwähnen ist das Phänomen der Kreuztoleranz: Nach längerfristiger Zufuhr einer Substanz hat eine verwandte psychotrope Substanz bei erstmaliger Einnahme häufig geringere Effekte als eigentlich zu erwarten. Zumindest eine partielle Kreuztoleranz wird zwischen Alkohol, Barbituraten und Benzodiazepinen beobachtet, daneben zwischen den verschiedenen Arten von Opioiden oder zwischen den Halluzinogenen LSD und Mescalin. Durch Stoffe mit gegenseitiger Kreuztoleranz lassen sich oft auch wechselseitig Entzugserscheinungen beseitigen (etwa durch Clomethiazol die Symptome des Alkoholentzugs; → Kap. 10.4).

10.3.2 Entzugssymptomatik

Eine Entzugssymptomatik tritt im Allgemeinen auf, wenn nach längerer und regelmäßiger Einnahme einer Substanz der Konsum reduziert oder völlig eingestellt wird. Diese Symptome können – wie bei Alkoholkonsumenten, ebenso aber nach jahrelanger Einnahme benzodiazepinhaltiger Schlaf- oder Beruhigungsmittel – ausgesprochen schwer, nicht selten sogar lebensbedrohlich sein; meist sind sie durch erneute Zufuhr der Substanz zu beseitigen (oder durch Verabreichung von Stoffen, die mit ihr eine Kreuztoleranz aufweisen). Sehr häufig – aber keineswegs regelmäßig – geht die Toleranzentwicklung mit der Ausbildung von Entzugserscheinungen einher.

Von den eigentlichen Entzugssymptomen abzugrenzen sind Rebound-Phänomene: das Wiederauftreten von Symptomen, zu deren Beseitigung die Droge eingenommen wurde (z.B. erneute Schlafstörungen nach Absetzen eines Schlafmittels). Echte Entzugssymptome sind hingegen Neubildungen, die erstmalig bei Abstinenz nach mehr oder weniger langem Konsum auftreten (etwa epileptische Anfälle bei bis dahin unauffälligen Personen nach Beendigung von Alkohol-, Barbiturat- oder Benzodiazepinkonsum).

Die Entstehung der Entzugssymptomatik ist nur bedingt klar. Die augenblicklich plausibelste Annahme ist, dass der Körper infolge der konstanten Zufuhr im Laufe der Zeit Gegenreaktionen entwickelt hat (entweder auf Rezeptorebene oder an anderer Stelle), sodass bei Fehlen der Substanz ein nicht sofort zu kompensierendes Ungleichgewicht auftritt.

10.3.3 Schädlicher Gebrauch und Abhängigkeit

Leider wird im Allgemeinen nicht konsequent zwischen schädlichem Gebrauch (Missbrauch) von Substanzen und regelrechter Abhängigkeit unterschieden. Substanzmissbrauch liegt dann vor, wenn der Konsum einer Substanz mit gewisser Wahrscheinlichkeit zu körperlichen oder psychischen Schädigungen führt oder bereits geführt hat; die betroffene Person muss dabei keineswegs im strengen Sinne abhängig sein. Von Abhängigkeit oder Abhängigkeitssyndrom spricht man laut ICD-10 (S. 114 ff.) erst dann, wenn im Laufe des letzten Jahres drei der folgenden – hier etwas vereinfacht dargestellten – Kriterien erfüllt waren, nämlich:

- ein starker Wunsch oder eine Art Zwang, psychotrope Substanzen zu konsumieren
- verminderte Kontrollfähigkeit bezüglich des Beginns, der Beendigung und der Menge des Konsums
- ein körperliches Entzugssyndrom
- Nachweis der Toleranz
- fortschreitende Vernachlässigung anderer Vergnügen oder Interessen zugunsten des Substanzkonsums
- anhaltender Substanzkonsum trotz Nachweises eindeutiger schädlicher Folgen

Anders als in vielen Lehrbüchern wird in der ICD-10 nicht zwischen körperlicher (physischer, physiologischer) und psychischer Abhängigkeit unterschieden. Auch taucht der Begriff Sucht dort nicht auf; ihm entspricht im Wesentlichen Abhängigkeit (Abhängigkeitssyndrom).

Bedauerlicherweise liegt weder zu den biologischen Grundlagen von Substanzmissbrauch noch von Abhängigkeit eine ausreichende Menge gesicherter Daten vor. Eine gewisse – weitgehend genetisch determinierte – Unempfindlichkeit gegenüber aversiven Effekten gilt als begünstigender Faktor für schädlichen Gebrauch. So ließen sich bei Söhnen von Vätern mit Alkoholmissbrauch nur geringe neurologische und hormonelle Veränderungen nach Ethanolkonsum finden; zudem zeigte ein langjähriges Follow-up, dass Personen, die schon in jungen Jahren wenig diesbezügliche Reaktionen zeigten, später gehäuft Alkoholmissbrauch aufwiesen.

Diese Annahme wird durch Beobachtungen an der Bevölkerung Südostasiens bestätigt: Deren Enzyme bauen den Alkoholmetaboliten Acetaldehyd gehäuft nur verzögert ab; deshalb hat Ethanol oft stark aversive Effekte. Unter Personen mit Alkoholmissbrauch und -abhängigkeit findet sich hingegen diese Enzymkonstellation deutlich seltener.

Für die Entwicklung einer regelrechten Abhängigkeit kommen weitere Faktoren hinzu: So ist bei Personen mit Abhängigkeitssyndrom eine – allem Anschein nach weitgehend genetisch bedingte – Dysfunktion von Regelsystemen anzunehmen (z. B. im System Hypothalamus-Hypophyse-Nebennierenrinde); daneben wird von angeborenen Defiziten ausgegangen, etwa Minderaktivitäten im endogenen Opiathaushalt sowie im dopaminergen oder serotonergen System, welche durch Zufuhr psychotroper Substanzen ausgeglichen werden sollen. Dieser innere Ungleichgewichtszustand ist das wohl wichtigste biologische Korrelat der oft unbezwingbaren Substanzgier, des »Craving« (zu Belegen und weiteren Literaturangaben → Köhler, 2024a, S. 25 ff.).

So wurde bei spontan Alkohol präferierenden Ratten ein Dopamindefizit im Nucleus accumbens festgestellt; bei Alkoholikern scheint – genetisch bedingt – die Spontanaktivität im endogenen Opiatsystem eingeschränkt, welches andererseits besonders gut auf Ethanol anspricht.

Die einfachen Verstärkermodelle der Substanzabhängigkeit, nach denen Drogen zum einen wegen ihrer angenehmen Effekte (positive Verstärkung), zum anderen zur Verhinderung von Entzugserscheinungen (negative Verstärkung) eingenommen werden, greifen eindeutig zu kurz. So bereitet den Abhängigen die Einnahme der Substanz in Spätstadien oft keine wirkliche Freude mehr, sodass der Konsum andere Gründe haben muss. Zudem besteht dieses Craving auch bei längst abstinenten Personen weiter.

ZUSAMMENFASSUNG KAPITEL 10.3

Toleranz – Wirkverlust bei längerem Gebrauch – tritt bei vielen psychotropen Substanzen ein und kann metabolisch bedingt sein, d. h. auf schnellere Verstoffwechselung zurückgehen (wie für Alkohol nachgewiesen), oder funktioneller Natur sein, also auf adaptiven Veränderungen am Wirkungsort beruhen (typischerweise an den Synapsen und bei nachgeschalteten Signaltransduktionsprozessen); so ist die Opioidtoleranz hauptsächlich rezeptorbedingt.

Als weitere Toleranzform wird eine gegenregulatorische angenommen, also eine Abschwächung der Drogeneffekte, die von anderen Zentren ausgeht; diese gegenregulatorische Toleranz ist teilweise klassisch konditionierbar und erklärt die oft stärkere Substanzwirkung in ungewohnter Umgebung.

Eine echte Entzugssymptomatik ist charakterisiert durch körperliche Reaktionen, die zuvor bei der Person nicht aufgetreten sind, sich jedoch bei Unterbrechung des Konsums einstellen (z. B. epileptische Anfälle nach Alkohol- oder Benzodiazepinentzug). Rebound-Phänomene wurden hingegen zunächst durch die Substanz unterdrückt und zeigen sich nach Absetzen erneut.

Vom schädlichen Gebrauch einer Substanz (Substanzmissbrauch) ist das weitergehende Abhängigkeitssyndrom zu unterscheiden, bei dem zusätzliche Bedingungen erfüllt sein müssen, etwa:

- unbezwingbare Substanzgier
- Kontrollverlust
- Vernachlässigung anderer Interessen
- Toleranz
- körperliches Entzugssyndrom

Missbrauch und Abhängigkeitssyndrom sind zu gewissen Teilen genetisch bedingt, wobei der Missbrauch durch besondere Unempfindlichkeit gegenüber aversiven Substanzeffekten begünstigt wird und die Abhängigkeit möglicherweise auf angeborenen Defiziten im endogenen Opioid- oder im dopaminergen Belohnungssystem beruht.

10.4 Alkohol

Eigenschaften, Aufnahme und Verstoffwechselung: Spricht man von Alkohol, so meint man in aller Regel Ethylalkohol (Ethanol, Äthanol) mit der Summenformel C_2H_5OH, eine bei Zimmertemperatur farblose Flüssigkeit mit einem spezifischen Gewicht von 0,79 g/ml = 79 g/100 ml.

Die Konzentrationen alkoholischer Getränke werden üblicherweise in sogenannten Volumenprozent (Vol.-%) angegeben; ein Liter einer 40-prozentigen Spirituose enthält also 400 ml, somit 0,79 × 400 g = 316 g Alkohol.

Ethanol entsteht in der Natur aus Glucose durch Gärung mithilfe von Hefepilzen (z. B. bei der spontanen Gärung von Obst); zur Herstellung alkoholischer Getränke wird die Hefe im Allgemeinen zugesetzt. Der zunehmend missbrauchte Industriealkohol wird labormäßig durch Reaktion von Wasser mit Ethen hergestellt.

Bei oraler Aufnahme von Alkohol wird bereits in der Mundhöhle ein kleiner Teil resorbiert (speziell bei hochprozentigen Getränken); hauptsächlich geschieht dies aber im Magen und v. a. im Duodenum. Der Alkohol erreicht über das Pfortaderblut (→ Kap. 7.1.5) die Leber und geht von dort weiter in Blut und Gewebe, u. a. des Gehirns.

Präsystemische Elimination beschreibt die Tatsache, dass ein Teil des Alkohols nie in den eigentlichen Blutkreislauf gelangt – dieser Resorptionsverlust kann bis zu 30 % betragen. Einerseits wird, speziell bei langsamem Trinken, ein gewisser Teil schon in der Leber abgefangen und inaktiviert (First-Pass-Effekt); zum anderen beginnt bereits im Magen der Abbau mittels Alkoholdehydrogenase (ADH; das v. a. in der Leber zu findende, Ethanol in Acetaldehyd umwandelnde Enzym). Deshalb treten bei gut gefülltem Magen weniger starke Effekte auf.

Alkohol passiert gut die Blut-Hirn-Schranke und verteilt sich rasch in das Gewebe (Fettgewebe ausgenommen). Von dort gelangt er wieder ins Blut und schließlich in die Leber, wo der hauptsächliche Abbau vor sich geht. Mittels zweier Enzymsysteme erfolgt zunächst die Umwandlung in Acetaldehyd. Normalerweise geschieht dies über die Alkoholdehydrogenase (ADH). Das in den Mikrosomen des endoplasmatischen Retikulums der Leberzellen lokalisierte System (MEOS = microsomal ethanol oxidizing system) tritt speziell dann in Aktion, wenn akut höhere Alkoholmengen anfallen; es vermehrt sich zudem bei chronischem Konsum (Grundlage der metabolischen Toleranz). Das stark toxische Acetaldehyd wird über das Enzym Aldehyddehydrogenase (ALDH) weiter zu Essigsäure abgebaut, die (etwa im Citratzyklus) unter Freisetzung von Energie in CO_2 und H_2O zerlegt wird.

Die Leistungsfähigkeit der in mehreren Unterformen (Isoenzymen) vorliegenden ALDH ist erheblich genetisch determiniert. Fehlen einzelne dieser Isoenzyme – wie gehäuft bei Südostasiaten –, ist der Abbau von Acetaldehyd verzögert und es kommt zu unangenehmen körperlichen Reaktionen wie Gesichtsrötung, Herzjagen, Blutdruckabfall, Übelkeit; wie erwähnt, dürfte dies einen protektiven Faktor gegen die Entwicklung von chronischem Alkoholmissbrauch darstellen. Das zur Aversivtherapie des chronischen Alkoholismus eingesetzte Disulfiram (bis Mai 2011 in Deutschland als Antabus® im Handel) deformiert ALDH durch Aufbau einer intramolekularen Disulfidbrücke und inaktiviert damit das Enzym. Nehmen Personen unter Disulfirambehandlung entgegen der Anweisung auch nur geringe Mengen Alkohol zu sich, treten die beschriebenen Aversivreaktionen auf.

Unmittelbare Wirkungen und Wirkmechanismen: Diese sind nur bedingt verstanden. Nach gegenwärtigem Kenntnisstand existiert kein spezifischer Alkoholrezeptor – während für Opioide, Cannabinoide und Benzodiazepine Bindungsstellen nachgewiesen sind. Daher gibt es kein spezifisches Antidot gegen Alkohol, das ausschließlich dessen Wirkung sicher aufheben kann. Ethanol wirkt wahrscheinlich auf diverse Transmittersysteme; angenommen wird:

- ein agonistischer Effekt am $GABA_A$-Benzodiazepin-Rezeptorkomplex
- ein antagonistischer Effekt am NMDA-Rezeptor für Glutamat
- Besetzung u. a. von Serotonin-, Dopamin-, Noradrenalin- und Opiatrezeptoren
- Anlagerung direkt an Membranen und unmittelbare Beeinflussung des Öffnungsgrads von Ionenkanälen

Die Euphorisierung, dieser bekannteste Alkoholeffekt und die wichtigste Ursache der Abhängigkeit, wird v. a. auf die Aktivierung dopaminerger mesotelencephaler Bahnen, speziell zum Nucleus accumbens, zurückgeführt; möglicherweise lagert sich Ethanol an Serotonin- und Opioidrezeptoren an den Dendriten mesencephaler Neurone an. Alkohol könnte auch endogene Opiate freisetzen, die ihrerseits wiederum über die Besetzung von Rezeptoren an Neuronen im Mittelhirn deren Feuerungsrate erhöhen.

Die allgemein bekannte Alkoholwirkung der Anxiolyse und Sedierung (sich »Mut antrinken«) wird zum einen über Beeinflussung des $GABA_A$-Protein-Komplexes erklärt, welcher die Chloridkanäle umgibt und dort den Ioneneinstrom mit der Folge von Hyperpolarisation und verminderter Erregbarkeit fördert. Wahrscheinlich öffnet Ethanol – anders als die Benzodiazepine – unmittelbar die Chloridkanäle, was seine höhere Toxizität erklären würde. Zum anderen wird ein antagonistischer Effekt am NMDA-(N-Methyl-D-Aspartat-)Rezeptor für den Transmitter Glutamat angenommen; Ethanol reduziert dort den Einstrom positiver Calciumionen. Eine Verminderung neuronaler Erregbarkeit ist auch die Ursache der verlängerten Reaktionszeit, der Sehstörungen und weiterer neurologischer Auffälligkeiten im Rausch. Die sedierende Wirkung führt in höheren Dosen zu Schläfrigkeit, bei sehr hohen Blutalkoholkonzentrationen zum Koma.

Die vornehmlich nach stärkerem Konsum zu beobachtende Enthemmung (»in vino veritas«) mit gesteigerter Aggression wird auf Disinhibition zurückgeführt: Bahnen, welche die Aktivität gewisser zentralnervöser Strukturen reduzieren, könnten durch die Ethanolwirkung am $GABA_A$-Benzodiazepin-Rezeptorkomplex selbst in ihrer dämpfenden Funktion beeinträchtigt werden, woraus eine neuronale Überaktivität resultieren würde.

Speziell initial ist eine psychomotorische Stimulation zu beobachten (z. B. angeregte Gespräche). Sie wird auf eine Aktivierung weiterer dopaminerger mesolimbischer Bahnen oder des noradrenergen Systems zurückgeführt.

Alkohol hat zahlreiche körperliche Effekte: Im gastrointestinalen System wird u. a. die Säurebildung angeregt. Der Konsum hochprozentiger Spirituosen führt zu Entzündungen an der Schleimhaut von Speiseröhre und Magen (Ösophagitis und Gastritis). An der Niere wirkt Alkohol diuretisch (durch Hemmung der Sekretion des antidiuretischen Hormons Vasopressin); dieser Wasserverlust ist hauptsächlich für den »Brand« verantwortlich, das nach stärkerem Konsum zu beobachtende Durstgefühl. Ein weiterer verzögerter Effekt ist der bekannte »Hangover« (»Alkoholkater«) mit Kopfschmerz und Abgeschlagenheit. Wichtigste Ursache sind Wasser- und Elektrolytverluste durch die verstärkte Diurese; bekanntlich kann die Aufnahme von Flüssigkeit und salzigen Speisen (»Katerfrühstück«) diesen Zustand häufig bessern. Eine weitere Rolle bei der Entstehung eines »Katers« scheinen aber auch andere Inhaltsstoffe alkoholischer Getränke zu spielen, etwa Schwefel.

Von den kardiovaskulären Effekten ist insbesondere die Erhöhung der Serumkonzentrationen der High-Density-Lipoproteine und des an sie gebundenen HDL-Cholesterins zu nennen; dies dürfte den zunehmend in der Literatur betonten koronarprotektiven Effekt von Alkohol erklären, da sich damit die Wahrscheinlichkeit für die Ausbildung einer Atheromatose vermindert (→ auch Kap. 6.1.8 und unten). Zudem hemmt Ethanol die Thrombozytenaggregation und vermindert die Gerinnungsaktivität, was akut das Risiko für einen Herzinfarkt reduziert.

Nicht alle kardiovaskulären Effekte von Alkohol sind allerdings als positiv anzusehen: In geringeren Dosen wirkt er (peripher?) gefäßerweiternd (mit der Folge erhöhten Wärmeverlusts), in hohen Mengen blutdrucksteigernd. Auch führen bereits kleine Alkoholmengen zur Abnahme der Herzleistung, v. a. bei vorgeschädigtem Herzen; zudem können verschiedene Formen von Herzrhythmusstörungen ausgelöst werden.

Toleranz: Die Toleranzentwicklung ist bei Alkohol ausgeprägt. Die erhebliche metabolische Toleranz wird vornehmlich auf zusätzliche Aktivierung von MEOS, dem mikrosomalen ethanoloxidierenden System, zurückgeführt (→ oben). Grundlage einer funktionellen Toleranz dürften zum einen Veränderungen in Transmitterausschüttung und Rezeptorzahl sein; so wird eine Vermehrung der durch Ethanol blockierten NMDA-Rezeptoren für Glutamat sowie eine Verminderung von Bindungsstellen am $GABA_A$-Benzodiazepin-Rezeptorkomplex beschrieben. Zum anderen wird vermutet, dass Neuronenmembranen durch chronischen Alkoholkonsum ihre Eigenschaften verändern.

Entzugssyndrom: Bei diesem oft sehr schweren Krankheitsbild findet man nicht nur psychische Reaktionen wie Angst, Unruhe und Schlaflosigkeit, sondern auch zahlreiche körperliche Symptome wie Zittern (Tremor), Infektionen, schwere Herz-Kreislauf-Reaktionen, Störungen im Elektrolythaushalt oder Magen-Darm-Blutungen; zudem wird es vielfach durch epileptische Anfälle kompliziert. Nicht selten kommt es zu einem Delir mit räumlicher und zeitlicher Desorientierung, zu optischen Halluzinationen und Verfolgungswahn (»Delirium tremens«). Unbehandelt ist dieser Zustand in etwa 30 % der Fälle tödlich (zur Therapie → Kiefer & Benkert, 2023, S. 703 f.). Vereinzelt tritt das Alkoholentzugssyndrom ohne erkennbaren Anlass auf; in der Regel geht eine Unterbrechung der Trinkroutine voraus, etwa im Rahmen eines Krankenhausaufenthalts mit erzwungener Abstinenz.

Als Pathogenese nimmt man eine Überaktivität zuvor gedämpfter Systeme an (etwa Steigerung der Noradrenalinaktivität im Locus coeruleus des Hirnstamms als Grundlage von Tremor und Herz-Kreislauf-Symptomatik). Angst und Unruhe werden durch fehlende GABAerge Hemmung erklärt, nachdem sich durch chronischen Konsum die Zahl der Rezeptoren am $GABA_A$-Benzodiazepin-Rezeptorkomplex vermindert hat. Die epileptischen Anfälle führt man auf eine Vermehrung der NMDA-Rezeptoren für Glutamat zurück, die im Entzug nicht mehr durch Alkohol blockiert werden.

Missbrauch und Abhängigkeit: Missbrauch und Abhängigkeit werden häufig nicht unterschieden und als Alkoholismus zusammengefasst, wobei die Abhängigkeit mit dem zusätzlichen Vorliegen von Toleranz, Entzugssymptomatik sowie zwanghafter Konsumgier wesentlich weiter geht und vom alleinigen schädlichen Konsum deutlich zu trennen ist. Für männliche Alkoholiker ist eine deutliche familiäre Häufung und genetische Determinierung nachgewiesen; für Frauen ist die Datenlage weniger eindeutig.

Eine Unempfindlichkeit gegenüber aversiven Alkoholeffekten scheint Missbrauch zu begünstigen, wohingegen Alkoholunverträglichkeit einen protektiven Faktor darstellt. (→Kap. 10.3.3). Als Grundlage der Alkoholgier werden Ungleichgewichtszustände vermutet (Minderaktivität des endogenen Opioidsystems, Dopaminmangel im Nucleus accumbens), zu deren Ausgleich der zwanghafte Substanzkonsum dienen könnte.

Folgen von Alkoholmissbrauch: Die Folgen chronischen Alkoholabusus (→Tab. 10-2) zeigen sich u. a. an der Leber: Anzuführen ist speziell die Leberzirrhose mit Einschränkung der Synthesefunktionen, gestörter Inaktivierung schädigender Stoffwechselprodukte (z.B. des hirntoxischen Ammoniaks) sowie einem gestauten Pfortadersystem mit Aszites und Ösophagusvarizen (→Kap. 7.1.5). Störungen der Leberfunktionen sind nach wie vor wichtigster Indikator für Alkoholmissbrauch (→Tab. 10-3). Weiter sind entzündliche Pankreaserkrankungen akuter und chronischer Natur zu nennen.

Im Mund-Rachen-Raum und Verdauungstrakt sind Entzündungen häufig, und es kommt dort vermehrt zu bösartigen Neubildungen (insbesondere, wenn ein zusätzlicher Nicotinabusus besteht); bei Frauen erhöht sich das Brustkrebsrisiko. Weitere mögliche Folgen sind Polyneuropathie (Veränderungen peripherer Nerven), alkoholbedingte Impotenz sowie zentralnervöse Schädigungen. In diesem Zusammenhang ist die hepatische Encephalopathie zu nennen, die u.a. durch Anhäufung toxischer Stoffe wie Ammoniak bedingt ist, weiter das Korsakow-Syndrom (Wernicke-Korsakow-Syndrom) mit schweren Amnesien bei alkoholbedingten Umbauprozessen im Zwischenhirn. Eine ernste Nebenwirkung von Abusus (auch schon vergleichsweise kleiner regelmäßiger Mengen oder bei Trinkexzessen) ist das fetale Alkoholsyndrom (Alkoholembryopathie); es äußert sich in körperlichen Missbildungen der Neugeborenen und intellektuellen Einschränkungen. Während alle bisher genannten Effekte durchgehend negativer Natur waren, fällt die Bilanz am Herzen weniger eindeutig aus: Zwar führt einerseits der Konsum hoher Ethanoldosen – bei prädisponierten Personen schon von kleineren – zur Schädigung von Herzmuskelzellen (Kardiomyopathie; →Kap. 6.1.5) und zu Rhythmusstörungen, andererseits reduziert regelmäßiger Alkoholge-

Organ	Krankheit oder Veränderung
Leber	Fettleber; alkoholische Hepatitis; Leberzirrhose
weitere Organe im Verdauungstrakt	Ösophagitis; Gastritis; Pankreatitis; Durchfälle; erhöhtes Risiko für Ösophaguskarzinome
Mund-Rachen-Raum	erhöhtes Risiko für Karzinome
Herzmuskel	Kardiomyopathie
Koronarien	Verhinderung von Arteriosklerose
periphere Nerven	Polyneuropathie
Genitale	bei Männern: Impotenz
Brust	bei Frauen: erhöhtes Risiko für Mammakarzinom
Gehirn	Wernicke-Korsakow-Syndrom; Tremor; Epilepsien (v. a. als Entzugssymptom); hepatische Encephalopathie

Tab. 10-2: Langfristige (körperliche) Folgen von Alkoholmissbrauch

nuss (möglicherweise speziell in Form von Rotwein) das Risiko für die Entwicklung einer koronaren Herzkrankheit – und damit für das Erleiden eines Herzinfarkts (→ die entsprechenden Abschnitte in Köhler, 2024a, S. 57 f.). Als Wirkmechanismen gelten die Verminderung des zu Arteriosklerose führenden LDL-Cholesterins sowie die Hemmung der Thrombozytenaggregation. Insofern wird ein mäßiger Alkoholgenuss von manchen durchaus empfohlen.

Nach Erreichen der Abstinenz wird v. a. versucht, die Gier nach der Substanz zu dämpfen. Als Anti-Craving-Medikamente verabreicht man zum einen Opiatantagonisten wie Naltrexon (Adepend®) und Nalmefen (Selincro®), zum anderen Acamprosat (Campral®), dessen Wirksamkeit in der Rückfallprophylaxe belegt ist.[46] Als Wirkmechanismen diskutiert werden eine Verstärkung der GABAergen Hemmung und eine Blockade der durch den Alkoholabusus vermehrten und sensitivierten NMDA-Rezeptoren für Glutamat.

ZUSAMMENFASSUNG KAPITEL 10.4

Ethanol wird (bei üblicher oraler Aufnahme) in Magen und Dünndarm resorbiert. Er erfährt jedoch bereits einen gewissen Abbau durch Enzyme im Magen und wird zudem beim ersten Durchgang durch die Leber teilweise abgefangen (»First-Pass-Effekt«); diese präsystemische Elimination ist bei gefülltem Magen und langsamem Trinken größer.

Die akute psychische Wirkung ist neben einer (über Aktivierung des mesotelencephalen dopaminergen Belohnungssystems vermittelten) Euphorisierung meist initial eine Psychostimulation, die üblicherweise bei weiterem Trinken in Sedierung übergeht. Letztere erklärt man durch Anlagerung von Ethanol am $GABA_A$-Benzodiazepin-Rezeptorkomplex; die dadurch induzierte Öffnung des Chloridionenkanals und die folgende verminderte neuronale Erregbarkeit wird auch für die psychomotorischen Einschränkungen und neurologischen Auffälligkeiten verantwortlich gemacht. Zudem werden NMDA-Rezepto-

	Indikatoren	Kommentar
pathologische Leberprozesse	▪ Transaminasen (GOT und GPT) ▪ Gamma-GT	▪ Erhöhungen zeigen v. a. Entzündungen an ▪ Erhöhungen nicht nur bei Entzündungen, sondern u. a. bei Fettleber oder Gallestau
Leberzellinsuffizienz	▪ Quick-Wert ▪ Albumine	▪ Erniedrigung Indikator für gestörte Gerinnung ▪ Erniedrigung zeigt mangelnde Eiweißsynthese
»Alkoholismusmarker«	▪ CDT (CD-Transferrin) ▪ mittleres korpuskuläres Erythrozytenvolumen ▪ HDL-Cholesterin	▪ Erhöhungen weisen mehr oder weniger spezifisch auf vermehrten Alkoholkonsum
Konsumindikatoren	▪ Ethylsulfat, Ethylglucuronid	▪ weist auf kürzlich erfolgten Konsum hin

Tab. 10-3: Indikatoren von Leberschäden und Alkoholmissbrauch

ren für Glutamat blockiert (Ursache des »Filmrisses«). An weiteren akuten körperlichen Veränderungen sind zu nennen: vermehrte Ausschwemmung von Wasser und Elektrolyten durch die Nieren (Diurese, Ursache des »Brandes« und des »Hangovers«), Hemmung der Thrombozytenaggregation, (periphere?) Gefäßerweiterung mit Wärmeverlust, Erhöhung des HDL-Cholesterins, Herzrhythmusstörungen. Die nicht unerhebliche Toleranz wird v. a. mit der verstärkten Metabolisierung durch Induktion abbauender Enzyme in der Leber erklärt; sie ist daneben teils funktioneller Natur (Anpassen von Rezeptoren). Die Entzugssymptomatik ist oft durch epileptische Anfälle kompliziert und hat als Delirium tremens ihre schwerste Ausprägung; es führt durch Kreislaufreaktionen und Elektrolytverschiebungen unbehandelt oft zum Tode. Das Alkoholabhängigkeitssyndrom beruht wohl weitgehend auf genetischen Besonderheiten (spezielle Enzymausstattung mit der Folge großer Alkoholverträglichkeit, Defizite im endogenen Opioid- und mesotelencephalen dopaminergen Belohnungssystem).

Körperliche Folgen eines langjährigen Missbrauchs betreffen u. a. die Leber: Hepatitis, die in eine Zirrhose mit Einschränkung der Abbau- und Synthesefunktionen übergehen kann (mit verstärkter Blutungsneigung, Entwicklung gegengeschlechtlicher Körpermerkmale, verminderter Hirnfunktion bis hin zu hepatischer Encephalopathie und Koma, Ausbildung von Umgehungskreisläufen [Ösophagusvarizen]); weitere Veränderungen im Nervensystem führen zu einem amnestischen Syndrom (Korsakow-Syndrom) und zur Polyneuropathie (wichtige Ursache der alkoholbedingten Impotenz). Am Herzen können Muskel- und Nervenzellen geschädigt werden (mit der Folge von Kardiomyopathie und Rhythmusstörungen), während Verkalkungen der Herzkranzgefäße (Koronarsklerose) sich bei Alkoholkonsumenten in geringerem Maße ausbilden. Weitere mögliche Folgen sind entzündliche Veränderungen (akute und chronische Pankreatitis, Ösophagitis, Gastritis) und Erhöhung des Risikos für Tumoren (speziell des Mund-Rachen-Bereichs, der Speiseröhre, der Brust). Das oft mit Missbildungen im Schädelbereich einhergehende fetale Alkoholsyndrom ist eine wichtige Ursache von Verhaltensstörungen sowie (eher geringer) Intelligenzminderung und schon bei mäßigem (aber konstantem) Konsum oder bei Alkoholexzessen in der Schwangerschaft nicht unwahrscheinlich.

10.5 Sedativa und Hypnotika

Überblick: Die Gruppe der (in der Regel als Medikamente eingesetzten) Sedativa und Hypnotika (Antiinsomnika) umfasst Stoffe, die anxiolytisch (angstlösend und affektivdistanzierend) wirken und dabei häufig eine Dämpfung hervorrufen, erkenntlich u. a. an verlangsamten Reaktionen. Mit Abstand am häufigsten eingesetzt werden dabei die Benzodiazepine, welche hier deshalb als einzige (knapp) behandelt werden, nachdem ihre Pharmakologie bereits in Kapitel 3.5.5 besprochen wurde.[47]

Eigenschaften, Aufnahme und Verstoffwechselung: Die Benzodiazepine mit der bekanntesten Substanz Diazepam (z. B. Valium®) sind synthetisch hergestellte Stoffe, die meist in Tablettenform aufgenommen, teils injiziert werden. Sie weisen eine komplizierte Pharmakokinetik auf: Einige von ihnen werden als »Prodrugs« überhaupt erst im Körper zu sedierend wirkenden Stoffen umgewandelt, andere werden zu ebenfalls sedierenden Substanzen metabolisiert (weshalb Angaben über die Halbwertszeit oft problematisch sind); besonders bei älteren Personen muss mit einer Kumulation gerechnet werden. Letztlich werden die Endprodukte mit dem Urin ausgeschieden.

Manche Benzodiazepine, insbesondere solche mit längerer Halbwertszeit, kommen hauptsächlich als Anxiolytika und Sedativa (Beruhigungsmittel) zum Einsatz, andere speziell als Hypnotika oder Antiinsomnika (Schlafmittel); es ist aber davon auszugehen, dass alle, wenigstens anfangs, in gewissem Maße müde machen.

Wirkungen und Wirkmechanismen: Benzodiazepine wirken sedierend-anxiolytisch, zudem oft schlafanstoßend. Eine direkte Euphorisierung findet sich in aller Regel nicht (anders als bei den häufig euphorisierenden Barbituraten und Methaqualon); indirekt kann sich durch die angstlösenden Effekte jedoch eine Stimmungsverbesserung einstellen.

Diese Sedierung kommt über die Verstärkung der GABAergen Hemmung zustande. Dabei lagern sich die Benzodiazepine an spezifische Rezeptoren (»Benzodiazepinrezeptoren«) an, die am $GABA_A$-Rezeptor in der Nähe der Bindungsstellen für den hemmenden Transmitter Gamma-Aminobuttersäure liegen (→Kap. 3.3.2). Dadurch wird der GABA-Rezeptor sensibilisiert, d. h. die durch Besetzung mit GABA erfolgende Öffnung des Chloridionenkanals und die resultierende Hyperpolarisation werden verstärkt. Da Benzodiazepine nicht direkt den Chloridkanal öffnen, sind sie wenig toxisch (→ unten).

Zumindest in den ersten Tagen der Einnahme kommt es zu einer stärkeren Sedierung mit Reaktionsverlangsamung. In höheren Dosen tritt fast immer deutliche Müdigkeit auf, und nicht selten sind neurologische Beeinträchtigungen wie verwaschene Sprache, Koordinationsstörungen oder Schwindelzustände festzustellen; weiter werden anterograde Amnesien beschrieben (Unfähigkeit, neu erworbenes Wissen zu behalten). Benzodiazepinhypnotika reduzieren zwar (wie gewünscht) die Einschlafdauer und verlängern die Gesamtschlafzeit, sie bewirken jedoch eine Abnahme der tieferen Schlafstadien und eine Verkürzung von REM-Phasen, woraus ein wenig modulierter Schlaf mittlerer Tiefe resultiert.

In höheren Dosen tritt so gut wie immer ein anhaltender Schlaf ein. Interessanterweise führen auch weit überhöhte Mengen von Benzodiazepinen, wenigstens isoliert oral eingenommen, nicht oder nur äußerst selten zum Tod.

Weiter wirken die Substanzen antikonvulsiv (zerebrale Krämpfe unterdrückend); sie werden daher u. a. zur Behandlung epileptischer Anfälle eingesetzt. Umgekehrt können bei Benzodiazepinentzug Anfälle auch bei Personen ohne zuvor erhöhte Krampfbereitschaft auftreten. Zu erwähnen ist weiter die muskelrelaxierende Wirkung, die über die Beeinflussung der GABAergen Übertragung an Motoneuronen erklärt wird.

An verzögerten Wirkungen ist speziell der »Hangover« zu nennen, eine übermäßig lang anhaltende Müdigkeit und Verlangsamung (z. B. noch am Morgen nach abendlicher Einnahme eines Schlafmittels); dieser Effekt ist insbesondere bei Benzodiazepinen mit langer Halbwertszeit und psychoaktiven Metaboliten von Bedeutung. Weiter werden Gedächtnisstörungen beschrieben, ähnlich dem zuweilen nach Alkoholkonsum auftretenden »Filmriss«. Speziell bei älteren Leuten kann durch Kumulation eine Dauersedierung auftreten (mit der eventuellen Folge von kognitiven Einschränkungen). Auch sollte man wegen der muskelrelaxierenden Wirkung an eine erhöhte Sturzgefahr denken.

Toleranz und Entzugssymptomatik: Eine Toleranzentwicklung wird häufig beobachtet, tritt aber nicht zwangsläufig auf und ist (im Gegensatz zu der sich äußerst rasch und deutlich ausbildenden Barbiturattoleranz) im Allgemeinen nicht allzu ausgeprägt; sie betrifft möglicherweise weniger die anxiolytischen, sondern speziell die sedierenden und antikonvulsiven Effekte. Hauptsächlich dürfte es sich um eine funktionelle Toleranz handeln, bedingt vermutlich durch die zahlenmäßige Abnahme oder reduzierte Empfindlichkeit von Benzodiazepinrezeptoren.

Mit einer Entzugssymptomatik bei abruptem Absetzen muss schon nach wenigen Monaten regelmäßigerer Einnahme gerechnet werden. Sie lässt sich als übermäßige zentralnervöse Erregung bei Wegfall GABAerger Hemmungen erklären: Als leichtere Entzugserscheinungen werden Angst, Reizbarkeit, Unruhe und Schlaflosigkeit beschrieben; schwere (keineswegs seltene) Symptome sind Verwirrtheitszustände, Delirien, paranoid-halluzinatorische Symptomatik sowie neurologische Besonderheiten (speziell epileptische Anfälle). Insofern ist ein »Ausschleichen« der Medikation nach längerer regelmäßiger Einnahme dringend erforderlich.

Missbrauch und Abhängigkeit: Benzodiazepinmissbrauch ist nicht selten; auch regelrechte Abhängigkeiten (speziell bei Personen mit Suchtanamnese und chronischen Schlafstörungen) kommen vor. Folgen langjährigen Benzodiazepinkonsums manifestieren sich vornehmlich in psychischen Symptomen (dysphorische Verstimmungen, Gleichgültigkeit, Vergesslichkeit, Leistungsminderung); bei älteren Personen beobachtet man zuweilen eine demenzielle Symptomatik.

Ob irreversible Schäden des Fetus bei häufiger Sedativaeinnahme in der Schwangerschaft auftreten, ist nicht geklärt; beschrieben wird jedoch bei Neugeborenen von Müttern, die Benzodiazepine vor oder während der Geburt erhielten, das »Floppy-Infant-Syndrom«, gekennzeichnet durch verringerten Muskeltonus, erniedrigte Körpertemperatur sowie Atem- und Ernährungsstörungen; auch eine Entzugssymptomatik kann auftreten.

ZUSAMMENFASSUNG KAPITEL 10.5

Die wichtigste Gruppe der Sedativa (speziell auch unter dem Gesichtspunkt des Missbrauchs und der Abhängigkeit) sind die Benzodiazepine, die durch Anlagerung am $GABA_A$-Benzodiazepin-Rezeptorkomplex die neuronale Erregbarkeit herabsetzen; darauf werden die anxiolytischen, sedierend-hypnotischen, muskelrelaxierenden und antikonvulsiven Effekte zurückgeführt.

Eine Toleranzentwicklung kann auftreten, die Entzugssymptomatik ist oft schwer (epileptische Anfälle, delirante Zustände); nach längerem Konsum ist daher ausschleichendes Absetzen erforderlich. Langfristige körperliche Schäden sind kaum zu erwarten, eventuell jedoch psychische (Leistungseinschränkung, Gedächtnisstörungen, bei älteren Personen durch Kumulation zuweilen eine demenzielle Symptomatik).

10.6 Opioide (Opiate)

Eigenschaften und Herstellung, Aufnahme und Verstoffwechselung: Als Opioide[48] werden Substanzen bezeichnet, die ein ähnliches pharmakologisches Wirkungsspektrum aufweisen wie Morphin, das Hauptalkaloid des Opiums; sie wirken also insbesondere analgetisch und führen zu einer Verengung der Pupillen (Miosis). Zu dieser Gruppe gehören neben Morphin (Morphium) selbst weitere aus Rohopium gewonnene Substanzen, z.B. Codein (natürliche Opioide). Halbsynthetische Opioide werden im Labor aus natürlichen Opioiden hergestellt; neben dem durch Veresterung von Morphin mit Essigsäure gebildeten Diacetylmorphin (Heroin) wären dazu u.a. Oxycodon und Hydromorphon zu zählen. Vollsynthetische Opioide wie Levomethadon (z.B. L-Polamidon®), Fentanyl oder Pethidin (z.B. Dolantin®) werden ohne Rückgriff auf natürliche Opiate hergestellt; endogene Opioide (z.B. Enkephaline oder Endorphine) sind körpereigene Stoffe mit Morphinwirkung (→Tab. 10-4).

Mit Ausnahme der endogenen Opioide – die wegen ihrer Peptidstruktur im Magen in Aminosäuren zerlegt würden – können Opioide prinzipiell oral zugeführt werden; allerdings werden die meisten schon weitgehend in der Leber abgefangen (First-Pass-Effekt; →Kap. 7.1.5) und gelangen daher nur zu einem geringen (aufgrund individueller Unterschiede nicht sicher anzugebenden) Prozentsatz an ihre Wirkungsorte. Dies gilt nicht für L-Methadon, welches sich u.a. aus diesem Grund für die orale Substitutionstherapie eignet. Viele Opioide werden daher parenteral, z.B. intravenös, zugeführt (etwa Heroin) oder geraucht (wie Rohopium) und gelangen so unter Umgehung der Leber direkt in den Kreislauf. Die Substanzen passieren gut die Blut-Hirn-Schranke; wegen der beiden Acetylgruppen geschieht dies bei Heroin besonders schnell, sodass eine rasche explosionsartige Wirkung nach intravenöser Applikation einsetzt (flash oder rush). Opioide werden großteils durch die Leber inaktiviert, die Metaboliten durch Niere oder Galle ausgeschieden; die Halbwertszeit ist üblicherweise kurz, was bei der Schmerzbehandlung zu berücksichtigen ist.

Unmittelbare Wirkungen und Wirkmechanismen: Unter therapeutischen Aspekten am wichtigsten ist der analgetische (schmerzstillende) Effekt; er basiert auf verschiedenen Mechanismen: Zum einen binden sich die Opioide an Rezeptoren in höheren, für Weiterleitung und Verarbeitung von Schmerz-

Klasse	Vorkommen bzw. Gewinnung	Beispiele
natürliche Opioide	aus Schlafmohn	Morphin; Codein
halbsynthetische Opioide	durch chemische Behandlung natürlicher Opioide	Diacetylmorphin (Heroin); Oxycodon
vollsynthetische Opioide	Herstellung im Labor ohne Rückgriff auf natürliche Opioide	Methadon; Levomethadon; Fentanyl; Pethidin
endogene Opioide	im Körper produziert	Enkephaline; Dynorphine; Endorphine

Tab. 10-4: Einteilung der Opioide

impulsen zuständigen Hirnarealen, etwa Thalamus und Teilen des limbischen Systems; zum anderen lagern sie sich an Opioidrezeptoren im periaquäduktalen Grau des Mittelhirns an und aktivieren damit die absteigenden Schmerzbahnen. Weitere Angriffspunkte sind Opiatbindungsstellen im Hinterhorn des Rückenmarks, wodurch die Übertragung vom 1. auf das 2. Neuron der aufsteigenden Schmerzbahn gehemmt wird (→ Kap. 2.8).

Die Euphorisierung ist entscheidend für die Suchtentwicklung. Sie dürfte v. a. durch eine Besetzung von Opioidrezeptoren an Neuronen des ventralen Mesencephalons zustande kommen; diese Neurone senden ihre Axone zum Nucleus accumbens und schütten dort bei Aktivierung vermehrt Dopamin aus. Häufig zu beobachtende Effekte sind zudem Sedierung und Anxiolyse, was auf eine Besetzung von Opiatrezeptoren in der Formatio reticularis zurückgeführt wird. Auch psychedelische Effekte wie lebhafte innere Bilder, angeregte Fantasien, Veränderungen der Wahrnehmung (etwa der Zeit) werden zuweilen beschrieben.

Opioide haben eine stark dämpfende Wirkung auf das Hustenzentrum (Unterdrückung des Hustenreizes z. B. durch codeinhaltige Medikamente). Bei schwerer Intoxikation, etwa im Falle therapeutisch überhöhter Dosen oder bei Missbrauch, kommt es nicht selten zur Dämpfung des an Opiatrezeptoren reichen Atemzentrums und damit zu einer tödlichen Atemdepression.[49]

Ein weiterer Effekt ist die Verkleinerung der Pupillen (Miosis); bei stecknadelkopfgroßen Pupillen sollte stets an Opiatabhängigkeit gedacht werden. Außerdem wirken Opioide tonussteigernd auf die glatte Muskulatur im Magen-Darm-Trakt; ihre Wirksamkeit gegen Durchfallerkrankungen dürfte v. a. auf einer spastischen Obstipation beruhen. Übelkeit und Erbrechen entstehen durch eine Besetzung von Opiatrezeptoren in der Area postrema des Hirnstamms; im Allgemeinen verschwinden sie bei häufigerem Gebrauch.

Toleranz: Die Opioidtoleranz entwickelt sich typischerweise rasch und ist sehr ausgeprägt: Im Allgemeinen muss bereits nach wenigen Tagen regelmäßigen Konsums die Dosis von Heroin verdoppelt werden, um die gleichen euphorisierenden Effekte zu erzielen. Dauerkonsumenten benötigen oft eine Dosis, die um mehr als das Fünf- bis Zehnfache höher ist als die für Normalpersonen tödliche Menge. So spritzte sich der Romanautor Hans Fallada zeitweise bis zu zwölf Ampullen Morphium, wobei er gleichzeitig schriftstellerisch äußerst aktiv war (Köhler, 2019b, S. 97). Dabei handelt es sich in erster Linie um eine funktionelle Toleranz, vermutlich bedingt durch Verminderung von Opiatrezeptoren, Reduktion ihrer Empfindlichkeit oder Veränderung nachgeschalteter Signaltransduktionsprozesse. Auch eine konditionierte Toleranz wird diskutiert; dazu würde die in Kapitel 10.3.1 erwähnte Beobachtung passen, dass bei Konsum im nicht vertrauten Rahmen die Opioidwirkungen stärker sind und Todesfälle durch Überdosierung häufiger auftreten.

Entzugssyndrom: Das Opiatentzugssyndrom bietet ein eindrucksvolles klinisches Bild, stellt jedoch im Allgemeinen keinen lebensbedrohlichen Zustand dar; anders als häufig bei Alkohol- oder Benzodiazepinentzug treten dabei typischerweise weder Delir noch epileptische Anfälle auf. Einige Stunden nach der letzten Einnahme kommt es zunächst zum Verlangen nach Opioiden und Angstzuständen, später zu körperlichen Reaktionen (Schwitzen, Tränenfluss, Zittern, Muskelzucken, Pupillenerweiterung, Blutdruck- und Pulserhöhung, Anstieg der Körpertemperatur, Schlaflosigkeit, Übelkeit, Juckreiz), zudem zu grippeähnlichen Symptomen (Knochen- und Muskelschmerzen, Gänsehaut, Hitze- und Kältegefühle). In einem letzten Stadium (etwa zwei Tage nach Konsumende) treten u. a. Fieber, Erbrechen, kolikartige Bauchbeschwerden und Durchfälle auf.

Nahe läge die Annahme, dass die Symptome aus einer Minderaktivität des endogenen Opioidsystems bei Verringerung der Opiatrezeptoren und Unterdrückung der endogenen Opioidproduktion resultieren; dagegen spricht, dass die Blockade der Opiatrezeptoren mittels Antagonisten bei Gesunden weitgehend folgenlos bleibt.

Missbrauch und Abhängigkeit: Die biologischen Grundlagen von Opiatmissbrauch und -abhängigkeit sind nur wenig gesichert; Tierversuche legen eine gewisse genetische Determinierung nahe. Die direkt auf Opioidmissbrauch zurückgehenden körperlichen Schäden sind eher gering – verglichen beispielsweise mit den Folgen von Alkohol- oder Nicotinabusus. Beschrieben werden Appetitlosigkeit, chronische Obstipation, Gewichtsabnahme und Anfälligkeit für Infektionen; auch ein erhöhtes Krebsrisiko wird diskutiert. Weiter werden Stimmungsveränderungen, Leistungsabfall sowie Vernachlässigung anderer Interessen beobachtet – psychotische Symptome oder ein amnestisches Syndrom wie bei Alkoholismus sind selten. Zahlreiche Probleme ergeben sich jedoch im Rahmen der illegalen Beschaffung und Applikation der Substanzen: Spritzenabszesse, Hepatitis-B-, Hepatitis-C- oder HIV-Infektionen sind hier besonders bedeutsam. Neugeborene opioidabhängiger Mütter sind selbst abhängig; zur Vermeidung von Entzugserscheinungen ist zunächst eine Substitutionstherapie erforderlich.

Zur Aufrechterhaltung der Abstinenz nach einem Entzug gibt man als Nüchternheitshilfe den Opiatantagonisten Naltrexon (Nemexin®); aufgrund der Blockade von Opiatrezeptoren bleibt offenbar die euphorisierende Wirkung von Heroin oder anderen Opioiden aus. Nicht selten wird bekanntlich eine Substitutionstherapie durchgeführt: typischerweise mit Methadon (entweder mit Levomethadon [L-Polamidon®] oder mit dem schwächeren Racemat aus links- und rechtsdrehender Form [z. B. Methaddict®); mittlerweile hat auch Buprenorphin (Subutex®) einen gewissen Stellenwert in der Substitutionstherapie[50]; Suboxone® ist ein Medikament mit einer Kombination von Buprenorphin und dem Opiatantagonisten Naloxon, um eine missbräuchliche intravenöse Applikation zu verhindern. Seit einiger Zeit ist auch Morphinsulfat (Substitol®) als Substitutionsmittel zugelassen.

ZUSAMMENFASSUNG KAPITEL 10.6

Opioide sind Substanzen, die ihre Wirkung durch Stimulation endogener Opiatrezeptoren entfalten und in ihren Effekten dem Morphin (dem Hauptalkaloid des Opiums) gleichen:

- Analgesie (u. a. durch Hemmung der Übertragung an Schmerzbahnen im Rückenmark)
- Pupillenverengung (Miosis)
- spastische Obstipation
- Dämpfung von Husten- und Atemzentrum (daher besteht bei Überdosierung die Gefahr einer tödlichen Atemdepression)
- Euphorisierung (wohl durch Besetzung von Rezeptoren im mesotelencephalen dopaminergen Belohnungssystem)
- Sedierung
- zuweilen psychedelische Effekte

Neben den natürlichen, aus dem Saft des Schlafmohns gewonnenen Opioiden (Morphin, Codein) gehören dazu halbsynthetische Opioide (etwa Diacetylmorphin = Heroin) sowie eine Reihe meist hochpotenter vollsynthetischer Stoffe (z. B. Levomethadon, Fentanyl).

Die Toleranz bei Opioiden ist sehr ausgeprägt und weitgehend funktioneller Natur

(Veränderung der Eigenschaften von Opiatrezeptoren), die Entzugssymptomatik ist zwar unangenehm, aber selten lebensbedrohlich. Nach Abstinenz wird versucht, mittels Opiatantagonisten das Craving zu vermindern; oft wird eine Substitutionsbehandlung durchgeführt, häufig mit Methadon oder Levomethadon, zunehmend auch mit Buprenorphin (Subutex® bzw. Suboxone®) und Morphinsulfat (Substitol®). Sieht man von Komplikationen und Infektionen bei intravenöser Applikation ab, zieht chronischer Opioidabusus eher geringe körperliche Veränderungen nach sich.

10.7 Cocain und Psychostimulanzien

Eigenschaften und Gewinnung, Aufnahme und Verstoffwechselung: Cocain und die eigentlichen Psychostimulanzien vom Amphetamintyp werden in der ICD-10 als unterschiedliche Substanzgruppen eingeführt, sollen hier jedoch wegen ihrer ähnlichen Wirkungen und Wirkmechanismen gemeinsam betrachtet werden.

Cocain (Kokain) ist ein Alkaloid in den Blättern des in Südamerika heimischen Cocastrauches. In den Herkunftsländern werden die Blätter im Allgemeinen gekaut oder in Aufgüssen konsumiert, was eher geringe psychotrope Effekte hat (v.a. Vertreibung von Müdigkeit, im Allgemeinen milde Euphorisierung). In die Industrieländer gelangt die Droge als weißes Cocainpulver (»Schnee«). Es entsteht durch einfache Behandlung der Cocablätter und enthält Cocainhydrochlorid. Cocainpulver wird typischerweise geschnupft, kann aber auch oral aufgenommen oder intravenös gespritzt werden; zum Rauchen ist es nicht geeignet. Dazu muss wieder die freie Base Cocain (Freebase) gewonnen werden. Dies erreicht man durch »freebasing« mittels Ammoniaks oder einfacher durch Mischen des Cocainschnees mit bestimmten Sorten von Backpulver; die entstehende Trockensubstanz wird üblicherweise in Pfeifen geraucht (Crack).

Die Psychostimulanzien umfassen – neben Coffein und Khat – vornehmlich Stoffe, die mit dem Amphetamin verwandt sind und als Amphetamine bezeichnet werden; ihre Herstellung erfolgt im Labor.[51] Sie waren früher legal erhältlich, wurden aber inzwischen weitgehend aus dem Handel genommen; die verbliebenen Substanzen, etwa Methylphenidat (z.B. Ritalin®), unterliegen der Betäubungsmittel-Verschreibungsverordnung.

Auf dem illegalen Markt sind Amphetamine (so Methamphetamin in Form des berüchtigten Crystal Meth) weiterhin leicht zu erhalten. Sie werden in Tablettenform eingenommen, oft auch geschnupft, intravenös appliziert oder geraucht.

Unmittelbare Wirkungen: Ein wichtiger psychischer Effekt sowohl von Cocain als auch von Psychostimulanzien ist die Antriebssteigerung; u.a. beobachtet man verminderte Ermüdbarkeit, Unterdrückung des Schlafes und eine (objektivierbare) Erhöhung der Leistungsfähigkeit. Nicht zuletzt dieser Eigenschaften wegen werden die Substanzen konsumiert; so waren Amphetamine bei Soldaten als Durchhaltemittel sehr verbreitet (z.B. im Zweiten Weltkrieg auf deutscher Seite Pervitin® mit dem Inhaltsstoff Methamphetamin). Als Wirkmechanismus wird eine Stimulation des dopaminergen und noradrenergen Systems angenommen. Cocain wirkt über die Besetzung der Carrier-Proteine als Reuptake-Hemmer; Amphetamine fördern hauptsächlich die Ausschüttung dieser Transmitter. Die Euphorisierung ist durch die gesteigerte Dopaminausschüttung in den Nucleus accumbens zu erklären.

Nach Einnahme von Cocain und Amphetaminen zeigen sich im Allgemeinen Effekte einer sympathischen Aktivierung, speziell Blutdrucksteigerung, Erhöhung der Pulsfrequenz und Weitstellung der Pupillen. Kardiovaskuläre Todesfälle wie Hirninfarkte, Rhythmusstörungen und Herzinfarkte sind nicht selten. Außerdem finden sich eine verminderte Darmtätigkeit und ein Nachlassen des Hungergefühls; Letzteres ist oft nicht unerwünscht, sodass speziell Amphetamine auch als Appetitzügler eingenommen werden.

Nach Konsum beider Substanzgruppen werden gelegentlich Wahnvorstellungen und Halluzinationen beobachtet (Cocain- und Amphetaminpsychosen), was auf der Aktivierung dopaminerger mesolimbischer Bahnen beruhen dürfte (→ auch Kap. 4.2).

Toleranz, Entzugssymptomatik und Abhängigkeit: Eine Toleranzentwicklung bei häufigem Cocainkonsum wird beschrieben, dürfte jedoch – Crackkonsumenten ausgenommen – nicht allzu bedeutsam sein; ausgeprägter ist im Allgemeinen die Toleranz gegenüber Amphetamineffekten. Als Mechanismen vermutet man eine Verminderung der Zahl oder Empfindlichkeit post- und präsynaptischer Rezeptoren, Veränderungen der nachgeschalteten Signaltransduktion, bei Cocain zudem die Vermehrung blockierter Carrier-Proteine; umgekehrt wird auch eine Sensitivierung beschrieben, also eine zunehmende Empfindlichkeit gegenüber Cocain- und Amphetamineffekten.

Entzugserscheinungen sind im Allgemeinen wenig spektakulär und stellen Großteils Rebound-Phänomene dar (z. B. erhöhtes Schlafbedürfnis nach drogenbedingter Überaktivität); speziell bei Crackrauchern werden aber auch schwerere Entzugssymptome beschrieben. Ob es eine regelrechte Abhängigkeit von Cocain gibt, war lange umstritten; v. a. bei Crackkonsumenten wird dies jedoch mittlerweile nicht mehr bezweifelt. Auch Amphetaminkonsumenten erfüllen oft die Kriterien einer regelrechten Abhängigkeit.

Spätfolgen: Die Spätfolgen eines häufigen Cocainkonsums sind oft sehr ernster Natur und betreffen vornehmlich das Herz-Kreislauf-System (Herzinfarkte, Rhythmusstörungen, Hirninfarkte, Hirnblutungen); häufig sind zudem Suizide, Unfälle und Folgen von Gewaltanwendung. Bei Cocainschnupfern werden Schädigungen der Nasenschleimhaut beobachtet, bei Crackrauchern Erkrankungen von Bronchien und Lunge, bei intravenöser Zufuhr systemische Infektionen (HIV, Hepatitis) sowie Schäden an den Einstichstellen (z. B. Spritzenabszesse). Ähnliche Spätfolgen sind bei Amphetaminkonsumenten zu erwarten; wie oben bereits erwähnt[51], ist der rasche körperliche Verfall von Methamphetaminkonsumenten erschreckend: Wenige Jahre der Einnahme lassen die Gesichtszüge der Betroffenen um Jahrzehnte altern. Auffällig sind die sehr rasch einsetzenden kariösen Veränderungen der Zähne (»meth mouth«).

ZUSAMMENFASSUNG KAPITEL 10.7

Cocain und Psychostimulanzien (mit der wichtigsten Gruppe, den Amphetaminen) sind in ihren Hauptwirkungen weitgehend gleich, nämlich euphorisierend und antriebssteigernd; sie unterscheiden sich aber in ihren Wirkmechanismen (Blockade der Noradrenalin- und Dopamincarrier durch Cocain; hauptsächlich Stimulation der Ausschüttung durch die Amphetamine); zudem zeigt nur Cocain ausgeprägte lokalanästhetische Effekte.
Cocain (als freie Base) kann durch Kauen der Cocablätter und Trinken eines aus ihnen gewonnenen Suds aufgenommen

werden oder als Cocapaste geraucht werden. Durch chemische Behandlung wird die freie Base in Cocainhydrochlorid umgewandelt, jenes weißliche Pulver, das nach Europa und Nordamerika gelangt (Koks, »Schnee«). Es wird häufig geschnupft (mit Schädigungen der Nasenschleimhaut), kann aber auch oral aufgenommen oder intravenös gespritzt werden. Zum Rauchen muss es wieder in die freie Base verwandelt werden; dies geschieht entweder durch Vermischen mit Natriumhydrogencarbonat aus Backpulver (resultierendes Produkt: Crack) oder durch »freebasing«, das Aufkochen in Lösungen zum Inhalieren der entstehenden Dämpfe.
Amphetamine werden synthetisch hergestellt und meist als Tabletten geschluckt; einige Aufbereitungsformen können auch geschnupft, gespritzt oder geraucht werden. Die akuten Effekte ähneln dem Bild eines manischen Syndroms (Euphorisierung, aber auch vermehrte Aggressivität, gesteigerter Antrieb mit objektivierbarer Erhöhung der Leistungsfähigkeit, erhöhtes Selbstwertgefühl bis zur gefährlichen Selbstüberschätzung). Es zeigen sich starke kardiovaskuläre Effekte, welche tödliche Folgen haben können (Herzinfarkte, Rhythmusstörungen, Schlaganfälle).
Die Gefahr der Abhängigkeitsentwicklung ist insbesondere bei intravenöser Applikation und noch mehr beim Rauchen sehr groß. Dabei ergeben sich auch zahlreiche körperliche Probleme, speziell im kardiovaskulären System.

10.8 Nicotin

Eigenschaften und Gewinnung, Aufnahme und Verstoffwechselung: Nicotin (als Droge meist Nikotin geschrieben) ist ein Alkaloid der Tabakpflanze Nicotiana tabacum. Es wird üblicherweise beim Einatmen des verbrannten Tabaks in der Lunge resorbiert, kann aber auch beim Kauen oder Schnupfen von Tabak aufgenommen werden. Möglich ist zudem die orale Zufuhr mittels Nicotinkaugummi oder Resorption durch die Haut (Nicotinpflaster). Beim Rauchen gelangen außer Nicotin weitere Stoffe in den Körper, z. B. Kohlenmonoxid und Teerstoffe, die noch mehr als Nicotin für Gewebsschäden und bösartige Neubildungen verantwortlich sind. Mittlerweile ausgesprochen beliebt sind die E-Vapes (ungenau: elektronische Zigaretten), bei denen eine mit Nikotin versetzte Flüssigkeit nach Erhitzen als Dampf eingeatmet wird. Zweifellos wird hier die Aufnahme der carcinogenen Rauchpartikel vermieden; dennoch wurden in diesem Zusammenhang schon Lungenkrankheiten beschrieben und die Gefahr regelrechter Nikotinabhängigkeit ist hier eher größer (Kathuria, 2022). Auch gibt es die Möglichkeit, Zigaretten in verdampfende Geräte einzubringen und das Nicotin nicht als Rauchpartikel, sondern als Dampf zu konsumieren. Noch liegen zu wenig Beobachtungen vor, um den Wert oder Unwert dieser neuen Applikationsformen zu beurteilen.

Nach der Aufnahme ins Blut erreicht Nicotin binnen Sekunden seine Wirkorte

- im Gehirn,
- an vegetativen Ganglien und
- an den motorischen Endplatten.

Es wird rasch in der Leber zu unwirksamen Metaboliten umgewandelt, die über den Verdauungstrakt oder die Niere ausgeschieden werden. Die Halbwertszeit ist kurz: Nach wenigen Stunden sind nur noch vernachlässigbare Nicotinmengen im Körper vorhanden.

Unmittelbare Wirkungen: Nicotin wirkt je nach Ausgangslage sedierend oder anregend: Aktivierte Personen fühlen sich durch Rauchen im Allgemeinen ruhiger; bei niedriger Grundaktivierung zeigt sich der psychostimulierende Effekt (erhöhte Reaktionsgeschwindigkeit und Konzentration). Infolge einer direkten Anregung zentraler Acetylcholinrezeptoren werden Gedächtnisleistungen gefördert.

Nicotin wirkt außerdem euphorisierend, was das Suchtpotenzial erklärt; in Tierversuchen kann man Selbstapplikation beobachten. Die Euphorisierung erfolgt vermutlich über eine Anlagerung an Acetylcholinrezeptoren im Mittelhirn und die Anregung dopaminerger Neuronen, die von dort in den Nucleus accumbens ziehen. Man diskutiert auch, dass Nicotin über die Hemmung von MAO die Verfügbarkeit von Monoamintransmittern, speziell Dopamin, erhöht.

Die vegetativen Effekte entsprechen sowohl einer sympathischen als auch einer parasympathischen Aktivierung. Nicotinerge Acetylcholinrezeptoren sitzen in den Ganglien beider Subsysteme – während die Rezeptoren an den Effektororganen, die vom Parasympathikus innerviert werden, muscarinerg sind (→Kap. 5.2.3). Somit hat eine Stimulierung durch Nicotin einerseits eine verstärkte Sympathikusaktivierung zur Folge, welche isoliert u. a. zur Erhöhung der Herzfrequenz führen würde; andererseits wird gleichzeitig der Parasympathikus mit gegenteiligem Effekt angeregt (Pulsverlangsamung). Die Wirkungen heben sich jedoch nicht restlos auf: Im kardiovaskulären System überwiegen im Allgemeinen die sympathischen Effekte, womit als Nettoeffekt Pulsbeschleunigung und Blutdrucksteigerung resultieren; im Verdauungssystem kommt hingegen vornehmlich die parasympathische Wirkung zum Tragen (Anregung der Peristaltik, Erhöhung der Magensäuresekretion).

Die Aktivierung nicotinerger Acetylcholinrezeptoren am Nebennierenmark führt u. a. zur Freisetzung von Fettsäuren, die sich in Gefäßwände einlagern können. Die Unterdrückung des Hungergefühls hat zusammen mit der gesteigerten Fettverbrennung einen (oft nicht unerwünschten) gewichtsreduzierenden Effekt. Weiter werden durch Nicotin Rezeptoren an den motorischen Endplatten angeregt, was komplizierte Effekte hat.

Weitere Veränderungen sind weniger auf Nicotin, als auf andere Substanzen im Tabakrauch zurückzuführen; besonders relevant sind dabei eine Erhöhung von Fibrinogen im Blut und eine Förderung der Thrombozytenaggregation, was die Gerinnselbildung begünstigt und die Gefahr von Gefäßverschlüssen erhöht. Tabelle 10-5 fasst wichtige Nicotineffekte zusammen.

Toleranz und Entzugssymptomatik: Gegenüber Nicotineffekten entwickelt sich akut eine ausgeprägte Toleranz: So ruft die erste Zigarette morgens noch deutlich stärkere physiologische Effekte hervor als die folgenden. Hingegen wird eine chronische Toleranz im Sinne einer Dosissteigerung über Monate oder Jahre hinweg weniger häufig beobachtet – in jedem Fall ist sie nicht vergleichbar mit der Toleranzentwicklung bei Opioiden oder Amphetaminen; sie dürfte vornehmlich funktioneller Art sein.

Bekanntermaßen reagieren Raucher auf Nicotinabstinenz oft mit starken Entzugserscheinungen; hier sind also – anders als bei den meisten psychotropen Substanzen – Toleranzentwicklung und Ausbildung von Entzugssymptomatik nicht notwendig gekoppelt. Schon wenige Stunden nach dem letzten Konsum sind Unruhe, Reizbarkeit und Dysphorie zu beobachten, daneben Schlafstörungen, Konzentrationsschwierigkeiten und Verlangsamung des Herzschlags; nach länge-

Effekt	Angenommener Wirkmechanismus
Aktivierung und Vigilanzsteigerung	wohl indirekt durch Ausschüttung diverser Transmitter nach Besetzung von Acetylcholinrezeptoren
antiaggressive Wirkung und Sedierung (ausgangslagenabhängig)	unklar
Steigerung von Gedächtnisleistungen	Agonismus an zentralen Acetylcholinrezeptoren
Euphorisierung	Anregung dopaminerger Bahnen nach Besetzung mesencephaler Acetylcholinrezeptoren; erhöhte Dopaminausschüttung in den Nucleus accumbens durch Hemmung von MAO-B; Wirkung auf endogenes Opioidsystem
vegetative Effekte	Agonismus an vegetativen Ganglien; in höheren Dosen Blockade
Wirkungen auf Muskeltonus (unterschiedlich beschrieben)	Agonismus an nicotinergen Acetylcholinrezeptoren motorischer Endplatten; evtl. reflektorisch Verminderung der Aktivität motorischer Vorderhornzellen
Erhöhung der Gerinnungsfähigkeit des Blutes	verstärkte Thrombozytenaggregation; Erhöhung des Fibrinogenspiegels (durch Nicotin oder andere Stoffe im Rauch?)

Tab. 10-5: Unmittelbare Effekte von Nicotin und Tabak (nach Köhler, 2024a)

rer Abstinenz findet sich eine Steigerung des Appetits und damit nicht selten eine häufig unerwünschte Gewichtszunahme. Das auffälligste und charakteristische Symptom ist das sogenannte Craving, die Gier nach Tabakrauch. Auch werden – passend zur Hypothese, dass Nicotin als MAO-Hemmer fungiert – schwere, klinisch auffällige Depressionen nach Abstinenz beschrieben.

Sicher ist die Entzugssymptomatik weitgehend eine Folge des Nicotinmangels, weil die Zufuhr des Alkaloids in anderer Form, etwa oral oder mit Heftpflastern, die meisten der geschilderten Symptome dämpfen kann. Da hingegen das Craving dadurch häufig nicht verschwindet, müssen weitere Faktoren eine Rolle spielen.

Teilweise versucht man, mittels der oralen Gabe von Nicotin (etwa Nicotinkaugummi) oder durch Zufuhr über Nasensprays und Pflaster die Entzugssymptomatik zu mildern. Wird trotzdem nach wie vor geraucht, kann es zu gefährlich hohen Nicotinspiegeln kommen.

Abhängigkeit und langfristige Folgen: Bei vielen Konsumenten liegt nicht nur ein schädlicher Gebrauch vor; häufig sind auch die Kriterien der regelrechten Abhängigkeit erfüllt. Bekanntlich versuchen viele erfolglos, das Rauchen aufzugeben. Dass Tiere sich selbst Nicotin verabreichen, beweist eindeutig das Abhängigkeitspotenzial der Substanz.

Zweifellos haben die Nicotinwirkungen an der Ausbildung des Suchtverhaltens einen wesentlichen Anteil. Der Sachverhalt ist jedoch komplizierter: Raucher, die Nicotin intravenös infundiert bekommen, reduzieren während dieser Zeit ihren Zigarettenverbrauch kaum; die Höhe des Nicotinspiegels allein kann deshalb nicht die entscheidende Variable für den Konsum sein. Viele Autoren sprechen deshalb nicht von Nicotin-, sondern von Tabakabhängigkeit. Genetische Faktoren spielen für die Suchtentwicklung offenbar eine wesentliche Rolle; diskutiert wird u.a. eine erblich determinierte erhöhte Nicotinempfindlichkeit.

Ausgesprochen häufig sind die v.a. aus der Reizung durch Rauchpartikel resultierenden nichtbösartigen Erkrankungen der Atemwege wie obstruktive Bronchitis oder Lungenemphysem (→ auch Kap. 6.3.3). Die bei Rauchern weit überdurchschnittlich verbreiteten Herz-Kreislauf-Erkrankungen – speziell Gefäßverengungen und -verschlüsse – sind teils auf Nicotinwirkungen zurückzuführen, v.a. auf Freisetzung von Fettsäuren mit Ablagerung an den Gefäßwänden, Verminderung des protektiven HDL-Cholesterins und Schädigung der Gefäße durch nicotinbedingte Blutdruckerhöhung. So erklärt sich die häufigere und stärkere Atherosklerose, u.a. an Koronar-, Hirn- und peripheren Arterien (»Raucherbein«). Zudem ist durch eine erhöhte Fibrinogenkonzentration und Verklumpungsneigung der Thrombozyten die Gefahr von akuten Gefäßverschlüssen (etwa in Form von Herz- und Hirninfarkt) deutlich größer.

Das Krebsrisiko liegt bei Rauchern erheblich höher – was weniger dem Nicotin, sondern anderen bei der Verbrennung des Tabaks anfallenden Substanzen (»Teerstoffen«) zuzuschreiben ist. Diese enthalten zahlreiche Karzinogene, speziell Nitrosamine und Benzpyrene. Besonders groß ist das Risiko für Karzinome der Lunge und der Mundhöhle (bei rauchenden Männern etwa 22-mal bzw. 27-mal so hoch wie bei Nichtrauchern); für Tumoren des Kehlkopfs ist das Risiko gut um das Zehnfache, für Tumoren der Speiseröhre fast um das Achtfache erhöht. Für rauchende Frauen gelten ähnliche Zahlen. Weiter liegt ein erhöhtes Risiko für die Entwicklung von Magen- und Pankreaskarzinomen vor, daneben für Tumoren der Niere und der Harnblase – was auf die in den Harnwegen ausgeschiedenen Teerstoffe zurückgeht; zudem ist das Leukämierisiko sowie bei Raucherinnen die Wahrscheinlichkeit für Gebärmutterhalskarzinome und Brusttumoren erhöht.

Andererseits ist das Risiko für einige Krankheiten reduziert: So tritt offenbar bei Rauchern weniger häufig die Parkinson-Erkrankung auf, wobei der Wirkmechanismus eine Hemmung von MAO-B durch Nicotin sein könnte. Weiter wird (kontrovers) diskutiert, dass sich seltener eine Demenz vom Alzheimer-Typ entwickelt.

Wenn man das Rauchen aufgeben möchte, ist zuerst die Entzugssymptomatik zu überwinden. Häufig wird daher Nicotin zunächst auf andere Weise zugeführt, etwa mit Kaugummis, nicotinhaltigen Nasensprays oder Nicotinpflastern. Allerdings sind diese Präparate durchaus nicht harmlos und besitzen diverse Kontraindikationen. Nicht wenige Exraucher konsumieren lange weiterhin Nicotin; dies ist allerdings insofern weniger schädlich, als die Aufnahme der karzinogenen Teerstoffe weg-fällt. Andere versuchen, langsam die orale oder transdermale Nicotinzufuhr zu reduzieren.

Auch nach Abklingen der Entzugssymptomatik bleibt für Jahre das Craving bestehen, die Gier nach Tabakrauch, die viele schließlich rückfällig werden lässt. Anti-Craving-Substanzen wie das Antidepressivum Bupropion (Zyban®) oder der Nicotinagonist Vareniclin (Champix®) schaffen oft Erleichterung.[52]

ZUSAMMENFASSUNG KAPITEL 10.8

Nicotin ist zwar sicher nicht die einzige die Tabakabhängigkeit begründende Substanz, aber der wichtigste darin enthaltene psychotrope Wirkstoff. Es wirkt mild euphorisierend und bei aktivierter Ausgangslage sedierend, bei Müdigkeit hingegen eher psychostimulierend. Aufmerksamkeit und Konzentration verbessern sich durch Rauchen (wenigstens anfänglich); zudem wird die Einspeicherung ins Gedächtnis gefördert. Nicotin wirkt zum einen an nicotinergen Acetylcholinrezeptoren direkt agonistisch, zum anderen dürfte es das Monoamine abbauende Enzym MAO hemmen.

Während akute schwere Intoxikationen selten sind, birgt langjähriges Rauchen zahlreiche Gesundheitsrisiken, die teils Nicotinwirkungen darstellen (etwa die arteriosklerotischen Veränderungen), zum Großteil aber den mit dem Rauch aufgenommenen Teerstoffen zuzuschreiben sind, so insbesondere bösartige Neubildungen im Mund-Rachen-Bereich, Bronchialsystem und Urogenitaltrakt.

Das hohe Abhängigkeitspotenzial von Tabak zeigt sich nicht zuletzt in einer (v. a. psychischen) Entzugssymptomatik, die nur bedingt medikamentös zu lindern ist; insofern wird häufig über viele Jahre eine Substitutionstherapie, etwa mit (weniger gesundheitsschädlichem) nicotinhaltigem Kaugummi durchgeführt. Daneben gibt es »Anti-Craving-Substanzen«, die das Aufrechterhalten der Abstinenz erleichtern sollen.

10.9 Cannabinoide

Eigenschaften und Gewinnung, Aufnahme und Verstoffwechselung: Als Cannabis oder Cannabinoide werden die psychoaktiven Substanzen der Hanfpflanze Cannabis sativa (präziser: der Indischen Hanfpflanze Cannabis sativa var. indica bzw. Cannabis indica) bezeichnet; die mit Abstand wichtigste ist Delta-9-Tetrahydrocannabinol (THC). Zunehmend Beachtung findet auch Cannabidiol (CBD), dessen Effekte denen von THC oft entgegengesetzt sind.

Hohe Cannabinoidkonzentrationen finden sich in den Blüten der Hanfpflanze, niedrigere in den Blättern, sehr geringe in Stängeln und Wurzeln. Als Marihuana werden die Spitzentriebe bezeichnet, als Haschisch das gepresste Harz der weiblichen Pflanze. Haschisch und das durch Destillation gewonnene Haschischöl sind erheblich THC-reicher und wirkungsvoller als Marihuana. Noch stärker wirken die zunehmend häufiger in den Handel gelangenden synthetischen Cannabinoide.

Cannabisprodukte werden, meist mit Tabak vermischt, geraucht, häufig durch die hohle Hand, um durch Beimischung von Sauerstoff die Umwandlung einiger Inhaltsstoffe in das potente THC zu fördern. Auch oraler Konsum ist möglich, am wirksamsten in fetthaltigen Speisen. Inhalierte Cannabinoide werden schnell, oral aufgenommene langsamer resorbiert. Sie gelangen rasch an die Wirkungsorte; besonders gut lagern sie sich in fettreiches Gewebe ein, von wo sie nur sehr langsam freigegeben werden.

Cannabinoide werden unterschiedlich schnell metabolisiert (wobei manche der entstehenden Substanzen gleichfalls psychoaktiv sind) und schließlich mit dem Stuhl und Urin ausgeschieden. Es ist davon auszugehen, dass gewisse Mengen – nicht zuletzt aufgrund der verzögerten Freigabe aus dem speichernden Fettgewebe – noch Tage nach Konsum im Körper zu finden sind.

Wirkungen und Wirkmechanismen: Wichtiger Effekt ist eine milde, am besten als angenehm entspannte (oft alberne) Zufriedenheit zu charakterisierende Euphorisierung. Als Wirkmechanismus wird, neben der Stimulierung des endogenen Opioidsystems, eine Erhöhung der Dopaminausschüttung in den Nucleus accumbens angenommen.

Zuweilen wirkt Cannabis psychostimulierend; typischer ist jedoch – wohl über einen GABA-Agonismus und Hemmung des glutamatergen Systems – eine Sedierung, u. a. mit Verlängerung der Reaktionszeit, Beeinträchtigung der Wahrnehmung und Störungen der Informationsverarbeitung. Der sedierende Effekt zeigt sich meist in einer Anxiolyse und einer verminderten Aggressivität (wobei mitunter allerdings auch gegenteilige Effekte beschrieben werden); in höheren Dosen wirkt Cannabis häufig schlafanstoßend.

Hauptsächlich nach Aufnahme größerer Mengen werden psychedelische (»die Seele offenbarende«) Effekte beobachtet – typischerweise in Form einer intensivierten Wahrnehmung für Töne und Farben. Besonders auffällig ist zudem eine veränderte Zeitwahrnehmung: Vorgegebene Zeitintervalle werden nach Cannabiskonsum deutlich länger geschätzt, Bewegungen erscheinen verlangsamt.

Im Rahmen von »Horrortrips« kann es zu Unruhe und Angst bis hin zu Panikzuständen kommen. Diese Effekte – wie die zuweilen gesteigerte Aggressivität – lassen sich als Disinhibition, Hemmung inhibierender Bahnen, erklären (→ auch Kap. 10.4).

Heftig diskutiert wird über die Bedeutung psychotischer Reaktionen nach Cannabiskonsum. Wenig umstritten ist, dass Halluzinationen und Wahnvorstellungen, zuweilen auch Depersonalisationsphänomene, vergleichsweise häufig auftreten, vornehmlich nach Konsum größerer Mengen und wohl v. a. bei prädisponierten Personen. Die Symptomatik ist zuweilen schwer von der einer paranoid-halluzinatorischen Schizophrenie zu unterscheiden.[53] Ein solches Störungsbild kann direkt im Anschluss an Cannabiskonsum auftreten und lange darüber hinaus anhalten. Bei Schizophrenen, die Marihuana konsumieren, ist die Häufigkeit erneuter psychotischer Episoden höher als bei schizophrenen Nichtkonsumenten.

Die körperlichen Reaktionen während Cannabiskonsums – wenigstens bei diesbezüglich Unerfahrenen – entsprechen im Wesentlichen denen einer Sympathikusaktivierung: Erhöhung von Pulsfrequenz und Blutdruck, beim Aufstehen oft Blutdruckabfall. Ausgeprägte Pupillenreaktionen werden nicht beschrieben, während eine akute Rötung der Bindehaut (konjunktivale Injektion) als recht charakteristisch gilt. Im gastrointestinalen System kommt es zu einer verminderten Motilität, nicht selten zu Übelkeit; andererseits wird eine Steigerung des Appetits beschrieben.[54] Relativ typisch ist zudem Mundtrockenheit. Die Effekte auf das Sexualverhalten werden unterschiedlich angegeben.

Mittlerweile ist die Existenz von zwei spezifischen Cannabisrezeptoren (THC-Rezeptoren) gesichert. Der CB_1-/CB_2-Rezeptor lässt sich fast überall im ZNS nachweisen, jedoch kaum in jenen Strukturen des Hirnstamms, welche kardiovaskuläre Funktionen und Atmung kontrollieren. Die Besetzung dieses G-Protein-gebundenen Rezeptors vermindert offenbar die Transmitterausschüttung in diversen Bahnensystemen. Der CB_2-Rezeptor wurde in Milz, Lymphknoten sowie im lymphatischen Gewebe des Dünndarms gefunden. Es dürfte sich dabei ebenfalls um einen hemmenden Rezeptor handeln, was die immunsuppressive Wirkung von Cannabinoiden erklären würde.

Die Existenz spezifischer Rezeptoren legt nahe, dass endogene Liganden vorhanden sind; einer ist sehr wahrscheinlich das in seiner biologischen Bedeutung noch weitgehend unklare Anandamid (Arachidonylethanolamid).

Cannabinoide gelten als wenig toxisch; Ausnahmen machen jedoch synthetische Cannabinoide, die sehr hohe Affinität zu den CB-Bindungsstellen aufweisen und deren Effekte nicht durch das in natürlichen Cannabinoidgemischen enthaltene CBD partiell kompensiert werden können. Das weitgehende Fehlen von Cannabinoidrezeptoren in den vegetativen Hirnstammzentren wird für die geringe Toxizität der Produkte verantwortlich gemacht.

Toleranz und Entzugserscheinungen: Im Tierversuch lässt sich die Cannabisdosis bei gleichbleibenden Effekten auf das Hundertfache steigern. Dabei handelt es sich vornehmlich um eine funktionelle Toleranz (durch Gegenregulationen auf der Ebene der nachgeschalteten Signaltransduktion oder Veränderungen der Rezeptordichte). Beim Menschen scheint die Cannabinoidtoleranz geringere Bedeutung zu haben und sich besonders gegenüber den kardiovaskulären Effekten einzustellen, weniger gegenüber den euphorisierenden und psychedelischen.

Entzugserscheinungen sind nicht selten; sie waren früher eher schwach. Mittlerweile werden allerdings stärkere Reaktionen beschrieben, was sicher einerseits auf den höheren THC-Gehalt (bei gleichzeitig niedrigeren Konzentrationen von CBD) zurückzuführen ist, andererseits auf den zunehmenden Konsum synthetischer Cannabinoide. So werden schwere Übelkeit, Magenschmerzen, sogar Krampfanfälle beschrieben (Bonnet & Preuss, 2017; Craft et al., 2022)

Abhängigkeit und Folgen von langjährigem Cannabismissbrauch: Lange ging man – nicht zuletzt aufgrund von Tierexperimenten – davon aus, dass das Abhängigkeitspotenzial von Cannabis niedrig ist; mittlerweile wird dies jedoch kontrovers diskutiert.

Langjähriges Rauchen von Cannabisprodukten ist auf jeden Fall nicht als harmlos anzusehen: Da der Rauch von Marihuanazigaretten manche Karzinogene in hohen Konzentrationen enthält und zur Erzielung einer psychotropen Wirkung meist tief inhaliert wird, bilden sich bei Cannabisrauchern häufig obstruktive Bronchialerkrankungen aus; zudem ist eine deutlich erhöhte Wahrscheinlichkeit für die Entwicklung von Karzinomen der Bronchien und des Mund-Rachen-Raums anzunehmen. Weiter wird über eine gesteigerte Infektionsanfälligkeit berichtet; bei HIV-positiven Marihuanakonsumenten soll der Übergang in AIDS schneller erfolgen. Auch Fertilitätsstörungen werden beschrieben; zudem gibt es Hinweise auf Schäden bei Kindern Cannabis rauchender Mütter (→dazu die entsprechenden Abschnitte in Köhler, 2024a).

Cannabisrauchen kann, wie erwähnt, akut zu Halluzinationen und Wahnvorstellungen führen, die dem Bild einer paranoid-halluzinatorischen Schizophrenie gleichen. Starke Cannabiskonsumenten haben eine etwa drei- bis sechsfach höhere Wahrscheinlichkeit, an einer Schizophrenie zu erkranken, als Abstinente, besonders wenn der Missbrauch schon früh begonnen wurde (Pourebrahim et al., 2025); als diesbezüglich besonders gefährlich gelten synthetische Cannabinoide. Zwar lässt sich anhand korrelativer Zusammenhänge bekanntlich keine kausale Relation ableiten, aber die alternativen Erklärungen, nämlich dass zu schizophrenen Störungen Disponierte per se häufiger Marihuana rauchen oder dass der Konsum von Cannabisprodukten sogar einen Versuch der Selbstmedikation darstellt, verlieren zunehmend an Überzeugungskraft (Colizzi & Murray, 2018).[53]

Weiter wird diskutiert, ob sich durch Cannabiskonsum intellektuelle Leistungen verschlechtern (speziell Aufmerksamkeit, Einspeicherungsfähigkeit und Informationsverarbeitung). Zumindest bei Personen mit problematischem Konsumverhalten ist dies wahrscheinlich (Livne et al., 2024). Einige Autoren gehen allerdings davon aus, dass diese Einschränkungen nach genügend langer Abstinenz reversibel sind (Kroon et al., 2020), eine Auffassung, die aber nur bedingt geteilt wird (→Scott, 2023). Immerhin werden Veränderungen der grauen Substanz und speziell des Hippocampusvolumens beschrieben (Nader & Sanchez, 2018), wozu aber die Meinungen in der Literatur ebenfalls divergieren. Viele Autorinnen und Autoren in der einschlägigen Literatur (z. B. Vele, Cavalli & Cservenka, 2022) weisen darauf hin, dass gehäufter Konsum zum Amotivationssyndrom (amotivationalem Syndrom) führt, d. h. zu Interessen- und Antriebslosigkeit sowie mangelnder Leistungsorientierung. Wieder lassen sich beobachtete Zusammenhänge nur schwer eindeutig kausal interpretieren; keineswegs ist dies jedoch von der Hand zu weisen. Tabelle 10-6 fasst die wichtigsten Folgen chronischen Cannabiskonsums zusammen.

Störungsbild	Beschreibung	Kommentar
obstruktive Bronchialerkrankungen	Verlegung der Atemwege	gut gesichert
Tumoren im Mund-Rachen-Bereich und der Atemwege	Mundhöhlen-, Rachen-, Kehlkopf- und Bronchialkarzinome	gut gesichert
Störungen des Immunsystems	u. a. höhere Anfälligkeit gegenüber Infektionen	nicht unwahrscheinlich
Fertilitätsstörungen	verminderte Spermiogenese; gestörte Fertilität bei Frauen	nicht auszuschließen
Schädigungen des Fetus	gehäufte Abgänge; verringertes Geburtsgewicht	gut dokumentiert
	Verhaltensstörungen in späteren Jahren	nicht sicher zu belegen
	später gehäuftes Auftreten von Leukämien	bleibt zu bestätigen
Induktion von schizophrenen Psychosen	Entwicklung v. a. von paranoid-halluzinatorischer Symptomatik	gut belegt, Kausalrelation unklar
kognitive Einschränkungen	Störungen v. a. von Gedächtnisleistungen	diskrete Einschränkungen sehr wahrscheinlich
amotivationales Syndrom	zunehmender Motivations- und Interessenverlust	Kausalrelation unklar

Tab. 10-6: Folgen chronischen Cannabiskonsums (nach Köhler, 2024a)

ZUSAMMENFASSUNG KAPITEL 10.9

Die Hanfpflanze, speziell die Art Cannabis indica, enthält in Blüten, Blättern und Harz zahlreiche psychotrope Substanzen, die Cannabinoide, deren wichtigste THC (Tetrahydrocannabinol) ist. Mittlerweile spielen auch synthetische Cannabinoide eine nicht unbeträchtliche Rolle. Gesichert ist die Existenz spezifischer Cannabinoidrezeptoren; der Typ CB_1 ist vornehmlich zentralnervös lokalisiert (findet sich aber kaum in den vegetativen Zentren des Hirnstamms), der Typ CB_2 kann in Organen des Immunsystems nachgewiesen werden.

Marihuana besteht aus den getrockneten Spitzentrieben der Hanfpflanze, das stärkere Haschisch aus dem Harz. Beide Produkte werden üblicherweise geraucht, können aber (speziell in Verbindung mit fetthaltigen Speisen) auch oral aufgenommen werden; Cannabinoide werden im Fettgewebe gespeichert und von dort nur verzögert freigesetzt.

Akute Wirkungen sind milde Euphorisierung, meist Sedierung (mit Reaktionsverlangsamung) sowie psychedelische Effekte (speziell Veränderung der Zeitwahrnehmung). Psychotische Reaktionen in unmittelbarer zeitlicher Nähe zum Konsum werden beschrieben, zudem anhaltende schizophrene Symptomatik. Über die Kausalrelationen wird nach wie vor heftig diskutiert. Entzugssymptome sind meist schwach; das Abhängigkeitspotenzial ist (wenigstens im Vergleich mit anderen psychotropen Substanzen) eher niedrig.

Als Folgen des chronischen Konsums werden Induktion schizophrener Psychosen, Ausbildung eines amotivationalen Syndroms sowie kognitive Einschränkungen beschrieben; auch entwickeln Cannabisraucher häufiger bösartige Neubildungen im Mund-Rachen-Bereich und Bronchialsystem; durch die immunsuppressive Wirkung am CB_2-Rezeptor sind verminderte Abwehrreaktionen (etwa bei Infekten) zu erwarten.

Andererseits könnte diese Wirkung bei der Behandlung der Multiplen Sklerose zu nutzen sein, zumal auch die schmerzhafte Spastik gelindert wird. Mittlerweile sind Cannabinoide (sogar in Form von Medizinalhanf) zur Behandlung von MS zugelassen. Weiter wird von (mäßigen) sonstigen analgetischen Effekten von Cannabinoiden berichtet, zudem von einer gut dokumentierten Wirkung gegen Übelkeit und Appetitlosigkeit im Rahmen von Chemotherapien.

10.10 Halluzinogene

Allgemeines und Überblick: Die unter der Bezeichnung Halluzinogene zusammengefassten Stoffe rufen hauptsächlich Veränderungen von Wahrnehmung und Denken hervor. Die Wahrnehmung wird typischerweise schärfer (akzentuierter), Erinnerungen und Vorstellungen treten intensiver hervor, und die Konsumenten haben zuweilen das Gefühl, ungewöhnliche Erkenntnisse zu erlangen; regelrechte Halluzinationen, d. h. unkorrigierbare Wahrnehmungen von objektiv nicht Vorhandenem, sind hingegen eher untypisch und treten meist bei höherer Dosierung auf. Da die »Bewusstseinserweiterung« oft als eigentlicher charakteristischer Effekt angesehen wird, bevorzugen viele Autoren die Bezeichnung Psychedelika; diese hat sich aber weder in der Umgangssprache noch in der wissenschaftlichen Terminologie durchgesetzt.

Die gegebene Beschreibung trifft vornehmlich auf die klassischen Halluzinogene (LSD, Mescalin, Psilocybin, DMT) und (mit Einschränkungen) auf die Anticholinergika zu; andere, oft ebenfalls zu den Halluzinogenen gerechnete Substanzen wie insbesondere die Entaktogene (mit dem bekanntesten Vertreter MDMA = Ecstasy) werden dadurch jedoch nur sehr bedingt charakterisiert.[55]

Klassische Halluzinogene: Zur Gruppe der sogenannten klassischen Halluzinogene rechnet man v. a.:

- Mescalin
- LSD
- die psychotropen Wirkstoffe der Psilocybe-Pilze (Psilocybin und Psilocin)
- DMT (Dimethyltryptamin)

Psilocybin, Psilocin und DMT ähneln mit ihrem Indolring dem Transmitter Serotonin und verdanken dieser Ähnlichkeit ihre Effekte. Mescalin steht strukturell zwar Dopamin und Noradrenalin näher, wirkt aber gleichfalls stark auf das serotonerge System. Prinzipiell sind die psychedelischen Wirkungen der Substanzen ähnlich.

LSD (Lysergsäurediethylamid) wird synthetisch gewonnen und kommt meist in Form von Kapseln oder Tropfen auf den (illegalen) Markt. Mescalin kann durch Kauen des Peyote-Kaktus aufgenommen werden, wird jedoch in Industrieländern meist als Pulver konsumiert (welches das synthetisch hergestellte Alkaloid enthält). Psilocybe-Pilze werden üblicherweise gekaut oder gegessen; DMT ist die wichtigste psychotrope Substanz in Ayahuasca (einer im Amazonasbecken bei der heimischen Bevölkerung, aber auch bei Touristen sehr beliebten Rauschdroge).

Typische Wirkungen von LSD und den anderen genannten Substanzen sind Antriebssteigerung, zudem einer Sympathikusaktivierung entsprechende körperliche Reaktionen (Erhöhung von Blutdruck und Pulsfrequenz, Weitstellung der Pupillen), diverse, teils unangenehme, jedoch im Allgemeinen passagere Symptome (Schwindel, Übelkeit), besonders aber typische Veränderungen von Wahrnehmung und Denken: Farben und Töne werden intensiver empfunden, Gerüche oder Töne werden zuweilen sichtbar (Synästhesien), Gegenstände verändern ihre Größe, die Zeit läuft ungewöhnlich langsam ab. Illusionäre Verkennungen (inhaltliche Umdeutungen von tatsächlich Vorhandenem, z. B. von Schatten als Personen) können auftreten, daneben vornehmlich optische Halluzinationen, wobei die Betroffenen sich aber im Allgemeinen der Unwirklichkeit des Gesehenen bewusst sind (erhaltene Realitätsprüfung). Gedanken und Erinnerungen treten deutlich ins Bewusstsein, die Stimmung ist oft gehoben. Als Wirkmechanismus wird eine Stimulation von 5-HT_{2A}-Rezeptoren durch die dem Serotonin strukturell ähnlichen Halluzinogene angenommen.

Wahrnehmungsstörungen und Stimmungsveränderungen können lange über die Drogeneinnahme hinaus anhalten; Übergänge in eine paranoid-halluzinatorische Schizophrenie sind dokumentiert. Weiter werden als Folgeschäden des Rausches u. a. delirante Symptomatik, Stimmungsveränderungen und Angststörungen beschrieben. Todesfälle durch die Substanz selbst wurden kaum beobachtet; jedoch kann es im Halluzinogenrausch mit Wahrnehmungsveränderungen zu Unfällen, Gewalttätigkeiten und Suiziden kommen.[56]

Anticholinergika: Zu der großen Gruppe der Anticholinergika gehören insbesondere Atropin und Scopolamin, psychoaktive Inhaltsstoffe von Nachtschattengewächsen (z. B. Tollkirsche, Engelstrompete, Stechapfel). Sie blockieren muscarinerge Acetylcholinrezeptoren und hemmen damit die parasympathische Aktivität; indirekt fördern sie den Sympathikus. Als körperliche Reaktionen zeigen sich:

- Pupillenerweiterung
- Akkommodationsstörungen
- Tachykardie
- Dämpfung der Magen-Darm-Aktivität
- vermindertes Schwitzen mit der Gefahr der Hyperthermie (Überhitzung)

Die psychotropen Effekte (Euphorisierung, veränderte Wahrnehmung bis hin zu deliranten Zuständen) lassen sich über einen indirekten Dopaminagonismus erklären. Scopalamin erzeugt Willenlosigkeit und wird deshalb nicht selten bei Sexualverbrechen und Raubtaten eingesetzt (Lusthof et al, 2017). Todesfälle als unmittelbare Konsumfolge sind gut dokumentiert. Über Abhängigkeit und Langzeitfolgen ist noch wenig bekannt; unwahrscheinlich ist beides nicht.

Ringsubstituierte Amphetaminabkömmlinge: Die psychostimulatorischen Eigenschaften von Amphetamin, Methamphetamin und davon abgeleiteter Stoffe wurden in Kapitel 10.7 dargestellt. Werden an ihrem Ring eines oder mehrere H-Atome durch eine Methoxygruppe substituiert, kommen psychedelische Effekte hinzu; diese Methoxy-Amphetamine ähneln, etwas vereinfacht ausgedrückt, hinsichtlich ihrer Wirkung den klassischen Halluzinogenen, sind aber typischerweise stärker antriebssteigernd. Ist der Substituent nicht eine Methoxy-, sondern eine Methylendioxygruppe, so entstehen Stoffe mit eher »entaktogenen« und »empathogenen« Wirkungen (→Stocker & Liechti, 2024). Diese – noch nicht durchgängig zu findende – Neuschöpfung bezeichnet die durch die Drogen verbesserte Kommunikation mit dem eigenen Inneren, das entspannte Glücksgefühl, die Empfindung eines »inneren Friedens«. Die Zufriedenheit mit sich selbst geht mit wohlwollender Sicht der Umgebung einher, mit der in diesem Zustand gerne kommuniziert wird. Die für klassische Halluzinogene typischen Effekte der veränderten Wahrnehmung treten hier weitgehend zurück, weshalb die Abgrenzung der Methylendioxy-Amphetamine und -Methamphetamine unter einer eigenen Bezeichnung durchaus sinnvoll erscheint. Bedeutsamste Substanz dieser Gruppe ist 3,4-Methylendioxy-Methamphetamin (MDMA), bekannt als Ecstasy.[57]

Ecstasy wird meist in Tablettenform eingenommen. Nach initialen körperlichen Reaktionen im Sinne einer Sympathikusaktivierung (Erhöhung von Pulsfrequenz, Blutdruck und Körpertemperatur) und teils unangenehmen Empfindungen (Übelkeit, Beklemmungen in der Brust) stellt sich der beschriebene Zustand innerer Zufriedenheit ein. Während die für Halluzinogene charakteristische Akzentuierung der Wahrnehmung zumeist ausbleibt, sind Wahnvorstellungen, Angstattacken und echte Halluzinationen, v. a. nach Einnahme höherer Dosen, nicht selten. Vermutet wird als Wirkmechanismus eine Stimulation von Serotoninrezeptoren, zudem eine vermehrte Serotoninausschüttung sowie Reuptake-Hemmung.

Wichtiges Begleitsymptom ist u. a. der Verlust von Wasser und Elektrolyten durch Schwitzen und verstärkte Diurese, weshalb es nicht selten zu schweren Elektrolytstörungen kommt. Nach Ecstasy-Einnahme wurden bedrohliche Symptombilder beobachtet, beispielsweise Hirnödeme, Gerinnungsstörungen, Verschlüsse intrakranieller Gefäße, Hirnblutungen und Herzrhythmusstörungen (Scherbaum, 2017, S. 69). Durch Pausen in »Chill-out-Räumen« und durch ausreichende Substitution von elektrolythaltiger Flüssigkeit lässt sich das Risiko solcher Komplikationen reduzieren.

Zu Toleranzentwicklung und Entzugserscheinungen liegen wenig gesicherte Daten vor. Ein Suchtpotenzial ist sicher gegeben, da Tiere sich MDMA selbst applizieren; zumindest bei einigen Konsumenten liegt ein regelrechtes Abhängigkeitssyndrom vor. Im Tierversuch zerstört MDMA die Endpartien serotonerger Neurone, sodass auch beim Menschen stärkere Schäden nach häufigerem Gebrauch angenommen werden müssen. Diverse psychiatrische Symptome bei Langzeitkonsumenten wurden beschrieben; u.a. treten – möglicherweise zum Teil irreversible – Gedächtnisstörungen auf.

Psychedelische Narkosemittel (Dissoziativa): Hierzu gehören PCP (Phencyclidin, »angel dust«) und Ketamin. Über eine Blockade des NMDA-Rezeptors für Glutamat können dissoziative, auch regelrecht psychotische Zustände ausgelöst werden (→Kap. 4.2.2); während Intoxikationen werden schwere abnorme Reaktionen beschrieben.

Weitere Halluzinogene: Dazu zählen u.a. der Fliegenpilz, Aztekensalbei (Salvia divinorum), die Inhaltsstoffe der Muskatnuss und mit gewissen Einschränkungen die Cathinone, welche oft unter der Bezeichnung Badesalze im Internet gehandelt werden. Genaueres dazu findet sich in Köhler (2024a).

ZUSAMMENFASSUNG KAPITEL 10.10

Halluzinogene sind insbesondere durch die Effekte einer akzentuierteren Wahrnehmung eines veränderten Empfindens (etwa des Zeitablaufs) sowie der Induktion lebhafter Fantasien und innerer Bilder gekennzeichnet, weniger durch Hervorrufen unkorrigierbarer Halluzinationen; die Bezeichnung »Psychedelika« wäre daher treffender.

Die bekannteste Gruppe ist die der klassischen Halluzinogene (LSD, Meskalin, Substanzen der Psilocybe-Pilze, DMT), die sehr wahrscheinlich über eine Stimulation bestimmter Serotoninrezeptoren die genannten Wirkungen entfalten.

Anticholinergika, wie die in Nachtschattengewächsen zu findenden Substanzen Atropin und Scopolamin, üben ihre halluzinogenen Effekte durch eine Blockade muscarinischer Acetylcholinrezeptoren aus und sind damit indirekte Dopamin- und Serotoninagonisten; im Rausch kann es zu deliranten Zuständen kommen, und generell ist von einer hohen Toxizität auszugehen.

Ringsubstituierte Amphetaminabkömmlinge wie Methylendioxy-Methamphetamin (MDMA, Ecstasy) haben weniger psychedelische als vielmehr entaktogene (die innere Kommunikation verbessernde) und empathogene Effekte; hier wird vergleichsweise häufig von (auch schweren) körperlichen Nebenwirkungen berichtet.

Psychedelische Narkosemittel wie das in Deutschland wenig verbreitete Phencyclidin (PCP, »angel dust«) oder das als Schmerzmittel unverzichtbare Ketamin (bzw. Esketamin) können dissoziative, zuweilen ausgeprägt psychotische Symptome hervorrufen und sind keineswegs ungefährlich.

10.11 Flüchtige Lösungsmittel (»Schnüffelstoffe«)

Schnüffelstoffe bilden die wichtigste Untergruppe der Inhalanzien (wozu auch Lachgas oder Ether [Äther] zählen); sie finden sich v. a. in Klebern, Korrekturflüssigkeiten oder auch Benzin und bestehen aus Kohlenwasserstoffen. Die Camping- und Feuerzeuggase Propan und Butan sind ebenfalls beliebte Inhalanzien. Sie sind leicht verfügbar und werden hauptsächlich von Kindern und Heranwachsenden konsumiert. Nach dem Einatmen tritt meist ein rauschartiger Zustand mit Euphorisierung auf, dabei häufig eine Situationsverkennung. Sowohl unmittelbare Effekte (abnorme Reaktionen, Erstickungen, tödliche Intoxikationen, Herzrhythmusstörungen) als auch Langzeitfolgen (Leberschäden, neurologische Störungen) sind sehr ernst und keineswegs ausreichend bekannt. Auch das mittlerweile als Partydroge äußerst beliebte Lachgas (N_2O) ist alles andere als harmlos, insbesondere durch Schädigungen des Nervensystems (→ Xiang et al., 2021).

11 Genetik

11.1 Überblick

Dieses Kapitel behandelt die Grundlagen einer in der klinisch-psychologischen Theoriebildung zunehmend an Bedeutung gewinnenden Disziplin. Zunächst werden die mikroskopisch sichtbaren Träger des menschlichen Erbguts, die Chromosomen, beschrieben; sodann wird auf ihren Feinbau eingegangen und die Struktur der DNA erklärt, auf der bestimmte Abschnitte einzelnen Genen (den kleinsten Erbeinheiten) entsprechen. Weiter kommen die Art und Weise zur Sprache, wie Chromosomen an die Nachkommenschaft weitergegeben werden und wie die Gene bei der Determinierung eines Merkmals zusammenwirken; zur Illustration werden einige monogene (d.h. nach den Mendel-Gesetzen weitergegebene) Erbkrankheiten vorgestellt. Wichtige klinische Bedeutung haben auch die Chromosomenaberrationen, bei denen das eigentliche Genmaterial (im Gegensatz zu den Erbkrankheiten) zwar intakt ist, die dieses Material beherbergenden Chromosomen aber unvollständig oder in zu großer Anzahl vorhanden sind (wie etwa bei der Trisomie 21, der Grundlage des Down-Syndroms).

11.2 Chromosomen – DNA – Mitose

11.2.1 Chromosomen

Das gesamte Erbgut eines Lebewesens wird als sein Genom bezeichnet. Beim Menschen – wie bei den meisten anderen Lebewesen – ist dieses im Wesentlichen auf den Chromosomen im Zellkern lokalisiert.[58] In den Körperzellen ist jedes Gen (oder fast jedes) in doppelter Ausführung vorhanden (als Gen- oder Allelpaar); beide zusammen bestimmen die Merkmalsausprägung (→ Kap. 11.4). Damit liegen auch die Chromosomen paarweise vor: Der Chromosomensatz von Körperzellen ist diploid – im Gegensatz zum haploiden der Keimzellen. Homologe Chromosomen entsprechen sich normalerweise exakt im Aufbau; an entsprechenden Stellen (Loci oder Genloci) sitzen die »parallelen«, dasselbe Merkmal determinierenden Allele (→ Abb. 11-1).

Eines der homologen Chromosomen stammt aus der väterlichen Keimzelle des betrachteten Individuums, das andere aus der mütterlichen. Insgesamt gibt es beim Menschen 22 Chromosomenpaare, die sich wie oben charakterisieren lassen – die Autosomenpaare. Sie werden ihrer Größe nach durchgezählt, wobei die Chromosomen des Paares Nummer 1 am größten sind. Daneben existiert – gonosomale numerische Aberra-

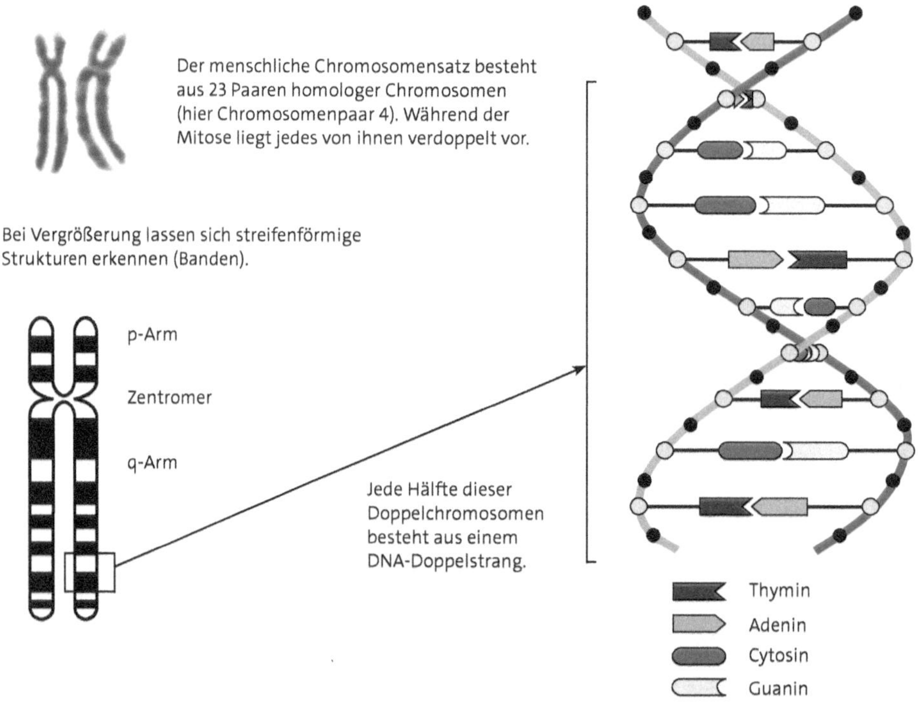

Abb. 11-1: Struktur von Chromosomen (nach Köhler, 2010, S. 302; Abdruck mit freundlicher Genehmigung von CIP-Medien, München)

tionen ausgenommen – ein Paar Geschlechtschromosomen (Gonosomen), die mit X und Y bezeichnet werden. Damit haben Menschen insgesamt 23 Chromosomenpaare. Bekanntlich besitzen Frauen in ihren Körperzellen zwei X-Chromosomen (eines von der Mutter, das andere vom Vater). Diese sind in Größe und Aufbau von den Autosomen nicht wesentlich verschieden und enthalten Gene für zahlreiche, keineswegs unbedingt mit dem Geschlecht zusammenhängende Merkmale. Beispielsweise liegt auf dem X-Chromosom das Gen, welches für die Synthese von Faktor VIII der Blutgerinnung verantwortlich ist; bei pathologischen Varianten dieses Gens kann es unter bestimmten Konstellationen zur Bluterkrankheit (Hämophilie A) kommen (→ Kap. 11.5.4). Das Y-Chromosom ist wesentlich kleiner und enthält nur sehr wenige Gene, darunter allerdings jenes, welches die Ausbildung des »Testes determinierenden Faktors« und damit indirekt die Entwicklung männlicher Geschlechtsorgane steuert (→ Kap. 9.7); insofern ist streng genommen nur das Y-Chromosom ein eigentliches Geschlechtschromosom. Bekanntlich liegen im Kern männlicher Körperzellen ein Y-Chromosom (stets vom Vater) und ein X-Chromosom (von der Mutter).

Die Chromosomen bestehen zwischen den Zellteilungen aus einem DNA-Doppelstrang, der zu einem Knäuel zusammengerollt und von Proteinen umgeben ist (→ Kap. 11.2.2). Die üblichen Abbildungen von Chromosomen, die x-förmige Gebilde zeigen, stellen die Situation in den Phasen der Kernteilung dar, in denen sich die Chromosomen in ihrer Struktur gut sichtbar machen lassen; in dieser Phase liegen an einem Punkt zusammenhängende Doppelchromosomen vor (also zwei DNA-Doppelstränge). Für das Verständnis einfacher ist aber die Vorstellung eines unverzweigten, längs gestreckten DNA-Doppelstrangs.

Während der Mitosephasen werden die Karyogramme angefertigt, die Darstellungen des Chromosomensatzes mit eventuellen Abweichungen hinsichtlich Chromosomenanzahl und -struktur. Der Punkt, an dem die Chromosomen unmittelbar vor der Teilung noch zusammenhängen, heißt Zentromer, der vom Zentromer abgehende kürzere Teil p-Arm, der längere q-Arm. Anhand ihrer Größen und der relativen Längen von p- und q-Arm gelingt es, die einzelnen Chromosomenpaare zu identifizieren. Weiter sind bei entsprechender Vergrößerung und mithilfe von Färbetechniken auf den Chromosomenarmen streifenförmige, in Querrichtung verlaufende Strukturen zu erkennen (sogenannte Banden); sie erleichtern die Identifikation der Chromosomen und dienen der genaueren Lokalisierung von Genen.

Als Karyotyp bezeichnet man die Charakterisierung des Chromosomensatzes; dabei wird die Gesamtzahl der Chromosomen angegeben (üblicherweise 46) und dann die Art der Gonosomen vermerkt. Der Karyotyp eines Mannes mit normalem Chromosomensatz lautet somit 46, XY, der einer Frau 46, XX; ein Mann mit einem zusätzlichen X-Chromosom (Klinefelter-Syndrom) wäre durch den Karyotyp 47, XXY charakterisiert. Zusätzliche Autosomen werden am Ende vermerkt: So ist 47, XX,21+ der Karyotyp einer Frau mit Trisomie 21 (Down-Syndrom).

11.2.2 Aufbau der DNA – Gene

Jedes der Chromosomen besteht aus einer mehr oder weniger langen Polynukleotidkette. Nukleotide sind aus einem Zuckermolekül, einer Phosphorsäuregruppe (Phosphatrest) und einer organischen Base zusammengesetzt. Die Phosphorsäure eines Nukleotids kann mit einer OH-Gruppe am Zucker eines weiteren Nukleotids unter Abspaltung von H_2O reagieren, sodass Nukleotidketten (Polynukleotide) entstehen. Beim Genom des Menschen und fast aller anderen Lebewesen (einige Viren ausgenommen) ist der Zucker Desoxyribose. Die Polynukleotidkette – deren Phosphatreste nach wie vor H^+-Ionen abspalten können und somit Säureeigenschaften besitzen – wird deshalb Desoxyribonukleinsäure (DNS) genannt; auch im Deutschen gebräuchlicher ist die angloamerikanische Bezeichnung DNA. Die Namen Nukleotid bzw. Nukleinsäure weisen darauf hin, dass sich diese Moleküle im Zellkern (Nucleus) befinden. Die an den Desoxyribosemolekülen hängenden Basen sind die Purinbasen Adenin und Guanin sowie die Pyrimidinbasen Thymin und Cytosin. Hängt man die DNA aller Zellen eines Menschen aneinander, ergibt sich ein circa 2 m langer »Faden«; die Zahl der Nukleotide beträgt etwa drei Milliarden.

Neben der DNA findet sich im Zellkern die RNA (Ribonukleinsäure), bei der statt Desoxyribose als Zucker Ribose vorliegt und Uracil anstelle der Base Thymin. RNA wird benötigt, um anhand der Vorlage der DNA im Kern die Proteinsynthese an den Ribosomen im Zytoplasma durchzuführen (→ unten).

Die DNA liegt als Doppelstrang vor: Dabei stehen sich komplementäre Basen gegenüber (nämlich Adenin und Thymin einerseits, Guanin und Cytosin andererseits); sie werden durch Wasserstoffbrückenbindungen zusammengehalten. Die zweite Hälfte des DNA-Doppelstrangs enthält also gegenüber der ersten keine neue Information. Dadurch wird aber die Abschrift der DNA, die vor der Zellteilung erforderliche identische Reduplikation, sehr erleichtert. Die DNA-Doppelstränge sind in sich längs der Hauptachse gedreht (Doppelhelix) und durchziehen, von Proteinen umgeben, die Chromosomen.

Die Erbinformation in den DNA-Strängen ist durch die Abfolge der Basen verschlüsselt. Jeweils drei Basen (sogenanntes Basentriplett oder Kodon) determinieren nämlich eine Aminosäure, beispielsweise CAT (Cytosin, Adenin, Thymin) die Aminosäure Valin oder AGC (Adenin, Guanin, Cytosin) die Aminosäure Serin.[59]

Mittlerweile ist es gelungen, die Basensequenz auf der menschlichen DNA zu identifizieren. Dazu wird die lange DNA in kurze Stücke zerlegt, deren Abfolge von Basen leicht bestimmt werden kann.[60] Anhand überlappender Nukleotide der einzelnen DNA-Abschnitte können Ende des einen und Anfang des nächsten Stückes dann wieder zusammengesetzt werden. Dabei ergab sich, dass der Großteil der DNA – wohl über 90 % – offenbar uncodiert ist, also (nach gegenwärtigem Erkenntnisstand) nur aus wahllos aneinandergereihten Nukleotiden besteht. Anhand der Abfolge der Basentripletts in der DNA des Kerns werden an den Ribosomen des Zytoplasmas Aminosäuren aneinandergereiht und durch Peptidbindungen verknüpft, sodass schließlich ein Polypeptid (etwa synonym: Protein) entsteht.[61]

Ein Gen (die kleinste Erbeinheit) ist ein Abschnitt auf der DNA, mit anderen Worten: eine Folge von Basentripletts, welche den Bauplan für ein Polypeptid (Protein) enthält. Ein solches Polypeptid ist zumeist ein Enzym, das einen bestimmten Stoffwechselvorgang katalysiert; seine spezifische Gestalt legt daher ein Merkmal im betreffenden Individuum fest (Ein-Gen-ein-Enzym-Hypothese).

Um ein (vereinfachtes) Beispiel zu geben: Der beim Abbau von Alkohol entstehende, stark aversiv wirksame Acetaldehyd wird durch das Enzym ALDH (Aldehyddehydrogenase) inaktiviert; ist ALDH aufgrund seiner spezifischen Struktur wenig aktiv (wie beispielsweise bei einem Großteil der Japaner), so kommt es nach Alkoholkonsum zu einem starken Anstieg von Acetaldehyd und damit zu unangenehmen körperlichen Reaktionen (→ auch Kap. 10.4); eine solche Enzymschwäche stellt einen protektiven Faktor gegen die Entwicklung von Alkoholismus dar. Die Neigung zu Alkoholmissbrauch ist somit nicht zuletzt durch eine bestimmte Anordnung auf der DNA bestimmt, nämlich jenes Abschnitts, welcher die Information für die Bildung des Enzymproteins ALDH liefert.

Als Phän bezeichnet man ein durch ein Gen determiniertes Merkmal. Ein Gen entspricht wiederum biochemisch einem DNA-Abschnitt für ein Polypeptid; dem zum Gen gehörigen Merkmal (Phän) liegt also ein Polypeptid (typischerweise ein Enzym) zugrunde. Als Genotyp bezeichnet man im Allgemeinen sämtliche in einem Individuum vorhandenen Gene, als Phänotyp die Gesamtheit seiner äußeren und inneren Merkmale.

Man schätzt, dass der Mensch etwa 30 000 Gene besitzt, die in aller Regel in doppelter Variante (als Allele) vorhanden sind – noch vor wenigen Jahren war man übrigens etwa von 100 000 Genen ausgegangen. Wie erwähnt, sitzen diese Allele (»parallelen Gene«) an entsprechenden Stellen der homologen Chromosomen.

11.2.3 Mitose

Bei der Mitose (auch Äquationsteilung genannt) teilt sich der Zellkern; der vorher verdoppelte Chromosomensatz wird gleichmäßig auf die beiden neuen Kerne – sowie nach der sich anschließenden Zellteilung – auf die beiden Tochterzellen verteilt. Mitosen finden im Wesentlichen in diploiden Körperzellen statt und führen – im Gegensatz zur Meiose – wiederum zu diploiden Zellen.[62] Mitosen treten zum einen in großer Zahl auf, wenn die befruchtete Eizelle (Zygote) durch laufende Zellteilungen zum Fetus heranwächst; zum anderen spielen sich im ausgewachsenen Organismus weiter mitotische Zellteilungen ab, um untergegangenes Gewebe zu ersetzen. Eine unkontrollierte Mitose liegt auch der Entstehung bösartiger Neubildungen zugrunde.

In der Phase zwischen den Kernteilungen (Interphase) verdoppelt sich der DNA-Doppelstrang in jedem der Chromosomen mittels identischer Reduplikation. Dazu trennen sich die beiden komplementären Stränge Abschnitt für Abschnitt (ähnlich wie bei einem Reißverschluss); an jeden lagern sich nun nach der Vorlage der Einzelstränge passende Nukleotide an: Einem Nukleotid mit Adenin im ursprünglichen Strang wird also ein Nukleotid mit Thymin gegenübergestellt, einem Guanin-Nukleotid ein Nukleotid mit Cytosin als Base usw. Die angelagerten Nukleotide verbinden sich durch Phosphatbrücken, sodass schließlich ein vollständiger komplementärer Strang entsteht. Pharmakologisch kann man die Enzyme, welche diesen Vorgang kontrollieren, blockieren und damit wirksam in die Zellvermehrung eingreifen. Im Anschluss an die identische Reduplikation liegen also 46-mal jeweils zwei DNA-Doppelstränge vor, die mit Proteinhüllen umgeben werden. So werden die Chromosomen üblicherweise abgebildet: als 46 Doppelchromosomen, die nur an einer Stelle in der Nähe der Mitte, dem Zentromer, zusammenhängen. Sie ordnen sich anschließend in einer Ebene an; durch »Fäden« (Kernspindeln) werden die Doppelchromosomen getrennt und der restliche Kern und das Zytoplasma auf zwei neue Zellen mit Kern- und Zellmembran verteilt. Jede der neu entstehenden Zellen enthält wieder einen diploiden Chromosomensatz; jedes Chromosom besitzt dabei, wie vor der Mitose, einen DNA-Doppelstrang.

ZUSAMMENFASSUNG KAPITEL 11.2

Das menschliche Erbgut ist weitestgehend in den Chromosomen des Zellkerns lokalisiert, die wiederum zu wesentlichen Teilen aus der kettenförmigen, aus Nukleotiden zusammengesetzten DNA (DNS) bestehen. Einzelne Abschnitte der DNA stellen die Gene dar, Baupläne für Proteine, die durch die Nukleotidabfolge kodiert sind. Drei Nukleotide mit den ihnen angehängten charakteristischen Basen (Adenin, Thymin, Cytosin, Guanin) – die Basentripletts – definieren nämlich eine Aminosäure; eine Abfolge von Basentripletts bestimmt damit ein Protein. Letzteres wird anhand einer Abschrift des entsprechenden DNA-Abschnitts in den Ribosomen außerhalb des Kerns synthetisiert.

Die DNA liegt als in sich gedrehter Doppelstrang vor (Doppelhelix); der zweite Strang bringt zwar keine neue Information; eine solche Anordnung ist aber zweckmäßig für die Vervielfältigung der DNA (identische Reduplikation), wie sie zur Verdopplung des Chromosomensatzes (Mitose) vor der Kern- und Zellteilung erforderlich ist.

Der Chromosomensatz des Menschen besteht aus 22 Paaren von Autosomen, die (bei Frauen wie Männern) in prinzipiell gleicher Weise gebaut sind und deren DNA neben den Genen (jeweils etwa 1000 pro

Chromosom) große uncodierte Abschnitte enthält. Entsprechend liegen die Gene in den menschlichen Zellen doppelt vor; ihre beiden (oft, aber nicht notwendig) unterschiedlichen Ausprägungsformen werden Allele genannt. Ein weiteres Paar (die Gonosomen) bilden bei Frauen die beiden X-Chromosomen, auf welchen ebenfalls zahlreiche Gene liegen; diese determinieren im Allgemeinen geschlechtsunspezifische Merkmale (wie etwa das Gen, anhand dessen der Blutgerinnungsfaktor VIII gebildet wird). In den Zellkernen männlicher Wesen liegt das X-Chromosom nur einmal vor; das andere Gonosom ist das extrem kleine Y-Chromosom, das im Wesentlichen die Information für die Bildung eines geschlechtsspezifischen Merkmals enthält, nämlich für die Ausbildung der Hoden (statt der Ovarien), welche ihrerseits dann die Entwicklung männlicher Geschlechtsmerkmale bestimmen.
Als Karyotyp eines Menschen bezeichnet man das Schema seiner Chromosomen, d. h. ihre Gesamtzahl (im Regelfall 46), die Konstellation seiner Geschlechtschromosomen und eventuelle Defekte oder Überzähligkeiten bestimmter Chromosomen. Der Karyotyp einer Frau ohne chromosomale Anomalien ist somit 46, XX, der eines Mannes 46, XY.

11.3 Meiose und Meiosestörungen – Chromosomenaberrationen

11.3.1 Funktion und Ablauf der Meiose

Die Meiose (Reifeteilung) dient der Reduktion eines diploiden Chromosomensatzes zu einem haploiden; sie wird deshalb auch als Reduktionsteilung bezeichnet. Bei der Meiose wandeln sich die diploiden Vorläufer der menschlichen Keimzellen (Gameten), die Spermatogonien und Oogonien, zu haploiden Spermatozyten (Spermien) bzw. Oozyten (Eizellen) um (→ Abb. 11-2).

Der erste Schritt besteht in der Anordnung der 46 Chromosomen in der Mitte des Kerns zu 23 Paaren, wobei sich homologe Chromosomen »gegenüberstehen«. Nachdem sich die ursprünglich vom Vater des Individuums stammenden Chromosomen nicht gleichmäßig auf die eine Seite verteilen und die von der Mutter kommenden auf die andere, sondern sich wahllos anordnen, wird die spätere haploide Keimzelle etwa zur Hälfte Chromosomen von der Mutter und vom Vater enthalten; somit hat sich das Erbgut bereits deutlich vermischt (zu den Effekten von Crossing-over → unten).

Zu Beginn der Meiose hat sich jedes der 46 Chromosomen verdoppelt, sodass in der Teilungsebene des Kerns jeweils vier Einzelchromosomen »übereinander liegen«. Beim ersten Meioseschritt (1. Reifeteilung) werden die beiden homologen Doppelchromosomen voneinander getrennt. Die entstehenden Zellen enthalten nun einen haploiden Satz; das heißt, nur noch eines der beiden homologen Chromosomen ist dort zu finden – das dafür doppelt. In der 2. Reifeteilung, die im Prinzip einer Mitose (allerdings nur mit 23 Chromosomen) entspricht, werden die Chromosomenhälften auseinandergezogen.[63] Mit diesem Schritt sind schließlich aus der diploiden

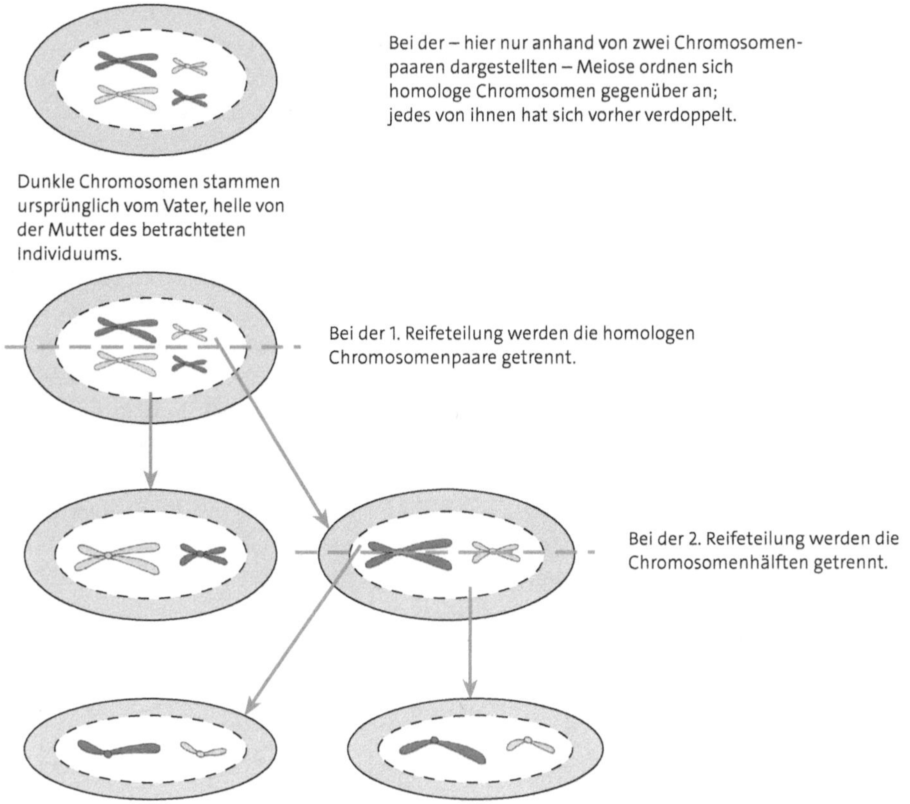

Abb. 11-2: Schematisierter Ablauf der Meiose (nach Köhler, 2010, S. 305; Abdruck mit freundlicher Genehmigung von CIP-Medien, München)

Spermatogonie vier gleichwertige Spermatozyten geworden. Aus einer Oogonie entsteht allerdings nur eine funktionsfähige Eizelle – die restlichen Zellen werden als Polkörper abgestoßen (→ Kap. 9.5.2).

Während sich homologe Chromosomen gegenüberliegen, kann es passieren, dass sich deren Arme überkreuzen und beim Auseinanderziehen am anderen Chromosom hängen bleiben. Auf diese Weise können die beiden Chromosomen gewisse Teile ihres Materials tauschen (Crossing-over), und dieses neu zusammengestellte Chromosom kann nun auf die Gamete und eventuell auf die nächste Generation übergehen. Auf diese Weise werden über lange Zeit zusammenhängende – weil auf demselben Chromosom lokalisierte – Gene plötzlich in ihrem weiteren Erbgang getrennt (Rekombination).[64]

11.3.2 Allgemeines zu Meiosestörungen und ihren Folgen

Bei den geschilderten komplizierten Prozessen der Reduktionsteilungen sind diverse Störungen zu erwarten. So kann es passieren, dass sich homologe Doppelchromosomen nicht trennen; Ähnliches ist denkbar bei der zweiten Reduktionsteilung der verdoppelten Chromosomen. Als Resultat kann eine Keimzelle ein Chromosom doppelt enthalten, die andere dafür dieses überhaupt nicht.

Trifft eine solche atypische Gamete auf eine Keimzelle mit normalem haploidem Chromosomensatz, so enthält – bei ansonsten normalem diploidem Chromosomensatz – die Zygote das betreffende Chromosom entweder nur einmal ([vollständige] Monosomie) oder dreifach ([vollständige] Trisomie). Dies wird als numerische Chromosomenaberration (Abweichung; von lat. aberrare = abirren) bezeichnet. Beim Crossing-over können Teile eines Chromosomenarms verloren gehen – ebenso kann ein Chromosomenarm verlängert werden. Dann liegt in der Zygote eines der homologen Chromosomen in normaler Form vor, das andere in veränderter Gestalt (strukturelle Chromosomenaberrationen in Form von Deletionen [partielle Monosomien] oder Duplikationen [partielle Trisomien]). Fast immer gehen Zygoten mit Chromosomenaberrationen bereits im Mutterleib zugrunde. Dies gilt stets für (totale) autosomale Monosomien. Manche Formen von (vollständigen) autosomalen Trisomien sind, wenigstens für gewisse Zeit, lebensfähig, weisen aber deutliche Veränderungen auf wie bei der Trisomie 21 (Down-Syndrom). Menschen mit partiellen Trisomien – also einer Verlängerung eines Chromosomenarms – sind phänotypisch auffällig, können aber das Erwachsenenalter erreichen. Ein Mensch mit Monosomie des X-Chromosoms ist lebensfähig (Ullrich-Turner-Syndrom), während Zygoten mit Monosomie des Y-Chromosoms unvermeidlich absterben. Überzählige X- oder Y-Chromosomen führen zu vergleichsweise geringen Veränderungen und werden zuweilen eher zufällig in Karyogrammen entdeckt. Strukturelle Aberrationen haben häufig keine Bedeutung, etwa wenn das fehlende Stück eines Chromosoms ohnehin ausschließlich oder vornehmlich uncodierte DNA enthält; bestimmte strukturelle Chromosomenveränderungen zeigen sich jedoch in teilweise sehr auffälliger Erscheinung des Trägers (z. B. im Falle einer Deletion des kurzen Armes von Chromosom 5, des sogenannten Cri-du-Chat-Syndroms).

Neben Meiosestörungen können Störungen der Mitose zu numerischen und strukturellen Aberrationen führen. Treten diese früh bei der sich entwickelnden Zygote auf, haben sie deutliche Auswirkungen. Dabei entsteht oft ein Mosaikmuster aus normalen und veränderten Chromosomensätzen; die körperlichen Veränderungen sind dann weniger ausgeprägt als bei jenen Fällen, bei denen schon die befruchtete Eizelle die Chromosomenanomalie aufweist. So kann es bei Mosaikmustern (45, X/46, XX) zu einer abgeschwächten Ausprägung des Ullrich-Turner-Syndroms kommen. Tatsächlich weisen nur etwa die Hälfte der Frauen mit diesem Syndrom den reinen Karyotyp 45, X auf; beim Rest finden sich entweder Anomalien der X-Chromosomen oder Mosaikmuster. Im Erwachsenenalter, wenn die Mitoserate gering ist, haben mitotisch bedingte Veränderungen der chromosomalen Ausstattung wenig Einfluss auf den Phänotyp; sie können aber Grundlage bösartiger Neubildungen sein.

11.3.3 Autosomale Chromosomenaberrationen

Autosomale (totale) Monosomien sind, wie betont, nie lebensfähig. Autosomale Trisomien sterben ebenfalls immer im Mutterleib ab.[65] Lebensfähig, wenn auch meist nur für wenige Stunden bis Monate, sind Neugeborene mit Trisomie 18 (Edwards-Syndrom) und Trisomie 13 (Pätau-Syndrom); es finden sich ausgeprägte Veränderungen, etwa Missbildungen im Schädelbereich und Fehlentwicklungen des Gehirns. Das Erwachsenenalter erreichen lediglich Menschen mit Trisomie 21 (Down-Syndrom).

DOWN-SYNDROM

Bei Personen mit Trisomie 21 (Down-Syndrom; früher und noch heute im Volksmund als Mongolismus bezeichnet) fallen – neben zumeist deutlich unterdurchschnittlicher Körpergröße – Veränderungen am Kopf auf:

- kurzer Hals
- kleiner runder Schädel
- flacher Hinterkopf
- flaches Profil
- schräg nach oben außen verlaufende (mongoloide) Lidachsen
- Epikanthus (»Mongolenfalte«, eine zusätzliche Hautfalte an den inneren Augenwinkeln)

Sehr häufig sind zudem Veränderungen im Bereich der Hände und Füße; hier ist besonders charakteristisch die Vierfingerfurche, eine durchgängige, etwa parallel zum Handgelenk verlaufende, vom äußersten ulnaren Handrand unterhalb des kleinen Fingers bis oberhalb des Daumens sich ziehende ausgeprägte Vertiefung; eine tiefe Furche zeigt sich auch im Nacken des Fetus und ist schon früh durch Ultraschall zu erkennen.[66] Oft finden sich weitere Organmissbildungen: So weisen etwa 40 % der Neugeborenen mit Trisomie 21 Herzfehler auf. Männer mit Down-Syndrom sind typischerweise unfruchtbar, während dies für Frauen nicht immer gilt. Die Wahrscheinlichkeit für Fehlgeburten bei diesen Müttern ist hoch, überlebende Nachkommen weisen in 40 % der Fälle ebenfalls eine Trisomie 21 auf. Typischerweise findet sich eine mehr oder weniger starke Intelligenzminderung, wobei allerdings erhebliche Unterschiede zu beobachten sind. Die Betroffenen profitieren prinzipiell gut von einer Förderung, entscheidend ist, dass diese frühzeitig und individuell angepasst erfolgt. Insgesamt ist die Lebenserwartung niedriger als in der Allgemeinbevölkerung, liegt mittlerweile aber durchschnittlich bei 60 Jahren. Schon sehr früh finden sich Hirnveränderungen im Sinne einer Alzheimer-Erkrankung – wie in Kapitel 4.7.2 erwähnt, liegt das veränderte Gen für die familiäre Form dieser Demenz auf Autosom 21. Dies stellt auch die häufigste Todesursache bei Trisomie 21 dar (Fortea et al., 2021).

Weitaus am häufigsten findet sich eine reine Trisomie 21 (Karyotyp 47,21+), seltener handelt es sich um Mosaikmuster; dabei sind die Veränderungen weniger ausgeprägt. Das überzählige Autosom stammt in über 90 % der Fälle von der Mutter, d. h. die Eizelle hatte bereits das Chromosom doppelt enthalten. Bekanntlich steigt die Wahrscheinlichkeit dafür erheblich mit dem Alter der Schwangeren: Für Frauen über 45 Jahren ist das Risiko für die Geburt eines Kindes mit Down-Syndrom gut 20-mal höher als für Frauen zwischen 20 und 30 Jahren. Das Alter des Vaters ist hingegen nach gegenwärtigen Erkenntnissen diesbezüglich von eher geringer Bedeutung.

Strukturelle Chromosomenaberrationen haben häufig keinen Einfluss auf die Entwicklung, speziell wenn sie balanciert sind, d.h. lediglich ein Umbau des Chromosoms ohne Verlust oder Zugewinn von genetischem Material erfolgt ist. Auch das Fehlen einzelner Chromosomenstücke (unbalancierte Aberrationen) kann klinisch bedeutungslos bleiben, z.B. wenn der verloren gegangene Chromosomenabschnitt nur uncodierte DNA enthält oder die fehlenden Gene sich noch an anderen Stellen des Chromosomensatzes finden.

Die bekannteste strukturelle Chromosomenaberration ist das mit einer Häufigkeit von 1 : 50 000 Geburten seltene Cri-du-Chat-Syndrom (so bezeichnet nach dem charakteristischen Schreien der Kinder, welches an die Laute junger Kätzchen erinnert). Die Betroffenen weisen zahlreiche körperliche Veränderungen auf (u.a. kleiner Schädel und kleines Gehirn), sind typischerweise geistig schwer behindert, erreichen jedoch häufig das Erwachsenenalter. Im Karyogramm ist eine Verkürzung am p-Arm von Chromosom 5 zu erkennen.

Das Fragile-X-Syndrom (Marker-X-Syndrom, Martin-Bell-Syndrom) kommt vornehmlich beim männlichen Geschlecht vor. Die Betroffenen sind häufig großwüchsig, zeigen Verhaltensstörungen – etwa Hyperaktivität – und weisen eine mehr oder weniger starke Intelligenzminderung auf; weiterhin auffallend sind die Akromegalie (Übergröße der Knochen, speziell im Gesichtsbereich) sowie erheblich vergrößerte Hoden. Das X-Chromosom zeigt eine erhöhte Brüchigkeit (die wahrscheinlich X-chromosomal-rezessiv vererbt wird); dafür verantwortlich ist ein auf ihm liegendes verändertes Gen (FMR1-Gen = fragile X mental retardation 1 gene), bei dem das Basentriplett CGG vielfach hintereinander auftritt (→ Protic & Hagerman, 2024). Zunehmender Konsens besteht, dass das fragile X-Chromosom auch für die Entstehung von Autismus-Spektrum-Störungen eine wesentliche Bedeutung hat (→ Kap. 12.3).

11.3.4 Gonosomale Chromosomenaberrationen

Befruchtete Eizellen, die lediglich Y-Chromosomen (eines oder mehrere) haben, sind nicht lebensfähig. Hingegen ist die Monosomie des X-Chromosoms (Karyotyp 45, X oder der Deutlichkeit halber: 45, X0) mit einer Häufigkeit von 1 : 2000 lebendgeborene Mädchen nicht selten (Ullrich-Turner-Syndrom).

ULLRICH-TURNER-SYNDROM

Frauen mit Ullrich-Turner-Syndrom haben eine normale Lebenserwartung, zeigen aber körperliche Auffälligkeiten, so häufig einen flügelförmigen Halsansatz, eine Deformierung im Ellenbogengelenk, einen typischen Gesichtsausdruck sowie Minderwuchs; allerdings ist nur Letzterer als obligatorisch anzusehen. Im Großen und Ganzen ist von normaler Intelligenz auszugehen; bei einem Teil der Betroffenen können jedoch Defizite im räumlichen und mathematischen Denken vorliegen.

Aufschlussreich sind die bei Monosomie X beobachteten Besonderheiten der Genitalien (→ auch Kap. 9.7): Da das Y-Chromosom nicht vorhanden ist, kommt es nicht zur Ausbildung von Hoden; damit bleibt im Wesentlichen die Testosteronbildung aus, und auch das Anti-Müller-Hormon wird nicht produziert. Nachdem Letzteres fehlt, entwickeln sich Eileiter, Uterus und Vagina normal, und es entsteht ein weibliches äußeres Genitale; andererseits bildet sich kein richtiges Ovar aus bzw. geht wieder zugrunde. Infolge der ausbleibenden Östrogenproduktion kommt es nicht zur Monatsblutung, und die sekundären Geschlechtsmerkmale (etwa die weiblichen Brustformen) sind schwach ausgebildet.

Zu den gonosomalen Trisomien zählt man die Karyotypen 47, XXX (Triplo-X), 47, XXY (Klinefelter-Syndrom) sowie 47, XYY. Die Betroffenen haben eine normale Lebenserwartung, zeigen aber teils auffällige Veränderungen.

TRIPLO-X UND KLINEFELTER-SYNDROM

Frauen mit Karyotyp 47, XXX (Triplo-X- oder Triple-X-Syndrom, auch Trisomie X; in der angloamerikanischen Literatur zuweilen als »super female syndrome« bezeichnet) sind häufig phänotypisch völlig unauffällig – von eventuellen Zyklusstörungen und früherem Einsetzen der Menopause abgesehen. Die Intelligenz soll (nicht unumstritten) im Durchschnitt leicht vermindert sein, es gibt jedoch eine erhebliche Variationsbreite.
Das Klinefelter-Syndrom betrifft Männer und ist gekennzeichnet u. a. durch Hochwuchs, Gynäkomastie (»Busenbildung«) sowie Hodenatrophie; dabei werden keine oder nur funktionsunfähige Spermien gebildet (Blackburn et al., 2025). Der Testosteronspiegel ist niedrig, weshalb die äußeren Genitalien (Penis) und sekundäre männliche Geschlechtsmerkmale (etwa Barthaare) nur wenig ausgebildet sind. Einigen Angaben zufolge ist der Intelligenzquotient im Durchschnitt leicht vermindert; allerdings findet sich eine große Variationsbreite, sodass ebenso Klinefelter-Patienten mit normalen oder überdurchschnittlichen intellektuellen Fähigkeiten anzutreffen sind. Meist liegt der reine Karyotyp 47, XXY vor. Bei einem nicht geringen Prozentsatz der Klinefelter-Patienten finden sich jedoch Mosaikmuster oder weitere X- oder Y-Chromosomen (Karyotypen 48, XXXY oder 48, XXYY oder 49, XXXXY).
Auch bei den letzteren Fällen ist der Phänotyp eindeutig männlich; der wenig ausgebildete Hoden ist also in der Lage, das Anti-Müller-Hormon (den Ovidukt-Repressor) zu produzieren, und der »männliche« Einfluss konnte sich gegenüber dem Wirken von mehreren X-Chromosomen durchsetzen.
Ähnlich häufig wie das Klinefelter-Syndrom findet sich der Karyotyp 47, XYY. Die Betroffenen sind phänotypisch männlich und weitgehend unauffällig, jedoch liegt die mittlere Körpergröße etwa 10 cm über dem Durchschnitt, und unter Personen von mehr als 2 m Größe sind Personen mit Karyotyp 47, XYY weitaus häufiger vertreten, als es ihrem Bevölkerungsanteil entspricht. Die Genitalien sind unauffällig, Fertilität liegt in aller Regel vor, und die Testosteronproduktion wird zumeist als normal angegeben (allerdings wurde bei einzelnen Patienten auch eine deutlich erhöhte Ausschüttung dieses Hormons gefunden). Der lange vermutete Zusammenhang zwischen überzähligem Y-Chromosom und erhöhter Aggressivität konnte durch spätere Untersuchungen im Großen und Ganzen nicht bestätigt werden.

ZUSAMMENFASSUNG KAPITEL 11.3

Die Meiose dient der Reduktion des diploiden Chromosomensatzes zu einem haploiden, wie er in den Keimzellen (Eizellen oder Spermien) vorliegt.
Dazu lagern sich homologe Chromosomen – die sich vorher verdoppelt haben, deren einzelne DNA-Doppelstränge aber noch zusammenhängen – nebeneinander an und werden in einem ersten Schritt voneinander getrennt, während sich in

einem zweiten die Doppelchromosomen aufspalten, sodass schließlich vier haploide Keimzellen vorliegen – von denen sich im weiblichen Organismus jedoch lediglich eine zur funktionsfähigen Eizelle entwickelt. Während der Meiose kann ein Austausch von Erbmaterial zwischen homologen Chromosomen stattfinden (Crossing-over, Grundlage der Rekombination von Genen). Es kann aber auch zur unvollständigen Trennung von ganzen Chromosomen oder von Teilstücken kommen (Non-Disjunction; Grundlage der numerischen und strukturellen Chromosomenaberrationen). Bei der Verschmelzung solcher Keimzellen mit einer gewöhnlichen haploiden kann es zu Monosomien oder Trisomien kommen. Möglich sind:

- vollständige Monosomie, wenn nur ein Chromosom eines Paares vorliegt
- partielle Monosomie, wenn dem zweiten Chromosom ein Teilstück fehlt = Deletion
- vollständige Trisomie, wenn intakte Chromosomen dreifach vorliegen
- partielle Trisomie, wenn das zweite Chromosom ein Teilstück mehr hat oder wenn neben zwei Chromosomen ein freies Chromosomenstück existiert

Vollständige autosomale Monosomien gehen bereits in den frühesten embryonalen Entwicklungsstadien zugrunde, während Menschen mit partiellen autosomalen Monosomien zum Teil lebensfähig sind, aber phänotypische Auffälligkeiten aufweisen (etwa bei Deletion des kurzen Arms von Chromosom 5 das Cri-du-Chat-Syndrom zeigen). Von den vollständigen autosomalen Trisomien ist lediglich bei der Trisomie 21 (Down-Syndrom) eine längere Lebensdauer möglich.
Gonosomale Monosomien mit nur einem X-Chromosom sind nicht selten; diese Frauen zeigen das Ullrich-Turner-Syndrom, u. a. mit nicht funktionsfähigen Ovarien, Kleinwuchs und fakultativen weiteren Auffälligkeiten (weniger stark ausgeprägt, wenn ein Mosaikmuster vorliegt). Personen mit X-chromosomaler Trisomie (Triplo-X oder Trisomie X, Karyotyp 47, XXX) sind häufig phänotypisch unauffällig. Personen mit Karyotyp 47, XXY sind männlich mit gewissen Besonderheiten (Hochwuchs, Hodenatrophie mit Unfruchtbarkeit, vergrößerten Brüsten, in Einzelfällen Intelligenzminderung). Männer mit Karyotyp 47, XYY sind hochwüchsig; umstritten ist ein erhöhtes Aggressionspotenzial.

11.4 Vererbungslehre und Mendel-Gesetze

Die formale Genetik versucht, die Wege zu beschreiben, nach denen sich Eigenschaften von Individuen auf ihre Nachkommen vererben, und macht dazu gewisse Grundannahmen über die Art der Gene und ihr Zusammenwirken. Diese im Kern schon Mitte des 19. Jahrhunderts von Gregor Mendel formulierten Annahmen sind vergleichsweise einfach: Merkmale (Phäne) werden von Genen bestimmt, wobei diese Gene im Allgemeinen mehrere Ausprägungen besitzen (Allele).[67] Die zwei in den Körperzellen des Individuums zu findenden Allele dieses Gens sitzen auf entsprechenden Abschnitten homologer Chromosomen. Sind diese Allele gleich, bestimmen sie also genau dieselbe Form des Merkmals (z. B. dieselbe Blütenfarbe bei Pflanzen), so nennt man das Individuum bezüglich dieses Gens homozygot (reinerbig); sind die beiden Allele verschieden, spricht man von Heterozygotie (Gemischterbigkeit). Die beiden Allele können im Verhältnis der Kodominanz stehen oder das eine gegenüber dem anderen dominant sein. Bei Kodominanz der Allele wirken im Falle von Heterozygotie beide in gleichem Ausmaß an der Ausbildung des Merkmals mit; so würde bei Vorliegen eines Allels für weiße und eines Allels für rote Blütenfarbe eine rosa Blüte entstehen (intermediärer Erbgang). Setzt sich im heterozygoten Zustand eines der beiden Allele gegenüber dem anderen bei der Merkmalsgestaltung durch, nennt man es dominant, das sich nicht durchsetzende rezessiv. Rezessive Allele können nur bei Homozygotie das Merkmal determinieren.[68]

Ein Elternteil überträgt nur eines der Allele auf einen Nachkommen; dieser erhält das zweite Allel vom anderen Elternteil. Die Wahrscheinlichkeit, in den Gameten zu erscheinen, ist für jedes der beiden Allele gleich – unabhängig davon, ob sie bei der Merkmalsausprägung dominant oder rezessiv sind.

Der Einfachheit halber wurde hier nur die Vererbung eines einzigen Merkmals beschrieben und lediglich die monogene Vererbung in Betracht gezogen, also die Weitergabe jener Merkmale, die durch ein einziges Allelpaar determiniert sind. Die meisten Merkmale werden polygen vererbt, etwa Körpergröße oder Intelligenz; auch viele Missbildungen weisen polygene Erbgänge auf, etwa die Lippen-Kiefer-Gaumen-Spalte, die angeborene Hüftluxation oder der Klumpfuß, ebenso psychische Störungen, etwa die Schizophrenie.

Aus den obigen Ausführungen lässt sich auch die Gültigkeit der Mendel-Gesetze ableiten.[69] Das erste Gesetz (Uniformitätsgesetz) beschreibt das Aussehen der Nachkommen, wenn zwei hinsichtlich eines Merkmals (z. B. Blütenfarbe) verschiedene reinerbige Pflanzenunterarten miteinander gekreuzt werden (also solche, die, unter sich gekreuzt, immer nur diesbezüglich gleichgestaltige Nachkommen haben); dann sind die gemischterbigen Nachkommen sämtlich von gleichem Aussehen. Dies wurde im Uniformitätsgesetz ausgedrückt: Die erste Filialgeneration (F_1) bei Kreuzung zweier reinerbiger Rassen ist (phänotypisch) gleich.

Bei Kreuzung der Filialgeneration untereinander konnte Mendel feststellen, dass deren Nachkommen sich teilweise hinsichtlich der Blütenfarbe unterschieden (sich diesbezüglich in Gruppen aufspalteten). Er formulierte deshalb sein zweites Gesetz (Spaltungsgesetz): Kreuzt man Individuen der F_1-Generation, so sind deren Nachkommen (die F_2-Generation) nicht gleich – wobei im Falle eines dominant-rezessiven Erbgangs die Merkmale im Häufigkeitsverhältnis 3 : 1 stehen, bei einer intermediären (kodominanten) Vererbung im Verhältnis 1 : 2 : 1. Der erste Fall lässt sich leicht herleiten, wenn man die Verteilung der Allele auf die Gameten betrachtet und berücksichtigt, dass eines der Allele rezessiv ist, also nur bei Homozygotie zur Merkmalsausprägung führt. Im zweiten Fall der Kodominanz findet man bei Homozygotie das entsprechende reine Merkmal, bei Heterozygotie das gemischte.

Nach dem dritten Mendel-Gesetz (bezüglich der Neukombination der Erbfaktoren auch Unabhängigkeitsgesetz genannt) werden bei Kreuzung von zwei Rassen, die sich in zwei oder mehr Merkmalen unterscheiden, diese Merkmale unabhängig vererbt. Dieses Gesetz ist allerdings nicht uneingeschränkt gültig. Mendel hatte offenbar zufällig immer Merkmale untersucht, deren Gene auf verschiedenen Chromosomen seiner Experimentierpflanzen lagen; streng genommen gilt das dritte Mendel-Gesetz nur in diesem Fall. Liegen die Gene der beiden Merkmale zwar auf einem Chromosom, jedoch weit voneinander entfernt, ist angesichts des häufigen Crossing-overs die Möglichkeit für Neukombinationen von verschiedenen Genen gegeben.

ZUSAMMENFASSUNG KAPITEL 11.4

Dass die Nachkommen zweier reinerbiger Rassen phänotypisch gleich sind, stellt die erste Mendel-Regel (Uniformitätsgesetz) dar. Das zweite Mendel-Gesetz (Spaltungsgesetz) besagt, dass sich bei Kreuzung die Merkmale dieser zweiten Generation untereinander bei nur zwei möglichen Ausprägungen im Verhältnis 1 : 3 auf die Nachkommen verteilen bzw. im Falle gemischter Merkmale im Verhältnis 1 : 2 : 1. Sie lassen sich aus einfachen Annahmen über die Natur des Erbguts herleiten: Jedes (höhere) Lebewesen besitzt zwei Genvarianten (Allele) für die Ausbildung eines Merkmals. Im Falle von Reinerbigkeit liegen diese in gleicher Form vor (Homozygotie), sonst in zwei Varianten (Heterozygotie). Jedes der beiden Allele wird mit gleicher Wahrscheinlichkeit an die Nachkommen weitergegeben. Die Allele können im Verhältnis der Kodominanz zueinanderstehen (intermediäre Vererbung), dann tritt ein gemischtes Merkmal auf; ist ein Allel dominant (das andere entsprechend rezessiv), so gibt es nur zwei Merkmalsausprägungen. Der von der rezessiven Genvariante determinierte Phänotyp wird nur bei Homozygotie erscheinen; bei Homozygotie der dominanten Genvariante oder bei Heterozygotie bildet sich das vom dominanten Allel bestimmte Merkmal aus.
Das dritte von Mendel beschriebene Gesetz (das der unabhängigen Vererbung unterschiedlicher Merkmale) gilt nur, wenn die Gene der beiden betrachteten Merkmale auf verschiedenen Chromosomen liegen bzw. wird lediglich dann wenigstens ansatzweise realisiert, wenn die beiden Genloci auf dem Chromosom weit auseinanderliegen (und so eine hinreichende Chance für Crossing-over und damit Neukombinationen vorliegt).

11.5 (Monogene) Erbkrankheiten

11.5.1 Vorbemerkungen

Bei erblichen Erkrankungen handelt es sich um Veränderungen im Genom, die an die Nachkommenschaft übergehen und zu pathologischen Veränderungen führen können. Eine eigentliche Erbkrankheit liegt erst vor, wenn sich Symptome manifestiert haben; viele Personen besitzen zwar die veränderten DNA-Abschnitte und können sie auf ihre Kinder übertragen (sind sogenannte Konduktoren bzw. Konduktorinnen), entwickeln aber – etwa in vielen Fällen von Heterozygotie – selbst nicht die Krankheit. In diesem Abschnitt werden nur die monogenen Erbkrankheiten betrachtet, die sich nach den Mendel-Gesetzen vererben. Zu betonen ist, dass die meisten genetisch (mit)verursachten Erkrankungen (etwa Schizophrenie) nicht unter diese Kategorie fallen, sondern durch mehrere Gene (polygen) determiniert werden, deren einzelne Weitergabe möglicherweise den einfachen Mendel-Gesetzen folgt. Die Vererbung der gesamten determinierenden Konstellation ist hingegen oft ausgesprochen kompliziert; zudem haben für ihre klinische Manifestation Umweltvariablen meist eine nicht zu unterschätzende Bedeutung. Relevanz für die Entwicklung monogener Erbkrankheiten haben v. a. der autosomal-rezessive, der autosomal-dominante und der X-chromosomal-rezessive Erbgang.[70]

11.5.2 Autosomal-rezessiv vererbte Krankheiten

Autosomal-rezessiv vererbte Krankheiten sind oft Stoffwechselerkrankungen; bekannt sind Phenylketonurie und Mukoviszidose.

PHENYLKETONURIE UND MUKOVISZIDOSE

Obwohl mit einer Häufigkeit von 1 : 10 000 Geburten letztlich ziemlich selten, ist die Betrachtung der Phenylketonurie (PKU) ausgesprochen illustrativ. Zum einen sind die zugrunde liegenden pathologischen Veränderungen bekannt, zum anderen lässt sich an ihr gut demonstrieren, dass selbst eine Erbkrankheit mit sehr hoher Penetranz kein unvermeidliches Schicksal darstellt, sondern durch äußere Faktoren in ihrem Verlauf entscheidend beeinflusst werden kann.
Grundlage ist die mangelnde Funktionsfähigkeit des Enzyms Phenylalaninhydroxylase, welches die Aminosäure Phenylalanin in Tyrosin umwandelt. Zum einen kommt es deshalb zur Anhäufung bestimmter Phenylalaninmetaboliten in Blut und Urin, insbesondere der Ketocarbonsäure Phenylbrenztraubensäure (Phenylpyruvat) – was dem Urin der Betroffenen seinen charakteristischen »mäuseähnlichen« Geruch verleiht und der Krankheit ihren Namen eingebracht hat. Zum anderen finden sich – Folge wohl der toxischen Phenylketone – ausgeprägte Hirnreifungsstörungen, sodass es ohne Behandlung zu schweren geistigen Behinderungen und neurologischen Symptomen (speziell Krampfanfällen) kommt.
Das für die Bildung von Phenylalaninhydroxylase zuständige Gen sitzt auf dem langen Arm von Chromosom 12; die pathologisch veränderte Variante ist rezessiv; somit erkranken nur Personen, die bezüglich dieses Allels homozygot sind. Die Zahl heterozygoter gesunder Konduktoren ist also weitaus größer als die der Erkrankten. Mittlerweile wird Neugeborenen routinemäßig ein Bluttropfen entnommen, um mit dem Guthrie-Test eine Erhöhung der Phenylalaninkonzentration im Blut festzustellen. Die Therapie besteht in strikt phenylalaninarmer Diät zumindest bis zum 10. Lebensjahr, womit ein Entwicklungsrückstand verhindert werden kann. Frauen mit Phenylketonurie im gebärfähigen Alter und Kinderwunsch sollten gleichfalls Diät halten, damit die Feten nicht durch übertretende Phenylketone in ihrer Hirnentwicklung geschädigt werden.
Eine weitere Erkrankung mit autosomal-rezessivem Erbgang ist die Mukoviszidose (Zystische Fibrose, auch als Zystische Pankreasfibrose bezeichnet). Bei ihr produzieren die exokrinen Drüsen – besonders die Bauchspeicheldrüse (Pankreas) und die Schleimdrüsen des Bronchialtrakts – ein abnorm zähes Sekret. Zunächst manifestieren sich Störungen im Verdauungssystem (Pankreasinsuffizienz, eventuell Darmverschluss bei Neugeborenen), später bestimmt die Bronchialsymptomatik zunehmend das Krankheitsbild: Es kommt zu chronischer Bronchitis mit Behinderung der Atmung und schweren Infektionen; die früher sehr niedrige Lebenserwartung ist in den letzten Jahrzehnten gestiegen.
Der Anteil heterozygoter Träger des veränderten Gens in der Bevölkerung ist nicht gering (etwa jeder 20. in unseren Breiten); Homozygote und damit Erkrankte sind jedoch mit etwa 1 auf 2000 Lebendgeburten deutlich seltener.

Weitere autosomal-rezessiv vererbte Krankheiten sind:

- diverse Stoffwechselstörungen
- eine schwere Form angeborener Taubheit
- die meisten Albinismusformen
- zudem einige Arten von Muskelatrophien und -dystrophien

11.5.3 Autosomal-dominant vererbte Krankheiten

An autosomal-dominanten Erbkrankheiten erkranken bereits Personen, die bezüglich des pathologischen Allels heterozygot sind; es gibt also keine gesunden Konduktoren. Wohl bekanntestes Beispiel ist die Chorea Huntington, eine im mittleren Lebensalter einsetzende neurologische Erkrankung mit unkontrollierten Bewegungen und zunehmender Entwicklung einer demenziellen Symptomatik. Das pathologische Gen ist auf Chromosom 4 lokalisiert und gekennzeichnet durch vielfach hintereinander wiederholte Basentripletts CAG (Stoker et al., 2022). Die Kinder Erkrankter haben – wie bei allen autosomal-dominanten Leiden – unabhängig vom Geschlecht eine Wahrscheinlichkeit von 50 %, selbst zu erkranken. Sie können ihrerseits die Genvariante zu einem Zeitpunkt weitergeben, zu dem sie noch keine Symptome aufweisen und ohne Gendiagnostik nicht wissen, ob sie Träger sind.

NEUROFIBROMATOSE (RECKLINGHAUSEN-KRANKHEIT)

Auch diese Erkrankung, die mit einer Häufigkeit von 1 auf 3000 Lebendgeborene auftritt und in zwei Unterarten vorkommt, wird autosomal-dominant vererbt. Beim häufigeren peripheren Typ (NF-1) finden sich schon im Kindesalter charakteristische hellbraune Hautflecken; später bilden sich unter der Haut Neurofibrome (ausgehend vom Bindegewebe um die Nerven) sowie Neurinome des peripheren Nervensystems. Bei der Neurofibromatose Typ 2 treten Letztere zentral auf, speziell im Bereich des N. acusticus. Oft finden sich neurologische Symptome und Skelettveränderungen; die ursprünglich gutartigen Tumoren können entarten, zudem entwickeln sich häufig Leukämien.

Weiter seien folgende autosomal-dominante Erkrankungen genannt:

- bestimmte Formen familiärer Fettstoffwechselstörungen (nicht alle)
- Zystennieren
- familiäre Polyposis im Magen-Darm-Bereich
- Osteogenesis imperfecta (abnorme Knochenbrüchigkeit; »Glasknochenkrankheit«)
- manche Varianten von Schwerhörigkeit und Taubheit
- einige Formen von Muskelschwund
- Achondroplasie (verkürzte Beine und Arme, wie bei »Liliputanern« zu finden)

11.5.4 Krankheiten mit X-chromosomal-rezessivem und X-chromosomal-dominantem Erbgang

X-chromosomal-rezessive Erkrankungen betreffen Frauen extrem selten, während sie bei Männern relativ häufig zu beobachten sind. Dies liegt daran, dass bei diesen das pathologische Allel auf dem einzigen X-Chromosom für die Entwicklung des Leidens ausreicht; sie sind dann hemizygot (von griech. hemi = halb). Frauen sind lediglich Konduktorinnen, besitzen also die pathologische Genvariante und können sie mittels des X-Chromosoms an ihre weiblichen und männlichen Kinder weitergeben.

BLUTERKRANKHEIT

Hämophilie A oder klassische Hämophilie, die durch einen Mangel an Faktor VIII der

Blutgerinnung charakterisiert ist, ist die bekannteste X-chromosomal-rezessiv übertragene Erbkrankheit. Sie trifft fast ausschließlich Männer, während Frauen – außer in den extrem seltenen Fällen von Homozygotie – gesunde Konduktorinnen sind; sie geben in der Hälfte der Fälle das pathologische Allel an ihre männlichen Nachkommen weiter, die dann unweigerlich erkranken. In vielen europäischen Herrscherhäusern gab es Bluter, weil sie Nachkommen der Queen Victoria waren, die eine Konduktorin war.

Als weitere Krankheiten mit X-chromosomal-rezessivem Erbgang seien angeführt: Hämophilie B (Fehlen von Faktor VII), Rotgrünblindheit in ihren verschiedenen Varianten sowie einige Formen von Muskeldystrophien, darunter die mit 3 auf 10 000 männliche Lebendgeburten nicht ganz seltene infantile progressive Muskeldystrophie vom Typ Duchenne; das Fragile-X-Syndrom (Martin-Bell-Syndrom) mit Hochwüchsigkeit, vergrößerten Gesichtsknochen, Verhaltensstörungen und Intelligenzminderung wird X-chromosomal-vererbt, allerdings weder regelrecht dominant noch rezessiv.

X-chromosomal-dominante Krankheiten sind nur wenige bekannt, u.a. eine seltene Vitamin-D-resistente Rachitisform. Diese Erkrankungen treffen Frauen wegen des bei ihnen doppelt vorliegenden X-Chromosoms häufiger, Männer aufgrund der Hemizygotie im Allgemeinen aber schwerer.

Vereinzelt wurde die Hypothese vorgebracht, dass bestimmte affektive Störungen, speziell bipolare Formen, einen (wohl dominanten) X-chromosomalen Erbgang aufweisen; allerdings ist die empirische Stützung wenig überzeugend.

Tabelle 11-1 fasst die einfachsten Vererbungswege für Krankheiten zusammen und hebt ihre Charakteristika hervor.

Erbgang	Beispiele	Charakteristika
autosomal-rezessiv	Phenylketonurie; weitere Stoffwechselstörungen (z. B. des Kohlenhydratstoffwechsels, etwa Galaktosämie); Mukoviszidose (Zystische Fibrose); adrenogenitales Syndrom; manche Formen von Taubheit und geistiger Behinderung; Formen von Muskelatrophien	beide Geschlechter gleich häufig betroffen; nur Homozygote erkranken; Heterozygote sind lediglich Konduktoren (manchmal bei diesen auch leichtere Ausprägungen der Krankheit, z. B. bei Thalassaemia minor)
autosomal-dominant	Chorea Huntington; Neurofibromatose; Osteogenesis imperfecta; Achondroplasie; familiäre Polyposis im Magen-Darm-Bereich; Formen von Taubheit und Blindheit	Hetero- und Homozygote erkranken (Letztere zuweilen schwerer); beide Geschlechter gleich häufig betroffen
X-chromosomal-rezessiv	Hämophilie A und B; Rotgrünblindheit; einige Formen von Muskelatrophien	fast nur Männer betroffen; Frauen lediglich Konduktorinnen
X-chromosomal-dominant	Vitamin-D-resistente Rachitis; wenige weitere, seltenere Krankheiten; Formen affektiver Störungen (umstritten)	Frauen erkranken häufiger, Männer meist schwerer

Tab. 11-1: Monogene Erbkrankheiten

ZUSAMMENFASSUNG KAPITEL 11.5

Monogene Erbkrankheiten sind dadurch gekennzeichnet, dass sie schon dann zum Ausbruch kommen können (aber nicht müssen), wenn ein einziges Gen pathologisch verändert ist (im Gegensatz zu den polygenen, bei denen mehrere verschiedene Gene in pathologischen Varianten vorliegen müssen). Bei autosomal-rezessiven Erbkrankheiten – welche beide Geschlechter in gleicher Häufigkeit treffen – muss der Erkrankte bzgl. der pathologischen Genvariante homozygot sein, während bei Heterozygotie das Krankheitsbild nicht auftritt (oder bestenfalls in sehr abgemilderter Form). Entsprechend gibt es viel mehr gesunde Konduktoren als Erkrankte; Kinder, die aus einer Verbindung mit einem Kranken und einer gesunden Person (keinem Konduktor) hervorgehen, erkranken nicht. Beispiele für autosomal-rezessive Erbkrankheiten sind u. a. Phenylketonurie und Mukoviszidose.

Bei autosomal-dominanten Erbkrankheiten (wie Chorea Huntington und Recklinghausen-Krankheit) genügt für den Ausbruch der Krankheit eine Heterozygotie; es gibt also keine gesunden Konduktoren. Kinder aus einer Verbindung mit einem Konduktor (der dann auch früher oder später selbst erkranken wird) erben mit einer Wahrscheinlichkeit von 50 % selbst das Leiden (mit 100 %, wenn der Konduktor sogar homozygot ist). X-chromosomal-rezessive Erbkrankheiten wie die klassische Hämophilie treffen so gut wie ausschließlich Männer; ihre männlichen Kinder sind gesund (außer bei Verbindung mit einer Konduktorin), während die Töchter die pathologische Variante übertragen bekommen und weitergeben können.

Die seltenen X-chromosomal-dominanten Erkrankungen treffen häufiger Frauen; wenn Männer erkranken, dann oft schwerer.

12 Früh auftretende körperliche und geistige Behinderungen – Autismus-Spektrum-Störung – Aufmerksamkeitsdefizit-/Hyperaktivitätsstörung (ADHS)

12.1 Vorbemerkungen und Überblick

Kinder mit Intelligenzminderung und Verhaltensauffälligkeiten sind sehr häufig in psychotherapeutischer Behandlung – speziell natürlich bei Kinder- und Jugendlichenpsychotherapeuten. Daher ist es ausgesprochen wichtig, die eventuell organischen Ursachen dieser Störungen zu kennen, um die Möglichkeiten und Grenzen einer Behandlung realistisch einzuschätzen. Im folgenden Kapitel werden Ursachen für Behinderungen und Intelligenzminderung kurz vorgestellt; besprochen werden auch zwei Störungen (ADHS und Autismus-Spektrum-Störung [frühkindliches Autismus-Syndrom nach ICD-10]), bei denen die organischen Ursachen noch weniger klar sind.[71]

12.2 Früh auftretende körperliche und geistige Behinderungen

12.2.1 Allgemeines zu den Ursachen

Früh auftretende Behinderungen können sehr unterschiedliche Ursachen haben:

- pränatale (bereits vor der Geburt einwirkende)
- perinatale (im Rahmen des Geburtsvorgangs auftretende)
- postnatale (später entstehende)

In jeder dieser Gruppen kann man eine weitere Einteilung nach der Art der wirksamen Faktoren vornehmen (→ Tab. 12-1).

Monogene Erbkrankheiten: Bei monogenen Erbkrankheiten liegt eine pathologisch bedeutsame Veränderung an einem Gen vor, wobei diese entweder beide oder nur eine der beiden Genvarianten (Allele) betreffen kann.

Ursachen	Erläuterungen	Beispiele
Pränatale Ursachen		
monogene Erbkrankheiten	von den Eltern übertragene Störungen im Erbgut, die auf einem Gen liegen und gemäß den Mendel-Gesetzen vererbt werden	Phenylketonurie; Fragiles-X-Syndrom; Formen von Blindheit und Taubheit; Muskelatrophien; Störungen der Knochenbildung
polygene Erbkrankheiten	von den Eltern übertragene Störungen im Erbgut, die auf mehrere Gene zurückgehen und nicht gemäß den einfachen Mendel-Regeln übertragen werden	Lippen-Kiefer-Gaumen-Spalte; Klumpfuß; angeborene Hüftluxation
Chromosomenaberrationen	Veränderungen der Zahl oder Struktur von Chromosomen bei prinzipiell intaktem Erbgut	Trisomie 13, 18, 21; Monosomie des X-Chromosoms; Klinefelter-Syndrom
intrauterine Infektionen	Infektionen der Schwangeren mit Auswirkung auf die Embryonalentwicklung	Rötelnembryopathie; Infektionen mit Zytomegalievirus; Toxoplasmose; HIV-Infektion
toxische Schäden	stoffliche Einwirkungen während der Schwangerschaft, häufig durch Medikamenten- oder Substanzkonsum	Alkoholembryopathie; Cocainembryopathie; Thalidomidschädigung (Contergan); Keimschädigung durch Zytostatika und energiereiche Strahlen
Stoffwechsel- und endokrine Störungen der Mutter	Krankheiten, die unbehandelt die Fetalentwicklung negativ beeinflussen	Phenylketonurie der Mutter (ohne Diät); schlecht eingestellter Diabetes mellitus; unbehandelte Hypothyreose
angeborene Missbildungen	ätiologisch häufig unklare Missbildungen	manche Fälle von Meningozele, Meningomyelozele, angeborenem Hydrocephalus
Perinatale Ursachen		
serologische Unverträglichkeiten	Antikörperbildung im mütterlichen Organismus führt zu schädlichen Immunreaktionen während der Geburt	Rhesusunverträglichkeit; Inkompatibilität im AB0-System
sonstige Erkrankungen der ersten Lebenstage	Störungen mit Auswirkung auf die Hirnreifung	Kernikterus bei einigen Anämien oder Missbildungen der Gallengänge; Infektionen
traumatische Schädigungen während des Geburtsvorgangs	Verminderung der Sauerstoffzufuhr; mechanische Schäden	Formen der infantilen Zerebralparese mit Spastik

Ursachen	Erläuterungen	Beispiele
Postnatale Ursachen		
Infektionen	früh auftretende, besonders die Entwicklung des Nervensystems störende Infektionen	Meningitis, Encephalitis
traumatische Schäden	Läsionen v. a. im Schädelbereich durch Unfälle oder Kindesmisshandlung	Schädelverletzungen mit Beeinträchtigung zentralnervöser Strukturen
endokrine Störungen	Hormonkrankheiten mit Beeinträchtigung der Entwicklung	kindliche Hypothyreose

Tab. 12-1: Überblick über Ursachen früh auftretender Behinderungen

Zu den autosomal-rezessiven Erbkrankheiten (→Kap. 11.5.2) gehören u. a.:

- die Phenylketonurie (die unbehandelt mit schwerer Intelligenzminderung und neurologischer Symptomatik einhergeht)
- weitere, ebenfalls die geistige und körperliche Entwicklung betreffende Stoffwechselstörungen (etwa Galaktosämie)
- Mukoviszidose (Zystische Fibrose)
- die meisten Formen von Albinismus
- einige Formen von Taubheit
- bestimmte Muskelatrophien

Zu den autosomal-dominanten Erbkrankheiten (→Kap. 11.5.3) zählt man:

- Chorea Huntington (die sich erst im mittleren Lebensalter klinisch manifestiert)
- Neurofibromatose
- bestimmte Formen von Muskelatrophie
- bestimmte Formen von Taubheit und Blindheit
- Störungen der Knochenbildung (Osteogenesis imperfecta, Achondroplasie)

X-chromosomal-rezessive Erbkrankheiten (→Kap. 11.5.4) sind:

- Hämophilie (Bluterkrankheit)
- Rotgrünblindheit (oft nur in Form von Rotgrün-Schwäche)
- einige Formen von Muskelschwund
- Fragiles-X-Syndrom (Martin-Bell-Syndrom), für das neben körperlichen Besonderheiten (Hochwuchs, Riesenhoden, vergrößerte Gesichtsknochen) Intelligenzminderung und Verhaltensstörungen charakteristisch sind (zur Bedeutung des fragilen X-Chromosoms bei der Autismus-Spektrum-Störung →Kap. 12.3.2)

Polygene Erbkrankheiten: Im Allgemeinen auf unterschiedlichen Chromosomen lokalisierte Gene führen zu den polygenen Erbkrankheiten; dabei wirken die Einflüsse der einzelnen Gene in oft komplizierter Art und Weise zusammen. Häufig kommt erst dann das Merkmal – die Krankheit – zum Ausdruck, wenn eine gewisse Zahl pathologisch vorliegender Genvarianten (Schwellenwert) überschritten wird. Die einfachen, den Mendel-Gesetzen folgenden Erbgänge wie bei monogenen Erbkrankheiten finden sich hier nicht. Zudem haben Umweltfaktoren auf die Manifestation vieler polygener Erkrankungen meist größeren Einfluss als auf die Ausbildung monogen determinierter Erkrankungen. Deshalb weiß man über polygene Erkrankungen teilweise noch wenig Bescheid; möglicherweise sind einige bis jetzt scheinbar regellos auftretende Veränderungen in komplizierter Weise doch genetisch determiniert. Beispielsweise dürften Lippen-Kiefer-Gaumen-Spalte, Klumpfuß und angeborene Hüftluxation polygene Erbkrankheiten sein.

Chromosomenaberrationen: Bei Chromosomenaberrationen (in einem nicht pathologischen Genom) sind einzelne Chromosomen in Zahl oder Gestalt verändert; dies passiert bei der Bildung der Keimzellen (→Kap. 11.3.2). Fehlen Autosomen, so sterben die Zygoten stets nach kurzer Zeit ab. Mit Ausnahme der Trisomie 21 sind auch autosomale Trisomien nicht lebensfähig (Kinder mit Trisomie 13 und 18 leben mit schweren Missbildungen nur für kurze Zeit). Kinder mit Trisomie 21 (Down-Syndrom) sind zwar behindert, erreichen aber in aller Regel das Erwachsenenalter (→Kap. 11.3.3). Strukturelle Aberrationen an Autosomen (»partielle Mono- und Trisomien«) sind nicht immer auffällig. Eine schwere Störung mit zahlreichen körperlichen Einschränkungen und starker Intelligenzminderung ist das Cri-du-Chat-Syndrom (Verkürzung am p-Arm von Chromosom 5); oft erreichen diese Kinder das Erwachsenenalter.

Gonosomale Aberrationen sind in aller Regel weniger schwerwiegend (→Kap. 11.3.4). Hier gibt es:

- Monosomie des X-Chromosoms (Ullrich-Turner-Syndrom)
- Klinefelter-Syndrom (Karyotyp 47, XXY)
- Karyotypen 48, XXYY oder 48, XXXY
- Karyotypen 47, XXX und 47, XYY (Personen mit diesen Karyotypen sind im Allgemeinen unauffällig, bei Letzteren kommt allerdings häufig extremer Hochwuchs vor)

Intrauterine Infektionen: Die Rötelnembryopathie (Embryopathia rubeolosa) kann auftreten, wenn die Schwangere nicht bereits vor der Schwangerschaft die virale Infektion durchgemacht und eine Immunität erworben hat; deshalb sollte man diese Frauen vor der Schwangerschaft impfen. Schädigungen des Embryos treten speziell während der ersten drei Schwangerschaftsmonate auf und betreffen v. a. Nervensystem, Sinnesorgane und Herz.

Zahlenmäßig von Bedeutung sind zudem Infektionen mit dem Zytomegalievirus sowie dem Erreger der Toxoplasmose. Kommt es nicht zu Aborten, zeigen die Neugeborenen Missbildungen speziell im Bereich des ZNS und der inneren Organe. Ob HIV-Infektionen zu Keimschädigungen führen, ist noch nicht eindeutig geklärt. Beschriebene Veränderungen an Kindern HIV-positiver Mütter könnten auch durch Drogen- oder Alkoholkonsum bedingt sein. Die Kinder sind jedoch häufig ebenfalls HIV-infiziert und sterben oft schon früh an Infektionen.

Toxische Schädigungen: Teratogen (die Keimfrucht schädigend) wirken mehrere Substanzen. Am bekanntesten, wenn auch mittlerweile als Ursache für Embryopathien nicht mehr von Bedeutung, ist die Schädigung mit dem Schlafmittel Thalidomid (Contergan®). Abhängig vom Zeitpunkt der Einnahme kam es zu den verschiedensten Missbildungen (nicht nur zu den auffälligen Verkürzungen der Arme); die geistige Entwicklung der Kinder war in aller Regel normal.

Am bedeutsamsten ist die Alkoholembryopathie (fetales Alkohol-Syndrom oder besser: fetale Alkohol-Spektrum-Störung), die sich u. a. in inneren Fehlbildungen, (typischerweise geringen) Intelligenzdefiziten sowie Entstellungen im Schädel-Gesichts-Bereich zeigt. Auch Kinder Cocain konsumierender Mütter weisen häufig Schädigungen auf, insbesondere Herzfehler. Rauchende Mütter haben vermehrt Spontanaborte und Frühgeburten; auch sind die Neugeborenen häufiger untergewichtig und in der ersten Zeit besonders anfällig gegenüber Krankheiten;

nicht sicher steht fest, ob es auch eine erhöhte Rate von Fehlbildungen gibt.

Sicher teratogene Medikamente sind u. a. bestimmte

- Antiepileptika und Lithiumsalze,
- Gerinnungshemmer,
- Retinoide in hohen Dosen (Vitamin A und verwandte Stoffe) sowie
- mit großer Wahrscheinlichkeit Zytostatika.

Eine Strahlenexposition der Mutter wirkt nur in höheren Dosen mit Sicherheit keimschädigend (also bei therapeutischen Bestrahlungen, v. a. in den ersten Schwangerschaftsmonaten); dass eine (nicht allzu ausgedehnte und sachgerecht durchgeführte) Röntgendiagnostik solche Wirkung haben könnte, ist eher unwahrscheinlich (Al Mansour et al., 2024).

Mütterliche Stoffwechsel- und Hormonstörungen: Stehen Schwangere mit Phenylketonurie nicht unter streng phenylalaninarmer Diät, können die pathologischen Metaboliten (wie Brenztraubensäure) zu embryonalen Hirnreifungsstörungen führen; spätestens unmittelbar nach der Konzeption – wesentlich besser: schon vorher, also während des gesamten gebärfähigen Alters – muss deshalb die betroffene Frau eine strikte Diät einhalten. Auch Kinder von Müttern mit Diabetes mellitus zeigen, abhängig von der Einstellung des mütterlichen Blutzuckers, vermehrt Fehlbildungen; zudem sind Geburtskomplikationen häufiger. Produziert die Mutter zu wenig Schilddrüsenhormone (etwa bei unzureichender Schilddrüsenfunktion oder bei Iodmangel), kann es zu Entwicklungsstörungen kommen, u. a. im ZNS-Bereich (Kretinismus); bei den Neugeborenen fallen fehlende Lebhaftigkeit, trockene Haut und eine dicke Zunge auf.

Missbildungen unklarer Genese: Zuweilen findet man trotz ungestörten Schwangerschaftsverlaufs und ohne oben genannte Faktoren Fehlbildungen, wie z. B.:

- Hydrocephalus (»Wasserkopf«)
- Spina bifida (Spaltung von Wirbelkörpern bei Defekt des Neuralrohrs, eventuell mit Hervortreten des Rückenmarks und/oder seiner Häute: Meningomyelozele, Meningozele)

Möglicherweise handelt es sich in Einzelfällen um kompliziert übertragene polygene Erbkrankheiten; zunehmend wird ein Folsäuremangel bei der Schwangeren als Ursache von Defekten im Neuralrohr diskutiert (US Preventive Services Task Force et al., 2023).

Serologische Unverträglichkeiten: Bei den serologischen Unverträglichkeiten ist zum einen die Rhesusinkompatibilität von Bedeutung: Fehlt der Mutter auf ihren Erythrozyten ein bestimmtes Antigen, der Rhesusfaktor, dann wird sie bei Konfrontation mit rhesuspositivem Blut Antikörper entwickeln, die sich mit dem Antigen verbinden und zur Zerstörung der Erythrozyten führen (Hämolyse). Bei der ersten Schwangerschaft mit einem Rh-positiven Kind spielt dies noch keine Rolle, da der Kontakt mit den kindlichen Erythrozyten erst während der Geburt erfolgt und die Antikörper nicht schnell genug gebildet werden, um Schaden anzurichten. Sind diese Antikörper aber bereits vorhanden, so können sie bei einem zweiten Rh-positiven Kind dessen Blutkörperchen angreifen und es kommt zum Morbus haemolyticus neonatorum.[72] Das in hohen Konzentrationen anfallende Bilirubin schädigt u. a. Kerngebiete im ZNS (Kernikterus oder Bilirubinencephalopathie), sodass es zu schweren neurologischen Symptomen kommt (eine Ursache der infantilen Zerebralparese). Ähnliches kann bei Inkompatibilität im ABO-System passieren (z.B. wenn die Mutter Blutgruppe 0, das Kind Blutgruppe A hat).

Komplikationen während des Geburtsvorgangs: Wird durch eine verlängerte Geburt oder durch Komplikationen mit der Nabelschnur die Sauerstoffzufuhr unterbrochen (Hypoxie), kann es zu Behinderungen kommen. Besonders betroffen ist das Gehirn, das nur sehr kurz ohne Sauerstoff auskommt. Eine wesentliche Ursache der in Kapitel 12.2.2 zu besprechenden infantilen Zerebralparese ist – neben dem Kernikterus – der perinatale Sauerstoffmangel. Weiter sind mechanische Schädigungen während der Geburt nicht selten. Wenn beispielsweise die Schulter im Beckenausgang hängen bleibt, kann es zu einer Nervenläsion im Halsbereich (obere Plexuslähmung) mit Beeinträchtigung der Schulter und Armmuskulatur kommen; in der Regel bilden sich die Lähmungen zurück – zuweilen allerdings nicht vollständig.

Erkrankungen der ersten Lebenstage: Zu den Erkrankungen in den ersten Lebenstagen gehört der (schon erwähnte) Morbus haemolyticus neonatorum. Er kann u.a. durch Anhäufung von Bilirubin zur Schädigung von Kerngebieten, insbesondere der Basalganglien, führen. Eine gewisse Erhöhung des Bilirubinspiegels in den ersten Tagen ist normal (physiologischer Neugeborenenikterus, Folge einer zunächst unzureichenden Syntheseleistung); ist er aber verlängert oder besonders ausgeprägt (Icterus gravis), kann es zur Bilirubinencephalopathie kommen. Neben den genannten serologischen Unverträglichkeiten können weitere Faktoren dafür verantwortlich sein (Missbildungen der Gallengänge, andere Blutkrankheiten mit verstärkter Hämolyse).

Endokrine Störungen: Bei den endokrinen Störungen ist besonders die Schilddrüsenunterfunktion (Hypothyreose) von Bedeutung; sie kann bereits als Hypothyreose der Mutter die fetale Entwicklung, u.a. die Hirnreifung, beeinträchtigen (Kretinismus; → oben). Es ist aber auch möglich, dass die Neugeborenen bei mangelnder Schilddrüsenanlage diese Hormone nicht selbst produzieren und so in ihrer Entwicklung gestört sind. Deswegen wird in den ersten Lebenstagen neben dem PKU- auch ein Hypothyreose-Screening durchgeführt. Durch die Gabe von Schilddrüsenhormonen kann der Entwicklungsrückstand verhindert werden oder fällt zumindest weniger schwer aus.

Infektionen: Insbesondere wenn Infektionen früh auftreten und das Gehirn mit seinen Häuten befallen (Meningitis, Meningoencephalitis), können sie bleibende Schäden hinterlassen und etwa zur Ausbildung eines Hydrocephalus führen; erfreulicherweise heilen sie aber (rechtzeitig und konsequent behandelt) meist weitgehend folgenlos aus.

Traumatische Schäden: Traumatische Läsionen sind im Kindesalter nicht selten und können bei entsprechender Lokalisation u.a. irreversible ZNS-Schäden nach sich ziehen. Hier ist besonders auf die Folgen von Kindesmisshandlung hinzuweisen.

12.2.2 Körperliche Behinderungen

Missbildungen im Schädel-Gesichts-Bereich: Missbildungen im Schädel-Gesichts-Bereich gehen zumeist auf pränatale Ursachen zurück. So fallen bei der Alkoholembryopathie (fetales Alkoholsyndrom) charakteristische Besonderheiten im Gesichtsbereich auf, etwa ein breiter Nasenrücken, kurze Lidspalten, eine unkonturierte Hautpartie zwischen Lippe und Nase (Verstreichen des »Philtrums«) und schmales Lippenrot. Veränderungen am Schädel und Gesicht (u.a. eine durch Gewebszerstörung bedingte »Sattelnase«) findet man auch bei Kindern, die im Mutterleib mit dem Syphiliserreger infiziert wurden (Lues connata, mittlerweile selten).

Bei schweren Chromosomenaberrationen (Trisomie 13 und 18, partielle Trisomien und Deletionen wie Cri-du-Chat-Syndrom) sind Schädel und Gesicht auffällig verändert. Auch bei Trisomie 21 (Down-Syndrom) liegen charakteristische Veränderungen vor, so ein kleiner, runder Schädel mit flachem Hinterkopf, ein flaches Gesicht, schräggestellte Lidachsen und Epikanthus (»Mongolenfalte«), weiter eine dicke Zunge. Flaches Gesicht und dicke Zunge kennzeichnen zudem Kinder mit Hypothyreose (Schilddrüsenunterfunktion).

Bei Vergrößerungen des Hirnschädels muss an einen Hydrocephalus (»Wasserkopf«) gedacht werden; dieser geht auf Behinderungen des Liquorabflusses zurück (meist konnatal bei unklarer Ursache, zuweilen als Folge von Meningoencephalitis). Durch eine Verbindung (Drainage) – etwa zwischen Liquorräumen und Bauchhöhle – kann eine normale Entwicklung ermöglicht werden. Auch ein vorzeitiger Verschluss der Schädelnähte kann zu Deformationen und zur Erhöhung des Hirndrucks mit neurologischen Ausfällen führen.

Lippen-Kiefer-Gaumen-Spalten variieren sehr in ihrer Ausprägung. Zuweilen ist lediglich eine leichte Einkerbung der Lippen zu bemerken, in anderen Fällen kann sich eine deutliche Spalte von der Lippe über den Oberkiefer weit nach hinten in den Gaumen ziehen. Äußerlich weniger auffällig sind isolierte Gaumenspalten. Die Missbildung kommt familiär gehäuft vor, ist wahrscheinlich polygen bedingt und gehorcht keinem einfachen Erbgang. Die Behandlung erfolgt chirurgisch. Bei lateral gelegenen Lippen-Kiefer-Gaumen-Spalten (der häufigeren Form) handelt es sich meist um isoliert vorkommende Auffälligkeiten; bei Veränderungen in der Medianebene sind weitere Missbildungen häufig.

Eine Atresie (mangelnde Ausbildung) der Ohrmuschel – zuweilen mit Atresie des äußeren Gehörgangs und Schwerhörigkeit – lässt sich teils auf pränatale Ursachen zurückführen. Sie kommt im Rahmen der Thalidomidembryopathie (bei »Conterganskindern«) vor, kann aber auch geburtstraumatisch bedingt sein.

Gehörlosigkeit und Schwerhörigkeit: Früher wurden Gehörlosigkeit und Schwerhörigkeit, die sehr häufig mit einer gestörten Sprachentwicklung einhergehen, üblicherweise als Taubstummheit bezeichnet; dieser Begriff ist heute weitgehend aus dem Sprachgebrauch verschwunden. Zum Teil sind diese Erkrankungen genetisch bedingt, und zwar meist autosomal-rezessiv; allerdings ist der Erbgang insofern komplizierter, als oft sämtliche Kinder gehörloser Elternpaare keine diesbezüglichen Auffälligkeiten zeigen. Eine Rötelnembryopathie ist eine weitere wichtige Ursache von Gehörlosigkeit, die dann häufig kombiniert mit Blindheit und Herzfehlern vorliegt. Im Rahmen der (heute in unseren Breiten seltenen) Lues connata kann es im Schulkindalter zur Innenohrtaubheit kommen. Frühe Einschränkungen der Hörfähigkeit können zudem postnatal entstehen, v.a. als Folge einer Meningoencephalitis toxisch bedingt sein (z. B. als Nebenwirkung des Antibiotikums Streptomycin), oder im Rahmen entzündlicher Ohrerkrankungen auftreten (zu Ursachen von Schwerhörigkeit in späteren Jahren →Kap. 2.3).

Blindheit und Einschränkungen des Sehvermögens: Sind Einschränkungen des Sehvermögens angeboren, kommen ätiologisch häufig genetische Faktoren infrage. Auch die Rötelnembryopathie kann eine Ursache sein; dabei finden sich insbesondere starke Trübungen der Linse (Grauer Star, Katarakt), oft verbunden mit Innenohrschwerhörigkeit und Herzfehlern.

Störungen des Wachstums und weitere Störungen der Knochenbildung: Extremer Minderwuchs findet sich bei schweren autosomalen Chromosomenstörungen (Trisomie 13 und 18, Cri-du-Chat-Syndrom); auch Menschen mit Trisomie 21 (Down-Syndrom) sind deutlich kleiner als der Durchschnitt. Ebenso sind Frauen mit Monosomie des X-Chromosoms (Ullrich-Turner-Syndrom) häufig klein; insbesondere der übliche pubertätsbedingte Wachstumsschub bleibt bei diesen Mädchen aus (zum extremen Längenwachstum bei den Karyotypen 47, XXY und 47, XYY →unten) Vermindertes Wachstum tritt ebenso bei Mangel- oder Fehlernährung und bei Störungen insbesondere im Kohlenhydrat- und Mukopolysacccharidstoffwechsel auf; auch Kinder mit Herzfehlern, Resorptionsstörungen und weiteren inneren Erkrankungen zeigen bisweilen Minderwuchs.

Häufig sind Hormonstörungen für Beeinträchtigungen des Wachstums verantwortlich. Ein Beispiel ist die Schilddrüsenunterfunktion (Hypothyreose); setzt sie früh ein, resultieren Entwicklungsstörungen, die man zuweilen als Kretinismus bezeichnet. Meist ist eine mangelnde Ausbildung der Schilddrüse die Ursache (früher in manchen Gegenden auch Iodmangel); ebenso kann die Schilddrüsenunterfunktion der Schwangeren zu einer frühen körperlichen und geistigen Unterentwicklung des Kindes führen. Der sogenannte hypophysäre Minderwuchs ist durch die mangelnde Bildung des Wachstumshormons Somatotropin (STH, GH = growth hormone) in der Adenohypophyse bedingt (→Kap. 5.3.8). Meistens ist auch die Bildung anderer Hypophysenhormone beeinträchtigt. Die Störung geht manchmal auf Tumoren in diesem Bereich zurück (die bei älteren Kindern nicht ganz seltenen Kraniopharyngeome); sie ist offenbar beim Großteil der Fälle geburtstraumatisch bedingt – häufig handelt es sich um Kinder, die aus einer Steißlage heraus geboren werden. Die Therapie besteht im Allgemeinen in einer Zufuhr von Wachstumshormon über viele Jahre.

Viele Formen von Minderwuchs lassen sich nicht durch die genannten Faktoren erklären; häufig treten sie familiär gehäuft auf, ohne dass Sicheres über den Erbgang bekannt wäre.

Im Gegensatz zu den bisher genannten, im Wesentlichen proportionierten Formen von Kleinwuchs liegt bei der dominant vererbten Achondroplasie (Chondrodystrophie; von griech. chondros = Knorpel) ein unproportionierter Minderwuchs vor. Da die Knochen v. a. in ihrem Längen-, nicht aber wesentlich in ihrem Dickenwachstum gehemmt sind, finden sich kurze, plumpe Extremitäten. Außerdem wachsen auch die Knochen des Schädels ungleichmäßig, sodass die Schädelbasis verkürzt ist, während sich über einer Sattelnase eine übermäßig große Stirn wölbt. Die Chondrodystrophie ist therapeutisch nicht zu beeinflussen. Die Intelligenzentwicklung der Betroffenen ist normal (im Gegensatz zu einigen auf einer Störung des Mukopolysaccharidstoffwechsels beruhenden erblichen Erkrankungen mit vergleichsweise ähnlichem Erscheinungsbild).

Wegen der mittlerweile üblichen Vitamin-D-Prophylaxe ist Rachitis als Ursache für Knochendeformierungen und Minderwuchs in Mitteleuropa selten. Eine zahlenmäßig untergeordnete Rolle spielen Vitamin-D-resistente Rachitisformen, u. a. eine X-chromosomal-dominant vererbte Art; hier kann mit extrem hohen, sonst toxischen Dosen des Vitamins jedoch eine Besserung erzielt werden.

Bei der Osteogenesis imperfecta, einer erblichen Form der gestörten Knochenbildung, sind die Knochen kalkarm und brechen leicht (»Glasknochenkrankheit«). Bei der schweren Form kommen solche Brüche bereits intrauterin vor, und die Lebenserwartung ist niedrig. Bei der leichteren Variante treten die Frakturen erst später auf; hinzu kommt oft eine Taubheit aufgrund von Otosklerose.

Die Ätiologie von Großwuchs ist nicht immer geklärt. Die familiäre Form geht oft mit Übergewicht einher; möglicherweise spielen Ernährungsgewohnheiten eine zusätzliche Rolle. Weiter kann durch eine Überfunktion der Hypophyse (meist als Folge von Adenomen, also gutartigen Wucherungen) Riesenwuchs auftreten. Setzt diese vermehrte Sekretion von Wachstumshormon erst später, nach Verschluss der Epiphysenfugen ein, kommt es zur Akromegalie mit Vergrößerung v. a. von Kinn, Nase, Händen und Füßen; das Wachsen von Weichteilen führt häufig zu Veränderungen innerer Organe und begrenzt damit die Lebenserwartung.

Die häufig überdurchschnittliche Körpergröße beim Karyotyp 47, XXY (Klinefelter-Syndrom) und bei Karyotyp 47, XYY wurde in Kapitel 11.3.4 erwähnt; das extreme Längenwachstum setzt dabei häufig schon vor der Pubertät ein. Weiter beobachtet man bei Personen mit Fragilem-X-Syndrom (Martin-Bell-Syndrom) oft eine übermäßige Körpergröße (zusammen mit stark vergrößerten Hoden).

Orthopädische Missbildungen: Die besonders bei Mädchen häufig angeborene Hüftgelenksdysplasie (unzureichende Ausbildung der Pfanne, speziell in ihrem oberen Teil) kann schon in den ersten Wochen zur Hüftgelenksluxation führen (Rutschen des Oberschenkelkopfs aus der Pfanne). Dies führt unbehandelt zu Oberschenkelhochstand mit Verkürzung des Beines und Gehschwierigkeiten. Eine frühzeitige Behandlung mit Spreizwindeln kann im Allgemeinen diese Entwicklung verhindern; ansonsten sind später oft größere operative Eingriffe mit zum Teil unsicheren Erfolgsaussichten erforderlich.

Im Wesentlichen genetisch bedingt (mit polygenem Erbgang) ist der Klumpfuß: Aufgrund einer Verkürzung der Achillesferse zeigt der Fuß nach unten (Spitzfußstellung) und ist nach innen gedreht. Eine orthopädische Behandlung mit Gipsverbänden schon in den ersten Lebenstagen kann oft eine dauernde Fehlstellung verhindern; manchmal, insbesondere bei verschleppten Fällen, ist eine operative Korrektur erforderlich.

Behinderungen aufgrund von Erkrankungen des Nervensystems: Die infantile Zerebralparese ist zahlenmäßig wohl am bedeutsamsten. Es handelt sich hierbei um die zerebrale Kinderlähmung (nicht zu verwechseln mit der spinalen Kinderlähmung, Poliomyelitis epidemica anterior acuta, einer die motorischen Vorderhornzellen betreffenden viralen Erkrankung meist der frühen Lebensjahre). Unter infantiler Zerebralparese fasst man v. a. motorische Symptome zusammen, die auf sehr frühe zentrale Schädigungen (speziell im Bereich der Basalganglien) unterschiedlicher Ursachen zurückgehen. Intelligenzminderung kann als Begleitsymptomatik vorkommen. Wichtigstes Symptom ist die spastische Parese: Einschränkungen der Bewegung mit erhöhtem Muskeltonus (oft beidseitig); häufig ist u. a. eine Schwäche der Fußheber mit Spitzfußstellung. Seltener sind Athetosen – beidseits lokalisierte schraubenförmige, unwillkürliche Bewegungen v. a. der oberen Extremitäten. Wichtigste Ursache für die zerebrale Kinderlähmung sind Sauerstoffmangel während der Geburt, Kernikterus (etwa bei serologischen Unverträglichkeiten im ABO- oder Rhesussystem) oder frühkindliche Infektionen. Eine kausale Therapie ist schwer möglich; mit Krankengymnastik ist oft eine Besserung der Bewegungsstörungen zu erzielen.

Bei Meningozelen oder den häufigeren Meningomyelozelen (von griech. kele = Bruch) treten Rückenmarkhäute allein bzw. zusammen mit Rückenmarksubstanz aus dem Wirbelkanal; Ursache ist eine Spina bifida, eine (teils genetisch bedingte, häufig aber auf Folsäuremangel der Schwangeren zurückgehende) Spaltung der Wirbelbögen; sie tritt überwiegend in der Lumbosakralregion auf, womit das untere Rückenmark freiliegt. Die Folge sind neben Lähmungen und Sensibilitätsstörungen im Beinbereich Harn- und Stuhlinkontinenz; oft entwickelt sich zudem ein Hydrocephalus. In vielen Fällen versucht man, die Lücke operativ zu verschließen, womit sich die neurologische Symptomatik häufig bessert; problematisch bleiben nach wie vor oft die Harnwegsinfektionen mit Beeinträchtigung des Urogenitalsystems.

Zahlreiche Formen von Muskelatrophie (manchmal etwas ungenau als Muskeldystrophien bezeichnet) sind vererbt und manifestieren sich häufig schon in frühem Lebensalter; die Lebenserwartung ist dann oft verkürzt. Ebenso können genetisch bedingte Muskelatrophien erst im Erwachsenenalter auftreten; die Lebenserwartung ist in diesen Fällen häufig normal oder nur gering vermindert.

Behinderungen können außerdem auf die schon erwähnten geburtstraumatischen Schäden mit Läsionen der Halsnerven (genauer: des oberen Plexus) zurückgehen, meist wenn die Schulterregion des Neugeborenen beim Austritt aus dem Geburtskanal beschädigt wird. Meistens bilden sich die resultierenden Armlähmungen später zurück.

12.2.3 Intelligenzminderung

Definition und Symptomatik – Unterformen – familiäre Häufung und Vererbung: Bei der Intelligenzminderung nach ICD-10 (»intellektuelle Beeinträchtigung« nach DSM-5) handelt es sich im Gegensatz zu den umschriebenen Entwicklungsstörungen (etwa Lese-Rechtschreib-Störung) um eine übergreifende intellektuelle Einschränkung. Sie wird in der ICD-10 (S. 308) eingeführt als eine »sich in der Entwicklung manifestierende, stehen gebliebene oder unvollständige Entwicklung der geistigen Fähigkeiten, mit besonderer Beeinträchtigung von Fertigkeiten, die zum Intelligenzniveau beitragen, wie z. B. Kognition, Sprache, motorische und soziale Fähigkeiten«.

Bei der leichten Intelligenzminderung (früher als Debilität oder leichter Schwachsinn bezeichnet) liegen die Werte in Intelligenztests zwischen 50–69. Die Betroffenen lernen zwar verzögert zu sprechen, jedoch in einem solchem Umfang, dass dies für tägliche Anforderungen und eine normale Konversation ausreicht. Zudem können sich die meisten Menschen mit diesem Grad von Intelligenzminderung selbst versorgen (sich etwa ohne Hilfe anziehen oder essen) und später einfache, praktische Arbeiten lernen.

Mittelgradige Intelligenzminderung (etwa der »Imbezillität« des früheren Sprachgebrauchs entsprechend) ist durch IQ-Werte zwischen 35 und 49 charakterisiert. Sprache wird nur verzögert und unvollständig erworben; viele Betroffene können sich nicht selbst versorgen, einige »benötigen lebenslange Beaufsichtigung«. Erwachsene können meist einfache Tätigkeiten unter Aufsicht verrichten. Ein gewisser Anteil der Betroffenen leidet an Epilepsie sowie »neurologischen und körperlichen Behinderungen«, ab und zu werden frühkindlicher Autismus (→ Kap. 12.3) oder andere tiefgreifende Entwicklungsstörungen beobachtet.

Bei der schweren Intelligenzminderung liegt der Intelligenzquotient zwischen 20 und 34. Motorische Schwächen und andere körperliche Beeinträchtigungen sind häufiger und schwerer. Bei Menschen mit schwerster Intelligenzminderung (etwa »Idiotie« im früheren Sprachgebrauch entsprechend) schätzt man den IQ-Wert auf unter 20. Die Betroffenen sind »so gut wie unfähig«, »Aufforderungen oder Anweisungen zu verstehen oder sich danach zu richten«; die meisten sind »immobil oder sehr in ihrer Bewegungsfähigkeit eingeschränkt, inkontinent und zumeist nur zu sehr rudimentären Formen nonverbaler Kommunikation« fähig. Schwere körperliche Defizite (Beeinträchtigungen der Motorik und von Seh- und Sinnesfunktionen) sind häufig (verkürzt und vereinfacht nach ICD-10, S. 308 ff.).

Die Häufigkeit von Intelligenzminderung, also der Anteil von Personen mit IQ-Werten von unter 70, liegt bei etwa 2 %. Die weitaus meisten Menschen sind nur leicht behindert, weisen also Intelligenzquotienten von 50 und mehr auf.

Zumindest leichtere Formen von Intelligenzminderung kommen familiär gehäuft vor, und die diesbezügliche Konkordanzrate monozygoter Zwillingspaare liegt erheblich höher als die dizygoter (→ Köhler 2019a, S. 289 f.).

Biologische Ursachen: Die biologischen Ursachen der Intelligenzminderung sind in vielen Fällen nicht geklärt; organische Ursachen (etwa Stoffwechselkrankheiten, Chromosomenstörungen, prä- und perinatale Schädigungen) sind v. a. bei den schweren Formen nachzuweisen. Im Rahmen einer leichteren geistigen Behinderung kann ungefähr bei der Hälfte ein begründender organischer Faktor angegeben werden; beim Rest spricht man von idiopathischen oder genuinen Formen.

Organische Ursachen sind zumeist pränataler Natur (Missbildungen, intrauterine Infektionen, exogen-toxische Einflüsse, chromosomale Anomalien, erbliche Defekte); seltener sind peri- und postnatale Schädigungen. Tabelle 12-2 listet wichtige organische Ursachen von Intelligenzminderung auf.

Neben den genannten Ursachen für Behinderungen gibt es eine Anzahl anderer autosomal-rezessiv vererbter Stoffwechselkrankheiten, die mit Intelligenzminderung einhergehen, etwa die Ahornsirupkrankheit als Störung im Aminosäurestoffwechsel, Galaktosämie als Kohlenhydratstoffwechselstörung oder die Kupferspeicherkrankheit (Morbus Wilson). Weiter existieren X-chromosomal vererbte Krankheiten, die zu geistiger Behinderung führen und in der Regel männliche Personen treffen. Zu nennen wäre das Lesch-Nyhan-Syndrom, das neben extrapyramidalen Bewegungsstörungen v. a. durch progressive Intelligenzminderung gekennzeichnet ist, weiter ein erblicher Mangel des Enzyms Glucose-6-phosphat-Dehydrogenase, was über einen Kernikterus zu geistiger Behinderung führt.

Die Therapie bei Intelligenzminderung richtet sich hauptsächlich auf die Begleitsymptomatik wie Erregung oder Aggressivität und besteht zumeist in der Gabe sedierend wirkender Pharmaka. In einigen Fällen lässt sich

Ursachen	Beispiele
Chromosomenstörungen	autosomale Aberrationen: Trisomie 21 (Down-Syndrom), seltener Trisomie 13 und 18 (oft schon Tod Im Mutterleib oder bald nach Geburt); gonosomale Aberrationen: Klinefelter- und Ullrich-Turner-Syndrom (wenn überhaupt eher geringe Intelligenzminderung); strukturelle Defekte von Chromosomen (z. B. Cri-du-Chat-Syndrom); Fragiles-X-Syndrom
Gendefekte (monogene Erbkrankheiten)	Phenylketonurie; Ahornsirupkrankheit; Galaktosämie; Morbus Wilson (hepatolentikuläre Degeneration)
intrauterine Infektionen	Rötelnembryopathie; weitere diesbezüglich relevante Infektionen: Toxoplasmose, Syphilis, Zytomegalie, HIV
toxische intrauterine Schädigungen	Alkoholembryopathie; seltener: Cocainembryopathie; fragliche (aber nicht unwahrscheinliche) Intelligenzminderung bei Missbrauch von Amphetaminen und Cannabis durch Schwangere
angeborene Missbildungen	Meningozele; Meningomyelozele; angeborener Hydrocephalus
serologische Unverträglichkeiten	Inkompatibilitäten im AB0- und Rhesussystem
weitere perinatale Schäden	Schädigungen während des Geburtsvorgangs durch Sauerstoffmangel oder mechanische Einwirkung
postnatale Schäden	Mangelernährung mit Störung der Hirnreifung; Infektionen im ZNS; traumatische Schädel-Hirn-Läsionen
Hormonstörungen	angeborene Hypothyreose; Iodmangel

Tab. 12-2: Ursachen von Intelligenzminderung

die Ausbildung oder Progredienz der geistigen Behinderung beeinflussen, etwa durch phenylalaninarme Diät bei Phenylketonurie, Substitution von Schilddrüsenhormonen bei Hypothyreose, konsequente antibiotische Therapie von Infektionen oder chirurgische Korrektur bei zerebralen Missbildungen.

Rechtzeitig erkannt, lassen sich die Folgen der Rhesusunverträglichkeit weitgehend vermeiden. Die Rötelnembryopathie kann dann nicht auftreten, wenn bei der Mutter ohnehin Immunität besteht oder bereits vor der Schwangerschaft eine Impfung durchgeführt wurde. Oft kann schon bei den Eltern das Risiko für Erbkrankheiten der Nachkommenschaft bestimmt werden. Chromosomenstörungen, Stoffwechselerkrankungen oder Missbildungen des Fetus sind in einem frühen Stadium der Schwangerschaft zu erkennen; hier ist gegebenenfalls ein Abbruch der Schwangerschaft in Erwägung zu ziehen.

12.3 Autismus-Spektrum-Störung

12.3.1 Definition – Symptomatik und Verlauf – familiäre Häufung und Vererbung

Der frühkindliche Autismus (in der Literatur zuweilen – veraltet – als Kanner'sches Autismussyndrom oder Kanner-Syndrom bezeichnet) wird in der ICD-10 (S. 343 ff.) zu den »tiefgreifenden Entwicklungsstörungen« gerechnet. Er wird dort durch »gestörte Funktionsfähigkeit« in der »sozialen Interaktion, der Kommunikation und in eingeschränktem repetitivem Verhalten« charakterisiert. Heute wählt man den weiter gefassten Begriff Autismus-Spektrum-Störung(en) (auch im Deutschen meist mit ASD abgekürzt).

Bei autistischen Kindern fallen zunächst besonders mangelnde Emotionalität und Kontaktfreudigkeit, das Ignorieren anderer Personen, fehlende Reaktionen auf Ansprache und das Vermeiden körperlicher Berührung auf. Dagegen zeigen die Betroffenen eine ausgesprochene Affinität zu leblosen Objekten wie Maschinen. Sprachliche Äußerungen, wenn überhaupt vorgebracht, dienen nicht der Mitteilung an andere Personen. Im Verhalten fallen stereotype, endlos wiederholte Bewegungen auf; eindrucksvoll ist das Beharren auf Bestehendem (etwa gleiche Anordnung der Möbel); auf kleinste Veränderungen wird mit Wut oder Verzweiflung reagiert. Die Kinder machen oft keineswegs den Eindruck geistig Behinderter; einige werden sogar als auffallend hübsch beschrieben; die motorische Entwicklung ist häufig unauffällig.

Andererseits weisen viele der Betroffenen neurologische Störungen auf und leiden zum Teil an Epilepsien. Auch die lange verbreitete Ansicht, dass die Intelligenz nicht beeinträchtigt sei, muss revidiert werden: Typischerweise schneiden autistische Kinder in allen Teilen von Intelligenztests unterdurchschnittlich ab; besonders ausgeprägt ist dies in Subtests für sprachliche Fähigkeiten.[73]

In der Regel setzt die Störung sehr früh ein und äußert sich schon in den ersten Lebensmonaten durch fehlenden emotionalen Kontakt. Die Prognose ist im Allgemeinen schlecht: Etwa die Hälfte der Kinder lernt überhaupt nicht zu sprechen; bestenfalls etwa 20 % können später ein leidlich angepasstes Leben führen, der Großteil ist auf Hilfe angewiesen oder sogar dauerhaft in Pflegeeinrichtungen untergebracht.

Mit etwa 4 auf 10 000 Geburten ist das Vollbild von ASD letztlich selten; etwa 80 % der Betroffenen sind Jungen. Die Ansicht, die Störung sei überwiegend in oberen Einkommensschichten zu finden, ist nicht begründet.

Eine familiäre Häufung ist eindeutig gegeben: Die Erkrankungswahrscheinlichkeit für Geschwister eines autistischen Kindes liegt um ein Vielfaches höher als in der Gesamtbevölkerung und ist weitgehend genetisch bedingt; eine schwedische Studie schätzt die Erblichkeit für die Autismus-Spektrum-Störung ohne Intelligenzeinschränkung auf etwa 65 %, für die mit Intelligenzeinschränkung auf 33 % (Xie et al., 2020). Mittlerweile hat man – recht verlässlich repliziert – auch eine Reihe von Kandidatengenen gefunden (Wei et al., 2021), was darauf hinweist, dass es sich bei ASD eigentlich um eine Vielzahl von Erkrankungen mit ähnlicher Symptomatik handelt (zum Fragilen-X-Syndrom → Kap. 12.3.2).

12.3.2 Biologische Erklärungsansätze und Therapie

Ältere Post-mortem-Untersuchungen und Studien mit bildgebenden Verfahren zeigten beinahe durchgängig Verkleinerungen des Cerebellums und einen deutlichen Verlust von Purkinje-Zellen (für neuere Studien und weitere Befunde →Köhler, 2019a, S. 298 ff.). Hinweise gibt es auch auf eine verminderte zerebrale Stoffwechselaktivität; offenbar werden bei autistischen Personen auch weniger Gebiete gleichzeitig beim Lösen von Aufgaben aktiviert.

Neurochemische und Rezeptorbindungsstudien haben sich v. a. auf Serotonin, Dopamin und die endogenen Opiate konzentriert (→Tab. 12-3). Vergleichsweise einheitlich kommen Untersuchungen zum Ergebnis, dass bei einem beträchtlichen Anteil autistischer Personen die Konzentration von Serotonin im Blut erhöht ist als Folge diverser Dysfunktionen in diesem System (Rodnyy et al., 2023). Angesichts der stereotypen Bewegungen autistischer Kinder wurde eine veränderte Dopaminaktivität angenommen, was allerdings nur unzureichend belegt ist. Weiter hat das auffällig häufige selbstschädigende Verhalten der Betroffenen zur Annahme geführt, dass ihre Schmerzschwelle heraufgesetzt ist; daraus hat man wiederum auf eine – nicht unumstrittene – Überaktivität im endogenen Opiathaushalt geschlossen (»Opioidhypothese«; →Panksepp, 1979).

Gegenüber den lang verbreiteten psychologischen Genesemodellen, die häufig den Eltern autistischer Kinder beträchtliche Mitschuld an der Entstehung der Störung gaben, werden mittlerweile zunehmend biologische Entstehungstheorien favorisiert. Relativ übereinstimmend wird dabei die Auffassung vertreten, dass die Autismus-Spektrum-Störung ätiologisch heterogen ist, indem sowohl intrauterine Infektionen, perinatale Schädigungen als auch genetische Faktoren zu einem

Befund	Bedeutung
neurologische Begleitsymptome, insbesondere Epilepsie; EEG-Abnormitäten	spricht für hirnorganische Erkrankung
Post-mortem-Studien zeigen Zellverlust	spricht für hirnorganische Erkrankung; deutet auf zerebrale Reifestörung v. a. im Kleinhirn hin
bildgebende Verfahren zeigen Verkleinerung des Cerebellums sowie Veränderung kortikaler Zellstrukturen	spricht für hirnorganische Erkrankung; interpretierbar als Störung in der frühen Embryonalentwicklung
eventuell reduzierter zerebraler Glucosemetabolismus	unklar; könnte für hirnorganische Erkrankung sprechen
erhöhte Serotoninkonzentration im Blut; 5-HIAA im Liquor normal; verminderte Ansprechbarkeit von Serotoninrezeptoren?	unklar; eventuell Hinweis auf Störung im serotonergen System
heraufgesetzte Schmerzschwelle	Störung im endogenen Opiatsystem?
inkonsistente Befunde hinsichtlich des dopaminergen und noradrenergen Systems	unklar

Tab. 12-3: Biologische Befunde bei frühkindlichem Autismus (nach Köhler, 2019a, S. 297)

klinisch weitgehend einheitlichen Bild führen können. All diesen Momenten ist gemeinsam, dass sie die Hirnreifung wesentlich stören.

Lange wurde als wichtigste Ursache von frühkindlichem Autismus ein fragiles X-Chromosom diskutiert (Martin-Bell-Syndrom; →Kap. 11.5.4). Da weibliche Personen ein weiteres X-Chromosom besitzen, ist bei ihnen die Wahrscheinlichkeit geringer, dass der genetische Defekt bei der Hirnreifung wirksam wird. Neuere Studien bezweifeln allerdings die Bedeutung dieses Erbfaktors und seine Spezifität, nachdem er letztlich ähnlich häufig unter geistig behinderten Personen ohne Autismus-Syndrom beobachtet wird.

Eine medikamentöse Behandlung wurde mit unterschiedlichsten Substanzen versucht. Die Wirksamkeit der Therapie des frühkindlichen Autismus mit Antipsychotika, speziell atypischen, ist belegt. Dabei bessern sich nicht nur Hyperaktivität und Bewegungsstereotypen, auch das Sozialverhalten wird positiv beeinflusst. Zunehmend negativ beurteilt wird die Wirksamkeit von Opiatantagonisten wie Naltrexon, die unter Annahme einer Überaktivität des endogenen Opiatsystems eingesetzt werden.

Gewisse Effekte könnten zudem selektive Serotoninwiederaufnahmehemmer (etwa Fluoxetin) sowie das v.a. auf Serotonin wirkende trizyklische Antidepressivum Clomipramin aufweisen (möglicherweise über eine Stabilisierung des serotonergen Systems). Der Versuch, mit Oxytocin (»Kuschelhormon« im Alltagsjargon), als Nasenspray verabreicht, die emotionalen Defizite zu verringern, ist nicht überzeugend ausgefallen (→Heiser & Benkert, 2023, S. 844 und die dort zitierte Literatur).

12.4 Aufmerksamkeitsdefizit-/Hyperaktivitätsstörung

12.4.1 Definition – Symptomatik und Verlauf – familiäre Häufung und Vererbung

Zur Terminologie: Hyperkinetische Störungen sind nach ICD-10 (S. 338 f.) charakterisiert durch überaktives Verhalten mit deutlicher Unaufmerksamkeit und Mangel an Ausdauer bei Aufgabenstellungen. Im DSM-5 werden sie deshalb mit der umfassenderen, jedoch umständlichen Bezeichnung Aufmerksamkeitsdefizit-/Hyperaktivitätsstörung (im angloamerikanischen Sprachraum: attention deficit hyperactivity disorder = ADHD) belegt; im Deutschen finden sich die Abkürzungen ADS und ADHS.[74] Die Störung entspricht weitgehend der schwammig definierten »minimalen zerebralen Dysfunktion« (MCD) der älteren psychiatrischen Terminologie.

Symptomatik: Hauptmerkmale sind ein »Mangel an Ausdauer bei Beschäftigungen, die einen kognitiven Einsatz verlangen«, sowie eine »Tendenz, von einer Tätigkeit zu einer anderen zu wechseln, ohne etwas zu Ende zu bringen«; hinzu kommt »desorganisierte, mangelhaft regulierte und überschießende« Aktivität. Häufig damit vergesellschaftet, jedoch nicht obligatorisch, sind »Distanzlosigkeit in sozialen Beziehungen, Unbekümmertheit in gefährlichen Situationen und impulsive Missachtung sozialer Regeln«.

Erstmanifestationsalter und Verlauf: Die Störung beginnt üblicherweise vor dem 6. Lebensjahr; normalerweise dauert sie durch die

Schulzeit an und reicht sogar bis ins Erwachsenenalter, oft mit leichterer und veränderter Symptomatik. Ungefähr 50 % der ADHS-Kinder zeigen auch später Symptome, zumeist in Form von Konzentrationsschwierigkeiten und Problemen, Routinetätigkeiten konsequent durchzuführen. Das Vollbild der Störung weisen im Erwachsenenalter nach Olagunju und Ghoddusi (2014) immerhin noch etwa 14 % auf (eine wohl zu hohe Schätzung, bedenkt man, dass die Prävalenzen für kindliche und jugendliche ADHD in aller Regel niedriger liegen). Weiter sind Persönlichkeitsstörungen und Substanzmissbrauch häufiger als in der Allgemeinbevölkerung.

Epidemiologie: Schätzungen gehen davon aus, dass gut 10 % der Schulkinder entsprechende Symptome aufweisen (Danielson et al., 2024). Einige Studien lieferten sogar erheblich höhere Prävalenzen. Jungen sind etwa zwei- bis sechsmal häufiger als Mädchen betroffen.

Familiäre Häufung und Vererbung: Die familiäre Häufung ist gut dokumentiert. Zwillingsuntersuchungen sowie Studien an Adoptivkindern belegen die Bedeutsamkeit genetischer Faktoren. Der Einfluss dieser Komponenten wird auf 80 % geschätzt (Kranz & Grimm, 2023). Über Erbgang, beteiligte Gene und ihre Lokalisation ist letztlich wenig bekannt; die Veränderungen dürften aber in nicht geringem Maße den Dopaminstoffwechsel betreffen (→ Kap. 12.4.2).

12.4.2 Biologische Befunde und Erklärungsansätze

Computer- und kernspintomografische Studien sind vergleichsweise selten, nicht zuletzt, weil man die Strahlenbelastung bei den jungen Probanden vermeiden will. Befunde an Erwachsenen mit ADHS sind schwer zu interpretieren, da die Betroffenen zum Untersuchungszeitpunkt oft diverse andere Störungen, etwa Alkoholmissbrauch, aufwiesen. Insofern sind die vergleichsweise deutlichen Hinweise auf Volumendefizite, speziell im frontalen Kortex, im (die beiden Hemisphären verbindenden) Corpus callosum sowie im Nucleus caudatus schwer in ihrer Bedeutung abzuschätzen (→ Tab. 12-4; → auch Köhler, 2019a, S. 303 f.). Gewisse, ebenfalls jedoch zurückhaltend zu interpretierende Befunde sind eine verminderte Durchblutung (v. a. frontal und speziell rechts) sowie möglicherweise ein eingeschränkter zerebraler Glucosestoffwechsel bei Personen mit ADHS. Interessant, allerdings noch nicht sicher bestätigt und in den letzten Jahren kaum mehr diskutiert ist der Befund, dass bei den Betroffenen eine (genetisch bedingte) Überaktivität von Dopamincarriern vorliegt. Letzteres würde einen synaptischen Mangel dieses Transmitters bedingen und könnte eine Erklärung liefern, warum Psychostimulanzien, speziell das die Dopamintransporter blockierende Methylphenidat (etwa Ritalin®), mit Erfolg bei dieser Symptomatik eingesetzt werden. Auch eine Verminderung oder herabgesetzte Empfindlichkeit von Dopaminrezeptoren im Belohnungssystem steht zur Diskussion. Abgesehen von der unsicheren Befundlage ist ungeklärt, wie es zu solchen anatomisch-physiologischen Besonderheiten kommen könnte. Als Ätiologie wurden u. a. Alkoholmissbrauch bei Schwangeren und Geburtskomplikationen angeführt, des Weiteren übermäßige Bleiexposition. Die früher recht populäre Hypothese allergischer Reaktionen bei Nahrungsmittelunverträglichkeit hat so gut wie keine empirische Unterstützung ge-

Befund	Bedeutung
möglicherweise diffuse Hirnatrophie; Hinweise auf Volumendefizite im frontalen Kortex und Nucleus caudatus (v. a. rechts) sowie geringeren Durchmesser des Corpus callosum	spricht für hirnorganische Erkrankung
fragliche frontale und striatale Minderdurchblutung bei verstärkter okzipitaler Durchblutung*	spricht für regionale zerebrale Minderaktivität
Hinweise auf Vermehrung von Dopamintransportern	würde mit synaptischem Dopaminmangel einhergehen

*: wegen der Strahlenbelastung Befunde zumeist an Erwachsenen oder Jugendlichen erhoben

Tab. 12-4: Biologische Befunde bei hyperkinetischen Störungen

funden; ebenso wenig belegt ist, dass erhöhter Zuckerkonsum hyperaktives Verhalten begünstigt. Am beachtenswertesten scheint augenblicklich die Annahme einer genetisch bedingten Überaktivität im Dopamin-Reuptake, was gut zur Wirksamkeit von Psychostimulanzien passen würde.

12.4.3 Biologische Therapie

Psychostimulanzien: Die Therapie besteht üblicherweise in der Verabreichung psychostimulatorisch wirkender Substanzen; im Allgemeinen kommt dabei Methylphenidat (etwa Ritalin®) zur Anwendung, das unter das Betäubungsmittelgesetz fällt, als zweite Wahl Amphetamin (Attentin®, Elvanse®). Eingesetzt werden diese Medikamente unter der Annahme einer chronischen (dopaminergen) Minderaktivität im Gehirn hyperkinetischer Personen, zu deren Beseitigung das unruhige, sprunghafte Verhalten der Theorie nach dienen soll. Eine pharmakologische Stimulation der minderaktiven Hirnareale bzw. eine Erhöhung der synaptischen Dopaminkonzentrationen würde solche Verhaltensweisen überflüssig machen. Außerdem steigern sie direkt die Aufmerksamkeit, weshalb sie auch bei ADS wirksam sind.

Der kurzfristige positive Effekt dieser Medikamente – Dämpfung von Unruhe und Impulsivität sowie Verbesserung schulischer und feinmotorischer Leistungen – ist durch zahlreiche Studien nachgewiesen. Die Nebenwirkungen dieser hochpotenten Medikamente sind zumeist nicht gravierend; beschrieben werden v. a. Schlafstörungen sowie Appetit- und Gewichtsverlust (oft mit begleitenden Wachstumsstörungen; daher empfehlen sich – wenn irgend möglich – längere Therapiepausen). Das Abhängigkeitspotenzial gilt bei dieser Indikation als gering; das Risiko eines späteren Drogenkonsums ist bei so behandelten Kindern nicht zusätzlich erhöht – es ist sogar niedriger als bei ADHS-Kindern, die während ihrer Schulzeit nicht behandelt wurden (Heiser & Benkert, 2023, S. 847 f.).

Andere Substanzen: Seltener – früher am ehesten noch bei ADHS im Erwachsenenalter, wofür Methylphenidat lange nicht zugelassen war[75] – kommen diverse Antidepressiva zum Einsatz, deren Wirksamkeit weniger eindeutig nachgewiesen ist. Auch Atomoxetin (Strattera®), ein Noradrenalinwiederaufnahmehemmer, der nicht unter das Betäubungsmittelgesetz fällt, hat einen gewissen Stellenwert in der Behandlung von ADHS, ist aber nicht Mittel der ersten Wahl; relativ neu auf dem Markt ist Guanfacin (Intuniv®), ein Noradrenalinagonist.

Diätetische Maßnahmen: Ernährungseinschränkungen, bei denen speziell auf diverse Lebensmittelzusätze verzichtet werden soll, haben nie breiteres wissenschaftliches Interesse erfahren, waren aber zeitweilig in der Bevölkerung ausgesprochen populär; mittlerweile dürften sie weitgehend außer Mode gekommen zu sein.

13 Ausgewählte biopsychologische Methoden: Bildgebende Verfahren und Elektroenzephalografie (EEG)

13.1 Vorbemerkungen und Überblick

Die in der Biopsychologie eingesetzten Forschungsmethoden lassen sich grob in fünf Kategorien unterteilen:

- Bildgebende Verfahren, wie Röntgenaufnahmen, Computertomografie (CT), Magnetresonanztomografie (MRT; Kernspintomografie), Positronenemissionstomografie (PET), funktionelle Magnetresonanztomografie (fMRT), die eine Darstellung des Gehirns, oft nur seiner Strukturen, unter gewissen Bedingungen auch der sich in ihnen abspielenden Prozesse liefern. Eingesetzt werden sie v. a. in der neurologischen Diagnostik.
- Psychophysiologische Messungen, bei denen die Veränderungen einer physiologischen Variable (z. B. Pulsfrequenz, Hautleitfähigkeit) in Abhängigkeit von psychischen Gegebenheiten untersucht werden. Mit Ausnahme der Elektroenzephalografie, die auch zum neurologischen Untersuchungsinventar gehört (speziell bei der Diagnostik epileptischer Anfälle), bedient man sich dieser Verfahren eher in der Grundlagenforschung.
- Invasive Verfahren, bei denen (typischerweise im Tierversuch) bestimmte nervöse Strukturen stimuliert, blockiert oder zerstört werden.
- Neurochemische Studien, die beim lebenden Menschen im Allgemeinen nicht oder nur gering invasiv sind (Blutentnahme, Liquorpunktion), während man bei Tieren stärker in das körperliche Geschehen eingreift (z. B. durch Implantation von Mikropipetten zur Registrierung lokaler neurochemischer Veränderungen).
- Neuroanatomische Untersuchungsmethoden, mit denen am Gewebematerial die Lokalisation und Gestalt von Strukturen bestimmt wird.

Im gegebenen Rahmen können nur die bildgebenden Verfahren sowie die Elektroenzephalografie besprochen werden; für die anderen Methoden konsultiert man am besten eines der zahlreichen Lehrbücher der Biopsychologie, beispielsweise Köhler (2010, S. 123 ff.), dem im Übrigen die anschließende Darstellung weitgehend folgt.

13.2 Bildgebende Verfahren

13.2.1 Röntgenaufnahmen mit und ohne Kontrastmittel

Röntgenaufnahmen des Gehirns liefern kaum Erkenntnisse, da die Hirnstrukturen selbst wenig Kontrast bieten. Gewisse Bedeutung kommt jedoch nach wie vor der Kontrastmitteldarstellung der Hirngefäße (Angiografie) zu (auch wenn dabei statt der gewöhnlichen Röntgenaufnahmen mittlerweile üblicherweise eine Computertomografie oder Magnetresonanztomografie angefertigt wird). Dazu wird mit einem Katheter Kontrastmittel in die A. carotis eingebracht. Auf diese Weise lassen sich gut die einzelnen Hirnarterien mit ihren Verästelungen darstellen und speziell Verengungen (Stenosen) oder Aussackungen (Aneurysmen) nachweisen.

13.2.2 Computertomografie und Magnetresonanztomografie

Bei der Computertomografie (CT oder CAT = computerisierte axiale Tomografie bzw. CCT = craniale computerisierte Tomografie) werden Röntgenstrahlen durch den Schädel geschickt und mittels eines gegenüberliegenden Detektors wird deren Absorption im Gewebe ermittelt (→ Abb. 13-1). Da in jeder Ebene zahlreiche Aufnahmen aus unterschiedlichen Winkeln gemacht und die absorbierten Strahlenmengen mit einem Computerprogramm verrechnet werden, lassen sich einzelne Strukturen recht genau darstellen. Man untersucht nacheinander einzelne horizontale, ungefähr 2 cm dicke Schichten, sodass schließlich etwa acht Horizontalschnitte durch das Gehirn vorliegen (daher auch der Name Tomografie, von griech. tomos = Abschnitt und graphein = zeichnen).

Dabei liegt der Kopf (bzw. das andere zu untersuchende Organ) des Patienten in der Mitte einer Röhre, an deren Wand eine Röntgenquelle und gegenüber ein Detektor sitzt. Ist eine Aufnahme gemacht, dreht sich die Röhre um drei Winkelgrade weiter, wonach der Vorgang wiederholt wird. Ist das Gehirn in dieser Schicht von allen Winkeln durchleuchtet, bewegt sich die Röhre etwa 2 cm nach oben und in der neuen Horizontalebene wird die beschriebene Prozedur erneut durchgeführt.

Der Auflösungsgrad (also die Größe noch zu unterscheidender Strukturen) ist niedriger als bei der Magnetresonanztomografie; zudem ist die Strahlenbelastung durch die zahlreichen Röntgenaufnahmen hoch. Jedoch eignet sich das Verfahren zum Nachweis tumorbedingter Veränderungen, Blutungen oder sonstiger Gewebsschäden gewisser Größe und ist vergleichsweise preiswert. Allerdings gelingt die Darstellung funktioneller Veränderungen nicht (der Nachweis einer spezifischen Aktivierung einzelner Areale ist also nicht möglich); außerdem lassen sich nur Horizontalschnitte anfertigen.

Eine ähnliche Messmethode ist die Magnetresonanztomografie (MRT, im angloamerikanischen Sprachgebrauch MRI = magnetic resonance imaging). Auch hier bewegt sich eine Röhre mit Strahlungsquelle und Detektor, gedreht um wenige Winkelgrade, um den zu untersuchenden Körperteil. Anstelle von Röntgenstrahlen wird jedoch ein starkes Magnetfeld erzeugt, das Wasserstoffatome im Gewebe in Schwingung versetzt. Das Ausmaß der Schwingung wird durch die Ablenkung

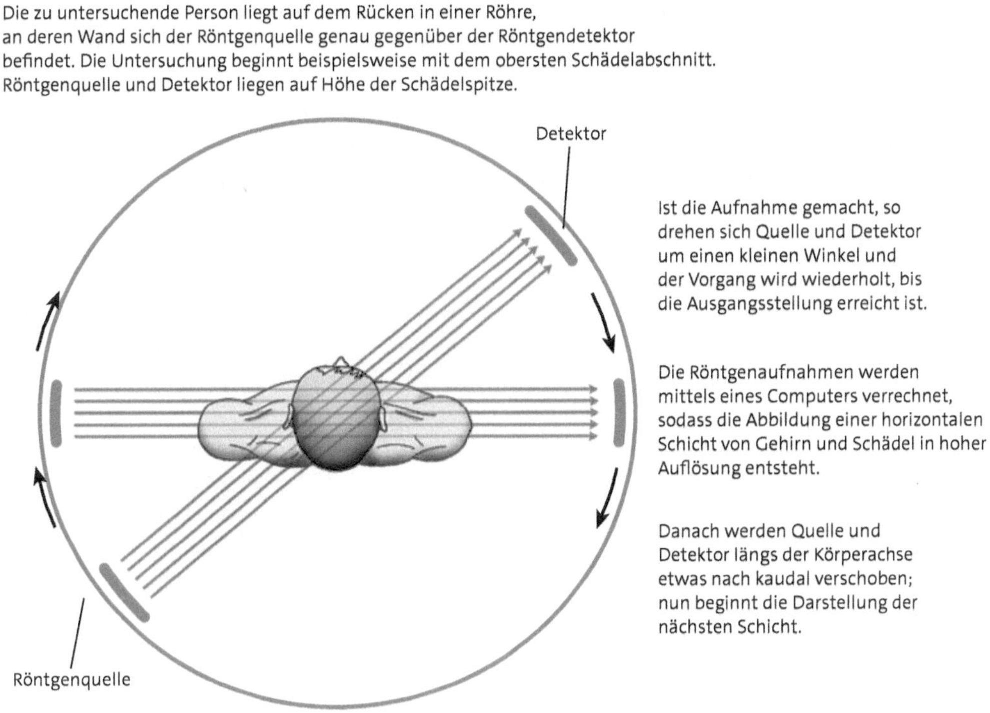

Abb. 13-1: Prinzip der Computertomografie (nach Köhler, 2010, S. 125; Abdruck mit freundlicher Genehmigung von CIP-Medien, München)

von Radiowellen gemessen, die am Detektor registriert wird. Die induzierte Schwingung (und damit die Stärke der Ablenkung) hängt von der Dichte des Gewebes ab. Eine Verrechnung der registrierten Ablenkungen liefert ein sehr genaues Bild der Gehirnstruktur: Die einzelnen Teile treten ähnlich gut hervor wie in einem fixierten anatomischen Präparat. Neben dem hohen Auflösungsvermögen ist die geringe Strahlenbelastung von Vorteil; zudem kann man nicht nur Horizontalschnitte anfertigen (wie bei der Computertomografie), sondern erhält auch Darstellungen in Sagittal- und Frontalebenen. Ein Nachteil des Verfahrens sind seine hohen Kosten. Mit der gewöhnlichen Magnetresonanztomografie können (wie bei der Computertomografie) nur strukturelle, nicht aber funktionelle Veränderungen sichtbar gemacht werden.

13.2.3 Bildgebende Verfahren zum Nachweis funktioneller Veränderungen

Speziell in der Grundlagenforschung ist es von Interesse, vorübergehende funktionelle Besonderheiten zu studieren (etwa die sukzessive Aktivierung von Hirnarealen beim Lösen von Aufgaben). Hierzu eignen sich vornehmlich die Positronenemissionstomografie (PET) sowie die funktionelle Magnetresonanztomografie. Bei der Positronenemissionstomografie führt man dem Körper radioaktiv markierte, Positronen aussendende Substanzen zu, deren Stoffwechsel im Gehirn durch ausgesandte Strahlen sichtbar gemacht und in ihren zeitlichen Veränderungen registriert wird. So lässt sich beispielsweise der Glucoseverbrauch (und damit die Aktivität) einzelner Hirnareale erfassen: Radioaktiv markierte Desoxyglucose (eine der Glucose verwandte, jedoch sich nur langsam abbauende Substanz) sammelt sich in jenen Hirngebieten an, die augenblicklich stark stoffwechselaktiv sind und so erhöhten Zuckerverbrauch haben. Ein Aufnahmegerät, ähnlich dem wie bei Computertomografie, registriert diese und verrechnet sie zu zweidimensionalen Darstellungen des Gehirns in horizontalen Schnittebenen, wobei aktive Teile deutlicher hervortreten. Somit lässt sich verfolgen, wie diese beanspruchten Areale über die Zeit wechseln. Beim Lesen einer Aufgabe werden z.B. zuerst das Sehzentrum im Okzipitallappen und danach frontale Hirnpartien aktiviert. Das räumliche und zeitliche Auflösungsvermögen des Verfahrens ist allerdings begrenzt; es können also lediglich grobe Lokalisierungen aktivierter Areale und nur langsamere Veränderungen hinreichend genau studiert werden.

Rezeptorbindungsstudien beruhen auch meist auf der Emission von Positronen. Dabei wird ein Stoff radioaktiv markiert, der an den untersuchten Rezeptor gut bindet, z.B. das Antipsychotikum Haloperidol zum Studium des D_2-Rezeptors. Eine erhöhte Anlagerung in bestimmten Arealen spricht für die Vermehrung dieser Bindungsstellen. Solche Untersuchungen können prinzipiell bei lebenden Personen durchgeführt werden, sind jedoch wenig exakt, da das die Substanz aufnehmende Areal meist klein ist und die ohnehin geringe Strahlung auf ihrem Weg durch Hirngewebe und Schädel weiter geschwächt wird. Genauer – jedoch natürlich in anderer Hinsicht weniger aussagekräftig – sind daher Studien am Hirngewebe Verstorbener. Eine Variante der Magnetresonanztomografie, die funktionelle Magnetresonanztomografie (fMRT), kann funktionelle Veränderungen im ZNS ohne die Zufuhr von Stoffen nachweisen. Vereinfacht ausgedrückt basiert das Verfahren auf der Tatsache, dass eine erhöhte Sauerstoffzufuhr magnetische Eigenschaften der betreffenden Hirnareale verändert. Der Vorteil gegenüber dem PET-Verfahren liegt u.a. in der besseren räumlichen und zeitlichen Auflösung.

Zunehmendes Interesse erfährt auch die Near-Infrared Spectroscopy (NIRS); mit diesem vergleichsweise preiswerten, nichtinvasiven und wenig belastenden Verfahren lässt sich die regionale Hirnaktivität über die Sauerstoffsättigung des Hämoglobins erfassen (→ Marin & Moore, 2024).

ZUSAMMENFASSUNG KAPITEL 13.2

Zum Nachweis morphologischer Veränderungen eignen sich die Computertomografie (CT oder CAT; CCT, wenn speziell Regionen des Schädels untersucht werden) sowie die Magnetresonanztomografie. Das erstgenannte Verfahren ist preiswerter, birgt aber eine höhere Strahlenbelastung und hat ein geringeres Auflösungsvermögen. Will man speziell Gefäße mit ihren Verengungen oder Aussackungen untersuchen, wird vorher ein Kontrastmittel gegeben.

Die Erfassung funktioneller Veränderungen (beispielsweise vorübergehende Aktivierung einzelner Hirnregionen) geschieht zum einen mit der Positronenemissionstomografie (PET), wozu radioaktiv markierte Substanzen eingebracht werden müssen. Bei der funktionellen Magnetresonanztomografie (fMRT) ist dies nicht notwendig, außerdem liefert sie eine bessere zeitliche und räumliche Auflösung.

13.3 Elektroenzephalografie: Spontan-EEG und evozierte Potenziale

13.3.1 Elektroenzephalografie (EEG)

Bei der Elektroenzephalografie (EEG) registriert man über verschiedenen Stellen des Schädels die hirnelektrische Aktivität, genauer gesagt: die elektrischen Potenziale (Spannungsschwankungen) – nicht die »Hirnströme«. Die Ausschläge, die man beispielsweise mittels Aufzeichnungsgeräten (Polygrafen) auf sich bewegendem Papier erfasst, sind also Spannungsschwankungen, deren Größe in Mikrovolt (µV) angegeben wird.

Diese Spannungsschwankungen entsprechen elektrischen Vorgängen im Kortex (der Hirnrinde). Die Möglichkeiten, beim Menschen auch Potenziale aus tiefer gelegenen Regionen abzuleiten, etwa vom Hirnstamm, sind zurzeit noch beschränkt.

13.3.2 Spontan-EEG

Als Spontan-EEG werden diejenigen Aufzeichnungen bezeichnet, wenn bei der Untersuchung keine spezifischen Stimuli präsentiert und zur Darstellung der Reaktionen im EEG nicht spezielle Techniken zur Auswertung eingesetzt werden. Davon sind die evozierten Potenziale zu unterscheiden, die auf punktuelle Reize hin auftreten und nur mittels aufwendiger Analyseverfahren sichtbar gemacht werden können.

Bei gesunden Probanden zeigt dieses Spontan-EEG meist über längere Zeiträume Wellen mit relativ konstanter Amplitude (Ausschlagshöhe) und Frequenz, die bei Steigerung oder Nachlassen der Aktivierung in höher- oder niedrigerfrequente Wellen übergehen. Anhand der Frequenz werden üblicherweise vier Wellentypen (oder Frequenzbänder) unterschieden: Delta-Wellen (δ-Wellen) haben eine hohe Amplitude (um die 100 µV) und sind langsam (etwa 0,5–3 Hz; 1 Hz = 1 Hertz = 1 Schwingung pro Sekunde). Sie treten bei gesunden Erwachsenen nur während tiefen Schlafs auf; ihr Vorkommen im Wachzustand wird – anders als bei Kindern – als pathologisch angesehen. Theta-Wellen (θ-Wellen) weisen eine niedrigere Amplitude auf, dafür aber eine höhere Frequenz (etwa 4–7 Hz). Sie sind normalerweise während des Einschlafens und in weniger tiefen Schlafstadien, bei manchen Personen auch während sehr tiefer Entspannung, zu beobachten. Alpha-Wellen (α-Wellen) mit einer Frequenz von 8–13 Hz und noch geringerer Amplitude finden sich v.a. im entspannten Wachzustand bei geschlossenen Augen und fehlender intensiverer sonstiger Reize. Werden die Augen geöffnet (oder andere Reize präsentiert), so verschwindet der Alpha-Rhythmus und es treten sehr niedrig-amplitudige, relativ unregelmäßige (desynchronisierte) Wellen hoher Frequenz auf (von 14 bis etwa 30 Hz). Diese werden als Beta-Wellen (β-Wellen) bezeichnet, das Verschwinden des Alpha-Frequenzbandes durch Öffnen der Augen als Alpha-Blockade. Tabelle 13-1 gibt einen Überblick über die Frequenzbänder im EEG.

Abgesehen von wenigen andersartigen Wellen in den Einschlafphasen (eingescho-

Name	Frequenz	Zugehöriger Aktivierungszustand
δ-Wellen	0,5–3 Hz	beim Erwachsenen nur im tiefen Schlaf
θ-Wellen	4–7 Hz	vornehmlich beim Einschlafen oder im leichten Schlaf
α-Wellen	8–13 Hz	entspannter Wachzustand in Abwesenheit äußerer Reize
β-Wellen 14–30 Hz		aktivierter Wachzustand

Tab. 13-1: Frequenzbänder im EEG (nach Köhler, 2010, S. 128)

bene hohe Spitzen, die sogenannten K-Komplexe, und ein kurzes spindelförmiges Ansteigen und Abfallen der Amplitude aufeinanderfolgender Wellen, die sogenannten Schlafspindeln) besteht das EEG Gesunder im Wesentlichen aus den genannten, vom Aktivierungszustand abhängigen Wellenformen. Bei Personen mit Anfallsleiden finden sich – zumeist auch außerhalb der Anfälle durch Hyperventilation zu provozieren – eingestreute hohe Wellen und Zacken (spikes and waves). Während eines Anfalls besteht die EEG-Aktivität mehr oder weniger ausschließlich aus solchen Spikes und Waves (generalisiert, also in allen Ableitungen, wie beispielsweise bei den Grand-mal-Epilepsien, oder fokal = herdförmig über bestimmten Hirnarealen bei den partiellen Anfällen).

In der biopsychologischen Forschung wird das Spontan-EEG v. a. zum Studium des Schlafs eingesetzt, der sich anhand der auftretenden Frequenzbänder in Stadien einteilen lässt. Die Schlafstadien werden im Laufe der Nacht mehrfach durchlaufen (→Kap. 3, Anmerkung 5).

13.3.3 Evozierte Potenziale

Das Studium der evozierten Potenziale ist für viele biopsychologische Fragestellungen (oft auch in der neurologischen Diagnostik) aufschlussreicher als das Spontan-EEG: Auf punktuelle Reize treten sogenannte ereigniskorrelierte Potenziale auf, die als winzige Schwankungen der Spontanaktivität überlagert und ohne spezielle Provokationsmethoden und Analyseverfahren nicht zu erfassen sind. Man präsentiert dazu in regelmäßigen Abständen Reize und verrechnet die Abschnitte unmittelbar nach Reizdarbietung (→unten). Die so sichtbar gemachten EEG-Veränderungen werden evozierte Potenziale genannt; diese stellen somit eine Sonderform ereigniskorrelierter Potenziale dar, nämlich solche, die im Labor induziert und gemessen werden können.

Zur Erzeugung sensorisch evozierter Potenziale wird unter laufender EEG-Ableitung ein Stimulus (ein Klickton, ein Lichtreiz) meist mehrere Hundert Mal präsentiert. Das auftretende ereigniskorrelierte Potenzial, dessen Amplitude etwa nur ein Zehntel der Amplitude des Spontan-EEGs beträgt, ist dabei im Allgemeinen nicht sichtbar (es geht im »Rauschen« der Spontanaktivität unter). Werden aber in einer Computeranalyse die dem sensorischen Reiz folgenden EEG-Abschnitte »übereinandergelegt« und die Signale gemittelt (»averaging«), so heben sich die reizunabhängigen Spontanausschläge auf, während sich das stets gleiche ereigniskorrelierte Potenzial bei zunehmender Zahl der Mittelungsprozesse immer deutlicher zeigt. Ein solches sensorisch (z. B. akustisch) evoziertes Potenzial hat eine Amplitude von höchstens 10 µV, dauert etwa 0,5 Sekunden und weist eine typische Gestalt auf: Wenige Millisekunden nach dem Reiz zeigen sich Schwankungen sehr geringer Amplitude, anschließend tritt eine kurze Positivierung auf (P_1, im EEG durch eine Abweichung nach unten gekennzeichnet), darauf folgt eine Negativierung (N_1, häufig N_{100} genannt, weil sie nach ungefähr 100 Millisekunden beginnt), schließlich kommt es nach weiteren Ausschlägen zu einer deutlichen Positivierung (P_3); diese wird, weil etwa nach 300 Millisekunden auftretend, auch als P_{300}-Welle bezeichnet.

Die P_{300}-, in geringerem Maße die N_{100}-Welle, werden als Korrelat der Reizverarbeitung betrachtet. Die Latenz bis zum Beginn der P_{300}-Welle optisch evozierter Potenziale ist beispielsweise bei Personen mit Multipler Sklerose als Folge der Demyelinisierung und der verzögerten Nervenleitung oft verlängert; auch im Rahmen von Störungen der Aufmerksamkeit und der Informationsverarbeitung (etwa bei Schizophrenie oder Aufmerksamkeitsdefizit-/Hyperaktivitätsstörung) zeigen sich häufig diesbezügliche Abnormitäten.

ZUSAMMENFASSUNG KAPITEL 13.3

Beim Spontan-EEG beobachtet man die vom Aktivierungszustand abhängigen rhythmischen Schwankungen der Kortexpotenziale, wobei dieses Verfahren zum einen wichtige Informationen in der Schlafforschung liefert, zum anderen in der neurologischen Diagnostik unerlässlich ist, speziell zur Erkennung von epileptischen Anfällen (auch oft schon der Anfallsbereitschaft).

Die nur mit speziellen Analyseverfahren sichtbaren evozierten Potenziale (ereigniskorrelierte Potenziale) geben wichtige Hinweise auf die Reizleitung und die Reizverarbeitung.

Glossar

Abhängigkeit, Abhängigkeitssyndrom Die Definitionen sind selbst im wissenschaftlichen Sprachgebrauch sehr unterschiedlich bzw. oft ausgesprochen unscharf. Am praktikabelsten dürfte jene des ICD-10 (S. 115) sein, wonach ein Abhängigkeitssyndrom dann vorliegt, wenn von den nachstehenden sechs Kriterien in dem der Diagnose vorausgegangenen Jahr (mindestens) drei erfüllt waren. Dazu gehören, neben Toleranz und einem (körperlichen) Entzugssyndrom, der starke Wunsch oder Zwang, Substanzen zu konsumieren, »verminderte Kontrollfähigkeit bezüglich des Beginns, der Beendigung und der Menge des Konsums«, »fortschreitende Vernachlässigung« anderer Interessen zugunsten des Substanzkonsums und schließlich Fortführung des Substanzkonsums »trotz Nachweises eindeutiger schädlicher Folgen«.

Acetylcholin Es handelt sich um einen Transmitter, der einerseits bei vegetativen Prozessen eine wichtige Rolle spielt, andererseits bei der Gedächtnisspeicherung, schließlich auch insofern, als er der Antagonist der Monoamintransmitter Dopamin, Noradrenalin und Serotonin ist. Schwächt man seine Funktion, etwa durch die Blockade seiner Rezeptoren (wie es die Anticholinergika tun), erhöht man indirekt die Aktivität der anderen genannten Botenstoffe.

Agonist, agonistisch Verstärkt ein Stoff die Übertragungsvorgänge an den Synapsen für einen Transmitter, so ist er ein Agonist für diesen. Cocain ist beispielsweise ein Dopaminagonist (wirkt dopaminagonistisch), indem es verhindert, dass die Dopaminmoleküle aus dem synaptischen Spalt entfernt werden (und so immer wieder Rezeptoren stimulieren können).

Antagonist, antagonistisch Schwächt ein Stoff die Übertragungsvorgänge an den Synapsen für einen bestimmten Transmitter, ist er ein Antagonist für diesen. Anticholinergika sind beispielsweise Acetylcholinantagonisten (wirken [acetyl]cholinantagonistisch), indem sie bestimmte Typen postsynaptischer Acetylcholinbindungsstellen blockieren. Antipsychotika sind Dopaminantagonisten, weil sie die postsynaptische Dopaminrezeptoren blockieren.

Ätiologie Die Ätiologie (eigentlich Lehre von den Ursachen) gibt die Bedingungen an, unter denen eine Krankheit sicher oder bevorzugt entsteht. Ätiologie darf nicht mit Pathogenese verwechselt werden (Angabe der Aufläufe, bis es von der Ursache zur Krankheit kommt). So bezieht sich die Dopaminhypothese der Schizophrenie (Vermehrung von Dopamin oder seiner Rezeptoren) lediglich auf die Pathogenese, nicht auf die Ätiologie. Es wird nicht gesagt, aufgrund welcher Bedingungen diese Transmitterveränderungen zustande kommen. Wichtige ätiologische Faktoren können sein: genetische Disposition, toxische oder infektiöse Einflüsse, körperliche oder seelische Traumen.

Betäubungsmittelgesetz (BTMG) Es regelt den Umgang mit betäubenden Substanzen, wobei damit keineswegs allein die Opioide gemeint sind, sondern beispielsweise auch halluzinatorisch oder aufputschend wirkende Stoffe. Es unterscheidet drei Gruppen, nämlich a) nicht verkehrsfähige, b) verkehrsfähige, aber nicht verschreibungsfähige Substanzen und c) verkehrs- und verschreibungsfähige Substanzen (wie beispielsweise viele Opioide oder Methylphenidat). Die Verschreibung der Letzteren muss nach der Betäubungsmittel-Verschreibungsverordnung (BtMVV) erfolgen. Dies bedeutet, dass die Rezeptformulare von einer bestimmten Behörde anzufordern sind, das ausgefüllte Rezept in mehreren Durchschlägen vorliegen muss (die an verschiedene Institutionen zu senden sind); zudem ist auf einem Einzelrezept lediglich die Verordnung einer Höchstmenge zulässig.

Bradykardie Verlangsamung der Pulsfrequenz, oft ohne hämodynamische Bedeutung, etwa bei Sportlerherzen oder nach Einnahme von Betablockern. Zuweilen kann die Pulsfrequenz so niedrig sein (z. B. beim Sick-Sinus-Syndrom), dass eine Behandlung erforderlich ist (beispielsweise Implantation eines »Herzschrittmachers«).

Dopamin, dopaminerges System Zur Erklärung der Wirkung von Rauschdrogen ist Dopamin ein Transmitter von zentraler Bedeutung. Indem er Rezeptoren am sogenannten Nucleus accumbens besetzt, führt er zu einem Hochgefühl (Euphorisierung). Das kann entweder dadurch geschehen, dass Rauschdrogen direkt an diesen Synapsen agonistisch wirken (wie Cocain oder Amphetamine) oder dass durch Besetzung von Rezeptoren im Mittelhirn Bahnen angeregt werden, die zum Nucleus accumbens führen (Wirkmechanismus vermutlich der opiatinduzierten Euphorie). Zudem erhöht Dopamin die Aufmerksamkeit und steigert den Sexualtrieb. Bei übermäßiger dopaminerger Aktivität kann es zu Wahn und Halluzination kommen (Amphetamin- und Cocainpsychosen). Dopaminerg werden Neurone genannt, die Dopamin als Transmitter benutzen; das dopaminerge System ist die Gesamtheit der dopaminergen Neurone.

Entzugserscheinungen, Entzugssyndrom Ist nach längerem regelmäßigem Konsum eine Droge nicht mehr verfügbar, kann es zu Entzugserscheinungen kommen, also Symptomen, die vor Beginn des Konsums nicht vorhanden waren (im Gegensatz zum Rebound-Phänomen, d. h. Beschwerden, zu deren Aufhebung die Substanz genommen wurde und die nach Beendigung des Konsums erneut auftreten). Eindrucksvolle Entzugssymptome sind epileptische Anfälle und Delirium tremens, wenn die Alkoholaufnahme unterbrochen wird.

Euphorisierung Erzeugung einer angenehmen Stimmung bis hin zum »flashartigen« Hochgefühl nach Injektion von Opioiden oder Cocain. Allen Erkenntnissen nach kommt sie dadurch zustande, dass dopaminerge Neurone, welche vom Mittelhirn in den Nucleus accumbens führen (»mesotelencephales dopaminerges Belohnungssystem«), entweder verstärkt feuern oder das ausgeschüttete Dopamin länger im synaptischen Spalt bleibt.

GABA (Gamma-Aminobuttersäure) Es handelt sich um den wichtigsten hemmenden Transmitter mit zwei Typen von Rezeptoren. Am $GABA_A$-Rezeptor (genauer $GABA_A$-Benzodiazepinrezeptor-Komplex) setzen der Transmitter GABA, die als Beruhigungsmittel dienenden Benzodiazepine sowie sehr wahrscheinlich Alkohol an. Alle führen zu einer verminderten Empfindlichkeit der postsynaptischen Zelle.

Generikum Nachahmerpräparat. Medikament, welches die gleiche Zusammensetzung wie ein früher dem Patentschutz unterliegendes Handelspräparat hat. Das Generikum trägt meist den Freinamen, an den der Name der produzierenden Firma angehängt wird, kann aber auch unter einem anderen Namen auf den Markt kommen. So war das Antipsychotikum Clozapin in Deutschland zuerst ausschließlich unter dem Namen Leponex® erhältlich, bis das Patent auslief. Dann wurde es von der Firma Pfizer unter Elcrit® in den Handel gebracht, kann aber beispielsweise auch als Clozapin HEXAL® oder Clozapin-ratiopharm® erworben werden.

Glutamat Sehr bedeutsamer Transmitter. Eine seine Bindungsstellen wird NMDA-Rezeptor genannt (weil durch NMDA = N-Methyl-D-Aspartat ebenfalls stimulierbar). Er wird durch NDMA-Antagonisten wie Ketamin und Phencyclidin in seiner Empfindlichkeit beeinträchtigt. Da der NMDA-Rezeptor in den »Schmerzbahnen« vorkommt, sind diese Substanzen wirkungsvolle Analgetika. In noch nicht ganz klarer Weise führen NDMA-Antagonisten auch oft zu Symptomen der Schizophrenie (u. a. dissoziativen Zuständen). Alkohol greift ebenfalls hemmend an NMDA-Rezeptoren im Gehirn an und führt dort vornehmlich zur Sedierung.

Miosis Verengung der Pupille. Deutet in der Regel auf akuten Opioidkonsum hin.

Mydriasis Erweiterung der Pupille. Zuweilen Zeichen neurologischer Erkrankungen (dann meist nur einseitig). Häufig zu beobachten nach Konsum psychotroper Substanzen (beispielsweise von Anticholinergika, Ecstasy, klassischen Halluzinogenen, Psychostimulanzien).

Neuroleptika Heute zunehmend weniger gebräuchlicher Ausdruck für Antipsychotika.

Noradrenalin, noradrenerges System Noradrenalin ist ein dem Dopamin strukturchemisch sehr ähnlicher Monoamintransmitter; Noradrenalinagonisten (wie Cocain und Amphetamine) führen zu Überaktivität und steigern (wahrscheinlich) kurzzeitig die Körperkräfte. Da Noradrenalin ein Transmitter im sympathischen Nervensystem ist, kommt es auch zu Pulsbeschleunigung und Blutdruckerhöhung, teilweise mit bedrohlichen Folgen.

Off-Label-Medikation Verordnung eines Medikaments bei einer Krankheit, zu deren Therapie der Wirkstoff nicht explizit zugelassen ist (z. B. von Valproinsäure als Stimmungsstabilisierer). Eine solche Off-Label-Verordnung ist nicht unproblematisch; u. a. verweigern Krankenkassen nicht selten die Kostenübernahme.

Parasympathikus Teil des vegetativen Nervensystems, das mit Ausnahme der Schweißdrüsen (und wahrscheinlich der Gefäßmuskulatur) alle inneren Organe und exokrinen Drüsen, zudem die Linse des Auges und die Pupillenweite reguliert. Seine Neurone entspringen teils dem Sakralmark (zur Versorgung des Urogenitalbereichs und der unteren Darmabschnitte, wohin sie in sakralen Spinalnerven ziehen), teils den vegetativen Kernen von vier Hirnnerven. Die Fasern verlaufen in drei Hirnnerven in den Schädelbereich (z. B. zur Pupille oder zu den Speicheldrüsen); die vom Kern des N. X (N. vagus) ausgehenden Neurone versorgen die Organe im Brust- und oberen Bauchraum. Vor Erreichen des Effektororgans geschieht eine Umschaltung auf ein postganglionäres Neuron. Der Transmitter bei der Umschaltung auf das postganglionäre Neuron ist Acetylcholin, die Rezeptoren sind nicotinerg. Das postgänglionäre Neuron endet an den Effektororganen, wobei der Transmitter Acetylcholin ist (mit muscarinergen Rezeptoren). Der Parasympathikus (dessen Effekte man sich in grober Näherung als denen des Sympathikus entgegengesetzt denken kann) wird vornehmlich in Phasen der Ruhe und Regeneration aktiv (z. B. im Schlaf).

Präsynaptische Autorezeptoren Sitzen an den Endknöpfchen des ausschüttenden Neurons. Das präsynaptische Neuron erhält so Information über die Konzentration der Transmitter im synaptischen Spalt.

Serotonin, serotonerges System Serotonin (5-Hydroxy-Tryptamin, 5-HT) ist ein Monoamintransmitter mit einer Vielzahl von Rezeptoren und nur teilweise verstandenen Effekten. Andocken von Serotonin an eine bestimmte Bindungsstelle (den 5-HT_{2A}-Rezeptor) führt zu psychedelischen Effekten. Viele »klassischen« Halluzinogene (z. B. DMT, LSD, Psilocybin) ähneln in ihrer Struktur dem Serotonin und wirken vermutlich über Besetzung des genannten Rezeptors.

Sympathikus Teil des vegetativen Nervensystems, das alle inneren Organe und exokrinen Drüsen, zudem die Linse des Auges und die Pupillenweite reguliert. Nimmt seinen Ausgang von den Seitenhörnern des Thorakal- und Lumbalmarks. Seine Neurone verlassen in den Vorderhörnern das Rückenmark, schließen sich kurz dem gemischten Spinalnerven an, um dann zumeist in den Grenzstrangganglien in der Nähe der Wirbelsäule zu enden (dort Umschaltung auf postganglionäre Nervenzellen). Ein Teil dieser präganglionären Neurone durchzieht ohne Umschaltung die Grenzstrangganglien und wird erst in den unpaaren Ganglien auf postganglionäre Neurone umgeschaltet. Der Transmitter bei der Umschaltung auf das postganglionäre Neuron ist Acetylcholin, die Rezeptoren sind nicotinerg. Das längere postgänglionäre Neuron zieht zu den Effektororganen, wobei der Transmitter Noradrenalin ist (Ausnahme bilden die Schweißdrüsen, wo die postganglionären Neurone Acetylcholin als Transmitter verwenden, der an muscarinerge Acetylcholinrezeptoren andockt). Zum Nebennierenmark (welches eine Ansammlung extrem kurzer postganglionärer sympathischer Neurone darstellt) ziehen ohne Umschaltung nur präganglionäre Neurone, wobei der Transmitter Acetylcholin ist und an nicotinerge Rezeptoren bindet.

Toleranz Darunter versteht man den Effekt, dass Drogen nach längerem Konsum eine geringere Wirkung zeigen. Man kennt eine metabolische (pharmakokinetische) Toleranz, die dadurch bedingt ist, dass die eingenommene Substanz schneller verstoffwechselt wird und somit in geringerer Menge an ihre Wirkungsorte gelangt. Ein beträchtlicher Teil der Alkoholtoleranz ist metabolischer Art (durch Vermehrung der abbauenden Enzyme). Daneben unterscheidet man eine funktionelle Toleranz; d. h. trotz vorhandener psychotroper Substanz ist die Wirkung geringer. Die funktionelle Toleranz lässt sich wieder in Rezeptortoleranz und zelluläre Toleranz unterteilen. Bei Ersterer werden Rezeptoren, an denen die Substanz ansetzt, unempfindlicher oder zahlenmäßig geringer. Bei der zellulären Toleranz reagieren die Rezeptoren zwar weiter normal, aber an anderer Stelle sind Gegenmechanismen entwickelt worden, welche der Drogenwirkung entgegenstehen. Die sehr ausgeprägte Opioidtoleranz ist größtenteils funktioneller Natur; beim Alkohol lässt sich neben der erwähnten metabolischen Toleranz auch eine funktionelle beobachten.

Tachykardie Beschleunigung der Pulsfrequenz, physiologisch nach größeren Anstrengungen. Sie hat oft pathologische Bedeutung nach geringerer Belastung (sie ist dann beispielsweise Zeichen einer Herzkrankheit oder »Blutarmut«). Oft findet sie sich nach Einnahme von »Drogen« (z. B. Anticholinergika, »klassischen Halluzinogenen«, Psychostimulanzien).

Literatur

Al Mansour, L, Tylsky, P, Chene, G, Plaisant, F, Janier, M, Bolze, AM, et al. (2024): Estimated fetal radiation dose from 18 F-FDG PET/CT during the second and third trimesters of pregnancy. Clin Nucl Med 49: 605–609.

American Psychiatric Association (APA) (2015): Diagnostisches und Statistisches Manual Psychischer Störungen DSM-5 (hrsg. von Falkai, P, Wittchen, HU). Göttingen: Hogrefe.

Anghelescu, IG & Benkert, O (2023): Anxiolytika. In: Benkert, O & Hippius, H (Hrsg.): Kompendium der Psychiatrischen Pharmakotherapie. 14. Aufl. Berlin: Springer; 489–537.

Austelle, CW, Cox, SS, Wills, KE & Badran, BW (2024): Vagus nerve stimulation (VNS): recent advances and future direction. Clin Auton Res 34: 529–547.

Blackburn, J, Ramakrishnan, A, Graham, C, Bambang, K, Sriranglingam, U & Senniappan, S. (2025): Klinefelter syndrome: a review. Clin Endocrinol (Oxf) 102: 565–573.

Bogaert, AF, Skorska, NM, Wang, C, Gabrie, J, MacNeil, AJ & Hoffahrth, MR (2018): Male homosexuality and maternal immune responsivity to the Y-linked protein NLGNAY. Proc Natl Acad Sci U S A 115: 302–306.

Bonnet, U & Preuss, UW (2017): The cannabis withdrawal syndrome: currrent insights. Subst Abuse Rehabil 8: 9–37.

Breedlove, SM (2017): Prenatal influences on human sexual orientation: expectations versus data. Arch Sex Behav 46: 1583–1592.

Cao, C, Barros-Álvarez, X, Zhang, S, Kim, K, Dämgen, MA, Panova, O, et al. (2022): Signaling snapshots of a serotonin receptor activated by the prototypical psychedelic LSD. Neuron 110: 3154–3167.

Chidiac, AS, Buckley, NA, Noghrehchi, F & Cairns, R (2023): Paracetamol (acetaminophen) overdose and hepatotoxicity: mechanism, treatment, prevention measures, and estimates of burden of disease. Expert Opin Drug Metab Toxicol 19: 297–317.

Craft, S, Ferris, JA, Barratt, MJ, Maier, LJ, Lynskey, MT, Winstock, AR, et al. (2022): Clinical withdrawal symptom profile of synthetic cannabinoid receptor agonists and comparison of effects with high potency cannabis. Psychpharmacology (Berl) 239: 1349–1357.

Danielson, ML, Claussen, AH, Bitsko, RH, Katz, SM, Newsome, K, Blumberg, SJ, et al. (2024): ADHD prevalence among U. S. children and adolescents in 2022: diagnosis, severity, co-occurring disorders and treatment. J Clin Child Adolesc Psychol 53: 343–360.

Edvinsson, L, et al. (2018): CGRP as the target of new migraine therapies – successful translation from bench to clinic. Nat Rev Neurolog 14: 338–350.

Fortea, J, Zaman, SH, Hartley, S., Rafii, MS, Head, E & Carmona-Iragui, M (2021): Alzheimer's disease associated with Down syndrome: a genetic form of dementia. Lancet Neurol 20: 930–942.

Ghanaatfar, F, Ghanaatfar, A, Isapour, P, Farokhi, N, Bozorgniahosseini, S, Javadi, M, et al. (2023): Is lithium neuroprotective? An updated mechanistic illustrated review. Fundam Clin Pharmacol 37: 4–30.

Giniatullin, R (2022): 5-hydroxytryptamine in migraine: the puzzling role of ionotropic $5\text{-}HT_3$ receptor in the context of established therapeutic effect of metabotropic $5\text{-}HT_1$ subtypes. Br J Pharmacol 179: 400–415.

Guerrieri, M, Di Mauro, R, Di Girolamo, S & Di Stadio, A (2023): Hearing and aging. Subcell Biochem 103: 279–290.

Heiser, P & Benkert, O (2023): Medikamente zur Behandlung von ADHS und anderen Entwicklungsstörungen. In: Benkert, O & Hippius, H (Hrsg.). Kompendium der Psychiatrischen Pharmakotherapie. 14. Aufl. Berlin: Springer; 831–863.

Hutson, E, Ellington, E & Hardy, L (2023): Neuroscience-based nomenclature for psychotropic medication. J Psychosoc Nurs Mental Health Serv 61: 9–13.

Internationale Klassifikation psychischer Störungen (2015): ICD-10, Kapitel V (F): Klinisch-diagnostische Leitlinien (hrsg. von Dilling, H, Mombour, W, Schmidt, MH). 10. Aufl. Bern: Huber.

Jain, S & Rana, M (2022): Alternative sexual orientation in humans: what is known and what needs to be known further. J Homosex 69: 1004–1029.

Jones, AW (2024): Brief history of the alcohol biomarkers CDT, EtG, 5-HTOL, and PEth. Drug Test Anal 16: 570–587.
Kadakia, A, Brady, LB, Dembek, C, Williams, GR & Kent, JM (2022): The incidence and economic burden of extrapyramidal symptoms in patients with schizophrenia treated with second generation antipsychotics and a Medicaid population. J Med Econ 25: 87–98.
Kathuria, H. (2022): Electronic cigarette use, misuse and harm. Med Clin North Am 106: 1081–1092.
Kendler, KS, Ohlsson, H, Sundquist, J & Sundquist, C. (2024): The genetic epidemiology of schizotypal personality disorder. Psychol Med 54: 2144–2151.
Kiefer, F & Benkert, O (2023): Medikamente zur Behandlung von Abhängigkeitserkrankungen und abhängigem Verhalten. In: Benkert, O, Hippius, H (Hrsg.): Kompendium der Psychiatrischen Pharmakotherapie. 14. Aufl. Berlin: Springer; 691–770.
Köhler, T (2010): Biopsychologie – ein kurzgefasstes Lehrbuch. München: CIP-Medien.
Köhler, T (2014): Das Werk Sigmund Freuds – Entstehung, Inhalt, Rezeption. 2. Aufl. Lengerich: Pabst.
Köhler, T (2016): Affektive Störungen: Biologische und psychologische Erklärungsansätze. Biologische und psychologische Therapien. Tübingen: DGVT-Verlag.
Köhler, T (2018): Pharmakotherapie in der Psychotherapie. Ein Kompendium für Psychologen und psychologische Psychotherapeuten. 7. Aufl. Lengerich: Pabst.
Köhler, T (2019a): Biologische Grundlagen psychischer Störungen. 3. Aufl. Göttingen: Hogrefe.
Köhler, T (2019b): Die Zeiten verfliegen wie im Rausch – Eine kurzweilige Geschichte von Alkohol, Drogen und ihren Konsumenten. Stuttgart: Schattauer.
Köhler, T (2022): Psychopharmakotherapie. 2. Aufl. Tübingen: Psychotherapie-Verlag.
Köhler, T (2024a): Rauschdrogen. 2. Aufl. Tübingen: DGVT-Verlag.
Köhler, T (2024b): Psychische Störungen: Symptomatologie, Erklärungsansätze, Therapie. 4. Aufl. Stuttgart: Kohlhammer.
Kondrad, E, Bonner, A, Sandhu, S, Seitz, K & Weldon, S (2024): Baclofen for alcohol use disorder. Am Fam Physician 109; 463–464.
Kholyavin, AI & Polyakov, YI (2022): Stereotactic cingulotomy and capsulotomy for obsessive-compulsive disorders: indications and comparative results. Prog Brain Res 272: 1–21.
Kranz, TM & Grimm, O (2023): Update on genetics of attention deficit/hyperactivity disorder: current status 2023. Curr Opin Psychiatry 36: 257–262.
Kroon, E, Kuhns, L, Hoch, E & Cousjin, J (2020): Heavy cannabis use, dependence and the brain: a clinical perspective. Addiction 115: 559–572.
Kuhn, D, Müller, TJ & Mutschler, J (2021): Pregabalinmissbrauch und -Abhängigkeit in verschiedenen Ländern im Hinblick auf deren Substitutionspolitik. Fortschr Neurol Psychiatr 89: 553–561.
Leichsenring, F, Heim, N, Leweke, F, Spitzer, C, Steinert, C & Kernberg, OF (2023): Borderline personality disorder: a review. JAMA 329: 670–679.
Lie, MEK, Al-Khawaja, Damgaard, M, Haugaard, AS, Schousbee, A, Clarkson, AL, et al. (2017): Glial GABA transporters as modulators of inhibitory signaling in epilepsy and stroke. Adv Neurobiol 16: 137–167.
Litwin, MS & Tan, HJ (2017): The diagnosis and treatment of prostate cancer: a review. JAMA 317: 2532–2542.
Liu, JJ, Wie, YB, Strawbridge, R, Bao, Y, Chang, S, Shi, L, et al. (2020): Peripheral cytokine levels and response to antidepressant treatment in depression: a systematic review and meta-analysis. Mol Psychiatry 25: 339–350.
Livne, O, Potter, KW, Schuster, RM & Gilman, JM (2024): Longitudinal associations between cannabis use and cognitive impairment in a clinical sample of middle-aged adults using cannabis for medical symptoms. Cannabis Cannabinoid Res 9: e933–e938.
Lu, HC & Mackie, K (2016): An introduction to the endogenous cannabinoid system. Biol Psychiatry 79: 516–525.
Lusthof, KJ, Bosman, IJ, Kubat, B & Vincenten-van Maanen, MJ (2017): Toxicological results in a fatal and two non-fatal cases of scopolamine-facilitated robberies. Forensic Sci Int 274: 79–81.
Mahjani, B, Bey, K, Boberg, J & Burton, C (2021): Genetics of obsessive-compulsive disorder. Psychol Med 51: 2247–2259.
Marin, T & Moore, J (2024): Understanding near-infrared spectroscopy: an update. Crit Care Nurs Clin North Am 38: 41–50.
Martorana, A, Bonomi, C, Di Donna, MG & Motta, C (2025): Lecanemab's path forward: navigating the future of Alzheimer's treatment in Europe amidst the EMA's rejection.Neurol Ther 14: 1–5.

McManus, JF, Nguyen, NY, Davey, RA, MacLean, HE, Pomilio, G., McComack, MP, et al. (2020): Androgens stimulate erythropoiesis through the DNA-binding activity of the androgen receptor in non-haematopoetic cells. Eur J Haematol 105: 247–254.
Min, X, Wang, G, Cui, Y, Meng, P, Hu, X, Liu, S, et al. (2023): Association between inflammatory cytokines and symptoms of major depressive disorder in adults. Front Immunol 14: 1110775. doi: 10.3389/fimmu.2023.1110775.
Mion, G & Himmelseher, S (2024): Esketamine: less drowsiness, more analgesia. Anaesth Analg 139: 78–91.
Mold, M, Linhart, C, Gómez-Ramirez, J, Villegas-Lanau, A & Exley, C (2020): Aluminium and amyloid-ß in familial Alzheimer's disease. J Alzheimers Dis 74: 1627–1635.
Müller, MJ & Benkert, O (2023a): Antipsychotika. In: Benkert, O & Hippius, H (Hrsg.): Kompendium der Psychiatrischen Pharmakotherapie. 14. Aufl. Berlin: Springer; 283–488.
Müller, MJ & Benkert, O (2023b): Medikamente zur Behandlung von sexuellen Funktionsstörungen. In: Benkert, O & Hippius, H (Hrsg.): Kompendium der Psychiatrischen Pharmakotherapie. 14. Aufl. Berlin: Springer; 771–802.
Nader, DA & Sanchez, ZM (2018): Effects of regular cannabis use on neurocognition, brain structure, and function: a systematic review of findings in adults. Am J Drug Alcohol Abuse 44: 4–18.
Nair, AM & Chang, SW (2022): Social neuroscience: staying bonded over oxytocin and endocannabinoids. Curr Biol: 32, R228–R231.
Olagunju, A & Ghoddusi, F (2024): Attention-deficit/hyperactivity disorder in adults. Am Fam Physician 110: 157–166.
Oti, T, Sakamoto, T & Sakamoto, H (2021): Systemic effects of oxytocin on male sexual activity *via* the spinal ejaculation generator in rats. Commun Integr Biol 14: 55–60.
Oyelese, Y, Schioppo, D & O'Brien, B (2025): Prenatal screening and diagnosis: time for a paradigm shift. Am J Perinatol 42: 538–545.
Panksepp, J (1979): A neurochemical theory of autism. Trends Neurosci 2: 174–177.
Pascual, JC, Arias, L & Soler, J (2023): Pharmacological management of borderline personality disorder and common comorbidities. CNS Drugs 37: 489–497.
Pastuszak, AW (2014): Current diagnosis and management of erectile dysfunction. Curr Sex Health Rep 6: 164–176.
Paulzen, M, Gründer, G & Benkert, O (2023): Medikamente zur Behandlung bipolarer Störungen. In: Benkert, O & Hippius, H (Hrsg.): Kompendium der Psychiatrischen Pharmakotherapie. 14. Aufl. Berlin: Springer; 215–282.
Peñarrocha-Oltra, S, Soto-Peñaloza, R, Alonso-Arroyo, A, Vidal-Infer, A & Pascual-Segarra, J (2022): Laser-based refractive surgery techniques to treat myopia in adults. An overview of systematic reviews and meta-analyses. Acta Ophthalmol 100: 878–893.
Poeppl, TB, Langguth, B, Laird, AG & Eickhoff, SB (2016): A neural circuit encoding sexual preference in humans. Neurosci Biobehav Rev 68: 530–536.
Posi-Rozich, P, Dolezil, D, Paemelaire, K, Stepien, A, Stude, P, Snellman, J, et al. (2024): Early use of erenumab vs nonspecific oral migraine preventives: the APPRAISE randomized clinical trial. JAMA Neurol 81: 461–470.
Prange, AJ, Wilson, IC, Lynn, CW, Alltop, LB & Stikeleather, RA (1974): L-tryptophan in mania. Contribution to a permissive hypothesis of affective disorders. Arch Gen Psychiatry 30: 56–62.
Protic, D & Hageman, R (2024): State-of-the-art therapies for fragile X syndrome. Dev Med Child Neurol 66: 863–871.
Puledda, F, et al. (2017): An update on migraine: current understanding and future directions. J Neurol 264: 2031–2039.
Pourebrahim, S, Ahmad, T, Rottmann, E, Schulze, J & Scheller, B (2025): Does cannabis use contribute to schizophrenia? A causation analysis based on epidemiological evidence. Biomolecules 4: 368. doi: 10.3390/biom15030368.
Regen, F & Benkert, O (2023): Antidepressiva. In: Benkert, O & Hippius, H (Hrsg.): Kompendium der Psychiatrischen Pharmakotherapie. 14. Aufl. Berlin: Springer; 1–213.
Rodnyy, AY, Kondaurova, EM, Tsybko, AS, Popova, NK, Kudlay, DA & Naumenko, VS (2023): The brain serotonin system in autism. Rev Neurosci 35: 1–20.
Roessner, V, Eichele, H, Stern, JS, Skov, L, Rizzo, R, et al. (2022): European clinical guidelines for Tourette Syndrome and other tic disorders – version 2.0. Part III: pharmacological treatment. Eur Child Adolescence Psychiatry 3: 425–441.
Scherbaum, N (2017): Das Drogentaschenbuch. 5. Aufl. Stuttgart: Thieme.
Scott, JB (2023) Impact of adolescent cannabis use on neurocognitive and brain development. Child Adolesc Psychiatr Clin N Am 32: 21–42.

Sesso, G & Masi, G (2023): Pharmacological strategies for the management of the antisocial personality disorder. Expert Rev Clin Pharmacol 16: 181–194.

Siegel, S, Hinson, RE, Krank, MD & McCully, C (1982): Heroin »overdose« death: contribution of drugassociated environmental cues. Science 216: 436–437.

Sharim, J & Pouratian, N (2016): Anterior cingulotomy for the treatment of intractable pain: a systematic review. Pain Physician 19: 537–550.

Somvanshi, PR, Mellon, SH, Yehuda, R, Flory, JD, Makotkine, I, Bierer, L, et al. (2020): Role of enhanced glucocorticoid receptor sensitivity in inflammation in PTSD: insights from computational model for circadian-neuroendocrine-immune interactions. Am J Physiol Endocrinol Metabol 319: E48–E66.

Stocker, K & Liechti, ME (2024): Methylendioxyamphetamine is a connectogen with empathogenetic, entactogenic, and still further connective properties: it is time to reconcile »the great entactogen-empathogen debate«. J Psychopharmacol 38: 685–689.

Stoker, TB, Mason, SL, Greenland, JC, Holden, ST, Santini, H & Barker, RA (2022): Huntington's disease: diagnosis and management. Pract Neurol 22: 32–41.

Thomasius, R (2025): Psychosoziale Risiken des nichtmedizinischen Cannabiskonsums. Hamb Ärztebl 79: 12–17.

Tunc, EB & Tunc, S (2022): Vortioxetine induced hypomania: a case presentation and review of the literature. Clin Psychopharmacol Neurosci 20: 394–397.

US Preventive Services Task Force; Barry, MJ, Nicholson, WK, Silverstein, M., Chelmow, D, Rucker Coker, T, et al. (2023): Folic acid supplementation to prevent neural tube defects: US Preventive Services Task Force reaffirmation recommendation statement. JAMA 330: 454–459.

vanDyck, CH, Swanson, CD, Aisen, P, Bateman, RJ, Chen, C, Gee, M, et al. (2023): Lecanemab in early Alzheimer's disease. N Engl J Med 388: 9–21.

Vendrell-Serres, J, Soto-Angona, O, Rodríguez-Urrutia, A, Inzoli, B, López Gónzalez, A & Ramos-Quiroga, JA (2024): Treating treatment-resistant depression with esketamine nasal spray when all therapeutic options have been exhausted: clinical experience from a Spanish cohort of expanded use. Clin Psychopharmacol Neurosci 22: 159–168.

Wadoo, O, Ouanes, S & Firdosi, M (2020): Neuroleptic maligant syndrome: a guide for psychiatrists. BJ Psych Advances 27: 373–382.

Wei, H, Zhu, Y, Wang, T, Zhang, K, Zhang, K & Zhang, Z (2021): Genetic risk factors for autism-spectrum disorders: a systematic review based on systematic reviews and meta-analysis. J Neural Transm (Vienna) 128: 717–734.

Wozniak, JR, Riley, EP & Charness, ME (2019): Diagnosis, epidemiology, assessment, pathophysiology, and management of fetal alcohol spectrum disorders. Lancet Neurol 18: 760–770.

Xie, S, Karlsson, H, Dalan, C, Widman L, Rai, D, & Gardner, RM (2020): The familial risk of autism spectrum disorder with and without intellectual disability. Autism Res 13: 2242–2250.

Xiang, Y, Li, L, Ma, X, Li, S, Yan, P, Chen, M, et al. (2021): Recreational nitrous oxide abuse: prevalence, neurotoxicity, and treatment. Neurotox Res 39: 975–985.

Zagrean, AM, Georgescu, IA, Iesanu, MI, Ionescu, RB, Haret, RM, Panaitescu, AM, et al. (2022): Oxytocin and vasopressin in the hippocampus. Vitam Horm 118: 83–127.

Zhu, Y, Zhang, C, Siafis, S, Zhuo, K, Zhu, D, Wu, H, et al. (2021): Prolactin levels influenced by antipsychotic schizophrenia: a systematic review and network meta-analysis. Schizophr Res 237: 20–25.

Anmerkungen

1 Anders ist es in den Mitochondrien, die ihre Proteine (damit auch die für den Stoffwechsel benötigten Enzyme) anhand einer eigenen DNA bilden. Diese Organellen waren ursprünglich Bakterien, die sich in Zellen tierischer Organismen eingelagert haben und mit ihnen eine Symbiose bilden. Sie befinden sich auch in der Eizelle, welche mit der – diese Strukturen nicht enthaltenden – männlichen Keimzelle verschmilzt. Die Mitochondrien (und damit ihre DNA) gehen somit von der Mutter auf ihre Töchter und Söhne über, von den Töchtern auf deren weitere Nachkommen usw. Die mitochondriale DNA gelangt also in weiblicher Linie (von Spontanmutationen abgesehen) unverändert in die Nachkommenschaft, was zur Klärung evolutionstheoretischer Sachverhalte ausgesprochen hilfreich ist.

2 Auf der Anregung dieser afferenten Fasern des X. Hirnnerven beruht die Vagusnervstimulation, wobei ein unter der Haut im Brustraum implantierter Impulsgeber mittels Elektroden den linken Ast des Vagusnervs stimuliert. Das Verfahren eignet sich zur Behandlung bestimmter Epilepsieformen und zeitigt auch bei therapieresistenten Depressionen gewisse Erfolge. Mittlerweile kann es auch transkutan durchgeführt werden (Austelle et al., 2024).

3 Tumor bedeutet allgemein Schwellung, im engeren Sinne Gewebsvermehrung; auch eine harmlose Hautwarze ist somit ein Tumor; die Endung -om (wie in Meningeom, Karzinom, Gliom, Myom) bezeichnet das Vorliegen einer solchen Geschwulst. Bei Tumoren werden gutartige von bösartigen unterschieden: Erstere wachsen zumeist langsam, dringen nicht in fremdes Gewebe ein (verdrängen dieses bestenfalls) und metastasieren nicht, bilden also keine Ableger auf dem Lymph- oder Blutweg. Bösartige Tumoren hingegen wachsen meist schnell und bilden atypische Zellen, zerstören anderes Gewebe durch Einwachsen und können metastasieren. Nach der Art des befallenen Gewebes unterscheidet man vom Epithelgewebe (z. B. Drüsen) ausgehende Karzinome (»Krebse« im eigentlichen Sinne) von Tumoren anderer Herkunft: So sind Myosarkome bösartige Wucherungen von Muskelgewebe, Liposarkome bösartige Tumoren im Fettgewebe – während Myome und Lipome gutartige Wucherungen darstellen. Die Terminologie ist aber – wenigstens in der Umgangssprache – nicht eindeutig; so werden auch Melanome als Hautkrebse, Leukämien (Vermehrung weißer Blutkörperchen) als »Blutkrebse« bezeichnet (obwohl sie nicht von Epithelgewebe ausgehen). In der Regel wird ein bösartiger Tumor durch die Zusätze Karzinom oder Sarkom kenntlich gemacht; fehlt dieser, kann man meist von Gutartigkeit ausgehen (wie bei Adenom, Myom) – allerdings sind auch Astrozytome oder Gliome bösartige Tumoren (in diesem Fall des Gehirns).

4 Hinsichtlich des Parkinson-Syndroms lässt sich eine erhebliche terminologische Uneinheitlichkeit konstatieren. Hier wird als Parkinson-Syndrom die erwähnte Symptomtrias (mit eventuellen Begleitsymptomen) bezeichnet und nur das neuroleptisch induzierte Parkinson-Syndrom, das postencephalitische sowie die eigentliche Parkinson-Krankheit (Morbus Parkinson; heute meist als idiopathisches Parkinson-Syndrom bezeichnet) unterschieden. Bei Letzterer findet sich ein Zelluntergang in der Substantia nigra. Nach der Ursache lassen sich dabei wiederum mehrere Subformen unterscheiden: eine (seltene) streng hereditäre, autosomal-dominant vererbte und häufigere andere Formen (etwa als Folge mechanischer Traumata).

5 Überträgerstoff ist hier mutmaßlich Glutamat, wobei die Rezeptoren an der postsynaptischen Membran sehr wahrscheinlich vom Typ NMDA sind. Medikamente, welche NMDA-Rezeptoren blockieren (etwa Ketamin oder Esketamin, in Deutschland im Handel als Ketanest S®), sind daher ausgesprochen wirksame Analgetika.

6 Ischias (von griech. ischias = Hüftschmerz) ist ein Syndrom und keine Krankheitsbezeichnung. Solche Schmerzen im Beinbereich

können nicht nur durch Verschiebung der Bandscheiben mit Reizung von Spinalwurzeln zustande kommen, sondern auch durch Entzündungen der Rückenmarkhäute, der Spinalwurzeln oder des Nervs selbst, weiter durch Tumoren, Blutungen oder Entzündungen der Wirbelkörper (Spondylitis; von griech. spondylos = Wirbelkörper).

7 Bis jetzt gibt es kaum Pharmaka, die in diese Transportprozesse eingreifen. Diese Situation wird sich möglicherweise aber ändern (→ Lie et al., 2017).

8 Zunächst sei angemerkt, dass die althergebrachte Einteilung der Psychopharmaka nach ihren Hauptindikationen zunehmend auf Missfallen stößt: Antidepressiva werden ebenso zur Behandlung von Ängsten oder Schmerzen eingesetzt, Antipsychotika auch zur Behandlung nichtpsychotischer Manien oder deliranter Symptome. Daher wird der Versuch unternommen, eine neue Einteilung nach ihren Wirkprinzipien vorzunehmen (neuroscience-based nomenclature = NbN; → Hutson et al., 2023). Unter *Pharmakokinetik* versteht man die Prozesse der Aufnahme, Verteilung und Inaktivierung von Pharmaka im Körper. Sie unterscheidet sich oft beträchtlich bei Substanzen ein und derselben Gruppe und ist zuweilen von entscheidender therapeutischer Bedeutung. So sind von den zahlreichen Benzodiazepinpräparaten einige nur »Prodrugs«, d. h. sie werden erst im Körper zu psychoaktiven Metaboliten umgewandelt. Umgekehrt werden manche Benzodiazepine nicht unmittelbar inaktiviert, sondern zunächst zu ebenfalls sedierend wirkenden Substanzen metabolisiert; entsprechend ist ihre Wirkdauer länger. Die Pharmakodynamik beschreibt die Wirkmechanismen und Ansatzpunkte der Substanzen. Bei den klassischen Neuroleptika wäre hier die Blockade von D_2-Rezeptoren zu nennen, bei den Benzodiazepinen die Anlagerung an den $GABA_A$-Benzodiazepin-Rezeptorkomplex und damit eine Verstärkung der GABAergen Hemmung. Unter Tachyphylaxie versteht man die Tatsache, dass die Pharmakonwirkung nach wiederholtem Gebrauch nachlässt; sie entspricht also der Toleranzentwicklung bei psychotropen Substanzen (→ Kap. 10.3). Hier ist etwa der rasch abnehmende analgetische Effekt der Opiate oder die nachlassende Sedierung durch Benzodiazepine zu nennen. Die Ursachen dieser Tachyphylaxie können vielfältig sein: Sowohl ein verstärkter Abbau des Pharmakons wie eine verminderte Wirkung am Zielort (z. B. den Synapsen) wären möglich (→ Kap. 10.3 zur metabolischen und funktionellen Toleranz).

9 Mittlerweile wird eher wieder bezweifelt, dass atypische Antipsychotika (mit der eventuellen Ausnahme des nebenwirkungsreichen Clozapin) tatsächlich in der Behandlung der Negativsymptomatik den klassischen Neuroleptika wesentlich überlegen sind.

10 Zunehmend werden atypische Antipsychotika auch bei Depressionen (meist im Sinne einer Augmentation) und zur Rezidivprophylaxe affektiver Störungen eingesetzt (Paulzen et al., 2023, S. 246 f.; Regen & Benkert, 2023, S. 117).

11 Schlafstadien werden im Wesentlichen anhand der EEG-Aktivität unterschieden: Im Stadium 1 finden sich v. a. hochfrequente Wellen; in Stadium 2 ist deren Anteil geringer und es treten Schlafspindeln sowie K-Komplexe auf. Stadium 3 mit einem gewissen Anteil der langsamen δ-Wellen entspricht bereits einem tieferen Schlaf, Stadium 4 mit einem δ-Wellen-Anteil von über 50 % ist das eigentliche Tiefschlafstadium. Im Verlauf eines ungestörten Nachtschlafs werden diese Stadien mehrfach durchlaufen (Schlafzyklen), wobei tiefere v. a. in der ersten Nachthälfte auftreten; die erste Tiefschlafphase beginnt bald nach dem Einschlafen und dauert etwa 30 Minuten, die zweite ist bereits kürzer; danach wird nur mehr Stadium 3, in den letzten Stunden vor Erwachen sogar nur Stadium 2 erreicht. Beim erneuten Erreichen von Stadium 1 treten schnelle Augenbewegungen auf. Diese erste REM-Phase ist kurz; in späteren Schlafzyklen wird sie zunehmend länger; die vierte (vorletzte) REM-Phase kann bis zu einer Stunde dauern, aus der Letzteren heraus erwacht man typischerweise. In diesen REM-Phasen finden sich nicht nur schnelle Augenbewegungen und eine erhöhte EEG-Aktivität; auch sonst beobachtet man Zeichen psychophysiologischer Aktivierung (erhöhter Blutdruck, Pulsbeschleunigung, verstärkte Genitaldurchblutung). Ein weiterer Aktivierungsindikator ist hingegen wider Erwarten erniedrigt, nämlich die EMG-Aktivität; auch ist überraschenderweise in den REM-Phasen die Weckschwelle erhöht.

Es gibt gute Hinweise, dass Träumen vornehmlich in diesen REM-Phasen stattfindet. Diese geschilderte Schlafarchitektur ändert sich im Laufe des Lebens; so nehmen im Alter sowohl die REM- wie die Tiefschlafphasen ab (zugunsten von Schlaf der Stadien 2 und 3). Veränderungen finden sich auch im Rahmen depressiver Störungen, insbesondere eine Verlegung der REM-Phasen in die erste Nachthälfte.

12 Erwähnenswert sind die diversen neuropsychologischen Einschränkungen, die bereits prämorbid auftreten (auch gehäuft unter psychisch unauffälligen Verwandten schizophrener Patienten), insbesondere deutliche Störungen der Aufmerksamkeit und Informationsverarbeitung (→ dazu Köhler, 2019a, S. 134).

13 Die depressive Symptomatik im Rahmen der Schwangerschaft kann bereits vor der Niederkunft einsetzen, sodass man heute zuweilen statt »postpartale Depression« die Bezeichnung »peripartale Depression« wählt. Viel zu selten wird bei »Depressionen« an die Schilddrüsenunterfunktion im Rahmen der Autoimmunkrankheit »Hashimoto-Thyreoiditis« gedacht, die in besonderem Maße junge Frauen trifft. Nach eventuellen initialen Zeichen der Überfunktion (Gereiztheit) stellt sich dabei typischerweise eine depressive Symptomatik mit Antriebslosigkeit und gesenkter Stimmung ein.

14 Die veränderten Gene sind wohl nicht zuletzt solche, die mit dem Monoaminstoffwechsel zusammenhängen, speziell mit der Ausbildung von Serotoninrezeptoren und Serotonintransportern. Letztlich liegt aber hierzu wenig Gesichertes vor.

15 Der Dexamethason-Suppressionstest fällt bei Depressiven häufig negativ aus, bei vielen auch zwischen den Intervallen. Allerdings trifft das keineswegs immer zu (auch nicht auf alle Patienten mit »endogenen Depressionen«), und er ist nicht spezifisch, da Ähnliches u. a. bei Patienten mit Ess-, Angst- und Zwangsstörungen beobachtet wird. Die Interpretation ist schwierig; sehr allgemein formuliert könnte man auf eine Regulationsstörung im System Hypothalamus-Hypophyse-Nebennierenrinde schließen.

16 Nicht unproblematisch ist die Behandlung depressiver Episoden im Rahmen bipolarer Störungen, da durch Antidepressiva (speziell durch die trizyklischen) manische Episoden provoziert werden können. Andererseits kann ab einem gewissen Schweregrad auf eine pharmakologische Therapie nicht verzichtet werden. Paulzen et al. (2023, S. 237) empfehlen SSRI und raten von TZA sowie Venlafaxin ab. Einiges spricht auch für den Einsatz des atypischen Antipsychotikums Quetiapin (z. B. Seroquel®); es wird dort sogar (noch vor den SSRI) als Mittel der ersten Wahl angeführt.

17 Definitiv auszuschließen ist es aber auch bei den SSRI nicht (Tunc & Tunc, 2022).

18 Mittlerweile gibt es auch hier deutlichere Hinweise auf genetische Zusammenhänge, welche zudem die häufige Komorbidität mit Depressionen erklären würden.

19 Freud hatte diese Erkrankung schon 1895 als nosologische Entität erkannt und als Angstneurose bezeichnet, welche er als Aktualneurose explizit von den Psychoneurosen abgrenzte; als Pathomechanismus nahm er gestaute Sexualerregung an (→ dazu Köhler, 2014b, S. 119 ff.).

20 Die Posttraumatische Belastungsstörung ist mittlerweile wesentlich stärker in das Bewusstsein der deutschen Bevölkerung gerückt, nachdem aus Auslandseinsätzen (speziell Afghanistan) zurückkehrende Bundeswehrsoldaten dieses Störungsbild in beträchtlicher Häufigkeit aufweisen.

21 Diese Amyloidplaques sind sicher nicht nur Abfallprodukte eines ohnehin stattfindenden Neuronenzerfalls, sondern ihrerseits wieder neurotoxisch. Ziel auf mittlere Sicht ist es, den Körper durch eine Art Impfung dazu zu bringen, die entstehenden Amyloidplaques rasch wieder zu vernichten; mit dem erwähnten Lecanemab ist bereits ein entsprechendes Medikament im Handel (→ zu der in der Literatur keineswegs einheitlich akzeptierten »Amyloidhypothese« auch Köhler, 2019a, S. 50 ff.).

22 Einige Stoffe fungieren sowohl als Transmitter wie als Hormone, so Noradrenalin, welches Botenstoff an noradrenergen Synapsen ist, zudem aber von der Hormondrüse Nebennierenmark ausgeschüttet wird.

23 Das Nebennierenmark hat muscarinerge Acetylcholinrezeptoren, die durch Anticholinergika wie Atropin blockiert werden können, wodurch eine Überhitzung durch fehlende Schweißsekretion nach Intoxikation droht.

24 Hingegen scheinen parasympathische Fasern die Gefäßinnenschicht zu erreichen, die auf entsprechende Stimulation hin wiederum gefäßerweiternde lösliche Gase wie beispielsweise NO (Stickstoffmonoxid) freisetzt.

25 Ein bekanntes α-Mimetikum ist Ephedrin (ein dem Psychostimulans Amphetamin verwandter Stoff), welches früher in Nasentropfen, heute noch in einigen Mischpräparaten sowie diversen anderen Mitteln enthalten ist und gewisse euphorisierende und damit Abhängigkeit erzeugende Effekte hat. Missbrauch ist immer noch häufig und geht mit zahlreichen internistischen sowie psychiatrischen Komplikationen einher.

26 Eine besonders starke Prolactinerhöhung bewirken die atypischen Antipsychotika Paliperidon (z. B. Invega®), Amisulprid (z. B. Solian®) und Risperidon (z. B. Risperdal®).

27 Ist hingegen der Abbau der Östrogene gestört, wie es bei einigen (oft alkoholisch bedingten) Lebererkrankungen der Fall ist, finden sich beim Mann vergrößerte Brüste und veränderte Schambehaarung.

28 Manches wird zunehmend wieder kontrovers diskutiert, und es ist sinnvoll, zwischen reinen Östrogenpräparaten und Östrogen-Gestagen-Mischungen zu unterscheiden. Relativ unbestritten ist die Verringerung des Osteoporoserisikos.

29 Eine spezielle Störung der Erregungsüberleitung ist die Verlängerung der QT-Zeit, welche als Nebenwirkung einiger Psychopharmaka auftreten kann und die Ausbildung zuweilen sehr bedrohlicher ventrikulärer Tachykardien begünstigt (Regen & Benkert, 2023, S. 78 ff.; Müller & Benkert, 2023, S. 350).

30 Insofern ist abzuraten, bei grippaler Symptomatik Sport zu treiben, erst recht natürlich Extremsport wie Marathonläufe oder Bergtouren.

31 Patienten, die Medikamente mit anticholinergen Nebenwirkungen nehmen, z. B. trizyklische Antidepressiva oder manche Neuroleptika, klagen daher über Mundtrockenheit.

32 Bei unklaren Oberbauchbeschwerden, die mit ihren in den Rücken ausstrahlenden Schmerzen auf eine Pankreatitis hindeuten, sollte man deshalb speziell bei Frauen auch an Gallensteine denken.

33 Nicht selten ist die Sprue (genauer: die glutensensitive einheimische Sprue, v. a. im Kindesalter auch Zöliakie genannt), eine generalisierende Resorptionsstörung, die auf einer Unverträglichkeit des Getreideprodukts Gluten beruht und durch erhebliche Durchfälle charakterisiert ist. Die Therapie besteht aus einer glutenfreien Diät. Ebenfalls mit starken Durchfällen einher geht die Lactoseintoleranz, wobei die Betroffenen milchzuckerhaltige Lebensmittel vermeiden müssen.

34 Das erwähnte Hormon Ghrelin dürfte auch bei Essstörungen eine nicht unbedeutende Rolle spielen (Rossi et al., 2021).

35 Erhöht ist das MCV aber auch bei chronischem Alkoholkonsum, welches sich somit als einfach zu erhebender, wenn auch nicht sehr spezifischer »Alkoholismusmarker« erweist.

36 Mittlerweile gibt es neuere Gerinnungshemmer wie beispielweise Apixaban (Eliquis®), die wahrscheinlich wirksamer und leichter zu handhaben sind.

37 Eine zweifellos wichtige, wenn auch in Einzelheiten nicht genau verstandene Rolle beim weiblichen (wie auch beim männlichen) Orgasmus spielt das Hormon Oxytocin (→ Oti et al., 2021).

38 Mittlerweile ist mit Dapoxetin (Priligy®) ein SSRI explizit zur Behandlung von Ejaculatio praecox zugelassen.

39 Deswegen gibt es die Empfehlung, sich schon im frühen Mädchenalter gegen diese Viren impfen zu lassen.

40 Bei vielen, aber keineswegs bei allen Frauen sinkt die sexuelle Appetenz nach der Menopause bzw. nach Entfernung der Eierstöcke, sodass man den Östrogenen doch diesbezüglich eine größere Bedeutung zurechnen muss als lange gedacht.

41 Ein interessanter Befund ist, dass männliche Homosexuelle im Vergleich zu Heterosexuellen eine größere Anzahl älterer (leiblicher) Brüder haben (Bogaert et al., 2018). Eine Erklärung könnte sein, dass die Mutter mit zunehmender Zahl männlicher Kinder Abwehrreaktionen gegen ein Protein bildet, das durch ein Gen auf dem Y-Chromosom determiniert ist.

42 Der Erreger der Toxoplasmose findet sich v. a. in Katzenkot, weshalb Schwangere mit diesem so wenig wie möglich in Berührung kommen sollten. Katzen sind aber nicht die einzigen Überträger, sondern beispielsweise auch Schweine. Abgeraten wird daher u. a. vom Verzehr rohen, geräucherten oder nicht rich-

tig durchgebratenen Fleisches in der Schwangerschaft.

43 Nicht in diese Einteilung passt das mittlerweile als Partydroge sehr populäre Liquid Ecstasy mit dem Inhaltsstoff Gamma-Hydroxybuttersäure (GHB; also nicht MDMA, welches Bestandteil der Ecstasy-Tabletten bildet). Die Wirkung lässt sich am besten mit der von Alkohol vergleichen: Euphorisierung und Sedierung bis hin zur Bewusstlosigkeit (daher auch die Verwendung als »K.-o.-Tropfen«). Entaktogene Effekte (ähnlich wie beim eigentlichen Ecstasy) sowie Stimulierung von Libido und Potenz machen den Reiz des keineswegs harmlosen Konsums verständlich (→ dazu Scherbaum, 2017, S. 84 ff.). GHB ist zwar mittlerweile unter das Betäubungsmittelgesetz gestellt, sein Erwerb oder Verkauf also strafbar; das unter die Betäubungsmittel-Verschreibungsverordnung fallende Natriumoxybat ist das Natriumsalz der GHB und unter dem Handelsnamen Xyrem® zur Behandlung bestimmter Formen der Narkolepsie zugelassen. Nach wie vor legal erhältlich ist GBL (Gamma-Butyrolacton), welches als Lösungs- oder Reinigungsmittel verkauft wird und leicht in GHB umgewandelt werden kann (so vom Körper selbst nach Einnahme von GBL; → dazu genauer die Ausführungen in Köhler, 2024a, S. 179). Todesfälle, v. a. bei Kombination mit Benzodiazepinen und Alkohol, wurden wiederholt beschrieben.

44 Für Psychostimulanzien und Cocain geht man davon aus, dass sie direkt die Dopaminausschüttung in den Nucleus accumbens fördern, für Nicotin und Opioide, dass sie sich an geeignete Rezeptoren im ventralen Tegmentum des Mittelhirns anlagern und so die Bahnen zum Nucleus accumbens stimulieren. Komplizierter ist es für Alkohol und Cannabis, da diese offenbar keine Rezeptoren im Tegmentum besitzen, sondern die Anregung mittels anderer Mechanismen leisten müssen (→ dazu die entsprechenden Abschnitte in Köhler, 2024a).

45 Man geht davon aus, dass LSD, wie auch die anderen klassischen Halluzinogene, den 5-HT_{2A}-Rezeptor stimuliert (Cao et al., 2022).

46 Gewisse diesbezügliche Hoffnung setzt auch man auf den $GABA_B$-Agonisten Baclofen (Kondrad et al., 2024), der aber nicht für diese Indikation zugelassen ist. Das Aversivmedikament Disulfiram (Antabus®) ist seit Mai 2011 in Deutschland nicht mehr im Handel.

47 Weiter gehören dazu die früher als Schlafmittel ausgesprochen verbreiteten Barbiturate, welche nun weitgehend aus dem Handel genommen sind, jedoch als illegale Drogen nach wie vor Bedeutung haben (ähnlich wie Methaqualon und Meprobamat; für weitere Hypnotika und Sedativa → Kap. 3.5.5).

48 Da vollsynthetische und endogene Opioide auch nicht entfernt etwas mit Opium zu tun haben, ist die Bezeichnung Opioide (Opiumähnliche) korrekter als Opiate; der letztere Begriff ist jedoch nie aus der Literatur verschwunden, sicher nicht zuletzt aus klanglichen Gründen. Trotz ihrer ähnlichen Wirkung und der gemeinsamen Fähigkeit, an Opioidrezeptoren zu binden, sind die Substanzen strukturchemisch äußerst verschieden. Morphin und Codein sind Alkaloide und besitzen damit eine Ringstruktur mit einem Stickstoffatom, während die endogenen Opioide Peptide (Aminosäureketten) sind. Wiederum eine andere Struktur haben vollsynthetische Opioide.

49 Die Effekte der Opiate, z. B. die Atemlähmung, können rasch durch Gabe von Opioidantagonisten, etwa dem intravenös zuführbaren oder als Nasenspray applizierbaren Naloxon, aufgehoben werden. Die Existenz von Antagonisten hat letztlich zur Annahme geführt, dass für Opioide spezifische Rezeptoren und für diese wiederum endogene Liganden existieren müssen.

50 Buprenorphin unterliegt bei oraler Aufnahme (also durch Schlucken) einer starken präsystemischen Elimination, sodass es zur Substitution typischerweise als Sublingualtablette verabreicht wird. Damit ist die Gefahr einer gefährlichen akzidentellen Einnahme geringer, und auch sonst gilt Buprenorphin aufgrund partiell antagonistischer Eigenschaften an Opiatrezeptoren als vergleichsweise sicher. Offenbar wird die Substanz aber nur in bedingtem Maße von der Substitutionsklientel akzeptiert.

51 Ein mittlerweile sehr großes Problem, v. a. in den an die Tschechische Republik angrenzenden Bundesländern, stellt das stärkere Methamphetamin (Meth, Crystal Meth) dar, welches sehr leicht auch in Kleinlabors erzeugt werden kann. Auffällig ist der rasche körper-

liche Verfall der Konsumenten (→ dazu ausführlicher Köhler, 2024a, S. 110 f.).

52 Bupropion (Zyban®) und Vareniclin (Champix®) werden eher zu Minderung der Tabakgier in der akuten Entwöhnungsphase gegeben und sollten entsprechend nach einer gewissen Zeit abgesetzt werden. Ihr Einsatz wird kontrovers diskutiert.

53 Früher wurde häufig von »Cannabispsychosen« gesprochen, ein mittlerweile seltener verwendeter Begriff. Zum einen ist die Eigenständigkeit dieses Störungsbildes umstritten, zum anderen lassen sich die Veränderungen nicht in letzter Eindeutigkeit als Folge von Cannabiskonsum interpretieren. Denkbar ist, dass lediglich eine sich anbahnende – in jedem Fall früher oder später zu erwartende – Psychose durch Cannabis ausgelöst wird; weiter ist die Möglichkeit in Betracht zu ziehen, dass die Patienten versuchen, sich durch die sedierenden Cannabinoide von ihren psychotischen Vorstellungen zu befreien bzw. Minussymptome wie Antriebslosigkeit oder Anhedonie durch Substanzkonsum zu vertreiben. Trotzdem ist mittlerweile in der Literatur wenig strittig, dass Cannabiskonsum einen eigenständigen Risikofaktor für die Entwicklung einer Schizophrenie darstellt, speziell bei jüngeren, männlichen Personen. Inzwischen ist mit zunehmendem Verständnis des Endocannabinoidsystems, das modulierend in die Hirnreifung eingreift, auch der Mechanismus klarer: Die Dauerstimulierung dieses Systems durch exogene Cannabinoide, speziell in frühen Jahren, stört diese physiologischen Reifeprozesse in erheblichem Ausmaß (Lu & Mackie, 2016).
Im Übrigen besitzen Cannabisprodukte bzw. Cannabinoide diverse medizinisch relevante Eigenschaften. Neben einer (eher mäßigen) Analgesie und Senkung des Augeninnendrucks sind besonders die den Brechreiz unterdrückende und den Appetit stimulierende Wirkung zu nennen, speziell bei Personen unter Chemotherapie. Vornehmlich für diese Indikation ist auch in Apotheken gegen Betäubungsmittelrezept ein synthetisches THC (Dronabinol®) erhältlich, welches zu einem Arzneimittel verarbeitet werden kann. Mit Sativex® (einem als Spray zu applizierenden Extrakt aus Blüten und Blättern von Cannabis sativa) gibt es ein Fertigpräparat (zugelassen zur Behandlung von Spastik bei Multipler Sklerose). Auch Nabilon (Canames®) ist ein Cannabinoid und zugelassen bei Appetitlosigkeit und Auszehrung bei AIDS-Patienten sowie zur Bekämpfung der Übelkeit im Rahmen von Chemotherapien. Mittlerweile sind sogar (auf Betäubungsmittelrezept) natürliche Cannabisprodukte legal erhältlich (Medizinalhanf).

54 Nur sehr oberflächlich behandelt wurden hier die psychedelischen Narkosemittel (Phencyclidin und Ketamin), die am besten als Dissoziativa einer eigenen Gruppe zugeordnet werden sollten; gar nicht zur Sprache kamen die berüchtigten Cathinone (»Badesalze«); hierzu sei auf die entsprechenden Ausführungen in Köhler (2024a) verwiesen.

55 Ein interessantes, nicht selten bei LSD- sowie bei Cannabiskonsumenten zu beobachtendes Phänomen sind »Flashbacks« oder »Echoräusche«, das spontane Wiedererleben vergangener Drogenerfahrungen im drogenfreien Zustand. Ausgeschlossen werden kann, dass diese zuweilen noch Jahre nach dem letzten LSD-Konsum auftretenden Flashbacks durch Restmengen der Substanz ausgelöst werden; man geht von einer (rätselhaften) Wiederholung der damals abgelaufenen Hirnaktivität aus.

56 Die Bezeichnung Ecstasy wird nicht einheitlich verwendet. Häufig wird es als Synonym für MDMA gebraucht, zuweilen werden u. a. Mischungen aus MDMA und ähnlich wirkenden Substanzen (etwa MDA = 3,4-Methylendioxy-Amphetamin) so bezeichnet. Oft enthalten übrigens Ecstasy-Tabletten gar kein MDMA, sondern gänzlich andere Stoffe, etwa Ketamin (Scherbaum, 2017, S. 65). Nichts mit Ecstasy als MDMA-haltigem Präparat hat »Liquid Ecstasy« zu tun, welches als Wirkstoff Gamma-Hydroxybuttersäure (GHB) enthält und in den letzten Jahren zur Partydroge geworden ist (→ Anmerkung 43).

57 Ein Teil der genetischen Information befindet sich in den Mitochondrien (→ Anmerkung 1), die als gut assimilierte Fremdkörper in der Zelle nach wie vor ihr eigenes Erbgut in Form der mitochondrialen DNA (mt-DNA) besitzen. Diese enthält die Information für Strukturen und Prozesse in den Mitochondrien selbst. Einige seltene Krankheiten werden mitochondrial vererbt, gehen also ausschließlich von der Mutter auf die Nachkommen über.

58 Da es nur 20 Aminosäuren im menschlichen Körper gibt, jedoch insgesamt 64 mögliche Dreierabfolgen vier verschiedener Basen, wird jede Aminosäure durch mehrere Basentripletts auf der DNA repräsentiert; man sagt, der Code ist degeneriert. Interessanterweise ist dieser Code übrigens universell; d. h. allem Anschein nach wird bei allen Lebewesen z. B. Valin durch CAT verschlüsselt.

59 In diesem Zusammenhang sei kurz auf die Methode zur Identifizierung des spezifischen »genetischen Fingerabdrucks« einer Person eingegangen, z. B. aus Zellen der Mundschleimhaut (»Speicheltest«). Dabei wird die DNA mittels sogenannter Restriktionsendonukleasen zerlegt. Diese Enzyme greifen nur an jenen Stellen der DNA an, an denen bestimmte Basensequenzen vorliegen. Die Lage dieser Angriffspunkte ist – wenn auch gewissen Regelmäßigkeiten folgend – spezifisch für die betrachtete Person. Damit variiert die Länge der so erhaltenen DNA-Abschnitte zwischen Personen. Bei einer Elektrophorese wandern die verschieden langen Abschnitte unterschiedlich schnell; so kann man für jede Person ein unverwechselbares und zeitlich nicht veränderliches Muster, den genetischen Fingerprint, erhalten.

60 Im Einzelnen geht dies etwa so vor sich: In einem ersten Schritt wird der DNA-Doppelstrang geöffnet und eine Abschrift des entsprechenden Abschnitts in Form einer RNA-Kette gemacht. Hat etwa das zu synthetisierende Protein als erste Glieder die Aminosäuren Alanin und Serin, so besteht der Anfang des zugehörigen DNA-Abschnitts aus den Basen Cytosin, Guanin, Adenin (CGA, dem Codon für Alanin), woran sich drei Nukleotide mit den Basen Adenin, Guanin, Cytosin (AGC, Codon für Serin) anschließen. Da die RNA anhand der komplementären Basen aufgebaut wird (→ dazu auch die Beschreibung der identischen Reduplikation), lauten deren erste Glieder demnach GCU-UCG (U = Uracil, welches in der RNA das Thymin ersetzt und daher komplementär zu Adenin ist). Nach erfolgter Abschrift des für die Synthese des Proteins zuständigen DNA-Abschnitts (dessen Ende durch ein bestimmtes Basentriplett, das Stop-Codon, gekennzeichnet ist) löst sich die gebildete RNA vom DNA-Strang und transportiert die Information ins Zytoplasma; dieser RNA-Abschnitt wird deshalb auch mRNA (messenger-RNA = Boten-RNA) genannt. Die m-RNA bindet sich an ein Ribosom und wandert an diesem entlang. Kommt dabei über einer bestimmten Stelle des Ribosoms ein Codon (Basentriplett) zu liegen, wird daraufhin die dem Codon entsprechende Aminosäure mittels einer t-RNA (transfer-RNA) aus dem Zytoplasma herbeigeschafft und geht mit der gerade zuvor herangeholten Aminosäure eine Peptidbindung ein. Hat also im gewählten Beispiel das erste m-RNA-Codon GCU die Aminosäure Alanin ans Ribosom »beordert«, so veranlasst das als Nächstes vom Ribosom abgegriffene Basentriplett UCG das Erscheinen von Serin, das sich mit Alanin verbindet.

61 Bei Kernteilungen ohne anschließende Zellteilungen vervielfacht sich der diploide Chromosomensatz; Resultat ist eine Polyploidie. Oft handelt es sich dabei um einen physiologischen Prozess, wobei durch Vervielfältigung der Chromosomen eine bessere Leistungsfähigkeit der Zelle erreicht wird; u. a. sind Leberzellen häufig polyploid. Dies kann aber auch im Zusammenhang mit Entartungserscheinungen (Tumorbildung) auftreten; in Krebsgewebe finden sich vermehrt polyploide Zellen.

62 Der Vorgang ist kompliziert. Für das Verständnis der meisten Sachverhalte reicht es aus, wenn man die mitotischen Vorgänge im Rahmen der Meiose vernachlässigt und einfach von einer Trennung homologer Chromosomen ausgeht. Allerdings könnten mit diesem Modell nicht bestimmte numerische Aberrationen erklärt werden, z. B. der Karyotyp 47, XYY.

63 Solche Rekombinationen, also Trennungen ursprünglich gemeinsam vererbter Gene für unterschiedliche Merkmale, kommen naturgemäß öfter bei Genen vor, die sich auf dem Chromosom in großem Abstand voneinander befinden. Je häufiger Merkmale getrennt voneinander vererbt werden, umso wahrscheinlicher ist es, dass ihre Gene auf dem Chromosom weit entfernt sind (Gene, die auf verschiedenen Chromosomen sitzen, haben per se eine niedrige Wahrscheinlichkeit gemeinsamer Vererbung). Auf der Beobachtung des gemeinsamen Auftretens von Merkmalen beruht das Verfahren der Genkartierung, der Lokalisation von Genen auf den 23 Chromosomenpaaren.

64 Folglich finden sich unter Spontanaborten mehr als 50 % Aberrationen, während der entsprechende Anteil bei Lebendgeburten unter 1 % liegt.

65 Streng genommen gilt das Gesagte nur für vollständige und in allen Kernen vorhandene Trisomien. Auch Menschen mit partiellen Trisomien, bei denen nicht das gesamte Chromosom dreifach vorliegt, sondern nur Teile, leben mehr oder weniger lange über die Geburt hinaus, wenn auch meist mit deutlichen Behinderungen. Partielle Monosomien liegen vor, wenn ein Chromosom des Paares vorhanden ist, dem anderen nur Stücke fehlen (wie bei den Deletionen, von denen u. a. solche von Chromosom 5). Allgemein entwickelt sich eine zunehmend verlässlichere nichtinvasive pränatale Diagnostik, sodass meist auf die Fruchtwasserpunktion verzichtet werden kann, die nicht ganz selten zu einem Abortus führt und manchen gesunden Fetus abtötet. Nicht nur anhand spezieller, mit Ultraschall zu erkennender Veränderungen, sondern auch durch Tests im Blut der Mutter lassen sich recht präzise Aussagen zu einer Chromosomenanomalie beim Fetus treffen (→ etwa Oyelese et al., 2025).

66 Die etwas verwirrenden Begriffe lassen sich gut am Beispiel des AB0-Blutgruppensystems erläutern. Das Merkmal »Zugehörigkeit zu einer der Blutgruppen dieses Systems« kann in vier Ausprägungen vorliegen, die als Blutgruppe A, B, AB und 0 bezeichnet werden; dafür gibt es genau ein determinierendes Gen, welches in drei verschiedenen Ausprägungen (Allelen) vorliegt, nämlich GEN-BlGr-A, GEN-BlGr-B und GEN-BlGr-o (zur Bedeutung des kleinen o siehe Anmerkung 6). Diese umständliche Schreibweise soll deutlich machen, dass es sich um verschiedene Ausprägungen eines Gens für die Blutgruppen handelt, nicht um die Blutgruppen selbst.

67 Man betrachte dazu noch einmal die Determinierung der Blutgruppen durch die Allele GEN-BlGr-A, GEN-BlGr-B und GEN-BlGr-o: Der letzte Großbuchstabe in GEN-BlGr-A und GEN-BlGr-B drückt dabei aus, dass diese Allele gegenüber GENBlGr-o dominant sind – deswegen dort der Kleinbuchstabe o; gegenseitig stehen A und B im Verhältnis der Kodominanz. Weist eine Person das Allelpaar GEN-BlGr-A/GENBlGr-A auf, besitzt sie die Blutgruppe A; liegt das Allelpaar GEN-BlGr-B/GEN-BlGr-B vor, hat sie Blutgruppe B, bei Vorliegen von GEN-BlGr-o/GEN-BlGr-o die Blutgruppe 0. Im Fall von Homozygotie (Reinerbigkeit) kann die zugrunde liegende Ausprägung des Gens stets die Blutgruppe determinieren, auch im Falle des rezessiven Allels GEN-BlGr-o. Bei Heterozygotie dominieren GEN-BlGr-A und GEN-BlGr-B über das rezessive GEN-BlGr-o; bei Vorliegen des Allelpaares GEN-BlGr-A und GEN-BlGr-o resultiert somit Blutgruppe A, bei GEN-BlGr-B und GEN-BlGr-o Blutgruppe B. Findet sich auf einem der homologen Chromosomen GEN-BlGr-A, auf dem anderen GEN-BlGr-B, bildet sich die Blutgruppe AB. Es ist illustrativ herzuleiten, wie die Blutgruppen der Nachkommen aussehen. Ist beispielsweise der Vater homozygot bezüglich GEN-BlGr-A, hat er dieses Allel also doppelt, so enthalten seine Spermien nur GENBlGr-A. Ist die Mutter homozygot mit zweifachem GEN-BlGr-o, so hat sie nach dem oben Gesagten Blutgruppe 0 und in den von ihr produzierten Eizellen findet sich ausschließlich GEN-BlGr-o. Bei Verschmelzung der Gameten resultiert das Allelpaar GEN-BlGrA/GEN-BlGr-o, womit das Kind Blutgruppe A aufweist. Ist der Vater heterozygot mit GEN-BlGr-A/GEN-BlGr-o, so hat er gleichfalls die Blutgruppe A; in seinen Spermien kann sich aber GEN-BlGr-A oder GEN-BlGr-o befinden, und es ist dann möglich, dass das Kind homozygot bezüglich GEN-BlGr-o ist, also Blutgruppe 0 besitzt. Unmöglich wäre es jedoch, dass ein Kind mit Blutgruppe 0 einen Vater mit Blutgruppe AB hat: Dieser müsste dann in seiner DNA das Allelpaar GEN-BlGr-A und GEN-BlGr-B haben, seine Spermien also GEN-BlGr-A oder GEN-BlGr-B enthalten, von denen er eines an das Kind weitergibt. Welche Blutgruppe und welche Allele auch immer die Mutter hat, das Kind wird entweder Blutgruppe A oder B oder AB, niemals aber Blutgruppe 0 aufweisen.

68 Gregor Mendel (1822–1884), Augustinermönch in der mährischen Stadt Brünn, führte sorgfältige Züchtungsexperimente mit Pflanzen durch, deren Ergebnisse er in Form seiner drei Gesetze zusammenfasste und durch heute noch als zutreffend anzusehende Annahmen erklärte. Dabei nahm er als Grundlage für Merkmale die Existenz von Erbeinheiten an (wofür heute der 1909 zum ersten Mal einge-

führte Begriff Gen verwendet wird); zudem äußerte er die Vermutung, dass diese Erbeinheiten im Individuum in doppelter Form vorlägen und nur einfach in die Gameten übergingen. Schließlich hatte Mendel erkannt, dass von den Erbeinheiten für ein Merkmal eines häufig dominant, das andere rezessiv ist. Bedauerlicherweise wurden seine Arbeiten lange nicht zur Kenntnis genommen; Gregor Mendel starb, zuletzt Abt des Augustinerklosters in Brünn, als ein der Wissenschaft unbekannter Mann. Erst zu Beginn des 20. Jahrhunderts begannen mehrere Wissenschaftler gleichzeitig, die Bedeutung dieser Arbeiten zu erkennen, und nur wenig später konnte die Gültigkeit der formulierten Gesetze auch für die menschliche Vererbung gezeigt werden. Heute gibt es kein Lehrbuch der Genetik, welches nicht mehr oder weniger ausführlich auf Mendels Arbeiten eingeht; die auch für viele Krankheiten geltenden Vererbungsregeln werden heute Mendel-Erbgänge genannt (im angloamerikanischen Sprachgebrauch: Mendelian inheritance).

69 Kodominante Vererbung scheint für die Entstehung bedeutsamer pathologischer Veränderungen eher geringe Bedeutung zu haben; jedoch ist auch bei autosomal-dominant vererbten Erkrankungen häufig Kodominanz in dem Sinne gegeben, dass Homozygote (die das pathologische Allel doppelt in ihrem Erbgut haben) schwerer erkranken als Heterozygote. So gibt es bei der Thalassämie, einer Störung der Hämoglobinsynthese, eine mildere, bei Heterozygoten auftretende Form (Thalassaemia minor) und eine schwere, homozygote Personen betreffende Variante (Thalassaemia major). X-chromosomal-dominant vererbte Krankheiten sind bis jetzt nur wenige bekannt. Sie treten häufiger bei Frauen auf, allerdings verlaufen sie bei Männern, die ja neben dem pathologischen Allel kein anderes besitzen, schwerer. Y-chromosomale vererbte Erkrankungen gibt es nicht; ist eines der wenigen Gene auf diesem kleinen Chromosom verändert, sind die Betreffenden ohnehin unfruchtbar. Mitochondriale Vererbung – bei der also eine pathologische Veränderung der mitochondrialen DNA von der Mutter auf sämtliche Kinder weitergeben wird – kommt bei einigen seltenen Erkrankungen vor (u. a. bei einer zur Erblindung führenden Optikusatrophie und einer Epilepsieform); hier würden übrigens die Mendel-Regeln nicht gelten: Paarten sich Individuen der F_1-Generation miteinander, so wären auch sämtliche Personen der F_2-Generation erkrankt.

70 Nicht genauer zur Sprache kommen hier die Tic-Störungen (F95 nach ICD-10), obwohl sie recht verbreitet sind. Am bekanntesten ist das Tourette-Syndrom als Kombination motorischer und sprachlicher Tics. Die Koprolalie, das Ausrufen obszöner Worte, tritt dabei keineswegs immer auf, sondern nur in etwa einem Viertel der Fälle (insbesondere bei schweren Verläufen mit diversen Komorbiditäten). Als biologische Grundlage wird eine Dysfunktion des dopaminergen Systems angenommen, weswegen als medikamentöse Therapie der ersten Wahl atypische Antipsychotika gelten, vorzugsweise Aripiprazol (Roessner et al., 2022); es muss allerdings off label eingesetzt werden. Das allein für diese Indikation in Deutschland zugelassene Haloperidol kommt wegen verschiedener Nebenwirkungen sehr zurückhaltend zum Einsatz.

71 Passiert diese Hämolyse durch Übertritt von Antikörpern durch die Plazenta, spricht man von Morbus haemolyticus fetalis (fetale Erythroblastose); dies kann zu schweren Schäden bis hin zum Absterben des Fetus führen. Der Morbus haemolyticus fetalis ist häufiger auf Inkompatibilität im Rh-System zurückzuführen, der Morbus haemolyticus neonatorum (Neugeborenenerythroblastose mit Antigen-Antikörper-Reaktion erst während der Geburt) auf Unverträglichkeiten im AB0-System.

72 Inzwischen unterscheidet man konsequenter zwischen dem eigentlichen Autismus (etwa synonym mit dem Kanner-Syndrom) und den Autismus-Spektrum-Störungen, zu denen das Asperger-Syndrom gezählt wird; hier ist die (allgemeine) Intelligenz nicht beeinträchtigt.

73 Sinnvollerweise ist zwischen der Aufmerksamkeitsdefizit-/Hyperaktivitätsstörung (ADHS) und der Aufmerksamkeitsdefizitstörung ohne hyperkinetische Symptomatik (ADS) zu unterscheiden; dies wird aber nur bedingt durchgeführt.

74 Mittlerweile gibt es u. a. die Medikamente Medikinet adult® oder Ritalin adult®, die zur Behandlung von ADHS im Erwachsenenalter

zugelassen sind; gleichwohl muss die Verordnung gut begründet werden.

75 Auf demselben Prinzip basiert die Single Photon Emission Computerized Tomography (SPECT), die v. a. eine Erhebung des lokalen Blutflusses gestattet: Dabei wird eine radioaktiv markierte Substanz intravenös zugeführt und die von ihr aus den verschiedenen Hirnregionen emittierte Strahlung gemessen. Auch nach Einatmung radioaktiver Edelgasisotope (wie Xenon) zeigen sich durch die von ihnen emittierten Strahlen besonders gut durchblutete Hirnareale.

Sachverzeichnis

Symbole
5-HIAA (5-hydroxyindoleacetic acid) 146
5-Hydroxyindolessigsäure (5-HIAA, engl. 5-hydroxyindoleacetic acid) 101
5-Hydroxy-Tryptophan 145
α1-Blocker 176
β1-Rezeptoren 169, 174 ff., 184, 197, 204

A
ABo-Blutgruppensystem 343, 378
ABo-Inkompatibilität 343, 348, 350
Abhängigkeit(ssyndrom) 292, 294
- Alkohol 297
- Benzodiazepine 125
- Cannabinoide 314
- Cocain 306
- Ecstasy 289
- Entwöhnungsmittel 128
- Hypnotika 300
- Nicotin 308
- Opioide/Opiate 132, 303
- physiologische 293
- physische 293
- Psychostimulanzien 306
- Sedativa 300
- Substitutionsmittel 130
Abort
- Chromosomenaberrationen 280
- subklinischer 280
Abrasio 271
Absencen, Epilepsie 50
Absetzdyskinesien 47
Abulie, Schizophrenie 137
Abwehrreflexe 89
Abwehrspannung 81, 173
Acamprosat 128, 299
ACE (Angiotensin-Converting-Enzym) 205
ACE-Hemmer (Angiotensin-I-Converting-Enzym-Hemmer) 206
Acetaldehyd 130, 295
Acetazolamid 57
Acetylcholin 76, 95 ff., 146, 168 f., 171, 288
- ganglionäre Übertragung 174
- Inaktivierung 96
- Rezeptoren 56, 97, 114, 118, 120, 168, 171, 183, 309
- Struktur 95
- Synthese 95
Acetylcholinesterase (Cholinesterase) 96, 111, 126
Acetylcholinesterasehemmer 96, 166, 233
- Demenz 127
Acetylcholinhypothese, Alzheimer-Demenz/-Krankheit 164
Acetyl-Coenzym A (Acetyl-CoA) 102
Acetylsalicylsäure 79, 82, 112, 132, 227
- Prostaglandinsynthesehemmung 79
- Schmerzen 90
- Thrombozytenaggregation 193
Achillessehnenreflex 41, 77
Achillessehne, Verkürzung 347
Achondroplasie (Chondrodystrophie) 341, 346
Achse Hypothalamus-Hypophyse-Nebennierenrinde 294
ACTH (adrenocorticotropes Hormon) 24, 179, 185, 187, 189
ACTH-Überschuss, Cushing-Syndrom 45
Adams-Stokes-Anfälle 204
Addison-Krankheit 189
Adenin 322 f., 325
Adenohypophyse (Hypophysenvorderlappen, HVL) 24, 186 f.
Adenom
- Darmschleimhaut 238
- Fibroadenom, Brustdrüse 273
- Hypophyse 45, 188
- Kystadenom 271
- Prostata 265
Adenylatcyclase (Adenylylcyclase) 178, 180
Adergeflecht (Plexus choroideus) 35
Aderhaut (Choroidea) 56 f.
Adhaesio interthalamica (Massa intermedia) 24
ADH (Alkoholdehydrogenase) 295
ADH (antidiuretisches Hormon, Adiuretin bzw. Vasopressin) 24, 187, 189, 215
ADHD (attentiondeficit hyperactivity disorder) 353
ADH-Mangel 187
ADHS (Aufmerksamkeitsdefizit-/Hyperaktivitätsstörung) 112
Adiuretin (antidiuretisches Hormon, ADH bzw. Vasopressin) 24, 215
Adrenalin 96, 99, 120, 169, 179 ff., 183, 189, 203 f., 218, 240

– Bindungsstellen 174
– Rezeptoren 174
adrenerge Neurone 100
adrenocorticotropes Hormon (ACTH) 24, 179, 185, 187, 189
adrenogenitales Syndrom (virilisierende adrenale Hyperplasie) 277, 284
ADS (Aufmerksamkeitsdefizit-Störung) 355
Affektinkontinenz 166
affektive Störungen 143 ff., 148 ff., 152
– Acetylcholinesterasehemmer 111
– Antidepressiva 146 f.
– Antikonvulsiva 111, 148
– Antipsychotika 112, 121
– Benzodiazepine 121
– biologische Behandlung 147
– biologische Grundlagen 145
– bipolare 337
– Carbamazepin 122
– Demenz 126, 163
– durch Glucocorticoide 186
– familiäre Häufung 144
– intermittierende Episoden 144
– Katecholaminhypothese 145
– Lithiumsalze 120 f.
– Monoaminhypothese 145 f.
– Neuroleptika 112, 121
– Phasenprophylaxe 121
– rapid cycling 121
– Transmittertheorien 145
– Vererbung 144
– Verlauf 144
Affektverflachung, Schizophrenie 137, 142
afferent/Afferenzen 31 f., 54, 56, 58, 67, 71, 74, 77, 80, 83, 167, 169, 173, 219
afferente Neurone 83
After (Anus) 236
Aggression 163, 296, 349
– Testosteron 190
– Vasopressin 24
Agnosie 29
Agomelatin 115, 117, 119, 148
agonistische Effekte, synaptische Übertragung 108
Agoraphobie 155
Agranulozytose 246, 254
– durch Antipsychotika 115
– medikamenteninduzierte 252
Ahornsirupkrankheit 350
AIDS (Acquired Immune Deficiency Syndrome) 163, 257
AIDS-Demenz 163
AIDS-Encephalopathie 258
Akathisien, Neuroleptika 114
Akinesie (Bewegungsarmut) 30, 46, 114, 131
Akkommodation (Auge)
– Fernakkommodation 61
– Nahakkommodation 56, 61
Akkommodationsstörungen 118, 178
– durch Antidepressiva 118
– durch Neuroleptika 114
Akromegalie 45, 188, 347
Aktinfilamente 76
Aktionspotenzial 95
– Nervenzellen 93
– Neurone 17
– Sinneszellen 54
– Zapfen (Netzhaut) 60
Akupressur 80
Akupunktur 83
Akustikusneurinom 42, 68
Albinismus 335
Albumine 214, 232
Aldehyddehydrogenase (ALDH) 130, 295
Aldosteron 179, 184
– Antagonisten 184
Alkaloide 303, 308, 375
Alkalose, respiratorische 220
Alkohol 295 f.
– Abhängigkeit 297
– Abstinenz 299
– Amnesie 298
– Anti-Craving-Medikamente 299
– Aufnahme 295
– Aversivtherapie 295
– Bauchspeicheldrüsenentzündung 229
– CD-Transferrin 299
– chronischer 298
– Eigenschaften 295
– Embryopathie 298, 342, 350
– Entzugssymptome/-syndrom 98, 112, 128, 297
– Ethanol, Ethylalkohol 295
– Ethylsulfat/Ethylglucuronid 299
– Euphorisierung 31, 296
– familiäre Häufung 298
– Fettleber 233
– First-Pass-Effekt 231
– Gedächtnisstörungen 98
– genetische Determinierung 298
– Hepatitis 233, 298
– Herzinsuffizienz 203
– hormonelle Veränderungen 293
– Impotenz 267
– Kardiomyopathie 203, 298
– kardiovaskuläre Effekte 297

- Kater 296
- langfristige (körperliche) Folgen 296 ff.
- Leberschäden 299
- Leberwerte 233
- Leberzirrhose 231, 235, 298
- Marker 234, 299
- neurologische Veränderungen 293
- NMDA-Rezeptoren, Blockade 128, 297
- Opiatantagonisten 130
- Ösophaguskarzinom 298
- Ösophagusvarizenruptur 234
- Polyneuropathie 42, 51, 267
- Posttraumatische Belastungsstörung 157
- psychomotorische Stimulation 296
- Rückfallprophylaxe 299
- Schwangerschaft 300
- Thrombozytenaggregation 297, 299
- Toleranz 297
- Transaminasen 299
- Unverträglichkeit 298
- Verstoffwechselung 295
- Wirkmechanismen 296
- Wirkungen (unmittelbare) 296
- zentralnervöse Schädigungen 298

Alkoholdehydrogenase (ADH) 295
alkoholisches Koma 296
Alkoholspektrum-Störung, fetale 281
Alkoholsyndrom, fetales (Alkoholembryopathie) 283, 298, 342, 345, 350
Allele 334
Allergene 258
Allergien
- Desensibilisierung (Hyposensibilisierung) 259
- Granulozyten, basophile 250
- Histamin 250, 258
- Ödeme 258

Alogie, Schizophrenie 137, 142
Alpha-Aminosäuren 98
Alpha-C-Atom 98
Alphamimetika 207
Alpharezeptorenantagonisten (Alphablocker) 207
ALS (amyotrophe Lateralsklerose) 43
Altersschwerhörigkeit (Presbyakusis) 66
Alterssichtigkeit (Presbyopie) 62, 84
Altersstar (Cataracta senilis) 60
Alveolarluft 218
Alveolarvolumina 218
Alveolen (Lungenbläschen) 217
Alzheimer-Demenz/-Krankheit 96, 164, 218
- Acetylcholinhypothese 164
- Acetylcholinmangel 105
- Amyloid-Plaques 165
- Antidementiva (Nootropika) 110
- APP-Gen 164
- biologische Grundlagen 164
- Cholinacetyltransferase 164
- Cholinacetyltransferasemangel 105
- Cholinesterasehemmer 110
- Down-Syndrom (Trisomie 21) 164, 329
- genetische Faktoren 164
- Glutamatantagonisten 110
- NMDA-Antagonisten 127
- Nootropika 127
- Östrogene 192
- pharmakologische Therapie 165
- Vererbung 164

Alzheimer-Fibrillen (tangles) 166
Ambivalenz, Schizophrenie 137
Amboss 62
Amenorrhö 243
- Anorexia nervosa 243

AMH (Anti-Müller-Hormon) 284, 286, 330 f.
Amine, biogene (Monoamine) 96, 99, 106
Aminogruppe 98
Aminosäuren 212, 236
- Abbau 212
- Alpha-Aminosäuren 98
- Blut-Hirn-Schranke 98
- Decarboxylierung 99
- L-Aminosäuren 98
- Liquorgängigkeit 104

Aminosäuretransmitter 96, 98
Aminpräkursoren 117, 120, 124
Amisulprid 113, 115, 374
Amitriptylin 117 f., 148 f.
Amitriptylinoxid 117
Ammoniak 212, 232, 235, 298
- Neurotoxizität 232

Amnesie
- Alkohol(abusus/-missbrauch) 298
- anterograde 51, 301
- Epilepsie 50

amotivationales Syndrom, Cannabinoide 315 f.
Amphetamine 130, 147
- Abkömmlinge, ringsubstituierte 318
- ADHS (Aufmerksamkeitsdefizit-/Hyperaktivitätsstörung) 107
- Antriebssteigerung 289
- dopaminagonistische 138
- Euphorisierung 145
- Halluzinationen 100
- kardiovaskuläre Effekte 308
- kardiovaskuläre Überstimulierung 289
- Manie 144
- Mydriasis (Pupillenerweiterung) 56

– Psychosen 138, 307
– sympathische Aktivierung 307
– synthetische 308
– Wahnvorstellungen 100
Ampulla recti 236
Amputationen, Neurome 41
Amygdala (Mandelkern) 21, 26, 30 f., 40, 70
– Sexualzentrum 276
Amylase 235
– Bauchspeicheldrüse 235
– α-Amylase 227
Amyloid/Amyloidhypothese 164, 373
Amyotrophe Lateralsklerose (ALS) 43
Analfisteln 237
Analgesie/Analgetika 90, 112, 132
– antipyretische 82, 132
– Migräne 85
– morphinbedingte 80
– Nephropathie 213
– Spannungskopfschmerz 86
– stressinduzierte 158
Anämie 246, 249, 254
– hämolytische 249
– hyperchrome 249
– hypochrome 249
– makrozytäre 248
– megaloblastäre 249
– Myelose, funikuläre 19
– perniziöse 228, 248 f.
Anandamid (Arachidonylethanolamid) 314
anaphylaktischer Schock 258
Anaphylaxis 258
Androgene 184, 186, 190, 284
Androgeninsensitivitäts-Syndrom (Androgenresistenz, testikuläre Feminisierung) 284
Aneurysmen 37, 66
Anfälle (epileptische) 49 f., 52 f., 57
– Benzodiazepine 302
– generalisierte 52
– Meningeome 43
– partielle (fokale) 50
angel dust (Phencyclidin, PCP) 140, 319
Angina pectoris 200 f.
– Anfälle, untypische 156
– belastungsabhängige 202
– Nitroglycerin 103
Angiografie 358
Angiotensin 179
Angiotensin I/II 205, 215
Angiotensinogen 205, 215
Angststörungen 154
– Antidepressiva 155
– Anxiolytika 124 f.
– Benzodiazepine 110, 155
– Betarezeptorenblocker 155
– Depression 154
– generalisierte 154
– Neuroleptika 113
– Posttraumatische Belastungsstörung 154, 157
– Pregabalin 125
– Sedativa 124
– SSRI 110
Anorexia nervosa (nervöse Magersucht) 243, 245
– Serotoninmangelhypothese 101
Anorgasmie 274
Anosmie 70
ANS (autonomes Nervensystem) 17
Antacida 228
antagonistische Effekte, synaptische Übertragung 108
anterograde Amnesie 51
anterolaterales-spinothalamisches System 72
antero-spinothalamisches System 77
Antiandrogene 191
Antiarrhythmika 200
Anticholinergika 112, 114, 178
– Darmmotorikstörungen 237
– euphorisierende Wirkung 146
– Parkinson-Syndrom (Parkinsonoid) 46, 131
– Schizophrenie 141
Anti-Craving-Mittel 111, 128
– Alkohol(abusus/-missbrauch) 299
– Rauchen 311
– substanzbedingte Störungen 111
Antidementiva (Nootropika) 111, 126 f.
Antidepressiva 110, 115, 117 f.
– Angststörungen 155
– anticholinerger Effekt 146
– Antriebssteigerung 118, 149
– Autorezeptoren, präsynaptische, Blockade 94
– Borderline-Persönlichkeitsstörung 161
– Darmmotorikstörungen 237
– Depressionen 110 f., 115, 146 ff.
– Dysthymie (Dysthymia) 147
– Essstörungen 115
– Gewichtszunahme 119
– klinische Effekte 117
– Nebenwirkungen 119
– Persönlichkeitsstörungen 115
– pflanzliche 120
– Phobien 156
– Reuptake-Hemmung 118, 146
– Schmerzen 83
– stimmungsaufhellende Wirkung 115, 117, 149

– tetra- bzw. heterozyklische 115, 117, 119, 148
– trizyklische (TZA) 85, 91, 97, 107, 110 f., 115, 117 f., 120 f., 132, 146, 148, 238, 242, 252, 356
Antidiabetika, orale 182
Antidipsotropikum 128
antidiuretisches Hormon (ADH, Adiuretin bzw. Vasopressin) 24, 187, 189, 215
Antiemetika, Migräne 85
Antiepileptika 343
Antigen-Antikörper-Komplex 255, 260
Antigene 255
Antihistaminika 111, 123, 126
Antiinsomnika 123
Antikoagulanzien 208, 253
Antikonvulsiva 110 f., 233
– Agranulozytose 252
– bipolare Störungen 150
– Borderline-Persönlichkeitsstörung 161
– Migräne 85, 91
Antikörper(bildung) 85, 233, 246, 254 ff., 260
Anti-Müller-Hormon (AMH, Ovidukt-Repressor bzw. Eileiter-Unterdrücker) 284
Antiöstrogene 272
antipyretische Analgetika 132
Antirheumatika, nichtsteroidale 82
Antisomatogene 255
Antisoziale (Dissoziale) Persönlichkeitsstörung 162
Antithrombin 3 253
Antriebssteigerung
– Antidepressiva 118
– psychotrope Substanzen 289
Antrum, Magen 226
Anus (After) 236
Anxiolyse 304
– Alkohol 296
– Benzodiazepine 107
– Cannabis 313
– psychotrope Substanzen 288
Anxiolytika 111, 123 ff., 237
Aorta (Hauptschlagader) 195
Aortenklappe 195
Apertura
– lateralis (Foramen Luschkae) 35
– mediana (Foramen Magendii) 35
Aphasie
– globale 52
– motorische (Broca-Aphasie) 28, 52
– Schlaganfall 48
– sensorische (Wernicke-Aphasie) 29, 52
Appendix (Wurmfortsatz) 236
Appentenz, sexuelle (Libido) 275
Appetenzstörungen, sexuelle 269
Appetitlosigkeit
– Anorexia nervosa 243
– Depression 144
– Hepatitis 233
– Pankreaskarzinom 229
Appetitzügler 241
APP-Gen 164
Aquaeductus cerebri 23, 80
Äquationsteilung 325
Arachidonylethanolamid (Anandamid) 314
Arachnoidea (Spinnwebhaut) 34
ARAS (aufsteigendes retikuläres aktivierendes System) 22, 38
Area
– postrema 174, 304
– praetectalis 58
Arecolin 107, 174, 176, 289
Aripiprazol 113
Armlähmungen, geburtsbedingte 348
Arrhythmien 199
Arteria(-ae)
– basilaris 40
– carotis communis 36
– carotis externa 36
– carotis interna 40
– cerebri anteriores 36
– cerebri media 36
– cerebri posterior 44
– communicans(-tes) 40
– vertebralis 44
arterielle Verschlusskrankheit (AVK), periphere 207
Arterien 196, 205
Arterienverkalkung 192, 207
Arteriolen 203
Arteriosklerose 210
– Alkohol(abusus/-missbrauch) 299
– Carotisgefäße 38
– Diabetes mellitus 182
– Hirnarterien 38
– Hypertonie 205
– Kopfschmerzen 84
arteriosklerotische Plaques 207
Arthritis, rheumatoide 259
Asenapin 113
Asperger-Syndrom 379
Assoziationsfasern 26
Assoziationskortex
– limbischer 31
– motorischer 28
– orbitofrontaler 40
– somatosensorischer 28, 72, 77
Asthma bronchiale 186, 202, 218

Astroglia 14
Astrozyten 16
Astrozytome 44
Asystolie 201
Aszites (Bauchwassersucht) 232, 234 f., 239, 271, 298
Ataxie/ataktischer Gang
- Kleinhirnerkrankungen 25, 44
- Multiple Sklerose 44
Atemdepression 132 f., 304 f.
Atemfrequenz 219
Atemmuskellähmung 20, 43
Atemsyndrom, nervöses 220
Atemwegsorgane 217
Atemzentrum 38
- Lähmung durch Opioide 103
- Mark, verlängertes 23, 219
Atheromatose 297
Atherosklerose 205, 210, 311
Athetosen 47
Atmung 219
- erschwerte (Dyspnoe) 221
- Regulation 219
- Störungen 220
- vegetative Funktionen 219
Atmungsapparat 217, 219 f.
- Anatomie/Aufbau 217
- Erkrankungen 218, 220
- Funktionsweise 218
Atomoxetin 131, 356
Atrioventrikularknoten (AV-Knoten) 197
Atrium (Vorhof) 198
Atropin 171, 218
attention deficit hyperactivity disorder (ADHD) 353
auditives System 54
auditorischer Kortex, primärer 26, 29
Auerbach-Plexus (Plexus myentericus) 168
Aufmerksamkeitsdefizit-/Hyperaktivitätsstörung (ADHS) 130 f., 353
- Amphetamine 107
- Atomoxetin 356
- biologische Befunde/Erklärungsansätze 354
- biologische Therapie 355
- Bleiexposition 354
- diätetische Maßnahmen 356
- Dopamin-Reuptake 355
- Epidemiologie 354
- Erstmanifestationsalter 353
- familiäre Häufung 353 f.
- Fragiles-X-Syndrom 330
- Glucosestoffwechsel, zerebraler 354
- Guanfacin 356
- Methylphenidat 112, 354 f.
- minimale zerebrale Dysfunktion 353
- Psychostimulanzien 355
- Symptome 353
- Vererbung 353 f.
- Verlauf 353
Aufnahme 300
aufsteigendes retikuläres aktivierendes System (ARAS) 22, 38
Augapfel (Bulbus oculi) 55
Auge 55 ff.
- Brechkraft 62
- erblindetes 56
- Innendruck (erhöhter) 56 f., 62, 114, 118
Augenbewegungen 62
- ruckartige (Nystagmus) 25
- Steuerung 58
Augenflimmern (Flimmerskotom) 84
Augenhintergrund, Spiegelung 58
Augenhöhle (Orbita) 39, 55
Augenkammer
- hintere 55, 62
- Kammerwinkel 55
- vordere 55 f., 62
Augenwinkel, innerer 55
Aura
- Epilepsie 50
- Migräne 84, 90
Ausatmung (Exspiration) 219
Außenohr 62
Autismus, frühkindlicher 113, 341, 349, 351 f.
- biologische Befunde 351 f.
- Epilepsie 351
- familiäre Häufung 351
- Fragiles-X-Syndrom 353
- intrauterine Infektionen 352
- Opioidhypothese 352
- Oxytocin 353
- Rezeptorbindungsstudien 352
- Therapie 353
- zerebrale Stoffwechselaktivität 352
Autismus-Spektrum-Störungen 379
Autoantikörper 259
Autoimmunerkrankungen 259
Autoimmunhepatitis 233
autonomes (vegetatives) Nervensystem (ANS, VNS) 167
Autorezeptoren, präsynaptische 110, 118
autosomal-dominante Erbkrankheiten 336
autosomale Chromosomenaberrationen 329
autosomal-rezessive Vererbung 335
Avanafil 267
AV-Block 200

Aversivtherapie, Alkoholismus 295
AV-Knoten (Atrioventrikularknoten) 197
axoaxonale Synapsen 95
axodendritische Synapsen 95
Axone (Neuriten) 17
– elektrische Erregung 17
– myelinisierte 14
Axonhügel 17
axosomatische Synapsen 95
Ayahuasca 317
A-Zellen, Pankreas 181

B
Baclofen 16
Badesalze 376
Bahnen
– myelinisierte 38
– nigrostriatale 30, 46
– Pyramidenbahn 30
– Rückenmarkbahnen 30
– Schmerzbahnen (nozizeptive Bahnen) 30
– serotonerge 241
– Tractus 30
Bahnung 13
Baldrian 124
Balken (Corpus callosum) 22, 26, 29, 354
Ballismen 47
Banden, Chromosomen 322 f.
Bandscheiben 91
Bandscheibenvorfall 79, 91
Barbiturate 99, 111, 123 f.
– Absetzen, plötzliches, Epilepsie 50
– Anxiolyse/Sedierung 288
– Toleranz 292
– Toxizität 99
Barorezeptoren 71, 167, 204, 215
Barorezeptorreflex 204
Barrett-Ösophagus 226
Bartwuchs 191
Basalganglien 24, 26, 29
– Erkrankungen 45, 53
– kognitive Funktionen 30
– Motorik 30, 40
Basalganglienhypothese, Zwangsstörungen 154
Basedow-Syndrom 259
Basentriplett (Kodon) 324 f., 330
Basilarmembran 63 ff.
basophile Granulozyten (Basophile) 250
Bauchpresse 236, 238
Bauchraum, nozizeptive Fasern 81
Bauchspeicheldrüsenentzündung (Pankreatitis) 229, 239
Bauchspeicheldrüse (Pankreas) 181, 229
Bauchwassersucht (Aszites) 232, 235, 239, 271, 298
Bechterew-Krankheit (Spondylitis ankylosans oder Spondyl(arthr)itis ankylopoetica) 91
Beckenvenenthrombose 208, 253
Beeinträchtigungswahn, Schizophrenie 136
Befruchtung (Konzeption) 280
behaviorale Toleranz 291
Behinderungen 339, 341
– Chromosomenaberrationen 342
– früh auftretende 339
– geburtstraumatische Schäden 348
– geistige 339
– Hormon-/Stoffwechselstörungen, mütterliche 343
– intrauterine Infektionen 342
– körperliche 345, 349
– monogene Erbkrankheiten 339
– Nervensystemerkrankungen 347
– polygene Erkrankheiten 341
– postnatale Ursachen 341
– pränatale Ursachen 340 f.
– serologische Unverträglichkeiten 343
– teratogene Medikamente 343
– toxische Schädigungen 342
Belastungs-EKG 202
Belohnungssystem, mesotelencephales 31, 100, 287 f.
Benperidol 113
Benzin 320
Benzodiazepine 99, 110 f., 118, 124, 128
– Abhängigkeitspotenzial 125
– affektiv-distanzierende Wirkung 124
– affektive Störungen 121
– Angststörungen 155
– Anxiolyse 107
– Bindungsstellen 107
– Depressionen 115, 121, 124, 149
– Eigenschaften 300
– Entzugssymptome/-syndrom 53
– Halbwertszeit 124
– Hangover 125
– körperliche Effekte 290
– Kreuztoleranz 292
– Manie 111, 147
– Missbrauch 302
– muskelrelaxierende Wirkung 301
– neurologische Beeinträchtigungen 124
– Panikstörungen 156
– Phobien 156
– Posttraumatische Belastungsstörung 158
– psychische Effekte 290
– psychische Symptome 302

– Rezeptoren 99, 124, 289
– Schlafstörungen 124 f.
– Sedativa 147
– Sedierung/Anxiolyse 147
– Spannungskopfschmerz 86
– stimmungsaufhellende Wirkung 115
– Suchtpotenzial 156
– Verstoffwechselung 300
– Wirkmechanismen 301
– Wirkungen 125
Benzpyrene, Tabak 311
Berührungsempfinden 78
Berührungsrezeptoren/-sensoren 74
Berührungssinn 71
Beschneidung (Zirkumzision) 266
Betacarotin 60
Betarezeptorenblocker 123 ff.
– Angststörungen 155
– Hypertonie 210
– Migräne 85, 91
– Posttraumatische Belastungsstörung 158
Betäubungsmittel-Verschreibungsverordnung (BtMVV) 130, 132
Betelnuss 107, 176
Bewegungsapparat, Sinnesrezeptoren 32
Bewegungsarmut (Akinesie), Parkinson-Syndrom 30, 46
Bewegungsautomatismen 30
Bewegungsbeschleunigungen 67
Bewegungskoordination, Kleinhirn (Cerebellum) 25, 39, 44
Bewegungsstörungen
– durch Neuroleptika 114
– extrapyramidale 349
– Parkinson-Syndrom 23
Bewusstseinserweiterung (durch Halluzinogene) 316
Bewusstseinsstörungen 43 f., 115
Bewusstwerdung, Empfindung 54
B-Gedächtniszellen 256
Bicarbonationen 226 f.
bildgebende Verfahren 357
Bilirubin 230 f., 233, 344
Bilirubinencephalopathie 344
binaurales Hören 65
Bindehaut (Konjunktiva) 55
– Rötung durch Cannabinoide 290
Bindungsverhalten, Oxytocin 24
Bing-Horton-Syndrom (Cluster-Kopfschmerz) 84 f.
biogene Amine (Monoamine) 96, 99
biologische Rhythmen 25
Biperiden 112, 114, 131
bipolare Störungen 143 ff.
– Antidepressiva, trizyklische (TZA), Kontraindikation 118
– biologische Modelle 147
– Lithiumsalze 111, 121, 148
– Rezidivprophylaxe 150
– Schlafentzugstherapie 149
– Suizid 121
bipolare Zellen, Netzhaut 57 f.
Blackouts 98
Blasenentleerungsreflex 173
Blasenentleerungsstörungen 16, 178, 269
Blasenkontrolle (Rückenmarkläsionen) 19
Blausucht (Zyanose) 218
Blinddarm 236
blinder Fleck 55, 59
Blindheit 58, 341, 346
Blitz-Nick-Salaam-Krämpfe (BNS-Krämpfe) 50
Blut 246, 248
– Armut s. Anämie 214
– Aufgaben 246
– Bestandteile, feste 246
– Hämoglobingehalt 248
– im Stuhl 238
– Körperchen (s. a. Erythrozyten, Granulozyten bzw. Leukozyten) 246, 254
– okkultes, im Stuhl 238
– Osmolarität 214
– Plasma 246, 248
– Sauerstoffkonzentration 219
– Serum 246
– Volumen 184, 202, 215, 246
– Zusammensetzung 246
Blutalkoholspiegel 291
Blutbild 250
Blutcortisolspiegel 185
Blutdruck 19, 203
– Barorezeptoren 71
– Regulation 203
– Steigerung 184, 204
Blutdrucksensoren 216
Bluterkrankheit (Hämophilie A) 336
Blutgerinnung (Koagulation) 252
Blutglucosekonzentration 181, 241
Blut-Hirn-Schranke 17, 295
– Alkohol 295
– Aminosäuren 98
– Monoamine 99
– Opioide/Opiate 303
– Transmitter 99
Blutkörperchen 246, 248
– rote (Erythrozyten) 246, 248, 254
– weiße (Leukozyten) 246, 250

Blutkreislauf 295
- fetaler 281
- großer (Körperkreislauf) 203
- kleiner (Lungenkreislauf) 196
Blut-Liquor-Schranke 16, 36, 174
Blutplättchen (Thrombozyten) 246, 248, 254
Bluttransfusion, Hepatitis C 233
Blutzucker 180 f., 185
- Cushing-Syndrom 45, 186
- Diabetes mellitus 181, 343
- Hungergefühl 241
- Nahrungsaufnahme 241, 245
- Pankreasinsuffizienz 229
B-Lymphozyten 250, 256
BNS-Krämpfe (Blitz-Nick-Salaam-Krämpfe) 50
Body-Mass-Index (BMI) 242
Bogengänge 67
Borderline-Persönlichkeitsstörung 161
Boten-RNA (messenger-RNA, mRNA) 377
Botulinum-A-Injektion, Torticollis spasticus 47
Bradyarrhythmie 200
Bradykardie 198, 204
Bradykinin 78, 179
Brechkraft
- Auge 62
- Erhöhung 56
- Zonulafasern 56
Brechzentrum 174
Broca-Aphasie (motorische Aphasie) 28, 52
Broca-Sprachzentrum 26, 28, 39
Brodmann-Areale 26
Bromocriptin 46
Bromperidol 113
Bronchialerweiterung s. Bronchodilatation 174
Bronchialkarzinom 49, 221, 315
Bronchialsystem 218, 220
- Erkrankungen 220
- hyperreagibles 221
- Neubildungen, bösartige 312
- Verengungen 218
Bronchien 218
Bronchiolen 218
Bronchitis 202, 218, 335
Bronchodilatation 130, 184, 218
Bronchokonstriktion 218
Brown-Séquard-Syndrom 19
Brücke (Pons) 20 f., 23
Brustdrüsen (Mammae) 180, 187, 271
brusterhaltende Operationen 272
Brustfell (Pleura) 218
Brustkrebs (Mammakarzinom) 272
Brustkyphose, physiologische 87
Brustwarze (Mamille) 272
Bulbärparalyse 43
Bulbus
- duodeni 227
- oculi 55
- olfactorius 33, 70
Bulimia nervosa 118, 244 f.
Buprenorphin 128, 130, 375
- und Naloxon 128, 130
Bupropion 115, 117, 119, 128 f., 148
Buspiron 123 ff., 155
Butan 320
Butyrophenone 112 f.
B-Zellen, Pankreas 181

C

Calcitonin Gene Related Peptide (CGRP) 85
Calcitonin (Thyrocalcitonin) 182 f.
Calciumantagonisten (Calciumkanalblocker) 210
Calciumionen 95, 296
Calciumkanäle 94
Calciumoxalatsteine, Niere 214
cAMP (zyklisches Adenosinmonophosphat) 178, 180
Cannabidiol (CBD) 312
Cannabinoide/Cannabis 112, 132, 312, 314
- Abhängigkeit(ssyndrom) 314
- Aufnahme 312
- Eigenschaften 312
- Entzugssymptome/-syndrome 314
- Folgen 314
- GABA-Agonismus 313
- Gewinnung 312
- glutamaterges System, Hemmung 313
- Horrortrip 313
- Inhalation 312
- konjunktivale Injektion 313
- körperliche Effekte 290, 313
- medizinische Anwendung 316, 376
- Multiple Sklerose 316
- psychotrope Wirkung 314
- Rezeptoren 313
- Schizophrenie 140
- Schmerztherapie 83, 90, 135
- sympathische Reaktionen 290
- synthetische 287
- synthetische Produkte 287
- Toleranz 314
- Verstoffwechselung 312
- Wirkmechanismen 313
- Wirkungen 313
Cannabispsychose 376
Cannabis sativa (Indische Hanfpflanze) 16, 132, 312

Capsula interna 48
Carbachol 218
Carbamazepin 34, 110 f., 121 f., 148
Carboanhydrasehemmer 57
Carboxylgruppe 98 f., 179
Carcinoma in situ 270
Cariprazin 113
Carrier-Proteine 96 f., 118
– Blockade 97
– Transmitter 96
Cataracta senilis (Altersstar) 60
CAT (computerisierte axiale Tomografie) 358
Cauda equina (Pferdeschwanz) 32
Caudatum (Nucleus caudatus, Schweifkern) 29
Cavum tympani (Paukenhöhle, Tympanon) 62
CB1-Rezeptor 313
CB2-Rezeptor 313
CBD (Cannabidiol) 312
CCT (craniale computerisierte Tomografie) 358
CD4-Zellen 257
CD-Transferrin 234, 299
Cerebellum (Kleinhirn) 20 ff., 25, 39
– Erkrankungen 44
– Tumoren 68
Cerebrum 20
Cerumen (Ohrschmalzpfropfen) 65
C-Fasern, Schmerzsinn 79
CGRP(Calcitonin Gene Related Peptide)-Antagonisten 85, 91
chemische Synapsen 93
Chemorezeptoren 71
Chemosensoren 173, 219, 222
Chiasma opticum (Sehnervenkreuzung) 24, 33, 58
Chloralhydrat 111, 123 f.
Chloridionen 99, 214
Chloridionenkanal 124, 296
Chloroquin 260
Chlorprothixen 113
Cholecystokinin (CCK) 95, 178 f., 227, 230, 240 f.
Cholelithiasis (Gallensteine) 230
Cholesterin 179, 184, 191, 231
Cholezystitis (Gallenblasenentzündung) 230
Cholin 96
Cholinacetyltransferase 102, 105, 164
Cholinagonisten 57, 145
Cholinantagonismus 105
cholinerge Neurone 96
cholinerge REM-Induktion 145
cholinerges System 102
cholinerge Synapsen 127
cholinerge Überaktivität 163
Cholinesterase (Acetylcholinesterase) 96, 111, 126
Cholinesterasehemmer 110
Chondrodystrophie (Achondroplasie) 341, 346
Chordotomie 83, 90
Chorea
– gravidarum 47
– Huntington (früher Chorea major, Veitstanz) 45 ff., 336
– minor (Sydenham) 47
choreatisches Syndrom 47
Choriongonadotropin (human chorionic gonadotropin = HCG) 281
Choroidea (Aderhaut) 56 f.
Chromosomen 323
– Crossing-over 327
– DNA-Doppelstrang 322
– homologe 279, 332
– Kernspindeln 325
– Meiose (Reifeteilung) 326
– Merkmalsausprägung 321, 332 f.
– Phosphorsäure (Phosphatgruppe) 323
– Reduplikation, identische 324
– Satz 326
– Struktur 322
– X-Chromosom 341, 346, 353
– Y-Chromosom 322, 328, 330 f.
Chromosomenaberrationen 332
– Abort 280
– autosomale 329
– Behinderungen 342
– Deletionen 328
– Duplikationen 328
– gonosomale 331
– Intelligenzminderung 350
– Mosaikmuster 328
– numerische 321, 328
– strukturelle 342
– unbalancierte 330
Chromosomenanalyse 286
Chromosomensatz
– diploider 277, 325 f., 328
– haploider 326
Chymotrypsin 227, 236
Cingulotomie 29, 31, 83, 90
Circulus arteriosus cerebri (Willisii) 40
Cisterna cerebellomedullaris, Liquorpunktion 36
Citalopram 117
Clomethiazol 111, 123 f., 128
Clomipramin 117 f., 148, 353
Clonidin 128, 169
Clozapin 97, 112 f., 115
Cluster-Kopfschmerz (Bing-Horton-Syndrom) 84 f.

Cobalamin (Vitamin B12) 248
Cocain 99, 147, 287, 289, 306 ff.
– Abhängigkeit 307
– Antriebssteigerung 289
– Aufnahme 306 f.
– dopaminerge Übertragung 99
– Eigenschaften 306
– Embryopathie 342, 350
– Entzugssymptome 307
– Euphorisierung 145
– freebasing 306
– Gewinnung 306
– Halluzinationen 100
– Impotenz 267
– kardiovaskuläre Überstimulierung 289
– körperliche Effekte 290
– lokalanästhetische Effekte 307
– Manie 144
– Mydriasis (Pupillenerweiterung) 56
– Psychosen 138, 307
– psychotrope Effekte 306
– Spätfolgen 307
– sympathische Aktivierung 307
– Toleranz 307
– Verstoffwechselung 306
– Wahnvorstellungen 100
– Wirkungen 306
Cochlea (Hörschnecke) 33, 63 f.
Cocheariskerne 64, 66
Codein 83, 132, 303
Codon (Basentriplett) 377
Coffein 85, 181, 287, 289
CO (Kohlenmonoxid) 17
Colica mucosa (Colon irritabile, Reizdarm/-kolon) 237
Colitis ulcerosa 237
Colliculi
– inferiores 23
– superiores 23, 58
Colon
– ascendens 236
– descendens 236
– irritabile (Colica mucosa, Reizdarm/-kolon) 237
– sigmoideum (Sigma) 236
– transversum (Querkolon) 236
Coma hepaticum (Leberkoma) 234
Commissura anterior 26
Computertomografie (CT) 358
– cerebrale (CCT) 358
Conterganschädigung 345
Corium (Lederhaut) 73
Cornea (Hornhaut) 55
Corpus-luteum-Insuffizienz 282
Corpus-luteum-Phase, Menstruationszyklus 279
Corpus(-ora)
– callosum (Balken) 22, 26, 29, 354
– cavernosum 264, 266
– geniculatum 24, 28, 33, 58, 62
– luteum (Gelbkörper) 191
– mamillaria (Mamillarkörper) 21, 24, 26, 30 f.
– spongiosum 264, 266
– vitreum (Glaskörper) 56
Cortex cerebri (Großhirnrinde) 22
Corticoide (Corticosteroide) 183 f.
Corticotropin-Releasing-Faktor/-Hormon (CRF/CRH) 25, 185, 189
Corti-Organ (Hörorgan) 62
Cortisol/Cortison 149, 179 ff., 184 f., 227
CO_2-Partialdruck 219
Cowper-Drüse (Glandula bulbourethralis) 264 f.
Crack-Rauchen 287
craniale computerisierte Tomografie (CCT) 358
Craving (Substanzgier) 294, 306, 310 f.
Creutzfeldt-Jakob-Krankheit 126, 163
CRF/CRH (Corticotropin-Releasing-Faktor/-Hormon) 25, 185, 189
Cri-du-Chat-Syndrom 342, 345 f., 350
Crohn-Krankheit 237
Crossing-over, Chromosomen 332, 334
Crystal Meth 306
Cushing-Syndrom 45, 186
Cyproteronacetat 191
Cytosin 322 f., 325
C-Zellen, Schilddrüse 182 f.

D

D2-Rezeptoren 47, 97, 100, 112, 114, 138 f., 142
D4-Rezeptoren 97, 100, 112, 142
Dabigatran 374
Dämmerzustand, Epilepsie 51
Dapoxetin 374
Darmerkrankungen, chronisch entzündliche 237
Darmfunktionsstörungen 238
Darmlähmung (Ileus) 238, 244
Darmmotorik 223
Darmnervensystem 168, 173
Darmverschluss 118, 335
Debilität (Intelligenzminderung, leichte) 348
Decarboxylierung 179
Decussatio pyramidum 22
Defäkation 223
Dehnungsrezeptoren 215, 219
Déjà-vu-Erlebnisse, Epilepsie 51
Deletionen, Chromosomenaberrationen 328
Delir 128, 297
Delirium tremens 297

Delta-9-Tetrahydrocannabinol (THC) 312
Delta-Wellen 361
Dementia praecox 136
Demenz 163 ff.
– Acetylcholinesterasehemmer 127
– affektive Störungen 126
– Cholinesterasehemmer 163
– Chorea Huntington 47
– Down-Syndrom (Trisomie 21) 164
– frontotemporale 126, 163
– Gedächtnisstörungen 126
– kognitive Defizite 111
– Nootropika 127
– pharmakologische Therapie 126
– Pharmakotherapie 111
– präsenile, vom Alzheimer-Typ 164
– vaskuläre 126, 163, 166
Demyelinisierungskrankheiten 15
Dendriten 17
Depersonalisation (Entfremdungsgefühle) 125, 162, 313
Depolarisation 76, 92
Depression 143, 145, 147, 185
– 5-HIAA (5-hydroxyindoleacetic acid) 146
– 5-Hydroxy-Tryptophan 145
– agitierte 149
– Angststörungen 154
– Anorexia nervosa 244
– Antidepressiva 110 f., 115, 146 ff.
– Antipsychotika 147
– Benzodiazepine 115, 121, 124, 149
– biologische Behandlung 147
– biologische Grundlagen 145
– bipolare 148
– Borderline-Persönlichkeitsstörung 161
– Bulimia nervosa 244
– cholinerge Aktivität 146
– Differenzialdiagnose 137
– Dysregulationsmodelle 146
– Elektrokrampftherapie (EKT) 147, 150
– endogene 149
– familiäre Häufung 144
– Johanniskraut 120
– Katecholaminmangelhypothese 100
– Ketamininfusionen 149
– Lichttherapie 147, 150
– Lithiumsalze 111, 115, 121, 147
– MAO-Hemmer 146
– Monoaminhypothese 145
– Neuroleptika 147
– permissive Hypothese 147
– postpartale 282
– primäre 143
– REM-Schlaf 145
– reserpininduzierte 145
– rezidivierende 111, 148
– saisonal abhängige 147
– Schilddrüsenunterfunktion (Hypothyreose) 121, 143
– Schlafentzugstherapie 149
– Schlafstörungen 145
– sekundäre 143
– Serotoninmangel 101
– Serotoninmangelhypothese 101
– Symptome 143
– tryptophanarme Diät 145
– unipolare 144
– Vererbung 144
– Verlauf 144
– Zytokinhypothese 147
Derealisation 156, 160
Descensus testis 263
Desensibilisierung (Hyposensibilisierung) 221, 259
Desipramin 118
Desorientierung 297
Desoxyglucose 360
Desoxyribonukleinsäure (DNS) 323
Desoxyribose 323
Dexamethason 185
Dexamethason-Suppressionstest 185
Dezibel (dB), Schalldruckpegel 64
Diabetes insipidus 187
Diabetes mellitus 181, 267
– Arteriosklerose 207
– Ejakulation, verzögerte 268
– Fehlbildungen 343
– grauer Star 60
– Hepatitis 233
– juveniler 181
– Koronarsklerose 200
– Nephropathie 213
– Polyneuropathie 42, 51, 182
– Polyurie 182
diabetisches Koma 182
Diacetylmorphin (Heroin) 287, 303 f.
Diastole 203
Diazepam 99
Dickdarmkarzinom (Kolonkarzinom, kolorektales Karzinom) 249
Dickdarm (Kolon) 236
– Entleerung 236
– Erkrankungen 237
– Polypen 237
Diclofenac 82
Diencephalon (Zwischenhirn) 20 f., 24, 39, 45

Digitalisglykoside 200, 202
Dihydrotestosteron 284 f.
Dimethyltryptamin (DMT) 317
Diphenhydramin 124
Diphenylbutylpiperidine 112 f.
Dissoziale (Antisoziale) Persönlichkeitsstörung 163
Dissoziativa 319
dissoziierte Empfindungsstörung 19, 73, 78
Disulfiram 128, 130, 295
Diuretika 202, 210
DMT (Dimethyltryptamin) 289
DNA/DNS (Desoxyribonukleinsäure) 323
DNA-Doppelstrang 322, 324 f., 331
Donepezil 127
Dopamin 96 f., 99, 120, 130, 187, 272, 352
- Agonisten 46, 319
- Bindungsstellen 99
- Freisetzung, präsynaptische 100
- Inaktivierung 96
- Liquorgängigkeit 17
- Mangel 298
- Parkinson-Syndrom 46
- Rezeptoren 30, 47, 97, 100, 110, 140, 187, 288, 354
- Stoffwechsel 138
- Struktur 139
- synaptische Freisetzung 100
- Synthese 99
dopaminerge Bahnen 24, 142
dopaminerge Neurone 39, 288
dopaminerges System 104, 131
dopaminerge Synapsen 289
dopaminerge Überaktivität 140
dopaminerge Übertragung 99
Dopaminhypothese, Schizophrenie 142
Dopamin-Reuptake-Hemmer 355
Doping
- Erythropoetin 246
- NNR-Androgene 186
Doppelchromosomen 323, 325
Doppelhelix 325
Down-Regulation 148
Down-Syndrom (Trisomie 21) 164, 342, 345 f., 350
Doxepin 117
Doxylamin 124
D-Penicillamin 260
Drehbeschleunigungen 67
Drehbewegungen 67
Drehschwindel 68
Drei-Neuronen-Schema 54
Drillingsnerv (N. trigeminus, V) 33
Drogenabusus/-missbrauch 287
- biologische Grundlagen 287
- euphorisierender Effekt 31
- Toleranz 291
Druckempfinden 78, 173
Druckrezeptoren 74, 204, 215
Drucksinn 71, 80
Drüsen 167
- Bauchspeicheldrüse 170, 181
- Brustdrüsen 271 f.
- Cowper-Drüse 264 f.
- Duftdrüsen 74
- endokrine 192 f.
- exokrine 180
- Hirnanhangsdrüse (Hypophyse) 39, 186 f.
- Hormondrüsen 24, 178 ff., 189, 263
- Keimdrüsen 189 f., 283
- Nebennierenmark 183
- Nebennierenrinde 189
- Nebenschilddrüse 182
- Ohrspeicheldrüse (Parotis) 33
- Prostata (Vorsteherdrüse) 264
- Samenbläschen 264 f., 268
- Schilddrüse 182, 189
- Schweißdrüsen 171
- Speicheldrüsen 33, 171
- Talgdrüsen 73
- Thymusdrüse 261
- Unterkieferspeicheldrüse 225
- Urkeimdrüsen 283
- Zirbeldrüse (Epiphyse) 125
Duchenne-Muskeldystrophie 337
Ductus
- choledochus 229 f.
- cysticus 230
- deferens (Samenleiter, Vas deferens) 263, 283
- hepaticus communis bzw. dexterinister 230
- pancreaticus (Pankreasgang) 229
- thoracicus 261
Duftdrüsen 74
Duloxetin 115, 117, 119, 148
Dünndarm 235 f.
Duodenum (Zwölffingerdarm) 227
Duplikationen, Chromosomenaberrationen 328
Dura mater (harte Hirnhaut) 34
Durasack 34
Durchblutungsstörungen
- Beinbereich 48
- Handbereich 87, 260
- Hypertonie 205
- zerebrale 44, 47
Durstgefühl 217, 296

Dynorphine 303
Dyskinesien 115, 131, 141
Dyspareunie (Schmerzen bei der Kohabitation) 274
dyspeptische Beschwerden 227, 229
Dyspnoe 221
Dysthymie (Dysthymia) 144, 147
Dystonien 114

E

Echorausch 376
Ecstasy (MDMA, 3,4-Methylendioxy-Methamphetamin) 289, 319
Edwards-Syndrom (Trisomie 18) 342, 345, 350
EEG (Elektroenzephalografie) 361
efferent/Efferenz 32, 81, 167, 273
Eichel (Glans penis) 266
Eierstöcke (Ovarien) 269 ff.
– Anatomie 191, 269
– Entfernung (Ovariektomie) 271
– Funktion 190 f., 269
Eigenreflexe, gesteigerte 19
Eileiter (Tuben) 269
Eileiter-Unterdrücker (Ovidukt-Repressor, Anti-Müller-Hormon, AMH) 284
Einatmung (Inspiration) 219
Ein-Gen-ein-Enzym-Hypothese 324
Eingeweide 71, 81, 167
Eisen 248
– Erythrozyten 248
– Resorptionsstörungen 248 f.
Eisenmangelanämie 248 f.
Eisprung (Follikelsprung, Ovulation) 191, 278
Eiweißmangelödeme 215
Eizellen (Oozyten) 278 f., 326
Ejaculatio praecox 269, 374
Ejakulat 264, 266, 278
Ejakulation (Samenerguss) 268
Ejakulationszentrum 268, 273
Ekzem, atopisches (Neurodermitis diffusa) 258
elektrische Erregung, Nervenzellen 17
elektrische Kardioversion 209
elektrische Potenziale 361
Elektroenzephalografie (EEG) 50, 361
– Anfälle, generalisierte 52
– Epilepsie 49
– Frequenzbänder 362
– Petit-mal-Epilepsie 50
Elektrokardiogramm (EKG) 198
Elektrokrampftherapie (EKT)
– Depression 147, 150
– Schizophrenie 142
Elektromyogramm (EMG) 41
Embolie 210, 254
– Vorhofflimmern 200
– zerebrale 49, 253
Embryo 281
Embryopathia rubeolosa (Rötelnembryopathie) 67, 342, 345, 350
Embryopathien 342
EMG-Biofeedback 83, 86
Emission 268
emotionales Schwitzen 74
Emotionen 24
– limbisches System 30, 40
Empfindung 54
Empfindungsstörung, dissoziierte 19, 73, 78
Encephalitis 53
– Meningitis 43
– Parkinson-Syndrom 46
– Torticollis spasticus 47
Encephalon 20
Encephalopathie
– AIDS 258
– Bilirubinencephalopathie 344
– hepatische 232, 234 f., 239, 298
– urämische 213
Endhirn (Telencephalon) 21, 25
Endknöpfchen 17, 93
endogene Opioide/Opiate 80, 82, 90, 102, 130
Endokard 196
Endokarditis 202
endokrines System 178 ff.
Endolymphe 67
Endometriose 274
Endometriumkarzinom 271
Endometrium (Uterusschleimhaut) 278, 285
endoplasmatisches Retikulum 295
Endorphine 102, 187, 303
Endothelzellen, Kapillaren 16
Energiebilanz 240
Energiegewinnung 75, 184, 236, 240
Energieumsatz 183, 240
Energieverbrauch 240
Energiezufuhr 240
Engwinkelglaukom 57, 118, 120, 131, 148
Enkephaline 80, 303
Entaktogene 375
Entfremdungsgefühle (Depersonalisation) 125, 162, 313
Entspannungsphase, sexuelle 273
Entspannungsverfahren 86
Entwicklungsstörungen 343, 346, 348
Entwöhnungsmittel 128
Entzugssymptome/-syndrom 292
– Alkohol(abusus/-missbrauch) 128

- Benzodiazepine 124 f.
- Cannabis 314
- Cocain 307
- Entstehung 297
- Hypnotika 125
- Nicotin 312
- Opioide/Opiate 128
- pharmakologische Therapie 128
- Psychostimulanzien 307
- psychotrope Substanzen 128
- Sedativa 302

Entzündung 79, 272, 296, 298
eosinophile Granulozyten (Eosinophile) 250
Eosinophilie 250
Ependym 49
Ependymome 49
Epidermis (Oberhaut) 73
Epididymis (Nebenhoden) 263 f.
Epikanthus (Mongolenfalte) 345
Epilepsie 49, 349
- Absencen 50
- Alkoholentzugssyndrom 50
- Amnesie 50
- Antidepressiva 119
- Aura 50
- Autismus, frühkindlicher 351
- Benzodiazepinentzugssyndrom 53
- BNS-Krämpfe 50
- EEG-Veränderungen 50
- fokale 50
- Grand-mal-Epilepsie 50
- Jackson-Anfälle 51
- Multiple Sklerose 16
- Petit-mal-Epilepsie 53
- psychomotorische 51
- symptomatische 50
- Temporallappenepilepsie 51
- tumorbedingte 50
- Zuckungen (Kloni) 53

epileptische Anfälle 125
- Benzodiazepine 293
- Meningeome 43

Epiphyse (Zirbeldrüse) 21, 24
EPSP (exzitatorisches postsynaptisches Potenzial) 95
Erbkrankheiten 334, 336 ff.
- autosomal-dominante 336
- autosomal-rezessive 335
- Konduktoren 334
- monogene 334
- polygene 341
- X-chromosomal-dominante 337
- X-chromosomal-rezessive 336, 341

Erblindung 57, 62
Erbrechen
- Glaukom 57
- Hirnstamm, Durchblutungsstörung 44
- Kleinhirnerkrankungen 25
- selbstinduziertes 245

ereigniskorrelierte Potenziale 363
erektile Dysfunktion (Impotenz) 191, 263, 267, 269
- alkoholbedingte 267
- im Alter 267
- psychogene 267
- Sildenafil, Tadalafil bzw. Vardenafil 267

Erektion 266
Erektionsphase 273
Erektionsstörungen 267
Erektionszentrum 266
Ergotamine, Migräne 85, 91
Erleichterungstrinken 288
Erregungsbildung/-leitung 92, 197 f., 200
Ersatzrhythmen 197
Erunamab 85
Erythroblastose, fetale (Morbus haemolyticus fetalis) 379
Erythropoetin 179, 246, 248
Erythrozyten (Blutkörperchen, rote) 231, 246, 248, 254
Erythrozytenvolumen, mittleres (MCV) 234, 248
Escitalopram 117
Esketamin 371
Essattacken 244
Essen (biologische Aspekte) 240
Essigsäure 96, 102, 295, 303
Essstörungen
- Antidepressiva 110, 115
- Clomipramin 118
- Serotoninmangelhypothese 101

Essverhalten 24, 240
Esszentrum 240
Ethanol (Ethylalkohol) 98, 295 f.
Ether (Äther) 320
Ethylglucuronid 234
Ethylsulfat 299
Ethylsulfat/Ethylglucuronid 299
Euphorisierung 31, 39, 130, 145 f., 149, 288
- Alkohol 296
- Anticholinergika 131
- Barbiturate 290
- Cannabis 313
- Cocain 306
- dopaminerge Bahnen 24
- Nicotin 309
- Opioide/Opiate 304

– psychotrope Substanzen 287
– Schnüffelstoffe 320
Eustachi-Röhre (Ohrtrompete) 63
evozierte Potenziale 363
Exspiration (Ausatmung) 219
exspiratorische Neurone 219
extrapyramidale Bahnen 23, 27
extrapyramidales System (EPS) 30, 45
extrapyramidale Störungen 30
extrapyramidale Symptomatik 45, 53, 131
extrapyramidal-motorisches System (EMPS) 30
extrapyramidal-motorische Störungen 30, 115, 131
Extrasystolen 198 f.
exzitatorisches postsynaptisches Potenzial (EPSP) 95

F

Faktor VIII, Mangel 336
Faktor VII, Mangel 337
Farbenblindheit 61
Farbsinnanomalie 61
Fäzes (Stuhl) 236
Felsenbein 62 f.
Fenfluramin 241
Fentanyl 81, 132, 303
Fernakkommodation 61
Ferritin 249
Fertilitätsstörungen, Cannabinoide 314
fetales Alkoholsyndrom (Alkoholembryopathie) 283, 298, 342, 345, 350
Fettabsorption 231
Fettanteil, Körper 242
Fette, Verdauung 236
Fettgewebe, subkutanes 73
Fettleber 298
– Alkohol(abusus/-missbrauch) 298
– Hepatitis 233
Fettsäuren 240
Fettstoffwechsel 115
Fettstoffwechselstörungen 166, 200, 336
Fetus (Fötus) 281
Fibrin 252
Fibrinogen 252
Fibrinolysesystem 253
Fibroadenome, Mamma 273
Fibromyalgiesyndrom (Fibrositissyndrom) 88, 91
Filamentgleiten, Muskulatur 76
Filmrisse 98
First-Pass-Effekt 231, 295, 303
Fissura
– interhemisphaerica 26, 28 f., 40
– lateralis (Sylvii) 26 f.
– longitudinalis 26, 29
Flashbacks (Nachhallerinnerungen) 376
Flexura coli sinistra (linke Kolonflexur) 236
Flimmerskotom (Augenflimmern) 84
Floppy-Infant-Syndrom 302
Floskeln (recurring utterances) 48
Fluchtreaktionen 80
Fluchtreflex, polysynaptischer 80
Fluoxetin 117, 148, 353
Flupentixol 113
Fluphenazin 113
Fluspirilen 113
Flüssigkeitsaufnahme 174
Fluvoxamin 117, 148
FMR1-Gen (fragile X mental retardation 1 gene) 330
fMRT (funktionelle Magnetresonanztomografie) 357, 360
Follikel
– Eierstock 190 f.
– Schilddrüse 182
Follikelphase, Menstruationszyklus 191, 278
Follikelsprung (Eisprung, Ovulation) 191, 278
follikelstimulierendes Hormon (FSH) 187, 189 f., 278
Follikelzysten 271
Folsäuremangel 343, 348
Foramen
– Luschkae (Apertura lateralis) 35
– Magendii (Apertura mediana) 35
Formatio reticularis 38, 73
– Funktion 22
– Kerne 22
– vegetative Zentren 23
Fornix 22, 31
Fortpflanzung 263, 265 f.
Fovea centralis 55
Fragiles-X-Syndrom (Martin-Bell-Syndrom, Marker-Syndrom) 337, 341, 347, 350, 353
freie Nervenendigungen 71, 75
Fressattacken 245
Fressverhalten 241
Freud, Sigmund 373
Frontalhirn (Frontallappen) 51 f.
frontotemporale Demenz 126, 163
Fructose 235
Frühdyskinesien 114, 131, 141
funikuläre Myelose 18, 43, 249
funktionelle Veränderungen 87, 359

G

GABAA-Rezeptoren (GABAA-Benzodiazepin-Rezeptor-Komplex) 99, 111, 124, 128, 289, 296 f.

GABAB-Agonisten 16
GABAerge Hemmung 122, 124, 128
GABAerge Neurone 45
GABA (gamma-amino butyric acid, Gamma-Aminobuttersäure) 96, 98 f., 124
– Agonisten 157
– Rezeptoren 99, 104, 124
Galaktorrhö 115, 187
Galaktosämie 349 f.
Galaktose 235
Galantamin 127
Galle 170, 229 f.
– Abflussstörungen 229
– Gänge (Ductus choledochus bzw. hepaticus) 229 ff.
– Kanälchen 231
– Kolik 230
– Salze/Säuren 230 f., 235 f.
– Steine (Cholelithiasis) 229 f.
Gallenblase 229 f.
– Entzündung (Cholezystitis) 230
Gameten (Keimzellen) 277, 326, 328
Gamma-Aminobuttersäure (GABA) 96, 98 f., 124
Gamma-Hydroxybuttersäure (GHB) 375
Ganglien 289, 309
– parasympathische 290
– sympathische 171
– vegetative 308
Ganglienblocker 174
Ganglienzellen, Netzhaut (Retina) 57 f.
Ganglion
– ciliare 171
– coeliacum 169
– semilunare Gasseri 32, 71
ganglionäre Übertragung 174
Gangrän 207
Gangstörungen
– alkoholbedingte 289
– Chorea Huntington 47
– Heredoataxie, cerebelläre 44
Gang, trippelnder, Parkinson-Syndrom 46
Gase
– lösliche (Transmitter) 96
– Partialdrücke im Blut 219
– toxische 17
Gastrin 179, 226
Gastritis 228
– Alkohol(abusus/-missbrauch) 296, 298
– atrophische 228, 249
– Helicobacter pylori 228
Gastrointestinalblutungen 227
gastrokolischer Reflex 236
Gebärmutterhals (Zervix) 269
– Karzinom 270
Gebärmutter (Uterus) 269
– Myome 271
Gebrauch, schädlicher 293
Gedächtnis 29, 166, 255
Gedächtnisinhalte, Speicherung 31
Gedächtnisleistungen 309
Gedächtnisstörungen 53, 98, 126, 163
Gefäßendothel, NO (Stickstoffmonoxid) 103
Gefäßkrankheiten 207
Gefäßverschlüsse
– arterielle 208
– zerebrale 40, 44
Gefäßwiderstand 203
Gegenreaktion 28
– konditionierte 292
– unkonditionierte 292
– vegetative 173
Gegenregulation 291 f.
Gehirn 17, 20 ff.
– Arterien 40
– Einteilung 20 f.
– Entwicklung 281
– Entwicklungsstörungen 348 f., 351
– Entzündung (Encephalitis) 43, 46 f., 53
– Erkrankungen 43
– Gefäße, Kontrastmitteldarstellung 358
– Gefäßversorgung 36
– graue Substanz 25, 80
– Reifung 344
– Reifungsstörungen 335, 343, 353
– weiße Substanz 25 f.
Gehör 62 ff.
Gehörgang, äußerer 62
Gehörknöchelchen 62
Gehörlosigkeit 345
Gehörverlust 42, 65
geistige Behinderungen 349
– endokrine Störungen 344
– Erkrankungen in den ersten Lebenstagen 344
– früh auftretende 339
– Infektionen 344
– Komplikationen während des Geburtsvorgangs 344
– körperliche Schäden 344
gelber Fleck (Macula lutea) 58
Gelbkörper (Corpus luteum) 191, 281
Gelbkörperphase (Lutealphase), Menstruationszyklus 191
Gelbsucht (Ikterus) 229 f., 232, 239
Gelenkrezeptoren 76

Gelenksinne 70
Gemischterbigkeit (Heterozygotie) 334
Gene 321 ff.
Genetik 321
genetischer Fingerabbdruck/-print 377
Genkartierung 377
Genloci 321
Genom 321
Genotyp 160, 324
Gerinnungsfaktoren/-kaskade 246
Gerinnungshemmer (Antikoagulanzien) 343
Gerinnungsstörungen 239
Geruchsempfindungen 69
Geruchsorgan 68, 275
Geruchsrezeptoren 226
Geruchssinn 70
Geruchsstörungen 43
Geschlechtschromosomen 326
Geschlechtsdifferenzierung 283
Geschlechtshöcker (Phallus) 270, 284
Geschlechtshormone, männliche 190
Geschlechtsmerkmale
– männliche 326
– primäre 283
– sekundäre 190, 271, 283
Geschlechtsorgane 263 f., 266
– akzessorische 283
– äußere 269, 283
– innere 269, 283
– männliche 263 f.
– primäre 283
– sekundäre 283
– weibliche 269 f.
Geschmacksdifferenzierung 70
Geschmacksfasern 69
Geschmacksinn 69
Geschmacksknospen, Zunge 70, 226
Geschmackspapillen 33
Geschmackssensoren 70
Gesichtsfeldausfälle 164
– Glaukom 57
– kontralaterale 29
– Schlaganfall 48
Gestagene 190 f., 272, 277
Gewebshormone 79, 178, 192, 194
Gewichtsverlust 240, 355
Gewichtszunahme 240
GH (growth hormone, STH = somatotropes Hormon oder Somatotropin, Wachstumshormon) 346
GHIH (Growth-Hormone-Inhibiting-Hormon, Somatostatin) 188
Ghrelin 374
GHRH (Growth-Hormone-Releasing-Hormon, Somatoliberin 188
Gicht 212
Ginkgo biloba 111, 126 f.
glandotrope Hormone 179
Glandula(-ae)
– bulbourethralis (Cowper-Drüse) 264
– lacrimalis 55
– parathyreoideae (Nebenschilddrüsen) 182
– parotis (Ohrspeicheldrüse) 225
– sublingualis (Unterzungenspeicheldrüse) 225
– submandibularis (Unterkieferspeicheldrüse) 225
– suprarenales (Nebennieren) 183
– thyreoidea (Schilddrüse) 182
Glans penis (Eichel) 266, 269 f.
Glasknochenkrankheit (Knochenbrüchigkeit, abnorme, Osteogenesis imperfecta) 336, 347
Glaskörper (Corpus vitreum) 56
Glaucoma simplex 57
Glaukomanfall, akuter 57
Glaukom (grüner Star) 57, 62
Gleichgewicht
– Gegenbewegungen, reflektorische 67
– Kleinhirn (Cerebellum) 25, 39
Gleichgewichtsorgan (Vestibularorgan) 25, 33, 67
Gleichgewichtssinn 67
Gleichgewichtsstörungen 25
– Akustikusneurinom 42
– Kleinhirnerkrankungen 44
Glianarben 17
Gliazellen 14 ff.
– Aufgaben 14
– Halte-/Stützfunktion 17
– Myelinschicht 15
– Wachstum 14
Glioblastoma multiforme 49
Gliome 49
globale Aphasie 52
Globus pallidus (Pallidum) 21, 29, 45
glomeruläres Filtrat 212
Glomerulonephritis (Glomerulus, Entzündung) 213
Glomerulusfiltrat 213, 217
Glomerulus (Niere) 211 f.
Glomus
– aorticum 219
– caroticum 219
Glucagon 181, 229, 240 ff.
Glucocorticoide 179 ff., 184 ff., 189
– Allergien 258
– Autoimmunerkrankungen 260
– Lupus erythematodes, systemischer 260

- Osteoporose (Knochenentkalkung) 87
- Plasmozytom 256
- Rezeptoren 185
- Stressreize 185
- Stressulcus 186
Gluconeogenese 185
Glucose 184, 212, 235, 240
Glucose-6-phosphat-Dehydrogenase-Mangel 349
Glucose-Rezeptoren 180
Glucuronsäure 231
Glutamat 96, 98 f., 127, 296
- Antagonisten 110, 126
- Inaktivierung 98
- NMDA-Rezeptoren 82
- Rezeptoren 98, 110
- Struktur 98
- Synthese 98
glutamaterge Neurone 96
glutamaterges System 98
Glutamathypothese, Schizophrenie 140, 142
Glutamin 98
Glutaminsäure 98
Gluten 374
Glycerin 240
Glycin 96, 98
Glykogen 181, 184, 227, 240
Glykogenolyse 184
Glykoproteinhormone 179 f.
GnRH (Gonadotropin-Releasing-Hormon, Gonadoliberin) 190, 272, 278
Golgi-Sehnenorgane 76
Gonadenanlage (Urkeimdrüse, Primordialgonade) 283
Gonaden (Keimdrüsen) 24, 179, 189 f., 283
Gonadoliberin (GnRH, Gonadotropin-Releasing-Hormon) 272, 278
Gonadotropine 189 f., 194, 278
- s. a. FSH bzw. LH 187
Gonadotropin-Releasing-Hormon (GnRH, Gonadoliberin) 190, 272, 278
Gonarthrose (Kniearthrose) 88
gonosomale Chromosomenaberrationen 330
Gonosomen 322 f., 330 ff.
G-Proteine 180
G-Protein-gekoppelte Rezeptoren 95, 180, 313
Graaf-Follikel 278
Grand-mal-Epilepsie 50
Granulozyten 248, 250, 255
- basophile 246, 250
- eosinophile 246, 250
- neutrophile 246, 250
Granulozytose 250
grauer Star (Katarakt, Linsentrübung) 62, 346
graue Substanz 18, 25, 80
Grenzstrang 168
Grenzstrangblockade 83
Grenzstrangganglien 168 f.
Großhirn 25 ff.
- Astrozytom 49
- Durchblutungsstörungen 44
- Erkrankungen 48
- Hemisphären 21, 26
Großhirnrinde (Cortex cerebri) 22
Großwuchs 347
growth hormone (GH oder STH = somatotropes Hormon, Somatotropin bzw. Wachstumshormon) 188, 346
Growth-Hormone-Inhibiting-Hormon (GHIH, Somatostatin) 188
Growth-Hormone-Releasing-Hormon (GHRH, Somatoliberin) 188
Grünblindheit 61
Grundumsatz 183, 240
grüner Star (Glaukom) 57, 62
Guanfacin 131, 356
Guanin 322 f., 325
Guillain-Barré-Syndrom 20, 42
Gürtelrose (Herpes zoster) 42
gustatorischer Kortex, primärer 70
Guthrie-Test 335
Gynäkomastie 187
Gyrus(-i) 26 ff., 31
- cinguli 21 f., 26, 29 f., 40, 80, 83
- postcentralis 26, 28, 67, 72 ff.
- precentralis 26 f.

H

H1-Antihistaminika 124
H1-Rezeptoren 114
H1-Rezeptoren-Blocker 126
Haarfollikelsensoren 74
Haargefäße (Kapillaren) 203
Haemoccult®-Test 238
Halbseitenlähmung (Hemiplegie) 48
- Schlaganfall 48
- spastische 48
Halluzinationen 97, 142, 289, 319
- akustische, Schizophrenie 136
- Antipsychotika 97
- Cannabinoide 313
- Cocainkonsum 100
- D2-Rezeptoren 97
- Depression 143
- dopaminerge Synapsen 100
- durch Amphetamine 100

– durch L-Dopa 138
– Manie 144
– Neuroleptika 112
– optische 297
Halluzinogene 289, 317 ff.
– Abhängigkeit 293
– Bewusstseinserweiterung 316
– klassische 317
– körperliche Effekte 290
– Kreuztoleranz 292
– Missbrauch 293
– Mydriasis (Pupillenweitstellung) 56
– psychedelische Effekte 289
– Wirkmechanismen 317
– Wirkungen 317
Haloperidol 113
Halsnerven, geburtstraumatische Schäden 348
Halswirbelsäule, degenerative Veränderungen 87
Halswirbel-Schleudertrauma 88
hämatogene Metastasierung 272
Hämatokrit 246
Hämaturie (Blut im Urin) 212, 214
Häm-Gruppen 248
Hammer 62
Hämodialyse, Niereninsuffizienz 213
Hämoglobin 248
– Abbau 231
– Gehalt im Blut 248
Hämolyse 343
Hämophilie A (Bluterkrankheit) 336
Hämophilie B 337
Hämorrhoiden 236, 238
Hanfpflanze, indische (Cannabis sativa) 312
Hangover
– Alkohol(abusus/-missbrauch) 296
– Benzodiazepine 125
– Hypnotika/Sedativa 301
haploid/Haploidie 277, 279, 326, 331
Harnblase 171, 211
– Dehnungsrezeptoren 173
– Entleerungsstörungen 118, 269
Harninkontinenz 348
Harnleiter (Ureter) 211
Harnröhre (Urethra) 211, 263
Harnsäure 212
Harnsäuresteine 214
Harnsteine (Urolithiasis) 214
Harnstoff 217, 232
Harnverhalt 114, 148
Haschisch 312
Hashimoto-Thyreoiditis 183
Haube (Tegmentum) 23 f., 288
Hauptschlagader (Aorta) 195
Hauptzellen, Magen 226
Haut 73, 75
– Aufbau 73
– Druckrezeptoren 74
– Duftdrüsen 74
– Durchblutung 174
– Funktion 73
– Mechanorezeptoren 74
– Schmerzrezeptoren 71, 74
– Schutzfunktion 73
– Sinnesrezeptoren 28, 32, 54
– Thermorezeptoren 71, 75, 77
– Veränderungen, schmerzhafte 42
Hautkrebs 371
Hautsinne 70, 73
HCG (human chorionic gonadotropin = Choriongonadotropin) 281
HDL-Cholesterin
– Alkohol(abusus/-missbrauch) 234, 297, 299
– Nicotin 311
Head-Zonen 82, 90
hebephrene Schizophrenie 136
Heiserkeit 34, 44
Helicobacter pylori 228
Helicotrema (Schneckenspitze) 64
Hemiplegie (Halbseitenlähmung) 48
– Schlaganfall 48
– spastische 48
Hemisphären
– Großhirn 21, 25 f., 29, 354
– Kleinhirn 25
– Thalamus 29
Heparin 253
hepatische Encephalopathie 232, 234, 298
Hepatitis-A-Infektion 233
Hepatitis-B-Infektion 233, 255
Hepatitis-C-Infektion 233 f.
Hepatitis (Leberentzündung) 231, 233
– akute 232
– alkoholische 233, 298
– autoimmune 233
– Fettleber 233
– Leberzirrhose 234
hepatolentikuläre Degeneration (Wilson-Syndrom) 349 f.
hepatozelluläres Karzinom (Leberzellkarzinom) 235
Herdsymptome 126, 165
Heredoataxie, cerebelläre 44
Hermaphroditismus (Intersexualität) 285
Heroin (Diacetylmorphin) 130, 287, 291 f., 303
Herpes zoster (Gürtelrose) 42
Herz 195 ff., 199 f., 202

- Aktionsphasen 195
- Auswurfleistung 203 f.
- Autonomie 197
- Dehnungsrezeptoren 215
- Erkrankungen 202
- Erkrankungen, entzündliche 202
- Erregungsbildungsstörungen 198
- Erregungsleitungsstörungen 197, 200
- Ersatzrhythmen 197
- Frequenz 309
- Infarkt 201
- Insuffizienz 199 ff., 209
- Klappenveränderungen 202
- koronare Herzkrankheit 85, 199 ff.
- Muskelkontraktion 195
- Muskelversagen 201
- Muskulatur (Myokard) 200
- Pumpleistung 195
- Rhythmusstörungen 198, 201 f.
- Schlagfrequenz 196
- Schlagvolumen 196
- Schmerzen, funktionelle/vertebragene 201
- Schrittmacherimplantation 198, 200
- Überleitungsstörungen 118, 122

Herzbeutel (Perikard)
- Entzündung (Perikarditis) 213
- Tamponade 196

Herzfehler 209, 342, 346
- Down-Syndrom (Trisomie 21) 329
- Lues connata 345

Herzinfarkt 200, 299
- Alkohol(abusus/-missbrauch) 297
- Head-Zone 82, 90
- stummer 201
- Wandruptur 201

Herzkammern (Kammern, Ventrikel) 197
Herzkranzgefäße (Koronararterien) 195 ff.
- Arteriosklerose 207
- Insuffizienz 200
- Koronarangiografie 202

Herz-Kreislauf-System 195
Herzminutenvolumen (HMV) 206
Herzmuskelentzündung (Myokarditis), 202
Herzrhythmusstörungen 297, 320
- Alkohol(abusus/-missbrauch) 297
- Betarezeptorenblocker 177
- Elektrokardiogramm (EKG) 198
- Minderdurchblutung, zerebrale 49

Herzstillstand 200
Herzstolpern 199
Herzzeitvolumen (HZV) 196
Herzzyklus 197
Heterosexualität 276
heterozygot/Heterozygotie 334 ff., 338
Heuschnupfen (Rhinitis allergica) 258
Hexenschuss (Lumbago) 87
HHL (Hypophysenhinterlappen, Neurohypophyse) 187
Hinterhauptslappen (Lobus occipitalis) 27 f.
Hinterhorn (Rückenmark) 18
Hinterstrangkerne 18, 72, 76
Hinterstrang-Lemniscus-System 72, 74, 76 f.
Hinterstrang (Rückenmark) 18
Hinterstrangsystem 72
Hinterwurzel (Radix posterior), Rückenmark 20
Hippocampus(formation) 21, 26, 30, 40, 53
- Gedächtnisinhalte, Speicherung 31
- Gedächtnisleistungen 29
- limbisches System 26

Hirnanhangsdrüse (Hypophyse) 22, 24, 186
Hirnarterien 36, 38 ff.
- Aneurysmen, rupturierte, Subarachnoidalblutung 37
- Arteriosklerose 38, 48
- Embolie 49, 208, 253
- Konstriktion, Migräne 84
- Thrombose 208

Hirnatrophie
- Anorexia nervosa 244
- Bulimia nervosa 244

Hirnblutungen (Blutungen, zerebrale) 36, 205
Hirndruck, Symptomatik 36
Hirnhaut/-häute (Meningen) 34
- Erkrankungen 43
- harte (Dura mater) 34
- weiche (Pia mater) 34

Hirninfarkt 38, 48, 307
Hirnkammern (Ventrikel) 35
Hirnmetastasen 49
Hirnnerven (Nn. craniales) 32, 42
Hirnstamm 22
- Atemzentrum 173
- Durchblutungsstörungen 44
- Erkrankungen 44
- Motoneurone 45
- supraspinale Zentren 173
- Symptome 42

Hirnströme 361
Hirntumoren 16, 49
His-Bündel 197
Histamin 96, 179, 250
- allergische Reaktionen 101
- Juckempfindung 79
- Rezeptoren 118, 120
- Schmerzen 78

Hitzesensoren 75, 77 f.

HIV-Infektion 163, 342, 350
HI-Virus (Human Immunodeficiency Virus) 257
Hochwuchs 341 f.
Hodenhochstand 263
Hodenkanälchen (Tubuli seminiferi) 263
Hodenkarzinom 264
Hodensack (Skrotum) 263, 284
Hoden (Testes) 190, 263
– Atrophie 331 f.
– Aufbau/Funktion 263
– Entfernung (Kastration) 191
– Erkrankungen 264
– Spermienbildung 263
– Testosteron 190, 263
Hodgkin-Lymphom 262
Höhlengrau, zentrales (periaquäduktales Grau) 23, 80
Hohlvenen 196
Hohlvenen (Venae cavae) 196
homologe Organe 284
Homosexualität 276
Homovanillinsäure (engl. homovanillic acid, HVA) 100
Homozygotie (Reinerbigkeit) 334
Homunculus
– motorischer 27
– somatosensorischer 73, 77
Hopfen 124
Hörbahn 29, 39
Hören
– binaurales 65
– physikalischehysiologische Grundlagen 64
Hörgrenzen 65
Hormondrüsen 24, 178 ff., 263
Hormone 167 ff.
– Aminosäuren 179
– Bauchspeicheldrüse 181
– chemische Struktur 179
– Einteilung 178
– endokrine 178
– Epiphyse (Zirbeldrüse) 25
– Freisetzung 180
– Gewebshormone 79, 178, 194
– glandotrope 179, 187
– Glykoproteine 179
– Hypophyse 179
– Hypophysenvorderlappen 179
– Hypothalamus 179
– Katecholamine 180
– Klassen 179
– klassische 178 f.
– Magen-Darm-Trakt 179
– Nebennierenrinde 179 f.
– negative Rückkopplung 180
– nichtglandotrope 179
– nichtklassische 178
– parakrine 179
– Peptide 179
– Rezeptoren 178
– Schilddrüse (Glandula thyreoidea) 180
– Steroide 179, 191
– Thymus (Thymusdrüse) 192
– Transmitter 179
– Wirkung am Erfolgsorgan 180
hormonproduzierendes Gewebe 178 f.
Hormon-Rezeptor-Komplex 181
Hormonsystem 178
Horner-Syndrom 85
Hornhaut (Cornea) 55
Hörorgan (Corti-Organ) 62
Hörrinde 33
Horrortrips, Cannabinoide 313
Hörschnecke (Cochlea) 33
Hörschwelle 65
Hörstörungen 65
Hörsturz 67
Hörzellen 33
Hörzentrum, Schläfenlappen 39
Hüftgelenksarthrose (Koxarthrose) 88
Hüftgelenksdysplasie/-luxation, angeborene 342, 347
Human Chorionic Gonadotropin (HCG = Choriongonadotropin) 281
Human Immunodeficiency Virus (HI-Virus) 257
Hungergefühl 241
Hungerödeme 215
Huntington-Syndrom (Chorea Huntington, früher Chorea major, Veitstanz) 45 f., 53, 163, 336
Hustenzentrum 304
HVL (Hypophysenvorderlappen, Adenohypophyse) 187
Hydrocephalus (Wasserkopf) 343 ff., 348, 350
Hydromorphon 303
Hydroxycortison 185
Hydroxylierung 100
Hydroxyzin 124
Hyperaktivitätsstörungen 131
Hyperakusis 62
Hyperalgesie 79
Hyperbilirubinämie 232
Hypercortisolismus (Cushing-Syndrom) 186
hyperkinetische Störungen 53, 353, 355
hyperkinetisch-hypotone Störungen 46 f., 53
Hyperlipidämie 201, 207
Hyperopie (Über- oder Weitsichtigkeit) 62

Hyperparathyreoidismus (Nebenschilddrüsenüberfunktion) 183, 214
Hyperpolarisation 95, 111
Hypersexualität 276 f.
hypertensive Krisen, durch MAO-Hemmer 120
Hyperthermie (Überhitzung) 318
Hyperthyreose (Schilddrüsenüberfunktion) 144, 183
Hypertonie 205 ff.
– ACE-Hemmer 206, 216
– Aldosteronantagonisten 185
– arterielle 205, 208
– Arteriosklerose 207
– arteriosklerotische Gefäßveränderungen 48
– Atherosklerose 207
– Betarezeptorenblocker 177, 206
– Cushing-Syndrom 186
– Definition 205
– Demenz, vaskuläre 165
– Diabetes mellitus 166
– Diuretika 202, 206
– endokrine 206
– essenzielle 206, 210
– Gefäßwiderstand 205
– Hirnblutungen 37
– idiopathische 206
– kardiovaskuläre 206
– Kopfschmerzen 84
– Koronarsklerose 200
– neurogene 206
– Pathophysiologie 206
– Phäochromozytom 206
– primäre 206, 209
– renale 206
– Renin-Angiotensin-Aldosteron-System (RAAS) 205
– sekundäre 205 f., 208 f.
– Spätfolgen 205
– Symptome 205
– Übergewicht 206, 243
– Volumenhochdruck 206
– Widerstandshochdruck 206
– zerebrale Ischämie 48, 205
Hyperurikämie 213
Hyperventilation 219 f., 222
Hyperventilationstetanie 220
Hypnotika 110 f., 123 f., 300 ff.
– antikonvulsive Wirkung 301
– Aufnahme 300
– Benzodiazepine 124
– Eigenschaften 300
– Entzugssymptome/-syndrom 125, 302
– Hangover 301
– Toleranz 302
– Verstoffwechselung 300
– Wirkmechanismen 301
– Wirkungen 301
Hypochromie 248
Hypofrontalität (präfrontaler Kortex, Minderaktivität) 142
Hypofrontalitätshypothese, Schizophrenie 28
hypoglykämisches Koma 182
Hypokinesie 46
hypokinetisch-hypertone Störungen 45, 53
Hypopharynx 221, 225 f.
hypophysäre Insuffizienz 188
hypophysärer Minderwuchs 188
Hypophyse (Hirnanhangsdrüse) 22, 24, 186, 188, 190
– Adenome 45, 188
– Hormone 189
– Pfortadersystem 39
– Tumoren 45
Hypophysenhinterlappen (HHL, Neurohypophyse) 24, 187
Hypophysenvorderlappen (HVL, Adenohypophyse) 24, 186 f.
Hyposensibilisierung (Desensibilisierung)
– Allergien 259
– Asthma bronchiale 221 f., 259
Hypothalamus 21, 24, 178, 180, 189
– Esszentrum 240
– Funktionen 39
– hormonproduzierende Zellen 179
– Kerne 39
– Regulationszentren, übergeordnete 167
– Schlaf-wach-Rhythmus 58
– Sexualzentrum 276
– supraspinale Zentren 173
– vegetatives Zentrum 174
Hypothalamus-Hypophyse-Nebennierenrinden-Achse/-System 185
Hypothalamuskern, ventromedialer 276
Hypothyreose (Schilddrüsenunterfunktion) 143, 183, 344 ff.
– angeborene 350
– Hashimoto-Thyreoiditis 183, 259
Hypovolämie 215
Hypoxie 344

I

Ibuprofen 82, 85, 132
Ich-Störungen, Schizophrenie 136
Icterus gravis 344
Idiotie (Intelligenzminderung, schwerste) 349
Ikterus (Gelbsucht) 230, 232, 239

– hämolytischer 232
– Hepatitis 233
– intrahepatischer 230, 232
– Kernikterus 343, 348
– physiologischer, Neugeborene 344
– posthepatischer 229
– Verschlussikterus 230, 232
Ileum (Dünndarm) 235 f.
Ileus (Darmlähmung) 238, 244
illusionäre Verkennungen 317
Imbezillität (Intelligenzminderung, mittlere) 348
Imipramin 117 f., 148
Imitationslernen 241
Imitationslernen (soziales Lernen) 155, 241
Immunabwehr 246, 254 ff.
– Granulozyten, neutrophile 250
– humorale 254 f.
– Komponenten 254
– spezifische 254 f.
– unspezifische 254
– zelluläre 254 f.
Immungedächtnis 255
Immunglobuline 250, 255 f., 260
immunologisches Kompetenztraining 256
Immunreaktionen 254 ff., 258 ff.
Immunsystem 254 ff.
Impotenz (erektile Dysfunktion) 191, 263, 267, 269
– alkoholbedingte 267, 298
– im Alter 267
– psychogene 267
– Sildenafil, Tadalafil bzw, Vardenafil 267
INAH 3 (dritter interstitieller Nucleus des anterioren Hypothalamus) 276
Indifferenzzone, Temperaturbereich 75
Indolamintransmitter 99
Indometacin 82
Induratio penis plastica 267
infantile progressive Muskeldystrophie 337
infantile Zerebralparese 341, 344, 347
Infektanämie 249
Infektionen, intrauterine 342, 349, 352
Infertilität 280
Inhalanzien (Schnüffelstoffe) 287, 290, 320
Inhibiting-Hormone 179, 187, 190, 194
inhibitorisches postsynaptisches Potenzial (IPSP) 95
Innenohr 62
Innenohrschwerhörigkeit 346
Innenohrtaubheit 345
Inspiration (Einatmung) 219
Inspirationszentrum 219
inspiratorische Neurone 219
Insulin 181, 229
Insulinmangel 181, 229
Intelligenzminderung 342, 347 ff.
– Alkoholabusus 282, 300
– biologische Ursachen 349
– Chromosomenaberrationen 350
– Definition 348
– Down-Syndrom (Trisomie 21) 329
– familiäre Häufung 348 f.
– leichte (früher Debilität) 348
– mittelgradige (Imbezillität) 348
– progressive 349
– schwere 349
– schwerste (Idiotie) 349
– Stoffwechselkrankheiten 349
– Symptome 348
– Ursachen 350
– Vererbung 348
Intelligenzquotient 349
Intentionstremor, Multiple Sklerose 16
Interessenverlust, Schizophrenie 137
Interferone 255
Interneurone 80, 90
Interphase, Mitose 325
Intersexualität (Hermaphroditismus) 285
interstitielle Flüssigkeit 16, 36
interstitieller Raum, Nervensystem 214
Interstitium 16
intrafusale Muskulatur 76
intrakranielle Selbstreizung 288
intramurales Nervensystem 168
intrauterine Infektionen 342, 349
– Autismus, frühkindlicher 352
– Behinderungen 342
Intrauterinpessar (Spirale) 280
Intrazellularraum 181, 214
Intrinsic Factor 228, 249
Involutionsdepression 286
Iodmangel 182 f., 343, 346, 350
Ionenkanäle 93
Ionenkanal-gekoppelte Rezeptoren 94
ionotrope Rezeptoren 94
IPSP (inhibitorisches postsynaptisches Potenzial) 95
Iridektomie 57
Iris (Regenbogenhaut) 55 f.
Iritis 260
Ischämie, zerebrale 44, 84
Ischias 86 f.

J

Jackson-Anfälle 51
Jejunum (Dünndarm) 235 f.
Jetlag, Melatonin 126

Johanniskraut (Hypericum perforatum) 115, 117, 120
Juckempfindungen 79

K

Kaliumionen 214
Kaliumkanäle 92 f.
Kaltrezeptoren/-sensoren 75
Kammerflimmern 200 f.
Kammertachykardie 199
Kammer (Ventrikel) 195 f.
- Depolarisation 197
- Erregung 197
- Extrasystolen 199
- Flimmern 200
- Herzkammern 197, 210
- Tachykardie 209
Kammerwasser 56 f., 62
Kammerwinkel 56
Kandidose, ösophageale 257
Kanner-Autismus/-Syndrom 351
Kapillaren (Haargefäße) 203, 218
Kaposi-Sarkom 258
Kardiomyopathie 203
- alkoholische 203, 298
- Herzinsuffizienz 202
Kardioversion 200
Karotissinusnerven 204
Karotissinusreflex 204
Karotissinussyndrom 198, 204
Karpaltunnelsyndrom 41
Karyogramm 323, 328, 330
Karyotypen 326, 342, 346 f.
Karzinogene 227
Kastration 191, 263
Katalepsie, Schizophrenie 142
kataplektische Attacken 131
Katarakt (grauer Star, Linsentrübung) 62, 346
katatoner Stupor 112
Katatonie/katatone Symptome 142
Katecholamine 99, 185, 204, 222
Katecholaminhormone 180, 184
Katecholaminhypothese 145
Katecholaminmangelhypothese
- affektive Störungen 145
- Depression 100
Kehlkopf 81, 217
- Karzinom 311, 315
- Muskulatur 34, 171
- Veränderungen 191
Keimdrüsen (Gonaden) 24, 179, 189 f., 283
Keimschädigungen 342
Keimzellen (Gameten) 263, 277, 326
Keratin 73
Kernikterus 343, 348
Kernspindeln 325
Ketamin 132, 371
Ketamininfusionen, Depression 149
Khat 306
Killerzellen 250
Kindbettdepression (Depression, postpartale) 282
Kinderlähmung 44
- bulbäre 44, 52
- spinale (Poliomyelitis anterior acuta) 43, 347
- zerebrale 347 f.
Kinesien, tardive 114
Kinine 79
Kirchhoff-Gesetz 203
K-Komplexe 372
Kleinhirn (Cerebellum) 20 ff., 25, 44
- Astrozytome 44
- Erkrankungen 25, 44
- Gleichgewicht 25, 39
- Koordination 25
- Motorik 25
- Tumoren 44, 68
Kleinhirnsymptome 42, 44
Kleinwuchs 346
Klimakterium 285
Klinefelter-Syndrom 342, 347, 350
Klitoris 269 f., 273
Klone 256
Kloni (Zuckungen) 53
Klumpfuß 342, 347
Klüver-Bucy-Syndrom 276
Kniearthrose (Gonarthrose) 88
Knöchelödeme 202
Knochenbildungsstörungen 346
Knochenbrüchigkeit, abnorme (Glasknochenkrankheit, Osteogenesis imperfecta) 336
Knochendeformierungen, Rachitis 347
Knochenmark 248, 250 f., 256
Knochenmarktransplantation 251
Kochsalzhaushalt 214
Kochsalz, iodarmes 183
Kodominanz 334
Kodon (Basentriplett) 325
Koexistenz (von Transmittern) 96
kognitive Defizite, Demenz 111
kognitive Funktionen
- Basalganglien 30
- präfrontaler Kortex 39
Kohabitation 264, 268 f.
- Schmerzen (Dyspareunie) 274 f.
Kohlendioxid 196, 222

Kohlenhydrate 235, 241
Kohlenhydratstoffwechselstörung 349
Kohlenmonoxid (CO) 17
Kohlenwasserstoffe 320
Kolitis 237
Kollagenosen 260
Kollaterale 17
Kolon (Dickdarm) 236
– Anatomie 236
– Aufgaben 236
– Karzinom (kolorektales Karzinom, Dickdarmkarzinom) 237, 249
Kolonflexur, linke (Flexura coli sinistra) 236
kolorektales Karzinom (Kolonkarzinom, Dickdarmkarzinom) 237
Koma 115, 119
– alkoholisches 296
– diabetisches 182
– durch Lithiumsalze 122
– hepatisches 234
– hypoglykämisches 182
– urämisches 213
Kommissuren/Kommissurenfasern 26
Komplementfaktoren 255
Komplementsystem 255
Konduktor(in) 335 f.
– Erbkrankheiten 334
– Hämophilie A (Bluterkrankheit) 337
Konisation 270
Konjunktiva (Bindehaut) 55
Konsolidierung 102
Kontaktdermatitis 258
Kontrollzwänge 153
Konvergenz 54, 72, 82
Konzeption (Befruchtung) 280
Koordination, Kleinhirn 25
Koordinationsstörungen 25
– durch Benzodiazepine 124
– Hypnotika/Sedativa 301
– Multiple Sklerose 44
Kopfganglien, parasympathische 171
Kopfschmerzen 84, 86
– alkoholbedingte 130
– arteriosklerotische 84
– augenbedingte 84
– Cluster-Kopfschmerz 84
– Glaukom 57
– Glioblastoma multiforme 49
– Halswirbel-Schleudertrauma 88
– Hirntumoren/-metastasen 49, 59
– HIV-Infektion/AIDS 257
– Hypertonie 84
– medikamentös bedingte 84
– Meningeome 43
– Meningitis 43
– Migräne 84
– Multiple Sklerose 16
– Nacken-Schulter-Arm-Syndrom (Zervikalsyndrom) 87 f.
– Natriumglutamat 98
– Phäochromozytom 184
– primäre 84 f.
– pulssynchron pochende 90
– Schlaganfall 38
– sekundäre 84
– Spannungskopfschmerz 84 f.
– Subarachnoidalblutung 37
– tumorbedingte 84
– zervikal bedingte 84
Kopulation 267
Koronarangiografie 202
Koronararterien (Herzkranzgefäße)
– Arteriosklerose 192
– Insuffizienz 200
koronare Herzkrankheit (KHK) 85, 199 ff.
Koronarsklerose 200
Koronarthrombose 201
Körperfühlsphäre 28, 72, 76
Körpergewicht 242, 245
– BMI-Werte 242
– Setpoint-Theorien (Bezugspunkttheorien) 242
– Sollwertmodelle 242
Körperkreislauf (Kreislauf, großer) 203 f., 231
körperliche Behinderungen 345, 349
Körperstellung
– Aufrechterhaltung 77
– im Raum 67, 76
Körpertemperatur 174
Korpuskarzinom 271
Korsakow-Syndrom (Wernicke-Korsakow-Syndrom) 298
Kortex 19, 21, 25 f., 40, 72
– Assoziationskortex 28, 31, 40, 72
– Aufbau 27
– Brodman-Areale 26
– frontaler 355
– Gliederung 27
– Kleinhirn 33
– limbischer 28, 31
– motorischer 22, 25, 27, 30, 39, 46
– Neokortex 26
– okzipitaler 58
– optischer 29
– orbitaler 31
– orbitofrontaler 31

- Paläokortex 26
- Potenziale 363
- präfrontaler 28, 39, 142
- primär-auditorischer 26, 29
- primär-gustatorischer 70
- primär-motorischer 26 ff.
- primär-somatosensorischer 28, 72
- primär-visueller 26, 58
- sekundär-motorischer 27
- sekundär-somatosensorischer 28, 72
- somatosensorischer 26, 28, 39, 72

Kotransmitter 96
K.-o.-Tropfen 375
Koxarthrose (Hüftgelenksarthrose) 88
Krämpfe/Krampfanfälle 314, 335
Kraniopharyngeom 346
Kreatinin 213, 217, 246
Kreislauf
- fetaler 281
- großer (Körperkreislauf) 203
- kleiner (Lungenkreislauf) 196

Kreislaufregulation 195
Kreislaufzentrum 38, 204
Kretinismus 183, 343 f., 346
Kreuztoleranz 292
Kropf (Struma) 182
Kupferspeicherkrankheit (Wilson-Syndrom, hepatolentikuläre Degenerstion) 349 f.
Kürettage (Abrasio, Ausschabung) 271
Kurzsichtigkeit (Myopie) 62
Kystadenome, Ovarien 271
Kystome, Ovarien 271

L

L-5-Hydroxy-Tryptophan 101, 104, 107
Labium(-a)
- majora (Schamlippen, große) 270, 284
- minora (Schamlippen, kleine) 270

Labyrinth 33, 62
Lachgas 320
Lactoseintoleranz 374
Lagerungsschwindel, paroxysmaler 68
Lageveränderung 68, 281
Lähmungen (Paresen)
- Guillain-Barré-Syndrom 20
- Hirntumoren/-metastasen 49
- Lateralsklerose, amyotrophe (ALS) 43
- motorische 43
- Polyneuropathie 51
- Rückenmarkläsionen, traumatische 19
- schlaffe 41
- Schlaganfall 38, 48
- spastische 347

Lamina muscularis mucosae 223, 228
Lamotrigin 121, 148
Längenwachstum, extremes 346
Langerhans-Inseln 181, 229
Langzeit-EKG 199
Lärm, Dezibelzahl 65
Lateralsklerose, amyotrophe (ALS) 43
Lavendel 124
LDL-Cholesterin 299
L-Dopa 46, 99, 183
Leber 230 ff., 234 f.
- Aufgaben 231 f.
- Entzündung (Hepatitis) 233
- Feinbau 230
- Funktionsstörungen 234
- Pfortadersystem 231
- Synthesevorgänge 232

Leberarterien 231
Leberbiopsie 235
Leberhautzeichen 235
Leberkoma (Coma hepaticum) 234
Leberläppchen 230 f.
Lebermetastasen 235
Leberpforte 231
Lebertransplantation 235
Lebervenen 231
Leberzellinsuffizienz 232, 234
Leberzellkarzinom (hepatozelluläres Karzinom) 233, 235
Leberzirrhose 231, 233 f., 239
- Alkohol(abusus/-missbrauch) 231, 235, 298
- Aszites (Bauchwassersucht) 234
- Folgen 232
- Gerinnungsstörungen 254
- Impotenz 267
- Komplikationen 235
- Lebertransplantation 235
- Ösophagusvarizen 234
- Umgehungskreisläufe 234
- Virilisierung 232

Lederhaut (Corium) 55, 73
Lederhaut (Sklera) 73
Lemniscus medialis (Schleifenbahn, mediale) 72, 74
Lendenwirbelsäule, Schmerzen (Lubalgien) 86
Leptin 374
Leptin (OB-Protein) 245
Lesch-Nyhan-Syndrom 349
Lese-Rechtschreib-Störung 348
Leukämie 251, 371
- akute, lymphatische/myeloische 250 f., 254
- chronische-lymphatische 251

– chronisch-myeloische 251
– Knochenmarktransplantation 251
– lymphatische 251
– Symptome 251
– Thrombozytenmangel 253
Leukopenie 246
Leukoplakien 225
Leukotomie, frontale 31
Leukozyten (Blutkörperchen, weiße) 246, 248, 250 f., 254
Leukozytose 246, 250, 254
Levomepromazin 113
Levomethadon 128, 130, 132, 303
– rechtsdrehendes 130, 305
Lewy-Körperchen-Demenz 126, 163
Leydig-Zwischenzellen 263
LH (luteinisierendes Hormon) 187, 189 ff.
Libido (sexuelle Appetenz) 115, 191
Libidostörungen 119, 143, 263
– Anorexia nervosa 243
– Depression 143
– Prolactinom 45
Lichtreaktion
– direkte 56
– indirekte (konsensuelle) 56
Lichttherapie, Depression 147, 150
Liganden 99, 169
– endogene 313
– exogene 106, 174, 176
limbischer Assoziationskortex 31
limbisches System 21, 26, 28 f., 48 ff.
– Corpora mamillaria 24
– Emotionen 40
– Erkrankungen 48, 53
– Hippocampusregion 26
– Motivation 40
Linearbeschleunigungen 67
Linksherzhypertrophie 205
Linksherzinsuffizienz 201 f., 209
Linksschenkelblock 200
Linksverschiebung, Blutbild 250
Linse 56, 62
Linsentrübung (grauer Star, Katarakt) 62, 346
Lipase 227
Lipolyse 184
lipostatische Theorie 241
Lippen-Kiefer-Gaumen-Spalten 342, 345
Liquid Ecstasy 375 f.
Liquor cerebrospinalis 34
– Abflussstörungen 36
– Menge 35
Liquorpunktion 36, 357
Liquorraum/-räume 83, 345
– äußerer 21
– innerer 18, 35
Lithium 110
Lithiumaspartat 121
Lithiumaugmentation 121, 149
Lithiumcarbonat 121
Lithiumsalze 111, 115, 121
– affektive Störungen 120 f.
– bipolare Störungen 121, 148
– Depression 115, 121, 147
– Intoxikationen 122
– Manie/manische Episoden 121, 147
– Nebenwirkungen 122
– neuroprotektive Wirkung 122
– therapeutische Breite 122
Lithiumsulfat 121
Lobotomie
– frontale 83
– transorbitale 31
Lobus (Hirnlappen)
– frontalis (Stirnlappen) 27
– occipitalis (Hinterhauptslappen) 27 f.
– parietalis (Parietal- oder Scheitellappen) 27 f.
– temporalis (Schläfenlappen) 27 f.
Locus coeruleus (caeruleus) 23, 38, 128, 297
Lokalanästhesie/Lokalanästhetika 79, 83, 90
lösliche Gase, Transmitter 96
Lösungsmittel, flüchtige 320
Loxapin 113
LSD (Lysergsäurediethylamid) 289
L-Tryptophan 98, 120, 124, 147
L-Tyrosin 99, 182 f.
Lubrikation, Scheide 273
Lues (Syphilis)
– connata 345
– Lichtreaktion 56
– Meningitis 43
Luftröhre (Trachea) 182, 218, 222
Lumbago/Lumbalgie (Hexenschuss) 87
Lumbalanästhesie 83
Lumbalmark 32, 81, 169
– Ejakulationszentrum 268
– Erektionszentrum 266
Lumbalpunktion 40
Lumbalsyndrom 87
Lunge 217 ff., 221 f.
– Dehnungsrezeptoren 219
– Erkrankungen 218, 220
Lungenarterien 217
Lungenbläschen (Alveolen) 217
Lungenembolie 208
Lungenemphysem 218, 222

Lungenentzündung (Pneumonie) 257
Lungenkrankheiten, obstruktive 218
Lungenkreislauf 196
Lungenödem 202, 209
Lupus erythematodes 214
Lurasidon 113
Lustgefühl (Orgasmus) 31, 39, 268
Lutealphase (Gelbkörperphase) 190 f.
luteinisierendes Hormon (LH) 187, 189 ff.
lymphatische Organe 256, 261
lymphatischer Rachenring 261
lymphatisches System 261
Lymphe 261
Lymphgefäße 261
Lymphknoten 261
lymphogene Metastasierung 261
Lymphome 261
Lymphozyten 246, 248, 250, 261
Lymphozytose 250
Lysergsäurediethylamid (LSD) 317
Lysozym 254 f.

M

Macula
- lutea (gelber Fleck) 58, 60
- sacculi/utriculi 67
Magen 226 ff.
- Drüsen 226
- Entleerung, verzögerte 237
- Säure 70, 127, 186, 226
- Schrittmacher 227
Magen-Darm-Trakt, Gewebshormone 192
Magenfrühkarzinom 227
Magengeschwür (Ulcus ventriculi) 228
Magenkarzinom 227
- Anämie 249
- Rauchen 311
- Vitamin-B12-Mangel 249
Magensaft 226
Magersucht, nervöse (Anorexia nervosa) 243
Magnetresonanztomografie (MRT, Kernspintomografie) 357 f.
- funktionelle (fMRT) 357, 360
Makrophagen 250, 255
Makuladegeneration 58
Mamillarkörper (Corpora mamillaria) 21, 24, 26, 30 f.
Mamille (Brustwarze) 272
Mammae (Brustdrüsen) 271
Mammakarzinom (Brustkrebs) 272, 298
Mammografie 272
Mandelkern (Amygdala) 21, 26, 30 f., 40, 70
Manie/manische Episoden 143
- Antipsychotika 147, 150
- Benzodiazepine 111, 124
- biologische Behandlung 147
- biologische Modelle 145, 147
- Carbamazepin 122
- Hyperthyreose (Schilddrüsenüberfunktion) 144
- Lithiumsalze 120 f., 147 f.
- Neuroleptika 110 f.
- noradrenerge Aktivität 146 f.
- organische Ursachen 144
- permissive Hypothese 147
- Pharmakotherapie 147, 150
- Phasenprophylaxe 121
- sekundäre 144
- Serotonin 147
- Symptome 144
- Valproinsäure 111, 122
Manieriertheit, Schizophrenie 137
Manierismen 142
MAO-A 120
MAO-A-Hemmer 117, 119 f., 148
MAO-B 120
MAO-B-Hemmer 119
MAO-Hemmer 97, 110, 117, 119, 148, 312, 356
- Depression 146
- nicht selektive 115
- Nicotin 310
- Phobien, soziale 156
- reversible 115
- selektive 115
- stimmungsaufhellende Wirkung 146
MAO (Monoaminoxidase) 96, 146
Maprotilin 117, 119, 148
Marihuana 312 f.
Marker-Syndrom (Martin-Bell-Syndrom, Fragiles-X-Syndrom) 341, 347, 350, 353
Mark, verlängertes (Medulla oblongata) 19 ff.
- Atemzentrum 23, 38
- Inspirationszentrum 219
- Kreislaufzentrum 23, 38
Martin-Bell-Syndrom (Marker-Syndrom, Fragiles-X-Syndrom) 337, 341, 347, 350, 353
Maskengesicht 46
Massa intermedia (Adhaesio interthalamica) 22, 24
Mastdarm (Rektum) 236
Mastzellen 258
MCH (mittlerer Hämoglobingehalt) 248
MCV (mittleres Erythrozytenvolumen) 248
Mechanorezeptoren/-sensoren 54, 71, 74, 80, 83, 90

Medizinalhanf 16, 316
Medulla oblongata (verlängertes Mark) 21 f.
- Atemzentrum 23, 38
- Inspirationszentrum 219
- Kerngebiete 22
- Kreislaufzentrum 23, 204
- vegetative Zentren 23
Medulla spinalis (Rückenmark) 18 ff., 43
- Entwicklung 32
- Erkrankungen 43
- graue Substanz 18
- Hinterhorn 18
- Hinterwurzel 18 f.
- Vorderhorn 32
- Vorderwurzel 19, 169
- weiße Substanz 18
Medulloblastom 44
Megaloblasten 249
Mehrlingsschwangerschaften 278
Meiose (Reifeteilung) 279, 326
Meissner-Körperchen 74
Meissner-Plexus (Plexus submucosus) 168
Meissner-Zellen 74
Melanotropin (Melanozytenstimulierendes Hormon, MSH) 189
Melanozytenstimulierendes Hormon (MSH, Melanotropin) 189
Melatonin 25, 111, 123 ff., 189
Melperon 113
Memantin 127
Menarche 285
Mendel, Georg 378
Mendel-Gesetze 333 f.
- Spaltungsgesetz 333
- Unabhängigkeitsgesetz 333
- Uniformitätsgesetz 333
Menière-Krankheit 67
Meningen (Hirnhäute) 34, 43
Meningeome 43
Meningismus (Nackensteife) 43
Meningitis 43, 344
- aseptische 43
- eitrige 43
- lymphozytäre 43
- nichteitrige 43
Meningoencephalitis 344 f.
Meningomyelozele 343, 348, 350
Meningozele 343, 348, 350
Menopause 278, 285
- Hormonersatztherapie 286
- Osteoporose 87
Menstruationsblutung 279
Menstruationsstörungen
- Anorexia nervosa 243
- Bulimia nervosa 244
Menstruationszyklus 191, 278
- Follikelphase 191, 278
- Lutealphase (Gelbkörperphase, Corpus-luteum-Phase) 190
MEOS (microsomal ethanol oxidizing system) 295, 297
Meprobamat 111, 123 f.
Merkel-Zellen 74
Mescalin 289
Mesencephalon (Mittelhirn) 20 f., 23, 39
Mesenterium 223
mesolimbische Bahnen 138 f., 160, 296, 307
mesotelencephale Bahnen, dopaminerge 24
mesotelencephales Belohnungssystem 24, 31, 100, 287 f.
metabolisches Syndrom 115, 201
metabotrope (Second-Messenger-gekoppelte) Rezeptoren 94
Metamizol 132
Metastasierung
- hämatogene 272
- lymphogene 262
Methadon 112, 128, 130
Methadonsubstitution 130
Methamphetamin 306 f.
Methaqualon 111, 123 f.
meth mouth 307
Methoxy-4-Hydroxy-Phenylglykol (MHPG) 100, 147
Methoxy-Amphetamine 318
Methylendioxy-Methamphetamin (MDMA, Ecstasy) 289
Methylphenidat 112, 131, 135, 354 f.
Metoclopramid 85
MHPG (Methoxy-4-Hydroxy-Phenylglykol) 100, 147
Mianserin 117, 148
microsomal ethanol oxidizing system (MEOS) 295, 297
Migräne 84
- Antiemetika 85
- Augenflimmern (Flimmerskotom) 84
- Hirnarterienkonstriktion 84
- mithne Aura 84, 90
Mikrothromben 253
Milchdrüsen 194
Milchgang, Brust, weibliche 271
Milnacipran 117
Milz 231, 248 f., 251
Mimetika (α-Mimetika, β1-Mimetika) 175

Minderwuchs 346
– Alkoholembryopathie 282
– hypophysärer 188, 346
– unproportionierter 346
Mineralocorticoide 179, 184, 186
minimale zerebrale Dysfunktion (MCD) 353
Minussymptomatik 28, 112
Miosis (Pupillenverengung) 56, 85, 303
Miotika
– Glaukomanfall, akuter 57
– Glaukom, chronisches 57
Mirtazapin 115, 117, 119, 148
Missbildungen 345 ff.
– orthopädische 347
– Schädel-Gesichts-Bereich 345
– unklarer Genese 343
– zerebrale 350
Missempfindungen (Parästhesien) 20, 41
mitochondriale DNA (mtDNA) 371
Mitochondrien 75
Mitose 321, 325
Mitralinsuffizienz 253
Mitralklappe 195, 202
Mitralstenose 208
Mittelhirn (Mesencephalon) 20 f., 23, 39
Mittelohr 63
Mizellen 231, 236
Moclobemid 117, 120, 148 f.
Modafinil 131
Monatsblutung 192, 278
Mongolenfalte (Epikanthus) 345
Monoamine (Amine, biogene) 96, 99
– Blut-Hirn-Schranke 99
– Mangel, synaptischer 146
Monoaminhypothese, Depression 145
Monoaminoxidase (MAO) 96, 146
Monoamintransmitter 96, 99, 145, 309
monogene Erbkrankheiten 334
monogene Vererbung 334 ff., 338
Mononeuropathien 51
Monosaccharide 235
Monosomien 346
– autosomale (totale) 328 f.
– partielle 328
– vollständige 328
Monosomie X 328 ff., 346
Monozyten 246, 250, 255
Monozytose 250
Morbus
– Cushing (Cushing-Krankheit) 45, 186
– haemolyticus fetalis (fetale Erythroblastose) 379
– haemolyticus neonatorum 343 f.
– Wilson (hepatolentikuläre Degeneration) 349 f.
Morgensteifigkeit, rheumatoide Arthritits 259
morphinbedingte Analgesie 80
Morphin (Morphium) 23, 80, 90, 132, 303
Morphinsulfat 130
Mosaikmuster, Chromosomenaberrationen 328
Motivation 24
– limbisches System 40
Motoneurone 18, 30, 77, 98, 124, 173
– GABAerge Übertragung 301
– Hirnstamm 45
– Skelettmuskulatur 67
– Verschaltung 77
– α-Motoneurone 76
– γ-Motoneurone 76
Motorik
– Basalganglien 30, 40
– Kleinhirn 25
– Putamen 45
– Störungen 19
– Substantia nigra 39
motorische Aphasie (Broca-Aphasie) 28, 52
motorische Endplatte 97
motorische Neurone 98
motorischer Assoziationskortex 28
motorischer Homunculus 27
motorischer Kortex 25
– Frontallappen 39
– primärer 26 ff.
– sekundärer 27
motorischer Thalamus 30, 45
motorisches Sytem, extrapyramidales 30
motorische Thalamuskerne 39
motorische Vorderhornzellen 32
MSH (Melanozytenstimulierendes Hormon, Melanotropin) 187, 189
Müdigkeitsgefühl, chronisches 131
Mukopolysaccharidstoffwechsel, Störungen 346
Mukosa 223
Mukoviszidose (zystische Fibrose, zystische Pankreasfibrose) 335
Müller-Gang 283
Multiinfarktdemenz 165
Multiple Sklerose 36, 41, 316
– Cannabinoide 316
– Kleinhirnsymptome 44
– Liquorpunktion 36
– Liquoruntersuchung, Immunglobuline 36
– Retrobulbärneuritis 15
– schubförmiger Verlauf 15
– Trigeminusneuralgie 41

Mumps (Parotitis epidemica)
- Bauchspeicheldrüsenentzündung 229
- Hörverlust 66
Mund 235
Mund-Rachen-Karzinome
- Alkohol(abusus/-missbrauch) 298
- Cannabinoide 314
- Nicotinabusus 312
Muscarin 97
muscarinerge (muscarinische) Acetylcholinrezeptoren 97, 114, 118, 171
Musculus(-i)
- bulbocavernosus 268
- bulbospongiosus 264, 268
- dilatator pupillae 56
- sphincter pupillae 56
- stapedius 62
- tensor tympani 62
Muskelatrophie 43, 335, 348
Muskeldystrophie 335, 337, 348
Muskeleigenreflexe 76
- Lähmungen, schlaffe 41
- Polyneuropathie 41, 51
- Rückenmarkläsionen, traumatische 19
- Spinalwurzelerkrankungen 42
Muskelfaser 75
Muskelrheuma 91
Muskelschwund 336
Muskelsinne 70
Muskelspindeln 76
Muskelstarre (Rigor)
- Epilepsie 53
- Parkinson-Syndrom 30, 46, 114, 131
Muskeltonus 23
Muskulatur 75
- Aufbau 75
- Depolarisation 76
- Filamentgleiten 76
- intrafusale 76
- quergestreifte 76
muskuloskelettales System
- Schmerzen 86
- traumatische Schäden 88
Muttermund (Portio) 269
Muzine, Speichel 225
Myatrophe Lateralsklerose 43 f.
Mydriasis (Pupillenerweiterung) 56
Myelin 14
myelinisierte Axone 14
Myelinisierung 14
Myelinscheiden 17, 42, 259
- Abbau 259
- Wucherungen 42
Myelinschicht 14
Myeloblastenkrise 251
Myelose, funikuläre 18, 43, 249
- Vitamin-B12-Mangel 19
Myofibrillen 75
Myogelosen 88
Myokard (Herzmuskulatur) 195
Myokarditis (Herzmuskelentzündung) 202 f.
Myome, Uterus 271
Myopie (Kurzsichtigkeit) 62
Myosinfilamente 76

N

Nabelschnurarterien 281
Nabelschnurvene 281
Nabilon 376
Nachhallerinnerungen (Flashbacks) 376
Nachtblindheit 60
Nachtschattengewächse 176, 317
Nachttherapie, Depression 149
Nackenschmerzen 87
Nacken-Schulter-Arm-Syndrom (Zervikalsyndrom) 87 f.
Nackensteife (Meningismus) 43
Nahakkommodation 56, 61
Naheinstellungsreaktion 56
Nahrungsaufnahme 240 ff., 244 f.
- Beginn/Ende, Faktoren 241
- Blutzuckerspiegel 241
- glucostatische Theorie 241
- Insulinrezeptoren 242
- lipostatische Theorie 241 f.
Nahrungsresorption 235
Nahsehen 56
Nalmefen 128, 299
Naloxon 305
- und Buprenorphin 305
Naltrexon 128, 299, 353
Narkolepsie 131, 375
Narkosemittel, psychedelische 104, 319
Nasen-Rachen-Raum 63, 66
Nasopharynx (Schlund) 225
Natriumglutamat 98
Natriumionen 95, 211, 214
Natrium-Kalium-Pumpe 14, 92
Natriumkanäle 92
Near-Infrared Spectroscopy (NIRS) 360
Nebenhoden (Epididymis) 263 f.
Nebennieren (Glandulae suprarenales) 183 f., 186
- Mark (NNM) 168 f., 178, 180, 183, 203
- Rinde (NNR) 179 f., 184 f., 189 f., 217
Nebenschilddrüsen (Glandulae parathyreoideae) 182

Nebenschilddrüsenüberfunktion (Hyperparathyreodismus) 214
Negativsymptomatik, Schizophrenie 110
Neokortex 26
Neologismen, Schizophrenie 137
Nephritis (Nierenentzündung) 213
Nephrokalzinose 214
Nephrolithiasis (Nierensteine) 214
Nephrone 211
Nephropathie, diabetische 213
Nervenblockade, Neuralgien 83
Nervenendigungen, freie 71, 75
Nervenerkrankungen/-läsionen
- periphere 41
- traumatische 344
Nervenlähmungen 41
Nervenleitungsgeschwindigkeit 41, 92 ff.
- Polyneuropathie 41
Nervennaht 41
Nervenstimulation, transkutane, elektrische (TENS) 83, 90
Nervensystem 13 ff., 40 ff.
- Aufbau 13
- Erkrankungen 42
- Feinbau 13
- Gliederung 17
- interstitieller Raum 13, 16
- intramurales 168
- makroskopische Anatomie 17
- parasympathisches 32, 168, 171 f.
- peripheres (PNS) 42
- somatisches 17, 167, 171, 173
- sympathisches 167, 169 f.
- Topographie 17
- vegetatives (autonomes, VNS, ANS) 17, 167, 174
- viszerales 167
- zentrales (ZNS) 14
Nerventumoren, periphere 42
Nervus(-i)
- abducens (VI) 33
- accessorius (XI) 34
- craniales (Hirnnerven) 32
- erigentes 266
- facialis (VII) 33
- glossopharyngeus (IX) 33, 81
- hypoglossus (XII) 34
- laryngeus recurrens 34
- maxillaris (V/2) 34
- medianus, Läsion 41
- oculomotorius (III) 33
- olfactorius (I, Riechnerv) 33
- opticus (II, Sehnerv) 23, 33, 55, 57
- pelvinus (N. pelvicus) 81, 171
- pudendus 266
- splanchnici 71, 173
- statoacusticus 33
- trigeminus (V, Drillingsnerv) 33
- trochlearis (IV) 33
- vagus (X, Vagusnerv) 34, 71, 81, 227
- vestibulocochlearis (VIII) 23, 33, 42, 67
Netzhaut (Retina) 57
- bipolare Zellen 57 f.
- Ganglienzellen 58
- Schädigung durch Lichttherapie 150
- Schichten 57
- Sinneszellen 58
- Stäbchen 57, 61
- Zapfen 57, 61
Neugeborenenerythroblastose 379
Neugeborenenikterus, physiologischer 344
Neuralgien 41
Neuriten (Axone) 17
- elektrische Erregung 17
- myelinisierte 14
- unmyelinisierte 14
Neurodermitis diffusa (atopisches Ekzem) 258
Neurofibromatose (Recklinghausen-Krankheit) 42, 336
Neurofibrome 42, 336
neurogene Entzündung 79
Neurogenese 149
Neuroglia 14, 16
Neurohypophyse (Hypophysenhinterlappen, HHL) 24, 187
Neuroleptika (Antipsychotika) 110, 112 f., 128, 288
- affektive Störungen 112, 121
- Agranulozytose 115, 254
- Akathisien 114
- atypische 110, 112 ff., 141, 143, 201
- Bewegungsstörungen 114
- bipolare Störungen 148, 151
- Borderline-Persönlichkeitsstörung 161
- D2-Rezeptoren 97
- Depression 147
- Dystonien 114
- extrapyramidale Symptomatik (EPS) 114
- extrapyramidal-motorische Störungen 131
- Frühdyskinesien 114, 131
- Halluzinationen 110, 112
- hyperkinetisches Syndrom 53
- Indikationen 112
- klassische 110, 112
- Kontraindikationen 114
- Manie 111, 147
- Nebenwirkungen 114, 141

– Nierenkomplikationen 115
– Parkinson-Syndrom (Parkinsonoid) 46, 97, 114
– Persönlichkeitsstörungen 113
– schizoaffektive Störungen 112
– Schizophrenie 110, 112, 141
– Sedierung 112
– Spätdyskinesien 47, 53, 110, 114, 131, 141
– Torticollis spasticus 47
– trizyklische 113
– Typ-2-Diabetes 182
– vegetative Begleiterscheinungen 114
– vegetative Symptome 114, 141
– Wahn(denken/-vorstellungen) 110, 112
– Wirkmechanismen 113
– Wirkungen 112
– Zwangsstörungen 153
neuroleptisches Syndrom, malignes 115
neurologische Erkrankungen 40 ff.
Neurome 41
Neurone 17 ff.
– adrenerge 100
– afferente 83
– Aktionspotenzial 17
– Aufgaben 13
– bipolare 14
– cholinerge 96
– Depolarisation 92
– dopaminerge 39
– efferente, vegetative 81
– elektrische Erregung 93
– Endknöpfchen 13, 93
– Erregungsbildung und -leitung 92
– exspiratorische 219
– GABAerge 45
– glutamaterge 96
– Hyperpolarisation 93
– inspiratorische 219
– Ladungsdifferenzen 17
– Leitungsgeschwindigkeit 14
– motorische 98
– myelinisierte 79
– Natrium-Kalium-Pumpe 92
– nigrostriatale 30
– noradrenerge 96, 100, 218
– nozizeptive 81
– parasympathische 223
– periphere 17
– postganglionäre 168 f.
– postsynaptische 96
– präganglionäre 168, 171
– präsynaptische 130
– primär-afferente 54, 58, 71, 80 f.
– pseudounipolare 20, 32, 71, 78
– Riechzentrum 68
– Ruhepotenzial 14, 94
– sekundär-afferente 54, 58, 67, 72, 74, 80 f.
– sensible 18
– serotonerge 80, 96, 123
– Sympathikus 18
– sympathische 223
– tertiär-afferente 54, 58, 72, 74
– unipolare 14
– unmyelinisierte 14
– vasokonstriktorische 216
Neutropenie 252
neutrophile Granulozyten (Neutrophile) 250
Neutrophilie 250
Nicht-Benzodiazepin-Hypnotika 111, 123 ff.
nichtglandotrope Hormone 179
Nichtseminome 264
Nicotin 97, 171, 183, 288 f., 308 ff.
– Abhängigkeit 310
– Abstinenz 310
– Acetylcholinrezeptoren, Stimulation 107
– Agonisten 311
– Aufnahme 308
– Craving (Substanzgier) 310
– Eigenschaften 308
– Entwöhnung 129
– Entzugssymptome/-syndrom 312
– Folgen, langfristige 310
– Ganglienblockade 174
– Ganglienblocker 174
– Gewinnung 308
– Intoxikationen 312
– Kaugummi/Pflaster 128, 308
– körperliche Effekte 290
– MAO-Hemmung 309
– psychostimulierende Effekt 309
– Rezeptoren 309
– Toleranz 309
– transdermale Zufuhr 128
– vegetative Effekte 309
– Verstoffwechselung 308
– Wirkungen, unmittelbare 309
nicotinerge (nicotinische) Acetylcholinrezeptoren 97, 171, 309, 312
Nidation 280
Nidationshemmer (Postkoitalpille) 280
Nieren 211 ff.
– Aufbau 211
– endokrine Anteile 192
– Entzündung (Nephritis) 213
– Feinbau 211
– Funktion(sweise) 211 f.
– Krankheiten 212 f.

– Rückresorption 212
– Transplantation 213
Nierenbecken 211
Niereninfarkt 213
Niereninsuffizienz 42, 213
Nierenlappen 211
Nierenmark 211
Nierenpapillen 211
Nierenrinde 211
Nierensteine (Nephrolithiasis) 183, 213 f.
Nierentubuli 215
Nierenversagen 213
nigrostriatale Bahnen 24, 30, 46
nigrostriatale Neurone 30
Nimodipin 127
NIRS (Near-Infrared Spectroscopy) 360
Nitroglycerin 103
Nitropräparate 201
Nitrosamine, Tabak 311
NMDA-Antagonisten 127, 165
– Alzheimer-Demenz 127, 165
– Demenz 165
NMDA-Rezeptoren 98, 110, 128, 296 f.
– Blockade 98
– Schmerzgedächtnis 82
N-Methyl-D-Aspartat 98
NO-Donatoren 103
Non-Disjunctions 279
Non-Hodgkin-Lymphome 262
Nootropika (Antidementiva) 110 f., 126 f., 166
Noradrenalin 96, 99 f., 110, 118, 120, 130, 146, 150, 169, 179 f., 183, 203 f., 218, 240
– Agonisten 147
– Antagonisten 110
– Antidepressiva 94
– Bindungsstellen 100
– Blutdruckregulation 203
– Brücke (Pons) 23
– Defizit im synaptischen Spalt 100
– Inaktivierung 100
– Liquorgängigkeit 17
– Mangel 145
– Metaboliten 147
– Methylierung 100
– Reuptakes 158
– Rezeptoren 56, 110, 169
– synaptische Freisetzung 100
– Synthese 100
– Vasokonstriktion 175
Noradrenalinmangelhypothese (d. Depression) 100
Noradrenalin-Wiederaufnahme-Hemmer, selektive 110, 131, 356
noradrenerge Neurone 96, 100
noradrenerges System 23
noradrenerge Synapsen 373
Normochromie 248
Nortriptylin 117
NO (Stickstoffmonoxid) 103
Nozisensoren/-zeptoren 71, 74 f., 78 f., 82 f., 132
Nozizeption (Schmerzsinn) 19, 71, 78, 80
nozizeptive Bahnen 80
nozizeptive Neurone 81
nozizeptives System 55, 78 f.
Nozizeptoren 90, 112
Nüchternschmerz, Zwölffingerdarmgeschwür 228
Nucleus(-i)
– accumbens 31, 39, 287 f., 296, 298, 309, 313
– anteriores thalami 24, 31, 39
– caudatus (Caudatum, Schweifkern) 29, 354
– dorsomedialis 190
– dritter interstitieller, des anterioren Hypothalamus (INAH 3) 276
– infundibularis 187, 190
– pallidus (Pallidum) 21, 29
– paraventricularis 189, 240, 245
– ruber 23, 30
– solitarius (Nucleus tractus solitarii) 69
– suprachiasmaticus 126
– supraopticus 189
– ventromedialis 190, 240
Nucleus-pulposus-Hernie 91
Nukleinsäuren 323
Nukleotide 323 f.
numerische Chromosomenaberrationen 328, 332
Nystagmus 25

O

O_2-Partialdruck 219
Oberbauchschmerzen
– Bauchspeicheldrüsenentzündung 229
– Hepatitis 233
– Magenkarzinom 227
– Pankreasinsuffizienz 229
– Pankreaskarzinom 229
Oberflächensensibilität 70, 78
Oberhaut (Epidermis) 73
OB-Protein (Leptin) 245
Ödeme 213 f.
– allergische Reaktionen 258
– Eiweißmangel 215
– Hunger 215
– Rechtsherzinsuffizienz 218
Offenwinkelglaukom, chronisches (Glaucoma simplex) 57

Ohm-Gesetz 203 f.
Ohr 62 ff.
– Aufbau 62
– Außenohr 62
– Innenohr 62
– Mittelohr 63
Ohrgeräusche (Tinnitus) 67
– Akustikusneurinom 42
– Kleinhirnerkrankungen 44
Ohrmuschel 62
Ohrmuschelatresie 345
Ohrschmalzpfropfen (Cerumen) 65
Ohrspeicheldrüse (Glandula parotidea, Parotis) 33
Ohrtrompete (Eustachi-Röhre) 63
Okzipitallappen (Lobus occipitalis) 26 ff.
Okzipitalpol 26, 28
Olanzapin 113, 115
Oligodendroglia 14
Oligurie 213
Oogonien 326
Oozyten (Eizellen) 278 f., 326
Opiatrezeptoren 23, 80 f.
Opioidanalgetika 90
Opioide/Opiate 112, 289, 303 ff.
– Abhängigkeit(ssyndrom) 305
– amnestisches Syndrom 305
– analgetischer (schmerzstillender) Effekt 303
– Antagonisten 128, 130, 299
– Anxiolyse/Sedierung 288
– Atemdepression 304
– Aufnahme 303
– Eigenschaften 303
– Einteilung 303
– endogene 23, 80, 82, 90, 95, 130, 296, 303, 352
– Entzugssymptome/-syndrom 128
– Euphorisierung 304
– exogene 23, 81, 90, 288
– First-Pass-Effekt 231
– halbsynthetische 303
– Herstellung 303
– Hustenzentrum 304
– Intoxikation 129, 289
– körperliche Effekte 290
– Kreuztoleranz 292
– Miosis (Pupillenengstellung) 56
– Missbrauch 305
– natürliche 303
– Obstipation, spastische 304
– parenterale Applikation 303
– psychedelische Effekte 304
– psychotische Symptome 305
– Rezeptoren 90, 296, 303
– Schmerztherapie 132
– Toleranz 291, 294, 304
– Verstoffwechselung 303
– vollsynthetische 132, 303
– Wirkmechanismen 303
– Wirkungen, unmittelbare 303
– μ-Opioidrezeptor 128
Opioidhypothese, Autismus, frühkindlicher 352
Opioidsystem, endogenes 90, 102
Opipramol 124
Opsin 60
Opsonierung 255
optische Halluzinationen 51, 297, 317
optischer Apparat 59 f., 62
optischer Kortex 29
Orbita (Augenhöhle) 39, 55
orbitales Stirnhirnsyndrom 53
orbitofrontaler Assoziationskortex 40
Orbitofrontalhirn 40
Orbitofrontalhirn/-kortex 31, 142
Orbitofrontalregion 153
Orgasmus (Lustgefühl) 31, 39, 268, 273
– bei der Frau 273
– beim Mann 268
– klitoraler, uteriner bzw. vaginaler 273
Orgasmusstörungen 268 f., 274
orgastische Manschette 273
Oropharynx 225 f.
Ort des schärfsten Sehens (Fovea centralis) 55
orthopädische Missbildungen 347
orthostatische Hypotonie, durch Antidepressiva 118
Osmolarität 214 f.
Osmorezeptoren 187, 215
ösophageale Kandidose 257
Ösophagitis, Alkohol(abusus/-missbrauch) 296, 298
Ösophaguskarzinom 298
Ösophagus (Speiseröhre) 223, 225
Ösophagusvarizen 231, 239
– Alkohol(abusus/-missbrauch) 298
– Leberzirrhose 234
– Pfortaderstau 232
Ösophagusvenen 234
Osteochondrosen 86
Osteogenesis imperfecta (abnorme Knochenbrüchigkeit, Glasknochenkrankheit) 336, 341, 347
Osteoklasten 256
Osteoporose (Knochenentkalkung) 91
– Cushing-Syndrom 45, 186
– Glucocorticoide 87

- Menopause 87, 286
- Östrogene 87
Östradiol/Östriol 179, 191
Östrogene 190, 277
- Endometriumkarzinom 271
- Mangel 273, 275
- Osteoporose 87
Östron 191
Otitis media (Mittelohrentzündung) 63
Otosklerose 66, 347
ovales Fenster 62
Ovarektomie 273, 275
Ovarialkarzinom 270 f.
Ovarialtumoren 271
Ovarien (Eierstöcke) 269, 271, 278, 280
- Anatomie 191, 269
- Funktion 190, 269
Ovidukt-Repressor (Eileiter-Unterdrücker, Anti-Müller-Hormon, AMH) 284
Ovulation (Eisprung, Follikelsprung) 191, 278
Ovulationshemmer 275
Oxycodon 81, 303
Oxytocin 24, 187, 189, 194, 272, 353, 374

P

Pacini-Körperchen 74
Paläokortex 26
Paliperidon 113, 115, 374
Pallidum (Globus pallidus) 21, 29, 45
Palmarerythem, Leberzirrhose 235
Panikattacken/-störungen 39, 154, 156
- Benzodiazepine 156
- biologische Grundlagen 156
- Cannabinoide 313
- familiäre Häufung 156
- noradrenerge Überaktivität 23
- pharmakologische Therapie 156
Pankreas (Bauchspeicheldrüse) 181, 229 f.
- A-/B-Zellen 181
- Amylase 235
- Anatomie 181
- endokrines 229, 240
- Enzyme 227, 235
- exokrines 229
- Funktion 181
- Hormone 181
- Insuffizienz 229, 335
- Langerhans-Inseln 181
Pankreasfibrose, zystische (zystische Fibrose, Mukoviszidose) 335
Pankreasgang (Ductus pancreaticus) 227, 229
Pankreaskarzinom 229
Pankreaskopfkarzinom 229
Pankreassaft 229
Pankreatitis (Bauchspeicheldrüsenentzündung) 229
- alkoholisch bedingte 298
- nekrotisierende 229
Pankreozymin 227
Papez-Zirkel 30
Papilla
- duodeni major (Vateri) 229 f.
- N. optici (blinder Fleck) 55
Papillen
- Corium (Lederhaut) 73
- Geschmackspapillen 33
- Nierenpapillen 211
Paracetamol 82, 132, 213, 233
- Migräne 85
- Schmerzen 90
- Spannungskopfschmerz 86
parafollikuläre Zellen 183
Paranoide Persönlichkeitsstörung 160
paranoide Schizophrenie 136
paranoide Vorstellungen, Borderline-Persönlichkeitsstörung 161
paranoid-halluzinatorische Symptome 125, 313
Paraplegie 19
Parästhesien (Missempfindungen) 20, 41
- Guillain-Barré-Syndrom 20
- Multiple Sklerose 16
- Nervenschädigungen, periphere 41
Parasympathikus 167 f., 171 f.
- Aktivierung 177
- Nicotin 171
- Verdauungssystem 168
- Wirkungen 176
Parasympatholytika 177
Parasympathomimetika 177
Paresen (Lähmungen)
- amyotrophe Lateralsklerose (AML) 43
- Facialisparese, periphere 33
- Guillain-Barré-Syndrom 20
- Polyneuropathie 51
- Rekurrensparese 34
- schlaffe 41
- spastische 347
Parietallappen (Lobus parietalis) 26 ff.
Parkinson-Syndrom (Parkinsonoid) 45 f., 113 f.
- Akinesie (Bewegungsarmut) 30, 46, 114
- Anticholinergika 131
- Bewegungsstörungen 23
- Biperiden 112
- cholinerge Überaktivität 163
- Demenz 46, 163
- Dopamin 46

- Dopaminmangel 99
- durch Neuroleptika 30, 46, 97, 114, 131
- elektrische Schrittmacher, Implantation 46
- Encephalitis 46
- hypokinetisches neuroleptisches 141
- idiopathisches 46, 53
- L-Dopa 46, 99
- Muskeltonuserhöhung 45
- Raucher 311
- Rigor (Muskelstarre) 30, 46, 114
- stereotaktische Operationen 46
- Substantia nigra, Degeneration 30, 44, 46
- Tremor (Zittern) 30, 46, 114

p-Arm 322 f., 330, 342
Parotis (Ohrspeicheldrüse) 33
Parotitis epidemica (Mumps), Hörverlust 66
Paroxetin 117, 148
Pätau-Syndrom (Trisomie 13) 342, 345 f., 350
Patellarsehnenreflex 77
Paukenhöhle (Tympanon) 62
PCP (Phencyclidin, angel dust) 140, 319
Penis 266
- Schwellkörper (Corpora cavernosa bzw. spongiosa) 266
- Verkrümmungen 267

Peniskarzinom 266
Pepsin 236
Pepsinogen 226
Peptide 17, 236
Peptidhormone 179 f., 241
Peptidtransmitter 96
peptisches Geschwür (Ulcus pepticum) 228
Perazin 113
periaquäduktales Grau (zentrales Höhlengrau) 23, 80 f., 90, 304
Periduralblockade 83
Perikard (Herzbeutel) 196
Perikarditis (Herzbeutelentzündung) 213
- Lupus erythematodes, systemischer 260
- urämische 213

Perikaryon 17
Perilymphe 63 f.
peripheres Nervensystem (PNS) 17, 42
Peritonealkarzinose 271
Permissive-Hypothese 147
Perniziosa 248
Perphenazin 113
Persönlichkeitsstörungen 159 f., 162 f.
- Antidepressiva 110, 115
- Dissoziale (Antisoziale) 162
- emotional instabile 161
- Neuroleptika (Antipsychotika) 113
- Paranoide 160
- Posttraumatische Belastungsstörung 157
- Schizotype (Schizotypie) 160
- Subtypen 159
- vom Borderline-Typ 161

Pervitin 306
Pethidin 303
Petit-mal-Epilepsie 50, 53
PET (Positronenemissionstomografie) 153, 357, 359
Peyer-Plaques 262
Peyote-Kaktus 317
Pferdeschwanz (Cauda equina) 32
Pfortaderhochdruck (portale Hypertension) 234
Pfortaderstau 231, 296, 298 f.
- Leberzirrhose 231
- Ösophagusvarizen 232, 239

Pfortadersystem
- Hypophyse 39
- Leber 231

Pfortader (V. portae) 231
Phagozyten 250, 255 f.
Phagozytose 250, 254
Phallus (Geschlechtshöcker) 284
Phän 324
Phänotyp 324, 328, 331, 334
Phantomschmerzen 41, 79
Phäochromozytom 184
Pharmakodynamik 372
Pharmakokinetik 372
Pharynx (Rachen) 223, 225
Phasenprophylaktika 110, 122
Phenacetin 84, 213
Phencyclidin (PCP, angel dust) 140, 319
Phenothiazine 112 f., 118 f.
- Agranulozytose 246, 252
- anticholinerge Nebenwirkungen 238

Phenprocoumon 253
Phenylalaninhydroxylase 335
Phenylbrenztraubensäure (Phenylpyruvat) 335
Phenylketone 335
Phenylketonurie 335, 343 f., 350
Pheromone (Sexuallockstoffe) 31, 33, 70, 74, 277
Philtrum 282, 345
Phobien 154 f.
- Antidepressiva, trizyklische (TZA) 155
- Benzodiazepine 156
- biologische Grundlagen 155
- familiäre Häufung/Vererbung 155
- MAO-Hemmer 110, 120
- soziale 155
- soziales Lernen (Imitationslernen) 155
- spezifische (isolierte) 155
- SSRI 156

Phon 65
Phosphodiesterase 180
Phosphodiesterasehemmer 267, 269
Phospholipidschicht, Axone 14
Phosphorylierung, Proteine 180
Pia mater (weiche Hirnhaut) 34
Pick-Krankheit 51, 163
PIH (Prolactin-Inhibiting-Hormon) 187, 272
Pilocarpin 57, 168
Pipamperon 113
Piracetam 127
Plaques
- Amyloid-Plaques 165
- arteriosklerotische 207
- Peyer-Plaques 261 f.
- senile 166
Plasmaproteine 212
Plasmavolumen 205
Plasmawasser 214
Plasmazellen 250, 256
Plasmin 253
Plasminogen 253
Plasmozytom 256
Plattenepithelien 73
Plazenta 282
Pleura (Brustfell) 218
Plexus 32
- brachialis 32, 41
- choroidei (Adergeflechte) 35
- myentericus (Auerbach-Plexus) 168
- submucosus (Meissner-Plexus) 168
Plexuslähmung, obere 344, 348
Plussymptome, Schizophrenie 138
Pneumocystis-carinii-Pneumonie 257
Pneumonie 257
PNS (peripheres Nervensystem) 17, 42
Poliomyelitis 43 f., 347
Polkörper 327
Pollutionen (Samenergüsse, nächtliche) 285
Polyarthritis, chronische 88, 259 f.
Polycythaemia vera 246
Polydipsie 187
polygene Erbkrankheiten 341
polygene Vererbung 334
Polyglobulie 246
Polyneuropathie 41, 51
- alkoholische 42, 51, 267, 269, 298
- diabetische 51, 182
- Muskeleigenreflexe 77
- urämische 42, 51
Polynukleotide 323
Polypen, Dickdarm 237
Polyposis, familiäre adenomatöse 238
Polyradikulitis 20
polysynaptische Reflexe 80
Polyurie
- Diabetes insipidus 187
- Diabetes mellitus 182
Pons (Brücke) 20 f., 23
portale Hypertension (Pfortaderhochdruck) 234
Portio (Muttermund) 269
Positiv-/Plussymptomatik, Schizophrenie 110
Positronenemissionstomografie (PET) 153, 357, 359
postganglionäre Neurone 169
Postkoitalpille (Nidationshemmer) 280
Postmenopause 285
postsynaptische Neurone 96, 169
postsynaptische Rezeptoren 95, 111, 117, 146, 149
- Blockade 106, 108
- Sensitivierung 107
- Stimulation, direkte 107
postsynaptisches Membran 174
postsynaptisches Potenzial
- exzitatorisches (EPSP) 95
- inhibitorisches (IPSP) 95
Posttraumatische Belastungsstörung 154, 157
Potenzstörungen 119, 143, 267
PQ-Strecke 197 f., 200
Praecox-Gefühl, Schizophrenie 137
präfrontale Lobotomie 83
präfrontaler Assoziationskortex 40
präfrontaler Kortex 39, 142
- Minderaktivität (Hypofrontalität) 142
präganglionäre Neurone 171
prämotorischer Kortex 28
präoptisches Areal, mediales 276
Präputium (Vorhaut) 266
präsenile Demenz vom Alzheimer-Typ 164
präsynaptische Autorezeptoren 110, 118
präsynaptische Hemmung 95
präsynaptische Neurone 130
präsystemische Elimination 295
Pregabalin 123 ff.
Presbyakusis (Altersschwerhörigkeit) 66
Presbyopie (Alterssichtigkeit) 62
Pressorezeptoren 204, 215
primär-afferente Neurone 71, 80 f.
primär-auditorischer Kortex 26, 29
primäres Sehzentrum 29, 33
Primärfollikel (Primordialfollikel) 278
primär-gustatorischer Kortex 70
Primärharn 211, 213, 217
primär-motorischer Kortex 26, 28
primär-somatosensorischer Kortex 28, 72, 74, 77
primär-visueller Kortex 26, 58

Primordialfollikel (Primärfollikel) 278
Primordialgonade (Gonadenanlage, Urkeimdrüse) 283
Prodrugs, Benzodiazepine 124
Progesteron 179, 191
progressive systemische Sklerose (Sklerodermie) 260
Projektionsfasern 26
Prolactin 24, 45, 110, 115, 180, 187, 189, 194, 267, 272
Prolactin-Inhibiting-Hormon (PIH) 187, 272
Prolactinom 45
Promethazin 124
Propan 320
Propriosensoren/-zeptoren 75 ff.
Propriozeption (Tiefensensibilität) 70 ff., 75, 77
Prostadynie/Prostatopathie 265
Prostaglandine 79, 81 f., 132, 179, 194, 267
Prostaglandinsynthesehemmer 79, 112, 227
Prostataadenom 265
Prostatahyperplasie/-hypertrophie 120, 131, 148, 265
Prostatakarzinom 191, 263, 265
prostataspezifisches Antigen (PSA) 265
Prostata (Vorsteherdrüse) 264, 266
– Erkrankungen 265
– Funktion 268
– rektale Abtastung 265
Prostatektomie 265
Prostatitis 265
Protanoper (Rotblinder) 61
Proteinasen 255
Proteine 240, 278, 325
Proteinkinasen 180
Proteinsynthese 96
Proteinurie (Eiweiß im Urin) 212
Prothipendyl 113
Prothrombin 252
Protonenpumpenhemmer/-inhibitoren (PPI) 228
PSA (prostataspezifisches Antigen) 265
Pseudodemenz 286
pseudounipolare Neurone 71, 78
Psilocybin 289
Psychedelika 289, 317 ff.
– Narkosemittel 104, 319
psychedelische Effekte 289, 304
psychische Störungen 98, 136 ff.
Psychochirurgie, Zwangsstörungen 154
psychogene Impotenz 267
psychomotorische Epilepsie 51
Psychopathie 162
Psychopharmaka 108, 110, 233
– anticholinerge Nebenwirkungen 238
– Darmmotorikstörungen 238
– EKG-Veränderungen 200
– Nebenwirkungen 110
Psychosen 136 f.
– Amphetamine 138, 307
– Cannabinoide 316
– Cocain 138, 307
– Dissoziativa 319
– Psychostimulanzien 306
Psychostimulanzien 112, 130, 287, 307 ff.
– Abhängigkeit 307
– Aufnahme 306
– Eigenschaften 306
– Entzugssymptomatik 307
– körperliche Effekte 290
– Toleranz 307
– Verstoffwechselung 306
– vom Amphetamintyp 306
– Wirkungen, unmittelbare 306
psychotrope Substanzen 128, 287, 289 f.
– Antriebssteigerung 289
– Anxiolyse 288
– Dopaminausschüttung 288
– Euphorisierung 287
– körperliche Effekte 289
– mesotelencephales Belohnungssystem 287
– Sedierung 288
– Toleranz 291
Ptosis (Oberlid, herabhängendes), Horner-Syndrom 85
Pubertät 283
– biologische Veränderungen 191
– Reifungsvorgänge 272
Pulmonalarterien 195 f.
Pulmonalklappe 195
Pulmonalvenen 196
Pulsfrequenz 125, 198, 219, 309
Pupille 56, 58
Pupillenerweiterung (Mydriasis) 56, 130
Pupillenreaktion 56, 313
Pupillenstarre, absolute 56
Pupillenverengung (Miosis) 56, 303
Pupillenweite 56, 58, 62
Purinbasen 323
Putamen (Striatum, Streifenkörper) 29 f., 40, 45
P-Welle, EKG 199
Pyelonephritis (Pyelitis) 213 f.
Pylorus (Pförtner) 227
Pylorusstenose 148
Pyramidenbahn 19, 22, 26 f., 30, 32
Pyramidenzellen 26

Pyrimidinbasen 323
Pyritinol 127

Q

q-Arm 322 f.
QRS-Komplex, EKG 197 ff.
quasipsychotische Episoden 162
quergestreifte Muskulatur 76
Querkolon (Colon transversum) 224, 236
Querschnittslähmung 19
Querschnittssyndrome 43
Quetelet-Index 242
Quetiapin 113, 373
Quick-Wert 235, 299

R

RAAS (Renin-Angiotensin-Aldosteron-System) 217
- Blutdruckregulation 205
- Hypertonie 205
- Störungen 216
Rachenkarzinom, Cannabinoide 314
Rachenmandeln (Tonsillen) 261
Rachen (Pharynx) 225
Rachitis 346
- Vitamin-D-Prophylaxe 346
- Vitamin-D-resistente 347
Radikulitis 20
Radix 19
- anterior (Vorderwurzel, Rückenmark) 20
- posterior (Hinterwurzel, Rückenmark) 20
Ranvier-Schnürringe 15
Raphe-Kerne 23, 38, 80, 90
- Aktivierung 23
- Serotonin 23
rapid cycling, affektive Störungen 121 f., 143
Rauchen 166, 201, 272, 308
- Anti-Craving-Substanzen 311
- Arteriosklerose 207
- Bronchialkarzinom 221
- Cannabisprodukte 312
- Kehlkopfkarzinom 311
- Koronarsklerose 200
- Nicotin 308
- Ösophaguskarzinom 225
- Thrombozytenaggregation 253
- zerebrale Ischämie 48
Raucherbein 311
Raucherentwöhnung 129
Rauschdrogen 287
Raynaud-Syndrom 260
Rebound-Phänomen 292, 307
Reboxetin 115, 117, 119, 148
Rechtsherzinsuffizienz 202, 218
Rechtsschenkelblock 200
Recklinghausen-Krankheit (Neurofibromatose) 42, 336
Reduktionsteilung 278, 326
Refluxkrankheit 226
Refluxösophagitis 226
Refraktärphase 268
Regenbogenhaut (Iris) 55 f.
Reifeteilung (Meiose) 279, 326
Reinerbigkeit (Homozygotie) 334
Reissner-Membran 64
Reizdarm/-kolon (Colon irritabile, Colica mucosa) 237 f.
Reize, emotionale Bewertung 29
Rektum (Mastdarm) 236
Rekurrensparese 34
Releasing-Hormone 187, 190, 194
REM (rapid eye movement) 124, 145 ff., 149
- cholinerge Induktion 145
- Latenz 145
- Phase 124, 145, 149
- Schlaf 124, 145, 149
- Schlafentzug 149
Renin 205
Renin-Angiotensin-Aldosteron-System (RAAS) 217
- Blutdruckregulation 205
- Hypertonie 205
- Störungen 216
Repressorgene 181
Reserpin 145 f.
respiratorische Alkalose 220
retikuläres System, deszendierendes 23
Retina (Netzhaut) 57 ff.
- 11-cis-Retinal 60
- bipolare Zellen 57 f.
- Ganglienzellen 58
- Schichten 57
- Sinneszellen 58
- Stäbchen 57, 61
- Zapfen 57, 61
Retinoide 343
Retinol (Vitamin A) 60
Retinopathie, diabetische 182
Retrobulbärneuritis, Multiple Sklerose 15
Reuptake-Hemmung 110, 118, 146
Rezeptoren
- 5-HT1- bis 5-HT7-Rezeptoren 104
- 5-HT2A-Rezeptoren 140, 317, 366
- 5-HT-Rezeptoren 101, 153, 366
- Acetylcholin 97
- Benzodiazepine 99

- Cannabinoide 313
- D_2-Rezeptoren 97
- Dopamin 97
- erregende 96
- Glutamat 98, 110
- G-Protein-gekoppelte 95, 180
- Ionenkanal-gekoppelte 94
- ionotrope 94
- NMDA-Rezeptoren 98, 127
- Opioide 303
- postsynaptische 95, 111, 117, 146
- Second-Messenger-gekoppelte, metabotrope 178
- Subtypen 97
- Tiefensensibilität 25
- α1-Rezeptoren 114, 184, 203 f., 218
- α2-Rezeptoren 176
- α-Rezeptoren 150, 169, 203
- β1-Rezeptoren 169, 184, 197, 204
- β2-Rezeptoren 169, 184, 203 f., 218
- β-Rezeptoren 150, 169

Rezeptortoleranz 291
Rhesus-Inkompatibilität 343, 348, 350
Rheuma 88
Rheumafaktoren 259
Rheumaknötchen 259
rheumatisches Fieber, Endokarditis 202
rheumatoide Arthritis 259
Rhinitis allergica (Heuschnupfen) 258
Rhodopsin (Sehfarbstoff) 60
Rh-positiv 343
Ribonukleinsäure (RNA/RNS) 323
Ribose 323
Ribosomen 13, 323
Riechglomeruli 68
Riechnerv (N. olfactorius, I) 33
Riechorgan 69
Riechrinde 69
Riechzellen, primäre 69
Riechzentrum, primäres, sekundäres 70
Riesenhoden 341
Riesenwuchs 45, 188
Rigor (Muskelstarre)
- durch Neuroleptika 115
- Parkinson-Syndrom 30, 46, 114, 131

ringsubstituierte Amphetaminabkömmlinge 318
Risperidon 113, 115, 374
Rivaroxaban 374
Rivastigmin 127
R-Ketamin 133
RNA/(RNS (Ribonuscleinsäure)
- messenger-RNA, m-RNA bzw. transfer-RNA, t-RNA) 377

Rohopium 303
Röntgenaufnahmen
- mithne Kontrastmittel 358

Rotblinder (Protanoper) 61
rote Blutkörperchen (Erythrozyten) 246, 248
Rötelnembryopathie (Embryopathia rubeolosa) 283, 342, 345, 350
Röteln, grauer Star 60
Rotgrünblindheit 337, 341
Rückenmarkbahnen 18, 43
Rückenmarkhäute 43, 348
Rückenmarkläsionen 19, 43
Rückenmark (Medulla spinalis) 18 ff., 43
- Entwicklung 32
- Erkrankungen 43
- graue Substanz 18
- Hinterhorn 18
- Hinterstrang 18
- Hinterwurzel (Radix posterior) 20
- Interneurone 18
- Seitenhorn 18
- Vorderhorn 18
- Vorderwurzel (Radix anterior) 20, 169
- weiße Substanz 18

Rückenmarknerven (Spinalnerven) 18, 32
Rückenmarkreflexe 19
Rückenmarksegmente 18
Rückenmarksubstanz 348
Rückenschmerzen 87 f.
Ruhepotenzial, Nervenzellen 14, 94
rundes Fenster 62
Rundrücken, Scheuermann-Krankheit 87

S

Sacculus 67
Sakralmark 266
Salbengesicht, Parkinson-Syndrom 46
Salzhaushalt 215
Salzsäure 236
Samenbläschen 264 f.
Samenerguss (Ejakulation) 268
- nächtlicher (Pollution) 285
- verzögerter 268

Samenleiter (Ductus deferens, Vas deferens) 263, 283
Samenproduktion 191
Sammellinsen, Alterssichtigkeit (Presbyopie) 62
Sammelrohre, Nieren 211
Sarkomer 75 f.
Satellitenzellen 14
Sattelnase 345
Sattheitszentrum 245
Sättigungsgefühl 241 f., 245

Säure-Basen-Haushalt 211
Scala media, tympani bzw. vestibuli 67
Schädel-Gesichts-Bereich, Missbildungen 342, 345
Schädel-Hirn-Läsionen, angeborene 350
Schädel-Hirn-Trauma 47
schädlicher Gebrauch (Missbrauch), Rauschdrogen 291, 293 f.
Schalldruckpegel 64
Schalldruckwelle 64
Schallempfindungsschwerhörigkeit 65
Schallleitungsschwerhörigkeit 63, 65
Schalltrauma 66
Schambehaarung 191
Schamlippen
– große (Labia majora) 270, 284
– kleine (Labia minora) 270
Scheidenvorhof 270
Scheidenwand 273
Scheide (Vagina) 269
Scheitellappen (Lobus parietalis) 27 f.
Schenkelblöcke 200
Scheuermann-Krankheit 87
Scheuklappenblindheit 58
Schiefhals
– angeborener (früh erworbener) 47
– fixierter 47
Schilddrüse (Glandula thyreoidea) 182 f.
– Hormone 179 f., 182
– Hormonmangel, Entwicklungsstörungen 343
Schilddrüsenüberfunktion (Hyperthyreose) 144, 183
Schilddrüsenunterfunktion (Hypothyreose) 143, 183, 344 ff.
– angeborene 350
– Depression 121
Schilddrüsenzellen, parafollikuläre 183
schizoaffektive Störungen 112
schizophrenes Residuum 137
Schizophrenie 97, 136 ff., 334
– Anticholinergika 141
– Antipsychotika 141
– Ätiologie 140
– biologische Grundlagen 138
– biologische Therapie 141
– Cannabinoidkonsum, exzessiver 140
– Cannabiskonsumenten 313
– D_2-Rezeptoren 100
– D_4-Rezeptoren 97, 100
– Differenzialdiagnose 137
– Dopaminhypothese 142
– Dopaminstoffwechsel 138
– Elektrokrampftherapie (EKT) 142
– evozierte Potenziale 363
– familiäre Häufung 138
– Geburtskomplikationen 140
– Glutamathypothese 140
– grippale Infekte in der Schwangerschaft 282
– hebephrene 136
– Hypofrontalitätshypothese 28
– Immunreaktionen 138
– katatone Symptome 136 f., 142
– Minus-/Negativsymptomatik 28, 110, 112
– Neologismen 137
– Neuroleptika 110, 112, 141
– paranoide 136
– paranoid-halluzinatorische 313
– pharmakologische Therapie 141
– Positiv-/Plussymptomatik 110
– Praecox-Gefühl 137
– produktive 97
– serotonerges System 140
– Serotoninhypothese 140
– Spätdyskinesien 141
– Stupor, katatoner 112, 142
– Symptome 136
– Vererbung 136
– Verlauf 137
– Vollremissionen 138
– Zwillingsuntersuchungen 138
Schizotype Persönlichkeitsstörung 160
Schlaf 300, 355
– Regulation, Raphe-Kerne 23
– REM (rapid eye movements) 124
– serotonerges System 101
– Spontan-EEG 362
Schläfenlappen (Lobus temporalis) 27 f.
Schlafentzugstherapie
– bipolare Störungen 149
– Depression 147, 149
Schlafmohn 303, 305
Schlafphasen, Verkürzung 124, 145, 301
Schlafspindeln, Spontan-EEG 362
Schlafstörungen 355
– Benzodiazepine 124 f.
– Depression 145
– L-Tryptophan 107
– Melatonin 126
Schlaf-wach-Rhythmus 62
Schlaganfall 38, 48 f., 165, 207 f., 243, 253, 291, 308
– Bewusstseinstrübungen 48
– Demenz, vaskuläre 165
– Einblutungen, zerebrale 49
– Gesichtsfeldausfall 48
– Halbseitensymptomatik 48

- Sprachstörungen 48
- Übergewicht 243
Schlagfrequenz 169
Schlagvolumen 203
Schleifenbahn, mediale (Lemniscus medialis) 72, 74, 76
Schluckstörungen
- Guillain-Barré-Syndrom 20
- Hirnstamm, Durchblutungsstörungen 44
- Lateralsklerose, amyotrophe (ALS) 43
Schlund (Nasopharynx) 81, 217
Schmerzbahnen (nozizeptive Bahnen) 23 f., 39, 78 ff., 132
- absteigende 81, 304
- aufsteigende 80 f., 83, 304
Schmerzempfinden 23, 55, 75, 80, 82
Schmerzen 78 ff., 83
- affektive Komponente 80
- akute 82
- Aufrechterhaltung 82
- bei der Kohabitation (Dyspareunie) 274 f., 286
- C-Fasern 79
- Chordotomie 83
- chronische 82
- EMG-Biofeedback 83
- Gewebshormone 79
- in der Herzgegend bzw. im Brustkorb 201
- länger anhaltende 79
- langsame 79
- muskuloskelettales System 86
- nicht behandelbare, Gyrus cinguli, Zerstörung 80
- Prostaglandine 82
- Prostaglandinsynthesehemmer 82
- retrosternale 201
- schnelle 79
- Serotonin-/Noradrenalin-Wiederaufnahme-Hemmer 83
- Substanz P 79
- Sympathektomie 83
- tumorbedingte 83
- übertragene (referred pain) 72, 80, 82
- viszerale 81
Schmerzerleben, subjektives 82
Schmerzgedächtnis 82
schmerzhemmendes absteigendes System 23, 80, 83, 90, 118
Schmerzmittel 82, 85
Schmerzreiz 82
Schmerzrezeptoren (Nozisensoren/-zeptoren) 71, 78, 96, 112, 132, 135, 194
Schmerzsinn (Nozizeption) 19, 71, 78
Schmerztherapie
- Antidepressiva 83
- Cannabisprodukte 83
- chirurgische 83
- Chordotomie 83
- Cingulotomie 83
- medikamentöse 85
- opioide 82
- physikalische 83
- Prostaglandinsynthesehemmer 79
- psychophysiologische 83
Schmerzunempfindlichkeit (Analgesie) 80
Schmerzverarbeitung 132
Schneckenspitze (Helicotrema) 64
Schnüffelstoffe (Inhalanzien) 287, 290, 320
Schock
- anaphylaktischer 258
- kardiogener 201
- spinaler 19, 173
Schwachsinn, leichter 348
Schwangerschaft 280
Schwannome 42
Schwann-Zellen 17
Schwarz-Weiß-Sehen 60
Schweifkern (Nucleus caudatus, Caudatum) 29, 40, 154, 354
Schweißdrüsen 168, 171
Schweißsekretion 19, 174
Schwellkörperautoinjektionstest 267
Schwellkörper (Corpus spongiosum/Corpora cavernosa) 266
Schwerhörigkeit 336, 345
- Akustikusneurinom 66, 68
- akute, einseitige 67
- einseitige 65
- Ohrschmalzpfropfen (Cerumen) 65
- Schallempfindungsstörungen 65
- Schallleitungsschwerhörigkeit 65
Schwindel 25, 44, 67, 301
- Akustikusneurinom 68
- Hirnstamm, Durchblutungsstörung 44
- Hypnotika/Sedativa 301
- Kleinhirnerkrankungen 25, 44
- Menière-Krankheit 67
- Multiple Sklerose 16
Schwitzen 81
- emotionales/thermisches 74
Scopolamin 174, 176, 289, 317
SDN (sexuell dimorpher Kern) 277
Second Messenger 180
Second-Messenger-gekoppelte, metabotrope Rezeptoren 178
Second-Messenger-Kaskade 94, 107

Sedativa 110 f., 123 f., 300 f.
- Angststörungen 124
- antikonvulsive Wirkung 301
- Aufnahme 300
- Eigenschaften 300
- Entzugssymptome/-syndrom 302
- Hangover 301
- pflanzliche 124
- Schwangerschaft 302
- Toleranz 302
- Verstoffwechselung 300
- Wirkmechanismen 301
- Wirkungen 301
Sedierung 304
- Alkohol 296
- Antihistaminika 105
- Antipsychotika 112
- Neuroleptika 112
- psychotrope Substanzen 288
Sehbahn 28, 39, 58
Sehfarbstoff (Rhodopsin) 60
Sehnenorgane 76
Sehnervenkreuzung (Chiasma opticum) 24, 33, 58
Sehnerv (N. opticus, II) 23, 33, 55, 57
Sehpurpur 60
Sehstörungen
- Hirnstamm, Durchblutungsstörungen 44
- Meningeome 43
- Migräne 85
Sehvermögen, Einschränkungen 346
Sehvorgang, biophysikalische Grundlagen 60
Sehzellen 57
Sehzentrum 29, 33, 39
Seitenhorn, Rückenmark 18
Seitenventrikel 35
Sekretin 227, 230
sekundär-afferente Neurone 67, 72, 74, 80 f.
sekundär-somatosensorische Kortex 28
selbstschädigende Handlungen, Borderline-Persönlichkeitsstörung 161
selektive Noradrenalin-Wiederaufnahme-Hemmung 131
selektive Serotonin-Wiederaufnahme-Hemmer (SSRI) 97, 110, 117, 119
Seminome 264
senile Demenz vom Alzheimer-Typ (SDAT) 164
Sensibilität
- somatoviszerale 70
- viszerale 70, 173
Sensibilitätsstörungen 72 f., 348
- Bandscheibenvorfall 42
- Multiple Sklerose 16
- Nervenschädigungen, periphere 41
- Polyneuropathie 51
- Rückenmarkläsionen, traumatische 19
sensible Bahnen, aufsteigende 38
Sensitivierung, postsynaptische Rezeptoren 107
sensorische Aphasie (Wernicke-Aphasie) 29, 52
Septum
- Herzkammern 195
- pellucidum 31
Septumregion 21, 31, 40
Serin 324
serologische Unverträglichkeiten, Behinderungen 343
Serosa 223
serotonerge Bahnen 241
serotonerge Dysregulation, Zwangsstörungen 153
serotonerge Neurone 80, 96, 123
serotonerge schmerzhemmende Bahnen 118
serotonerges System 23, 104, 154
Serotonin 96, 99, 110, 118 ff., 240, 352
- Agonisten 154, 241
- Antagonisten 241
- Antidepressiva 94
- Inaktivierung 101
- Liquorgängigkeit 17
- Mangel 145, 147
- Manie 147
- Präkursoren 146
- Raphekerne 23
- Rezeptoren 110, 154, 241, 296
Serotoninmangelhypothese
- Depression 101, 145
- Zwangsstörungen 154
Serotoninsyndrom, zentrales 119, 148 f.
Serotonin-Wiederaufnahme-Hemmer, selektive (SSRI) 97, 110, 117, 119, 148
Sertindol 113
Sertralin 117, 148
Serumbilirubin 249
Serumkreatinin 214
Setpoint-Theorien (Bezugspunkttheorien), Körpergewicht 242
Sexualfunktionen, Sympathikus/Parasympathikus 177
Sexualhormone 179, 189 ff.
- männliche 184, 186, 190
- weibliche 190 f.
Sexualität 263
Sexuallockstoffe (Pheromone) 31, 33, 70, 74, 277
Sexualverhalten(ssteuerung) 24, 31
- Amygdala 275
- Hypothalamus 39
sexuell dimorpher Kern (SDN) 277

sexuelle Appetenz (Libido) 275
sexuelle Appetenzstörungen 269
sexuelle Funktionsstörungen 148, 263, 265, 267 f.
- bei der Frau 273
- durch Antidepressiva 119
- durch SSRI 119
sexuelle Orientierung 39
sexueller Funktionszyklus (Reaktionszyklus)
- bei der Frau 273
- beim Mann 266
Sick-Sinus-Syndrom (Sinusknotensyndrom) 198
Sigma (Colon sigmoideum) 236
Signaltransduktion 314
- nachgeschaltete 94, 103, 107
- Second-Messenger-Kaskade 94, 107
Sildenafil 267
Single Photon Emission Computerized Tomography (SPECT) 380
Sinnesempfindungen 54
Sinnesmodalität 54
Sinnesorgane 54
Sinnesrezeptoren 18 f., 54, 71
- Bewegungsapparat 32
- Eingeweide 173
- Haut 28, 32, 54
- somatosensorisches System 71
Sinnessysteme 54
Sinneszellen
- Aktionspotenzial 54
- primäre 54
- Retina (Netzhaut) 58
- sekundäre 54
Sinusknoten 197 ff.
Sinusknotensyndrom (Sick-Sinus-Syndrom) 198
Sinustachykardie 199
Situs inversus 195
Skalenussyndrom 87
Skelettmuskelfasern/-muskulatur 67, 75, 167
Skelettveränderungen, degenerative 86, 88
S-Ketamin 133
Sklera (Lederhaut) 55
Sklerodermie (progressive systemische Sklerose) 260
Skrotum (Hodensack) 263, 284
Sodbrennen 226
Sollwerttheorie, Körpergewicht 241
Soma 17
somatisches Nervensystem 17, 167
somatoforme Störungen, Differenzialdiagnose 156
Somatoliberin (Growth-Hormone-Releasing-Hormon, GHRH) 188
Somatomedine 188
Somatosensorik 70
somatosensorische Empfindungen 73
somatosensorischer Assoziationskortex 28, 72, 77
somatosensorischer Homunculus 73, 77
somatosensorischer Kortex 28, 76, 80
- Parietallappen 39
- primärer 26, 28, 72, 74, 77
- sekundärer 28
somatosensorisches System 18, 70 f.
somatosensorische Thalamuskerne 72
Somatostatin (Growth-Hormone-Inhibiting-Hormon, GHIH) 241
somatotropes Hormon (STH bzw. Somatotropin oder GH = growth hormone oder Wachstumshormon) 188, 346
Somatotropin (STH = somatotropes Hormon oder GH = growth hormone oder Wachstumshormon) 149, 188, 346
somatoviszerale Sensibilität 70
Sonnenbrand, Schmerzempfindlichkeit 79
soziale Phobie 155
soziales Lernen 155
Spaltungsgesetz 334
Spaltungsirresein 136, 142
Spannungskopfschmerz 84 f.
Spastik
- Multiple Sklerose 16
- Rückenmarkläsionen, traumatische 19
spastische Kontraktion, Bronchialmuskulatur 222
spastische Obstipation 304
spastische Parese 347
Spätdyskinesien 45, 47, 53, 110, 114, 131, 136
SPECT (Single Photon Emission Computerized Tomography) 380
Speichel 223, 225
- Enzyme 223, 225
- Muzine 225
Speicheldrüsen 33, 171
Speichelsekretion, reflektorische 70
Speiseröhre (Ösophagus) 223 ff.
Sperma, blutiges 265
Spermatogonien 326
Spermatozoen 277
Spermienbildung 263 f.
- Hoden 263
- Testosteron 190
Spermien (Spermatozyten) 190 f., 263, 277, 326
Sphärozytose, hereditäre 249
Spider naevi, Leberzirrhose 235
Spina bifida 343
Spinalblockade 83
spinale Kinderlähmung 347

spinaler Schock 19
Spinalganglien 18, 20, 32, 78
Spinalnerven (Rückenmarknerven) 18, 32, 169
Spinalwurzelerkrankungen 42
Spinalwurzelneurinome, Guillain-Barré-Syndrom 42
Spinnwebenhaut (Arachnoidea) 34
Spirale (Intrauterinpessar) 280
Spitzfußstellung 347
Splenektomie 249
Spondyl(arthr)itis ankylopoetica (Spondylitis ankylosans oder Bechterew-Krankheit) 91
Spondylitis ankylosans (Bechterew-Krankheit oder Spondyl[arthr]itis ankylopoetica) 88, 260
Spondylosis deformans 87
Spontan-EEG 361
sprachdominante Hemisphäre 26, 29
Sprache
– abgehackte, Multiple Sklerose 44
– stoßartige 44
– verwaschene 25, 124
Sprachmelodiestörungen 48
Sprachproduktion, Störung 28, 52
Sprachstörungen
– alkoholbedingte 289
– explosive, Kleinhirnerkrankungen 44
– expressive 48
– Hirntumoren/-metastasen 49
– Lateralsklerose, amyotrophe (ALS) 43
– Migräne 85
– Schizophrenie 136
– Schlaganfall 38, 48
Sprachverarmung, Schizophrenie 137
Sprachverständnisstörungen 29
Sprechmotorikstörungen, TIA 49
Spreizwindel, Hüftgelenksdysplasie 347
Spritzenabszesse 305, 307
Sprue (Zöliakie) 374
SSRI (selektive Serotonin-Wiederaufnahme-Hemmer) 97, 110, 117, 148
Stäbchen (Netzhaut) 57, 61
Stammzellen, undifferenzierte (pluripotente) 250 f.
Starbrille 60
Stärke 227, 235
Status epilepticus 50
Stauungspapille 59
Steigbügel 62
Steinkolik, Nierensteine 214
Stenokardie 201
stereotaktische Operationen, Parkinson-Syndrom 46
stereotype Bewegungen 351 ff.
Sterilisation 263
Sterilität 281
Steroiddiabetes 186
Steroidhormone 179, 191
STH (somatotropes Hormon bzw. Somatotropin, GH = growth hormone oder Wachstums-hormon) 188, 346
Stickstoffmonoxid (NO) 266
Stimmbruch 191
Stirnhirnsyndrom, orbitales 53
Stirnlappen (Lobus frontalis) 27
Stoffwechselkrankheiten, Intelligenzminderung 349
Strahlenexposition
– Chromosomendefekte 251
– Keimschädigungen 343
Stratum
– corneum 73
– germinativum 73
Streifenkörper (Striatum, Putamen) 29 f., 40, 45
Streptokinase 253
Streptokokkeninfektion 202
Stress 189
– Hypophysenstimulierung 185
– Reaktionen 158
– Sympathikusaktivierung 206
stressinduzierte Analgesie 158
Stressulcus 186
Striatum (Putamen, Streifenkörper) 21, 24, 29 f., 40, 45, 97
strukturelle Chromosomenaberrationen 342
Struma (Kropf) 182
ST-Strecke, EKG 197
Stuhldrang 236
Stuhlentleerung 225, 237
Stuhl (Fäzes) 236
Stuhlinkontinenz 348
stummer Infarkt 201
Stupor, katatoner 112
Subarachnoidalblutungen 37
Subarachnoidalraum 34
Subarachnoidalzotten, Liquorresorption 36
Subcutis 73
Subduralraum 34
Subfornikalorgan 215 f.
Subkaudatumtraktotomie, Zwangsstörungen 154
Submukosa 223, 227
Substantia nigra 23, 29 f.
– Degeneration, Parkinson-Syndrom 30, 44, 46
– Erkrankungen 45
– Motorik 39
– Perikaryenuntergang, Parkinson-Syndrom 24

substanzbedingte Störungen 287 ff.
– Entwöhnungsmittel 128
– Pharmakotherapie 127 f.
Substanzgier (Craving) 292, 294
Substanz P 79, 95 f.
Substitutionsmittel 112
– Entzugssymptomatik 130
– Entzugssymptome 128
Suizid
– Anorexia nervosa 244
– Antidepressiva 117
– bipolare Störungen 121
– Borderline-Persönlichkeitsstörung 161
– Cocainkonsumenten 307
– Halluzinogenrausch 317
– Serotoninkonzentration 146
Sulcus centralis 26 ff.
Sulpirid 113
super female syndrome (Triple-X-Syndrom) 331
Sydenham-Chorea 47
Sympathektomie 90
Sympathikusblockade 83
Sympathikus (sympathisches Nervensystem) 167, 169
– Aktivierung 309
– efferente Fasern 20
– Neurone 18
– Stress 206
– Verdauungssystem 168
Sympatholytika 176 f.
Sympathomimetika 218 ff.
Synapsen 19
– axoaxonale 95
– axodendritische 95
– axosomatische 95
– chemische 14, 93
– cholinerge 127
– Depolarisation 93
– dopaminerge 100, 289
– elektrische 93
– erregende 93
– hemmende 93
– noradrenerge 373
synaptischer Monoaminmangel 146
synaptischer Spalt 178
synaptische Übertragung 54
– agonistische Effekte 106
– antagonistische Effekte 106, 108
– pharmakologische Beeinflussung 108
synaptische Übertragung, agonistische Effekte 108
Synästhesien 317
Synkope 198
Syphilis (Lues) 56, 277, 345, 350
System(e)
– anterolaterales-spinothalamisches System 72
– antero-spinothalamisches System 77
– cholinerges System 102
– dopaminerges System 99, 131, 138
– glutamaterges System 98
– Hinterstrang-Lemniscus-System 72, 74, 76 f.
– Hypothalamus-Hypophyse-Nebennierenrinde 294
– Hypothalamus-Hypophyse-Nebennieren-rinden-Achse/-System 185
– noradrenerges System 100, 102
– nozizeptives System 78
– Renin-Angiotensin-Aldosteron-System (RAAS) 205
– serotonerges System 104, 154
– Vorderseitenstrang-System 74 f., 80
Systole 203

T
T_3 (Triiodthyronin) 179, 182
T_4 (Tetraiodthyronin, Thyroxin) 179, 182
Tabak 308 ff.
– Abhängigkeit 310
– Teerstoffe 308
– Wirkungen 309
Tachyarrhythmie 200
Tachykardie 199 f., 202
Tachyphylaxie 372
Tadalafil 267
taktile Empfindungen 18 f., 72
Talgdrüsen 73
Tastscheiben 74
Tastsinn 71, 74
Taubheit 67, 336, 341, 347
Taubstummheit 345
Tectum 23
Teerstoffe 308, 312
Teerstuhl 227
Tegmentum (Haube) 22 ff., 288
Telencephalon (Endhirn) 21, 25
– Einteilung 26
– graue Substanz 25
– weiße Substanz 25
– Zytoarchitektonik 26
Temperaturbereich, Indifferenzzone 75
Temperaturregulation 75
Temperatursensoren/-rezeptoren 54
Temperatursinn 19, 71, 75
Temporallappenepilepsie 51
Temporallappen (Lobus temporalis) 26 ff., 33

TENS (transkutane elektrische Nervenstimulation) 83, 90
teratogene Medikamente, Behinderungen 343
tertiär-afferente Neurone 72, 74
Testes determinierender Faktor 283
testikuläre Feminisierung (Androgeninsensitivitäts-Syndrom, Androgenresistenz) 284
Testosteron 179, 190, 263, 267, 277, 283
- altersbedingter Mangel 269
- Hoden 284
- Rezeptoren 276, 284
- Sexualverhalten, männliches 275
- Substitution 275
Tetanie 183
Tetanuserreger 256
Tetanus (Wundstarrkrampf) 256
Tetrabenazin 141
Tetraiodthyronin (T4, Thyroxin) 179, 182
Tetraplegie, Rückenmarkläsionen 19
Thalamus 21, 24, 28, 39
- Hemisphären 29
- motorischer 30, 45
- Schmerzbahnen, Umschaltung 24
- Schmerzverarbeitung 132
- subkortikale Strukturen 40
- Tor zum Bewusstsein 72
Thalamuskerne 31, 39
- motorische 25, 39
- somatosensorische 72
- ventrobasale 74 f., 80
- ventromediale 277
Thalassaemia major 379
Thalassaemia minor 379
Thalidomid 342
Thalidomidembryopathie 345
THC (Delta-9-Tetrahydrocannabinol) 312, 314, 376
- Rezeptoren 313
- synthetisches 314, 376
T-Helferzellen 250, 257
Theophyllin 221
therapeutische Breite 122
thermisches Schwitzen 74
Thermosensibilität 78
Thermosensoren/-rezeptoren 71, 75, 77
Theta-Wellen 361
Thioridazin 113
Thioxanthene 112 f.
Thorakalmark 18, 169
Thorakalnerven 32
thorakolumbales Erektionszentrum 266
Thrombin 252
Thrombopenie 246
Thrombophlebitis, Pankreaskopfkarzinom 229
Thrombose 210, 254
- Hirnarterien 208
- Koronararterien (Herzkranzgefäße) 208
Thrombozytenaggregation 297, 306 ff.
Thrombozytenaggregationshemmer 193
Thrombozyten (Blutplättchen) 246, 248, 253 f.
Thrombozythämie 246
Thrombozytopenie 246
Thrombozytose 246
Thrombus
- roter 252
- weißer 252
Thymin 322 ff.
Thymus (Thymusdrüse) 261
Thyreoidea-stimulierendes Hormon (TSH, Thyreotropin) 24, 182, 189
Thyreoiditis Hashimoto 183, 261
Thyreotropin-Releasing-Hormon (TRH) 25, 182, 189
Thyreotropin (Thyreoidea-stimulierendes Hormon, TSH) 182, 189
Thyrocalcitonin (Calcitonin) 182 f.
Thyroxin (Tetraiodthyronin, T_4) 179, 182
Tianeptin 117
Tiaprid 141
TIA (transitorische ischämische Attacke) 49
Tic douloureux, Trigeminusneualgie 34
Tic-Störungen 113, 379
Tiefensensibilität (Propriozeption) 18 f., 70 ff., 75, 77
- Brown-Séquard-Syndrom 19
- Myelose, funikuläre 19
- Rezeptoren 25
Tiefschlaf 372
Tierphobien 155, 158
Tinnitus (Ohrgeräusche) 67
- Akustikusneurinom 42
- Kleinhirnerkrankungen 44
T-Killerzellen 250
T-Lymphozyten 256
Toleranz
- Alkohol 297
- behaviorale 291
- Benzodiazepine 292, 302
- Cannabis 314
- Cocain 307
- funktionelle (zelluläre) 291
- gegenregulatorische 292
- Hypnotika 302
- konditionierte 304
- Kreuztoleranz 292
- metabolische 295
- Nachweis 293

- Nicotin 292, 309
- Opioide/Opiate 291 f.
- pharmakokinetische 291
- Psychostimulanzien 307
- Rezeptortoleranz 291
- Sedativa 302
- situationsspezifische 292

Tollkirsche (Atropa belladonna) 176
Tomografie, computerisierte 358
Tonsillen (Rachenmandeln) 261
Torticollis spasticus 47
Tor zum Bewusstsein (Thalamus) 72
Tourette-Syndrom 379
toxische Schädigungen, Behinderungen 342
Toxoplasmose 342, 350, 374
- Embryopathie 342

Trachea (Luftröhre) 182, 218, 222
Tractus
- corticospinalis 19
- olfactorius 33, 70
- opticus 58
- spinothalamicus 80

Tränendrüse (Glandula lacrimalis) 55
Tränenflüssigkeit 55
Tränensäcke 55
Transaminasen 233, 246, 299
transitorische ischämische Attacke (TIA) 49
transkutane elektrische Nervenstimulation (TENS) 83, 90
Transmitter 93, 95, 178
- Aminosäuren 96, 98
- biogene Amine 96, 99
- Blut-Hirn-Schranke 98
- Carrier-Proteine 96
- erregende 96, 98
- Gamma-Aminobuttersäure (GABA) 99
- Gase, lösliche 96
- Glutamat 98
- hemmende 96, 98 f.
- hochmolekulare 96
- Inaktivierung 96
- Indolamin 99
- Koexistenz 96
- Monoamine 96, 99
- niedrigmolekulare 95 f.
- Peptide 96
- Subtypen 97

transorbitale Lobotomie 31
transzelluläre Flüssigkeit 214
Tranylcypromin 117, 120
Traumata
- muskuloskelettales System 88
- Querschnittssyndrom 43

Trazodon 117, 119, 148
Tremor (Zittern)
- Alkoholentzugssyndrom 297
- Kleinhirnerkrankungen 25
- Parkinson-Syndrom 30, 46, 114, 131

TRH (Thyreotropin-Releasing-Hormon) 25, 182, 189
Triazolam 124
Trigeminuskerne 74, 78
Trigeminusneuralgie 34, 41
- Ganglion Gasseri (Ganglion semilunare), Koagulation 34
- idiopathische 41
- Multiple Sklerose 16

Triglyceride 227, 240
Triiodthyronin (T3) 121, 179, 182
Trikuspidalklappe 195
Trimipramin 117 f., 148
Trinkverhalten 24
Triple-X-Syndrom (Trisomie X) 331
Triplo-X-Syndrom 331
Triplo-X-Trisomie 331
Triptane 85, 91
Trisomie 13 (Pätau-Syndrom) 342, 345 f., 350
Trisomie 18 (Edwards-Syndrom) 342, 345, 350
Trisomie 21 (Down-Syndrom) 342, 345 f., 350
Trisomien 329, 331 f., 378
- autosomale (totale) 329
- gonosomale 331
- partielle 328
- vollständige 328

Trisomie X (Triple-X-Syndrom) 331
Trommelfell 62
Truncus sympathicus (Grenzstrang) 169
Trypsin 227, 236
Tryptophan 98 f., 117, 145
TSH (Thyreoidea-stimulierendes Hormon, Thyreotropin) 24, 182, 189
Tuben (Eileiter) 269
Tuberkulose, Meningitis 43
Tubuli
- Nieren 211
- seminiferi (Hodenkanälchen) 263

Tumoranämie 249
Tumoren (oder Karzinome)
- Alkoholabusus 298
- Cannabinoide 314
- Epilepsie 43
- Geschlechtsorgane 265, 270
- Hirntumor 16
- Kehlkopf 311
- Kleinhirn 44
- Kopfschmerzen 84

– Nasopharynx 226
– Nicotin 308
– Rauchen 311
Tumor-Nekrose-Faktor (TNF) 257
T-Welle, EKG 197, 199
Tympanon (Cavum tympani, Paukenhöhle) 62
Typ-1-Diabetes 181 f.
Typ-2-Diabetes 181 f.
Typ-A-Gastritis 228
Typ-I/II-Schizophrenie 137
Typ-I-Überempfindlichkeitsreaktion 258
Tyramin 99, 120
Tyrosin 99, 179

U
Übelkeit
– Alkoholabusus 295
– durch Opioide/Opiate 304
– Hepatitis 233
– Kleinhirnerkrankungen 25
– Magenentleerung, verzögerte 237
– Magenkarzinom 227
– Pankreatitis 229
Überempfindlichkeitsreaktionen (Allergien) 258
– IgE-vermittelte 258
Übergewicht
– chirurgische Interventionen 243
– Hüftarthrose (Koxarthrose) 88
– Hypertonie 243
– Leptinsynthesedefekte 243
– Typ-2-Diabetes 181
Überleitungsstörungen 198, 200
– durch Antidepressiva 118
– durch Carbamazepin 122
Übersichtigkeit (Hyperopie, Weitsichtigkeit) 59
übertragene Schmerzen 80, 82
Ulcus
– duodeni (Zwölffingerdarmgeschwür) 226, 228
– pepticum (peptisches Geschwür) 228
– ventriculi (Magengeschwür) 228
Ullrich-Turner-Syndrom 342, 346, 350
Unabhängigkeitsgesetz 333
Uniformitätsgesetz 334
unkonditionierte Gegenreaktion 292
Untergewicht
– Alkoholembryopathie 281
– Anorexia nervosa 243
– Bulimia nervosa 245
Unterkieferspeicheldrüse (Glandula sublingualis) 225
Unterzungenspeicheldrüse (Glandula sublingualis) 225
Uracil 323
Urämie 213
urämische Polyneuropathie 42, 51
Ureter (Harnleiter) 211
Uretersteine 213
Urethra (Harnröhre) 211, 263
Urkeimdrüse (Gonadenanlage, Primordialgonade) 283
Urniere 283
Urnierengang (Wolff-Gang) 283
Urolithiasis 214
Urtikaria 258
Uterus (Gebärmutter) 269, 271
Uteruskarzinom 270
Uterusschleimhaut (Endometrium) 278
– Abstoßung (Monatsblutung) 279
– Atrophie 285
Utriculus 67

V
Vaginalkarzinom 270
Vaginalschleimhaut 274
– atrophische Veränderungen 285
– Lubrikation, verminderte 275
Vagina (Scheide) 269
Vagusnerv (N. vagus, N. X) 34, 71, 81, 227
Valin 324
Valproinsäure/Valproat 110 f., 121 f., 148
Vardenafil 267
Vareniclin 128 f.
Varizellenviren (Windpockenviren), Herpes zoster 42
Vas deferens (Ductus deferens, Samenleiter) 263, 283
Vasektomie 263
vaskuläre Demenz 126, 163, 166
Vasodilatanzien 210
Vasodilatation 203
Vasokonstriktion 203
vasokonstriktorische Neurone 216
Vasopressin (antidiuretisches Hormon, ADH bzw. Adiuretin) 24, 187, 189, 215
vegetative Neurone, efferente 81
vegetative Reaktionen 125, 173 f.
vegetatives (autonomes) Nervensystem (VNS, ANS) 167 f., 170 ff.
Veitstanz (Chorea Huntington, früher Chorea major) 45 f., 336
Vena(-ae)
– cava 196
– portae (Pfortader) 231
Venen 196
Venlafaxin 115, 117, 119, 148
Venolen 196

venöse Insuffizienz 202
Ventilationsstörungen 220
Ventrikelblutung 36
Ventrikel (Kammer)
– dritter 240
– Gehirn 35
– Herz 197
– vierter 35
Ventrobasalkerne, Thalamus 74
ventromedialer Hypothalamuskern 240
ventromedialer Thalamuskern 277
Verarmungswahn, Depression 143
Verbrauchskoagulopathie 253
Verdauung 235
Verdauungssystem 309
Vererbung 321
– autosomal-dominante 336
– autosomal-rezessive 335
– Heterozygotie (Gemischterbigkeit) 333
– Homozygotie (Reinerbigkeit) 332
– intermediär 333
– kodominante 333
– Mendel-Gesetze 334
– mitochondriale 379
– monogene 334
– polygene 334, 341
– Schizophrenie 138
– X-chromosomal-dominante 337
– X-chromosomal-rezessive 336, 341
Verfolgungswahn
– Delirium tremens 297
– Schizophrenie 136
verlängertes Mark (Medulla oblongata) 21 f., 44
– Atemzentrum 23
– Inspirationszentrum 219
– Kreislaufzentrum 23, 204
– vegetative Zentren 23
Verschlussikterus 230, 232
Verstärkung
– negative 294
– positive 294
Versündigungswahn, Depression 143
Verwirrtheitszustände 49, 125, 302
Vestibularisschädigungen, Drehschwindel 68
Vestibularorgan (Gleichgewichtsorgan) 33, 67
Vibrationsempfinden 78
Vibrationsrezeptoren/-sensoren 74
Vibrationssinn 71
– Myelose, funikuläre 19
Vierfingerfurche 329
virilisierende adrenale Hyperplasie (adrenogenitales Syndrom) 277, 284
Virilisierung, Leberzirrhose 232
Virushepatitis 234
Virusmeningitis 43
visueller Kortex, primärer 26, 58
visuelles System 54 f.
viszerale Afferenzen 167
viszerale Reflexe 173
viszerale Schmerzen 81
viszerale Sensibilität 70, 173
viszerales Nervensystem 167
Vitamin A (Retinol) 60
Vitamin B12 (Cobalamin) 248
Vitamin-B12-Mangel 248
– Anämie, perniziöse 228, 249
– Magenkarzinom 249
– Myelose, funikuläre 19, 43
Vitamin-D-Mangel 220
Vitamin-D-Prophylaxe, Rachitis 346
Vitamin-D-resistente Rachitis 347
Vitamin K 252 f.
VNS (vegetatives (autonomes) Nervensystem) 17, 167, 169 ff.
– parasympathischer Anteil 171
– sympathischer Anteil 169
Vollmondgesicht, Cushing-Syndrom 186
Volumenhochdruck 206
Volumensensoren 215 f.
vomeronasales Organ 31, 277
Vorderhirn 277
Vorderhorn (Rückenmark) 18, 32
Vorderhornzellen, motorische 27, 32, 347
– Degeneration 43
Vorderseitenstrang 74
Vorderseitenstrang-System 19, 72, 74 f., 80
– laterales 19
– ventrales (anteriores) 19
Vorderwurzel (Radix anterior), Rückenmark 20, 169
Vorhaut (Präputium) 266
Vorhof (Atrium) 195 ff., 200
– Depolarisation 197 f., 200
– Embolie 49
– Extrasystolen 199
Vorhofflimmern 200, 209
– EKG 198
– Embolie 49, 200
– Mitralinsuffizienz 253
Vorsteherdrüse (Prostata) 264
Vortioxetin 117
Vulvakarzinom 270
Vulvaorgasmus 273

W

Wachstumshormon (somatotropes Hormon, STH bzw. Somatotropin oder GH = growth hormone) 45, 149, 187 ff., 194, 346 f.
Wachstumshormon (STH, Somatotropin) 187
Wachstumsstörungen 346, 355
Wachtherapie, Depression 149
Wahn(denken/-vorstellungen)
– Cannabinoide 313
– D_2-Rezeptoren 97
– Depression 143
– dopaminerge Synapsen 100
– durch L-Dopamin 138
– Halluzinogene 318
– Manie 144
– Neuroleptika 110, 112
– Schizophrenie 136
Wärmeregulation 217
– Schweißdrüsen 74
Warmrezeptoren/.sensoren 75
Waschzwänge 153
Wasserhaushalt 214
– Regulation 214 f.
Wasserkopf (Hydrocephalus) 343 ff., 348, 350
Wasser, Rückresorption 186, 215
Wasserstoffbrückenbindungen 323
Wasserstoffionen 219
weiße Substanz
– Rückenmark 18
– Telencephalon (Endhirn) 25
Weitsichtigkeit (Übersichtigkeit, Hyperopie) 62
Wernicke-Aphasie (sensorische Aphasie) 29, 52
Wernicke-Korsakow-Syndrom (Korsakow-Syndrom) 298
Wernicke-Sprachzentrum 29, 39
Widerstandshochdruck 206
Willkürbewegungen/-motorik
– Pyramidenbahnsystem 30
– Störungen 45
Wilson-Syndrom (hepatolentikuläre Degeneration) 349 f.
Windpockenviren (Varizellenviren), Herpes zoster 42
Winkelblockglaukom 57
Wirbellöcher 18
Wirbelsäule 86 f.
– Erkrankungen 86, 88
– Krümmungen 87
– Osteochondrose 86
– Veränderungen 88
– Verkrümmungen 88
Witzelsucht 51
Wolff-Gang (Urnierengang) 283
Wolff-Parkinson-White-Syndrom (WPW-Syndrom) 200
Wortfindungsstörungen, TIA 49
Wundstarrkrampf (Tetanus) 256
Wurmfortsatz (Appendix) 236
Wurminfektionen, Granulozyten, eosinophile 250
Wurzelneurinome, Guillain-Barré-Syndrom 42

X

X-chromosomal-dominante Erbkrankheiten 337
X-chromosomal-rezessive Erbkrankheiten 341
X-chromosomal-rezessive Vererbung 336
X-Chromosom(en) 283, 346
– fragiles 341

Y

Y-Chromosom 283

Z

Zäkum (Coecum) 236
Zaleplon 124 f.
Zapfen 57, 61
Zellen
– Aufbau 13
– diploide 321
– Kern 181, 278
– Membran 325
– Organellen 17, 75, 278
zentrales Höhlengrau (periaquäduktales Grau) 80
zentrales Serotoninsyndrom 119
Zentralkanal 18, 22
Zentralnervensystem (ZNS) 17
zerebrale Durchblutungsstörungen 44, 47
zerebrale Embolie 49
zerebrale Ischämie 57
zerebrale Kinderlähmung 347 f.
zerebrale Missbildungen 350
Zerebralparese, infantile 343 f., 347
Zerebralsklerose 207
Zerfahrenheit 112
Zerstreuungslinse, Kurzsichtigkeit 62
Zervikalnerven 32
Zervikalsyndrom (Nacken-Schulter-Arm-Syndrom) 87
Zervix (Gebärmutterhals) 269
Zervixkarzinom 270 f.
Ziliarmuskel 56
Ziprasidon 113
Zirbeldrüse 21, 24 f.
zirkadiane Rhythmen 126
zirkumventrikuläre Organe 216

Zirkumzision (Beschneidung) 266
Zittern (Tremor)
– Alkoholentzugssyndrom 297
– Kleinhirnerkrankungen 25
– Parkinson-Syndrom 30, 114
ZNS (Zentralnervensystem) 17 ff.
Zöliakie (Sprue) 374
Zolpidem 124 f.
Zona
– fasciculata 184
– glomerulosa 184
– reticularis 184, 190
Zonulafasern 56
Zopiclon 124 f.
Zosterneuralgie 42
Zuckerausscheidung im Urin 182
Zuckungen (Kloni) 53
Zuclopenthixol 113
Zunge, Geschmacksknospen 70, 226
Zungenmuskulatur 114
Zwangsgedanken/-handlungen 152
Zwangsstörungen 152 ff.
– Antidepressiva, trizyklische 110, 115
– Basalganglienhypothese 154
– biologische Grundlagen 153
– biologische Therapie 153
– Cingulotomie 29
– Clomipramin 118
– Depression 152
– familiäre Häufung 153
– Gyrus cinguli, Überaktivität 29
– serotonerge Dysregulation 153
– Serotoninhypothese 154
– SSRI 119
– Striatumveränderungen 30
– Subkaudatumtraktotomie 154
Zwerchfell 219
Zwischenhirn (Diencephalon) 20 f., 39
Zwischenrippenmuskeln 219
Zwischenwirbelloch 18, 32
Zwölffingerdarm (Duodenum) 226 ff.
Zyanose (Blausucht) 218
Zygote 277, 279 f.
– befruchtete 280
– diploide 282
– Zellteilungen 325
Zyklusstörungen 272
Zystennieren 336
zystische Fibrose (Mukoviszidose, Pankreasfibrose, zystische) 335
Zystome, Ovarien 271
Zytoarchitektonik 26
Zytokine 257
Zytokinhypothese, Depression 147
Zytomegalie 350
Zytomegalievirus 342
Zytoplasma 145
Zytostatika 343